EINFÜHRUNG IN DIE NEUROLOGIE

BAU UND LEISTUNG DES NERVENSYSTEMS UNTER NORMALEN UND PATHOLOGISCHEN BEDINGUNGEN

VON

OSKAR GAGEL

NÜRNBREG

MIT 172 ABBILDUNGEN

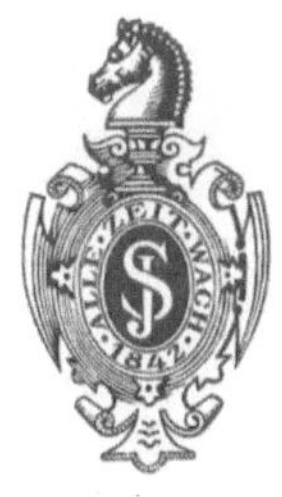

BERLIN · GÖTTINGEN · HEIDELBERG

SPRINGER-VERLAG

1949

ISBN-13: 978-3-540-01385-3   e-ISBN-13: 978-3-642-86517-6
DOI: 10.1007/978-3-642-86517-6

Vorwort.

Wohl kaum in einer anderen Disziplin der Medizin hat der Studierende
so große Schwierigkeiten, sich das für seinen zukünftigen Beruf notwendige
Wissen zu erwerben, als in der Neurologie. Schuld an diesem Mißstand trägt
im wesentlichen die Entwicklung der deutschen Neurologie, die einen Streit
der internen Medizin und der Psychiatrie um die Zugehörigkeit der Neurologie
entfachte. Die innere Medizin als die Mutter der Neurologie entläßt natürlich
ihr früher von ihr wohlgepflegtes Kind, das sich zwar in den letzten Jahrzehnten
zu eigener Selbständigkeit entwickelt hat, nur ungern aus ihrer Obhut, aber
auch die Psychiatrie, die sich ebenfalls um die Entwicklung der Neurologie
große Verdienste erworben hat, macht entsprechende Ansprüche auf die Neurologie geltend. Leider besitzen nur wenige deutsche Universitäten, wenigstens
in einem der Vertreter der genannten beiden Diszipline, einen Mann, der noch
in der Lage ist, das umfassende Wissensgut der Neurologie aus eigener Erfahrung und Forscherarbeit dem künftigen Arzt zu übermitteln. Dazu sind die
beiden großen, vorbereitenden vorklinischen Fächer, die Anatomie und Physiologie, infolge des ungeheuren Stoffes, den sie zu bewältigen haben, meist nicht
in der Lage, die für die klinische Neurologie nötige Vorarbeit zu leisten. Die
Neuroanatomie schneidet je nach dem neurologischen Interesse des betreffenden
Fachvertreters mehr oder minder gut ab, und dazu fehlt dem Studierenden
beim Studium der Neuroanatomie häufig die entsprechende Gefühlsbetonung,
da die Neuroanatomie erst durch die Berücksichtigung von klinischen und physiologischen Tatsachen die nötige Belebung erhält. Hinzu kommt noch, daß ein
entsprechendes Buch fehlt, welches dem zukünftigen Arzt die Möglichkeit
geben würde, sich in das neurologische Denken einzuarbeiten. Diese Lücke
soll wenigstens die folgende Einführung in die Neurologie ausfüllen, der es gelingen
möge, wieder Interesse und Verständnis für die Neurologie beim Medizin-
studenten zu erwecken. Hoffentlich erhält aber auch die Neurologie, die schon
gegenwärtig neben dem großen Gebiet der klinischen Neurologie, welches entsprechende Kenntnisse in der Neuroanatomie und Neurophysiologie voraussetzt,
noch die in den letzten Jahren stark angewachsene Neurochirurgie umfaßt,
wenigstens noch in letzter Stunde, bevor es für lange Zeit, vielleicht für immer,
zu spät sein wird, den ihr gebührenden Platz als Sonderfach an den deutschen
Hochschulen, denn nur eine wohldurchdachte Prüfung in der Neurologie durch
einen entsprechenden Fachvertreter kann den Medizinstudierenden zwingen, sich
den oft sicher nicht leicht faßbaren Wissensstoff der Neurologie anzueignen.
Dieses Wissen im Erkennen und in der Behandlung von Krankheiten des zentralen
und peripheren Nervensystems hat er dann später in seiner Tätigkeit als Arzt
zum Wohle der ihm anvertrauten Kranken anzuwenden.

Für mein von der Sorge um die Zukunft der deutschen Neurologie diktiertes
Vorwort, das nur in aller Kürze die großen Schwierigkeiten und Gefahren
skizzieren konnte, welche die Weiterentwicklung, ja sogar den Bestand der
deutschen Neurologie bedrohen, wüßte ich mir keinen schöneren Abschluß als
die herrliche, begeisternde Tischrede, welche mein hochverehrter Lehrer,
O. FOERSTER, auf dem Internationalen Neurologenkongreß in Bern 1931 gehalten
hat. Mögen seine von dem Erfolge des Kongresses und vom Stolze auf seine
über alles geliebte neurologische Wissenschaft, deren Wohl ihm wie keinem zweiten

am Herzen lag, eingegebenen Worte bei allen Lesern die gleiche Begeisterung und heiße Liebe für das Studium des Nervensystems entzünden.

Abschrift der Rede von OTFRID FOERSTER auf dem Internationalen Neurologenkongreß in Bern am 3. 9. 1931, abgedruckt in Bull. Hist. Med. 8, 332 (1940).

Herr Präsident! Meine Damen und Herren!

Als vor 2 Jahren der Aufruf zur Teilnahme an dem Internationalen Neurologenkongreß auch an Deutschland erging, da haben alle deutschen Neurologen diesem Rufe begeistert zugestimmt. Wenn trotzdem heute die Gesellschaft Deutscher Nervenärzte leider nur durch eine verhältnismäßig geringe Zahl ihrer Mitglieder hier vertreten ist, so wollen Sie darin, bitte, nicht einen Mangel an Interesse an diesem Kongreß erblicken, der durch die großzügige Initiative der American Neurological Association inauguriert worden und bisher so glücklich verlaufen ist. Nicht Mangel an Interesse, nur die bittere Not der Zeit ist es, die so viele deutsche Neurologen heute von hier ferne hält. Aber im Geiste weilen sie alle hier und begleiten mit den herzlichsten Wünschen den Verlauf dieses Kongresses vom ersten bis zum letzten Augenblicke.

Und in der Tat: Kann es denn für uns ein schöneres, ein erhabeneres Ziel geben, als wenn wir, die Erben eines ROMBERG, eines LEYDEN, eines WILHELM ERB, HERMANN OPPENHEIM, eines HITZIG, FLECHSIG, WERNICKE, uns zusammenfinden mit den Erben des unsterblichen HUGHLINGS JACKSON, mit den Erben eines Sir WILLIAM GOWERS, Sir VIKTOR HORSLEY, Sir DAVID FERRIER, Sir BYRON BRAMWELL, eines BASTIAN, als wenn wir zusammenkommen mit dem Mann, der wie ein Zauberkünstler in die geheimnisvollen Zusammenhänge des nervösen Geschehens hineingeleuchtet hat wie kein anderer, mit dessen Namen die Physiologie des Nervensystems steht und fällt, Sir CHARLES SHERRINGTON, als uns zusammenzufinden mit den Erben eines BROWN-SÉQUARD, eines DUCHENNE DE BARENNE, des großen CHARCOT, eines BRISSAUD, eines DEJERINE, eines SICARD, eines FELIX, eines VAN GEHUCHTEN, eines WERTHEIM-SALOMONSON, eines BOLK, eines RETZIUS, eines SALOMON EBERHARD HENSCHEN, eines CARL PETREN, eines ERNST ALEXANDER HOMEN, eines KORSAKOFF KOHEWNIKOW, eines ROTH, eines JENDRASSIK, eines PILCZ, eines GOLGI, MINGAZZINI, CAMILLO NEGRO, als zusammenzukommen mit den Jüngern des greisen Titanen, der den Ariadnefaden, der in das Labyrinth des Nervensystems hineinführt und wieder daraus herausführt, an silberner Spindel auf- und abgesponnen hat, RAMON Y CAJALS, als zusammenzukommen mit den Erben eines DUBOIS, eines MONAKOW, eines FOREL, als einzuschlagen in die Bruderhand der Erben eines TÜRK, eines MEYNERT, eines NOTHNAGEL, eines HEINRICH OBERSTEINER, eines EMIL REDLICH, als uns zusammenzufinden mit den Erben der großen Neurologen aus der Neuen Welt, eines WEYR MITCHELL, eines DERCUM, eines CHARLES MILLS, eines Sir WILLIAM OSLER. Und kann es für uns deutsche Neurologen überhaupt ein schöneres, ein erhabeneres Ziel geben, als daß auch wir voll aufrichtigster Dankbarkeit und feuriger Inbrunst, zusammen mit allen anderen Neurologen, dem Manne begeistert zujubeln, welcher der prominenteste Eckpfeiler unserer Wissenschaft ist, den unser Sonderfach, die Neurologie, überhaupt erst die Stellung einer eigenen selbständigen Disziplin verdankt, dem großen Forscher, dem gesegneten Helfer der Menschheit, der die Blinden sehend und die Lahmen gehend macht, der wundervollen Persönlichkeit HARVEY CUSHING.

Meine Damen und Herren! Wenn wir uns hier zusammenfinden und wenn wir, vom Geiste dieser großen Männer einen Hauch verspürend, hier in diesem gottbegnadeten Lande, der Schweiz, dem Lande, da einst der Freiheit Wiege stand, dem Lande, das Hort und Hüter höchster Kulturgüter stets war, noch ist und immer sein wird, am Fuße der gewaltigen Bergriesen, die vor Äonen von Jahren erstanden, noch immer ihr schnee- und firnbedecktes Haupt zum Himmel emporheben, wenn wir uns hier gleichsam einen ,,Rütlischwur'' einander in die Hand leisten, daß wir das Erbe, das wir von unseren Vätern übernommen haben, getreu bewahren und vermehren wollen und daß wir diese heilige Pflicht auch unseren Schülern und Nachfolgern ins Herz legen wollen, ich meine, da erscheinen wir als Teile eines großen Organismus, der ewigen Bestand hat, und dann erleben wir zugleich einen jener seltenen und großen Augenblicke, in denen Zeit und Ewigkeit sich paart.

Meine Damen und Herren! Die medizinische Wissenschaft gehört zu den Kulturgütern, die Gemeingut aller Nationen sind. Sie ist mit an erster Stelle dazu berufen, ein gemeinsames Band um alle Völker zu schlingen. Sie ist der Boden, auf welchem Angehörige der verschiedensten Rassen, mögen ihre Charaktere und Anschauungen auch noch so verschieden sein, mögen ihre sonstigen Ziele und Wünsche auch noch so weit divergieren, zu einer großen Synergie zusammentreten. Es will mir scheinen, daß unter den Vertretern unseres Sonderfaches, der Neurologie, von jeher ein besonders gutes Einvernehmen geherrscht hat, ein besseres gegenseitiges Verstehen gewaltet hat als in anderen Sonderdisziplinen der Medizin.

Ich glaube deshalb, weil das Fach der Neurologie von jeher ein besonders exaktes gewesen ist, weil die Forschung sich immer und überall auf den gleichen großen Linien bewegt hat. Ich bin überzeugt, daß dies immer so bleiben wird, solange die Neurologie den festen Boden der Tatsachen nicht unter den Füßen verliert, solange die anatomische und die physiologisch-analytische Beobachtungsweise das Feld beherrschen, solange die Vertreter unseres Faches sich nicht in die Gefilde der Mystik verlieren, nicht abschweifen in die nebligen Sphären einer nach freiem Belieben interpretierenden Symbolik, sich nicht an Worten einer oft schwer verständlichen Terminologie berauschen, uneingedenk eines der vielen tiefsinnigen Worte des größten Neurologen aller Zeiten, HUGHLINGS JACKSON'S: ,,Words better our thought as well as define them.''

Meine Damen und Herren! Wenn wir einen Rückblick werfen auf den bisherigen Verlauf dieses Kongresses, so dürfen wir wohl ohne Überhebung sagen: Dieser erste Internationale Neurologische Kongreß ist ein grandioser Erfolg. Er ist eine geradezu imposante Demonstration der großen Bedeutung und des riesigen Umfanges, den die Neurologie heute erlangt hat. Aber wir haben nicht nur unsere Anschauungen und Kenntnisse über die wichtigsten schwebenden Probleme und Fragen gegenseitig ausgetauscht. Wir sind uns auch menschlich einander nähergetreten, haben neue Bekanntschaften geschlossen und alte Freundschaften erneuert. Wir haben Männer, deren Werk und Namen uns seit langem bekannt, von Angesicht zu Angesicht geschaut, von Mund zu Ohr vernommen. Ich glaube, das bedeutet viel. Befruchtend ist und segensvoll der Regenstrom, der aus der dunklen Wolke niedergeht, doch zieht der Wanderer, der nach der Wahrheit lechzt, den hellen Quell ihm vor, der aus des Felses scharf umrissener Spalte stürzt.

Dieser Kongreß, ich wiederhole es, ist ein beispielloser Erfolg. Trotz des beinahe babylonischen Sprachengewirrs, das hier herrscht, stehen wir doch alle hier, als ein einig Volk von Brüdern, zu unserer Alma Mater Neurologica! Möchte dies immer so bleiben! Hoffen wir, daß dieser erste Internationale Neurologische Kongreß bald von weiteren gefolgt sei, auf denen die Grundlagen, die hier gelegt werden, weiter ausgebaut werden, zum Heile und Segen der Wissenschaft, der wir alle mit gleicher, heißer Liebe dienen!

Zum Augenblicke möchte ich sagen: ,,Verweile doch, Du bist so schön! Dann wird die Spur von unseren Erdentagen nicht in Äonen untergehn!''

Inhaltsverzeichnis.

Einleitung.

Bevor wir uns dem Studium des Nervensystems zuwenden, soll zunächst die allgemeine Frage, welche *Aufgabe dem Nervensystem innerhalb des Gesamtorganismus* zukommt, Beantwortung finden. Das Nervensystem dient 1. der *Aufnahme und Verarbeitung von Reizen*, 2. der *Weiterleitung der Erregungen gegen ein Zentrum* und 3. der *Verarbeitung dieser Erregungen* und der *Abgabe von Impulsen*. Betreffen die Reize Zustandsänderungen der Umwelt, so werden sie in den sensiblen Nervenendorganen der Haut, Muskeln, Sehnen, Gelenke usw. in Erregungen umgesetzt und diese dann auf dem Wege über afferente Nervenfasern der peripheren Nerven, der spinalen Hinterwurzeln, der langen, aufsteigenden Bahnen des Rückenmarks und Hirnstammes, schließlich dem Cortex zugeleitet (s. Abb. 140). Dort erfolgt die Umsetzung der Erregung in eine Empfindung, welche die vordere Zentralwindung durch Abgabe eines motorischen Impulses beantworten kann. Das Nervensystem, welches Reize der Umwelt vermittelt, wird als *Umweltnervensystem* oder *Systema nervorum pro mundo*, als *animales* oder *cerebrospinales Nervensystem* bezeichnet. Wenn mir auch die erste Bezeichnung am prägnantesten erscheint, so möchte ich doch auf die Bezeichnung animales oder cerebrospinales Nervensystem zurückgreifen, weil sich diese Benennungen schon im Schrifttum eingebürgert haben. Neben dem langen Wege, sensibles Nervenendorgan — afferente Fasern des peripheren Nerven — spinale Hinterwurzel — aufsteigende Bahnen des Rückenmarks und Hirnstammes — sensorische Hirnrinde — motorische Hirnrinde — absteigende Bahnen des Hirnstammes und Rückenmarks — Vorderhorn des Rückenmarkgraues — spinale Vorderwurzel — efferente Fasern des peripheren Nerven — motorisches Nervenendorgan, kann ein Reiz auch auf dem kurzen Wege, sensibles Nervenendorgan — afferente Fasern des peripheren Nerven — spinale Hinterwurzel — Vorderhorn des Rückenmarkgraues — spinale Vorderwurzel — efferente Fasern des peripheren Nerven — motorisches Nervenendorgan, zu einem motorischen Effekt führen. Man spricht dann von einem *spinalen Reflex*. Neben diesen spinalen Reflexen existieren noch ausgedehntere Reflexbögen, die über subcorticale, aber sogar corticale Zentren geschlossen werden.

I. Peripheres Nervensystem.

A. Nervenendorgane.

1. Sensible Nervenendorgane.

Das Prinzip des anatomischen Aufbaues eines sensiblen Nervenendorgans beruht auf einer starken Oberflächenvergrößerung des leitenden Elementes

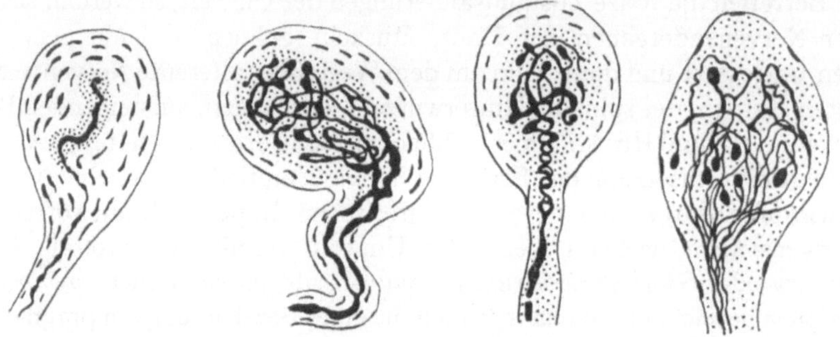

Abb. 1. Sensible, cerebrospinale Nervenendorgane nach Mazzoni.

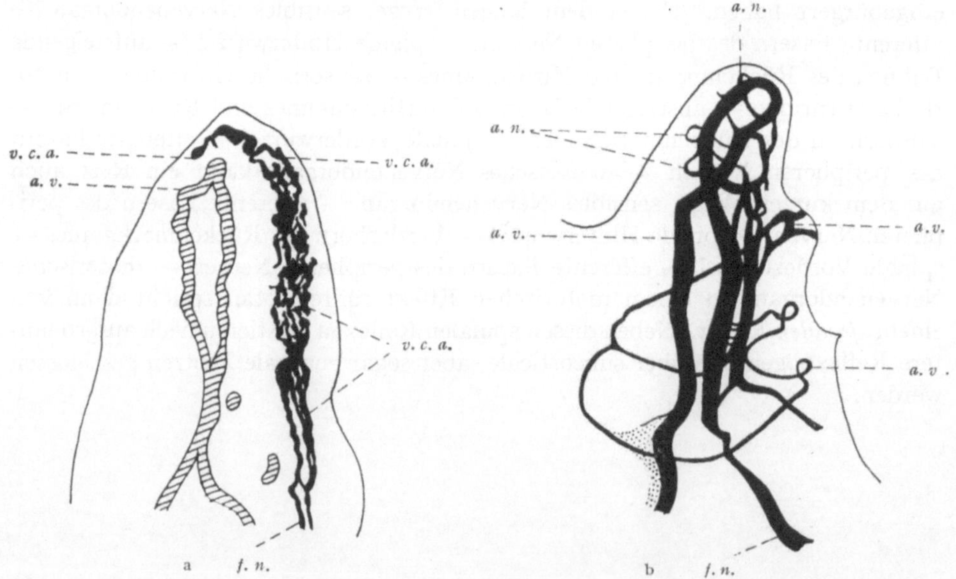

Abb. 2 a u. b. Sensible, cerebrospinale Nervenendorgane nach Ruffini. a Fischetti papillari; b Abart der Fischetti papillari. *f. n.* Nervenfaser; *a. v.* Capillarschlingen; *v. c. a.* Varicositäten des Achsencylinders; *a. n.* Ansa nervosa;

des peripheren Nerven, nämlich des Achsencylinders, insbesondere seiner Neurofibrillen. Diese Oberflächenvergrößerung wird durch Knäuel-, Kolben-, Trauben-, Spindelbildungen usw. erreicht. Neben diesen Gebilden beteiligen

sich zuweilen eigene Sinneszellen am Aufbau des sensiblen Nervenendorgans
(s. Abb. 148). Je nach dem jeweiligen ersten Beschreiber werden die verschiedensten Formen der sensiblen Nervenendorgane
unterschieden, so spricht man, wie aus der Anatomie bekannt, von MEISSNERschen Tastkörperchen,
von VATER-PACCINISchen, DOGIELschen, MAZZONI-
schen und RUFFINISchen Körperchen (s. Abb. 1
und 2), von freien Nervenendigungen (v. FREY) (s.
Abb. 3), von spiraligen Bildungen um feine Muskel-
bündelchen (Muskelspindeln) (s. Abb. 4). Während
von einem Teil der Autoren die Meinung vertreten
wird, daß die Sensibilitätsqualität durch die Art

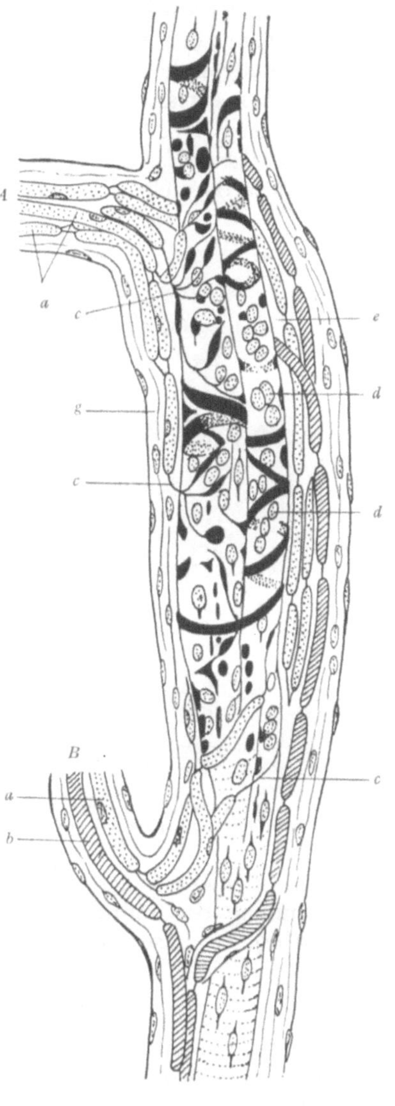

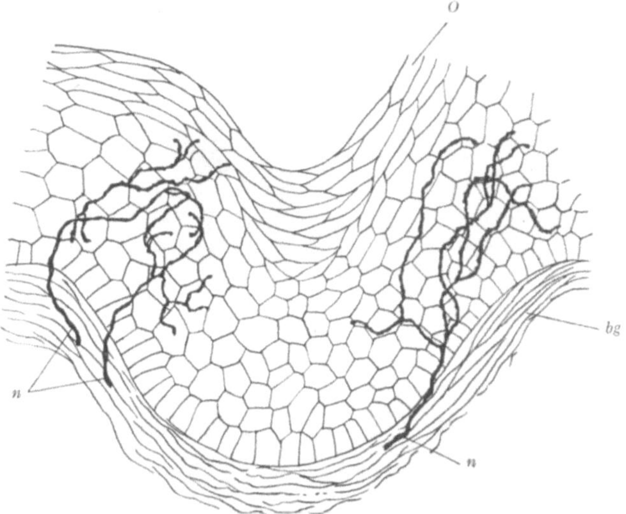

Abb. 3. Freie Nervenendigungen nach v. FREY.
O Oberfläche; *n* Nerv; *bg* Bindegewebe.

des sensiblen Nervenendorgans bestimmt wird,
nimmt der andere Teil an, daß die Sensibilitätsqualität nicht von dem sensiblen Nervenendorgan
abhängt, sondern Folge der Reizform ist. Für
beide Anschauungen läßt sich ein Für und Wider
erbringen. Die folgende Darstellung, die vor allem
von didaktischen Erwägungen geleitet wird, stützt
sich auf die erste Auffassung.

2. Motorische Nervenendorgane.

Die motorischen Nervenendorgane sind im
Gegensatz zu den sensiblen viel monotoner gebaut. Der Achsencylinder splittert sich zu
Schlingenbildungen auf, wobei sich seine Neurofibrillen auflockern. Diese Endformation ist intra-
protoplasmatisch in einem Zellsyncytium gelegen,

Abb. 4. Muskelspindel vom Kaninchen
nach AGDUHR.

A B markhaltige Nervenfasern; *a* markhaltige sensible Nervenfasern, welche
die Muskelfasern in Spiraltouren umgeben; *b* feine markhaltige Nervenfaser,
welche in einem nicht mitgezeichneten
Abschnitt der Muskelfaser motorische
Endplatten bildet; *c* Achsencylinder der
sensiblen Nervenfasern, welche die Markhülle verlieren; *d* Kerne der Muskelfaser im Niveau der sensiblen Endigung;
e freier Kapselinnenraum; *g* Kapsel.

dem 5—8 Kerne zugeordnet
sind *(Sohlenplatte)* (s. Abb. 5). Neben diesen mit Metallsalzen sich intensiv

imprägnierenden Schlingenbildungen läßt sich noch ein besonderes von BOEKE
dargestelltes feines Netzwerk abgrenzen, das sich nur rauchgrau imprägniert
und die Schlingenbildung umgibt, weshalb es als *periterminales Netzwerk*
bezeichnet wird. Wird die motorische Nervenendplatte von ihrem trophischen
Zentrum, der motorischen Vorderhornganglienzelle, abgetrennt, so geht sie
zugrunde, indem die Schlingenbildung zunächst verklumpt und dann in einzelnen
Brocken zerfällt. Auch das periterminale Netzwerk und die Sohlenplatte sind
zum Teil dem Untergang geweiht. Diese Tatsache beweist, daß die *motorische
Vorderhornzelle*, das *Axon* und die *motorische Nervenendplatte* eine *funktionelle
Einheit* darstellen. Neben der großen Hauptschlingenbildung läßt sich noch

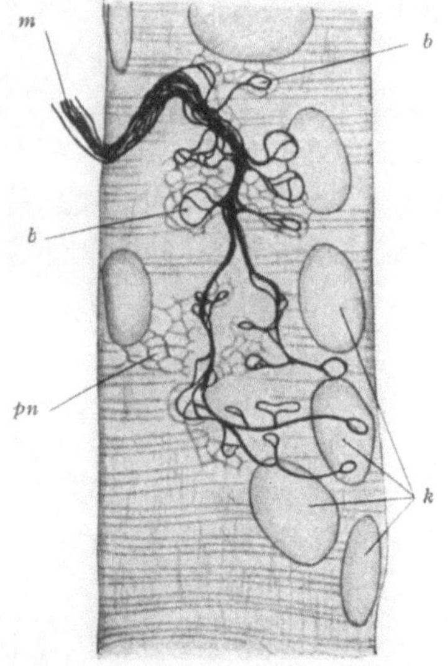
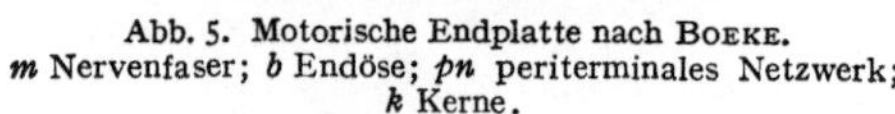

Abb. 5. Motorische Endplatte nach BOEKE.
m Nervenfaser; *b* Endöse; *pn* periterminales Netzwerk;
k Kerne.

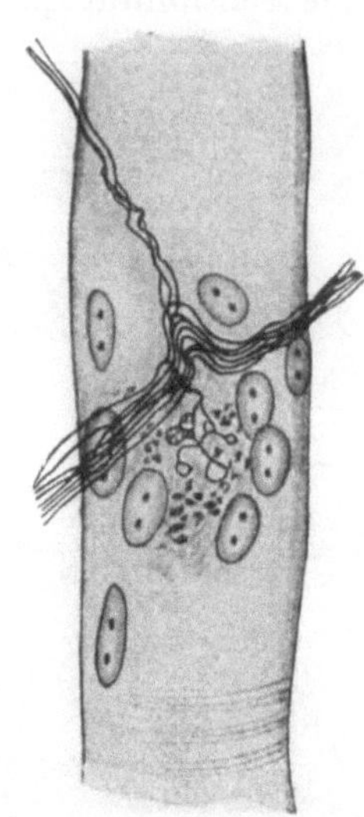

Abb. 6. Erhalten gebliebenes akzessorisches Nervenendorgan nach Vorderwurzeldurchschneidung zentral vom
Abgang der Rami communicantes nach BOEKE.

eine kleinere feinere Schlingenbildung darstellen, die nach isolierter Durchtrennung der motorischen cerebrospinalen Fasern unter Schonung der sympathischen Fasern des Grenzstranges nicht degeneriert (s. Abb. 6).

3. Akzessorische Nervenendorgane.

Man nimmt daher wohl mit Recht an, daß dieses feinere Nervenendorgan,
die *akzessorische Nervenendplatte*, dem *vegetativen Nervensystem* zugerechnet
werden muß. Von KEN KURÉ wird neben der cerebrospinalen noch eine *sympathische* und *parasympathische Innervation des quergestreiften Muskels* angenommen, doch wird diese Auffassung keineswegs von allen Autoren geteilt.

B. Periphere Nerven.

1. Allgemein gehaltene Bemerkungen
über Anatomie und Physiologie der peripheren Nerven.

Der periphere Nerv baut sich aus dem eigentlichen leitenden Element,
dem *Achsencylinder*, und aus *mehreren Hüllen* auf. Der Achsencylinder oder
das Axon wiederum besteht aus einer Anzahl feinerer Fasern, den Neurofibrillen,

die durch eine homogene Zwischensubstanz, das Axoplasma, zusammengehalten werden. Die Neurofibrillen bilden innerhalb der verschiedenen Ganglienzellen feine Netzwerke, die für den jeweiligen Ganglienzelltyp charakteristisch sein sollen.

Ihre Darstellung ist keineswegs einfach und leicht, nicht so selten kommt es zur Verklumpung von Endofibrillen innerhalb der Zelle, wodurch verschiedene Zellstrukturen vorgetäuscht werden können. Ob es sich bei den Neurofibrillen tatsächlich um bereits intra vitam bestehende Gebilde handelt, ist noch keineswegs

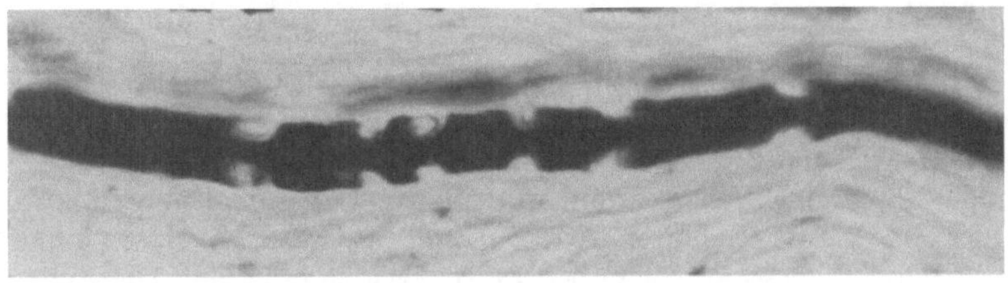

Abb. 7. Dickkalibrige, cerebrospinale Markfaser (Markscheidenfärbung nach WOLTERS-PAL).

gesichert, manches spricht sogar im gegenteiligen Sinne. Auch die Frage, ob die Neurofibrillen tatsächlich das leitende Element darstellen, harrt noch ihrer endgültigen Beantwortung. Ebensowenig ist die Frage gelöst, ob sich das Nervensystem aus einzelnen einfachen Bausteinen, den *Neuronen*, aufbaut, die nur *per contuigitatem* miteinander in Verbindung stehen oder ob das Nervensystem ein *ausgedehntes Zellsyncytium* darstellt. Während es schon den Anschein hatte, daß die Vertreter der syncytialen Theorie recht behalten sollten, sprechen

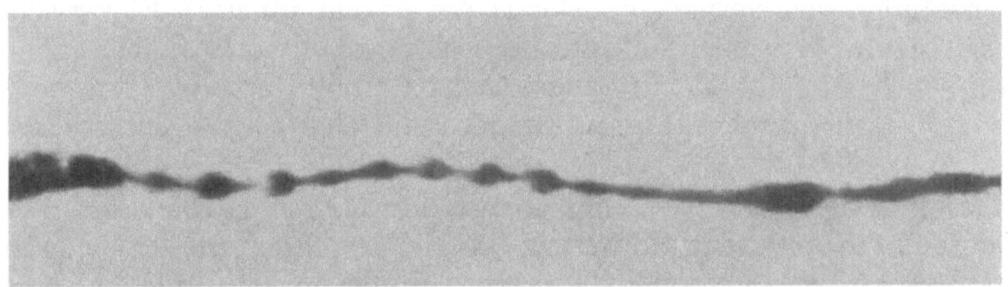

Abb. 8. Dünnkalibrige, vegetative Markfaser (Markscheidenfärbung nach WOLTERS-PAL).

Beobachtungen jüngeren Datums von DALE (Acetylcholinanhäufung an der Synapse, Lösung der Synapse durch Nicotin) wieder mehr zugunsten der Neuronenlehre. Das Axon der markhaltigen Nervenfasern wird von einem Mantel, der sich aus hochwertigen Fettsubstanzen *(Myelinen)* aufbaut, dem *Markmantel*, eingehüllt. Auf kurze Strecken kommt es zu einem Fehlen der Marksubstanz, wobei der Markmantel sich einschnürt (RANVIERsche Schnürringe). Daneben lassen sich Fischreusen- und Trichterstrukturen sowie Einkerbungen (SCHMIDT-LANTERMANN) an der Markscheide unterscheiden (s. Abb. 7). Auf weitere Einzelheiten des Markscheidenbaues soll verzichtet werden. Der Markscheide schließt sich nach außen eine feine, nach KEY RETZIUS benannte Membran an, auf welche schließlich die SCHWANNsche Scheide mit ihren länglichen Kernen folgt, der im Zentralnervensystem die Oligodendroglia entspricht. Gewöhnlich kommt auf der Strecke zwischen zwei RANVIERSCHEN Schnürringen eine SCHWANNsche Zelleinheit zu liegen. Den Abschluß der verschiedenen Hüllen bildet eine bindegewebige Membran, das *Endoneurium*. Eine größere Anzahl von Nervenfasern

wird durch eine stärkere Bindegewebshülle, das *Perineurium*, zu Bündelchen
zusammengefaßt, während der gesamte Nerv von dem straffaserigen *Epineurium*
eingeschlossen wird.

Neben dickkalibrigen Markfasern kommen dünnkalibrige vor, die ungefähr
ein Drittel des Umfanges der dickkalibrigen besitzen, sich aber in ihrem Bau
nicht von diesen unterscheiden (s. Abb. 8). Sie dürften den vegetativen Nervenfasern zuzurechnen sein, zu denen auch noch nackte Achsencylinder zählen.

2. Anatomie, Physiologie und Pathophysiologie.

Der *periphere Nerv* dient, kurz gesagt, der *Aufnahme* von *Reizen* und *Leitung*
von *Erregungen*. Als Reize fungieren Zustandsänderungen sowohl der Umwelt
(cerebrospinal) wie der Innenwelt (vegetativ). Zum Nervenreiz wird jede mehr
oder weniger plötzliche Veränderung, die im Nerven eine Energieumwandlung
hervorzubringen vermag. Unter *Erregbarkeit* des *Nerven* versteht man nach
WINTERSTEIN die *Eigenschaft* solche *Veränderungen* zu erleiden. Die Erregbarkeit
kann durch die geringste Stromstärke beim Schluß eines Gleichstromes, die
gerade zur Erregung des Nerven genügt, gemessen werden *(Rheobase)*. Größere
Bedeutung in der klinischen Neurologie besitzt aber der Zeitfaktor, die *Chronaxie*,
das ist die *geringste Zeitdauer*, welche ein *Strom* mindestens *einwirken* muß, um
bei *doppelter Rheobase* den *Nerven eben noch zu erregen*.

Neben den natürlichen oder adäquaten Nervenreizen kommt auch den
künstlichen oder inadäquaten große Bedeutung zu, und zwar unter den letzteren
vor allem den elektrischen. Wird ein Nerv von einem konstanten Gleichstrom
durchflossen, so wird die Erregbarkeit des Nerven an der Kathode erhöht, an
der Anode verringert. Es wirkt deshalb bei Lähmungszuständen die Kathode,
bei Reizzuständen des Nerven umgekehrt die Anode günstig. Elektrische Reize
höherer Frequenz, wie sie der Induktionsapparat liefert, führen am Muskel
zum Tetanus. Übersteigt die Frequenz sogar 100000 Reize je Sekunde, so wird
der Nerv selbst nicht mehr erregt, sondern die elektrische Energie setzt sich
in Wärme um (Diathermie).

Die Tätigkeit des Nerven erzeugt ebenso wie die des Muskels einen *Aktionsstrom*, der auf einer Potentialdifferenz an der erregten Stelle gegenüber dem
ruhenden Gewebe beruht, wobei die erregte Stelle negativ aufgeladen ist. Ein
Einzelreiz führt in der einzelnen Nervenfaser zu einer Einzelschwankung (monophasischer Aktionsstrom). Dabei gilt das Alles-oder-Nichts-Gesetz, d. h. die
Nervenfaser reagiert auf den Reiz stets maximal. Nach Abklingen der Erregung
verhält sich die erregte Stelle eine gewisse kurze, jedoch meßbare Zeitspanne
refraktär. Die Reizleitungszeit der schnellsten dicken markhaltigen Fasern
beläuft sich beim Warmblütler auf 30—80 m je Sekunde, während die langsamsten
marklosen vegetativen Fasern nur 0,7—1,3 m je Sekunde leiten. Wird der Nerv
durch Narkose, Erstickung oder Kompression geschädigt, so nimmt die Leitfähigkeit innerhalb der geschädigten Stelle ab und es wird mit Dekrement geleitet.
Die Ermüdbarkeit des peripheren Nerven tritt gegenüber der des Muskels und
des Zentralnervensystems völlig zurück, weshalb man den peripheren Nerven
lange Zeit für unermüdbar hielt. Bei postneuritischen Lähmungen und bei
der Myasthenia gravis pseudoparalytica dagegen erscheint die Ermüdbarkeit
des peripheren Nerven deutlich auf dem Plan. Auch die Ermüdung der vegetativen Nerven sowohl der markhaltigen wie marklosen ist sehr gering, doch ist
der marklose vegetative Nerv nach elektrischer Reizung ebenfalls kurze Zeit
völlig unerregbar.

a) Muskel.

Dem Muskel wird die natürliche Erregung vom Nerven aus über die motorische Nervenendplatte direkt zugeleitet. Die adäquate Erregung geht mit einem Aktionsstrom einher, der sich wie beim Nerv als ein getreues Abbild der Größe und Frequenz des An- und Abstieges dokumentiert. Künstlich kann der Muskel chemisch, elektrisch, mechanisch und thermisch gereizt werden, wobei die geringste elektrische Reizung ebenfalls einen Aktionsstrom erzeugt. Wird der normale Muskel durch die unverletzte Haut gereizt, so wird nicht der Muskel direkt gereizt, sondern auf dem Umweg über den Nerven, sei es an den intramuskulären Aufsplitterungen, sei es an der Sohlenplatte. Die direkte Muskelfaserreizung ist nur unter pathologischen Verhältnissen möglich, wenn entweder infolge Nervendegeneration die Erregbarkeit des Nerven sinkt oder wie bei der Myotonie die Erregbarkeit des Muskels stark ansteigt.

Über die Art der *Reizübertragung* vom *Nerven* auf den *Muskel* sind die Akten noch nicht geschlossen, doch wird durch die Untersuchungsergebnisse der letzten Zeit die Übertragung durch einen Zwischenstoff (Acetylcholin) mehr nahegelegt. Die Einzelerregung des Muskels führt nach einer kurzen Latenzzeit zu einer Zuckung der innervierten Fasern, wobei der quergestreifte Muskel sich wesentlich rascher als der glatte kontrahiert. Sind die Abstände der Einzelerregungen kürzer als die aufsteigenden Schenkel der Zuckungen, so kommt es zu einer gemeinsamen anhaltenden Kontraktion, dem Tetanus. Eine Zunahme der Erregbarkeit des Muskels wird durch bessere Durchblutung desselben erzielt, so ist im ruhenden Muskel der zehnte Teil der Capillaren erweitert, weshalb auch eine Erhöhung der Erregbarkeit durch Massage, Diathermie usw. zu erzielen ist.

Das Gefühl der *Ermüdbarkeit* wird durch Ansammlung von Stoffwechselschlacken hervorgerufen und nimmt dementsprechend mit der Frequenz der Beanspruchung zu, weshalb der anhaltende Tetanus am stärksten ermüdet. Liegen dagegen zwischen den einzelnen Kontraktionen entsprechende Pausen, so fehlt die Ermüdbarkeit. Der Ermüdungsschmerz wird ebenfalls durch Muskelreceptoren vermittelt.

Die Muskeltätigkeit setzt sich aus zwei getrennten Mechanismen, der Kontraktion und der Restitution, zusammen, wobei der Muskel bei ersterer seine Energie verausgabt, während er sie bei letzterer wieder auflädt. Bei der Muskeltätigkeit wird stets Wärme frei, weshalb die Muskulatur zu einer der wichtigsten Wärmequellen im Organismus zählt.

Unter *Muskeltonus* versteht der Neurologe einen Zustand der Muskulatur, der durch reflektorische oder vom Zentralnervensystem ausgehende Erregungen bedingt ist und durch den Widerstand geprüft wird, den die Muskulatur passiven Bewegungen entgegensetzt *(Muskeldehnungswiderstand)*. Außerdem läßt sich der Muskeltonus durch die Härte der Muskulatur dem palpierenden Finger gegenüber feststellen. Die Frage, ob sich im tierischen Organismus *Halte-* und *Bewegungsmuskeln* unterscheiden lassen, ist dahingehend zu beantworten, daß beim Tiere die *roten Muskeln* mehr den *Haltefunktionen*, die *weißen* mehr der *Bewegung* dienen.

Beim Menschen läßt sich diese Differenzierung nicht durchführen, doch haben die tonischen Muskeln eine längere Zuckungsdauer als die nichttonischen und die Ermüdbarkeit der tonischen Muskeln ist geringer. Die glatten Muskeln besitzen die Fähigkeit, sich spannungslos zu verkürzen, weshalb man besser nicht vom Tonus, sondern von der *Plastizität der glatten Muskeln* spricht.

Der periphere Nerv dient neben der Aufnahme von Reizen, wie bereits erwähnt, sowohl der Leitung von afferenten sensiblen, von den Receptoren der Sinnesorgane zentralwärts laufenden Erregungen wie von efferenten motorischen, vom

Zentralorgan zu den motorischen Nervenendplatten gehenden Erregungen. Die *Erkrankung* eines *gemischten peripheren Nerven* muß sich dementsprechend in *Reiz-* bzw. *Ausfallserscheinungen* von seiten *der sensiblen, motorischen* und *vegetativen Nervenfasern* dokumentieren, anders natürlich, wenn ein rein sensibler oder motorischer Nerv vorliegt, bei welchem dann die motorische bzw. sensible Komponente wegfällt.

b) Afferente Fasern.

α) Animale Fasern (Ausfalls- und Reizerscheinungen).

Die *Ausfallserscheinungen* von seiten der *afferenten sensiblen Nervenfasern* äußern sich je nach dem Ort, wo der Reiz angreift, in Störungen der Oberflächen- bzw. Tiefensensibilität.

Je nach der Art des Reizes lassen sich an der Hautoberfläche wiederum Berührungs-, Temperatur- und Schmerzempfindungen abgrenzen. Die *Berührungs-* oder *Druckempfindung* wird durch Druckhaare (v. FREY) geprüft und erweist sich an *Druckpunkte* gebunden. Diese finden sich in der Nähe der Haare und ihre Zahl schwankt je nach der Dichte der Behaarung von 10—300 je Quadratzentimeter, durchschnittlich 120 je Quadratzentimeter. Die Druckpunkte ermöglichen sowohl die Lokalisation eines Berührungsreizes am Körper, wie die Schätzung des Abstandes von zwei gleichzeitig gesetzten Reizen (WEBERscher Tasterzirkel) und die Erkennung von auf die Haut geschriebenen Zahlen und Figuren. Sie garantieren des weiteren, daß diskontinuierliche Reize als diskontinuierlich empfunden werden. Auch die Stereognose hat eine intakte Berührungsempfindung zur Voraussetzung. Natürlich deckt sich das räumliche Erkennen nicht ganz mit dem Berührungssinn, so ist ersteres vulnerabler und regeneriert später. Die Temperaturwahrnehmung ist gleichfalls in bestimmten *Temperaturpunkten* verankert, und zwar lassen sich sowohl Wärme- (13 Wärmepunkte je Quadratzentimeter) und Kältepunkte (1,3 Kältepunkte je Quadratzentimeter) abgrenzen. Der Neutralpunkt ist wesentlich von der Temperatur der Umgebung abhängig, so erscheint eine Temperatur von 30° C bei Zimmertemperatur warm, nach einem heißen Bad dagegen kühl. Die *Schmerzpunkte* übertreffen mit 100—200 je Quadratzentimeter sowohl die Druck- wie Temperaturpunkte an Anzahl. Sie werden sowohl durch Druck wie durch thermische, chemische und elektrische Reize erregt. Der Schmerz wird nur schlecht lokalisiert, vor allem der Eingeweideschmerz, er irradiiert in Nachbarbezirke und diskontinuierliche Schmerzreize werden kontinuierlich empfunden. Der Schmerz bleibt zunächst 9—10 Sek. latent, und die Schmerzempfindung überdauert die Erregung oft mit periodischem An- und Abschwellen bzw. mit Jucken und Kitzeln.

Neben dem oberflächlichen Schmerz wird von einzelnen Autoren ein tiefer Schmerz unterschieden. Ebenso zählen das Bewegungs- und Lagegefühl, deren Receptoren in Muskelspindeln, in Sehnen- und Gelenksendorganen zu suchen sind, zur Tiefensensibilität. Sie geben uns Aufschluß über Richtung und Schnelligkeit passiver Bewegungen, über die Spannung bei Muskelkontraktionen (Kraftsinn), sowie über die Stellung der Gliedmaßen zueinander. Auch die Erkennung dreidimensionaler Körper ist mit an die Intaktheit der Tiefensensibilität gebunden.

Die Tiefensensibilität kann durch den Hautsinn weitgehend ersetzt werden; dies beweist, daß auch bei Pseudarthrosen eine gewisse Lage- und Bewegungsempfindung vorhanden ist. Das Schwirren einer auf den Knochen aufgesetzten Stimmgabel (Vibration) wird durch die Haut auch nach Unterbrechung der entsprechenden Hautnerven noch ungestört empfunden und dürfte durch Knochen- und Periostreceptoren vermittelt werden. Sehnen, Periost, Dura und Adventitia der Gefäße sind ausgesprochen schmerzempfindlich, und zwar auch nach Ausschaltung des Oberflächenschmerzes. Die afferenten Fasern der Tiefensensibilität verlaufen in den Muskelnerven, die also genau genommen immer gemischter Natur sind.

Der *Schmerz-* wie *Temperatursinn* (hohe Wärme- und Kältegrade) werden nach O. FOERSTER als *affektive*, nach HEAD als *protopathische Qualitäten*, dem *Berührungs-*, *Lage-* und *Bewegungssinn* sowie dem *räumlich perceptorischen Erkennen* usw. als *epikritische Qualitäten* gegenübergestellt.

Die Ausfallserscheinungen seitens der afferenten sensiblen Nervenfasern äußern sich dementsprechend in mehr oder minder völliger Anästhesie und Analgesie innerhalb des Ausbreitungsgebietes des betreffenden Nerven. In dem Ausfallsgebiet lassen sich im allgemeinen drei verschiedene Zonen abgrenzen.

1. Das einzig und allein von dem betreffenden Nerven innervierte Hautgebiet, in dem jede Sensibilität erloschen ist, wird als *autonomes Innervationsgebiet* bezeichnet und erstreckt sich für den N. ulnaris beispielsweise nur auf den kleinen Finger, für den N. radialis auf das Dorsum des Daumens (s. Abb. 9). Die autonome Zone ist kleiner als das anatomische durch Präparation gewonnene Ausbreitungsgebiet des Nerven, da die Nachbarnerven auf das Randgebiet übergreifen und dieses mitversorgen (s. Abb. 10a—f).

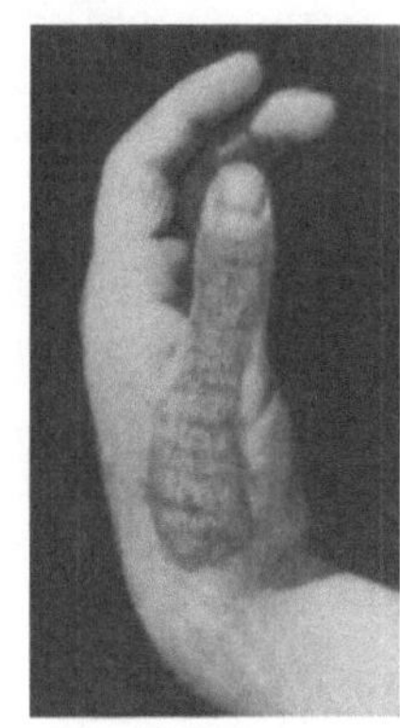

Abb. 9. Autonomes Ausbreitungsgebiet des N. radialis.

2. Die *Mischzone* umfaßt das Gebiet, in welchem die taktile und thermische Sensibilität zwar ausgefallen sind, der Schmerzsinn aber erhalten ist (dissoziierte Empfindungsstörung). Die Schmerzpunkte sind jedoch in diesem Hautabschnitt gleichfalls an Zahl verringert (Rarefikation der Schmerzpunkte). Diese dissoziierte Empfindungslähmung ist darauf zurückzuführen, daß sich die Schmerzareale weitgehender überlagern als die übrigen Sensibilitätsqualitäten.

3. Die *Subsidiärzone* umfaßt das Gebiet, das zur Mischzone des Nachbarnerven wird, wenn letzterer unterbrochen ist, der gegenwärtig unterbrochene aber intakt bleibt.

Unter dem *Maximalgebiet (Remaining sensibility)* versteht man das gesamte Ausbreitungsgebiet eines Nerven, wenn dessen sämtliche Nachbarnerven völlig unterbrochen sind (s. Abb. 11a—c). Das Maximalgebiet umfaßt demnach alle drei oben angeführten Zonen und übertrifft das anatomische Ausbreitungsgebiet an Ausdehnung. Die Überlagerungen der Maximalzonen weichen individuell stark voneinander ab, während die Zonen für die taktile Anästhesie ziemlich konstant sind. Manche Nerven lassen eine große topographische Verschiedenheit erkennen, während andere wieder konstante Ausbreitungsgebiete besitzen. Diese Verschiedenheit der Ausbreitungsgebiete einzelner Nerven ist durch mehr oder minder ausgedehnte Anastomosenbildung bedingt. Am weitgehendsten sind die Überlagerungen der Tiefensensibilität. So führt weder die alleinige Durchtrennung des N. medianus oder radialis zu einer Störung der Tiefensensibilität des Daumens, sondern erst bei kombinierter Läsion von Medianus und Radialis kommt es zu einer Störung der Tiefensensibilität.

In der Mischzone, aber auch in der autonomen Zone im Stadium der Regeneration ist zwar die Reizschwelle für taktile Reize erhöht, doch führen diese, wenn die Reizschwelle überschritten wird, zu Sensationen, die erst nach einer gewissen Latenzzeit auftreten und nach Sistieren des Reizes noch an- und abschwellen. Die Reize werden zeitlich und örtlich schlecht lokalisiert und neigen zur Summation. Diskontinuierliche Reize werden kontinuierlich empfunden.

N. axillaris
(Cut. hum. lat.)
N. cutan.
hum. int. + Inter-
costo-humer.
N. musculocut.
(Cut. antebrach. lat).
N. median.
N. ulnaris.
N. cut. anter. med.
a
N. cutan. hum. int.
+ Intercosto-hum.
N. axillar.
(Cut. hum. lat.)
N. cutan. humeri
posterior
N. cutan. antebr. dors.
N. cutan. antebrachii
lateralis.
N. radialis superficialis
N. cutan. antibrachii
medialis
N. median.
N. ulnaris
b

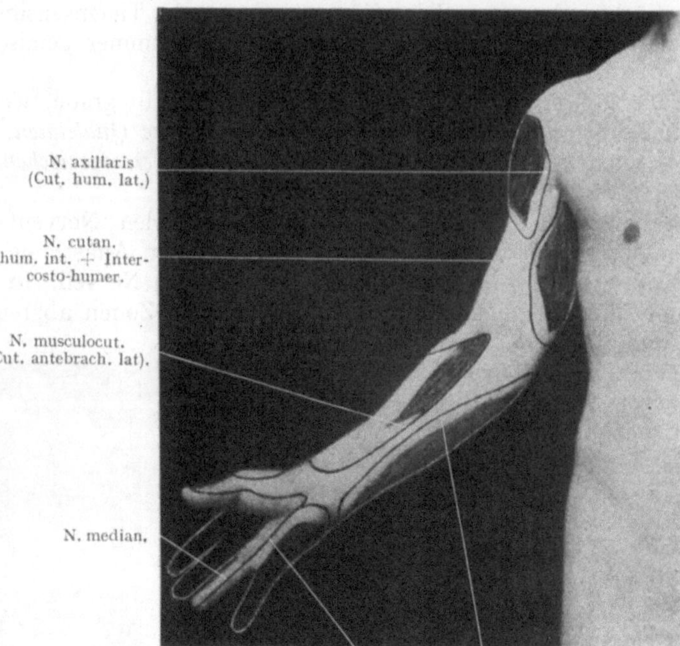

Abb. 10 a u. b.

O. Foerster nannte diese Sensibilität, wie bereits erwähnt, *affektiv*, Head *protopathisch*. Da die *Reizschwelle deutlich erhöht* ist, spricht O. Foerster *nicht von Hyperalgesie*, sondern von *Hyperpathie*. Wie bereits dargelegt, weist die Schmerzempfindung schon bei intaktem Nerven die Kennzeichen der Hyperpathie auf. Individuen, die diesen hyperpathischen Charakter der Schmerzempfindung besonders deutlich erkennen lassen, nennt O. Foerster Schmerzhyperpathen. Eine Temperaturempfindung im strengen Sinne fehlt nach

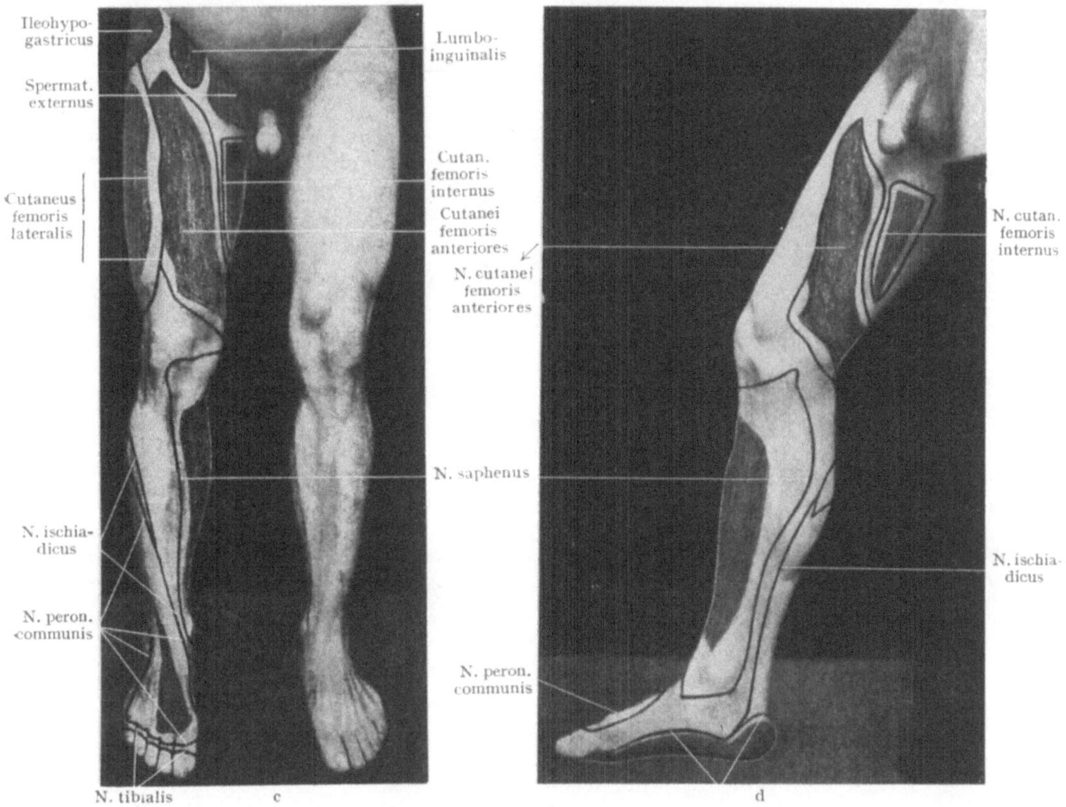

Abb. 10 c u. d.

O. Foerster, höhere Temperaturen erzeugen Brennen, Reißen usw. mit hyperpathem Charakter. Nur eine kleine Anzahl von Kranken hat bei diesen exzessiven Temperaturgraden noch die Empfindung von Kalt und Warm, doch weisen diese dann deutlich hyperpathischen Charakter auf.

Im Gegensatz zu den affektiven Empfindungsqualitäten obliegt den *epikritischen* oder *perzeptiven Qualitäten* die *genaue Lokalisation* sowie die *Wahrnehmung* von *örtlich* und *zeitlich abgestuften Reizen* (Zahlenschreiben, Vibration), die feine taktile Diskrimination usw.

Diese beiden Sensibilitätsarten lassen sich unter normalen Bedingungen nicht deutlich abgrenzen, anders jedoch bei Läsionen des Nervensystems und in der Regeneration, bei welchen das affektive oder protopathische System rein in Erscheinung tritt. Das affektive System regeneriert sich nämlich bedeutend rascher als das epikritische, wodurch das vorher völlig anästhetische Areal hyperpathisch wird. Dieser Umstand beeinflußt die Übungstherapie in einer

bestimmten Phase der Regeneration häufig ungünstig. Die Hyperpathie bildet
sich aber schließlich mit dem Auftreten der epikritischen Qualitäten wieder
zurück. Diese Tatsache wird damit zu erklären versucht, daß das epikritische
System das affektive hemme. Umgekehrt hemmt eine starke affektive Erregung
ebenso die epikritischen Qualitäten, wodurch dann wieder die Hyperpathie
auf dem Plan erscheint.

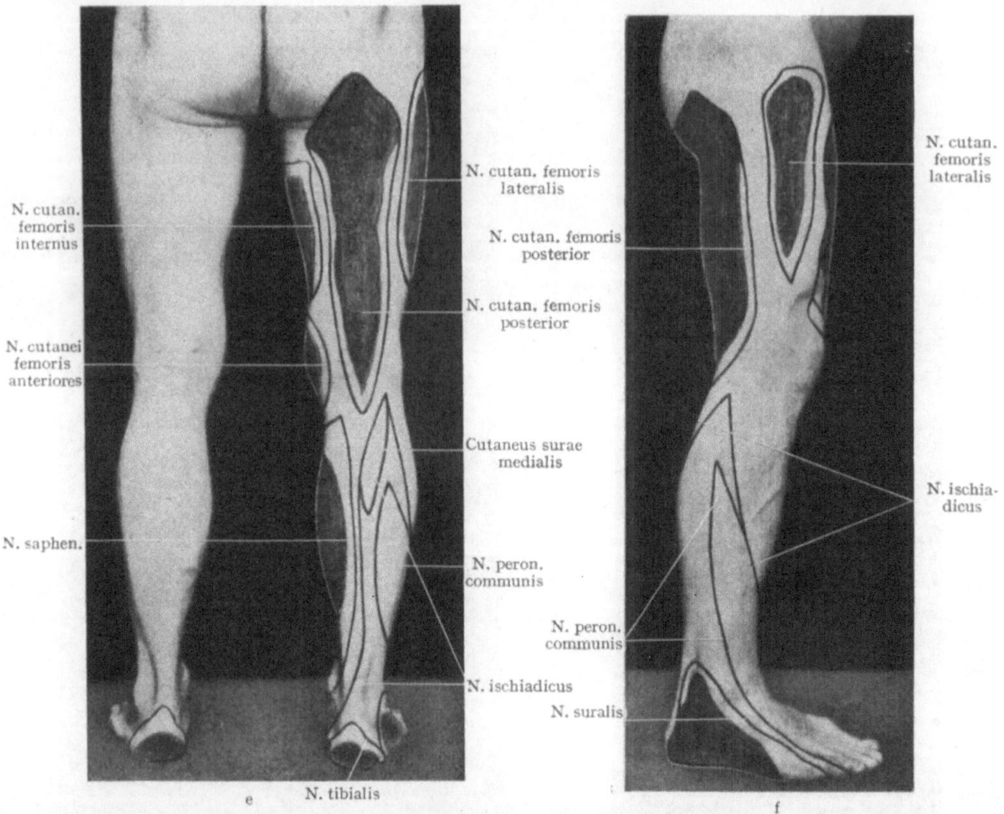

Abb. 10e u. f.

Abb. 10 a—f. Durchschnittliche Ausdehnung des cutanen Sensibilitätsdefektes bei Unterbrechung der einzelnen
Nervenstämme des Armes und Beines nach O. FOERSTER.

Von den verschiedenen Sensibilitätsqualitäten leiden bei langsam fortschreitenden Nervenprozessen zunächst der Raumsinn der Haut sowie der Lage-
und Bewegungssinn, dann folgen nacheinander die cutane Berührungs- und
Temperaturempfindung, der Druck und schließlich der Schmerz. Der Satz,
daß innerhalb des gemischten Nerven die sensiblen Nervenfasern resistenter
als die motorischen sind, läßt sich in dieser allgemeinen Fassung nicht aufrechterhalten, denn einzig und allein der Schmerz fällt erst nach der Motorik aus.
Bei partieller Nervenschädigung sind die distalen Hautabschnitte im allgemeinen
mehr in Mitleidenschaft gezogen als die proximalen.

Bei der Restitution stellen sich zunächst die affektive Tiefensensibilität
und nach ihr die affektive Oberflächensensibilität wieder ein, und zwar werden
zunächst ihre hohen Schwellenwerte niedriger, wobei die Hyperpathie immer
deutlicher in Erscheinung tritt. Dann engt sich das Areal der taktilen Anästhesie

mehr und mehr ein. Die Temperaturempfindung hinkt längere Zeit nach und erst nach Jahren kehren der Raumsinn der Haut und zuletzt die Stereognose wieder.

Die *Reizerscheinungen* seitens der *afferenten sensiblen Nervenfasern*, die sich in *Schmerzen* äußern, spielen in der Symptomatologie der Erkrankungen der peripheren Nerven eine weit größere Rolle als die Ausfallserscheinungen, denn die meisten Erkrankungen der gemischten und rein sensiblen peripheren Nerven gehen wenigstens vorübergehend mit mehr oder minder heftigen Schmerzen oder zumindest mit Hyperästhesien oder Parästhesien (Prickeln, Kribbeln, Ameisenlaufen, Gefühl von Eingeschlafensein und Elektrisieren, von Taubheit oder Geschwollensein) einher, die den Kranken zum Arzte führen. Wahrscheinlich existieren eigene Schmerzfasern, welche der Leitung der Schmerzreize dienen,

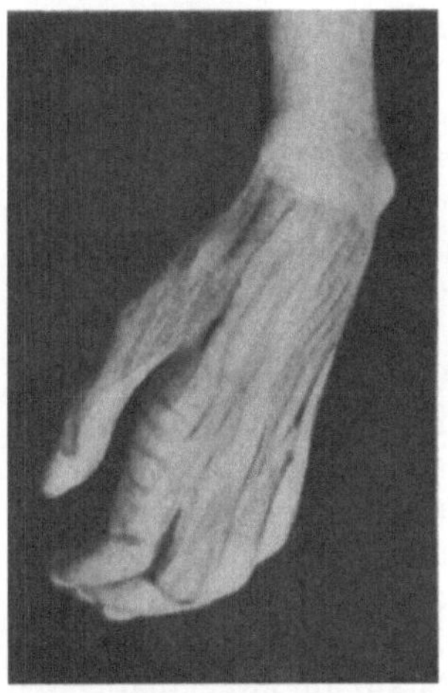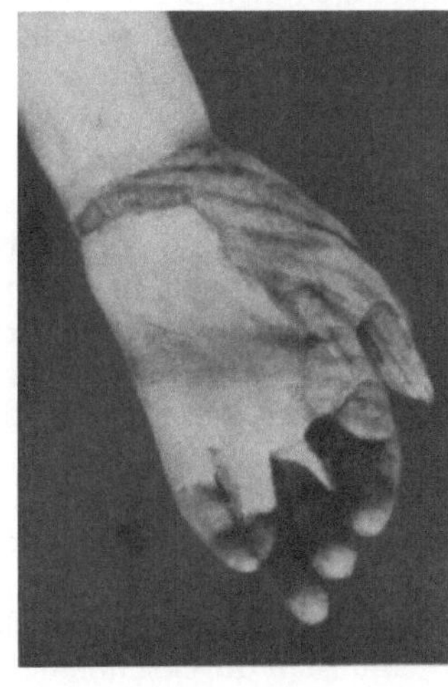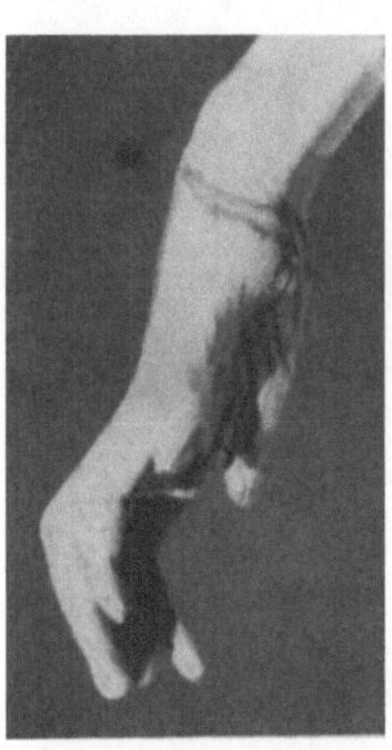

a　　　　　　　　　　b　　　　　　　　　　c

Abb. 11 a—c. Maximalzone des N. radialis.

wofür besondere Schmerzpunkte, besondere Fasern, die S-Fasern, und im Rückenmark ein besonderes Schmerzleitungssystem im Vorderseitenstrang sprechen. Die *Schmerzen*, vor allem aber die Parästhesien, werden bei Reizung an irgendeiner Stelle des peripheren Nerven stets in das *Ausbreitungsgebiet des betreffenden Nerven* verlegt, weshalb eine genauere Lokalisation des Angriffspunktes des Schmerzreizes auf Grund des Schmerzareals nicht möglich ist. Dazu kommt noch, daß der Schmerz in die Umgebung ausstrahlt. Ein Druck oder Zug an den schmerzenden Nerven verstärkt den Schmerz, der sich bis zur Unerträglichkeit steigern kann. Nicht selten nimmt daher der Patient zur Entlastung des erkrankten Nerven eine bestimmte Körper- oder Extremitätenhaltung ein (Beugehaltung der Extremitäten, Neigung des Oberkörpers nach der Seite des erkrankten Ischiadicus bei Ischialgie) (s. Abb. 12).

Nervenschmerzen, die anfallsweise auftreten und für die bis dato sich noch kein entsprechender anatomischer Befund erbringen ließ, werden unter der Bezeichnung „*Neuralgie*" zusammengefaßt. Manche Nerven, wie der N. trigeminus, N. occipitalis major und minor, der N. ischiadicus, die Intercostalnerven und der N. cutaneus femoris lateralis neigen besonders zum Auftreten von Neuralgien.

Die *Neuritiden* (Nervenentzündungen), die, wie später gezeigt wird, nicht alle mit Berechtigung die Bezeichnung Entzündung führen, gehen zum Teil mit schweren sensiblen Reizerscheinungen einher (Alkohol-, CO-, Arsenneuritis, arteriosklerotische Polyneuritis), während ein anderer Teil von Neuritiden sensible Reizerscheinungen so gut wie völlig vermissen läßt (Blei-, Apiol-Diphtherieneuritis). Durch Druck oder Zug an den benachbarten Nerven können Aneurysmen, Tumoren, Abscesse, Knochencallus, Halsrippen und cartilaginäre Exostosen, Narben usw. zu schweren sensiblen Reizerscheinungen im Distributionsgebiet des betreffenden Nerven führen.

Kurz sei in diesem Zusammenhang auch noch auf den furchtbaren *Phantomschmerz* hingewiesen, der durch ein Amputations- oder Kontinuitätsneurom hervorgerufen sein kann. Diese Schmerzen können eine solche Intensität erreichen, daß sie den Kranken zum Suicid treiben. Nicht selten wird das fehlende Glied in der Stellung gefühlt, die es im Augenblick der Verletzung bzw. Absetzung einnahm. Der Kranke hat dabei zuweilen die Empfindung, als ob sich die Finger bzw. Zehen in die Hohlhand bzw. den Fuß einbohrten oder als ob der Fuß bzw. die Hand mit Glasscherben bespickt wären. Selten bildet sich das Phantomglied spontan zurück, wobei die Hand bzw. der Fuß sich mehr und mehr gegen die Absetzungsstelle zurückzieht und schließlich direkt an dieser Stelle ansetzt. Dabei schrumpft auch die Hand bzw. der Fuß mehr und mehr zusammen und schließlich verschwindet das Phantomglied völlig. Leider kommt es nicht immer zu dieser Rückbildung und in solchen Fällen hat die Ausschaltung des Schmerzes in einem Abschnitt des Nervensystems zu geschehen, in dem eine erneute Neurombildung oder mit anderen Worten eine Regeneration ausgeschlossen ist. Dies ist aber nur innerhalb des Zentralnervensystems der Fall, und man durchschneidet deshalb am zweckmäßigsten die spinale Schmerzbahn, die innerhalb des Vorderseitenstranges gelegen ist. Die Durchschneidung des Nerven

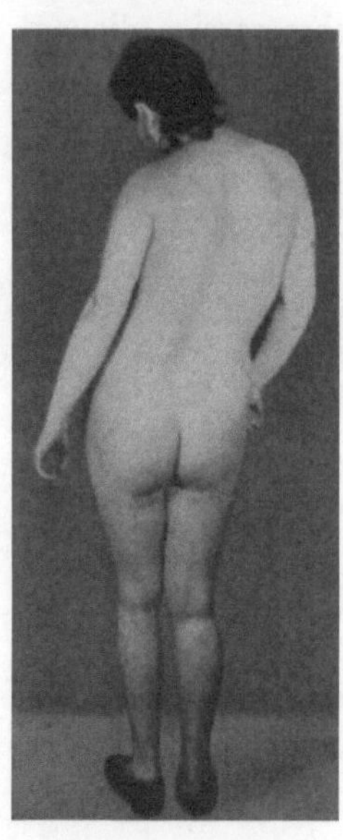

Abb. 12. Haltungsskoliose zur Schmerzentlastung bei rechtsseitiger Ischialgie.

zentral von dem Neurom führt so gut wie nie zu dauernder Schmerzfreiheit, denn gewöhnlich bildet sich an der Durchschneidungsstelle recht bald ein neues Neurom, dessen Entstehung sich auch nicht durch Formalininjektionen, Durchfrierung usw. verhüten läßt. Die Vorderseitenstrangdurchschneidung muß doppelseitig durchgeführt werden, da die Schmerzfasern gekreuzt und zum geringen Teil auch ungekreuzt verlaufen. Die Vorderseitenstrangdurchschneidung ist bei einem Phantomglied der oberen Extremitäten zwischen dem 2. und 3. Halssegment auszuführen, während man bei einem Phantomglied der unteren Extremitäten im allgemeinen im oberen Brustmark durchschneidet.

Leider muß der Kranke für die Beseitigung seiner quälenden Schmerzen den Verlust der Libido und des Orgasmus, die ebenfalls durch den Tractus spinothalamicus geleitet werden, in Kauf nehmen, worauf besonders jüngere Männer vorher aufmerksam zu machen sind.

β) Vegetative Fasern (Ausfalls- und Reizerscheinungen).

Die *Reizerscheinungen seitens der afferenten vegetativen Nervenfasern* dokumentieren sich in den verschiedenen furchtbaren Organschmerzen (Visceralgien), in den unerträglichen Gefäßschmerzen, welche die Thrombangitis obliterans und die RAYNAUDsche Gangrän begleiten, sowie in den sehr heftigen Kausalgieschmerzen. Letztere werden durch psychische Reize (Freude und Trauer), durch

Geräusche, wie Rascheln von Papier, Kratzen, allgemeinen Lärm und vor allem durch trockene Wärme ungünstig, durch Ruhe und kühle Feuchtigkeit umgekehrt günstig beeinflußt.

Zur Milderung ihrer furchtbaren Schmerzen nehmen die Kranken häufig einen feuchten kühlen Lappen in die betreffende Hand oder übergießen das betreffende Bein mit kühlem Wasser. Manchen Patienten verschafft das Einfetten des schmerzenden Gliedes eine Besserung der unerträglichen Schmerzen. Interessanterweise kann auch ein kühler feuchter Lappen in der gegenüberliegenden Hand zu einer Erleichterung des Kausalgieschmerzes führen. Da die Kausalgieschmerzen durch Ruhe in der Umgebung günstig beeinflußt werden, nehmen sie im Gegensatz zum neuritischen Schmerz während der Nacht ab, vorausgesetzt, daß im Krankenzimmer Ruhe herrscht. Daß der Kausalgieschmerz vegetativer Natur ist, beweist der schlagende Erfolg der Sympathicusoperation. So wird der Kausalgieschmerz an der oberen Extremität durch Resektion des Ganglion stellatum, des Thorakale 1 und 2 und die Kausalgie der unteren Extremität durch Resektion des Grenzstranges vom 2. Lumbal- bis 2. Sacralganglion so gut wie momentan beseitigt. Die Erfahrungen aus dem letzten Weltkrieg haben gezeigt, daß schon die Resektion des 1. und 2. Thorakalganglion schlagartig Schmerzfreiheit zur Folge hat.

Technik der Sensibilitätsprüfung. Zur Prüfung der Oberflächensensibilität ist die Wahrnehmung von Berührungs-, Temperatur- und Schmerzreizen heranzuziehen. Gewöhnlich führt man die taktile Prüfung mit einem Wattebausch oder mit einem feinen Pinsel aus, wobei jeder Druck möglichst zu vermeiden ist. Der Kranke hat zunächst jede Berührungsempfindung und außerdem die Stelle der Berührung am Körper mit dem Finger anzugeben. Da den Haaren eine eigene Sensibilität zukommt, erfordert eine genaue Prüfung der Berührungsempfindung das Rasieren der zu untersuchenden Hautpartie. Außerdem sind natürlich bei der taktilen Prüfung Schwielenbildungen, welche die Empfindlichkeit stark herabsetzen können, zu berücksichtigen. Wenn möglich, vergleicht man am besten symmetrische Körperpartien. Bei der Bestimmung eines an- oder hypästhetischen Areals schreitet man am besten von dem an- bzw. hypästhetischen Areal in die normale Umgebung vor, während man umgekehrt bei der Bestimmung von hyperästhetischen Zonen von dem normalen in das hyperästhetische Areal vordringt. Dabei geht man am besten senkrecht zur mutmaßlichen Grenze vor.

Den Raumsinn der Haut prüft man im allgemeinen durch Zahlen- oder Figurenschreiben, während man auf die Abmessung mit dem WEBERschen Tasterzirkel meist verzichten kann. Die Druckpunkte werden, wie bereits erwähnt, mit den v. FREYschen Druckhaaren bestimmt. Die Stereognosie wird durch das Erkennen von mehr oder minder komplizierten Objekten, die in die Hohlhand des zu Untersuchenden gelegt werden, geprüft, wozu sich in besonderem verschiedene Münzen eignen.

Die Intaktheit des Temperatursinnes läßt sich durch mit kaltem und warmem Wasser gefüllte Reagensgläser prüfen, wobei eine eventuelle intakte symmetrische Hautstelle oder ein Gesunder zur Feststellung derjenigen Temperaturdifferenz dient, welche normalerweise noch unterschieden werden kann.

Der Schmerzsinn wird durch Kneifen einer abgehobenen Hautfalte geprüft, während Nadelstiche weniger zur Schmerzprüfung geeignet sind, da durch sie auch der tiefe Druck und Schmerz festgestellt wird.

Schließlich sei noch auf die Schwellenlabilität hingewiesen, die in Erscheinung tritt, wenn eine Hautstelle öfter hintereinander gereizt wird.

Im Gegensatz zur Oberflächensensibilität läßt sich die Tiefensensibilität nur dann isoliert prüfen, wenn erstere ausgefallen ist. Die intakte Bewegungsempfindung kann dadurch festgestellt werden, daß man eine Extremität oder noch besser die Finger oder Zehen passiv bewegt und dann vom Kranken sowohl das betreffende bewegte Glied sowie die Bewegungsrichtung angeben läßt.

Auch kann dem Glied eine bestimmte Stellung gegeben werden, die dann der Kranke mit dem gesunden Glied nachzuahmen hat. Das Vibrieren einer Stimmgabel, die mit dem Fuß auf einen hautnahen Knochen aufgesetzt wird, kann nur dann als Tiefenreiz gewertet werden, wenn die Oberflächensensibilität ausfällt. Der Kraftsinn (Empfindung der Muskelspannung) wird durch Gewichtsschätzen geprüft, wobei aber der Drucksinn der Haut an der Lösung der Aufgabe mitbeteiligt ist. Der tiefe Schmerz, der beim Beklopfen des Periosts, beim starken Zusammendrücken der Muskulatur und Sehnen auftritt, fällt nur bei sehr ausgedehnten Läsionen der peripheren Nerven aus.

Am Schluß dieser kurzen Darstellung der Sensibilitätsprüfung sei mit großem Nachdruck darauf hingewiesen, daß jede Sensibilitätsprüfung eine psychische Leistung von dem Kranken erfordert und man daher stets mit einer subjektiven Komponente zu rechnen hat. Dazu kann noch eine gewisse Voreingenommenheit des Untersuchers, der sich nicht selten zu sklavisch an bestimmte vorgedruckte Sensibilitätsschemata hält, eine weitere Fehlerquelle bei der Sensibilitätsprüfung abgeben.

c) Efferente Fasern.

α) Animale Fasern (Ausfalls- und Reizerscheinungen).

Die *Ausfallserscheinungen* seitens der *efferenten motorischen Nervenfasern* geben sich, je nachdem die Unterbrechung des betreffenden Nerven eine vollkommene oder nur partielle ist, in einer Lähmung (Paralyse) bzw. in einer Schwäche (Parese) der in Frage kommenden Muskeln kund. Die willkürliche Erregbarkeit der betreffenden Muskeln ist entweder vollkommen aufgehoben oder es wird die Kontraktion der Muskeln nur mit geringer Kraft ausgeführt. Die periphere Muskellähmung entspricht dem Typus der *schlaffen Lähmung* mit mehr oder minder stark *herabgesetzten Muskeldehnungswiderstand*, d. h. der gelähmte Muskel setzt seiner passiven Dehnung nur mehr einen geringen Widerstand entgegen, der lediglich auf der dem Muskel noch eigenen Elastizität beruht. Es kann daher durch die Innervation der Antagonisten eine übermäßige Dehnung des gelähmten Muskels erzielt werden, der dann durch die ihm eigene Elastizität eine aktive Bewegung vortäuschen kann. Bei nicht völliger Unterbrechung der motorischen Nervenfasern kommt es zu partiellen oder dissoziierten Lähmungen, d. h. zum Funktionsausfall nur gewisser Muskeln bei völliger oder relativer Intaktheit anderer von dem gleichen Nerven versorgter Muskeln, und zwar auch von Muskeln, deren Astbahnen caudal von der Verletzungsstelle abgehen. Diese Tatsache weist auf eine verschiedene Resistenz der motorischen Fasern innerhalb eines Nerven hin, da, wie O. FOERSTER im Gegensatz zu STOFFEL gezeigt hat, die Astbahnen innerhalb des Nerven nur eine kurze Strecke vor dem Abgang des Astes getrennt verlaufen. Ganz allgemein sind die Nervenfasern für die proximalen Muskeln resistenter als die der distalen.

Infolge der Unterbrechung des efferenten Schenkels des spinalen Reflexbogens *fehlt* naturgemäß auch die *reflektorische Erregbarkeit* des *Muskels*. Bei leichterer Läsion des peripheren Nerven leidet zunächst die reflektorische Erregbarkeit und umgekehrt stellt sich bei der Restitution erst die willkürliche Erregbarkeit und dann erst die reflektorische wieder ein. Natürlich hat auch eine Läsion des afferenten Schenkels des spinalen Reflexbogens Arreflexie zur Folge. Die größere Vulnerabilität der reflektorischen Fasern dokumentiert sich unter anderem z. B. darin, daß als Spätfolge einer Ischialgie nur ein fehlender Achillessehnenreflex nachweisbar ist.

In den seltenen Fällen einer isolierten Lähmung der Großzehenbeuger kann es zum Auftreten eines *Pseudobabinskis* kommen, da der betreffende Kranke nach Wegfall der Beuger auf das Bestreichen seiner Fußsohle nur noch mit einer Dorsalflexion der großen Zehe reagieren kann. Es ist daher das Auftreten eines BABINSKIschen Großzehenfußsohlenreflexes nicht unbedingt für eine zentrale Schädigung beweisend.

Die Unterbrechung des peripheren Nerven führt des weiteren zur Atrophie der von diesem Nerven innervierten Muskeln (Abb. 13). Für die Atrophie ist neben der Inaktivität vor allem die Abtrennung des Muskels von seinem trophischen Zentrum, der spinalen Vorderhornzelle, verantwortlich zu machen. KEN KURÉ führt die Atrophie auf die fehlende sympathische und parasympathische Innervation des Muskels zurück, eine Anschauung, die aber nicht allgemein geteilt wird. Die Atrophie setzt bereits mehrere Wochen nach der Unterbrechung des Nerven ein. Durch Traumatisierung des Muskels sowie durch Gefäßschädigung werden sowohl das Tempo wie der Grad der Atrophie erhöht. Verstärkt wird die Atrophie vor allem auch durch die ständige Dehnung des Muskels infolge des Übergewichtes der Antagonisten sowie durch die Versteifung des entsprechenden Gelenkes. Es muß daher möglichst für diejenige Stellung der Extremität gesorgt werden, welche die Dehnung der gelähmten Muskeln vermeidet, so wird man z. B. bei der Radialislähmung durch eine entsprechende Schienung der Überdehnung der Extensoren entgegenarbeiten. Wesentlich ist aber auch, daß durch entsprechende passive Bewegungen

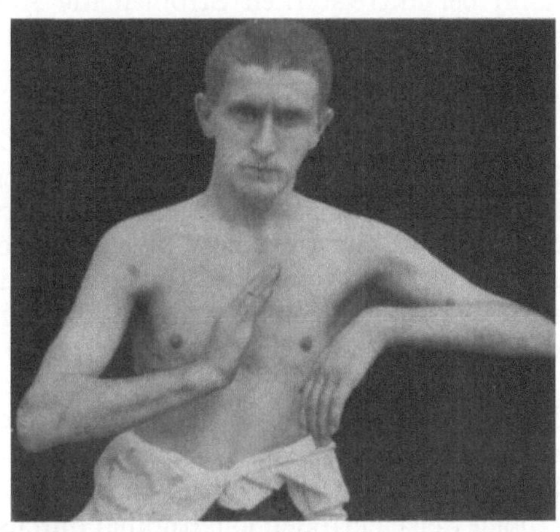

Abb. 13. Linksseitige Radialislähmung mit Atrophie der Handstrecker.

der gelähmten Muskeln (Strecken und Beugen) für eine günstige Durchblutung derselben gesorgt wird. Desgleichen muß gleich von vornherein die Kontrakturbildung der Antagonisten bekämpft werden. Da die bei Bewegungen auftretenden Schmerzen sowie die Versteifung von Gelenken Anlaß zur Kontrakturbildung geben können, müssen diese gleichfalls in den Behandlungsplan einbezogen werden. Zur Prüfung, ob ein Muskel in seiner Funktion geschädigt ist, läßt man am zweckmäßigsten solche Bewegungen aktiv ausführen, die nicht oder zumindest nur wenig durch Synergisten unterstützt werden können. Kommt es zu keinem Bewegungseffekt, so läßt sich zuweilen doch noch durch die Palpation des betreffenden Muskels eine wenn auch stark herabgesetzte Funktion feststellen. Zu hüten hat man sich, eine Bewegung, welche nur durch die Schwerkraft des betreffenden Gliedes ermöglicht wird, auf eine aktive Bewegung des betreffenden Muskels zurückzuführen, so kommt es bei Supinationshaltung des gestreckten Vorderarmes zu einer Dorsalflexion der Hand lediglich infolge der Schwere der Hand. Auch können entfernt liegende Muskeln, die nur über das betreffende Gelenk hinwegziehen, zu einem Bewegungseffekt in diesem Gelenk führen. Schließlich sind noch die Variationen in der Muskelversorgung zu berücksichtigen. Besondere Wichtigkeit in der Beurteilung, ob eine Nervendurchtrennung vorliegt, kommt der elektrischen Untersuchung zu. So reagiert ein von seinem trophischen Zentrum abgetrennter Muskel zwar noch chemisch und mechanisch, aber nicht mehr auf *Reizung* mit dem *faradischen Strom*, und zwar *weder indirekt vom Nerven* noch *direkt vom Muskel* selbst aus. *Galvanische Reizung* am besten bei longitudinaler

Durchströmung des Muskels führt *nicht* mehr zu einer *blitzartigen Zuckung*, sondern zu einer *verlangsamten*, zuweilen *wurmförmigen Zuckung*. Auch kann auf *Reizung mit galvanischem Strom gar keine Zuckung* mehr erfolgen. Besondere Wichtigkeit in der Beurteilung der Frage, ob im gegebenen Falle eine völlige Nervendurchtrennung vorliegt oder nicht, kommt der elektrischen Untersuchung, und zwar sowohl der galvanischen wie faradischen zu. Bei der galvanischen Prüfung gibt der Stromanstieg oder -abfall, der durch Stromschluß bzw. -öffnung erzielt wird, den entsprechenden Reiz ab, der zu einer blitzartigen Muskelzuckung führt. Dabei sind aber die Verteilung der beiden Pole sowie die Öffnung und Schließung des Stromes keineswegs gleichgültig. Bei schwachen Strömen kommt es zunächst zur Kathodenschließungszuckung, auf welche dann bei mittelstarken Strömen die Anodenschließungs- und Anodenöffnungszuckung folgen. Starke Ströme erzeugen schließlich einen Kathodenschließungstetanus, eine Anodenschließungs-, eine Anodenöffnungs- und eine Kathodenöffnungszuckung. Man stellt die Stromstärke, bei welcher der Muskel eben noch reagiert, den sog. Schwellenwert fest. Zum Vergleich zieht man den gesunden Muskel der Gegenseite oder, wenn dies nicht möglich ist, den entsprechenden Muskel einer gesunden Vergleichsperson heran. Der faradische Strom erzeugt bei Stromschluß einen Tetanus, der so lange anhält als der Strom geschlossen ist. Der Vergleich mit dem Muskel der gesunden Gegenseite ermöglicht unter Berücksichtigung des Rollenabstandes eine, wenn auch nicht gerade exakte Bestimmung der faradischen Erregbarkeit.

Der von seinem trophischen Zentrum, der motorischen Vorderhornzelle des Rückenmarks, abgetrennte Muskel zeigt *elektrische Entartungsreaktion*, d. h. er ist vom *Nerven* aus, also *indirekt, weder galvanisch noch faradisch erregbar*. Die *direkte faradische Reizung des Muskels*, wobei der Muskel am besten mit gleich großen Reizelektroden longitudinal durchströmt wird, hat ebenfalls *keine Reaktion* zur Folge, während die *galvanischen Reizung* unter den gleichen Bedingungen nicht mehr zu einer blitzartigen, sondern zu einer *verlangsamten*, zuweilen wurmförmigen *Zuckung* führt. In manchen Fällen erfolgt auch auf die direkte Muskelreizung mit galvanischem Strom keine Zuckung mehr. Zu Beginn der Degeneration steigt die elektrische Erregbarkeit der Muskeln zunächst sogar an, um aber später unter die Norm abzufallen. Es kann aber auch ein Muskel, dessen Erregbarkeit völlig aufgehoben war, zusammen mit seinem Nerven wieder regenerieren. Bei direkter Reizung des Muskels kann Kathodenschließungstetanus bei erheblich geringerer Stromstärke als in der Norm auftreten. Ebenso kann es zur Umkehr der Zuckungsformel kommen, so daß man vor der Kathodenschließungszuckung die Anodenschließungszuckung erhält.

Die *partielle Entartungsreaktion* besteht in einer *herabgesetzten galvanischen* und *faradischen Erregbarkeit vom Nerven* und *vom Muskel aus* und in einer *Trägheit der Zuckung*. Nicht so selten erfolgt aber bei der partiellen Entartungsreaktion die Zuckung *vom Nerven* aus noch *blitzartig*, während sie vom *Muskel* aus *herabgesetzt* ist. Die partielle Entartungsreaktion weist auf keine völlige Unterbrechung der Nervenkontinuität hin.

Der Sitz einer Nervenläsion läßt sich unter Umständen, zumal wenn die Schädigung keine tiefer greifende ist, dadurch eruieren, daß die Leitfähigkeit oberhalb derselben aufgehoben, unterhalb dagegen erhalten ist. Wenn es auch vorkommt, daß leichtere Nervenschädigungen, welche die Funktion des Nerven in Mitleidenschaft ziehen, die elektrische Erregbarkeit unbeeinflußt lassen, so deutet doch jede länger anhaltende Lähmung ohne Atrophie und ohne Veränderung der elektrischen Reaktion auf die psychogene Natur einer Lähmung hin. Ebenso wird man, wenn nach einer Nervenschädigung sämtliche elektrischen

Reaktionen zur Norm zurückkehren, die willkürliche Bewegung aber ausbleibt, an eine Gewohnheitslähmung zu denken haben. Allgemein gilt der Satz, daß die Besserung der direkten elektrischen Erregbarkeit des Muskels der willkürlichen Erregbarkeit vorausgeht.

Der *myotonischen Reaktion* ist eine lang anhaltende tetanische Nachdauer der Kontraktion eigen, die faradisch sowohl vom Nerv wie vom Muskel aus zu erzielen ist. Galvanisch erweist sich die Reizung vom Nerv aus als normal, während sie vom Muskel aus gleichfalls eine Kontraktionsnachdauer zeigt. Dieses charakteristische elektrische Verhalten läßt sich sowohl bei der THOMSEN-schen Krankheit wie bei der Myotonia dystrophica aufzeigen.

Die *myasthenische Reaktion* zeichnet sich bei elektrischer Reizung durch die abnorme Ermüdbarkeit der myasthenischen Muskeln aus. Bei faradischer Reizung sinken die tetanischen Zuckungen nach kurzer Zeit in ihrer Höhe ab und der Tetanus zerfällt in unregelmäßige Einzelzuckungen. Die galvanische Zuckung erweist sich zunächst als normal, um dann bei wiederholter Reizung an Höhe abzunehmen und nach kurzer Erholung wieder zu alter Höhe anzusteigen.

Bei der *tetanischen Reaktion* kommt es zwar zu einer Steigerung der faradischen wie galvanischen Erregbarkeit, doch eignet sich zum Nachweis der tetanischen Reaktion am besten die Kathodenöffnungszuckung des Medianus, welche unter 5 Milliamp. absinkt und so die Übererregbarkeit anzeigt.

Als eine wichtige elektrodiagnostische Untersuchungsmethode hat in den letzten Jahrzehnten die *Chronaxiemetrie* Eingang in die Klinik gefunden. Sie beruht auf der Tatsache, daß für die Erregung eines Muskels oder sonstigen Gewebes nicht nur die elektrische Intensität, sondern, wenn ein gewisses Maximum unterschritten wird, auch die Zeit der Einwirkung des konstanten elektrischen Stromes maßgebend ist. Unter Nutzzeit hat man die Minimalzeit zu verstehen, bei welcher zum Effekt die geringste elektrische Intensität (Schwellenwert oder Rheobase) notwendig ist. Verlängert man die Nutzzeit, so bleibt der Schwellenwert unberührt, während eine Verkürzung der Nutzzeit diesen heraufsetzt. Die *Chronaxie* ist *diejenige Minimalzeit*, bei welcher ein *Strom* von *doppelter Rheobase gerade noch zu einer Zuckung führt*. Sie wird als Zeitmaß in $1\sigma = {}^1/_{1000}$ Sek. ausgedrückt. Auf die Technik der Chronaxiemetrie kann in diesem Zusammenhang nicht weiter eingegangen werden.

Die motorische Chronaxie schwankt zwischen den Grenzwerten von 0,04 und 1,0 σ unter normalen Verhältnissen.

Bei peripherer Leitungsstörung kommt es zu einer wesentlichen Verlängerung der Chronaxie. Wenn die galvanische Zuckung auch noch blitzartig erscheint, kann die Chronaxie bereits um das 10fache ihres normalen Wertes erhöht sein. Umgekehrt läßt sich auch der Fortschritt einer Regeneration durch die Chronaxie weit früher erfassen als durch die sonst üblichen elektrodiagnostischen Untersuchungsmethoden, jedoch geht die Zuckungsträgheit keineswegs mit der Zunahme der Chronaxie parallel. Bei partieller Entartungsreaktion lassen sich ebenso wie bei der Dystrophia musculorum progressiva zuweilen zwei Chronaxiewerte feststellen, da bei beiden Erkrankungen neben degenerierten auch noch intakte Muskelfasern vorkommen, wobei natürlich die Chronaxie der degenerierten Muskelfasern wesentlich erhöht ist. Bei der Myotonie und dystrophischen Myotonie sind die Chronaxiewerte um das 60—100fache gesteigert.

Die *Chronaxiemetrie der sensoriellen Funktionen* sowie der *Hautsensibilität* stellt keine rein objektive Untersuchungsmethode dar und spielt daher für die Praxis und die übliche klinische Untersuchung keine so große Rolle.

Der *psychogalvanische Hautreflex* beruht darauf, daß bei Ableitung von einer drüsenreichen gegen eine drüsenarme Hautstelle jedesmal dann ein Strom nachweisbar ist, wenn die Versuchsperson ein sensibler Reiz oder Affekt trifft oder von ihr eine geistige Leistung gefordert wird. Der psychogalvanische Hautreflex kann daher bei der Differentialdiagnose zwischen einer hysterischen und organischen Anästhesie von ausschlaggebender Bedeutung sein, weshalb er auch in der Klinik eine gewisse Rolle spielt.

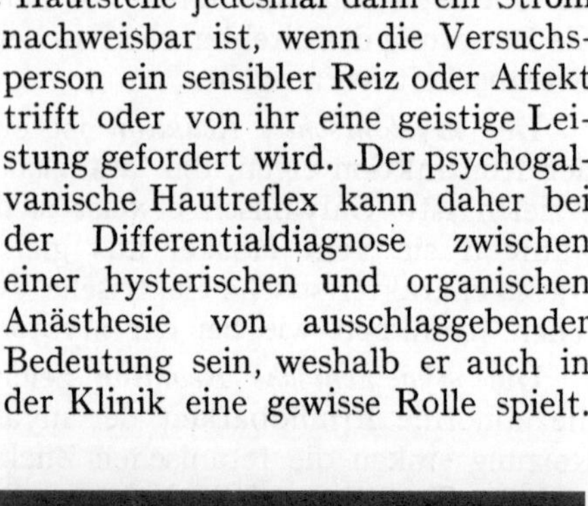

Abb. 14. Hypertrichosis bei rechtsseitiger Medianusverletzung.

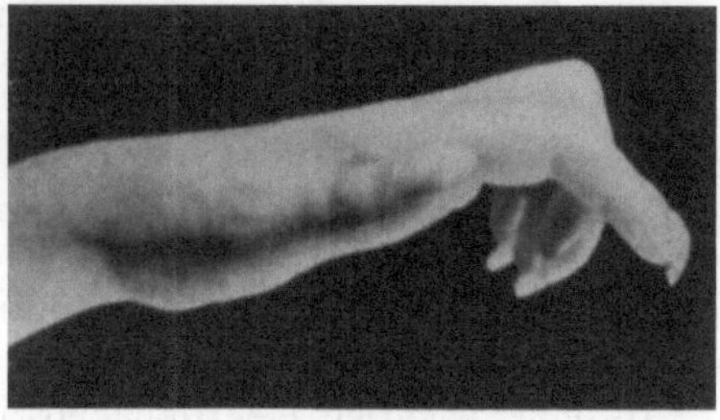

Abb. 15. Gesteigertes Nagelwachstum bei Läsion des N. medianus.

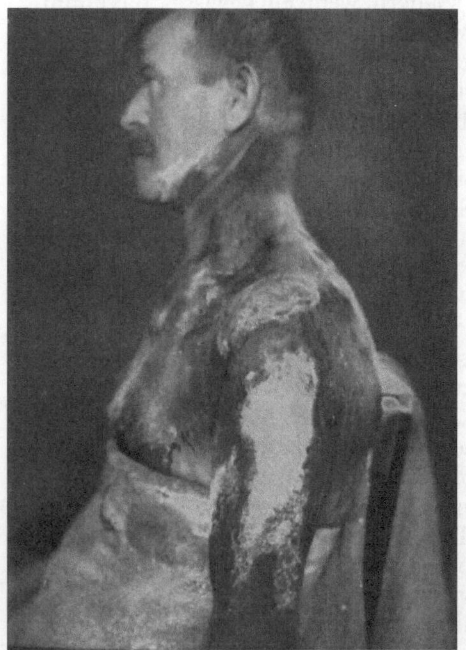

Abb. 16a. Anhidrosis im Schmerzareal des N. axillaris.

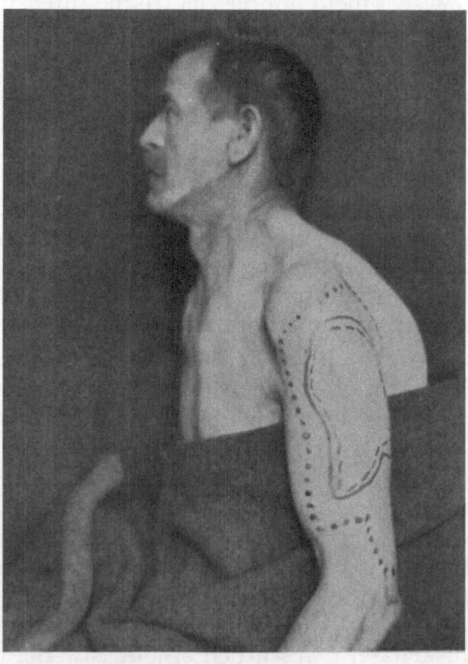

Abb. 16b. Sensibilitätsausfall des gleichen Kranken nach O. FOERSTER und L. GUTTMANN.

Die häufigste Form der *Reizerscheinung* von seiten der *motorischen Nervenfasern* besteht in einem *tonischen Dauerkrampf* der entsprechenden Muskeln.

Er wird am häufigsten bei partieller Läsion des N. ulnaris und medianus beobachtet und führt zu einer Beugung der Grundphalangen und einer Streckung
der zweiten und dritten
Phalangen bzw. zu maxi-
maler Kontraktion des
Flexors digitorum su-
blimis mit extremster
Fingerbeugung.

β) Vegetative Fasern (Ausfalls- und Reizerscheinungen).

In der *Symptomato-
logie der Erkrankungen
der vegetativen Nerven-
fasern* spielen die *Reiz-
phänomene* eine weit
größere Rolle als die
Ausfallserscheinungen,
und zwar trifft dies be-
sonders für die afferen-
ten vegetativen Nerven-
fasern zu. Die *Reizer-*

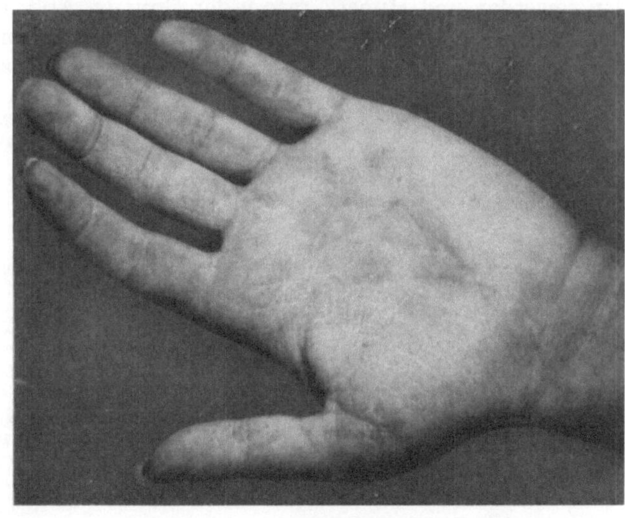

Abb. 17a. Hyperkeratose der Haut im Ausbreitungsgebiet (Schmerzareal) des
N. medianus nach Läsion des N. medianus.

scheinungen von seiten der *afferenten vegetativen Nervenfasern* neigen dazu, sich
über das eigentliche *Versorgungsgebiet* auf die *Umgebung* und sogar auf die
*kontralaterale Körperhälfte auszudeh-
nen.* Auf eine der quälendsten Reizerscheinungen der afferenten vegetativen Fasern, die Kausalgie, wurde
bereits in dem vorangehenden Abschnitt (afferente sensible Fasern)
eingegangen (s. S. 15). Außer der
Kausalgie sind noch die verschiedenen Visceralgien auf einen Reizzustand der afferenten vegetativen
Fasern zurückzuführen. Desgleichen
ist der heftige Gefäßschmerz bei der
Thrombangitis obliterans (WINNI-
WARTER-BÜRGER), der RAYNAUDschen
Gangrän, Akrocyanose usw. vegetativer Natur.

Die *Reizerscheinungen* seitens der
efferenten vegetativen Nervenfasern
äußern sich in *Hyperhidrosis, Cutis
anserina, Vasokonstriktion, Hypertrichosis* (s. Abb. 14), *gesteigertem Nagelwachstum* (s. Abb. 15), zarter rosa
glänzender Haut (glossy skin). Die

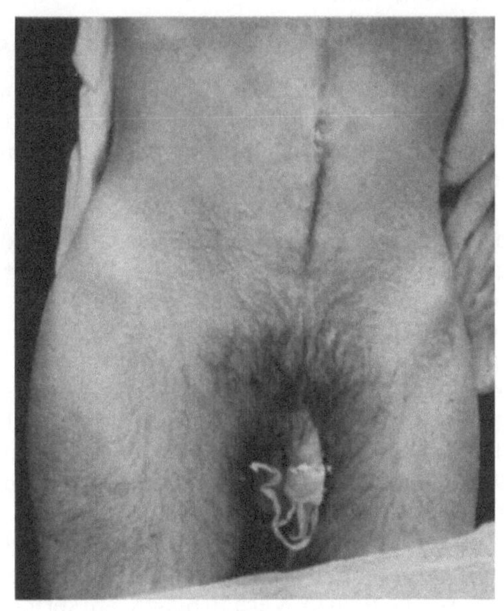

Abb. 17b. Hyperkeratose bei Myelopathia necroticans.

Hyperhidrosis kann dabei solche Grade annehmen, daß der Schweiß geradezu
von der betreffenden Hautstelle abtropft. Durch Essen, besonders von sauren
Speisen, seelische Erregungen usw. können sowohl die Schweißsekretion wie die
übrigen vegetativen Reizerscheinungen verstärkt werden.

Die *Ausfallserscheinungen* seitens der *efferenten vegetativen Nervenfasern* bestehen in *Cyanose, Hypo-* bzw. *Anhidrosis* (s. Abb. 16a und b), die dem Ausfallsgebiet für Schmerz entspricht, im Ausfall der Haare, Verdickung, Braunfärbung, Rissigwerden und Hyperkeratose der Haut (s. Abb. 17), ödematöser Verdickung des Unterhautbindegewebes, Abschilferung, Rillenbildung und Brüchigwerden der Nägel (s. Abb. 18), in SUDECKscher Knochenatrophie, Spontanfrakturen

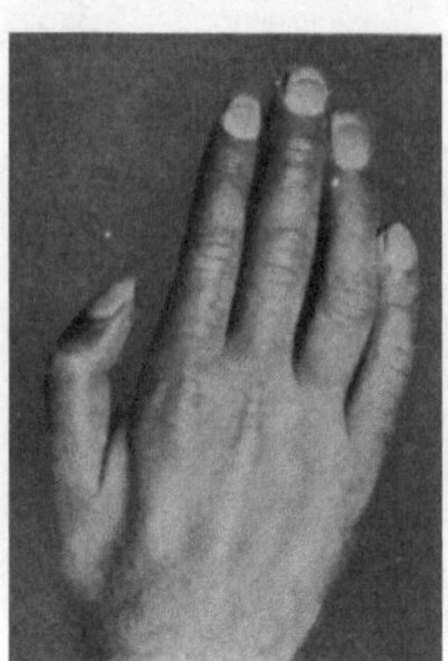

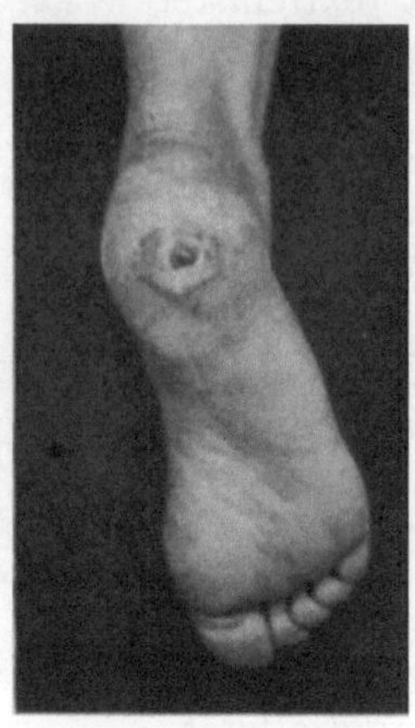

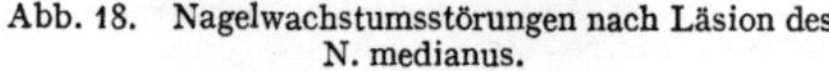

Abb. 18. Nagelwachstumsstörungen nach Läsion des   Abb. 19. Ulcus trophicum an typischer Stelle „Ferse"
N. medianus.

mit excessiver Callusbildung, in schlecht heilenden Ulcera trophica (s. Abb. 19), Abstoßung ganzer Fingerglieder, Sehnenkontrakturen und schweren Gelenksdeformationen.

C. Peripherer Sympathicus und Parasympathicus.

Der vielzellige Organismus erfordert neben dem mit der Ordnung der Umweltbeziehungen betrauten Umweltnervensystem naturgemäß ein die so mannigfachen Wechselbeziehungen der einzelnen Körperabschnitte und Organe regulierendes Nervensystem, das vegetative oder besser gesagt Innenweltnervensystem, das in engster Zusammenarbeit mit dem endokrinen System den geordneten Ablauf der Lebensvorgänge und damit die Ganzheit des Organismus gewährleistet. Daß eine solche Trennung ebenso künstlich wie die in ein peripheres und Zentralnervensystem ist und nicht dem lebendigen Flusse biologischen Geschehens entspricht, beweist schon allein die Tatsache, daß das vegetativ innervierte Blutgefäßsystem als der Sauerstofflieferant der quergestreiften Muskulatur, der Sinnesorgane und der sensiblen Nervenendorgane einen weitgehenden Einfluß auf die Umweltbeziehungen des Organismus ausübt, was darin zum Ausdruck kommt, daß Störungen der Gefäßinnervation unter Umständen ein Versagen der quergestreiften Muskeln, der Sinnesorgane und der Empfindungen zur Folge haben können. Aber auch die rein morphologische Forschung konnte aufzeigen, daß die früher streng durchgeführte Trennung in ein cerebrospinales Nervensystem und den Grenzstrang des Sympathicus nicht den tatsächlichen Verhältnissen entspricht, sondern das cerebrospinale Nervensystem auch Abschnitte des vegetativen Nervensystems in sich birgt. Gerade die moderne neuroanatomische Forschung auf dem Gebiete des peripheren vegetativen Nervensystems hat mit der Herausstellung eines nervösen Terminalretikulums die Grenzen noch mehr verwischt, doch kann in einer lehrbuchmäßigen Darstellung auf die alt eingebürgerte Einteilung nicht verzichtet werden, weshalb sich auch der folgende Abschnitt an eine solche hält.

Dem *animalen* oder *cerebrospinalen* Nervensystem, auch *Umweltnervensystem* genannt, da es die Beziehungen des Organismus zu seiner Umwelt vermittelt, wird das *autonome* oder *vegetative* Nervensystem als *Innenwelt-* oder *Lebensnervensystem* gegenübergestellt, dem die Aufgabe obliegt, den geordneten Ablauf

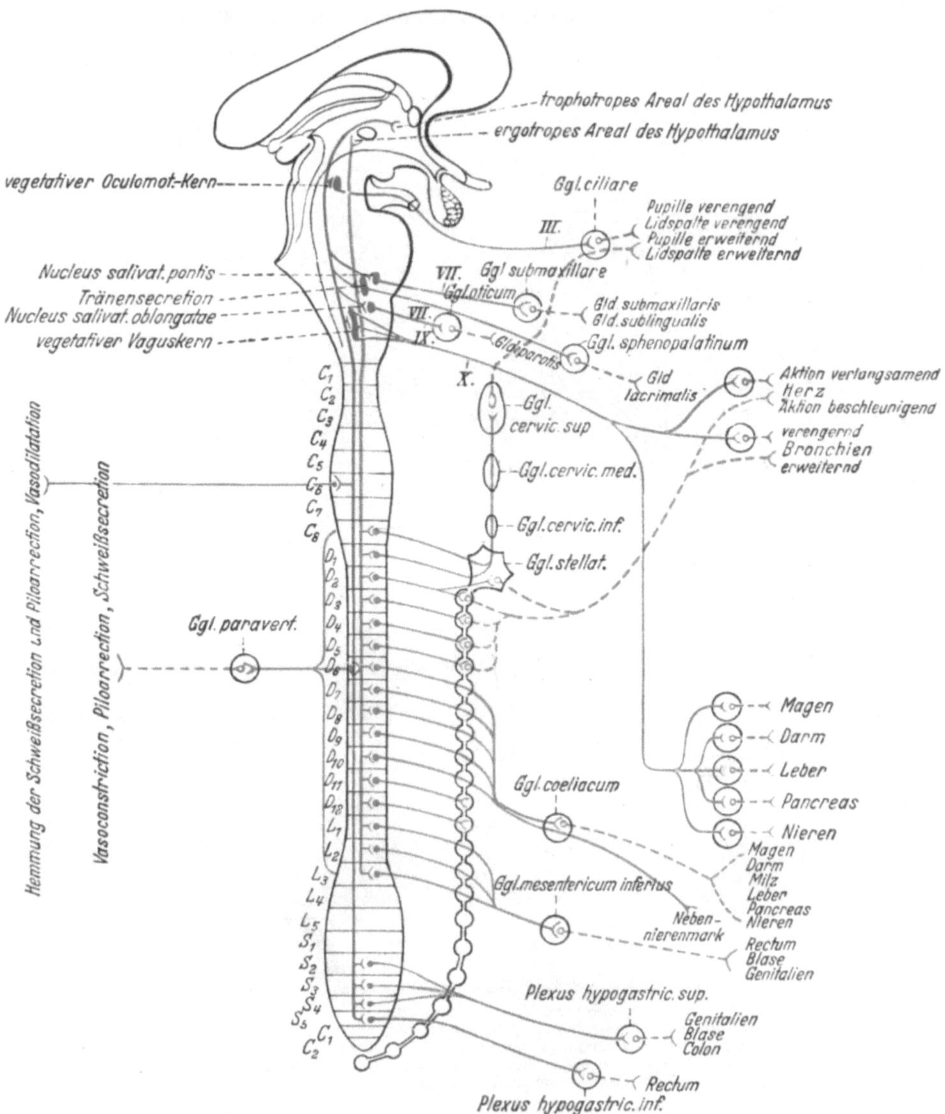

Abb. 20. Schematische Darstellung der vegetativen Innervation.

der Lebensvorgänge zu gewährleisten (s. Abb. 20). Der von LANGLEY gewählte Name „autonomes Nervensystem" ist zwar nicht ganz bezeichnend, da gewisse Funktionen des animalen Nervensystems, wie z. B. die Reflexe, die Myostatik usw., auch nicht dem Einfluß des Willens unterworfen sind, aber ebensowenig trifft das Beiwort vegetativ im Gegensatz zu animal, das Wesentliche. Es hat sich jedoch die Bezeichnung „vegetatives Nervensystem" so eingebürgert, daß sie beibehalten werden soll. Die Bezeichnung „Lebensnerven", die L. R. Müller vorgeschlagen hat, wurde nur von wenigen Autoren übernommen und ist ebenfalls nicht zutreffend, da auch die völlige Entfernung des sympathischen Grenzstrangs (Cannon), wenigstens bei der Katze unter Laboratoriumsbedingungen, mit dem Leben vereinbar ist.

Auf Grund des pharmakologischen Verhaltens hat man das vegetative Nervensystem in das *sympathische* und *parasympathische* Nervensystem untergeteilt,

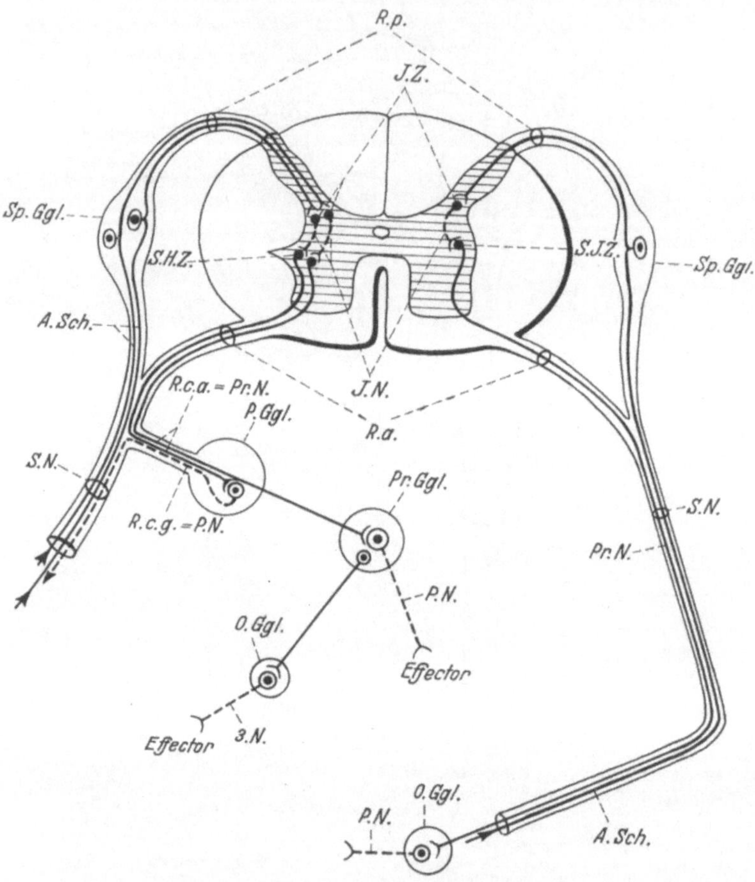

Abb. 21. Craniosacraler und thorakolumbaler vegetativer Reflexbogen in schematischer Darstellung. *R.a.* vordere Spinalwurzel; *R.p.* hintere Spinalwurzel; *J.Z.* Intermediärzellen; *J. N.* intercaliertes Neuron; *S.H.Z.* Seitenhornzelle; *S.J.Z.* Zelle des Intermediolateraltraktes; *Sp.Ggl.* Spinalganglion; *R.c.a.* Ramus communicans albus; *Pr.N.* präganglionäres Neuron; *R.c.g.* Ramus communicans griseus; *P.N.* postganglionäres Neuron; *P.Ggl.* paravertebrales Ganglion; *Pr.Ggl.* prävertebrales Ganglion; *O.Ggl.* Organganglion; *3. N.* 3. Neuron; *A.Sch.* afferenter Schenkel des Reflexbogens; *S.N.* sensibler Nerv.

eine Einteilung, mit der auch das makroskopisch-anatomische Verhalten im großen und ganzen gut übereinstimmt, doch sind, wie später gezeigt wird, neuere physiologische Befunde mit dieser Einteilung nicht mehr vereinbar. Der anatomischen Beschreibung sei trotzdem zunächst die Unterteilung in Sympathicus und Parasympathicus zugrunde gelegt.

Der Grenzstrang des Sympathicus, wegen seiner Lage neben der Wirbelsäule auch als paravertebrale Ganglienzelleiste bezeichnet, erhält seine zuführende Fasern durch die vorderen Rückenmarkswurzeln und die Rami communicantes albi von der spinalen Seitenhornzellsäule, die von der distalen Hälfte des 8. Cervicalsegmentes bis zum 3. Lumbalsegment reicht (s. Abb. 20). Während der thorakolumbale vegetative Anteil eine zusammenhängende Kette bildet, sind die sacralautonomen Anteile durch weite Strecken voneinander getrennt (s. Abb. 20). Die kranialen bulbär-mesencephalen Anteile (Oculomotorius, Facialis, Glossopharyngeus, Vagus) sind durch das Hals-, Brust- und Lendenmark von dem sacralautonomen Anteil getrennt.

Anatomie. Der peripherische Sympathicus umfaßt den Grenzstrang mit den paravertebralen Ganglien, die prävertebralen sympathischen Nervengeflechte und die Organplexus mit ihren Ganglienzellanhäufungen. Im Gegensatz zum peripherischen animalen Nerven, der sich aus einem Neuron aufbaut, setzt sich der peripherische, sympathische wie auch parasympathische Nerv wenigstens aus zwei Neuronen zusammen (s. Abb. 21).

Im peripherischen parasympathischen Nerven erfolgt der Anschluß an das zweite Neuron ganz peripher in den Organganglien, während beim sympathischen Nerv die Unterbrechung schon in den paravertebralen, prävertebralen und Organganglien gelegen sein kann. Die nähere Lokalisation der Synapse ermöglicht die Ausschaltung der Synapse durch Nicotinbepinselung (LANGLEY). Die Tatsache der Ausschaltung der Synapse durch Nicotin sowie die neueren Beobachtungen von DALE, über die später berichtet wird, sprechen mehr zugunsten eines Neuronenaufbaues als für ein nervöses Syncytium, wenn sich auch diese Frage noch keineswegs beantworten läßt.

Die vegetativen Nervenfasern sind vor allem in der Peripherie marklos, doch kommen auch in der Peripherie, in den Rückenmarkswurzeln und im Zentralorgan neben marklosen Fasern dünnmyelinisierte Fasern vor, die sich in ihrem feineren Bau nicht von den dickmyelinisierten animalen Nervenfasern unterscheiden. An

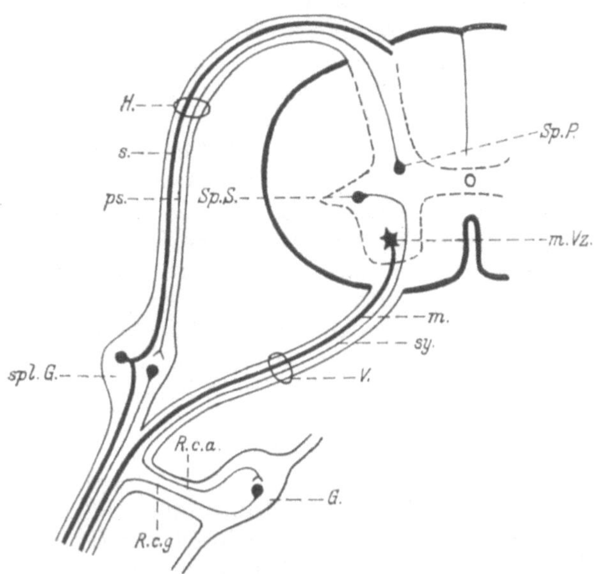

Abb. 22. Schema der efferenten vegetativen Fasern der spinalen Intermediärzellkernsäule und der Seitenhornkernsäule in hinterer und vordere Spinalwurzel.

m. Vz. motorische Vorderhornzelle; *Sp. P.* spinaler Parasympathicus; *Sp. S.* spinale Seitenhornzelle; *H.* Hinterwurzel; *V.* Vorderwurzel; *spl. G.* Spinalganglion; *m.* motorische Vorderwurzelfaser; *sy.* sympathische Vorderwurzelfaser; *s.* sensible Hinterwurzelfaser; *p. s.* efferente parasympathische Hinterwurzelfaser; *R.c.a.* Ramus communicans albus; *R.c.g.* Ramus communicans griseus; *G.* Grenzstrangganglion.

anderer Stelle (s. S. 57) wird über Lage, Ausdehnung und Funktion der spinalen vegetativen, thorakolumbalen und sacralautonomen Ganglienzellgruppen, sowie über den Verlauf ihrer Neuriten und die afferenten vegetativen Nervenfasern berichtet. Von der vorderen Wurzel aus verlaufen die meist markhaltigen, vegetativen Nervenfasern als Ramus communicans albus zu den Grenzstrangganglien, wo sie ihre Markhülle einbüßen, um dann als markloser Ramus communicans griseus zu den Spinalnerven zu ziehen (s. Abb. 22). Häufig sind aber Ramus communicans albus und griseus nicht voneinander zu trennen, sondern liegen in einem Nerven vereint zusammen. Die spinalen, sacralautonomen Fasern gehen, wie bereits erwähnt, in den Organganglien ihre Synapsen ein, ebenso verhalten sich die mesencephalen und bulbären autonomen Fasern. Im Darmtractus liegen parasympathischer und sympathischer Nervenplexus als intermuskulärer Plexus (AUERBACHscher Plexus) vermischt beisammen. Es ist daher eine anatomische Differenzierung in Sympathicus und Parasympathicus auch ganz in der Peripherie nicht möglich. Auch die Einteilung der Vegetativkranken in *Vago-* und *Sympathicotoniker*, wie sie von EPPINGER und HESS vorgeschlagen wurde, hat sich an einem großen Beobachtungsgut nicht erhärten lassen.

Eine Ausnahme von dem üblichen Aufbau der efferenten peripheren vegetativen Nervenfaser aus mindestens 2 Neuronen macht die zum Nebennierenmark ziehende vegetative Faser, die nur ein Neuron umfaßt. Diese scheinbare Ausnahme erklärt sich aber ohne weiteres, denn die chromaffinen Zellen des Nebennierenmarkes leiten sich von den gleichen Stammzellen wie die sympathischen peripheren Neurone ab, nämlich von Sympathogonien, entsprechen also Neuronen des Sympathicus.

Physiologie. Nach den Untersuchungen von LOEWI und DALE wirkt eine Erregung des Vagus im Herzen nicht direkt auf die Herzmuskelfasern oder das Reizleitungssystem ein, sondern es entsteht an den Vagusendigungen ein *Vaguswirkstoff, Acetylcholin,* der erst sekundär die Herzmuskulatur beeinflußt. Durch eine Esterase wird das Acetylcholin sogleich in Cholin und Essigsäure gespalten und so seiner Wirksamkeit beraubt. Durch Physostigmin und Eserin kann jedoch diese Wirkung der Esterase aufgehoben werden. Nicht nur bei jeder parasympathischen Reizung wird Acetylcholin frei, sondern auch die Reizübertragung von der prä- auf die postganglionäre vegetative Faser erfolgt unter Zwischenschaltung von Acetylcholin. Ebenso erfolgt die Übertragung der Erregung vom *cerebrospinalen* Nerven auf die quergestreifte Muskelfaser durch Acetylcholin als Zwischenträger, das in geringen Mengen in der Sohlenplatte frei wird. Auch ruft die Zufuhr von Acetylcholin durch die Muskelarterie eine kurze tetanische Kontraktion hervor, welche der auf Nervenreiz folgenden Kontraktion vollständig gleicht. Des weiteren verwandelt Eserin die auf elektrischen Reiz folgende Zuckung in einen kurzen Tetanus und bewirkt am myasthenischen Muskel wieder eine normale Reaktion. Noch günstiger hat sich bei der Myasthenie das Prostigmin erwiesen, welches das schwere Zustandsbild auf 8—10 Stunden völlig parallelisiert. Im Gegensatz zum Acetylcholin entsteht der stabile Sympathicuswirkstoff, das Sympathin, einzig und allein bei Erregung des sympathischen postganglionären Neurons und ist daher nicht nur im Organpräparat, sondern auch im Blutstrom nachweisbar. Nach CANNON stellt das Sympathin einen dem Adrenalin ähnlichen Körper dar, doch ist diese Auffassung noch nicht völlig gesichert. Eine Ausnahme von diesem Verhalten der postganglionären sympathischen Fasern bilden die postganglionären sympathischen Schweiß- und Uterusfasern, bei deren Erregung Acetylcholin frei wird. Diese Tatsache erklärt das früher unerklärbare Verhalten der Schweißdrüsen gegenüber Pilocarpin (stärkste Schweißsekretion) und Atropin (Schweißhemmung). Die von LOEWI und DALE bei Reizung von Sympathicus und Parasympathicus gefundenen Wirkstoffe sprechen gegen die übliche Einteilung in Sympathicus und Parasympathicus, denn man ist auf Grund der Untersuchungsergebnisse von DALE nur mehr berechtigt, die postganglionären, sympathischen Fasern als sympathische Fasern im strengen Sinne des Wortes anzusprechen, wobei noch die oben angeführten Ausnahmen (sympathische Schweiß- und Uterusfasern) zu berücksichtigen sind. DALE spricht daher folgerichtig nicht mehr von sympathischen und parasympathischen vegetativen Nervenfasern, sondern von *adrenergischen* und *cholinergischen* Fasern. Da die präganglionären Schweißfasern durch die vorderen Rückenmarkswurzeln zum paravertebralen Grenzstrang ziehen und dort enden, ergibt sich das auffallende Verhalten, daß eine postganglionäre cholinergische Faser im paravertebralen Grensztrang und ihre zugehörige präganglionäre Faser in der spinalen Seitenhornzellsäule entspringt, die man früher für rein adrenergisch hielt.

Nach HESS hat *Erregung des Sympathicus* äußere *Energieentfaltung,* welche zu momentan geforderten Leistungen befähigt, zur Folge *(ergotropes Prinzip),* während der *parasympathische* vagische *Reiz* die *Erholung* und *Einsparung der Kräfte* sowie den *Aufbau des Gewebes* fördert *(tropho-* oder *histotropes Prinzip).* So führt ein sympathischer Reiz zur Beschleunigung der Herztätigkeit und Atmung sowie zur Erhöhung des Gefäßtonus bei Hemmung der Darmtätigkeit, während bei parasympathischem Reiz die Darmfunktion angeregt, der Gefäßtonus, die Atmung und Herzaktion dagegen gehemmt werden. Es besteht jedoch kein Antagonismus von Sympathicus und Parasympathicus, wie man früher annahm, sondern beide Nerven wirken synergisch, wobei der jeweilige Ausfall der Funktion durch den Ausgleich beider Einwirkungen bestimmt wird.

Der Reizerfolg auf vegetativem Gebiete ist aber nicht allein vom Reiz, sondern auch vom jeweiligen Funktionszustand des Erfolgsorgans abhängig. So erfolgt bei geschlossener Kardia auf Vagusreiz Öffnung, bei geöffneter Kardia umgekehrt Schluß der Kardia; der *vegetative Reiz wirkt* demnach stets *der überwiegenden Funktion* des *Erfolgsorgans* entgegen. Der *Reizerfolg* ist aber außer vom Reiz und dem Funktionszustand des vegetativen Erfolgsorgans auch noch von der *Ionenverteilung* in der *Umgebung des vegetativen Erfolgsorgans* abhängig. So wirkt Ca und OH im Sinne einer sympathischen, K und H im Sinne einer parasympathischen Erregung. Außerdem beeinflussen, wie bereits erwähnt, *Wirkstoffe* die Funktion der vegetativ innervierten Organe, so z. B. führt Adrenalin, besser Adrenin, zur Kontraktion der Blutgefäße, Erhöhung des Blutdruckes, Beschleunigung der Herzaktion und Erweiterung der Bronchien, weshalb man vom Adrenalin auch als von dem flüssigen Sympathicus spricht.

Wird ein vegetatives Erfolgsorgan denerviert, d. h. seines nervösen Einflusses beraubt, so ist das Erfolgsorgan zwar keineswegs funktionslos, doch kommen fördernde wie hemmende Einflüsse auf den Funktionsablauf in Wegfall. Ein *sympathektomiertes Erfolgsorgan*, z. B. der Sphincter pupillae, ist aber auch *empfindlicher gegenüber Adrenalin* und spricht *intensiver* auf dieses an (s. Rückenmark, HORNERsches Syndrom).

Die *viscerale Sensibilität* wird nach Meinung der überwiegenden Mehrzahl der Autoren sympathisch geleitet, und zwar dürften die afferenten sympathischen Fasern nach O. FOERSTER und O. GAGEL entgegen dem BELL-MAGENDIEschen Gesetz wenigstens zum Teil durch die vorderen Wurzeln ziehen, da erst die Ausschaltung der hinteren und vorderen Wurzeln viscerale Schmerzen beseitigt (s. Abb. 23). Der Organschmerz kann nur von den wenigsten Menschen in das entsprechende Organ selbst lokalisiert werden, meist wird er auch in die dem Organ zugeordneten Dermatome verlegt, wo er sich sowohl als eigentlicher Schmerz wie als Hyperästhesie dokumentieren kann (s. Tabelle 1).

Das *vegetative Nervensystem* übt, wie bereits erwähnt, seinen *Einfluß* auch auf das *animale Nervensystem* aus, indem es sowohl auf die Motorik wie Sensibilität einwirkt. Von BOEKE wurden neben den motorischen Nervenendplatten noch akzessorische Endplättchen am quergestreiften Muskel nachgewiesen, die nach Exstirpation des zuführenden motorischen Nerven nicht degenerieren (s. S. 4). Dazu kommt, daß Reizung des Sympathicus sowohl die Ermüdungsintensität wie das Ermüdungstempo des quergestreiften Muskels verringert, während Durchschneidung des Sympathicus die umgekehrte Wirkung zur Folge hat. Die motorische Chronaxie wird durch Reizung des Sympathicus erhöht, durch seine Ausschaltung erniedrigt (O. FOERSTER, ALTENBURGER und KROLL). Adrenalin schiebt in gleicher Weise wie der Sympaticusreiz die Ermüdung des quergestreiften Muskels hinaus. Neben der Motorik unterliegt auch die Sensibilität vegetativem Einfluß, und zwar in der Weise, daß sympathische Reize die sensible Chronaxie erhöhen, während Ausschaltung des Sympathicus das Gegenteil, Erniedrigung der Chronaxie, zur Folge hat, die sich auch klinisch in einer Überempfindlichkeit dokumentiert. Diese Beobachtungen legen eine Beeinflussung der Motorik wie Sensibilität durch den Sympathicus nahe. Ob auch der Parasympathicus auf die Motorik einen Einfluß ausübt, wie dies von einer Seite angenommen wird, erscheint noch nicht erwiesen.

Schließlich ist das vegetative Nervensystem weit mehr als das cerebrospinale Nervensystem dem Einfluß der Psyche unterworfen, was fast jedem Menschen aus seiner Selbstbeobachtung mehr oder minder gut bekannt ist.

D. Nervenplexus.

Die Symptomatologie der Nervenplexus unterscheidet sich naturgemäß qualitativ nicht von der der peripheren Nerven. Der Unterschied zwischen beiden besteht lediglich in den verschiedenen Ausbreitungsgebieten der Reiz- und Ausfallserscheinungen. Die Nervenplexus bauen sich nur aus den vorderen Rückenmarkswurzeln auf, während sich die hinteren spinalen Wurzeln nicht an der Plexusbildung beteiligen, weshalb die Rami anteriores auch als Plexuswurzeln bezeichnet werden.

Plexus brachialis. Die vorderen Wurzeln von C_5—Th_1 vereinigen sich zunächst zum oberen, mittleren und unteren Primärstrang, die sekundär den Fasciculus posterior, lateralis und medialis bilden, aus welchen dann schließlich die peripheren Hauptnerven (N. radialis, medianus und ulnaris) entspringen. Zum Teil gehen die peripheren Nerven schon vor der Ausbildung der Faszikel vom Plexus ab, weshalb diese Nerven direkte Plexusnerven genannt werden. Die Plexusbildungen sind starken individuellen Schwankungen unterworfen. Die partielle Schädigung eines Stranges kann nur zur Lähmung eines Muskels führen, wodurch eine ganz periphere Lähmung vorgetäuscht werden kann, was zu diagnostischen Irrtümern Anlaß geben kann. Außerdem kommt den einzelnen Plexusfasern eine verschiedene Vulnerabilität zu, weshalb die gleichmäßige Schädigung eines ganzen Stranges nur Lähmung bestimmter Fasergruppen zur Folge haben kann, was gleichfalls schwere Irrtümer nach sich ziehen kann.

Am Plexus brachialis läßt sich eine obere nach DUCHENNE und ERB benannte Plexuslähmung (oberer Primärstrang C_5 und C_6) und eine untere, die KLUMPKEsche Plexuslähmung (C_8 und Th_1) abgrenzen. Bei ersterer sind die Mm. deltoideus, teres minor, coracobrachialis, biceps, brachialis, brachioradialis, meist der Supinator brevis und häufig auch die Mm. supra- und infraspinatus gelähmt, während sich die untere Plexuslähmung auf die kleinen Handmuskeln häufig auch auf die Hand- und Fingerbeuger erstreckt. Meist greifen die Noxen zentral vom Abgang des Ramus communicans albus an und beziehen den Grenzstrang bzw. das Ganglion stellatum in die Lähmung ein, wodurch als Ausdruck der Sympathicusschädigung der Pupillenfasern Miosis, Enophthalmus und Ptosis (Lähmungs-HORNER) sowie Anhidrosis und Verschwellung des entsprechenden Nasenloches sowie Erweiterung der Conjunctivalgefäße als Zeichen der Vasoconstrictorenlähmung der gleichseitigen Gesichtshälfte auftreten. Noxen, die zu Reizerscheinungen dieses Plexusabschnittes führen, erzeugen umgekehrt Mydriasis und Exophthalmus (Reiz-HORNER) sowie Schweißsekretion und Vasokonstriktion in der gleichseitigen Gesichtshälfte.

Am Plexus lumbosacralis lassen sich dagegen im allgemeinen keine besonderen Lähmungstypen unterscheiden. Im Mittelpunkt der Symptomatologie des Plexus lumbosacralis steht gewöhnlich der Schmerz.

E. Spinalnerven, Hinterwurzeln mit Spinalganglien und Vorderwurzeln.

Anatomie. Jeder *Spinalnerv* entspringt mit *zwei Wurzeln*, einer hinteren (Radix dorsalis) und einer vorderen (Radix ventralis) im Sulcus dorsolateralis bzw. ventrolateralis des Rückenmarkes. Die hinteren Wurzeln setzen sich aus einer größeren Anzahl von Wurzelfasern zusammen als die vorderen. Die hintere 8. Cervicalwurzel ist ausgesprochen stärker entwickelt als die erste thorakale Hinterwurzel, eine Tatsache, welche das Segmentieren des Rückenmarkes erleichtert. Die beiden Wurzeln jedes Spinalnerven konvergieren gegen ihre

Austrittsstelle aus dem Wirbelkanal und vereinigen sich dort zum Spinalnerven. Kurz vor dieser Verschmelzung bildet die hintere Wurzel eine Anschwellung, das *Ganglion spinale*. Von dem Punkte, wo sich die hintere und vordere Wurzel

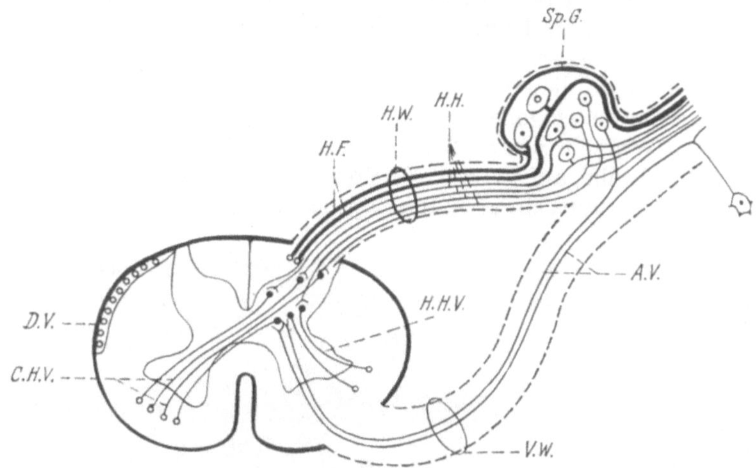

Abb. 23. Extra- und intramedullärer Verlauf der Schmerzfasern in den Rückenmarkswurzeln nach O. Foerster. *H.W.* Hinterwurzel; *V.W.* Vorderwurzel; *A.V.* afferente Vorderwurzelfasern; *Sp.G.* Spinalganglion; *H.F.* Hinterwurzel-hinterstrangfasern; *H.H.* Hinterwurzelhinterhornfasern; *H.H.V.* homolaterale Hinterhornvorderseitenstrangfasern; *C.H.V.* kontralaterale Hinterhornvorderseitenstrangfasern; *D.V.* dorsale Vorderseitenstrangfasern.

zu einem gemischten Strange zusammenlegen, erhalten sie eine zweifache, aus Arachnoidea und Dura bestehende Umhüllung. Diese Strecke wird als *Wurzelnerv* bezeichnet und reicht vom zentralen Pol des Spinalganglions bis zu der Stelle, wo beide Wurzeln aus dem Duralsack austretend von einer gemeinsamen Scheide,

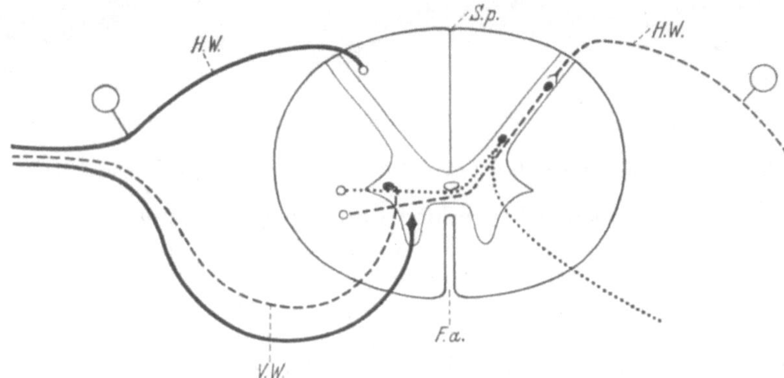

Abb. 23a. Schema der afferenten und efferenten vegetativen und animalen Fasern im extra- und intramedullären Abschnitt der Rückenmarkswurzeln nach O. Foerster.

die sich aus Dura und Arachnoidea aufbaut, umgeben sind. Dural- und Arach-noidealgewebe bilden am peripheren Nerven das Epineurium, während das sub-arachnoideale Gewebe das Perineurium darstellt.

Innerhalb der Spinalganglien lassen sich größere und kleinere rundliche Ganglienzellen unterscheiden, die im Zentrum feinstaubige, in der Zellperipherie etwas gröbere Nissl-Granula aufweisen, die zirkulär angeordnet sind. Nicht selten enthalten die Zellen schwarzes Pigment. Der helle bläschenförmige Kern mit dunklem Kernkörperchen kommt sowohl im Zentrum wie in der Zellperipherie vor. Die bipolaren Spinalganglienzellen erscheinen infolge Annäherung ihrer beiden Zellfortsätze unipolar (pseudounipolare Zellen), wobei sich der kurze plumpe Fortsatz T-förmig teilt (s. Abb. 23). Die Spinalganglienzellen reagieren deutlicher auf die Durchschneidung ihres afferenten als auf die Unterbrechung ihres efferenten Zellfortsatzes. Die kleinen Spinalganglienzellen dürften mit größter Wahrscheinlichkeit den vegetativen Zellen zuzurechnen sein. Sämtliche Spinalganglienzellen sind von einer Kapsel von kubischen Zellen, den *Kapselzellen*, umgeben, die ebenso wie die länglichen SCHWANNschen Zellen des peripheren Nerven der Oligodendroglia angehören.

Die hinteren Wurzeln weisen bei ihrem Durchtritt durch die Pia eine Einschnürung, Wurzeltaille, auf. Von dieser Stelle aus spinalwärts nimmt die Hinterwurzel zentralen Charakter an, d. h. die typische fischreusen- bzw. trichterförmige

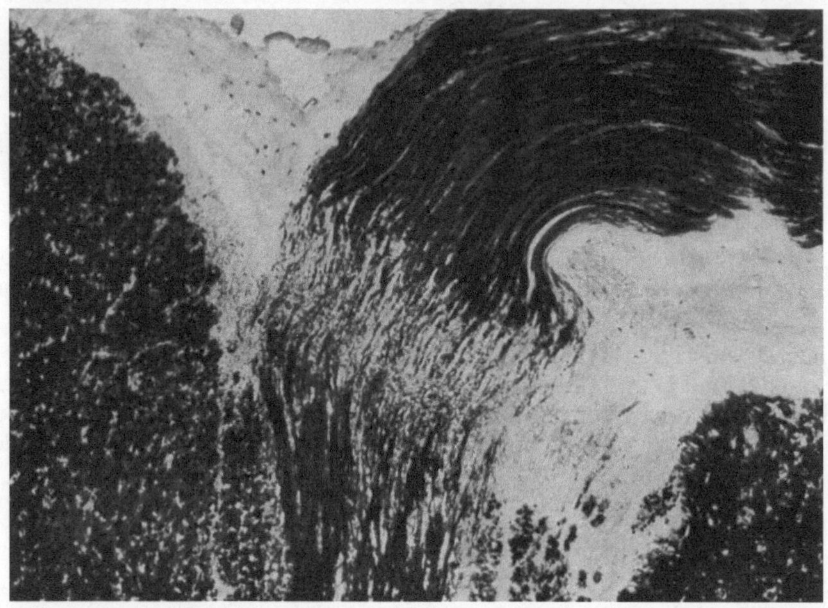

Abb. 24. REDLICH-OBERSTEINERsche Stelle in Höhe des Halsmarkes (Markscheidenfärbung nach KULTSCHITZKY).

Gestalt der Markscheiden geht verloren, an Stelle der SCHWANNschen Zellen treten Oligodendrogliazellen, und es kommen in diesem Hinterwurzelabschnitt Corpora amylacea vor. An dieser Stelle nehmen die Markmäntel der Hinterwurzelfasern stark an Umfang ab, teilweise verlieren die Markfasern auf eine kurze Strecke sogar ihre Markmäntel und Markklumpen liegen frei (s. Abb. 24). Im MARCHI-Bild erkennt man häufig in dieser sog. REDLICH-OBERSTEINERschen Stelle sich mit Osmiumsäure schwärzende Massen, die aber nicht die Form von MARCHI-Schollen haben, sondern mehr unregelmäßig ausgezogenen Bändern gleichen. In den verschiedenen Rückenmarkshöhen verändert die REDLICH-OBERSTEINERsche Stelle ihre Lage zur Rückenmarksperipherie etwas. Während sie im Lumbosacralmark außerhalb des Rückenmarks zu liegen kommt und so der intramedulläre Hinterwurzelanteil kuppelartig die Rückenmarksperipherie überragt, treffen wir die REDLICH-OBERSTEINERsche Stelle im Brustmark an der Rückenmarksperipherie und im Halsmark sogar innerhalb derselben an (s. Abb. 24). Die REDLICH-OBERSTEINERsche Stelle dürfte einen Locus minoris resistentiae darstellen, an dem im Liquor kreisende Schädlichkeiten sowie narbige Retraktionen des Pialringes usw. eine Degeneration der Hinterwurzel leicht hervorrufen können.

Während die Wurzeln im Gebiete des Halsmarkes nahezu horizontal das Rückenmark verlassen, verlaufen infolge der relativen Verkürzung des Rückenmarkes gegenüber der Wirbelsäule die Thorakalwurzeln schon mehr senkrecht, die Lumbal- und Sacralwurzeln sogar so gut wie longitudinal zu den Foramina intervertebralia. Schon die oralen Cervicalsegmente des Rückenmarkes sind um eine Wirbelhöhe kranialwärts verschoben, die unteren Cervicalsegmente sogar um zwei. Die Grenze zwischen Hals- und Brustmark entspricht ungefähr dem Dornfortsatz des 5.—6. Halswirbels und die Vertebra prominens dem 2.—3. Brustsegment. Das 7. Brustsegment liegt in Höhe des 4., das 12. in Höhe des 8. Brustdornes. Die Lumbalsegmente nehmen nur die Strecke zwischen dem 11. und 12. Brustdorn ein und die Sacralsegmente sind auf dem Abschnitt zwischen 12. Brust- und 1. Lendendorn zusammengedrängt. Diese Beziehungen zwischen den einzelnen Rückenmarkssegmenten und den Wirbeldornen haben für die Höhendiagnose bei Wirbelprozessen eine praktische Bedeutung. Die caudalen Brust-, die Lenden- und Sacralwurzeln ziehen nach ihrem Austritt aus dem Rückenmark longitudinal und bilden die Cauda equina, den Pferdeschwanz, wobei die hinteren Wurzeln dorsal und außen, die vorderen ventral und innen zu liegen kommen.

Der kurze Ramus spinalis teilt sich schon innerhalb des Foramen intervertebrale in einen Ramus dorsalis, ventralis, meningeus und communicans albus. Die Rami meningei ziehen rückläufig in den Wirbelkanal und versorgen dessen

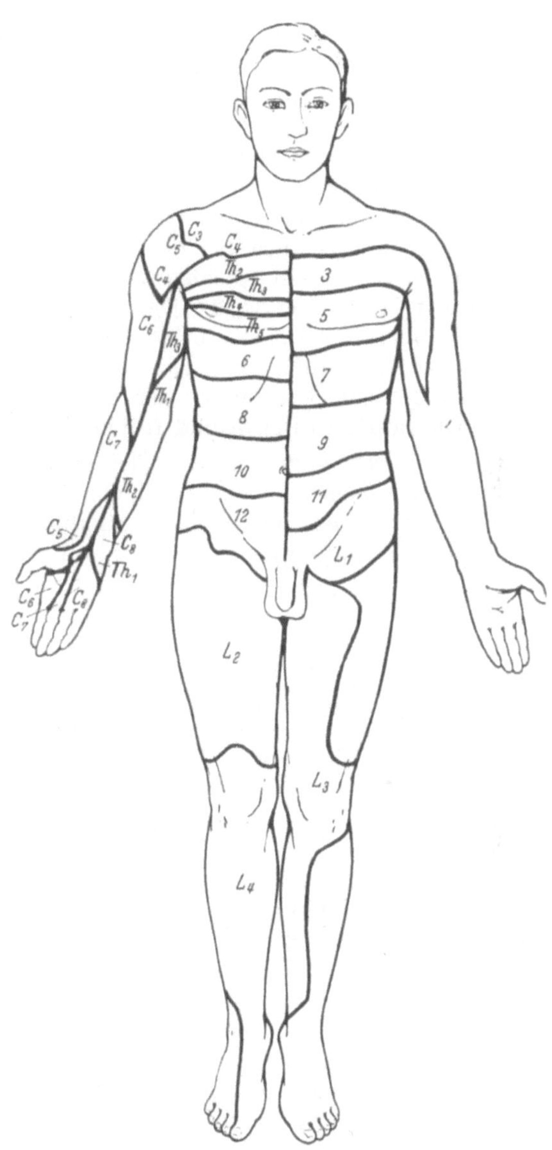

Abb. 25. Dermatomschema nach O. Foerster.

Inhalt. Die Rami communicantes albi stellen die Verbindungen des Spinalnerven zum Grenzstrang des Sympathicus dar (s. peripheres vegetatives Nervensystem S. 25). Die Rami dorsales versorgen die genuine Rückenmuskulatur und ihre Abkömmlinge im Nacken, sowie einen Hautstreifen, der vom Scheitel über Nacken und Rücken bis zur Steißbeinspitze und in die Gesäßgegend verläuft. Die Rami ventrales innervieren die Haut über den seitlichen und ventralen Abschnitten des Rumpfes und an den Extremitäten sowie die ventrale

Stammmuskulatur mit ihren auf den Rücken und die Extremitäten verlagerten Derivaten.

Jeder hinteren Rückenmarkswurzel samt Spinalganglion (Rhizomer) oder auch jedem Rückenmarkssegment (Myelomer) ist ein ganz bestimmtes Hautareal, Dermatom, zugeordnet. Die Dermatome besitzen am Rumpfe eine einfache Gestalt, sie umgeben annähernd gürtelförmig den Rumpf, während sie an den Extremitäten parallel zur Längsachse des betreffenden Gliedes angeordnet sind, wobei an den unteren Extremitäten noch eine spiralige Drehung der Längsachse hinzukommt (s. Abb. 25).

Als Reizerscheinung von seiten der Spinalganglien ist der Herpes zoster anzusprechen, der sowohl bei der spezifischen entzündlichen Erkrankung eines Spinalganglions als auch bei der tabischen Schädigung eines Spinalganglions sowie bei Druck auf ein Spinalganglion durch eine in der Nachbarschaft gelegene Geschwulst beobachtet wird. Die Bläschenerruption kann sich sowohl streng auf das zugehörige Dermatom lokalisieren, wie aber auch auf die Nachbardermatome übergreifen. Der Bläschenausschlag ist von Sensibilitätsstörungen, die von HEAD zur Bestimmung der einzelnen Dermatome herangezogen wurden, sowie von vasomotorischen und trophischen Hautstörungen begleitet.

Die *Reizerscheinungen* seitens der *spinalen Hinterwurzeln*, die durch Kompression einer benachbarten Geschwulst oder sonstiger in der Umgebung der hinteren Wurzel sich abspielender krankhaften Prozesse bedingt sind, dokumentieren sich am Stamm in sehr heftigen Gürtel- bzw. Halbgürtelschmerzen, während, wie bereits erwähnt, an den Extremitäten die schmerzhaften Hautareale parallel zur Längsachse des Gliedes angeordnet sind. Charakteristisch für den Hinterwurzelschmerz sind das An- und Abschwellen und seine Ausdehnung auf das entsprechende Hautdermatom, wobei an bestimmten Stellen, den HEAD-schen Punkten z. B., innerhalb des 5. Brustsegmentes in Gegend der Mamille der Schmerz seine größte Stärke erreicht. Die betroffenen Dermatome lassen sich infolge der deutlichen Hyperalgesie gut abgrenzen, und es wurden auf diese Weise auch die einzelnen Dermatome festgelegt.

Als *vegetative Reizerscheinungen* werden wegen des Vorkommens von efferenten vasodilatatorischen, trophischen, schweiß- und piloarrektionshemmenden Fasern in den hinteren Wurzeln Andeutung von *Glossy skin, Rötung* und *Schweißhemmung* in den befallenen *Dermatosen* beobachtet. (Reizt man den distalen Abschnitt einer durchschnittenen hinteren Wurzel (D_5) faradisch und hernach den distalen Abschnitt der entsprechenden durchschnittenen Vorderwurzel D_5, so kommt es zur Schweißsekretion in D_2—D_9, ausgenommen D_5.)

Die *motorischen Reizerscheinungen* der *vorderen Wurzeln* bestehen in einem tonischen Dauerkrampf der betreffenden, in diesem Segment (Myotom) vertretenen Muskeln, wobei wegen des Vorkommens von afferenten Schmerzfasern in den vorderen Wurzeln auch Schmerzen beobachtet werden, die den Hinterwurzelschmerzen völlig gleichen.

Als *vegetative Reizerscheinungen* seitens der *vorderen Wurzeln* finden sich wegen des Vorkommens von efferenten Schweißfasern, von vasokonstriktorischen und piloarrektorischen Fasern in den vorderen Wurzeln Schweißsekretion, Vasokonstriktion und Piloarrektion in einer größeren Zahl von Dermatomen. Dieses Verhalten beruht auf der Verbindung der sympathischen vorderen Wurzelfasern mit dem Grenzstrang des Sympathicus durch die Rami communicantes albi, wodurch eine vordere Wurzel 5—6 Dermatome versorgt.

Ausfallserscheinungen seitens der *hinteren Rückenmarkswurzeln* sind wegen der weitgehenden Überlagerung der einzelnen Dermatome erst beim Ausfall von drei Hinterwurzeln nachweisbar. Interessanterweise übertrifft im Gegensatz zum Ausfallsareal bei Läsion eines peripheren Nerven das Schmerzdermatom dasjenige für den Temperatur- und Raumsinn der Haut an Ausdehnung. Hinsichtlich der Lokalisation der einzelnen Dermatome sei kurz angeführt, daß das erste Thorakaldermatom in Höhe des Schlüsselbeins, das fünfte in Höhe der Mamillen, das siebente in Höhe des Xiphoids, das zehnte in Höhe des Nabels und das zwölfte in Höhe des POUPARTschen Bandes gelegen ist, während sich S_1 auf der Fußsohle ausdehnt (s. Abb. 25). Da aber neben der afferenten Hauptschmerzbahn durch die hinteren Wurzeln entgegen dem BELL-MAGENDIEschen Gesetze auch eine Nebenschmerzbahn durch die vorderen Wurzeln existiert,

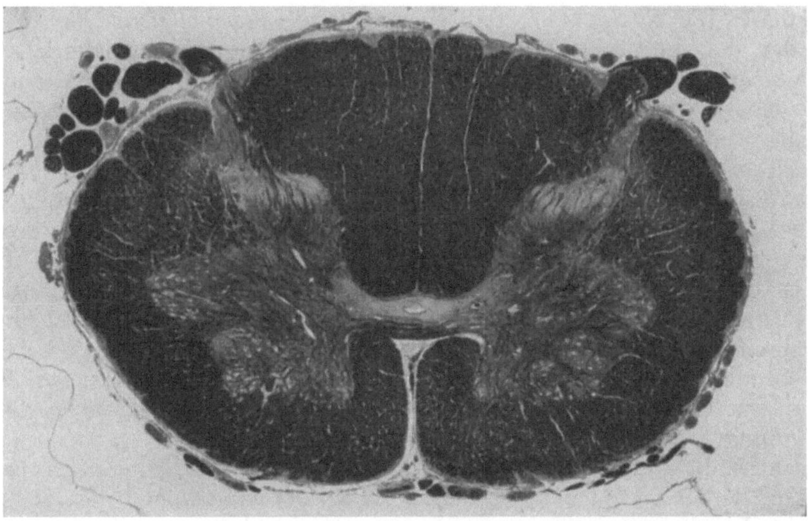

Abb. 26. Querschnitt des Rückenmarks in Höhe des 6. Halssegmentes (Markscheidenfärbung nach KULTSCHITZKY).

läßt sich ein Hautgebiet durch die alleinige Hinterwurzeldurchschneidung auf die Dauer nicht schmerzfrei machen; nach einem mehr oder minder langen Zeitintervall treten wieder erneut Schmerzen auf, die auf die eintretende Vorderwurzelnebenleitung zurückzuführen sind.

Die *Ausfallserscheinungen* der *vorderen Rückenmarkswurzeln* sind durch eine schlaffe Lähmung der ausschließlich von dem betreffenden Segment versorgten Muskeln mit Atrophie charakterisiert, die mit herabgesetztem Muskelwiderstand, Areflexie und Fehlen der faradischen und mit verlangsamter, wurmförmiger oder völlig aufgehobener galvanischer Erregbarkeit einhergeht. Bei Ausfall einer oder nur weniger Vorderwurzeln sind die von der Lähmung betroffenen Muskeln an Zahl sehr gering, da die meisten Muskeln aus einer Reihe von Vorderwurzeln ihre Fasern beziehen. Von einem einzigen Segment erhalten nur der Abductor pollicis brevis (D_2), der Musculus externus (L_4) und der Levator ani (S_5) ihre Fasern. (Reflektorisches Verhalten bei Hinter- und Vorderwurzelläsion s. Rückenmark S. 68.)

Die *Ausfallserscheinungen* von seiten der *vegetativen Hinterwurzelfasern* zeigen sich nur in einer erhöhten Empfindlichkeit der Haut der betroffenen Dermatome gegenüber Schädlichkeiten und in Hyperkeratose, während sich die *Ausfallserscheinungen* seitens der *vegetativen Vorderwurzelfasern* in Schweißausfall und Vasodilatation äußern. Beim Ausfall der vorderen Wurzelfasern des untersten

Hals- und obersten Brustmarkes (C_8, D_1 und D_2) kommt es zur Miosis und zum Enophthalmus (Lähmungs-HORNER).

Die *Reiz-* bzw. *Ausfallserscheinungen* von seiten des *Urogenitalsystems* sollen, um Wiederholungen zu vermeiden, erst im Rückenmarkskapitel berücksichtigt werden.

II. Zentralnervensystem.

A. Rückenmark.

Anatomie. Das *Rückenmark* stellt einen *walzenförmigen bilateralsymmetrischen Strang* dar, der ventral etwas mehr, dorsal etwas weniger abgeplattet ist. Oral beginnt es am caudalen Ende der Pyramidenbahnkreuzung und distal endet es in Höhe des 1. oder 2. Lendenwirbelkörpers. Man unterscheidet eine *Pars cervicalis* (Halsmark) mit 8 Segmenten, ein *Pars thoracica* (Brustmark) mit 12, eine *Pars lumbalis* (Lendenmark) mit 5, eine *Pars sacralis* (Sacralmark) mit 5 und *Pars coccygea* (Coccygealmark) mit 1—2 Segmenten. (Die Beziehungen zwischen den einzelnen Rückenmarkssegmenten und den Wirbeln s. Rückenmarkswurzeln S. 31.) Vom 3. Hals- bis zum 2. Brustwirbel und vom 9. Brust- bis zum 1. Lendenwirbel ist das Rückenmark spindelförmig aufgetrieben (*Intumescentia cervicalis* oder Halsmarkanschwellung und *Intumescentia lumbalis* oder Lendenmarkanschwellung).

Die Lendenmarksanschwellung verjüngt sich caudal in einen kurzen, kegelförmigen Abschnitt, den *Conus medullaris*, der sich in einen langen dünnen Faden *(Filum terminale)* fortsetzt.

Ventral findet sich ein schmaler Spalt, der fast bis zu der vorderen grauen Commissur heranreicht, die Fissura mediana anterior, während sich dorsal nur eine seichte Einziehung, der Sulcus medianus posterior abgrenzen läßt, von der aus das Septum posterius ventral gegen die graue dorsale Commissur zieht (s. Abb. 26). Durch die Fissura mediana anterior und das Septum posterius wird der Rückenmarksquerschnitt in zwei symmetrische Hälften geteilt. Schließlich läßt sich an der Eintrittsstelle der hinteren und an der Austrittsstelle der vorderen Wurzel noch ein Sulcus dorsolateralis bzw. ventrolateralis abgrenzen (s. Abb. 26).

Auf Querschnitten durch das Rückenmark ist eine zentral gelegene graue H-förmige Masse zu unterscheiden, die von einem weißlich-gelben Markmantel eingehüllt wird (s. Abb. 26). Ihr ventraler Abschnitt, das Vorderhorn, ist im allgemeinen dicker als der schlankere dorsale Abschnitt, das Hinterhorn (siehe Abb. 27). Der Querbalken des H, die Commissura grisea, läßt in seiner Mitte ein mehr oder minder ausgesprochenes, von kubischen Ependymzellen eingerahmtes Lumen, den Zentralkanal, erkennen.

In manchen Segmenten findet sich, wenn man das Rückenmark in Blockserien verarbeitet, an Stelle eines Zentralkanals ein Haufen von Ependymzellen ohne Lumen. Durch den Zentralkanal wird die Commissura grisea in die Commissura grisea ventralis und dorsalis untergeteilt. Kranial mündet der Zentralkanal in den 4. Ventrikel und caudal erweitert er sich im Conus medullaris etwas zum Ventriculus terminalis, der aber nur ein spärliches Lumen aufweist und nicht mit Recht die Bezeichnung eines Ventrikels führt. Am Übergang vom Conus zum Filum terminale endet der Zentralkanal blind.

Der zwischen Vorder- und Hinterhorn gelegene Abschnitt der grauen Substanz wird seiner Lage entsprechend als *Substantia intermedia* bezeichnet (siehe Abb. 26). In der distalen Hälfte des 8. Halssegmentes sowie im gesamten

Brustmark springt im lateralen Winkel zwischen Vorder- und Hinterhorn vom lateralen Grau der Intermediärzone ein spornförmiger Fortsatz, das Seitenhorn, in das Markweiß vor (s. Abb. 27). Das Seitenhorn erscheint infolge seiner Markarmut auf einem Markscheidenbild besonders hell, weshalb es auch als Substantia gelatinosa lateralis bezeichnet wird. In den obersten drei Halssegmenten läßt sich zwar ebenfalls ein Seitenhorn abgrenzen, doch enthält dieses keine typischen vegetativen Seitenhornzellen. In dem lateralen Winkel zwischen Hinter- und Vorderhorn bzw. zwischen Hinter- und Seitenhorn löst sich im Hals- und

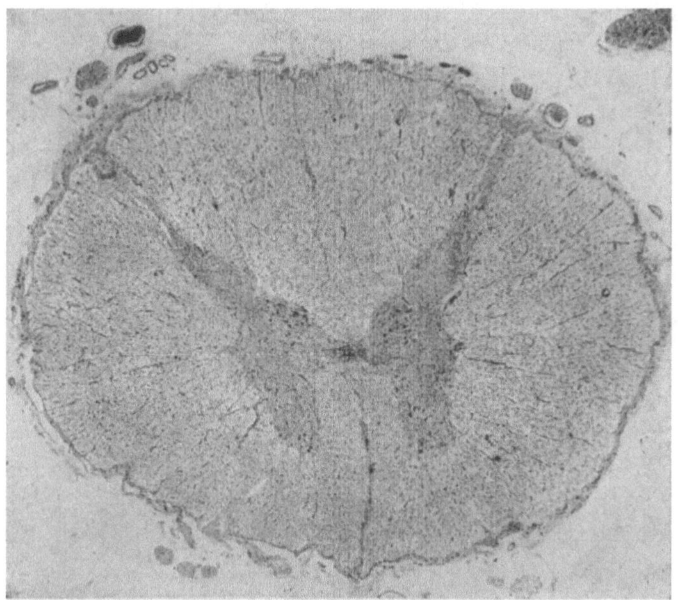

Abb. 27. Querschnittsbild vom obersten Brustmark (Nißlfärbung).

obersten Brustmark das Rückenmarksgrau in ein feines Netz, die *Formatio reticularis*, auf (s. Abb. 27).

Im Hinterhorn läßt sich in seinem dorsalen Abschnitt auf einem Markscheidenbild ein auffallend helles, markarmes Areal, die *Substantia gelatinosa* ROLANDO, abgrenzen (s. Abb. 28). Die Hinterhornspitze erreicht die Rückenmarksperipherie nicht, sondern zwischen beiden dehnt sich ein schmales Feld von dünnkalibrigen Markfasern, die LISSAUERsche Randzone, aus.

Im zentralen Abschnitt der Intermediärzone, im Winkel zwischen Hinterhorn und Commissura grisea dorsalis, entwickelt sich innerhalb des Brustmarkes die STILLING-CLARKEsche Säule, die im unteren Brustmark ihre größte Ausdehnung erreicht (s. Abb. 27).

Die Vorder- und Hinterhörner weisen in den Abschnitten, in welchen die Extremitätennerven entspringen, d. h. in der Hals- und Lendenanschwellung ihren größten Umfang auf. Im Halsmark sind vom 4. Segment an caudalwärts die Vorderhörner besonders gut entwickelt, während die Hinterhörner gegenüber den Vorderhörnern an Umfang zurückbleiben (s. Abb. 26). Im unteren Lumbal- und oberen Sacralmark sind dagegen sowohl die Vorder- wie Hinterhörner besonders gut entwickelt (s. Abb. 28).

Die weiße Substanz, weiß wegen ihres Markgehaltes, nimmt kranio-caudalwärts an Umfang ab (vgl. Abb. 28 und 29). Das Rückenmarksweiß zwischen den beiden Hinterhörnern wird als *Hinterstrang* abgegrenzt, der seinerseits durch das Septum posterius in zwei symmetrische Hälften geteilt wird (s. Abb. 26). In Höhe des Halsmarks grenzt ein seichter Sulcus intermedius dorsalis mit einem nur wenig in das Rückenmarksweiß vorspringenden Septum einen medialen Hinterstrangsabschnitt, den *Funiculus gracilis*, von einem lateralen, den *Funiculus cuneatus*, ab (s. Abb. 26). Zwischen dem Hinterhorn und dem Sulcus ventrolateralis, Austrittsstelle der Vorderwurzelfasern, dehnt sich der *Seitenstrang* und zwischen dem Sulcus ventrolateralis und der Fissura mediana anterior der *Vorderstrang* aus. Der Seitenstrang wird schließlich noch durch die Ansatzstelle des Ligamentum denticulatum, einer Verdichtung der Arachnoidea, in den *Vorder-* und *Hinterseitenstrang* aufgeteilt (s. Abb. 26).

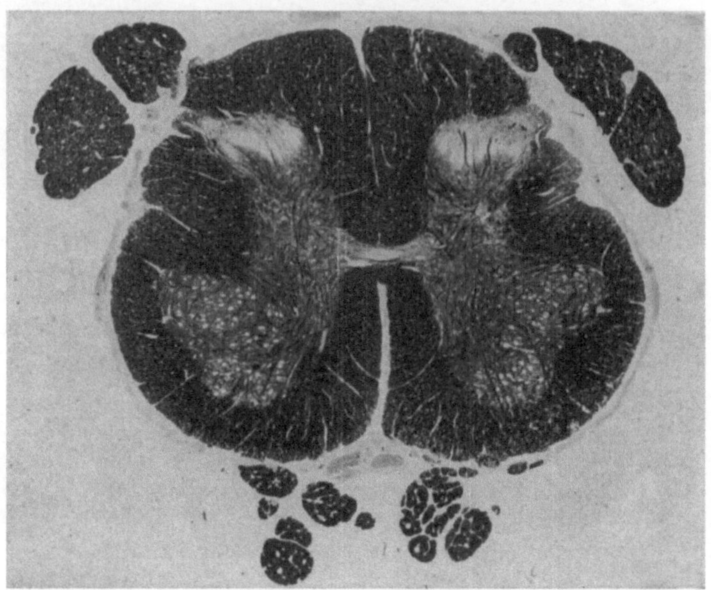

Abb. 28. Querschnittsbild vom Sacralmark (Markscheidenfärbung nach WOLTERS-PAL).

Physiologie und Pathophysiologie. Während der periphere Nerv nur als Leitungsorgan fungiert, ist das bei oberflächlicher Betrachtung segmental gebaute Rückenmark, dessen einzelne Segmente aber durch verbindende Fasern weitgehend miteinander verknüpft sind, Leitungs- und Reflexorgan zugleich.

Wir haben dementsprechend bei einer Läsion des Rückenmarks außer mit Reiz- und Ausfallserscheinungen der sensiblen, motorischen und vegetativen spinalen Bahnen und ihrer Zentren sowohl mit Hyperreflexie und Auftreten von spinalen Reflexmechanismen wie umgekehrt mit dem Ausfall von spinalen Reflexen zu rechnen. Die spinalen Bahnen lassen sich in afferent leitende (zentripetale) und efferent leitende (zentrifugale) Bahnen unterteilen. Die zentripetalen Bahnen leiten von der Peripherie kommende Erregungen von niederen zu höheren Abschnitten des Zentralnervensystems. Durch sie erhalten die verschiedenen Abschnitte des Zentralorgans Kenntnis einerseits von dem, was außerhalb des Organismus geschieht (exterozeptive Erregungen), andererseits von den Vorgängen, die sich im Körper selbst abspielen (propriozeptive Erregungen). Im allgemeinen werden die zentripetalen Bahnen als sensible bezeichnet. Die zentrifugalen Bahnen leiten umgekehrt Erregungen von höheren Abschnitten des Zentralorgans zur Peripherie, zum Bewegungsapparat, zu den

Eingeweiden, zur Haut, den Zirkulations- und Sinnesorganen usw. Da die sensiblen Bahnen Erregungen von der Peripherie in das Zentralorgan, die motorischen von diesem in die Peripherie gleichsam projizieren, spricht man auch von *Projektionsbahnen*.

Während im gemischten peripheren Nerven, der einzigen gemeinsamen Wegstrecke, sensible, motorische und vegetative Nervenfasern eng beisammen liegen, verlaufen im Rückenmark die sensiblen, motorischen und vegetativen Fasergattungen getrennt voneinander, wie dies schon zum Teil in den Rückenmarkswurzeln und in der Trigeminuswurzel der Fall ist. Diese Trennung der Fasern geht innerhalb des Rückenmarks noch weiter, indem bestimmte Sensibilitätsqualitäten im Hinterstrang, andere dagegen im Vorderseitenstrang geleitet werden, weshalb man in der Klinik der Rückenmarkserkrankungen zweckmäßig auch von *Hinterstrang-* und *Vorderseitenstrangqualitäten* spricht. Die *Hinterstrangqualitäten* umfassen den Raumsinn der Haut, der durch Zahlenschreiben auf die Haut oder mit dem WEBERschen Tasterzirkel geprüft wird, den Muskel-, den Gelenkssinn, die Lage- und Vibrationsempfindung sowie die Stereognose, die in ihrer Gesamtheit auch als *epikritische Sensibilitätsqualitäten* bezeichnet werden. Zu den *Vorderseitenstrangqualitäten* zählen vor allem der *Schmerz-* und grobe *Temperatursinn*, die auch als *affektive* oder *protopathische Qualitäten* den epikritischen Hinterstrangqualitäten gegenübergestellt werden.

Der Berührungs- und Druckempfindung stehen nach der gegenwärtig herrschenden Lehre im Gegensatz zu den angeführten Hinterstrang- und Vorderseitenstrangqualitäten zwei Leitungswege, nämlich die homolaterale Hinterstrangbahn und der gekreuzte Vorderseitenstrang zur Verfügung und es bleiben daher bei isolierter Unterbrechung einer dieser beiden Bahnen die Berührungs- und Druckempfindung erhalten. Bei isolierter Durchtrennung des Vorderseitenstranges erweist sich jedoch, wenn man Schwellenprüfungen der Berührungs- und Druckempfindung vornimmt, auch die taktile Sensibilität geschädigt, und zwar nicht nur auf der kontra-, sondern auch auf der homolateralen Körperhälfte, jedoch auf der Gegenseite ausgesprochener. Es dürften demnach beide Vorderseitenstränge taktile Reize leiten, aber entsprechend den Schmerzimpulsen solche der Gegenseite im größeren Ausmaße.

1. Afferente Bahnen.

Beim Eintritt der hinteren Wurzeln in das Rückenmark zieht ein aus dickkalibrigen Markfasern bestehendes Bündel in ein dem Hinterhorn medial eng anliegendes Areal (Wurzeleintrittszone), während dünnkalibrige Markfasern und auch marklose Fasern durch die LISSAUERsche Randzone zwischen der Hinterhornspitze und dem Sulcus dorsolateralis gegen die Substantia gelatinosa ROLANDO vordringen (s. Abb. 26 und 28). Nach Eintritt in das Rückenmark teilen sich die Fasern beider Bündel T-förmig in einen auf- und absteigenden Ast, die in ihrem Verlauf zahlreiche Kollaterale an die graue Rückenmarkssubstanz abgeben. Die größere Zahl der absteigenden Äste endet schon nach kürzerem Verlauf durch einige Segmente, jedoch lassen sich auch vom obersten Halsmark bis in das Coccygealmark absteigende Hinterwurzelfasern nachweisen (s. Abb. 29 und 35). Die aufsteigenden Äste erreichen sämtlich das verlängerte Mark. Infolge der immer neu hinzukommenden Hinterwurzelfasern nimmt das caudal schmale keilförmige Hintertrangsareal, das sich zwischen den beiden Hinterhörnern ausdehnt, von caudal nach oral stetig an Umfang zu. In jedem Rückenmarkssegment strahlen neuhinzukommende Hinterwurzelfasern in die Wurzeleintrittszone ein und verdrängen die caudalen Hinterwurzelfasern nach medial gegen das Septum posterius (s. Abb. 30 und 31, sowie 32 und 33). Jeder Hinterwurzel entspricht im Hinterstrang ein ganz bestimmtes lamellenförmiges Feld und diese einzelnen

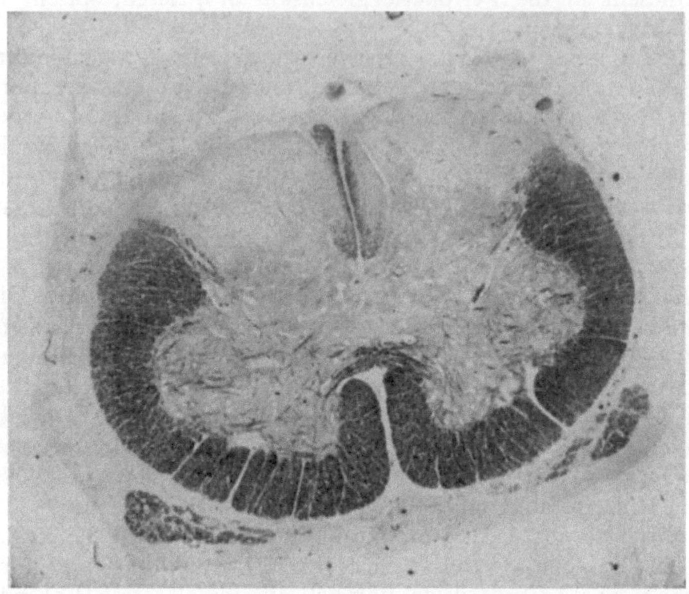

Abb. 29. Absteigende Hinterwurzelfasern im untersten Sacralmark neben dem Septum posterius und gegen die dorsale Rückenmarksperipherie zu gelegen (Markscheidenfärbung nach WOLTERS-PAL).

Felder zeigen eine ganz bestimmte Anordnung, und zwar derart, daß sich im obersten Halsmark die caudalsten Hinterwurzelfasern dem Septum posterius eng

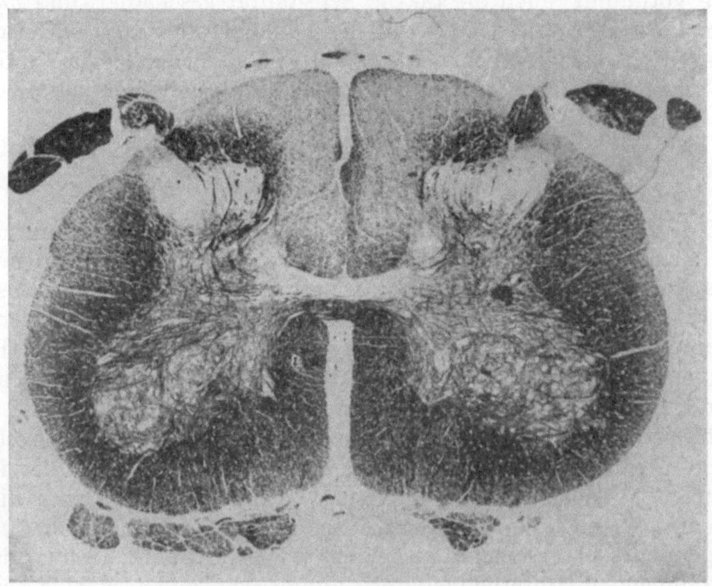

Abb. 30. Eine erhaltene hintere Wurzel zwischen durchschnittenen Hinterwurzeln in Höhe ihrer Eintrittszelle (Wurzeleintrittszone) (Färbung nach WOLTERS-PAL).

dorsal anlegen. An diese caudalsten Fasern schließen sich dann die nächsten oraleren Hinterwurzelfasern eng nebeneinander liegend lateral an (s. Abb. 34), so daß die medialsten Hinterstrangfasern den untersten, die lateralsten den obersten Segmenten entsprechen. Durch eine seichte dorsale Incisur wird jeder

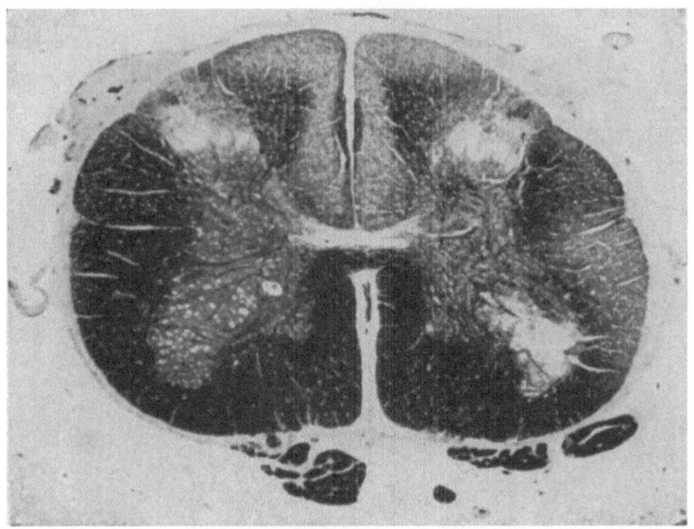

Abb. 31. Verschiebung dieser erhaltenen hinteren Wurzel gegen das Septum posterius im nächsthöheren Segment. L-Form der Wurzel, daher die Benennung L von MARINESCO (Markscheidenfärbung).

Hinterstrang des Hals- und oberen Brustmarkes in einen medialen Abschnitt den GOLLschen, und in einen lateralen, den BURDACHschen Strang, untergeteilt.

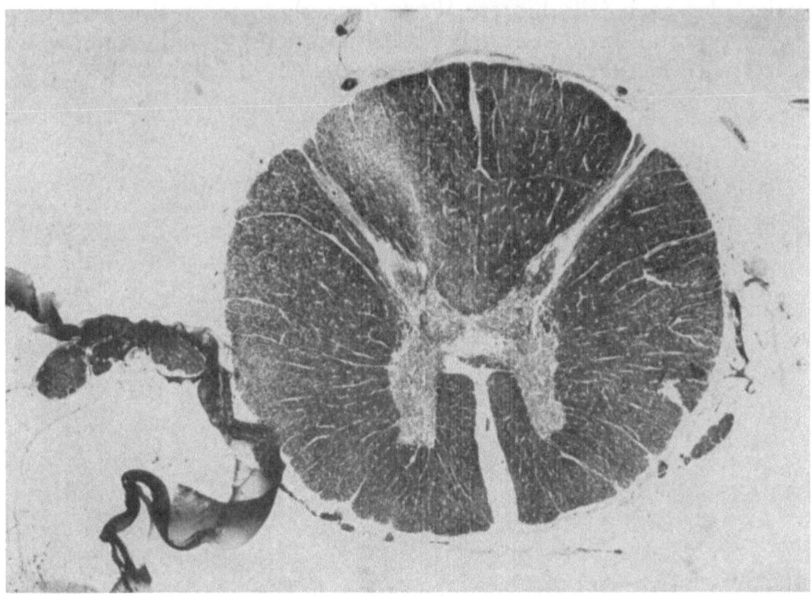

Abb. 32. Einseitige streifenförmige Markscheidenaufhellung im Hinterstrang entspricht der Durchschneidung von 3 Hinterwurzeln 4 Segmente oral (Markscheidenfärbung).

In dem medialen Funiculus gracilis oder GOLLschen Strang verlaufen die Hinterwurzelfasern für die caudal von Th_5 gelegenen Rückenmarkssegmente, während

im lateralen Funiculus cuneatus oder BURDACHschen Strang die Fasern für die
oral von Th$_5$ gelegenen Rückenmarkssegmente enthalten sind.

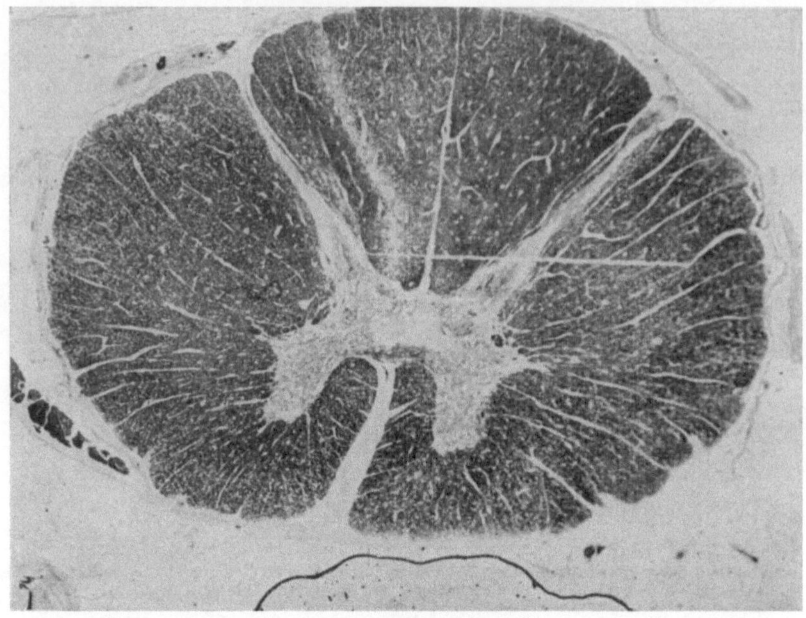

Abb. 33. Verschiebung dieses kommaförmigen Ausfallsstreifens (SCHULTZEsches Komma) gegen das Septum posterius
auf einem 3 Segmente oral von dem vorigen Bild gelegenen Segment (Markscheidenfärbung).

Es besitzt demnach jede hintere Wurzel innerhalb jeder Rückenmarkshöhe
ihre ganz bestimmte, eng umschriebene Lokalisation, weshalb man von einer
somatotopischen Gliederung des *Hinterstranges* spricht (s. Abb. 34).

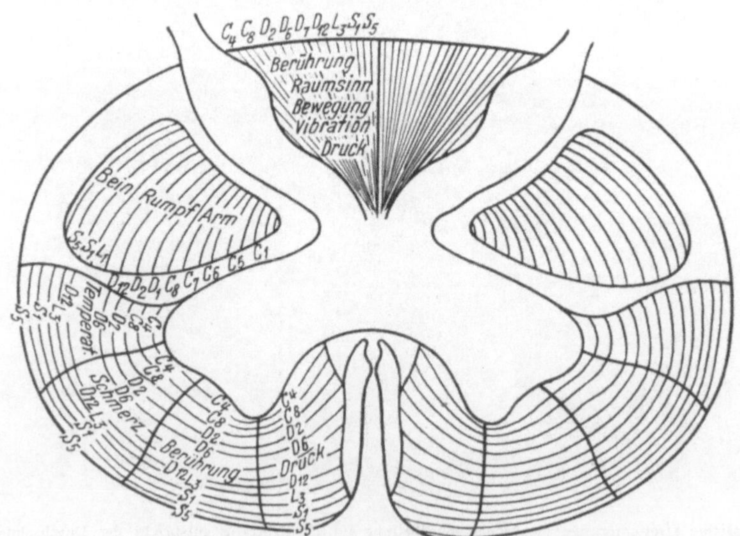

Abb. 34. Somatotopische Gliederung innerhalb der langen auf- und absteigenden Rückenmarksbahnen (Schema nach
O. FOERSTER).

Die absteigenden Hinterwurzelfasern der oberen hinteren Cervicalwurzeln verschieben sich ebenfalls beim caudalen Fortschreiten von der Wurzeleintrittszone

medianwärts gegen das Septum posterius zu. Bei dieser Verlagerung der Wurzeln formiert sich zunächst ein kommaförmiges Bündel, das SCHULTZEsche Komma (s. Abb. 35). Weiter caudal rücken die absteigenden Hinterwurzelfasern noch weiter median direkt an das Septum posterius heran und beide Felder bilden ungefähr in der Mitte des Septum posterius ein bikonvex erscheinendes Areal, das ovale Feld FLECHSIGs (s. Abb. 30). In ihrem weiteren Verlauf nach abwärts verschieben sich dann die absteigenden Hinterwurzelfasern noch dem Septum posterius entlang dorsalwärts und kommen in ein kleines Dreieck zwischen Rückenmarksperipherie und Septum posterius, das PHILIPPE GOMBAULT-sche Dreieck, zu liegen (s. Abb. 29). Außer diesen exogenen absteigenden Hinterwurzelfasern enthält der Hinterstrang im sog. ventrocommissuralen Feld (s. Abb. 29 und 30), das der hinteren Rückenmarkscommissur direkt dorsal anliegt, auch endogene auf- und absteigende Fasern, die anscheinend verschiedene Rückenmarkshöhen miteinander verbinden. Es senden aber keineswegs, wie bereits dargelegt, sämtliche cervicalen hinteren Wurzeln ihre absteigenden Äste bis in das Sacralmark, die überwiegende Mehrzahl der absteigenden Hinterwurzelfasern endet vielmehr schon früher und nur ein kleiner Teil gelangt tatsächlich bis in die caudalsten Rückenmarksabschnitte. Desgleichen überbrücken die im ventrocommissuralen Felde verlaufenden endogenen Fasern meist nur eine kleinere Zahl von Rückenmarkssegmenten.

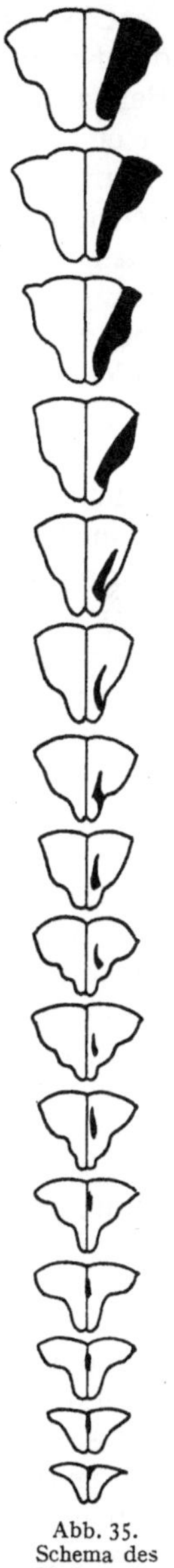

a) Hinterstrang.

Die *Schädigung der Hinterstränge* kommt unter allen Erkrankungen der spinalen zentripetalen Bahnen am häufigsten vor, da die Hinterstränge ebenso wie die Pyramidenbahnen als phylogenetisch junge und spät markreife Bahnen den verschiedenartigsten Noxen gegenüber besonders anfällig sind. Bei der Läsion der Hinterstränge leidet in erster Linie die *Fähigkeit, zwei räumlich oder zeitlich voneinander getrennte Reize als getrennt zu unterscheiden.* Gewöhnlich gelingt dann diese räumliche Unterscheidung zweier Reize nur bei Reizdistanzen, welche ein mehrfaches der Norm betragen (Vergrößerung der Tastkreise). Zeitlich getrennte Reize wie die Schwingungen einer Stimmgabel (Vibration), die von einem Gesunden bis zu 440 Schwingungen einer a′-Stimmgabel als diskontinuierlich empfunden werden, können nach Hinterstrangschädigung nicht mehr als zeitlich getrennt differenziert werden. Am einfachsten läßt sich, wie bereits erwähnt, eine Hinterstrangaffektion durch Zahlenschreiben auf die Haut nachweisen, das eine Kombination von räumlicher und zeitlicher Differenzierung darstellt. Das Zahlenerkennen ist bis zu dem Dermatom aufgehoben, welches der oberen segmentalen Begrenzung der Hinterstrangaffektion entspricht. Werden zeitlich getrennte Reize bei Kranken mit Hinterstrangläsion eine längere Zeit wiederholt, so müssen die Intervalle zwischen den Einzelreizen immer mehr verlängert werden, damit die Einzelreize noch getrennt wahrgenommen werden. VON WEIZSÄCKER spricht dieses Phänomen, das im allgemeinen als Schwellenlabilität bezeichnet wird, als Funktionswandel an. Unter *Innervationsgefühl* oder *Kraftsinn* versteht man die bewußte Abschätzung einer willkürlichen Innervation, für die sowohl ein entsprechender Erregungsstrom aus den Muskeln

Abb. 35. Schema des Verlaufs der absteigenden Hinterwurzelfasern.

(Muskelspannungsempfindung) wie eine normale motorische Innervation erforderlich sind, von welchen die erste Komponente, die Muskelspannungsempfindung, schon in frühen Stadien der Hinterstrangläsion leidet.

Die *Astereognosie* bei *Hinterstrangschädigung* besteht in der Unfähigkeit des Kranken die Oberfläche eines Objektes richtig zu empfinden, die sich durch Betastung verschiedener Materialien ohne Schwierigkeit aufzeigen läßt, sowie in einer Störung der Innervationsempfindung und des Lagesinns der Glieder. Häufig erweist sich bei Hinterstrangerkrankungen der *Kraftsinn* gestört, der sich mit Hilfe von Gewichtsschätzen prüfen läßt. Der Kranke kann weder das Ausmaß der aufgewandten Innervation richtig einschätzen, was sich in der Hinterstrangataxie dokumentiert, noch den Grad der passiven Dehnung der Muskeln und Sehnen entsprechend beurteilen. Das falsche Erkennen einer passiv veränderten Gliedstellung bildet dabei die rein sensible Komponente des Lagegefühls. Bei intensiven Schädigungen der Hinterstränge können aber auch aktive Bewegungen nicht im richtigen Ausmaß durchgeführt werden und man spricht dann von *Hinterstrangataxie*. Bei ataktischen Tabikern lassen sich in den Agonisten viel stärkere Aktionsströme nachweisen als beim Normalen bei Ausführung der gleichen Bewegungsaufgabe. Daneben dürfte aber auch die reflektorische Antagonisteninnervation gestört sein. Die Hinterstrangataxie ist sowohl eine statische wie kinetische, wobei sich die erstere an den unteren Extremitäten als Schwanken des aufrechtstehenden Körpers bei Fuß-Augenschluß kundgibt (ROMBERGsches Phänomen). Der Kranke kann aber auch bei geschlossenen Augen das erhobene Bein bzw. den erhobenen Arm nicht ruhig halten, sondern es rotiert z. B. das Bein in der Ruhelage nach außen, wobei der Fuß in Equinusstellung geht. Desgleichen unterliegt der Arm dem Gesetze der Schwere, welches ein Herabfallen von Schulter und Arm bedingt. In schwereren Fällen gelingt es dem Kranken unter der Kontrolle der Augen gerade noch mit Mühe und Not, die aufrechte Körperstellung einzuhalten, jedoch schon bei der geringsten Schwerpunktsverlagerung verliert er das Körpergleichgewicht und stürzt hin, wenn er nicht gehalten wird. Man spricht dann von *Astasie*, während man das Unvermögen, frei zu sitzen, als *Akathisie* bezeichnet. Bei willkürlichen Bewegungen kommt es zu überschießenden Innervationen, die noch über die zu innervierende Muskelgruppe hinausgreifen und zur Überkompensation der als falsch erkannten Bewegungen führen *(Syndrom der kinetischen Ataxie)*. Die *kinetische* oder *dynamische Ataxie* verrät sich an den oberen Extremitäten am ehesten bei feinen Einzelbewegungen der Finger, die ausfahrend und unzusammenhängend ausgeführt werden. An den unteren Extremitäten gibt sich die kinetische Ataxie durch den stampfenden und schleudernden Gang, wie ihn vor allem die Tabiker zeigen, zu erkennen. Zum Nachweis der kinetischen Ataxie läßt man an den unteren Extremitäten den sog. *Knie-Hackenversuch* ausführen, bei welchem der Kranke mit geschlossenen Augen die Ferse auf die Kniescheibe aufzusetzen und der Schienbeinkante entlang ab- und aufzuführen hat. An der oberen Extremität dient zum Nachweis der kinetischen Ataxie der *Zeigefinger-Nasenversuch*, wobei der Patient mit der ausgestreckten Zeigefingerspitze seine Nasenspitze zu berühren hat, und zwar soll er dabei mit der Hand weit ausholen *(propriozeptiver Zeigeversuch)*. Des weiteren hat der Kranke mit der Zeigefingerspitze einen auf ein Papier aufgezeichneten Pfeil, vor dem er sitzt, mit dem Zeigefinger zu treffen, wobei etwaige Abweichungen auf dem Papier aufgezeichnet werden können. Wesentlich ist, daß die zu untersuchende Person bequem vor dem Blatt mit dem aufgezeichneten Pfeil sitzt *(exterozeptiver Zeigeversuch)*. Schließlich läßt sich zum Nachweis der Hinterstrangataxie der *Adiadochokineseversuch* heranziehen,

der sich sonst vor allem für den Nachweis einer Kleinhirnläsion eignet
(s. Kleinhirn).

Bei isolierter Durchtrennung der langen aufsteigenden Hinterstrangsbahn
ist im Gegensatz zur Vorderseitenstrangdurchschneidung bei der Einwirkung der
schwingenden Stimmgabel oder des faradischen Stromes gerade der konkomittierende Gefühlston des Kitzelns, Juckens, Brennens oder Stechens erhalten,
während die eigentliche diskontinuierliche Vibrationsempfindung fehlt. Das
auftretende unangenehme Gefühl ist von besonderer Heftigkeit und tritt schon
bei geringeren Reizstärken als in der Norm auf. Interessant ist, daß sich bei
isolierter Hinterstrangdurchschneidung das durch die schwingende Stimmgabel

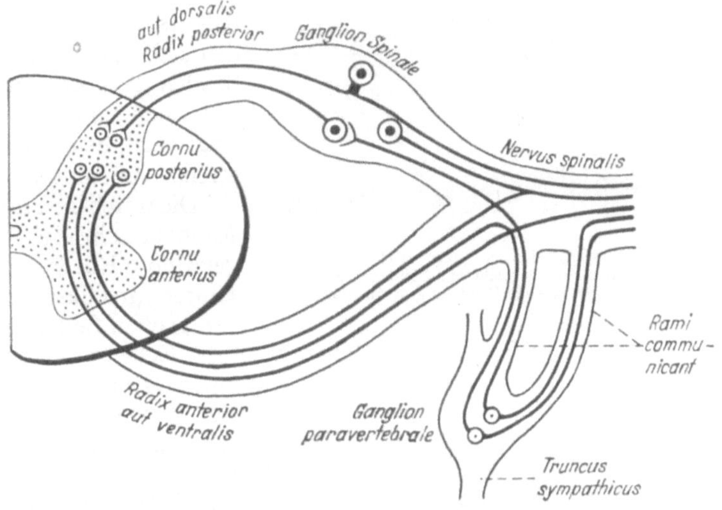

Abb. 36. Verlauf der Schmerzfasern in hinterer und vorderer Spinalwurzel nach O. FOERSTER.

oder den faradischen Strom hervorgerufene unangenehme Gefühl nicht von demjenigen unterscheidet, welches in diesen Fällen etwa durch vorsichtiges Streichen
mit einem Wattebausch über die Haut oder die Haare hervorgerufen wird, und
das meist einen sehr unangenehmen Charakter besitzt *(Hinterstranghyperpathie)*.
Die Kranken sind oft gar nicht in der Lage, zu unterscheiden, ob eine schwingende
Stimmgabel oder faradischer Strom auf sie einwirkt oder ob ihre Haut und ihre
Haare mit einem Wattebausch gestrichen werden. Die Durchschneidung der
Hinterstrangfasern oder auch schon die leise Berührung derselben mit einer
Knopfsonde löst die heftigsten Schmerzen aus, und zwar wird bei Berührung
des GOLLschen Stranges mit dem Knopf einer Sonde sofort über lebhaften
Schmerz im homolateralen Bein geklagt, während bei Berührung des BURDACHschen Stranges der Schmerz in den homolateralen Arm verlegt wird. Bei Berührung des sog. Obex empfindet der Kranke heftigen Schmerz in der Steißbeingegend. Diese Beobachtungen deuten auf eine somatotopische Gliederung der
Fasern im Hinterstrang hin, und zwar derart, daß die tiefsten Dermatome am
weitesten median zu liegen kommen, denen sich dann die oralen weiter lateral anschließen. Es läßt sich des weiteren in Fällen isolierter operativer Durchtrennung
der langen Hinterstrangbahnen eine Rarefikation der Schmerzpunkte und vor
allem eine mehr oder minder erhebliche Erhöhung der Intensitäts- und Zeitschwelle derselben feststellen. In der Klinik der Hinterstrangkrankheiten spielt
der Schmerz eine größere Rolle als Reiz- wie als Ausfallserscheinung.

b) Hinterhorn-Vorderseitenstrang.

Anatomie. Unter Vorderseitenstrang versteht man im Gegensatz zum Hinterseitenstrang die ventral vom Ligamentum denticulatum, dem lateralen Aufhängeband des Rückenmarks, gelegenen Fasermassen (s. Abb. 27). Von aufsteigenden Bahnen umfaßt der Vorderseitenstrang die mehr an der Rückenmarksperipherie gelegene ventrale spinale Kleinhirnseitenstrangbahn, den Tractus spinocerebellaris ventralis GOWERS und den sich nach° innen anschließenden Tractus spinothalamicus, doch sind, wie später gezeigt wird, beide Bahnen nicht streng voneinander getrennt.

Die durch die LISSAUERsche Randzone in die Substantia gelatinosa ROLANDO ziehenden Hinterwurzelfasern enden an den großen Zellen des Hinter-

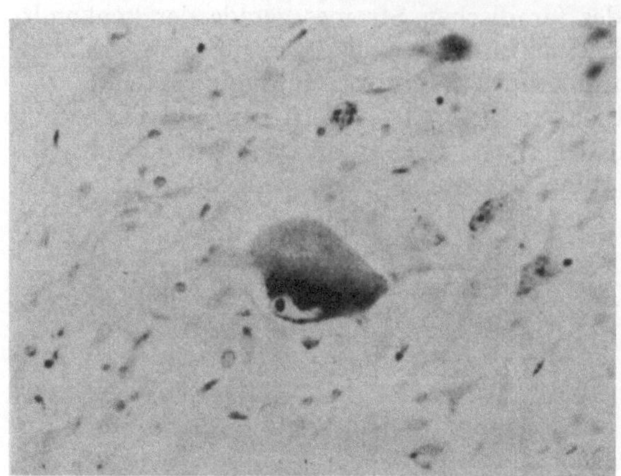

Abb. 37. Transneuronale Degeneration an einer großen Zelle des Hinterhorns nach Hinterwurzeldurchschneidung. Zeitdauer zwischen Durchschneidung und Tod 29 Tage (Nißlfärbung, Mensch).

horns, und zwar in der überwiegenden Mehrzahl an den Zellen des homolateralen und nur in geringer Zahl an denen des kontralateralen Hinterhorns. Dies läßt sich mit Hilfe der transneuronalen Zelldegeneration nachweisen, denn nach Durchschneidung der hinteren Wurzel zeigen die großen Zellen des Hinterhorns in der angegebenen Lokalisation Aufblähung ihres Zelleibes, zentrale Auflösung ihrerNISSL-Granula, Schrumpfung und Hyperchromatose des Zellkerns (siehe Abb. 37 und 38). Unterstützt wird diese Auffassung noch durch die Auftreibung der Boutons terminaux nach Hinterwurzeldurchschneidung an den großen Zellen des Hinterhorns (s. Abb. 39a und b). Wenn auch durch diese histologischen Befunde sehr wahrscheinlich gemacht wird, daß die in das Hinterhorn eintretenden Hinterwurzelfasern mit den großen Hinterhornzellen, die apikal, perikornual und basal im Hinterhorn angeord-

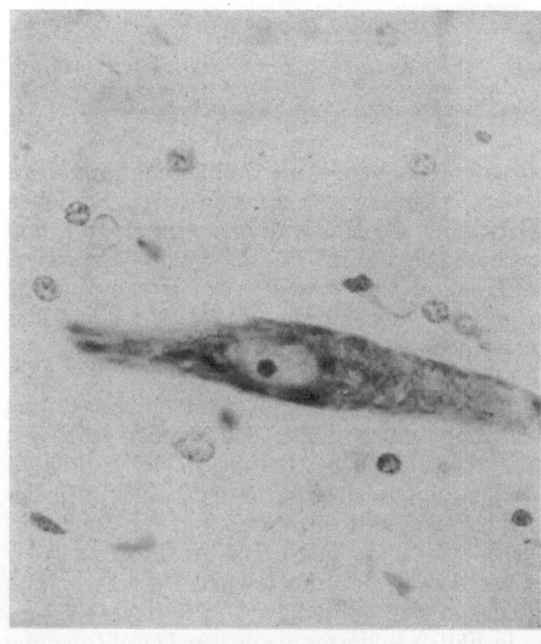

Abb. 38. Normale große Zelle des Hinterhorns mit Lipoidpigment zum Vergleich (Nißlbild).

net liegen, in Synapse treten, so besagen sie doch nichts darüber, ob auch die Vorderseitenstrangfasern aus diesen Zellen hervorgehen. Diesen Schluß legt aber die Tatsache sehr nahe, daß nach der Vorderseitenstrangdurchschneidung die großen Zellen des Hinterhorns eine ausgesprochene retrograde Zellveränderung aufweisen, welche der transneuronalen Zell-veränderung völlig gleicht (s. Abb. 40). Die Zellen der Substantia gelatinosa ROLANDO, die man früher als Ursprungsstätten der Vorderseitenstrangbahn angesprochen und die JAKOBSOHN dementsprechend als Nuc-leus sensibilis proprius des Rückenmarks bezeichnet hat, lassen dagegen nach Vor-derseitenstrangdurchschneidung ebenso-wenig wie die übrigen Ganglienzelltypen des Rückenmarks irgendwelche Verände-rungen erkennen. Aus den genannten Be-funden läßt sich schließen, daß die im Vor-derseitenstrang aufsteigenden Bahnen nur aus den großen Zellen des Hinterhorns hervorgehen und demnach die großen Zellen des Hinterhorns auch die Ursprungszellen des Tractus spinocerebellaris ventralis sind. Die Kreuzung der aus dem Hinterhorn entspringenden Fasern in den gegenüber-liegenden Vorderseitenstrang, die, wie man

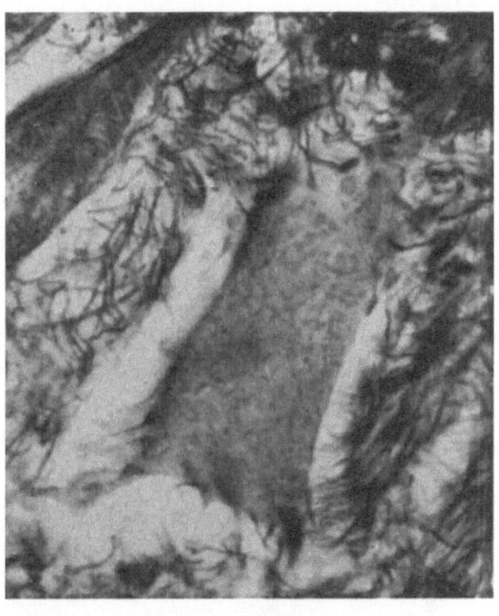

Abb. 39a. Endösen an einer großen Zelle des Hinterhornes vom Rhesusaffen (Nißlfärbung, Vergr. 1000fach).

früher glaubte, 5—6 Rückenmarkssegmente in Anspruch nehmen sollte, erfolgt nach neueren Beobachtungen sehr rasch und ist am oberen Rande des nächst höheren Segmentes bereits vollzogen (s. Abb. 41). Während man früher allgemein annahm, daß die aus dem Hinterhorn stammen-den Bahnen in den kontralateralen Vorderseitenstrang mehr oder minder geradlinig vertikal aufwärts ziehen, rückt tatsächlich ein Teil, wie die MARCHI-Degeneration nach Vorder-seitenstrangdurchschneidung zeigt, aus dem Areal des Vorderseitenstrangs heraus und schweift in den Hinter-seitenstrang ab, um dessen Randzone einzunehmen. Die Lage dieser abirren-den Fasern entspricht annähernd dem Tractus spinocerebellaris dorsalis FLECHSIGs. Es steigen demnach die aus den Hinterhornzellen entspringen-den und in den gekreuzten Vorder-seitenstrang übertretenden Fasern nicht alle geradlinig auf und verbleiben nicht im Vorderseitenstrang, sondern ein Teil der Fasern biegt während des auf-steigenden Verlaufes dorsalwärts aus und zieht im Areal des Dorsolateral-

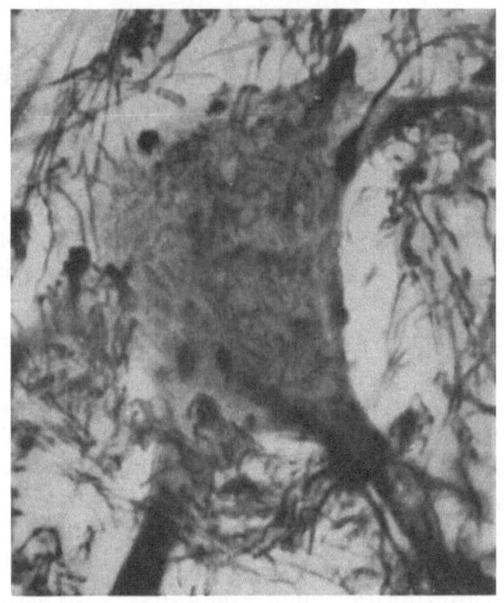

Abb. 39b. Endösen an einer großen Zelle des Hinter-hornes nach Hinterwurzeldurchschneidung deutlich auf-getrieben (Rhesusaffe, Nißlfärbung, Vergr. 1000fach).

traktes aufwärts (s. Abb. 23). Der Dorsolateraltrakt enthält also zwei Faser-kategorien, nämlich erstens das aus den CLARKEschen Säulen hervorgehende FLECHSIGsche Bündel und zweitens eine aus den Hinterhornzellen entspringende und zunächst im Vorderseitenstrang verlaufende, dann aber zum Teil in die Randzone des Hinterseitenstrangs ausbiegende Bahn.

Hinterhorn. Eine isolierte Hinterhornschädigung kommt am häufigsten bei der Syringomyelie vor, weshalb man auch die für die *Hinterhornläsion* typischen klinischen Erscheinungen als *Störungen* vom *Syringomyelietyp* bezeichnet. Es können aber auch intramedulläre Tumoren, Hämatomyelien, Erweichungen usw. ein Hinterhornsyndrom zur Folge haben. Ebenso dürften die tabischen Reizerscheinungen zuweilen mit Recht in die Hinterhörner und nicht in die Hinterwurzeln zu lokalisieren sein. Da sich im Hinterhorn im Gegensatz zur hinteren Wurzel die der epikritischen Sensibilität dienenden Hinterstrangfasern bereits abgesondert haben, sind bei krankhaften Prozessen im Hinterhorn Reiz- und

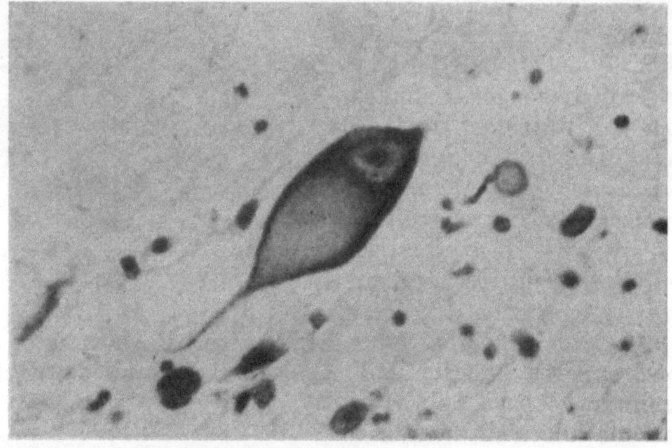

Abb. 40. Retrograde Reaktion an einer großen Hinterhornzelle nach doppelseitiger Vorderseitenstrangdurchschneidung (Nißlbild).

Ausfallserscheinungen nur seitens der protopathischen Sensibilität und der vegetativen Funktionen zu erwarten. Die epikritische Sensibilität, also im wesentlichen der Raumsinn der Haut, die Lage- und Bewegungsempfindung, der Kraftsinn und die Stereognose bleiben bei Hinterhornläsionen praktisch ungestört. Dagegen ist die Störung der Schmerz- und Temperaturempfindung, die sog. dissoziierte Empfindungsstörung, und zwar von segmentaler Begrenzung, geradezu typisch für die Hinterhornläsion, wobei die Zone der Therman- und -hypästhesie diejenige der Analgesie nicht selten an Ausdehnung übertrifft.

Die *Reizerscheinungen von seiten des Hinterhorns* dokumentieren sich umgekehrt in heftigen Schmerzen und Parästhesien, wobei leichte Berührungen der Haut schon schmerzhaft empfunden werden. Die Schmerzen beschränken sich nicht auf die Oberfläche der Haut, sondern können auch die tiefen Gewebe, wie Muskeln und Gelenke, mit einbeziehen. Paradoxe Temperaturempfindungen infolge verschiedenen Befallenseins der Warm- bzw. Kälteempfindung sind bei Hinterhornläsionen ebenfalls nicht selten. Typisch für den Hinterhornschmerz sind sein An- und Abschwellen.

Unter den *vegetativen Störungen* stehen trophische Störungen häufig völlig im Vordergrund, zuweilen kommt es auch als Zeichen des Reizes zur Vasodilatation in den zugeordneten Dermatomen.

Nicht ganz selten sind die bei Hinterhornläsionen auftretenden dissoziierten Sensibilitätsstörungen nicht von segmentalem, sondern von zirkulär begrenztem Typ. Die handschuh-, manschetten- und strumpfbandförmigen Sensibilitäts-

störungen lassen sich damit erklären, daß innerhalb der axial verlaufenden Glied-
dermatome die distalen Abschnitte von der basalen Gruppe der großen Hinterhornzellen, die proximalen dagegen von der apikalen versorgt werden. Da sich
die stiftförmigen Gliome des Rückenmarks sowie auch manche syringomyelitisch
Höhlenbildungen zuweilen parazentral lokalisieren und in mehreren Rückenmarkssegmenten nur den basalen Hinterhornabschnitt
zerstören, können handschuh-, manschetten-
bzw. strumpfbandförmige dissoziierte Sensibilitätsstörungen zustande kommen.

Der Muskeldehnungswiderstand (Muskeltonus) ist im Bereiche der Hinterhornläsion
deutlich herabgesetzt und dementsprechend
fehlen auch die Muskeleigenreflexe in diesem
Gebiet. Infolge dieser Störung des Muskeltonus,
die durch die Läsion der zu den CLARKEschen
Säulen ziehenden Hinterhornfasern bedingt sein
dürfte, kommt es bei Hinterhornerkrankungen
häufig· zu Störungen der Statik (Wirbelsäulen-
verkrümmungen usw. bei intramedullären Tumoren, Syringomyelie usw.).

Vorderseitenstrang. Wie bereits erwähnt,
leitet der Vorderseitenstrang Schmerz- und
thermische Impulse cerebralwärts. Reizung
des Vorderseitenstranges mit faradischem Strom
erzeugt heftigsten Schmerz, der in die gegenseitige Körperhälfte verlegt wird, und zwar vornehmlich in das Bein, wenn die Reizung im
Brustmark erfolgt, in Arm und Bein, wenn sie
im oberen Halsmark stattfindet. Auch mechanische Reizung des Vorderseitenstranges (Durchschneidung desselben, Einführen einer Nadel
in denselben) kann heftige Schmerzen in der
kontralateralen Körperhälfte zur Folge haben.
Traumatische Rückenmarksschädigungen, extra-
und intramedulläre Tumoren sowie Herde von
multipler Sklerose im Gebiet des Vorderseitenstranges können Vorderseitenstrangschmerz erzeugen. Umgekehrt kommt es unmittelbar
nach der Vorderseitenstrangdurchschneidung zu
einer totalen Analgesie in allen denjenigen Körperabschnitten, deren afferente Fasern durch die
unterhalb der Durchschneidungsstelle gelegenen
Rückenmarkssegmente in das Zentralnerven-

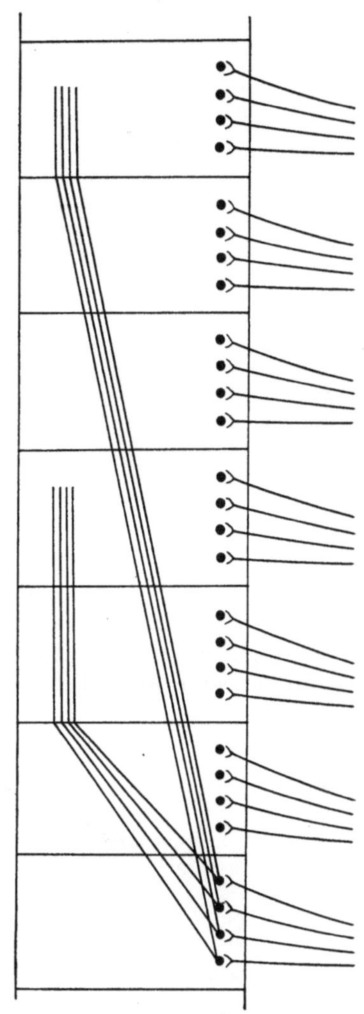

Abb. 41. Schematische Darstellung der Kreuzung des Tractus spinothalamicus
nach O. FOERSTER.

system eintreten, mit Ausnahme des dem obersten der infraläsionellen Segmente
zugeordneten Körpermetamers. Die Analgesie betrifft die Haut, die Tiefen-
substrate, wie Sehnen, Knochen, Muskel, Gelenke, Fascien usw., und bei doppelseitiger Vorderseitenstrangdurchschneidung in gleichem Maße auch die Eingeweide. Bei einseitiger Vorderseitenstrangdurchschneidung beschränkt sich die
Analgesie nur auf die gekreuzte Körperhälfte. Die Regio anogenitalis zeigt auch
nach doppelseitiger Vorderseitenstrangdurchschneidung zuweilen keine völlige
Aufhebung des Schmerzempfindung.

Die Temperaturempfindung war in allen von uns beobachteten Fällen von tatsächlich völliger doppelseitiger Vorderseitenstrangdurchschneidung anfangs in derselben Ausdehnung aufgehoben wie die Schmerzempfindung (s. Abb. 42).

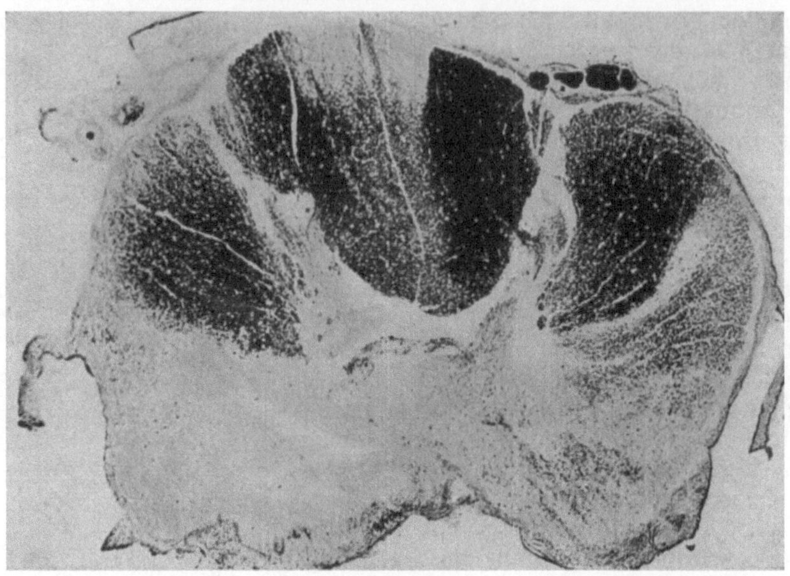

Abb. 42. Ausgedehnte doppelseitige Chordotomie in Höhe des obersten Brustmarks (Markscheidenfärbung nach WOLTERS-PAL).

Dagegen bestand bei mehreren Kranken mit einseitiger Chordotomie (s. Abb. 43) trotz ausgiebigster Durchtrennung des gesamten Vorderseitenstranges in der kontralateralen Körperhälfte keine völlige Aufhebung der Temperaturempfindung,

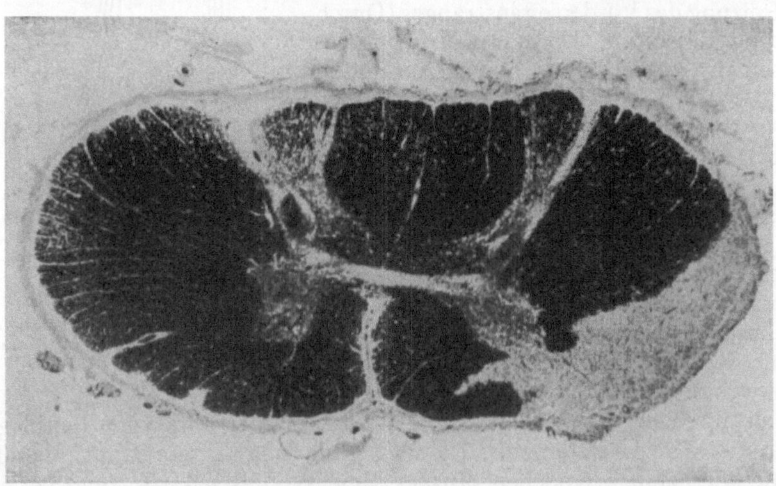

Abb. 43. Einseitige Chordotomie in Höhe des oberen Brustmarks (Markscheidenfärbung nach WOLTERS-PAL).

ja in manchen Fällen war die Beeinträchtigung der Temperaturempfindung nur gering, in einem Falle war die Warmempfindung sogar nahezu völlig erhalten, während Kältereize als warm empfunden wurden *(paradoxe Temperaturempfindung)*.

Nach einseitiger Vorderseitenstrangdurchschneidung ist die Schmerzempfindung auf der homolateralen Körperhälfte bis zu einem gewissen Grade ebenfalls alteriert. Wenn sich auch diese Störung mit den üblichen groben klinischen Untersuchungsmethoden nicht feststellen läßt, so ist sie doch mit den Schwellenmethoden nachweisbar (Rarefikation der Schmerzpunkte und Erhöhung der Chronaxie). Hieraus läßt sich der Schluß ziehen, daß ein wenn auch nur sehr geringer Teil der aus dem Hinterhorn entspringenden Schmerzfasern nicht zur gegenüberliegenden Rückenmarkshälfte hinüberkreuzt, sondern ungekreuzt im homolateralen Vorderseitenstrang aufwärts zieht. Die unvollkommene Kreuzung der Hinterhornvorderseitenstrangfasern scheint vor allem für die Temperaturempfindung zuzutreffen. Außer der Schmerz- und Temperaturempfindung kommen nach doppelseitiger Vorderseitenstrangdurchschneidung auch das Kitzel- und Juckgefühl, sowie alle lust- oder unlustbetonten Gefühle in Wegfall. Bei völlig erhaltener Erektions- und Ejaculationsfähigkeit verspürt ein Kranker mit doppelseitiger Vorderseitenstrangdurchschneidung bei der Kohabitation keinerlei Wollustgefühl und Libido, bei der Ejaculation keinerlei Orgasmus. Der Geschlechtsakt ist bei ihm zum reinen Empfindungsvorgang geworden. Sowohl beim Aufsetzen des Fußes einer schwingenden Stimmgabel auf den Knochen, aber auch dann, wenn man die Spitze eines der Stäbe einer Stimmgabel vorsichtig gegen die Haut oder die Haare schwingen läßt, entsteht eine diskontinuierliche Empfindung, die sog. Vibrationsempfindung, die besonders bei der zweiten Versuchsordnung von einem Jucken und unangenehmen Kitzelgefühl begleitet ist, die aber nach Vorderseitenstrangdurchschneidung völlig wegfallen. Desgleichen entfallen nach Vorderseitenstrangdurchschneidung die konkommitierenden Gefühle des Brennens, Stechens oder gar des Schmerzes bei Applikation des faradischen Stromes auf die Haut, und es kommt nur zu einer reinen Vibrationsempfindung.

Der Berührungs- und Druckempfindung stehen nach der zur Zeit in der Neurologie herrschenden Lehre im Gegensatz zur Schmerz- und Temperaturempfindung zwei Leitungswege zur Verfügung, nämlich der homolaterale Hinterstrang sowie der gekreuzte Vorderseitenstrang. Diese von PETRÉN formulierte Lehre ist sicher auch insoweit zutreffend, als bei isolierter Unterbrechung der langen aufsteigenden Hinterstrangbahnen oder des Vorderseitenstranges die Berührungs- und Druckempfindung niemals völlig aufgehoben sind, ja bei der Anwendung der üblichen groben klinischen Untersuchungsmethoden sehr oft gar nicht alteriert erscheinen. Wenn man aber die sog. Schwellenmethoden heranzieht, kann man auch bei isolierter Durchtrennung der Vorderseitenstränge eine Schädigung der taktilen Sensibilität nachweisen. Die Zahl der Druckpunkte auf der Hautoberfläche ist nach Vorderseitenstrangdurchschneidung deutlich reduziert und die Chronaxie erweist sich nicht unbeträchtlich verlängert. Bemerkenswert ist, daß in Fällen von einseitiger Vorderseitenstrangdurchschneidung diese Veränderungen auf beiden Körperhälften gefunden wurden, aber auf der der Durchschneidung gegenüberliegenden Körperseite wesentlich stärker ausgesprochen waren als auf der homolateralen Seite, was dafür spricht, daß zwar beide Vorderseitenstränge im Dienste der Leitung taktiler Impulse, die von einer bestimmten Körperstelle herrühren, stehen, der gekreuzte aber im höheren Maße als der homolaterale, genau wie dies für die Leitung der Schmerzimpulse gilt.

Die Bewegungsempfindung, die Wahrnehmung der Stellung der Glieder sowie der Raumsinn der Haut zeigten jedoch in keinem von uns beobachteten Falle von Vorderseitenstrangdurchschneidung eine faßbare Störung.

Nach der *Vorderseitenstrangdurchschneidung*, wenn diese richtig durchgeführt wurde, bestehen zunächst vollkommene *Analgesie* und *Thermanästhesie*, aber nach einer individuell verschieden langen Zeitspanne von Wochen, Monaten bis zu einem Jahr stellt sich die Schmerzempfindung bis zu einem gewissen Grade wieder ein und damit kehren natürlich auch die spontanen Schmerzen wieder. Die Wiederkehr der Schmerzempfindung und der Spontanschmerzen tritt bei einseitiger Chordotomie früher ein als bei doppelseitiger, und zwar betrifft sie zuerst nur die Tiefengewebe. Kräftiger Druck in die Weichteile oder auf den Knochen wird wieder als schmerzhaft empfunden, während selbst die stärksten Hautreize noch völlig schmerzlos sind; aber früher oder später kehrt auch die cutane Schmerzempfindung wieder. Sehr frühzeitig ist dies innerhalb der Anogenitalzone der Fall, die manchmal, wie bereits erwähnt, schon von Anfang an keine völlige Anästhesie aufweist. Normal wird die Schmerzempfindung aber in keinem Falle von Vorderseitenstrangdurchschneidung, mit feineren Prüfungsmethoden sind noch nach Jahren eine erhebliche Rarefikation und eine Erhöhung der Intensitäts- und Zeitschwelle der Schmerzpunkte in den anfangs völlig analgetischen Hautgebieten nachweisbar. Der Visceralschmerz kehrt jedoch nach korrekter Vorderseitenstrangdurchschneidung niemals wieder.

Die Temperaturempfindung pflegt sich in der Regel noch früher als die Schmerzempfindung wieder einzustellen, und zwar zuerst die Wärmeempfindung, weshalb Wärmereize richtig, Kältereize aber als warm gewertet werden. Diese paradoxe Temperaturempfindung ist für ein bestimmtes Stadium der Restitution der thermischen Sensibilität nach Vorderseitenstrangdurchschneidung geradezu charakteristisch. Ganz normal wird aber die Temperaturempfindung ebensowenig wie die Schmerzempfindung.

Wenn wir uns nun fragen, auf welchen Wegen sich die Schmerz- und Temperaturleitung nach Vorderseitenstrangdurchschneidung in späteren Zeitabschnitten wieder durchsetzen, so kommt in den Fällen von einseitiger Vorderseitenstrangdurchschneidung in erster Linie der homolaterale Vorderseitenstrang in Frage, der als Nebenbahn der Schmerzleitung großen individuellen Schwankungen unterliegt (s. Abb. 23). Die Wiederkehr der Schmerz- und Temperaturleitung nach korrekt ausgeführter doppelseitiger Chordotomie ließe sich außerdem damit erklären, daß wenigstens ein Teil der Schmerz und Temperatur leitenden Fasern in den Tractus dorsolateralis ausweicht und so der Durchschneidung bei der Chordotomie entgeht, wenn auch die Mehrzahl der vom Vorderseitenstrang in das Randgebiet des Hinterseitenstranges ziehenden Fasern, wie die sekundäre Degeneration nach Vorderseitenstrangdurchschneidung dartut, durch das Corpus restiforme in das Kleinhirn gelangt. Daß wahrscheinlich auch in den langen Hinterstrangbahnen Schmerzimpulse geleitet werden, wurde bereits bei der Pathophysiologie der Hinterstränge dargelegt. Die Entscheidung der Frage, ob auch Kettenneurone in der grauen Rückenmarksubstanz für die Schmerzleitung beim Menschen in Frage kommen, wie dies von der Experimentalphysiologie gefordert wird, harrt noch der Beantwortung. Dagegen dürften Schmerzimpulse wenigstens bei einem Teil der Menschen auch paramedullär geleitet werden, denn bei einigen Kranken mit autoptisch sowohl makro- wie mikroskopisch kontrollierter, sicher vollkommener Rückenmarksdurchtrennung konnte ich durch Druck in die Weichteile oder auf den Knochen noch Schmerzen hervorrufen, die von dem Kranken sogar ganz grob in den Ober- bzw. Unterschenkel lokalisiert wurden. Der *gekreuzte Vorderseitenstrang* stellt jedoch die *Hauptbahn* für *Schmerz-* und *Temperaturimpulse* dar, nach dessen Ausschaltung zunächst völlige Analgesie und Thermanästhesie in den zugeordneten Körperabschnitten eintreten, während die anderen angeführten Bahnen nur als Nebenbahnen fungieren, deren Ausschaltung sicher keine Analgesie und Thermanästhesie, sondern höchstens ein nur mit subtilen

Methoden aufdeckbares geringes Defizit der Schmerz- und Temperaturempfindung verursacht.

Klinische Beobachtungen nach traumatischer Schädigung des Vorderseitenstranges oder von Erkrankungen desselben anderer Ätiologie, bei denen nur eine isolierte Thermanästhesie bei relativer oder völliger Intaktheit der Schmerzempfindung nachweisbar war, legen eine Gliederung des Vorderseitenstranges in funktionell-qualitativ differente Areale nahe. In gleichem Sinne sprechen Fälle, bei denen umgekehrt bei völliger oder wenigstens partieller Integrität der Temperaturempfindung ein völliger Verlust der Schmerzempfindung festzustellen war, so z. B. eine Hydromyelie bei einem 10jährigen Knaben mit Verlust von einzig und allein der Schmerzempfindung an der gesamten Körperoberfläche. Beobachtungen von Chordotomien, bei welchen die Durchschneidung zu weit ventral vom Ligamentum denticulatum ausgeführt worden war und die eine völlige Aufhebung der Schmerzempfindung bei intakter Temperaturempfindung boten, sprechen dafür, daß die Bahnen für die Temperaturempfindung dorsal von denen für die Schmerzempfindung gelegen sind (s. Abb. 34). Diese Annahme wird dadurch gestützt, daß es zu einer Störung der Temperaturempfindung kam, wenn nachträglich noch die dorsalen Abschnitte des Vorderseitenstranges durchschnitten wurden. Trotz dieser Beobachtungen erscheint uns die Frage nach der Lage der thermischen Bahnen innerhalb des Vorderseitenstranges noch keineswegs gelöst. Noch unsicherer sind unsere Kenntnisse von der Lage der Bahnen für die Berührungs- und Druckempfindung innerhalb des Vorderseitenstranges, denen im FOERSTERschen Schema eine ganz andere mediale Lage zugewiesen wird und die noch mit in den Vorderstrang hinein verlegt werden. Es muß aber besonders hervorgehoben werden, daß diese Gliederung des Vorderseitenstranges in funktionell-qualitativ differente Areale nur auf Vermutungen fußt (s. Abb. 34).

Die weitere Gliederung des Vorderseitenstranges in einzelne Segmente, die innerhalb des Vorderseitenstranges während ihres aufsteigenden Verlaufes eine voneinander getrennte Lage bewahren, dürfte dagegen gewisse Berechtigung besitzen. Die einzelnen Segmente des Rückenmarks sind gleichsam in konzentrischen Halbkreisen um die graue Substanz des Vorderhorns herum angeordnet, und zwar in der Weise, daß die äußersten Lamellen die Bahnen aus den caudalsten, die am weitesten nach innen gelagerten dagegen die Fasern aus den oralsten Hinterhornsegmenten enthalten (s. Abb. 34). Jede aus einem Hinterhornsegment stammende Fasermasse legt sich bei ihrem Eintritt in den gekreuzten Vorderseitenstrang an die in diesem Bereich enthaltenen aus den tieferen Segmenten stammenden Fasern von innen her an.

Physiologie und Pathophysiologie der Kleinhirnseitenstrangbahnen. Über die Funktionen des *Tractus spinocerebellaris ventralis* und *dorsalis* herrscht noch große Unsicherheit, da eine isolierte Systemerkrankung der spinocerebellaren Bahnen nicht existiert. Jedoch dürfte die Lehre, daß die Läsion der spinocerebellaren Bahnen *Hypotonie der Muskulatur* zur Folge hat, zu Recht bestehen. Die Durchschneidung der Hinterstränge setzt dagegen den Muskeldehnungswiderstand nicht herab und führt somit auch nicht zur Hypotonie. Hypotonie tritt nur auf, wenn die in die Tractus spinocerebellares ziehenden Fasern auf ihrem Wege zwischen den Spinalganglien und den GOWERSschen und FLECHSIGschen Strängen oder innerhalb dieser selbst unterbrochen werden. Die Unterbrechung des direkten spinalen Reflexbogens muß nicht unter allen Umständen zur Hypotonie führen, ja, es kann umgekehrt sogar maximale Hypotonie trotz auslösbarer und sogar gesteigerter Sehnenreflexe vorkommen. Die Hypotonie gibt sich durch die schlaffe weiche Konsistenz der Muskulatur und die abnormen Bewegungsexkursionen, wie z. B. Überstreckbarkeit der Gelenke kund.

Die spinalen afferenten vegetativen Leitungsbahnen verlaufen im kontra- und homolateralen Seitenstrang, und zwar in einem schmalen Streifen zwischen

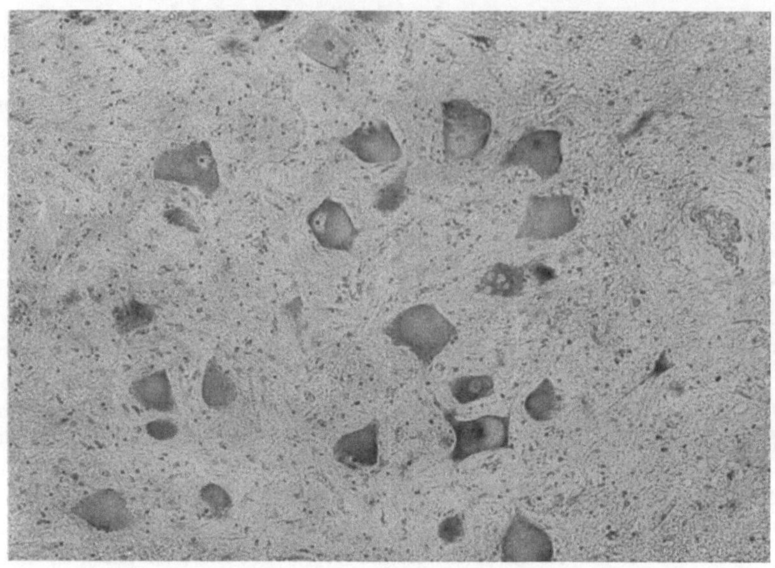

Abb. 44. Retrograde Reaktion an motorischen Vorderhornzellen nach Vorderwurzeldurchschneidung. Zeitspanne zwischen Vorderwurzeldurchschneidung und Tod 2 Monate (Nißlbild, Mensch)

Vorder- und Hinterseitenstrang, wofür Tierexperimente von SPIEGEL und klinische Beobachtungen O. FOERSTERs nach doppelseitiger Vorderseitenstrangdurchschneidung sprechen. Die Visceralsensibilität ist nach doppelseitiger Vorder-

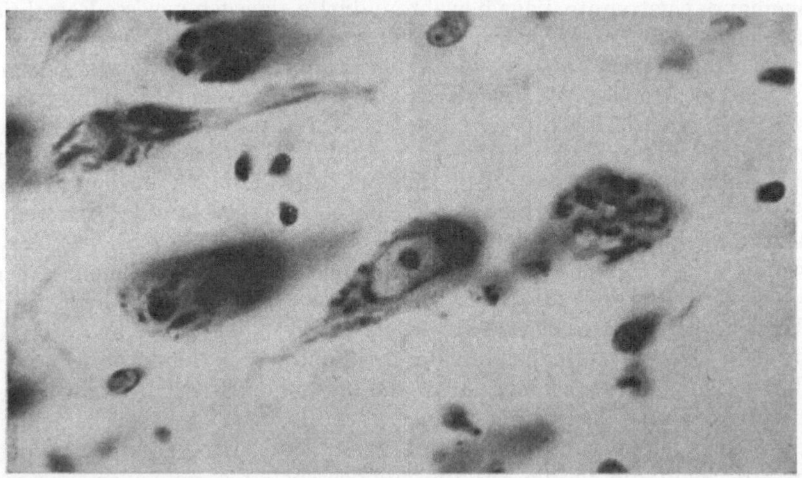

Abb. 45. Normale Seitenhornzelle des Menschen auf einem Querschnittsbild des Rückenmarks (Nißlbild).

seitenstrangdurchschneidung am oralen Ende des 2. Brustsegmentes aufgehoben und selbst stärkste Visceralschmerzen (gastrische, Rectal-, Klitoriskrisen usw.) lassen sich durch die doppelseitige Chordotomie in der angegebenen Höhe schlagartig beseitigen. Eine Wiederkehr des Visceralschmerzes war bei technisch richtig durchgeführter doppelseitiger Chordotomie in Höhe des 2. Thorakalsegmentes auch nach Jahren niemals nachweisbar. Der Gefäßschmerz dürfte im kontra- und homolateralen Seitenstrang geleitet werden, und zwar in sich kreuzenden, kurzen, kettenförmigen Neuronen. (Injektion von Bariumchlorid sowohl in die rechte wie in die linke Femoralarterie lösen nach SPIEGEL beim Tier Schmerzäußerungen aus, wenn zuvor die linke Rückenmarkshälfte im unteren Brustmark und die rechte im Halsmark durchschnitten worden waren.) Möglicherweise kommt aber für die Leitung des Gefäßschmerzes auch der paramedulläre Weg durch den Grenzstrang des Sympathicus und durch die Gefäßnerven entlang den großen Gefäßen in Frage. Die spinalen sensiblen Bahnen für Blase und Mastdarm dürften sowohl gekreuzt wie ungekreuzt in den Seitensträngen zentralwärts ziehen, und zwar dürften sie dort in besonders breiter Ausdehnung angelegt sein (s. Pathophysiologie des Vorderseitenstranges). Der mit der Ejaculation verbundene Orgasmus sowie das Wollustgefühl und die Libido bei der Kohabitation werden durch die beiderseitigen Vorderseitenstränge geleitet und kommen nach deren Durchschneidung in Höhe des 1. Thorakalsegmentes in Wegfall.

2. Rückenmarkszentren.

a) Motorische Zentren

Durchschneidet man einen motorischen Nerven oder eine vordere Wurzel, so kommt es entsprechend dem WALLERschen Gesetz nicht nur zum Zerfall des von seiner Ursprungszelle, dem trophischen Zentrum, abgetrennten Neuritenabschnittes, sondern es reagiert auch die Ursprungszelle selbst auf die Neuritenabtrennung mit Aufblähung des Zelleibes, zentraler Tigrolyse und Verklumpung der NISSL-Granula an der Zellperipherie, sowie mit Verlagerung des Zellkerns an den Zellrand und mit Schrumpfung und Hyperchromatose desselben *(retrograde Reaktion,* primäre Reizung NISSLs). Diese Art von retrograder Zellveränderung ist an den *großen spinalen Vorderhornganglienzellen* nachweisbar, die man daher als *Ursprungsstätten der motorischen Nervenfasern* anspricht und dementsprechend als motorische Vorderhornganglienzellen bezeichnet (s. Abb. 44). Mit Hilfe der retrograden Reaktion läßt sich aber nicht allein der Zelltyp feststellen, aus welchem die motorischen Nerven entspringen, sondern es läßt sich auch innerhalb des Vorderhorngraues eine funktionelle Untergliederung der motorischen Vorderhornganglienzellen vornehmen.

Im allgemeinen können innerhalb des spinalen Vorderhorngraues eine ventrale und laterale Gruppe von motorischen Vorderhornganglienzellen unterschieden werden. In Höhe der Hals- und Lendenanschwellung nehmen die motorischen Vorderhornzellen wesentlich an Zellzahl zu, wobei sich noch weitere Zellgruppen abgrenzen lassen. Die Ganglienzellen für die distalsten Extremitätenmuskeln sind am weitesten dorsolateral gelegen, an sie schließen sich die Kerngruppen für die übrigen Extremitätenmuskeln an, wobei die proximalsten am weitesten medial und ventral zu liegen kommen. Außerdem ist noch eine Abtrennung der ventral und dorsal gelegenen Extremitätenmuskeln möglich. Schließlich folgt ventral und noch weiter medial die Rumpfmuskulatur, während am weitesten medial in dem medioventralen Winkel des Rückenmarksgraues die Ganglienzellen für die Rückenmuskulatur vertreten sind. Ursprünglich im Embryonalstadium innerviert ein bestimmtes Rückenmarkssegment, ein *Neuromer,* einen segmental angeordneten Muskelabschnitt, ein sog. *Myotom.* In der Folgezeit verschmelzen aber die einzelnen Myotome größtenteils zu Muskeln, die dann von mehreren Rückenmarkssegmenten innerviert werden, selbst eine einzelne Muskelfaser kann zuweilen eine plurisegmentale Innervation aufweisen. Die

Tabelle 1. *Motorische Vorderhornkernsäulen des Halses und der oberen Extremität nach* O. FOERSTER.

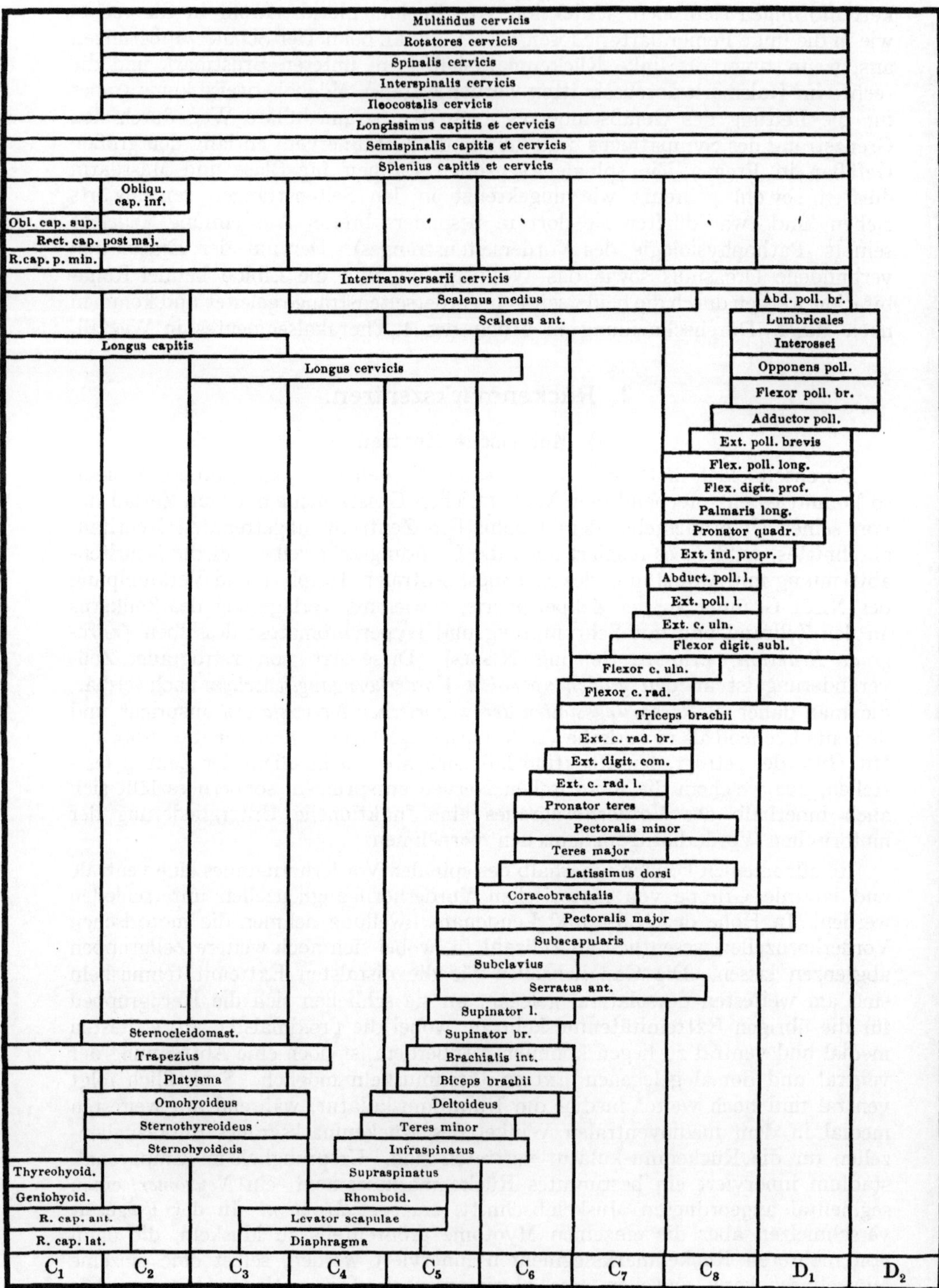

Durchschneidung einer vorderen Wurzel hat naturgemäß nur eine Herabsetzung der gesamten Innervation und keinen totalen isolierten Innervationsausfall zur Folge. Die von der Noxe unberührten Muskelfasern können sogar unter Umständen den Innervationsausfall völlig ausgleichen. O. FOERSTER hat zur Abgrenzung der segmentalen Innervation der quergestreiften Muskeln beim Menschen die Reizung der verschiedenen Vorderwurzeln herangezogen und ist dabei

Tabelle 2. *Motorische Vorderhornkernsäulen des Rumpfes nach* O. FOERSTER.

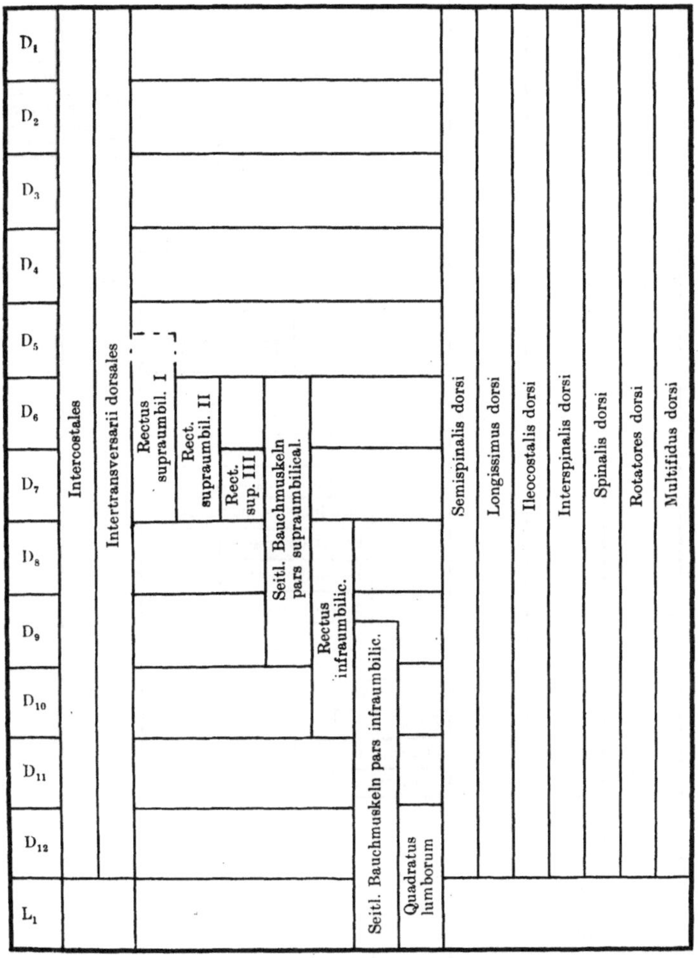

	Intercostales	Intertransversarii dorsales	Rectus supraumbil. I	Rect. supraumbil. II	Rect. sup. III	Seitl. Bauchmuskeln pars supraumbilical.	Rectus infraumbilic.	Seitl. Bauchmuskeln pars infraumbilic.	Quadratus lumborum	Semispinalis dorsi	Longissimus dorsi	Ileocostalis dorsi	Interspinalis dorsi	Spinalis dorsi	Rotatores dorsi	Multifidus dorsi
D_1																
D_2																
D_3																
D_4																
D_5																
D_6																
D_7																
D_8																
D_9																
D_{10}																
D_{11}																
D_{12}																
L_1																

zur Aufstellung der folgenden Tabellen gelangt (s. Tabelle 1, 2 und 3), die für die Höhendiagnose eines Rückenmarksprozesses von großer Bedeutung sind.

Als *Reizerscheinungen* von seiten der *motorischen Vorderhornganglienzellen* gelten schon lange die *fibrillären Muskelzuckungen* bei chronisch progressiver Ganglienzellschädigung, wie sie der spinalen progressiven Muskelatrophie und der amyotrophischen Lateralsklerose eigen sind. Voraussetzung für das Zustandekommen fibrillärer Muskelzuckungen dürfte die chronisch progressive Degeneration der motorischen Vorderhornganglienzellen bei Erhaltensein der parasympathischen Muskelinnervation, mit anderen Worten bei Integrität der Intermediärzellen, sein. Es fehlen daher die fibrillären Muskelzuckungen bei

Tabelle 3. *Motorische Vorderhornkernsäulen der unteren Extremität
und der Regio ano-vesico-genitalis nach* O. FOERSTER.

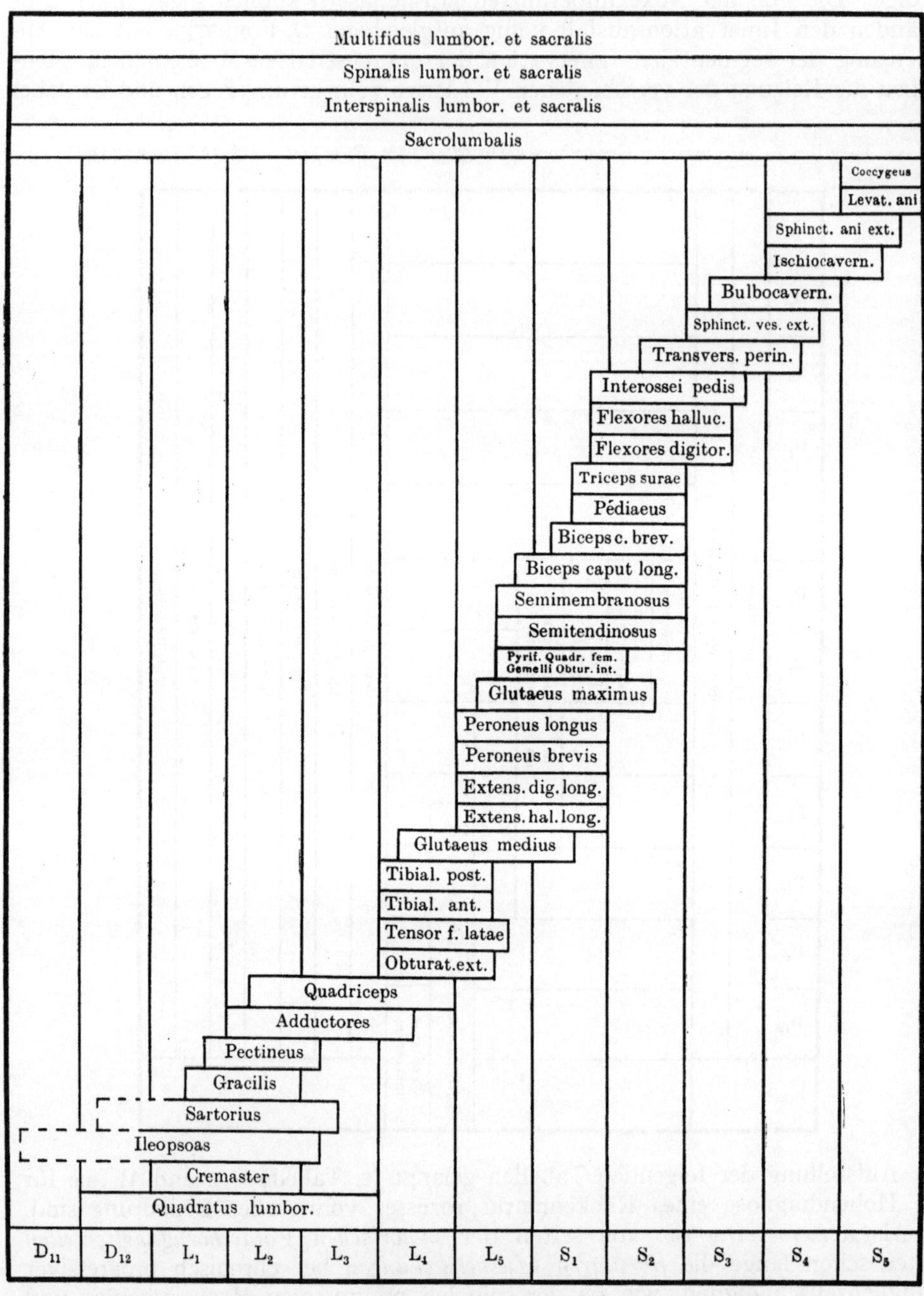

den spinalen Prozessen, die auch die Intermediärzellen in Mitleidenschaft ziehen,
wie die Syringo-, Hämatomyelie, Rückenmarkserweichungen usw. Sehr selten
beobachtet man bei spinaler motorischer Kernschädigung sowie auch im Initialstadium der Poliomyelitis acuta anterior tetanische Krampfzustände der Muskulatur. Tonische Krampfzustände wurden bei extramedullären Tumoren an

den Muskeln beobachtet, welche durch die oral vom Tumor gelegenen spinalen Segmente innerviert werden.

Der *Ausfall* der *motorischen Vorderhornzellen* äußert sich in einer *schlaffen Lähmung*, die sich, da motorische Vorderhornzellen und peripherer Nerv eine funktionelle Einheit darstellen, naturgemäß qualitativ nicht von der peripheren motorischen Lähmung unterscheidet (s. Ausfallserscheinungen der peripheren motorischen Nervenfasern).

b) Vegetative Zentren (sympathische und parasympathische Zentren).

Die Vorderwurzeldurchschneidung im Gebiet des Brust- und oberen Lendenmarks (distale Hälfte von C_8—L_3) führt nicht nur zur retrograden Reaktion

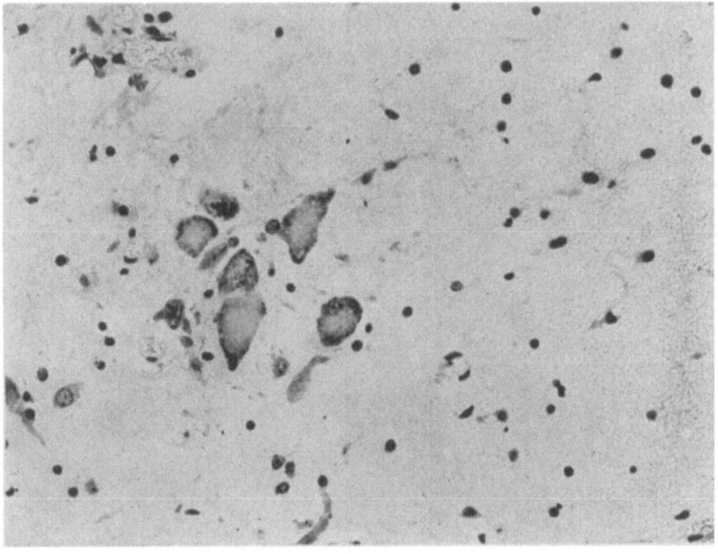

Abb. 46. Retrograde Reaktion an Seitenhornzellen des Menschen nach Resektion des lumbosacralen Grenzstranges (Nißlbild).

an den großen motorischen Vorderhornzellen, sondern auch zu retrograder Veränderung an den Seitenhornzellen, was beweist, daß auch die Seitenhornzellen ihre Neuriten durch die vorderen Wurzeln des Thorakal- und oberen Lumbalmarks senden. Des weiteren ergibt die Exstirpation des Ganglion cervicale supremum ebenfalls retrograde Reaktion der Seitenhornzellen, woraus zu schließen ist, daß die Neuriten der Seitenhornzellen durch die vorderen Wurzeln und die Rami communicantes albi zu den Grenzstrangganglien ziehen, d. h. mit anderen Worten, daß die *Seitenhornzellen* die *spinalen sympathischen Zentren* darstellen (s. Abb. 46). Typische Seitenhornzellen sind im Rückenmark von der distalen Hälfte des 8. Cervical- bis in das 3. Lumbalsegment anzutreffen (siehe Abb. 20 u. 47). Diese Seitenhornkernsäule weist in ihrem Verlauf ein segmentales An- und Abschwellen der Zellzahl auf. Im allgemeinen läßt sich eine apikale und basale Seitenhornzellgruppe unterscheiden. Auf dem Markscheidenbild erscheint das Seitenhorngebiet infolge der dichten Zellagerung und der Armut an dickmyelinisierten Fasern auffallend markarm (Substantia gelatinosa lateralis). Die Seitenhornzellen besitzen auf einem Rückenmarksquerschnitt eine typische birn- bzw. spermatozoenförmige Gestalt und weisen im Gegensatz zu den motorischen Vorderhornzellen eine unregelmäßige NISSL-Zeichnung auf (s. Abb. 45). Auf

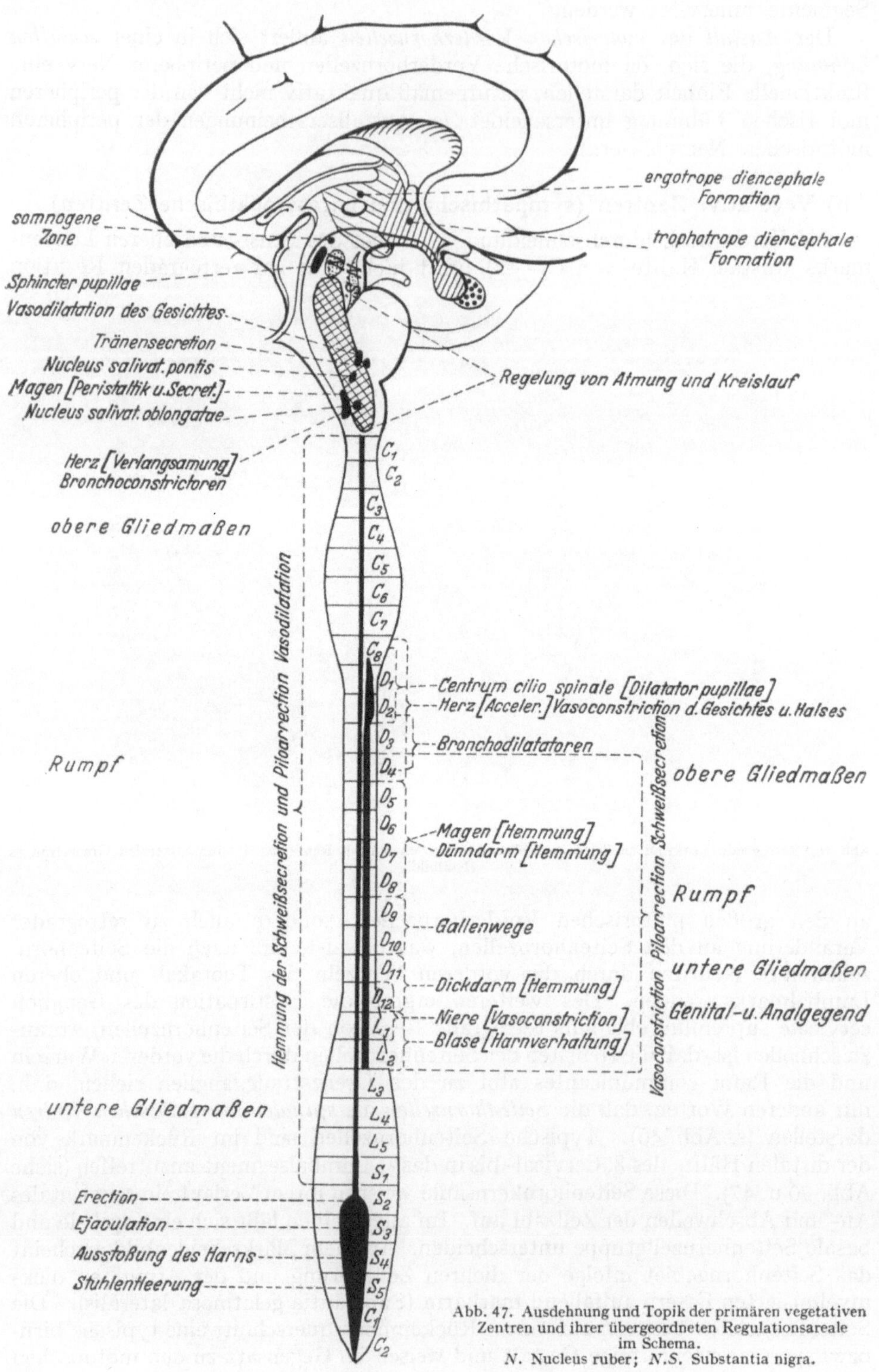

Abb. 47. Ausdehnung und Topik der primären vegetativen Zentren und ihrer übergeordneten Regulationsareale im Schema.
N. Nucleus ruber; N.S. Substantia nigra.

Längsschnitten durch das Rückenmark erscheinen jedoch die Seitenhornzellen auch multipolar, was darauf hinweist, daß die längliche Gestalt und die unipolare Form auf dem Rückenmarksquerschnitt nur durch die stärkere Entwicklung der Seitenhornzellen in der Längsachse des Rückenmarks zustande kommt.

Die Exstirpation des Ganglion cervicale supremum beim Rhesusaffen ergibt eine retrograde Reaktion an den Seitenhornzellen in D_1, im distalen Abschnitt von C_8 und auch noch in der proximalen Hälfte von D_2, wobei das Tier auf der Operationsseite eine Verengung der Lidspalte und der Pupille zeigt (Lähmungs-HORNER). Umgekehrt hat O. FOERSTER nach faradischer Reizung der ersten vorderen Thorakalwurzel stets eine Erweiterung der Lidspalte und der Pupille des seitengleichen Auges erzielen können (Reiz-HORNER). Kam es bei faradischer Reizung der 8. vorderen Cervicalwurzel zur Dilatation der Pupille und der Lidspalte, so unterblieben diese bei Reizung der 2. vorderen Thorakalwurzel (Antefixation) und umgekehrt kam es nicht zur Erweiterung der Lidspalte nach Reizung der 8. vorderen Cervicalwurzel, wenn diese nach Reizung der 2. vorderen Thorakalwurzel noch zu erzielen waren (Retrofixation). Die Seitenhornzellen der *distalen Hälfte* des *8. Cervicalsegmentes* sowie des *1. und 2. Thorakalsegmentes* werden, da sie als Pupillen- und Lidspaltenerweiterer fungieren, als *Zentrum ciliospinale* und nach ihrem ersten Beschreiber auch als BUDGEsches Zentrum zusammengefaßt. Rückenmarksprozesse, welche die Gegend der Seitenhornzellen am Übergang vom Hals- zum Brustmark in das Krankheitsgeschehen einbeziehen, wie die Syringomyelie, Hämatomyelie, das stiftförmige Ependymom des Rückenmarks usw. haben daher häufig eine Verengung der Lidspalte und der Pupille zur Folge.

Faradische Reizung der vorderen 1. und 2. Thorakalwurzel führt zu stärkster Vasokonstriktion im Gesicht und am Hals, Reizung von D_3—D_6 hat Vasokonstriktion an den oberen, Reizung von D_{10}—L_3 eine solche an den unteren Extremitäten zur Folge. Faradische Reizung der vorderen Wurzeln von C_8—L_3 führt außerdem zur Piloarrektion und Schweißsekretion, und zwar kommt es bei Reizung einer vorderen Wurzel sowohl zur Piloarrektion wie zur Schweißsekretion in einer größeren Anzahl von Dermatomen, so z. B. bei Reizung von D_4 in den Dermatomen C_5—D_6, bei einer solchen von D_{12} in den Dermatomen D_{10}—S_5. Die spinalen Schweißzentren sind nach O. FOERSTER für C_1—C_4 in C_8—D_3, für C_5—D_6 in D_4—D_8, für D_7—S_5 in D_{10}—L_3 zu suchen.

Störungen der Vasokonstriktion, der Piloarrektion und der Schweißsekretion sind im Verlaufe von Rückenmarkskrankheiten keineswegs so selten, wenn man nur das Augenmerk darauf richtet (Syringomyelie, Hämatomyelie, intramedulläre Tumoren, Rückenmarkserweichungen, Poliomyelitis acuta anterior, multiple Sklerose usw.).

Die spinalen sympathischen Zentren für die Blase sind in den Seitenhornzellen von D_{12}—L_3 lokalisiert (s. Abb. 47 und 50). Ihre Neuriten bilden den N. hypogastricus, dessen Reizung zu einer Kontraktion des Sphincter internus und gleichzeitigen Hemmung des Detrusor vesicae führt.

Die sympathischen Zentren des Mastdarms sind ebenfalls in den Seitenhornzellen des 12. Thorakal- und der oberen Lumbalsegmente zu suchen und ihre Neuriten verlaufen gleichfalls in den Nn. hypogastrici und innervieren vorwiegend den Sphincter internus des Mastdarms.

Den sympathischen Hypogastrici (D_{12}—L_3) dürfte beim Mann besonders die Emissio seminis obliegen. Auch der Uterus dürfte von den spinalen sympathischen Zentren (D_{12}—L_3) über die Nn. hypogastrici innerviert werden.

Über die segmentale spinale sympathische Innervation der Mehrzahl der inneren Organe herrscht noch keinerlei Sicherheit, doch soll das Rückenmarks-

Tabelle 4. *Übersicht über die radikuläre sensible Versorgung der Viscera.*

	Sympathicus, Pelvicus	Phrenicus	Vagus
Herz, Aorta ascendens . . .	Th_1—Th_4 (Th_5)	(C_2) C_3, C_4 (C_5)	C_2, Gesicht
Bronchien, Lunge	(Th_1) Th_2—Th_5 (Th_6—Th_9)	(C_2) C_3, C_4 (C_5)	C_2, Gesicht
Ösophagus	Th_4, Th_5 (Th_6)		C_2, Gesicht
Magen	(Th_5) Th_6—Th_9	(C_2) C_3, C_4 (C_5)	C_2, Gesicht
Leber, Gallenblase	(Th_7) Th_8, Th_9, Th_{10}, Th_{11}	(C_2) C_3, C_4 (C_5)	C_2, Gesicht
Pankreas	Th_8 (links)		
Dünndarm, Colon ascendens	(Th_9) Th_{10}—L_1		C_3, Gesicht
Flexur, Rectum	L_1—L_3, S_2—S_5		
Niere	Th_{10}—L_1		
Ureter	(Th_8) (Th_9—L_2		
Blase	Th_{11}—L_3, S_2—S_5		
Hoden, Nebenhoden	(Th_{11}) Th_{12}—L_3		
Ovarium, Adnexe	(Th_{12}) L_1—L_3		
Uterus	(Th_{12}) (L_1—L_3 (S_2—S_5 ?)		
Mamma	Th_4—Th_6		
Urethra	S_2—S_5		

schema (s. Tabelle 4) wenigstens die im allgemeinen angenommene Lokalisation wiedergeben.

Über die sympathische Innervation der quergestreiften Muskeln gehen die Meinungen noch weit auseinander, doch weisen die Hypotonie beim Morbus Addison und die Zunahme der Kontraktion des ermüdeten Muskels auf Sympathicusreiz in Richtung einer sympathischen Beeinflussung des quergestreiften Muskels. In gleicher Weise deutet die Reizung des Rückenmarks nach partieller Exstirpation des Grenzstranges, die auf der Operationsseite eine rasche, jedoch schwache Muskelkontraktion gegenüber der zwar etwas langsameren, aber intensiveren auf der nicht operierten Seite zur Folge hat, auf eine spinale sympathische Beeinflussung der quergestreiften Muskeln hin.

Die Durchschneidung der hinteren Rückenmarkswurzeln führt unter anderem zu einer Degeneration der am Übergang vom Vorder- zum Hinterhorn gelegenen Intermediärzellen, die völlig der retrograden Reaktion oder primären Reizung NISSLs gleicht (s. Abb. 48 und 49). KEN KURÉ und seine Schule deuten diese Zellveränderung auch als retrograd und sehen in den Intermediärzellen die Ursprungsstätten der efferenten Hinterwurzelfasern, die sie als parasympathische Fasern ansprechen. Da sich aber nach der Hinterwurzeldurchschneidung diese der retrograden Degeneration völlig gleichenden Zellveränderungen auch an den motorischen Vorderhornzellen, an den großen Zellen des Hinterhorns und an den CLARKEschen Zellen finden, ist auch mit einer *transneuronalen Degeneration* zu rechnen. Der *Beweis*, daß die *Zellen* der *Intermediärzone* tatsächlich die *spinalen parasympathischen Zentren* darstellen, ist demnach zur Zeit noch *nicht erbracht,* wenn auch manche Tatsachen in dieser Richtung sprechen. Daß die spinalen parasympathischen Zellen auch Neuriten durch die vorderen Wurzeln senden, ist anzunehmen, da nach Exstirpation des sympathischen Grenzstranges und Durchschneidung der hinteren Wurzeln auf Pilocarpininjektion noch Schweißsekretion zu erzielen ist, wenn auch das ergänzende Experiment, nämlich Ausfall der Schweißsekretion auf Pilocarpininjektion, nach Durchschneidung der vorderen und hinteren Wurzeln sowie Exstirpation des Grenzstranges noch aussteht.

Die Intermediärzellen gleichen in ihrer Gestalt zwar weitgehend den Seitenhornzellen, doch enthält ihr meist schmalerer Zelleib feinstaubigere NISSL-Granula. Ihre durch die hinteren Wurzeln ziehenden Neuriten sollen mit kleinen Zellen des Spinalganglions eine Synapse eingehen (s. Abb. 22) und stehen, wie bereits früher dargelegt, angeblich im Dienst der Vasodilatation, der Hemmung

der Schweißsekretion und vielleicht auch der Regulation des Tonus der quergestreiften Muskulatur.

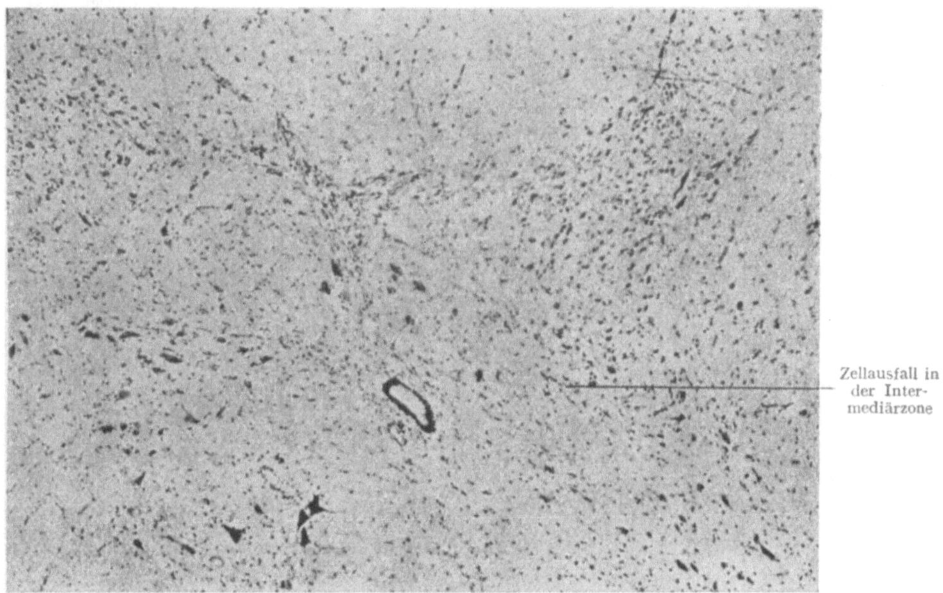

Abb. 48. Ausfall von Intermediärzellen nach Hinterwurzeldurchschneidung (Übersichtsbild, Nißl, Rhesusaffe).

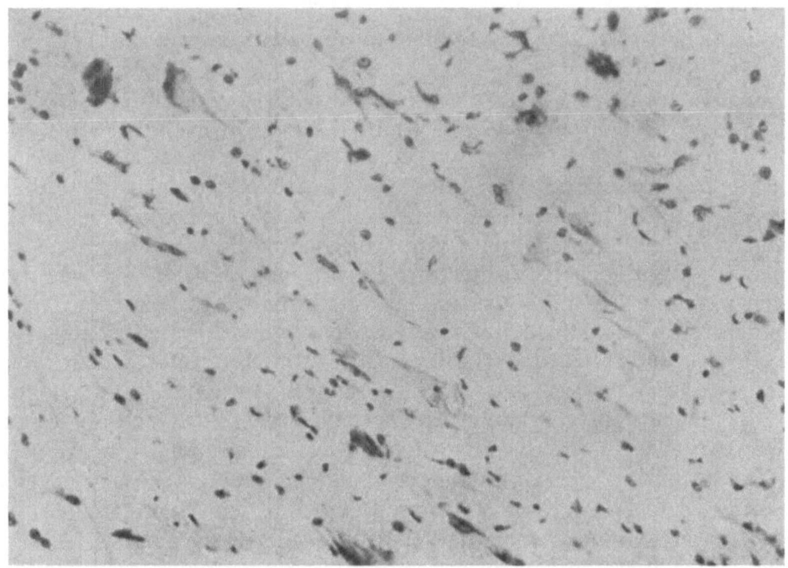

Abb. 49. Gegend der Intermediärzone bei starker Vergrößerung zeigt Chromatolyse, Schwellung des Zelleibes sowie
Verlagerung des geschrumpften hyperchromatischen Zellkernes an die Zellperipherie also das Bild der primären Reizung
oder transneuronalen Reaktion, das dem Bilde die retrograden Reaktion völlig gleicht, an den Intermediärzellen
(Nißlbild, Rhesusaffe).

Die *sacralen parasympathischen Zentren* für die *Blaseninnervation* sind in
dicht gelagerten Zellen zu suchen, die sich im Winkel zwischen Vorder- und
Hinterhorn des *4. Sacralsegmentes* ausdehnen. Die Zellen gleichen auch in

ihrer histologischen Struktur völlig den Seitenhornzellen und strahlen bogenförmig dem lateralen Hinterhornrand entlang dorsal aus. Nach Durchschneidung der Nn. pelvici kommt es zur retrograden Reaktion dieser Zellgruppe, dazu konnte ich bei einem Kranken mit Lähmung des Detrusors und der Beckenbodenmuskulatur eine retrograde Degeneration an den Zellen dieser sacralen parasympathischen Gruppe und an den medioventralen Vorderhornzellen nachweisen. Durch diese Beobachtung hat die Annahme, daß die sacralen parasympathischen Zentren für den Detrusor vesicae in den am Übergang vom Vorder- zum Hinterhorn gelegenen, den Seitenhornzellen gleichenden Ganglienzellen zu suchen sind, eine weitere gewichtige Stütze erhalten.

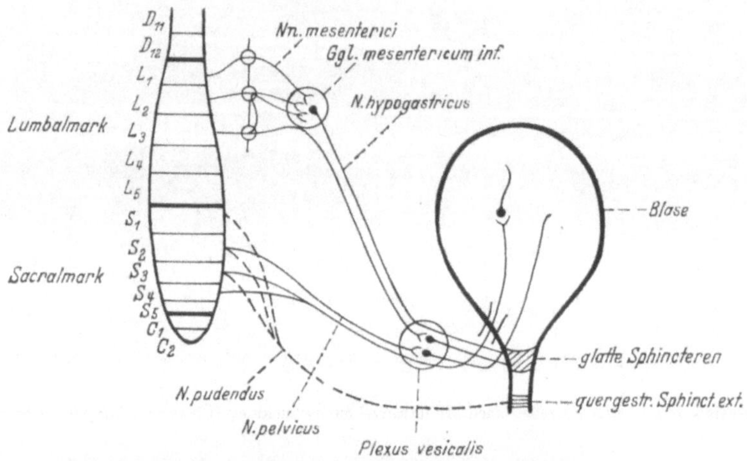

Abb. 50. Schema der Blaseninnervation nach H. DENNIG.

Die *Innervation der Peristaltik des Darmausganges* wird durch die vegetative Zellgruppe am Übergang vom Vorder- zum Hinterhorn in Höhe von S_5 gewährleistet.

Die *vasodilatatorischen Fasern* für die *Schwellkörper*, welche die Füllung der Schwellkörper und damit die Erektion des Penis ermöglichen, entspringen gleichfalls von der sacralen parasympathischen Zellgruppe in Höhe von S_2.

Die parasympathischen Vorderwurzelfasern aus dem 2.—5. Sacralsegment vereinigen sich mit den entsprechenden Hinterwurzelfasern zu den *Nn. pelvici*. Diese bilden dann zusammen mit den aus den sympathischen Zentren (L_1—L_3) entspringenden und über das Ganglion mesentericum inferius zur Peripherie ziehenden Nn. hypogastrici und den aus dem Sacralmark stammenden somatischen Nn. pudendi ein ausgedehntes Nervenfasernetz, das sich als Plexus vesicalis, deferentialis, seminalis, prostaticus, haemorrhoidalis, intervaginalis und cavernosus sowohl an der Oberfläche wie in der Wand der zu innervierenden Organe ausbreitet. Dort geht der Nervenplexus mit den Organganglien, die nach ihrer Lostrennung vom Zentralnervensystem meist wenigstens eine gewisse Funktion der Eingeweide gewährleisten, Verbindungen ein (s. Abb. 50).

α) Innervation der Harnblase.

Die normale Blasenfunktion wird ermöglicht durch entsprechendes Zusammenwirken des Detrusors und der Sphinctermuskulatur, welche den glatten Sphincter internus und den quergestreiften Sphincter externus umfaßt (s. Abb. 50). Die Kontraktion des M. detrusor, der in drei Lagen die Blasenwandmuskulatur bildet, führt zur aktiven Entleerung der Blase. Neben dem Detrusor ist noch der M. bulbocavernosus an der Harnentleerung beteiligt, der am Ende der Miktion den noch in der Harnröhre befindlichen Harnrest aktiv ausstößt. Der Detrusor besitzt ebenso wie die Muskulatur sämtlicher Hohlorgane einen charakteristischen Dehnungsreflex, durch den sich die Blasenwandmuskulatur dem verschieden großen Blaseninhalt anpaßt, und zwar derart, daß mit zunehmender Füllung der Blase die Wandspannung zunimmt, wodurch das Gefühl des Harndranges erzeugt wird. Wenn der Füllungszustand der Blase einen bestimmten Grad erreicht, kontrahiert sich der Detrusor. Der Tonus sowie die Kontraktionsfähigkeit der Blasenwandmuskulatur werden naturgemäß durch Unterbrechung der Nn. pelvici schwer gestört. Der Nachweis von hemmenden Impulsen auf den M. detrusor, die über die Nn. hypogastrici verlaufen sollen, ist für den Menschen wenigstens noch nicht erbracht, dagegen ist der Einfluß der Nn. hypogastrici auf den Blasenverschluß sichergestellt. Neben den Nn. hypogastrici tragen auch die Nn. pudendi, welche den quergestreiften Sphincter externus versorgen, zum entsprechenden Blasenverschluß bei. Während die Nn. hypogastrici für sich allein keinen genügenden Blasenverschluß gewährleisten, ist der über die Nn. pudendi durch den Sphincter externus bedingte Blasenverschluß wesentlich wirksamer. Eine gewisse Wirkung auf den Blasenverschluß üben aber auch die Nn. pelvici aus, die eine Schlinge längsverlaufender Detrusorfasern (HEISSsche Schlinge) innervieren, welche den Blasenausgang umschließt und mit der an der Hinterwand des Orificium externum gelegenen Uvula vesicae einen ventilartigen Verschluß bildet. Dieser setzt ein, wenn die Blase ein gewisses Füllungsstadium erreicht hat. Die Hauptfunktion des Detrusor vesicae ist und bleibt jedoch die Blasenentleerung.

Die früher ganz allgemein vertretene Auffassung, daß die Nn. hypogastrici und pelvici den Sphincter internus bzw. den Detrusor antagonistisch innervieren, läßt sich in dieser Fassung nicht mehr aufrechterhalten. Im allgemeinen verlaufen zwar durch die Nn. pelvici konstriktorische Impulse zu dem Detrusor und hemmende zu dem Sphincter internus, jedoch können unter gewissen Umständen über die Nn. pelvici konstriktorische Impulse zum Sphincter und hemmende zum Detrusor geleitet werden, wie umgekehrt auch Impulse von seiten der Hypogastrici nicht stets zum Verschluß der Blase, sondern unter besonderen Verhältnissen zur Erschlaffung der Sphinctermuskulatur führen können. Die somatischen Nn. pudendi vermitteln die willkürliche Zurückhaltung des Urins sowie die willkürliche Unterbrechung der Harnentleerung. Der Sphincter internus, der zwar keinen entsprechenden Blasenverschluß garantiert, genügt jedoch zum Verschluß der Urethra bei der Ejaculation. Die willkürliche Entleerung der Harnblase wird gewöhnlich durch Kontraktion der Bauchmuskeln eingeleitet, wodurch der intraabdominelle Druck erhöht wird und so ein Druck auf die Harnblase erfolgt. Außerdem beteiligt sich der M. levator ani, welcher Blase und Prostata aufwärts zieht und so die Spannung der HEISSschen Detrusorschlinge lockert, an der willkürlichen Miktion. Hat die Spannung der Blasenwand einen gewissen Grad erreicht, so kann auch eine reflektorische unwillkürliche Kontraktion des M. detrusor mit reziproker Erschlaffung des Sphincter die Miktion einleiten, die dann von der willkürlichen Kontraktion der Bauchpresse unterstützt wird. Diese reflektorische unwillkürliche Einleitung der Miktion macht man sich in der Praxis durch Kunstgriffe, wie Laufenlassen der Wasserleitung, geringgradige Wärmereize in der Kniekehle und Inguinalgegend usw. nutzbar.

An der sensiblen Versorgung der Harnblase beteiligen sich in erster Linie die Nn. pelvici, während diesen gegenüber die Nn. hypogastrici weit zurücktreten.

Die Nn. pudendi vermitteln von der Harnröhre aus das Gefühl der Miktionsbeendigung. Die sensiblen Fasern dieser drei genannten Blasennerven ziehen ohne Unterbrechung in einer sympathischen Ganglienzelle wie die übrigen somatischen sensiblen Nerven über die hinteren Wurzeln und Spinalganglien in das Rückenmark. Wie bereits erwähnt, empfinden wir an der Harnblase den Dehnungs- und Kontraktionszustand des Detrusors, der das für die Blase charakteristische Gefühl des Harndranges erzeugt. Eine Schmerzhaftigkeit der Blasenschleimhaut ist bis jetzt noch nicht erwiesen. Wesentlich für das Zustandekommen des Harndranges ist die Kontraktion des Detrusors gegen Widerstand (s. S. 63). Da der Detrusor leicht ermüdet, verschwindet das Gefühl des Harndranges auch bei gefüllter Blase wieder, um sich nach kurzer Erholung des Detrusors erneut einzustellen. Auf diese Weise erklärt sich das in Schüben oder Wellen auftretende Gefühl des Harndranges. Bei Querschnittsunterbrechungen des Rückenmarks distal vom Hypogastricuszentrum werden noch sehr unangenehme Sensationen aus der Blase vermittelt, was beweist, daß unter besonderen Verhältnissen auch die Nn. hypogastrici in größerem Ausmaß an der sensiblen Versorgung der Harnblase beteiligt sind.

β) Innervation des Mastdarmes.

Ebenso wie die Harnblase wird auch das Rectum von den Nn. pelvici, hypogastrici und pudendi versorgt. Die Nn. pudendi, welche motorisch die Mm. transversi perinei, die Mm. levator ani und Sphincter externus sowie sensibel das Rectum, die Analgegend und das Scrotum innervieren, beziehen ihre Fasern aus dem 3.—5. Sacralsegment. Läsionen des Sphincterzentrums und seiner Wurzeln (S_5) haben den Ausfall des Analreflexes zur Folge. An der vegetativen Versorgung des Mastdarmes haben wieder vor allem die Nn. pelvici Anteil, welche die Peristaltik des Darmausganges und zum Teil wenigstens auch den Sphincter internus innervieren, der jedoch im wesentlichen von den Nn. hypogastrici versorgt wird. Für das Rectum gilt ebenfalls das Gesetz der reziproken Hemmung, d. h. die Innervation der Austreibungsmuskulatur ist mit Erschlaffung der Sphincteren und umgekehrt gekoppelt.

Der Defäkationsakt unterliegt im wesentlichen den willkürlich innervierten Mm. levator ani und transversi perinei, der Rectumverschluß dem Sphincter externus und internus. Bei der Stuhlentleerung wie bei dem Rectumverschluß spielen diese willkürlich innervierten Muskeln eine bedeutend wichtigere Rolle als die dem Willen nicht unterworfenen Muskeln.

γ) Innervation der Genitalorgane.

Wieder sind es die Nn. pudendi, pelvici und hypogastrici, welche einen entsprechenden Funktionsablauf der Genitalorgane sichern. Im Vordergrund stehen die Nn. pelvici, welche die Füllung der Schwellkörper des Penis und damit eine entsprechende Erektion garantieren. Reflektorische rhythmische Kontraktionen der Mm. ischio- und bulbocavernosi, die teilweise durch propriozeptive Impulse aus den durch die Erektion bzw. Hyperämie gereizten Muskeln ausgelöst werden, erzeugen Orgasmus und bilden zusammen mit der über die Nn. hypogastrici erfolgenden Emissio seminis die Ejaculation. Die Nn. hypogastrici innervieren die Vesica seminalis und den Ductus deferens und gewährleisten den Sameneinfluß in die hintere Harnröhre, der von einer Konstriktion der Schwellkörper und Kontraktion des M. retractor penis gefolgt ist.

Unsicher sind noch unsere Kenntnisse von der nervösen Versorgung des Uterus, weshalb auf diese nicht eingegangen wird.

3. Spinale Reflexmechanismen.

Wie bereits einleitend im Abschnitt Rückenmark bemerkt wurde, ist das *Rückenmark* nicht nur *Leitungs-*, sondern auch *Reflexorgan*, doch unterliegen diese spinalen Reflexmechanismen auch weitgehend corticalen sowie subcorticalen supraspinalen Einflüssen, weshalb nur mit einer gewissen Reserve von einer reflektorischen Eigentätigkeit des Rückenmarks gesprochen werden kann. Noch weniger kommt eine physiologische Betrachtungsweise, der ein segmental gegliedertes Spinalorgan zugrunde gelegt wird, den tatsächlichen Verhältnissen nahe und doch kann, wie schon früher gezeigt wurde, auf eine solche Darstellungsweise trotz aller ihr anhaftenden Mängel nicht verzichtet werden, da sie zur Zeit noch immer die klinischen Tatsachen am ehesten unserem Verständnis näherbringen kann. Die spinalen Reflexmechanismen lassen sich zweckmäßig in propriozeptive oder Eigenreflexe und in exterozeptive oder Fremdreflexe unterteilen.

a) Propriozeptive oder Eigenreflexe.

Eine Anzahl von Eigenreflexen, die *Muskelsehnenreflexe,* ermöglicht die reaktive Anpassung der Muskelspannung an eine plötzlich veränderte Gliedstellung und zählt daher zu den *adaptiven Reflexen.* Auf den einfachsten Nenner gebracht wäre dies ein Reflex, der auf eine rasche Dehnung des Muskels reflektorisch dessen Kontraktion herbeiführt. Unter normalen Bedingungen ist diese Reaktion aber nicht so isoliert, sondern Bestandteil einer reaktiven Gliedbewegung, an der sich noch eine Reihe anderer Muskeln beteiligt. Die klinische Untersuchung bedient sich zur Auslösung der Muskelsehnenreflexe eines Schlages auf die Ansatzsehne eines Muskels, der diesen reflektorisch zur Kontraktion bringt, wobei die übrige Körpermuskulatur so gut wie möglich durch Ruhelage ausgeschaltet werden soll.

Während das Herausgreifen eines einzelnen Reflexes aus einem natürlicherweise zusammengesetzten Vorgang das natürliche Geschehen analysiert und einem physiologischen Experiment entspricht, kommt der Schlag auf die Ansatzsehne einer brüsken Muskelzerrung und damit einem adäquaten Muskelreiz gleich. Beim Muskelsehnenreflex besteht zwischen dem *propriozeptiven Receptor im Muskel* bzw. der *Sehne* und dem *Effektor,* d. h. dem *gleichen Muskel* ein *enger anatomischer Konnex.* Ein derartiger Eigenreflex verläuft in seiner einfachsten Form über den direkten segmentalen Reflexbogen, nämlich Receptoren — afferente Fasern des Muskelnerven — Hinterwurzel mit Spinalganglion — Reflexkollaterale — Vorderhornganglienzelle — Vorderwurzel — efferente Fasern des Muskelnerven — motorische Endplatte, wobei sich die sensiblen Fasern im Muskelnerven auf 30—50% belaufen (Abb. 51).

Auf einen einzelnen Impuls antwortet der Muskel mit einer Zuckung, die sich elektrographisch in einer typischen biphasischen Aktionsstromkurve dokumentiert und sich in keiner Weise unterscheidet, ob sie reflektorisch oder durch direkte Reizung des motorischen Nerven selbst ausgelöst wurde. Steigt die Reizfolge über mehr als 50 Reize je Sekunde, so geht die rhythmische Form der Muskelzuckung in eine reflektorische tetanische Kontraktion über. Der Kontraktionseffekt eines reflektorisch gereizten Muskels verläuft parallel mit der Frequenz der erregenden Impulse, die ihrerseits wiederum von der Intensität der Reizung abhängen. Die Kontraktionsstärke eines Muskels steht des weiteren in Beziehung zur Anzahl der zur Kontraktion gebrachten Muskelfibrillen. Bei einer willkürlichen Innervation kontrahiert sich meist nur ein Teil der Muskelfibrillen, während unnatürliche, künstliche Reize, zu denen auch die Muskelsehnenreflexe zählen, sämtliche Muskelfibrillen auf einmal zur Kontraktion bringen. Dementsprechend

wird ein relativ hohes Refraktärstadium der Sehnenreflexe festgestellt. Die relative
Refraktärperiode, welche sich auf gleichstarke Kontraktionen hintereinander aus-
gelöster Reflexe bezieht und länger ist, gibt ein Bild von dem Ermüdungsgrad
des Reflexes. Eine Latenz oder Verzögerung zwischen Reizung und Reizerfolg sowie eine meßbare Abhängigkeit der Reflexzeit von der Reizstärke
spielen bei den Eigenreflexen keine Rolle.

Das *spastische Verhalten* des Muskels dokumentiert sich unter anderem in
gesteigerten Muskelsehnenreflexen und in einer *Erhöhung* der *Frequenz* der die
Vorderhörner verlassenden *Impulse*. Die Frage, ob sich propriozeptive Erregungen
in ihrer Wirkung auf die Eigenreflexe summieren können,
wird von den englischen Neurophysiologen unter der
Führung von SHERRINGTON bejaht, von namhaften deutschen Physiologen dagegen verneint. SHERRINGTON nimmt
einen Erregungszustand des Rückenmarkgraues an, und
zwar soll sich dieser Erregungsrückstand aus unter-
schwelligen Reizen immer neu ausbilden. Bei den Eigenreflexen dokumentiert sich diese Beteiligung der *zentralen
grauen Substanz* sowohl im Sinne der *Reflexverstärkung*
wie der leichteren *Auslösbarkeit der Reflexe*. Letztere
Eigenschaft der zentralen Substanz, welche eine leichtere
Auslösbarkeit der Eigenreflexe ermöglicht oder mit
anderen Worten den Erregungszustand der motorischen
Ganglienzelle erhöht oder deren Reizschwelle herab-
setzt, wird von deutschen Autoren als *Bahnung* von der
Summation abgetrennt.

Führt man keine brüske, sondern mehr eine langsame
Dehnung eines Muskels durch, so reagiert dieser ebenfalls
reflektorisch mit Kontraktion, und man spricht vom
Muskeldehnungsreflex. Unter Muskeldehnungsreflex ver-
steht man demnach die reflektorische Anpassung eines
Muskels auf seinen ständig wechselnden Dehnungszustand,

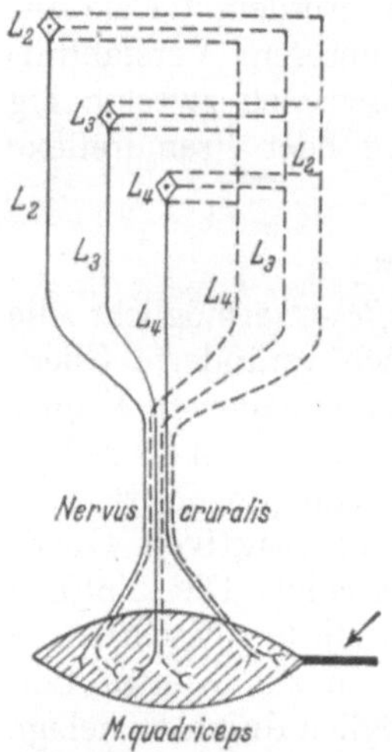

Abb. 51. Schema des spinalen Reflexbogens des Patellarreflexes
nach O. FOERSTER.
— — — — — afferente Fasern;
——————— efferente Fasern.

die allein nur den geordneten zielsicheren Ablauf jeder Bewegung gewährleistet.
Der Muskeldehnungsreflex, der ebenso wie die Muskelsehnenreflexe mit der entsprechenden Funktionstüchtigkeit des spinalen Reflexbogens steht und fällt,
ist das wesentliche Substrat des *Muskeltonus*, unter welchem man nach
SHERRINGTON eine statische Kontraktion versteht. Das Verhalten der Sehnenreflexe und des Muskeltonus ist aber weder unter physiologischen noch unter
pathologischen Verhältnissen gleich.

Auf die Bahnung der Eigenreflexe üben sowohl reflektorische wie willkürliche
Impulse einen Einfluß aus. So kehren beim Menschen mit Querschnittsunterbrechung des Rückenmarks die erloschenen Sehnenreflexe auf längeres Faradi-
sieren der Muskulatur also auf reflektorische Impulse für einige Zeit wieder.
Während alle Erregungen, welche im Dienste der Aufrechthaltung des Körpers
gegen die Schwerkraft stehen, die Eigenreflexe der Strecker bahnen, verstärken
umgekehrt Reize, welche die Beugergruppe der Beine innervieren, den Dehnungsreflex der Beuger. Willkürliche Innervationen wirken bahnend auf die Eigenreflexe, selbst wenn die willkürlich innervierten Muskeln keinerlei funktionelle
Beziehung zu den reflektorisch innervierten Muskeln besitzen, so erleichtert die
Innervation der Armmuskulatur, welche zur Ausführung des JENDRASSIKschen
Handgriffes notwendig ist, die Auslösung des Patellarsehnenreflexes und nicht,
wie häufig angenommen wird, die Ablenkung des Patienten. Tiefe Atmung,
Gähnen usw. können ebenfalls bahnend auf die Eigenreflexe einwirken. Vor

allem können die mannigfaltigsten Erregungen von der Körperoberfläche wie der vegetativen Sphäre aus die spastischen Muskelkontraktionen verstärken.

Neben *bahnenden* müssen auch *hemmende* Einflüsse auf die Eigenreflexe angenommen werden, und zwar verlaufen die beiden Erregungen über afferente Wurzelfasern, die sich intraspinal in eine erregende und hemmende Kollaterale aufteilen sollen. Nach SHERRINGTON soll ein Nerv zwei Arten von Fasern führen, deren Reizung eine geradezu entgegengesetzte Wirkung zur Folge hat. So soll ein Streckmuskel sowohl propriozeptive Receptoren enthalten, deren Reizung zu einer Muskelkontraktion führt, sowie außerdem solche, deren Reizung umgekehrt eine reflektorische Hemmung verursacht. Auf eine leichte Massage reagiert ein derartiger Muskel mit reflektorischer Kontraktion (autogene Erregung), während er auf einen stärkeren Schmerzreiz mit reflektorischer Erschlaffung antwortet (autogene Hemmung). Nicht selten führt ein plötzlich einsetzender starker Schmerz im Kniegelenk zum reflektorischen Tonusverlust im Quadriceps und damit zum Zusammenbrechen im Kniegelenk. Dehnt man außerdem einen spastischen Muskel, so nimmt zunächst seine reflektorische Kontraktion und damit auch sein Dehnungswiderstand zu, um dann aber, besonders wenn die Dehnung abrupt erfolgt, ganz plötzlich einer Hemmung und damit einer völligen Muskelerschlaffung Platz zu machen. Dieser Umschlag von Erregung in Hemmung, der dann einsetzt, wenn die Dehnung für den Muskel gefährlich werden könnte, wird als Taschenmesserphänomen bezeichnet und den Schutzreaktionen zugerechnet. Wenn es auch zur Zeit nicht feststeht, ob tatsächlich in der Peripherie entstandene, spezifisch hemmende Impulse vorkommen oder ob eine bestimmte Qualität von Erregungen schon in der Peripherie oder erst im Rückenmark den Charakter hemmender Impulse erhält, so ist doch die Existenz von hemmenden wie erregenden Impulsen auf den sich reflektorisch kontrahierenden Muskel gesichert.

Bei Kontraktion des Agonisten kommt es zu reziproker Hemmung des Antagonisten und der Kontraktionseffekt eines Muskels stellt die algebraische Summe der erregenden und hemmenden Impulse dar. Werden die Oberschenkel-beuger während der Auslösung des Patellarsehnenreflexes gereizt, so wird der Streckreflex gehemmt, eventuell sogar bis zu seiner Unauslösbarkeit. Die elektro-graphische Untersuchung der an dem Patellarreflex aktiv und passiv beteiligten Muskeln ergibt während der initialen Kontraktion der Strecker eine nahezu völlige Erschlaffung der Beuger, worauf nach einer Latenzperiode ein Aktionsstrom für die gleiche Dauer im antagonistischen Beuger nachweisbar ist.

Bei passiver Gliedbewegung läßt sich nicht nur vom gedehnten Strecker (Verlängerungsreaktion), sondern nicht selten auch von dem sich der Verkürzung anpassenden Beuger (Verkürzungsreaktion) ein Aktionsstrom ableiten. O. FOER-STER spricht von einem Adaptationsreflex, den er streng vom Fixationsreflex unterscheidet. Letzterer tritt auch in Erscheinung dort, wo keine Kraft den verkürzten Muskel auszudehnen sucht. Der in der Kontraktur verkürzte Muskel verhält sich wie ein Antagonist, dem nach brüsker Überwindung des Dehnungs-widerstandes des Agonisten und bei der darauffolgenden, mehr oder minder völligen Erschlaffung dieses Muskels sämtliche Erregungen zuströmen.

Tierexperimente legen eine von den unteren Rückenmarksabschnitten auf-steigende spinale Bahn nahe, welche die Innervation der Beuger fördert, während sie die der Strecker hemmt. Dabei handelt es sich um eine Funktion der grauen Rückenmarkssubstanz vom Typ der reziproken Innervation, da eine Deafferen-tierung des caudalen Rückenmarksabschnittes den Tonus und die Eigenreflexe an den infraläsionellen Abschnitten nicht beeinflußt. Diese ascendierende

Rückenmarksbahn würde auch die häufige Beugekontraktur bei hoher vollkommener Rückenmarksunterbrechung erklären.

Beim Klonus ist im Augenblick der Agonistenkontraktion der Antagonist reziprok gehemmt, um sich aber alsbald infolge des einsetzenden Dehnungsreflexes selbst zu kontrahieren und den Agonisten, der jetzt zum Antagonisten geworden ist, reziprok zu erschlaffen. Auf diese Weise können dann, indem sich erregende und hemmende Vorgänge nacheinander ablösen, bei anhaltender kräftiger Muskeldehnung die sich in regelmäßigen Zeitabständen wiederholenden Muskelkontraktionen des Klonus zustande kommen. Da aber bereits auf einen einmaligen Reiz hin zentral die Grundlage zu einer erneuten Muskelkontraktion geschaffen werden kann, wird man der zentralen nervösen Substanz die Fähigkeit zu rhythmischer Tätigkeit zuerkennen müssen. Die auf die Hemmung folgende erneute motorische Entladung wird als Rebound oder Rückprallkontraktion bezeichnet. Unter normalen Verhältnissen bilden natürlich Zentrum und Peripherie eine Arbeitsgemeinschaft. Die im Augenblick der Protagonistenkontraktion einsetzende zentrale Hemmung in der weiteren Umgebung des erregten Reflexfeldes, auf welche mit auftretender Hemmung in dem soeben noch erregten Reflexfeld die Steigerung der Erregbarkeit in dem vorher gehemmten zentralen Grau folgt, wird von SHERRINGTON unter dem Begriff der *zentralen, simultanen* und *sukzessiven Induktion* zusammengefaßt.

b) Exterozeptive oder Fremdreflexe.

Unter exterozeptivem Reflex versteht man Muskelkontraktionen sowie auch kompliziertere Bewegungen, die auf einen an der Körperoberfläche angreifenden Reiz hin auftreten. Während die propriozeptiven Reflexe der reflektorischen Anpassung an eine motorische Situation dienen, stellen die exterozeptiven Reflexe unbewußte Reaktionen auf Umweltreize dar. Nach P. HOFFMANN kommt einer Gruppe dieser exterozeptiven Reflexe die Aufgabe zu, gefährliche Situationen und schmerzhafte, sog. nocizeptive Reize instinktiv abzuwehren. Außerdem dienen Fremdreflexe der Fortbewegung, dem aufrechten Stehen und Gehen sowie anderen lebenswichtigen Aufgaben, wobei aber an dem Zustandekommen der Fremdreflexe nicht nur spinale Reflexmechanismen, sondern auch corticale und cerebellare, sowie subcorticale supraspinale Zentren beteiligt sind.

Zu den konstantesten exterozeptiven Reflexen zählen die cutanen Bauchdecken- und Cremasterreflexe, bei welchen kontinuierliche Hautreize (Striche) oder ein schmerzhafter Einzelreiz zunächst eine circumscripte, meist langsam ablaufende Muskelkontraktion verursachen, während intensivere Reize ausgedehntere Muskelkontraktionen, Einziehen der Bauchdecken, Krümmung des Rückens, Anziehen der Beine usw. bedingen und so den Abwehrcharakter dieses Reflexes klar zutage treten lassen. Am Cremasterreflex zeigt sich, daß bei den exterozeptiven Reflexen im Gegensatz zu den propriozeptiven die Receptoren und Effectoren örtlich voneinander getrennt abliegen.

Zu den typischen Fremdreflexen an der unteren Extremität zählt der Beugereflex, der sich besonders an Kranken mit einer Querschnittsläsion im oberen und mittleren Brustmark gut nachweisen läßt. Auf einen intensiven Reiz an der Fußsohle kontrahieren sich die gesamten Beugegruppen des Beines, was zu einem Zurückziehen des Fußes führt, weshalb man auch von Verkürzungsreaktion oder von Fluchtreflex spricht. Da es sich bei dieser Beugung um eine kombinierte Muskelaktion handelt, hat sich die treffendere Bezeichnung *Beugereflexsynergie* eingebürgert. Die Beugereflexsynergie an der unteren Extremität setzt sich zusammen: 1. aus einer Flexion, Abduktion und Außenrotation des

Oberschenkels im Hüftgelenk, 2. aus einer Beugung des Unterschenkels im Kniegelenk, sowie 3. aus einer Dorsalflexion des Fußes und der Zehen mit supinatorischer Kantung des Fußes, die durch das Überwiegen des M. tibialis anterior
bedingt ist. Die Strecksynergie des Beines dagegen ist gekennzeichnet 1. durch
Streckung, Adduktion und Innenrotation des Oberschenkels im Hüftgelenk,
2. durch Streckung des Unterschenkels im Kniegelenk, und 3. durch Plantarflexion mit Supination des Fußes und einer Dorsal-, seltener Plantarflexion
der Zehen. Die Beugung bei der Beugereflexsynergie erfolgt langsam mit einer
ausgesprochenen Latenz zwischen Reiz und Reizeffekt.

Den exterozeptiven Reflexen ist eine sehr *leichte Ermüdbarkeit* eigen, was
uns bei den zahlreichen Synapsen dieser Reflexe nicht wunder nehmen braucht.
Wie für die propriozeptiven Reflexe gilt auch für die exterozeptiven das Gesetz
der *Bahnung* und *Summation*. Obwohl jedem Fremdreflex ein mehr oder minder
umschriebener optimaler Reizfokus zukommt, können doch zumal an Kranken
mit hoher spinaler Querschnittsunterbrechung auch von zahlreichen anderen
Feldern aus, und zwar auf die verschiedenste Weise entsprechende Beugereflex-
synergien erzielt werden.

Das Gesetz der reziproken Innervation dokumentiert sich in der Hemmung
des exterozeptiven Streckreflexes durch die Beugesynergie und umgekehrt, wobei
es auffallend ist, daß gerade nocizeptive Reize eine Hemmung des Patellar- und
Achillessehnenreflexes bedingen. Die Sehnenreflexe an der unteren Extremität
sind an Muskelgruppen gebunden, welche der Schwerkraft des Körpers entgegenwirken und die durch propriozeptive Erregungen aus den Muskeln ausgelöst und
durch Erregungen gehemmt werden, welche sich auf die Beugemuskulatur erstrecken. Exterozeptive Reize, soweit sie die Streckmuskulatur beeinflussen,
lösen Mechanismen aus, welche der Schwerkraft des Körpers entgegenwirken
(Stützreaktion) oder die zu einer reziproken Innervation der kontralateralen
Strecker bei primärer homolateraler Beugekontraktion führen. O. FOERSTER
und ALTENBURGER konnten an Hand von elektromyographischen Untersuchungen
bei Auslösung des Beugereflexes an den Antagonisten aufzeigen, daß während
des Ablaufes des Beugereflexes sowohl völlige Untätigkeit der Strecker, partielle
Sperrung der Streckerkerne sowie jedwedes Fehlen der Hemmung der Streckerkerne vorkommen, was so recht die große Variationsbreite in der Reaktion des
Zentralnervensystems dokumentiert.

Die Strecksynergie, welche durch Druck auf die Fußsohle oder durch Hautreize in der Inguinalgegend, seltener durch leichtes Streichen am Innenrand
des Fußes oder der Tibia ausgelöst wird, trifft man beim Menschen sowohl bei
vollkommener wie unvollkommener Querschnittsunterbrechung des Rückenmarks
an. Diese Strecksynergie, von MAGNUS auch als Stützreaktion bezeichnet, läßt
sich am besten durch passive Dorsalflexion des Fußes und der Zehen auslösen
(s. Abb. 147). Die Streckreflexsynergie ist als ein Standreflex aufzufassen, wofür
schon ihre Auslösbarkeit durch Druck gegen die Fußsohle und ihr Auftreten
beim Kinde erst nach dem Erlernen des Stehens sprechen. Der positiven Stützreaktion steht eine negative Stützreaktion gegenüber, die sich in der Beugereflexsynergie äußert und durch eine schmerzhafte passive Plantarflexion des
Fußes ausgelöst wird.

Die *Beugereflexsynergie* des *Armes* setzt sich zusammen 1. aus einer Hebung
der Schulter, einer Abduktion und zuweilen Außenrotation des Oberarmes,
2. aus einer Flexion des Unterarmes im Ellenbogengelenk, und 3. aus einer
Pronation und Flexion, aber auch Extension der Hand mit Beugung oder Streckung
der Finger. Die *Streckreflexsynergie* des *Armes* dagegen besteht 1. in einer Sen-
kung der Schulter, einer Adduktion und Innenrotation des Oberarmes, 2. in

einer Streckung des Unterarmes im Ellenbogengelenk, und 3. in einer Pronation und Streckung der Hand, begleitet von einer Extension oder Flexion der Finger.

Bei Kranken mit vollkommener, vor allem aber mit unvollkommener Querschnittsunterbrechung des Rückenmarks werden zuweilen sog. alternierende Reflexe beobachtet, bei denen eine reflektorische Beugung von einer antagonistischen Streckung abgelöst wird, so z. B. ein Beugereflex von einem homolateralen oder auch kontralateralen Streckreflex. Inwieweit dabei der Rückstoß oder Rebound eine Rolle spielt, ist bis jetzt noch nicht sicher festgestellt. Da Faradisation des durchschnittenen Rückenmarks beim Tier Gehbewegungen auch an einem deafferentierten Bein hervorruft, ist der Nachweis für die spinale Natur dieser Leistung erbracht.

c) Spinale, segmentale Vertretung der physiologischen Reflexe.

Die segmentale Innervation der Muskulatur (s. Vorderhorn und Vorderwurzeln S. 53) bedingt naturgemäß auch eine segmentale Vertretung der spinalen Reflexe, und zwar trifft dies im besonderen für die Eigenreflexe zu, deren Reflexbögen hauptsächlich in den dem sich kontrahierenden Muskel zugehörigen Rückenmarkssegmenten geschlossen werden. Je nachdem die Unterbrechung im efferenten Anteil des Reflexbogens (Vorderhornganglienzelle—Vorderwurzel—efferente Nervenfaser) oder im afferenten (afferente Nervenfaser—Hinterwurzel mit Spinalganglion—Reflexkollaterale) erfolgt, weichen die Ausfallserscheinungen voneinander ab. Bei Läsion des efferenten Schenkels des Reflexbogens ist naturgemäß sowohl die willkürliche wie reflektorische Innervation der betreffenden Muskeln aufgehoben, während eine Unterbrechung des afferenten Schenkels die willkürliche Innervierbarkeit des betreffenden Muskels keineswegs ausschließt und die reflektorische Innervierbarkeit nur auf eben diesem Weg aufhebt, andere Möglichkeiten der reflektorischen Erregbarkeit dagegen unbeeinflußt läßt. Wegen der großen Wichtigkeit der spinalen Reflexe für die Höhendiagnose von Rückenmarksprozessen müssen die wichtigsten Eigen- und Fremdreflexe und die betreffenden Rückenmarkssegmente, in denen diese geschlossen werden, wenigstens kurz angeführt werden. Die Muskeleigenreflexe werden, wie schon früher vermerkt, durch einen kurzen Schlag auf den Muskel oder seine Ansatzsehne ausgelöst. O. FOERSTER will von den Muskelsehnenreflexen die ossalen Reflexe als selbständige Reflexe abgegrenzt wissen, doch wird seiner Auffassung von anderer Seite entgegengetreten und die Auslösung des Reflexes durch Beklopfen des Periostes auch auf eine Muskelerschütterung bzw. Muskelzerrung zurückgeführt.

Am *Schultergürtel* führt das Beklopfen des medialen Schulterblattrandes zu einer Kontraktion der Mm. pectoralis major, latissimus dorsi und teres major und damit zu einer Adduktion, verbunden mit reflektorischer Kontraktion der Außenrotatoren, Mm. infraspinatus und teres major (C_4—C_6): Beklopfen der Clavicula, sowie des Akromions und des Coracoids hat besonders eine Kontraktion des M. deltoideus zur Folge (C_5—C_6).

An der *oberen Extremität* kommen an Eigenreflexen vor allen Dingen in Betracht der Biceps- (C_5—C_6) und der Tricepssehnenreflex (C_6—C_7), ausgelöst durch Beklopfen des entsprechenden Muskels oder seiner Ansatzsehne, sowie der Radiusperiostreflex, der durch einen Schlag auf das distale Radiusende bei leicht gebeugtem Unterarm, und zwar in Mittelstellung zwischen Pronation und Supination ausgelöst wird (C_7—C_8), und einen kombinierten Eigenreflex der Mm. biceps und brachioradialis darstellt (C_5—C_8). Reflexe an den Fingerbeugern lassen sich zuweilen durch Beklopfen ihrer Sehnen bei dorsal flektierter Hand erzielen (C_6—D_1).

Am *Rumpf* treten die Eigenreflexe zurück, nahezu konstant ist nur der ossale Bauchdeckenreflex, bei dem es auf Beklopfen der 7. Rippe mit dem Perkussionshammer zu einer Kontraktion der gleichseitigen oberen Bauchmuskeln kommt. Bei Reflexsteigerung infolge Hinterwurzelreizung oder Unterbrechung von corticospinalen Bahnen läßt sich durch Beklopfen des Kreuzbeins eine Kontraktion der Rückenstrecker erzielen. Nicht selten ruft auch Beklopfen eines auf die unterste Rectuspartie gelegten Plessimeters einen Eigenreflex des M. rectus abdominis hervor (D_8—D_{10}).

An den *unteren Extremitäten* zählen der Patellar- und Achillessehnenreflex zu den konstantesten aller Eigenreflexe, der Patellarsehnenreflex (L_2—L_4) wird durch einen kurzen Schlag mit dem Perkussionshammer auf die Patellarsehne des im Kniegelenk gebeugten Beines ausgelöst und äußert sich in einer Kontraktion des Quadriceps femoris und damit in einer Streckung des Beines im Kniegelenk (s. Abb. 51). Nur selten fehlt der Patellarsehnenreflex ohne eine entsprechende Erkrankung des Nervensystems, seinen Ausfall hat O. FOERSTER als Frühsymptom bei traumatischer und tumoröser Schädigung des Lumbalmarks und der Cauda equina angegeben. Abnorme Steigerung sowie Pseudopatellarklonus trifft man nicht so selten bei nervösen Individuen an. Das Fehlen des Patellarsehnenreflexes, bedingt durch Unterbrechung des Reflexbogens im intramedullären Anteil der hinteren Wurzel besonders bei Tabes dorsalis, wird nach dem ersten Beschreiber als WESTPHALsches Zeichen benannt. Der Achillessehnenreflex (L_5—S_2) wird durch einen kurzen Schlag auf die durch passive Dorsalflexion des Fußes leicht angespannte Ansatzsehne der Mm. gastrocnemius und soleus ausgelöst und dokumentiert sich in einer Plantarflexion des Fußes. Zweckmäßig löst man den Achillessehnenreflex in Bauchlage, bei im Knie in einem Winkel von 90° gebeugtem Unterschenkel oder im Knien auf einem Stuhl aus. Bei schwieriger Auslösbarkeit des Achillessehnenreflexes bedient man sich am besten des JENDRASSIKSCHEN Handgriffes (s. JENDRASSIKSCHER Handgriff S. 66). Der Achillessehnenreflex fehlt bei Läsionen des Sacralmarkes und der Cauda equina sowie bei peripherer Nervenschädigung und der Ischialgie. Während sich durch Beklopfen des Epicondylus femoris medialis bei etwas abduziertem, gestrecktem Bein nicht selten eine Adduktion erzielen läßt (Adductorenreflex L_2—L_4), kommt es bisweilen auf Beklopfen des Epicondylus femoris lateralis zu einer Kontraktion der Mm. glutaeus medialis und minimus (L_4—S_1) sowie des Tensor fasciae latae (L_4—L_5) (Abductorenreflex). Ein Schlag auf die Ansatzsehne der Mm. semitendinosus, semimembranosus und biceps (L_5—S_2) oder auf die Kondylen des Femur oder der Tibia kann eine Kontraktion der Unterschenkelbeuger und als deren Folge eine Beugung im Kniegelenk hervorrufen. Durch einen Schlag auf den Fußrücken, insbesondere auf das Cuboid läßt sich zuweilen eine Dorsalflexion der Zehen erzielen.

Die Fremdreflexe lassen sich im allgemeinen durch Dauerreize (Bestreichen der Haut) und durch schmerzhafte oder protrahierte propriozeptive Reize auslösen. Da sie nicht selten von verschiedenen Feldern der Körperoberfläche auslösbar sind, besitzt der efferente Anteil des Reflexbogens die größere Wichtigkeit, wenn natürlich auch die Unterbrechung der afferenten Reflexfasern desgleichen den Reflex aufheben kann.

Von den Fremdreflexen an der *oberen Extremität* besitzt der MAYERsche Fingergrundgelenkreflex (C_7—D_2), bei dem es auf kräftige Beugung des Zeige- und Mittelfingers, aber auch des Ringfingers, in ihren Grundgelenken zu einer reflektorischen Opposition, Adduktion sowie Extension des Daumens im Carpometacarpalgelenk kommt, die größte Wichtigkeit. Der MAYERsche Fingergrundgelenkreflex zählt zu den sog. corticalen Reflexen und ist von einer intakten

Pyramidenbahn abhängig. Schon geringere Läsionen der Pyramidenbahn haben den Ausfall des MAYERschen Reflexes zur Folge, der als feinster Indicator einer Pyramidenbahnläsion anzusprechen ist. Im Gegensatz zum MAYERschen Fingergrundgelenkreflex kommt ein Ausfall des LÉRIschen Phänomens (passive Einrollung der Finger und Volarflexion der Hand im Handgelenk führen zur Kontraktion der Unterarmbeuger) auch ohne Pyramidenbahnläsion vor und umgekehrt ist das LÉRIsche Phänomen zuweilen auch noch bei Pyramidenbahnläsionen auslösbar. Zuweilen läßt sich durch Bestreichen der Hohlhand eine Fingerbeugung erzielen, die an den Greifreflex des Säuglings erinnert.

Am *Rumpf* lassen sich durch strichförmige Reize auf der Bauchhaut im Gebiet der Dermatome D_5—D_{12} reflektorische Einziehungen der Bauchwand hervorrufen (cutane Bauchdeckenreflexe), und zwar spricht der obere Bauchdeckenreflex (D_5—D_7) auf einen Strich längs des Rippenbogens, der mittlere Bauchdeckenreflex (D_8—D_{10}), auf einen horizontalen Strich seitlich vom Nabel und der untere (D_{10}—D_{12}) auf einen Strich parallel zum Leistenband an. Schlaffe Bauchdecken und eine starke Fettablagerung in den Bauchdecken geben nicht selten die Ursache für den Ausfall der cutanen Bauchdeckenreflexe ab, des weiteren können intraabdominelle Erkrankungen die Auslösung der cutanen Bauchdeckenreflexe verhindern, so fehlt z. B. bei Appendicitis der rechte untere Bauchdeckenreflex. Auf Hautreize an der Innenseite des proximalen Oberschenkels kontrahiert sich der unterste Anteil des M. obliquus internus, auch Cremaster genannt (Cremasterreflex L_1—L_2). Die cutanen Bauchdecken- und Cremasterreflexe zählen zu den corticalen Reflexen, da sie bei Läsionen cerebrospinaler Bahnen entweder stark abgeschwächt oder sogar völlig aufgehoben sind. Der Rückenstreckerreflex, der auf Bestreichen der Rückenhaut beim·Neugeborenen zu erzielen ist, läßt sich besonders bei kitzligen Menschen auslösen und besitzt bei Reizzuständen an den hinteren Wurzeln eine gewisse Bedeutung.

An der *unteren Extremität* steht der Plantarreflex, bei dem sich auf Bestreichen der Fußsohle (L_4—S_2) die Plantarflexoren der Zehen (S_1—S_3) kontrahieren, sowohl hinsichtlich seiner Konstanz wie Bedeutung an erster Stelle der Fremdreflexe. Intensivere, schmerzhafte Fußsohlenreize haben nicht so selten eine Dorsalflexion des Fußes (L_4—L_5) zur Folge. Wie schon kurz angedeutet, sind weder die Hypo- und Areflexie noch die Reflexübererregbarkeit ein sicheres Anzeichen für eine Erkrankung des Nervensystems. Wenn aber Anomalien vorliegen, so sind alle Muskelsehnenreflexe entweder gesteigert oder abgeschwächt bzw. aufgehoben, weshalb doch ein verschiedenes Verhalten der Muskelsehnenreflexe auf beiden Seiten oder eines bestimmten Reflexes auf eine Erkrankung des Nervensystems hinweist. Der Muskeltonus geht keineswegs stets mit der Steigerung des Muskelsehnenreflexes parallel, sondern ganz im Gegenteil ist bei Neurasthenikern nicht so selten eine Steigerung der Muskelsehnenreflexe mit einer Hypotonie vergesellschaftet.

4. Efferente Bahnen.

a) Pyramidenbahn.

Anatomie. Die Pyramidenbahnfasern entspringen als Neuriten der BETZschen *Pyramidenzellen* in der 5. *Schicht* der vorderen Zentralwindung, genauer gesagt der *Area gigantocellularis agranularis astriata* oder *des Feldes 4* von O. VOGT (s. vordere Zentralwindung S. 234) (s. Abb. 52a u. b). Die Pyramidenbahnfasern durchziehen die innere Kapsel (s. Abb. 53a u. b), die Hirnschenkel, die Brücke (s. Abb. 54) und die Pyramide der Oblongata (s. Abb. 54) und verlaufen nach

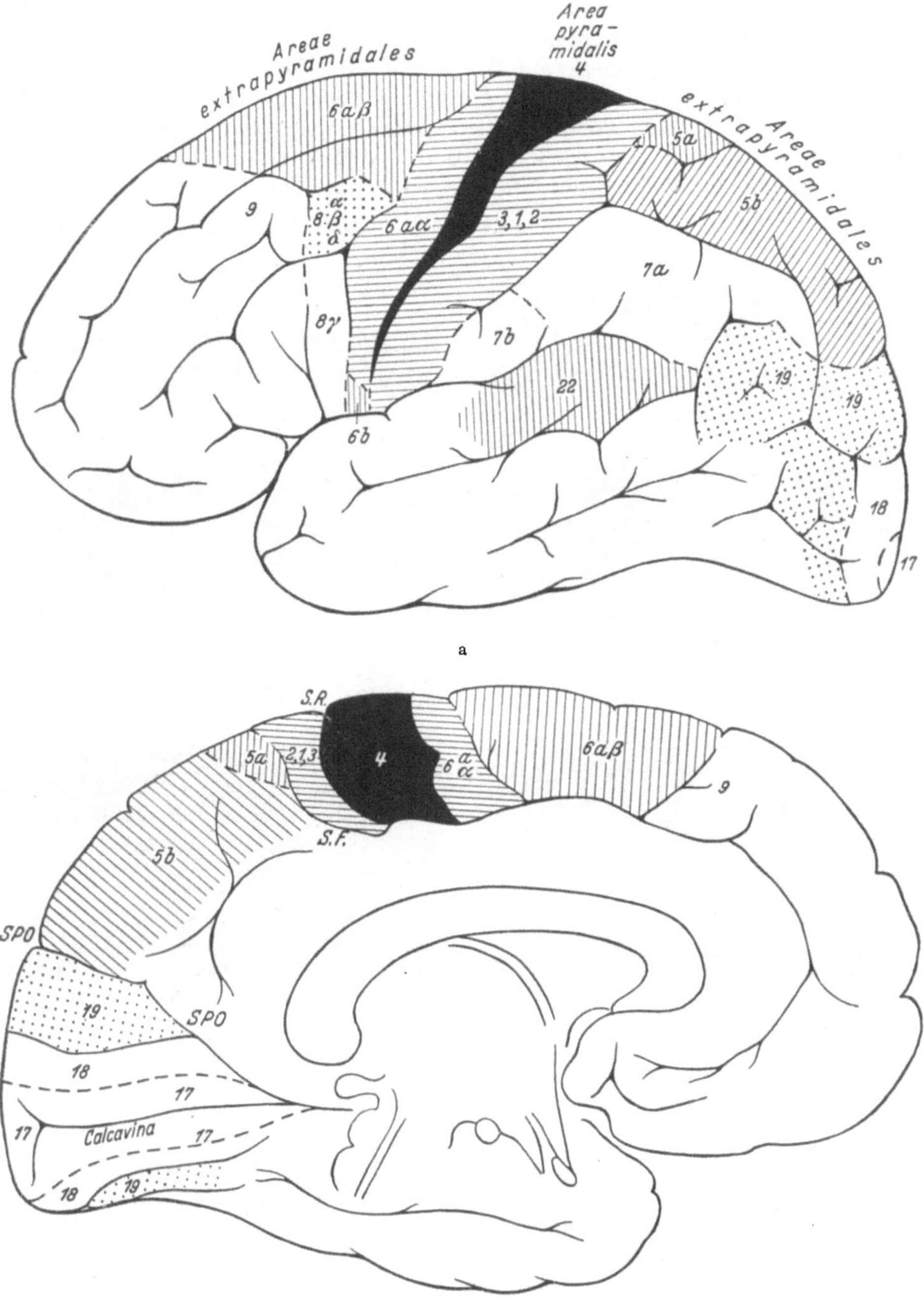

Abb. 52a u. b. Schema der motorischen Rindenfelder nach O. Foerster. a Von der Konvexität aus; b von der Medianseite aus.

einer nahezu völligen Kreuzung am Übergang von Oblongata und Halsmark (s. Abb. 56) im Rückenmark in der weit überwiegenden Mehrzahl im Hinterseitenstrang, während nur ein spärliches Pyramidenfaserbündel zu beiden Seiten

der Fissura mediana anterior im Vorderstrang zu liegen kommt (s. Abb. 57).
Diese letztgenannten Pyramidenbahnfasern kreuzen erst in dem Rückenmarkssegment, in dem sie endigen, auf die Gegenseite. Die Pyramidenbahnfasern
finden, wie auch eigene anatomische Untersuchungen mit Hilfe der transneuronalen Degeneration nach vollkommener spinaler Transversalunterbrechung ergaben, sowohl an den motorischen Vorderhornzellen selbst, wie an Zellen der
Intermediärzone ihr Ende, womit ein lange währender Streit um die spinale Endigung der Pyramidenbahnfasern zugunsten der beiden vertretenen Anschauungen

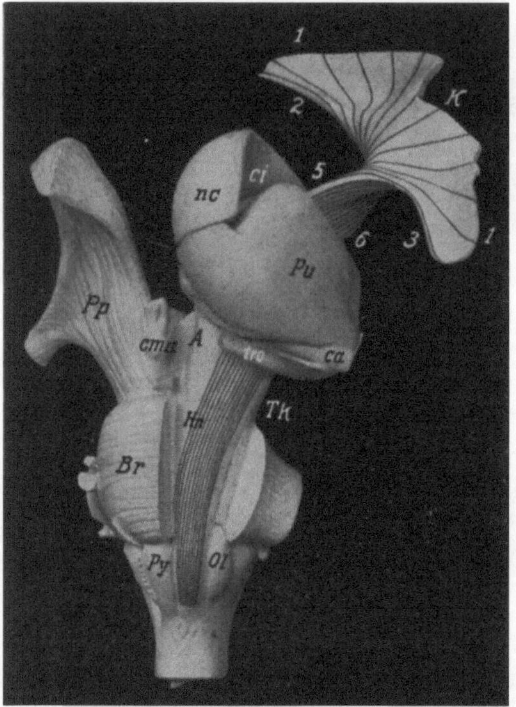
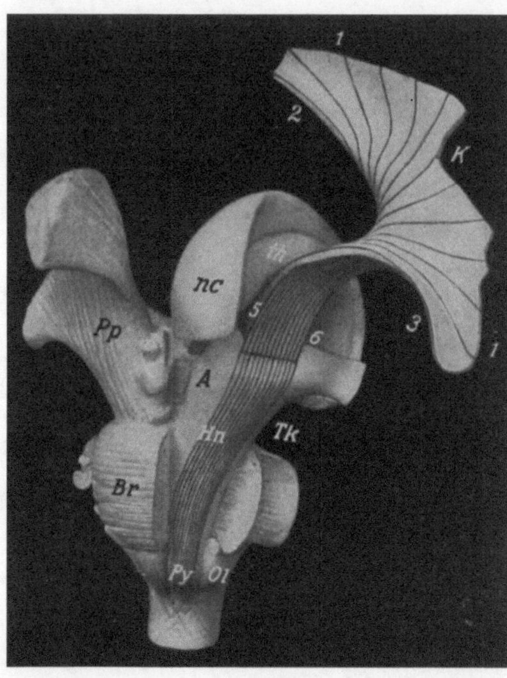

a   b

Abb. 53a u. b. Modell der Pyramidenbahn nach R. A. PFEIFER. a Bei Erhaltensein von Putamen und Tractus opticus;
b nach Entfernung desselben. *Br* Brücke; *Py* Pyramide; *Th* Thalamus; *Hn* Hirnnerven.

entschieden wurde. Innerhalb des Pyramidenareals des Halsmarks besteht ebenso
wie in dem Vorderseitenstrang eine somatotopische Gliederung derart, daß die
Fasern für die caudalen Muskelgruppen im Pyramidenseitenstrang am weitesten
nach außen gegen die Rückenmarksperipherie gelegen sind, während die für die
oralen Muskelgruppen der oberen Extremitäten bestimmten Fasern am weitesten
nach innen zu liegen kommen (s. auch Pathophysiologie des Pyramidenseiten-
stranges S. 77). Die einzelnen Areale sind ebenso wie im Vorderseitenstrang auch
im Pyramidenseitenstrang zwiebelschalenförmig angeordnet und entsprechen
dem Gesetz der exzentrischen Lagerung (s. Abb. 34).

Phsyiologie und Pathophysiologie. Die akute Ausschaltung der spinalen
Pyramidenbahnfasern führt zur Aufhebung der willkürlichen wie reflektorischen
Erregbarkeit der distal von der spinalen Unterbrechungsstelle innervierten
Muskeln. Eine ausgesprochene Atrophie ist nur an den Muskeln nachweisbar,
deren zugehörige motorische Vorderhornganglienzellen durch die direkte Kom-

pression oder auf dem Umweg über Zirkulationsstörungen geschädigt wurden. Die übrigen von den distal von der Kompressionsstelle gelegenen motorischen Vorderhornganglienzellgruppen versorgten Muskeln zeigen weder eine deutliche Atrophie noch eine Abweichung ihrer elektrischen Erregbarkeit. Am ungezwungensten läßt sich der Ausfall der propriozeptiven spinalen Reflexe nach akuter Pyramidenbahnunterbrechung damit erklären, daß corticale sowie subcorticale supraspinale Zentren und der spinale Reflexbogen eine große Arbeitsgemeinschaft im Dienste der Reflexleistungen des Organismus bilden und es bei plötzlichem Ausscheiden eines Gliedes dieser Reflexarbeitsgemeinschaft zu einem Zusammenbruch des gesamten Arbeits-

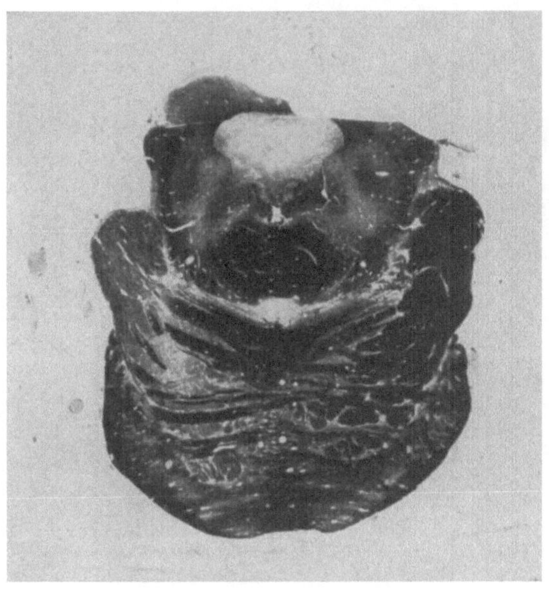

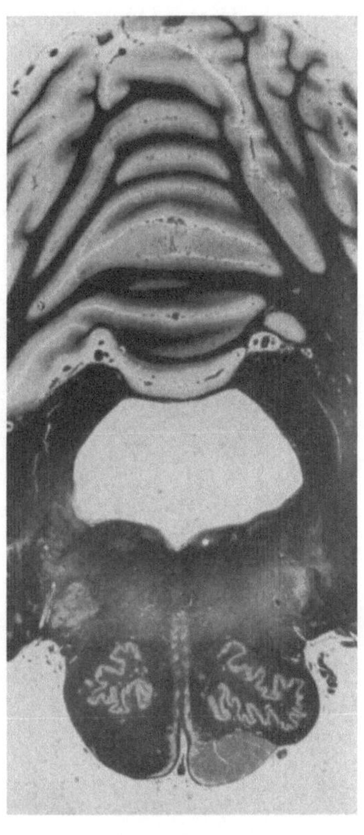

Abb. 54. Markscheidenausfall in dem einen Pyramidenbahnareal in Höhe der Brücke bei Hemiplegie (Markscheidenbild nach KULTSCHITZKY).

Abb. 55. Markscheidenausfall in der einen Pyramide der Oblongata von der gleichen Hemiplegie stammend wie Abb. 54. Bild leider seitenverkehrt wiedergegeben (Markscheidenbild nach KULTSCHITZKY).

verbandes kommt (O. FOERSTER). Die einzelnen Partner dieses Arbeitsverbandes besitzen aber eine verschieden große Bedeutung für die Aufrechterhaltung der Reflexleistungen. So kann das Ausscheiden des spinalen Reflexbogens im Gegensatz zu dem der beiden anderen Partner niemals mehr ausgeglichen werden und führt zu einem dauernden Ausfall der spinalen Reflexleistungen. Von den propriozeptiven Reflexen kehrt der Muskeldehnungsreflex als letzter ungefähr nach 15 Tagen wieder und dementsprechend geht der schlaffe Charakter der Lähmung erst nach diesem Zeitintervall verloren. Die Sehnen- und Knochenphänomene dagegen sind im allgemeinen bereits nach Stunden oder wenigen Tagen wieder auslösbar und nehmen dann in der Folge alsbald sogar spastischen Charakter an (s. S. 76). Mit der Annahme eines *Schocks* ist für das Verständnis des vorübergehend schlaffen Charakters der Lähmung und des Ausfalls der Sehnen- und Knochenphänomene nichts gewonnen, da damit nur versucht wird, unsere Unkenntnis durch die Einführung einer neuen Bezeichnung zu verbergen. Aber auch die Annahme eines *bahnenden* Einflusses von corticalen und subcorticalen suspraspinalen Zentren, welcher ebenso wie die durch die hinteren Wurzeln einströmenden afferenten Erregungen die Reizschwelle der spinalen motorischen Vorderhornganglienzellen auf einer bestimmten Höhe zu erhalten hat, bringt uns nur wenig weiter, da der Ausfall dieses bahnenden Einflusses schon im weiteren Verlauf der akuten Unterbrechung der Pyramidenbahn durch den Wegfall von hemmenden pyramidalen Einflüssen nicht mehr in Erscheinung tritt. Dazu kommt, daß sich bei langsamer chronisch progressiver Schädigung der Pyramidenbahnfasern infolge der größeren Vulnerabilität der

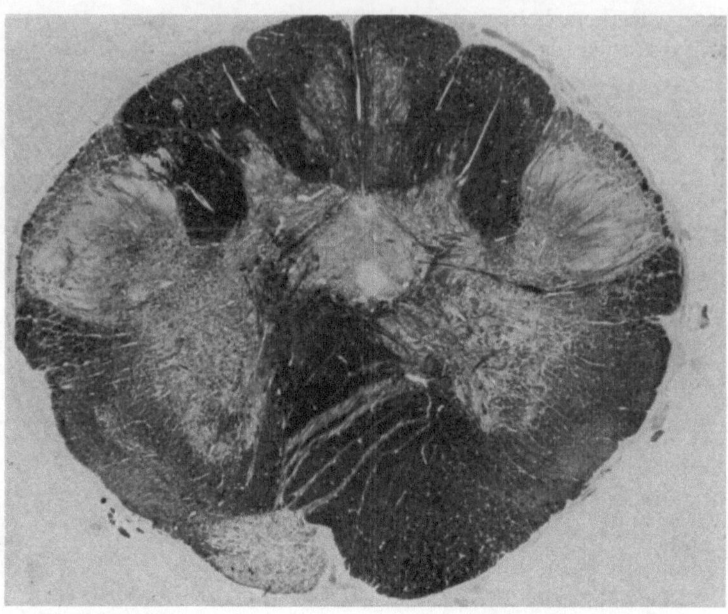

Abb. 56. Markscheidenausfall im Areal der Pyramidenbahnkreuzung ebenfalls von der gleichen Hemiplegie stammend (Markscheidenbild nach KULTSCHITZKY).

inhibitorischen Pyramidenbahnfasern, die auf Grund von Beobachtungstatsachen nach spinaler Transversalunterbrechung gefordert werden müssen, der bahnende Einfluß überhaupt nicht geltend machen kann, sondern im allgemeinen sogar die pathologisch gesteigerte Reflexerregbarkeit den Reigen der Symptome eröffnet. Die schlaffe Lähmung nach akuter Läsion der Pyramidenbahnfasern geht, wie bereits erwähnt, nach mehreren Wochen in einen Lähmungstyp über, welcher kurz gesagt durch die Wiederkehr bzw. *Steigerung* der *Sehnen-* und *Knochenphänomene*, durch den *erhöhten Muskeldehnungsreflex*, den *Ausfall* von *isolierten Muskelbewegungen* bei *Erhaltensein* von *Bewegungssynergien* (Beuge- und Strecksynergie), durch *Fehlen* von *Atrophien* und durch eine *normale elektrische Erregbarkeit* der *Muskeln* gekennzeichnet ist und als *spastisch* bezeichnet wird. Bei der zentralen, spastischen Lähmung erweisen sich im Gegensatz zur peripheren schlaffen Lähmung (Schädigung des peripheren oder zweiten motorischen Neurons) die Muskelsehnenreflexe sowohl hinsichtlich ihrer Kraft, wie Kontraktionsgeschwindigkeit erhöht und springen auf entfernter gelegene Muskeln über. O. FOERSTER hält diese multimuskulären propriozeptiven Reflexe für identisch mit bestimmten präformierten Synergien, die unter normalen Verhältnissen zwar durch exterozeptive, nicht aber durch propriozeptive Reize ausgelöst werden

können. Es besteht auch die Möglichkeit, daß diese Ausbreitung der propriozeptiven Reflexe auf entfernter gelegene Muskeln durch Miterschütterung oder
plötzliche Dehnung bei stark erniedrigter Reizschwelle verursacht wird. Bei
inkompletten Pyramidenbahnläsionen kommt es nicht zu einer vollkommenen
spastischen Lähmung, sondern nur zu einer Schwäche, einer spastischen Parese.

Beschränkt sich die spinale spastische ·Lähmung auf *eine Extremität,* so
spricht man von einer *spinalen Monoplegie,* und zwar bei Befallensein eines
Armes von einer *Monoplegia brachialis* und bei Befallensein eines Beines von einer
Monoplegia cruralis. Die spastische Lähmung *beider unterer Extremitäten* wird
als *Paraplegie,* die aller *vier Extremitäten* als *Tetraplegie* bezeichnet. Erstreckt
sich die spastische Lähmung, wie dies bei einseitiger Rückenmarksläsion der
Fall sein kann, auf Arm und Bein einer Seite, so liegt eine spinale spastische
Hemiplegie vor. Da die Pyramidenbahnfasern für das Bein im oberen Halsmark

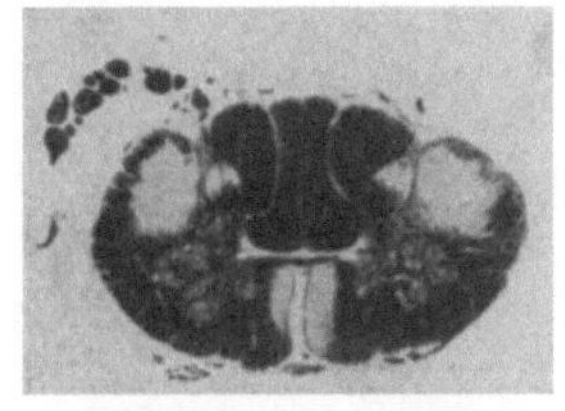

Abb. 57. Markscheidenausfall in beiden Pyramidenseiten- und Vorder-
strängen bei einer diffusen Sklerose
(Markscheidenfärbung nach
PAL-WOLTERS).

im Pyramidenseitenstrangareal weiter nach außen
gegen die Rückenmarksperipherie zu liegen kommen,
während die Fasern für den Arm nach innen gegen
das Rückenmarksgrau zu im Pyramidenseitenstrang
enthalten sind, führt eine Zerstörung der lateral nach
außen gelegenen Pyramidenbahnfasern zu einer *Monoplegia spinalis spastica inferior* oder *cruralis,* eine solche
des medialen Pyramidenseitenstrangareals zu einer
Monoplegia spinalis spastica superior oder *brachialis.*

Wie bereits angedeutet, ist die *isolierte Innervation*
von *einzelnen Muskelgruppen, Muskeln* und *Muskel-
anteilen* als eine *spezifische Funktion der Pyramiden-
bahn* anzusprechen, während sich die *Funktion* der *extrapyramidalen Elemente*
auf *stereotype Synergien* beschränkt. So führt jede Dorsalflexion des Fußes bei
Läsion der Pyramidenbahn mit zu einer Beugung des Unterschenkels im Kniegelenk und des Oberschenkels im Hüftgelenk, letztere verbunden mit einer
Abduktion und Außenrotation (Beugereflexsynergie). Umgekehrt ist eine
Plantarflexion des Fußes zwangsläufig von einer Streckung des Beines im Knie-
und Hüftgelenk kombiniert mit Adduktion und Innenrotation begleitet (Streckreflexsynergie). Eine Streckung des Unterschenkels im Kniegelenk hat eine
Streckung und Adduktion im Hüftgelenk sowie eine Plantarflexion des Fußes
zur Folge und eine willkürliche Streckung des Oberschenkels ist zwangsläufig
mit einer Adduktion sowie eine Streckung des Unterschenkels im Kniegelenk
und einer Plantarflexion des Fußes verbunden. Diese *Bewegungssynergien* sind
undurchbrechbar und *unmodifizierbar*; eine *kombinierte Innervation* von *Beugern*
und *Streckern* ist *unmöglich.*

Das Unvermögen eine Komponente der Beugesynergie mit einer Streckung
anderer Beinabschnitte zu kombinieren erweist sich vor allem beim Gange als
sehr unangenehm. So setzt sich bei der Vorführung des Schwungbeines stets
die gesamte Beugesynergie durch, wenn nicht eine spastische Kontraktur der
Kniestrecker oder der Plantarflexoren des Fußes die Kniebeugung bzw. Dorsalflexion des Fußes verhindern. Die hemiplegische Gangstörung, bei der das
Schwungbein nur im Hüftgelenk gebeugt und abduziert und dann in einem Halb-
kreis (Circumduktion) nach vorne geführt wird, beruht auf dem zu großen Widerstand der Knie- und Fußstrecker (spastische Streckkontraktur), der bei der
Auslösung der Strecksynergie die Beugung des Unterschenkels im Kniegelenk
sowie die Dorsalflexion des Fußes und damit die direkte Vorführung des
Schwungbeines verhindert. Werden aber durch eine Tenotomie der Achilles- und
Quadricepssehne die Strecker operativ geschwächt, so erscheint die gesamte

Beugesynergie der unteren Extremität in allen ihren Komponenten auf dem Plane. Aber selbst nach Ausschaltung dieser Streckkontraktur ist die normale Innervation des Schwungbeines gestört, die zunächst mit einer Unterschenkelbeugung gegen den gestreckten Oberschenkel beginnt, da bei der spastischen Lähmung die Unterschenkelbeugung von einer Oberschenkelbeugung und Abduktion im Hüftgelenk sowie von einer Dorsalflexion und Kantung des Fußes begleitet ist. Gegen Ende der Schwungphase muß der Unterschenkel gegen den nach vorn geführten gebeugten Oberschenkel im Kniegelenk gestreckt werden, während der Oberschenkel seine Beugung und der Fuß seine Dorsalflexion beizubehalten haben.

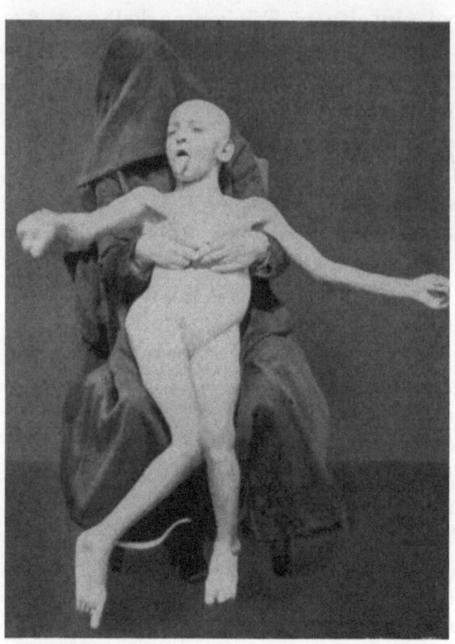

Abb. 58. Ausgesprochene Adduktionshaltung beider unterer Extremitäten bei LITTLEscher Krankheit.

Bei der Pyramidenbahnläsion kombiniert sich aber die Streckung des Unterschenkels mit einer Streckung und Adduktion des Oberschenkels im Hüftgelenk, wodurch der vorgeführte Oberschenkel zum Teil wieder zurückgeführt und so die Schrittlänge verkürzt wird. Dabei wird das Schwungbein gegen das Standbein adduziert und kann dieses sogar überkreuzen. Mit der Streckung des Ober- und Unterschenkels werden der Fuß und die Zehen plantarflektiert und der Fuß kann nicht mit der Ferse, sondern nur mit der Spitze auf den Boden aufgesetzt werden, wobei sich noch die Zehen in den Boden einkrallen. Auch am Standbein ist die Streckung im Knie- und Hüftgelenk mit einer Plantarflexion des Fußes und der Zehen verbunden, wodurch eine nicht gewünschte Spitzfußstellung zustande kommt. Außerdem wird durch die mit der Streckung verbundene Adduktion im Hüftgelenk der Schwerpunkt im ungünstigen Sinne verlagert, wodurch es zu einem Umkippen kommt. Besonders unangenehm macht sich aber die mit der Streckung des Beines verbundene Adduktion im Hüftgelenk beim Flankengang bemerkbar, denn das Durchstrecken beim Aufsetzen des abduzierten Beines führt zur Adduktion, wodurch das abduzierte Bein wieder an das Standbein herangezogen und so die Schrittlänge ganz wesentlich verkürzt wird. Besonders ausgesprochen sind die Adduktionsspasmen im Oberschenkel bei kindlichen Paraplegien (cerebrale Kinderlähmung, LITTLEsche Krankheit) (s. Abb. 58). An der unteren Extremität übertrifft im allgemeinen die Kraft der Plantarflexoren die der Dorsalflexoren, sowie die der Supinatoren die der Pronatoren. Die Kniestrecker überwiegen über die Kniebeuger und die Adductoren sowie Innenrotatoren des Oberschenkels über die der Abduktoren und Außenrotatoren. Im Kräfteverhältnis zwischen Beugern und Streckern sowie Innen- und Außenrotatoren des Oberschenkels kommen jedoch ganz erhebliche Abweichungen vor, so daß man von einem bestimmten Prädilektionstyp für die Oberschenkelmuskulatur nur mit einer gewissen Einschränkung sprechen kann. Eine Beurteilung des Prädilektionstypes der spastischen Lähmungen ist nur unter Berücksichtigung der gleichzeitig vorhandenen Kontrakturen möglich. Bei den spastischen Beinlähmungen mit Beugekontraktur erweisen sich, wenn überhaupt noch eine willkürliche Innervierbarkeit vorhanden ist, die spastischen Beugemuskeln als die kräftigeren. Ein Überwiegen der Kraft in den Beugern und eine Beugekontraktur lassen sich erzielen, wenn man das betreffende Glied im Stadium der schlaffen Lähmung in Beugestellung fixiert. Außer dem angeführten Prädilektionstyp der unteren Extremität, nämlich Streckstellung, kommt bei Unterbrechung der Pyramidenbahn noch ein Lähmungstypus vor, der als distaler Typus bezeichnet wird. Bei diesem sind die Bewegungen in den proximalen Beinabschnitten des Ober- und Unterschenkels nicht nennenswert in bezug auf Kraftintensität und Bewegungsexkursion eingeschränkt, während die isolierten Bewegungen des Fußes und der Zehen wesentlich beeinträchtigt sind.

Die bei akuter Läsion der spinalen Pyramidenbahn sich einstellende Armlähmung behält ihren schlaffen Charakter länger als die entsprechende Beinlähmung bei, in der Folgezeit kehren zunächst die komplexen Bewegungssynergien des Armes, die Beuge- und Strecksynergie, wieder, während isolierte Bewegungen von Einzelabschnitten des Armes aufgehoben sind. Da aber die Vor- und Rückwärtsführung des Oberarmes sowie die Supination der Hand und alle feineren Fingerbewegungen weder in der Beuge- noch in der Strecksynergie enthalten sind, können diese Bewegungen nicht ausgeführt werden, aber auch isolierte in den Synergien vorkommende Bewegungen fallen ebenfalls aus. Die Erhebung des Oberarmes und die Beugung des Unterarmes im Ellenbogengelenk, die beim Zummundeführen der Hand eine wesentliche Rolle spielen, sind zwar Komponenten der Beugesynergie, doch sind sie mit einer Pronation der Hand gekoppelt, durch welche die angestrebte Bewegung, z. B. das Zummundeführen eines Wasserglases vereitelt wird, denn die Pronation hat zwangsläufig ein Ausgießen des Wassers zur Folge. Sehr ungünstig erweist sich außerdem der Umstand, daß eine Komponente der Beugesynergie nicht mit einer solchen der Strecksynergie kombiniert werden kann, wodurch eine ganze Reihe von Bewegungen wie Ergreifen und Handhaben von Gegenständen, Hutziehen, Verbringen des Armes auf den Rücken, Vor- und Rückwärtsführen des Armes usw. unmöglich gemacht werden. Der Prädilektionstyp der spastischen Lähmung verhindert nach L. MANN vor allem das Erheben und Rückwärtsführen des Schultergürtels, das Erheben und die Außenrotation des Oberarmes, das Durchstrecken des Unterarmes, die Supination der Hand und das Öffnen der Faust, während das Senken der Schulter, die Innenrotation und Adduktion des Oberarmes, die Beugung des Unterarmes, die Pronation der Hand und das Schließen der Faust nur wenig in Mitleidenschaft gezogen sind. Hinsichtlich der Handbeuger und -strecker bedarf diese Aufstellung L. MANNs einer gewissen Korrektur, denn man beobachtet häufiger Kranke, bei denen die Fingerbeugung nicht von einer Handstreckung, sondern von einer Handbeugung begleitet ist, und bei denen feinere Fingerbewegungen völlig in Wegfall kommen. Der Prädilektionstyp wird keineswegs einzig und allein durch das Kräfteverhältnis von Streckern zu Beugern bestimmt, sondern für die Ausbildung dieses Lähmungstypes ist mit an erster Stelle die Verteilung der Kontrakturen ausschlaggebend. Nicht so selten ist bei der spastischen Armlähmung ein distaler Lähmungstyp anzutreffen, bei dem Bewegungen im Ober- und Unterarm nicht oder nur wenig gestört sind, während die Hand- und Fingerbewegungen schwere Beeinträchtigungen erleiden.

Bei bilateraler spastischer Lähmung der Rumpfmuskulatur leiden lebenswichtige Funktionen wie die Atmung, das Husten und Niesen am wenigsten und stellen sich auch nach akuter Unterbrechung der Pyramidenbahn am ehesten wieder her. Die Innervation der Bauchpresse beim Erheben aus der Horizontallage löst bei chronisch progressiver Läsion der spinalen Pyramidenbahn im oberen Halsmark die gesamte Beugesynergie an allen vier Extremitäten aus.

Spinale Reflexe bei spinalen Pyramidenbahnläsionen. Akute spinale Pyramidenbahnläsionen haben erst nach Ablauf eines gewissen Zeitintervalls eine Steigerung
der spinalen Reflexe, eine Hyperreflexie, zur Folge, während eine solche nach
chronisch progressiver Schädigung sogleich auftritt. Der spastisch gesteigerte
Achillessehnenreflex ist nicht selten von einer Mitkontraktion der Zehenbeuger
begleitet und bei spastischer Paraplegie kommt es relativ häufig zum Auftreten
eines kontralateralen Patellarsehnenreflexes und Achillessehnenreflexes. Die
Tatsache, daß auch am deafferentierten spastischen kontralateralen Bein ein
Patellarsehnenreflex auszulösen ist, spricht für die spinale Natur dieses Reflexes.
Die erhöhte Ansprechbarkeit der Antagonisten auf Dehnung bildet die Grundlage für das Auftreten von Cloni, die bei anhaltender Reizung unerschöpflich
sind. Der Abductorenreflex, der normalerweise durch einen Schlag auf den
Epicondylus lateralis nur schwer auslösbar ist, läßt sich bei spastischer Lähmung
leicht erzielen.

Das Beklopfen des Fußrückens insonderheit im Bereiche des Cuboids führt
bei Pyramidenbahnläsion zur Plantarflexion des Fußes mit Beugung der Zehen
(MENDEL-BECHTEREW) und ein leichter Schlag gegen die Zehenbeeren hat eine
Plantarflexion der Zehen zur Folge (ROSSOLIMO). Bei geschwächtem Quadriceps
kann das Beklopfen der Patellarsehne nicht zu einer Streckung, sondern im Gegenteil zur Beugung des Unterschenkels führen (paradoxer Patellarsehnenreflex).
An der oberen Extremität entspricht dem ROSSOLIMO der spastische Fingerbeugereflex, bei dem ein volar gegen die gebeugten Finger geführter Schlag eine Volarflexion der Finger zur Folge hat. In gleicher Weise konnte TRÖMNER durch
einen Schlag gegen die Volarseite des Mittelfingerendgliedes eine Kontraktion
der spastischen Fingerbeuger erzielen. Am *Rumpfe* ist das Beklopfen der 7. Rippe
von einer Kontraktion der Bauchmuskulatur gefolgt. Bei Auslösung des Plantarreflexes erhält man außer einer Plantarflexion des Fußes auch eine Plantarflexion der Zehen. Auf einen intensiveren, ebenfalls an der Fußsohle angreifenden
Reiz kommt es zu einer langsamen Dorsalflexion der großen Zehe, die von einer
Beugung oder auch Spreizung der übrigen Zehen begleitet ist, dem *Großzehen-
Fußsohlen-* oder BABINSKISCHEN *Phänomen.* Das Großzehen-Fußsohlenphänomen
bildet die hervorstechendste Komponente der Beugereflexsynergie und ist
das erste manifeste Zeichen der pathologischen spinalen Reflextätigkeit, wenn man
von der initialen A- bzw. Hyporeflexie absieht. Zuweilen ist als Äquivalent des
BABINSKISCHEN Phänomens nur eine Spreizung der Zehen, das *Fächerphänomen,*
nachweisbar. Reize anderer Lokalisation wie Kneten der Wadenmuskulatur,
kräftiges Entlangstreichen an der medialen Tibiafläche von oben nach unten
und Druck gegen den äußeren Knöchel rufen gleichfalls eine langsame Dorsalflexion der Großzehe kombiniert mit Beugung der übrigen Zehen hervor und
werden in der Literatur als GORDONscher, OPPENHEIMscher bzw. CHADDOCKscher
Reflex geführt. Sie sind eigentlich nur ein BABINSKIscher Reflex in Fällen, bei
denen das Reizfeld sich wesentlich nach oral ausgedehnt hat. An der oberen
Extremität führt ein Knipsen am Nagelfalz zur Volarflexion der Finger, doch
kommt dieser Knipsreflex ebenso wie der spastische Fingerbeugereflex auch bei
rein nervösen Personen ohne Pyramidenbahnschädigung vor. Nicht selten beugt
sich auch der Daumen bei Fingerbeugung gegen passiven Widerstand oder es
treten im Daumen Beugespasmen auf, wenn die kontrahierten Finger passiv gestreckt werden. Am *Rumpfe* fehlen bei Pyramidenbahnläsion sowohl die cutanen
Bauchdecken- wie Cremasterreflexe, während die ossalen und tiefen Bauchdeckenreflexe ganz im Gegenteil sogar gesteigert sind.

Spastische Kontrakturen bei spinalen Pyramidenbahnläsionen. Die früher
vertretene Anschauung, daß eine reine Pyramidenbahnläsion eine dauernde schlaffe

Lähmung zur Folge haben kann, muß als falsch aufgegeben werden, denn nach einer gewissen Zeitspanne geht der schlaffe Charakter der Lähmung stets verloren und an seine Stelle tritt die Spastizität oder Spastik. An der unteren Extremität kommt im allgemeinen die Spastizität früher als an der oberen zum Durchbruch. Die *Entwicklung* von *spastischen Kontrakturen* beruht auf der *Neigung spastischer Muskeln* ihren *Kontraktionszustand beizubehalten* und *zu verstärken* (Fixationsreflex), während umgekehrt den *gedehnten Antagonisten* so gut wie *keine Erregungen zuströmen.* Bei einer Mittelstellung zwischen Agonisten und Antagonisten muß es naturgemäß zu einer annähernd gleichgradigen Reflexsteigerung von Streckern und Beugern kommen. Die früher oder später bei allen spastischen Lähmungen sich einstellenden Kontrakturen, die auf einem Überwiegen der reflektorischen Innervation einer Muskelgruppe gegenüber ihren Antagonisten zurückzuführen sind, zeigen an der oberen und unteren Extremität einen bestimmten Prädilektionstyp, und zwar an der oberen Extremität vorwiegend Beuge-, an der unteren dagegen Streckstellung. An der unteren Extremität macht sich vor allem der Einfluß der Schwerkraft als stellungsgebend geltend, weshalb es an dieser zur Kontraktur der Plantarflexoren des Fußes und der Zehen, der Strecker des Knies und der Strecker sowie Adductoren des Oberschenkels kommt. Der Fuß zeigt dabei neben der Equinusstellung auch eine Supinationskontraktur (Varusstellung), wobei nicht selten die Großzehe in Dorsalflexion steht, die um so ausgesprochener ist, je mehr die Spitzfußstellung vorherrscht. Die Ausbildung einer Streckkontraktur an der unteren Extremität läßt sich durch die Stellung, welche man dem Glied im Initialstadium gibt, wesentlich modifizieren. So kann man durch längere Fixation des Gliedes in Beugestellung anstelle der Streck- eine Beugekontraktur erzielen. Des weiteren kann die anfängliche Streckkontraktur des Beines unter dem Einfluß dauernd einwirkender, einen Beugereflex in Permanenz unterhaltender Reize, z. B. durch den Reiz einer Verletzung oder eines Dekubitalgeschwüres am Beine in Beugekontraktur übergehen. Desgleichen kann die operative Durchtrennung oder Verlängerung der Achillessehne die Streckkontraktur in eine Beugekontraktur umwandeln und die Beseitigung der Adduktionskontraktur durch operative Durchschneidung des N. obturatorius kann eine Abduktionskontraktur zur Folge haben. An der oberen Extremität überwiegt als stellungsgebender Faktor vor allem am Oberarm die Schwerkraft, welche eine Adduktion und Innenrotation und nur selten eine Abduktion des Oberarmes verursacht. Am Unterarm prävaliert dagegen der stellungsgebende Einfluß der subcorticalen supraspinalen Zentren und des Rückenmarks, der sich in einer Beugung des Unterarmes im Ellenbogengelenk und in einer Pronation äußert, während die Volarflexion der Hand und der Finger wieder Ausdruck des stellungsgebenden Einflusses der Schwerkraft ist. Bei hohen Halsmarkläsionen spielt neben den exterozeptiven Beuge- und Strecksynergien eine Steigerung der propriozeptiven spinalen Reflexe besonders in den Streckern eine Rolle, weshalb es dann zum Auftreten von Streckkontrakturen kommt.

Einen bahnenden Einfluß auf die Verteilung der Spasmen üben die *Halsreflexe* aus, indem es auf seiten des Kieferbeines und -armes zu einem Erregungsüberschuß in den Streckern, auf seiten des Hinterhauptarmes und -beines dagegen zu einem solchen in den Beugern kommt (s. Abb. 146). Auch die *Labyrinthreflexe* beeinflussen die Ausbreitung der Spasmen, und zwar derart, daß die Dorsalflexion des Kopfes eine Zunahme der Streckerspasmen, die Ventralflexion desselben umgekehrt eine Vermehrung der Beugespasmen zur Folge hat.

Die Beugereflexsynergie kann bei partieller Rückenmarksschädigung durch den spastischen Widerstand der Strecker mehr oder minder völlig verdeckt werden und erst durch intensive nocizeptive Reize wie durch eine kräftige Plantarflexion der Zehen (MARIE-FOIXscher Handgriff) oder durch Querkompression der Metatarsi ist die Beugesynergie meist noch auslösbar. Bei sehr ausgesprochenen Streckerspasmen läßt sich aber an Stelle der gesamten Beugesynergie oft nur eine Komponente derselben, z. B. eine Beugung des im Knie gestreckten Beines in der Hüfte erzielen, was als Proximatorenphänomen bezeichnet wird. Führt die Auslösung der Beugesynergie zu keiner völligen Erschlaffung des Quadricepsspasmus, sondern nur zu einer Schwächung desselben, so kann die Beugesynergie von klonischen Zuckungen, d. h. von alternierenden Beuger- und Streckerkontraktionen unterbrochen werden. In den Fällen, in denen neben dem Dehnungsreflex der Strecker auch der der Beuger krankhaft gesteigert ist, äußert sich die phasische Beugesynergie zuweilen in einer den exterozeptiven Reflex überdauernden tonischen Kontraktion der in ihren Ansatzpunkten genäherten Muskeln (Fixationsreflex nach O. FOERSTER). So kann es auch bei passiver Hüft- und Kniebeugung zuweilen zu einer nachdauernden Dorsalflexion des Fußes kommen (Tibialisphänomen von STRÜMPELL). Bei totaler Querschnittsunterbrechung des Rückenmarks ist umgekehrt die Streckreflexsynergie meist nur reaktiv auf eine primäre Beugesynergie zu erzielen, doch kann sie auch durch Druck auf die Fußsohle bzw. Tibia oder intensivere Hautreize in der Inguinalgegend primär ausgelöst werden. Häufig werden die Beuge- und Strecksynergie von einer Reflexwiederholung oder antagonistischen Synergie abgelöst (REBOUND-Phänomen).

Auch auf die kontralaterale Seite kann die Beugesynergie übergreifen, wobei sich aber auf der Gegenseite die Reflexsynergie oft nur in einer Komponente, z. B. Dorsalflexion der Großzehe (BABINSKIsches Phänomen) äußert. Bei der spinalen Hemiplegie beobachtet man kontralaterale Reflexe nur auf der kranken Seite bei Reizung der gesunden Körperhälfte. Wesentlich für die Auslösung von homo- und kontralateralen Reflexsynergien ist die sog. Schaltung, so kann ein und derselbe Reiz bei geänderter Gliedstellung den konträren Reflex auslösen. Bei Auslösung der homolateralen Beugesynergie kommt es am gestreckten kontralateralen Bein ebenfalls zum Beugereflex, während umgekehrt am kontralateralen gebeugten Bein eine Strecksynergie auftritt.

b) Vegetative Rückenmarksbahnen.

Die *efferenten vegetativen Rückenmarksbahnen* sind an der *Grenze zwischen Vorder-* und *Hinterseitenstrang* in einem schmalen zur Rückenmarksperipherie senkrecht verlaufenden Streifen gelegen und zwar ziehen dort Fasern für die Schweißsekretion, Piloarrektion und Vasokonstriktion. Eine akute Läsion dieses Areals führt außer zu einer Anhidrosis in den distal von der Läsionsstelle gelegenen Dermatomen zur Vasodilatation, was man besonders schön an den Gefäßen der Harnblase feststellen kann. Wird nämlich die Vorderseitenstrangdurchschneidung etwas zu weit dorsal ausgeführt und dabei die Vasoconstrictorenbahn durchschnitten, so kann man gleich nach der Durchschneidung cystoskopisch eine deutliche Erweiterung der Harnblasengefäße nachweisen. Eine zu ausgiebige hohe Vorderseitenstrangdurchschneidung zwischen dem 2. und 3. Halssegment führt außerdem häufig zu einem rapiden Sturz des Blutdruckes um 80°, der unter Umständen das Leben gefährdet. Besteht eine spinale Querschnittsunterbrechung längere Zeit, so kommt es in dem gelähmten Körperabschnitt infolge des Inkrafttretens der spinalen vegetativen Reflexmechanismen anstelle der Vasodilatation zur Vasokonstriktion und anstelle der Anhidrosis zur Hyperhidrosis.

Der spinale vegetative Reflexbogen baut sich nicht wie früher angenommen aus zwei, sondern aus drei Neuronen auf, dies beweist die Tatsache, daß die Durchschneidung einer hinteren Thorakalwurzel nicht zu einer Veränderung der Boutons terminaux an den Seitenhornzellen führt. Wahrscheinlich dürfte die Ursprungszelle des interkalierten Neurons in den Intermediärzellen zu suchen sein.

An der Grenze zwischen gesundem und gelähmtem Körperabschnitt findet sich häufig eine Hyperhidrosis, die der periläsionellen Hyperalgesie entsprechend als periläsionelle Hyperhidrosis bezeichnet wird. Im Gebiet des gelähmten Körperabschnittes springen im Stadium der Reorganisation die Piloarrektoren besonders leicht an. Ebenso kommt es auf strichförmige Hautreize zu einem Erythem, das sich auch auf dem Reizfeld weiter entfernt gelegene Hautgebiete ausbreitet und von L. R. MÜLLER als *Reflexerythem* bezeichnet wurde. Während L. R. MÜLLER für das Zustandekommen des Reflexerythems einen intakten spinalen vegetativen Reflexbogen fordert, nimmt O. FOERSTER an, daß auch nach Unterbrechung des spinalen vegetativen Reflexbogens ein Reflexerythem auftreten kann.

Der Ausfall der vom Hypothalamus zum am Übergang vom Cerivcal- zum Thorakalmark gelegenen Centrum ciliospinale verlaufenden *Pupillenbahn* (s. Abb. 59), die gleichfalls im Grenzgebiet zwischen Hinterstrang und Vorderseitenstrang zu suchen ist, führt zum Auftreten eines *zentralen* HORNERSCHEN *Syndroms* (Enophthalmus und Miosis), das im Gegensatz zum HORNERSCHEN Syndrom nach Zerstörung

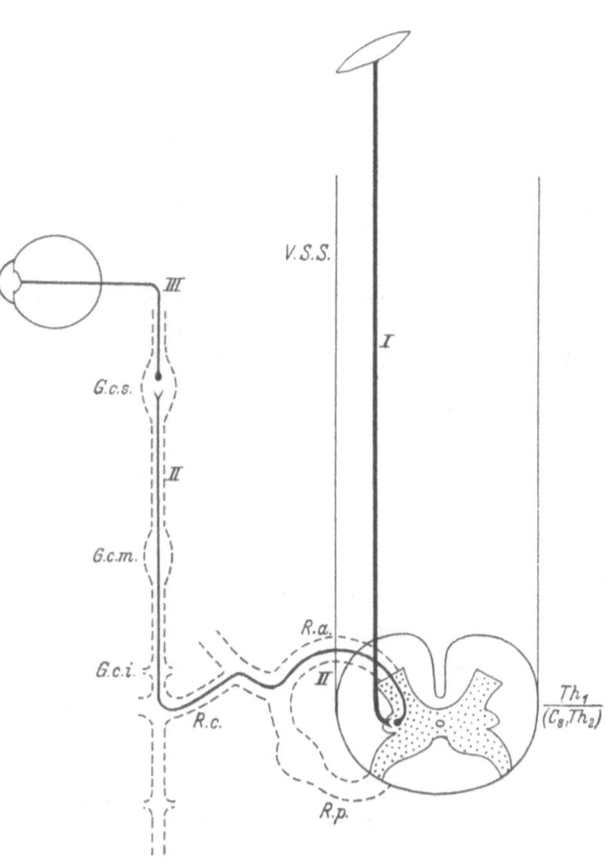

Abb. 59. Innervationsschema des M. dilatator pupillae.
I 1., zentrales diencephalo-spinales Neuron; *II* 2., intermediäres Neuron; *III* 3., peripheres Neuron; *R.a.* Radix spinalis anterior; *R.p.* Radix spinalis posterior; *R.c.* Ramus communicans albus; *V.S.S.* Vorderseitenstrang; *G.c.i.*Ganglion cervicale inferius; *G.c.m.* Ganglion cervicale medium; *G.c.s.* Ganglion cervicale superius.

des Centrum ciliospinale oder nach Läsion des Halsgrenzstranges bzw. des Plexus caroticus oder der Radix sympathica auf *Einträufeln* von *Cocain* in den *Conjunctivalsack* mit *Erweiterung* der *Pupille* reagiert.

Die akute Unterbrechung der *spinalen Blasenbahn*, die hinsichtlich ihrer Lage mit den übrigen efferenten spinalen vegetativen Bahnen übereinstimmt, führt zunächst zu einer von Sphincterkontraktion begleiteten Detrusorlähmung, weshalb man bei einer akuten spinalen Querschnittsunterbrechung stets auf den Stand der Blase zu achten hat (Ischuria paradoxa). Eine Unterlassung dieser Vorsichtsmaßnahmen kann möglicherweise die Gefahr einer Blasenruptur heraufbeschwören. Wenn sich nach einiger Zeit der spinale Reflexmechanismus durchgesetzt hat, kommt es bei Füllung der Blase mit Urin reflektorisch zu einer unwillkürlichen Blasenkontraktion, wodurch der Urin im Strahl ausgestoßen wird. Dabei wird jedoch nicht die gesamte Urinmenge entleert, sondern es bleibt ein Urinrest, Restharn genannt, zurück. Die Urinausstoßung wird durch Körperbewegungen oder durch Reize in der Inguinalgegend wie Abwaschungen usw. durch Husten oder Niesen ausgelöst. Dieser Mechanismus der sog. *Automatenblase* wird durch das Auftreten einer Cystitis wieder aufgehoben, und es kommt dann wieder zu dem früheren Zustand der Überlaufblase (Ischuria paradoxa). Bei partieller Rückenmarksschädigung kann man eine Schwäche der willkürlichen Blaseninnervation beobachten, die sich in einer Erschwerung der Harnentleerung, und zwar meist in einer Verzögerung der Miktion äußert. Umgekehrt kann sich eine Sphincterschwäche in der mangelhaften Fähigkeit die Urinentleerung willkürlich zu unterbrechen, dokumentieren. Das ebenfalls zur Beobachtung kommende spastische Verhalten des Detrusors kann sich in dem sog. *imperativen Harndrang* und das spastische Verhalten des Sphincters in Restharnbildung zu erkennen geben.

Auf die *Defäkation* macht sich die spinale Querschnittsunterbrechung weniger bemerkbar, nur bei *hartem Stuhl* kommt es zur *Entleerungsbehinderung* und bei *weichem Stuhl* zur *Inkontinenz*.

Zuweilen ist nach *Halsmarkunterbrechung* ein lästiger Priabismus zu beobachten.

Die Beobachtung, daß nach Halsmarkschädigungen vor allem nach Halsmarkkompression Hyperthermie auftritt, legt die Existenz einer im Halsmark und obersten Brustmark verlaufenden für die Thermoregulation wichtigen Bahn nahe. Diese spinale Hyperthermie geht mit einem relativ guten Allgemeinbefinden einher und es fehlen ihr die Tachykardie, Tachypnoe, die Schweißsekretion, die Haut fühlt sich aber infolge Lähmung der Vasoconstrictoren heiß an. Die spinale Hyperthermie ist demnach großenteils auf eine Sperre der Wärmeabgabe zurückzuführen und stimmt hierin mit der sonstigen zentralnervösen Hyperthermie überein, doch ist die Körperoberfläche gerötet und heiß.

Bei mehreren Kranken mit doppelseitiger Chordotomie in Höhe des 2. und 6. Thorakalsegmentes konnte auf Stichreize oder Kälteapplikation an einer der unteren Extremitäten eine Vasokonstriktion an den Zehen und am Fuß des gleichen und gegenseitigen Beines nicht nachgewiesen werden, jedoch ließ sich eine solche am gleichseitigen Arm deutlich feststellen, während umgekehrt auf Stichreize oder Kälteapplikation am Arm keine Vasokonstriktion am gleichseitigen oder kontralateralen Bein erfolgte. Nach einseitiger Chordotomie in der gesamten Ausdehnung des Brustmarkes ist dagegen ein vasokonstriktorischer Effekt am Arm bei Reiz am Bein sowie umgekehrt nachweisbar. Außerdem erfolgt auf Stichreize oder Kälteapplikation eine Vasokonstriktion an den Zehen und am Fuß des gleichen wie kontralateralen Beines oder mit anderen Worten es findet sich keinerlei Störung des vasokonstriktorischen Reflexes. Bei vollkommener Querschnittsunterbrechung des unteren Brustmarks weicht das Verhalten des Vasokonstriktionsreflexes in keiner Weise von dem nach doppelseitiger Vorderseitenstrangdurchschneidung ab. Aus dieser Beobachtungsreihe läßt sich der Schluß ziehen, daß als afferenter Schenkel des Vasokonstriktionsreflexes außer dem doppelseitigen Vorderseitenstrang und anderen Rückenmarksabschnitten auch der paramedullär verlaufende Grenzstrang und die Nervenbahnen entlang den großen Gefäßen in Frage kommen. Der efferente Schenkel ist dagegen nur in beiden Vorderseitensträngen zu suchen.

Angaben über den Verlauf des galvanischen Hautreflexes erübrigen sich, da dieser mit dem des Vasokonstriktionsreflexes völlig übereinstimmt.

5. Komplette spinale Querschnittsunterbrechung.

Beobachtungen von kompletten spinalen Querschnittsunterbrechungen unmittelbar nach der Läsion liegen so gut wie nicht vor, nur von englischer Seite wurden bei einem Soldaten mit einer völligen Querschnittsunterbrechung des Rückenmarks in Höhe von D_3 noch prompt auslösbare Patellarsehnenreflexe und eine Beugereflexsynergie des Beines auf Kneifen an der Innenseite des Oberschenkels festgestellt. Sehr rasch bildet sich aber der sog. „spinale Schock" aus, der charakterisiert ist durch schlaffe Lähmung, Areflexie sowie völlige Anästhesie in den distal von der Läsion gelegenen Körperabschnitten, wozu noch Retentio urinae et alvi kommt. Es besteht in diesem Stadium wegen des fehlenden Dehnungsreflexes der Blase die Möglichkeit der Blasenruptur (s. S. 83). Die Gefahr der Überdehnung und Ruptur der Blasenwand wird durch den in diesem Stadium bestehenden Verschluß der Urethra und des Blasenhalses begünstigt (Krampf der Blasenhalsmuskulatur, Spannung der HEISSschen Detrusorschlinge, Druck auf die schräge Einmündung der Urethra in die Blase usw.). Nach einigen Tagen kommt es zu einem Überlaufen der Blase, der sog. *Ischuria paradoxa.* Die schlaffen Muskeln zeigen jedoch normale elektrische Erregbarkeit und es fehlt ihnen eine sichere Atrophie. Im allgemeinen besteht in den betroffenen Körperabschnitten völlige Areflexie, doch reagieren der Sphincter ani et vesicae ext., sowie der Cremaster und Bulbocavernosus auf Kneifen der Gesäßhaut und der Glans penis bereits mit Kontraktion. Erektionen stellen sich kaum, Pollutionen niemals ein. Die Haut fühlt sich trocken und kühl an und neigt zur Bildung von Dekubitalgeschwüren. Auf Hautreize beobachtet man häufiger Vasodilatation, während Ödeme die Folge gestörter venöser Zirkulation, vor allem Fehlen der Vasokonstriktion sind. An die anästhetischen Hautbezirke oral anschließend findet sich als Reizsymptom eine gürtelförmige, 1—2 Dermatome umfassende hyperalgetische Zone (periläsionelle Hyperalgesie). In dem hyperalgetischen Hautbezirk läßt sich meist eine gesteigerte Schweißsekretion nachweisen (periläsionelle Hyperhidrosis).

Komplette Rückenmarksunterbrechungen oral vom 5. Cervicalsegment verlaufen im allgemeinen sofort tödlich. Das Initialstadium der kompletten Querschnittsunterbrechung des Rückenmarks dauert bei unkompliziertem Verlauf durchschnittlich 1—3 Wochen, doch stören septische Erkrankungen wie Cystopyelitiden und Dekubitalgeschwüre häufig den komplikationslosen Verlauf.

a) Stadium der Reorganisation.

Das Wiedererwachen der spinalen Reflextätigkeit nach vollkommener spinaler Querschnittsunterbrechung äußert sich zunächst in einer Plantarflexion der Zehen auf Bestreichen der Fußsohle. Diese Plantarflexion wird im weiteren Verlauf der Erkrankung von der gesamten Beugesynergie abgelöst, wobei sich die reflexogene Zone mehr und mehr oralwärts ausbreitet (Fußrücken-, Wadenmuskulatur, mediale Tibiafläche, Innenseite des Oberschenkels und Inguinalgegend). Die Beugesynergie ist bereits gut auslösbar, wenn die Eigenreflexe noch fehlen. Bald erscheint gewöhnlich der Patellarsehnenreflex, später der Achillessehnenreflex und zuletzt der Muskeldehnungsreflex, weshalb der Muskeltonus meist am längsten herabgesetzt ist. Ein Fußklonus, der erst längere Zeit nach dem Auftreten des Achillessehnenreflexes auslösbar ist, läßt sich meist nur vorübergehend erzielen. Die Strecksynergie ist bei totaler Rückenmarksunterbrechung direkt so gut wie nie auslösbar, dagegen tritt sie auf der kontralateralen Seite als gekreuzter Reflex bei Auslösung der Beugesynergie auf. Eine simultane doppelseitige Beugesynergie beider Beine läßt sich von der Bauchhaut besonders in der Medianen auslösen. Reize der Umwelt oder exterozeptive Reize wie der Druck der Bettdecke, kalter Luftzug usw. sowie propriozeptive Reize, nämlich Änderung der Körperlage, Husten, Nießen, Miktion usw. rufen bei totaler spinaler Querschnittsunterbrechung nicht selten eine doppelseitige Beugesynergie an den Beinen hervor, worunter die betreffenden Kranken schwer zu leiden haben. Die cutanen Bauchdecken- und Cremasterreflexe können nur durch Tiefenreize ausgelöst werden.

Nicht selten stellt sich eine reflektorische Erektion ein, die von einem Samenerguß ohne jegliche Libido und Orgasmus gefolgt sein kann. Das Einsetzen der

spinalreflektorischen Vasodilatation äußert sich in einer besseren Hautdurch-
blutung, in größerer Resistenz gegen trophische Schädigungen und in einem Rückgang der Ödemneigung. Die spinale Innervation der Schweißdrüsen führt zu einer
immer stärker werdenden Hyperhidrosis, während natürlich das diencephale
Schwitzen auf Lindenblütentee und Aspirin bei Querschnittsunterbrechungen
im Halsmarkgebiet unterbleibt. Distal von L_2 hat dem caudalen Ende der sympathischen Schweißzentren entsprechend die totale spinale Querschnittsunterbrechung keine Schweißstörung mehr zur Folge. An sonstigen vegetativen
Störungen im Lähmungsbereich sind noch zu nennen Dekubitalgeschwüre,
Neigung zu Infektionen, Atrophien des Knochens, paraosteopathische Knochen-
wucherungen, trophische Störungen an Nägeln und Behaarung sowie Hyper-
pigmentation.

Bei Querschnittsläsionen im oberen Brustmark wird nicht so selten über
ein unangenehmes Völle- und Druckgefühl in der Umgebung der hyperalgetischen
Gürtelzone geklagt (periläsionelle viscerale Hyperalgesie). Nach Querschnittsunterbrechung in Höhe von D_9 erweist sich zuweilen die Visceralsensibilität von
Urethra, Genitalien und Dickdarm nicht nur als intakt, sondern ist sogar schmerzhaft gesteigert. Diese Tatsache sucht man damit zu erklären, daß die oralsten
Splanchnicusfasern bis zur Höhe des 4. Brustsegmentes in das Rückenmark einstrahlen.

b) Terminalstadium.

Nach Monaten oder wenigen Jahren geht die totale Querschnittsunterbrechung
des Rückenmarkes infolge immer wieder rekurrierender Infektionen der Harnwege
und anderer Infekte vom Stadium der Reorganisation in das Terminalstadium
über, das schließlich durch eine septische Allgemeininfektion seinen Abschluß
findet. Die Kontrakturen und Spasmen verschwinden ebenso, wie sie sich ein-
stellten, wieder, desgleichen die Merkmale des gesteigerten Muskeldehnungsreflexes
sowie die erhöhten Knochen- und Muskelphänomene. Schließlich stellen sich echte
Muskelatrophien ein, und es kommt auch zur Degeneration peripherer Nerven.
Die Blasen- und Rectumentleerung wird wieder unregelmäßig und unvollkommen,
wodurch die Infektion der Harnwege begünstigt wird, und schließlich kommt es
zur *Incontinentia urinae et alvi.* Die Sphincterlähmung der Samenblasen kann
zur Spermatorrhöe führen und die Schwäche der Darmmuskulatur gibt sich in
Meteorismus kund. Am längsten erhalten bleiben die Piloarrektion und die
Schweißsekretion. Die spinale reflektorische Vasodilatation geht weiter zurück
und die Haut wird wieder blaß und mißfarben. Die Neigung zu Dekubitalgeschwüren und Ödemen nimmt im gesamten Lähmungsbereich wieder zu und
schließlich erfolgt der Tod unter dem Bild der Allgemeinsepsis.

6. Querschnittsunterbrechungen
der unteren Rückenmarksabschnitte.

Da die Querschnittsunterbrechungen in den caudalen Rückenmarksabschnitten
wegen der dichten Zusammendrängung wichtiger Zentren auf einen kurzen Rückenmarksabschnitt und wegen des eigentümlichen Längsverlaufes der unteren Rückenmarkswurzeln in der Cauda equina eine besondere, für diese charakteristische
Symptomatologie besitzen, muß diese wenigstens in Kürze angeführt werden. Die
akute Querschnittsunterbrechung im Lumbosacralmark läßt das Syndrom des
spinalen Schocks vermissen, auch bildet sich im weiteren Krankheitsverlauf
keine spinale reflektorische Eigentätigkeit aus.

Pathogenetisch kommen die verschiedenartigsten Prozesse in Frage, wie
extradurale, intradurale und extramedulläre sowie intramedulläre Tumoren

(Osteome, Chondrome, Fibrome, Lymphogranulome, Meningeome, Neurinofibrome, Dermoidcysten, Lipome des Filum terminale und Rückenmarks, metastatische Tumoren, Ependymome, Oligodendrogliome, Astrocytome, Glioblastome usw.), Granulome, Tuberkulome, Gummi, Cysticerken, Arachnopathien, Wirbelcaries, traumatische Läsionen, Meningocele, Spina bifida usw. Die Syringo- und Hämatomyelie des untersten Rückenmarksabschnittes macht besondere Symptome. Isolierte Myelitiden sowie Plaques von multipler Sklerose etablieren sich kaum im untersten Rückenmarksabschnitt. Die tumorösen Prozesse sowie sonstigen von der Wirbelsäule ausgehenden und das Rückenmark komprimierenden Prozesse schädigen neben dem Epiconus bzw. Conus meist auch die in deren unmittelbarer Nachbarschaft gelegenen Caudawurzeln und verursachen so eine Kombination von Epiconus- bzw. Conus- und Caudasyndrom.

a) Epiconussyndrom.

Mit dem 4. Lendensegment beginnt eigentlich schon die kegelförmige Verjüngung des Rückenmarks, der *Conus medullaris*, der sich aber strenggenommen nur auf das *3.—5. Sacral-* und die *2 Coccygealsegmente* erstreckt. Das *4. und 5. Lumbal-* sowie das *1. und 2. Sacralsegment* werden von MINOR als *Epiconus* zusammengefaßt. Bei der Epiconusläsion bleiben sowohl die Patellarsehnenreflexe wie die Funktion des Quadriceps femoris erhalten, während die Achillessehnenreflexe wegen Lähmung der Wadenmuskulatur ausfallen. Nach O. FOERSTER beobachtet man nicht selten beim Epiconussyndrom einen paradoxen Achillessehnenreflex, bei dem es auf Beklopfen der Achillessehne nicht zur Plantar-, sondern Dorsalflexion des Fußes kommt. Die Streckung, Abduktion und Außenrotation des Oberschenkels sowie die Beugung des Unterschenkels sind aufgehoben, dabei bleiben die caudal von der Läsionsstelle innervierten Muskeln stets schlaff gelähmt. Das anästhetische Gebiet erstreckt sich auf die beiden letzten Lumbalsowie auf sämtliche Sacraldermatome. An der Grenze von erhaltener Sensibilität und Anästhesie läßt sich eine schmale hyperalgetische Zone (periläsionelle Hyperalgesie) nachweisen, die sich auch durch eine vermehrte Schweißabsonderung auszeichnet (periläsionelle Hyperhidrosis). Besonders charakteristisch für das Epiconussyndrom sind Störungen der Blasen- und Genitalinnervation. So werden bei Epiconusschädigung unangenehme Sensationen, ja zuweilen sogar Schmerzen von seiten der Harnblase empfunden. Wegen Zerstörung des lumbalen Zentrums für die Innervation der Samenblase und des Ductus deferens leidet die Samenausstoßung. Die reflektorische Dauerdilatation der Corpora cavernosa führt unter Umständen zu sehr unangenehmen Priapismus. Sehr häufig sind aber, wie bereits angedeutet, bei der Epiconusläsion auch die Caudawurzeln in Mitleidenschaft gezogen, weshalb man das Epiconussyndrom in seiner reinen Form nur selten zu Gesicht bekommt.

b) Conussyndrom.

Die vollkommene Querschnittsunterbrechung des Rückenmarks in Höhe des 2. Sacralsegmentes bedingt schlaffe Lähmung der Plantarflexoren des Fußes und der Zehen, wobei unter Umständen auch ein „peripherer *Babinski*" auftreten kann. (Am lateralen Fußsohlenrand ansetzende Reize führen infolge Lähmung der Plantarflexoren nicht zur Plantar-, sondern zur Dorsalflexion der Zehen.) Die Achillessehnenreflexe fallen aus und die Beugung des Unterschenkels sowie die Streckung des Oberschenkels erfolgen mit deutlich herabgesetzter Kraft. Querschnittsläsionen im 3. Sacralsegment oder in einem anderen caudal von diesem gelegenen Segment verursachen keinerlei motorische Lähmungserscheinungen an den unteren Extremitäten und das anästhetische Gebiet besitzt typische Reithosenform, weshalb man auch von einer Reithosenanästhesie spricht. Charakteristisch für das Conussyndrom sind in erster Linie die sehr schweren Störungen von seiten der Blasen-, Mastdarm- und Genitalzentren, die in diesem kurzen Rückenmarksabschnitt dicht gedrängt beisammen liegen. Im allgemeinen trifft man bei der Conusläsion eine Retentio urinae kombiniert mit Ischuria paradoxa an, die unter günstigen Bedingungen im weiteren Verlauf in eine Automatenblase übergehen. Nur selten kommt es bei der Conusläsion zu einer völligen Inkontinenz der Harnblase verbunden mit permanentem Harnträufeln. Hierfür wird eine initiale völlige Sphincterlähmung verantwortlich gemacht, da nur in seltenen Fällen der Funktionsausfall der sacralen Zentren durch das lumbale Zentrum und die intramuralen autochthonen Ganglien nicht ausgeglichen werden kann.

Die Defäkation ist ebenso wie der Sphincterverschluß (Inkontinentia alvi) beim Conussyndrom in der Regel gestört oder sogar völlig gelähmt, wobei dann auch der Analreflex ausfällt. Im weiteren Krankheitsverlauf bildet sich zwar eine gewisse Automatie des Rectums aus, doch versagt bei hartem Stuhl die Kotaustreibung, während umgekehrt bei dünnem und breiigem Stuhl der Sphincterverschluß nicht ausreicht.

Die Wehentätigkeit des Uterus wird bei der Conusläsion im allgemeinen so gut wie nicht beeinflußt, doch geht sie gewöhnlich nicht mit Schmerz einher.

Ebenso wie beim Epiconussyndrom werden von einem Teil der Kranken gewisse Sensationen, ja sogar Schmerzen von seiten der Harnblase empfunden. Die Scrotalhaut selbst (S_3) erweist sich als unempfindlich, während der Hoden (Th_{12}—L_3) druckempfindlich ist. Die Cremasterreflexe (L_1—L_2) sind naturgemäß erhalten.

c) Caudasyndrom.

Unter der Cauda equina versteht man die vorderen und hinteren Rückenmarkswurzeln aus den spinalen Segmenten Th_{12}—Co_2. Demnach sind die Cauda-läsionen zu den Wurzelläsionen zu rechnen, die sich unseren früheren Ausführungen entsprechend in Reiz- und Ausfallserscheinungen dokumentieren. Da stärkere Kompressionen der Cauda equina häufig von einer Mitschädigung des Conus und Epiconus begleitet sind und umgekehrt ausgedehntere Geschwülste des Conus und Epiconus die umgebenden Caudafasern in Mitleidenschaft ziehen müssen, kommen reine Läsionen der Cauda equina nur selten zur Beobachtung.

Die Reizerscheinungen von seiten der Cauda equina äußern sich in Schmerzen, die bald mehr in die Kreuzbeingegend, bald mehr wie die Schmerzen der Ischialgie an die Hinterseite der Beine verlegt werden, wo sie von der Glutealfalte bis zur Fußsohle herabziehen. Die Schmerzen sind im Gegensatz zu den echten ischialgischen Schmerzen doppelseitig, nehmen aber ebenso wie die Schmerzen bei Ischialgie bei plötzlicher Erhöhung des Liquordruckes zu (Husten, Nießen, Pressen usw.). Nicht selten zeichnen sie sich auch durch das für den Hinterwurzelschmerz typische An- und Abschwellen aus (s. Hinterwurzeln S. 32). Da die oralen Caudafasern auch die Beinmuskulatur innervieren, äußern sich die hohen Caudaläsionen in einer Lähmung der Beinmuskulatur, wobei die Cremaster- und Patellarsehnenreflexe entfallen, während bei tiefen Caudaläsionen vor allem die Blasen-, Mastdarm- und Genitalfunktionen leiden. Es muß aber darauf hingewiesen werden, daß auf Grund der Symptomatologie keine genauere Lokalisation der Noxe im Verlaufe der Caudafasern möglich ist, da die einzelnen Caudafasern eine große Länge besitzen und die Kompression in ihrem ganzen Verlauf das gleiche klinische Bild macht.

7. Das Syndrom der spinalen Halbseitenschädigung (Brown-Séquard).

Die echte spinale Halbseitenläsion ist meist auf Traumen wie Schuß- und Stichverletzungen seltener auf Blutungen zurückzuführen.

Die *Bewegungsstörungen* bei *Halbseitenläsion im Brustmark* beschränken sich auf die *Läsionsseite* und setzen sich infolge der *Pyramidenseitenstrangschädigung* aus einer *spastischen supranucleären Lähmung* der caudal von der Läsionsstelle versorgten Muskulatur und infolge der *Zerstörung* der *motorischen Vorderhornzellen* im *Läsionsniveau* aus einer *schlaffen Lähmung* sämtlicher von den betreffenden Vorderhornganglienzellen innervierten Muskeln zusammen. Infolge der *Vasoconctrictorenlähmung* fühlen sich im *Initialstadium* die *motorisch gelähmten Körperabschnitte wärmer* an, doch kehrt sich mit dem *Erwachen der spinalen vegetativen Reflexmechanismen* dieses Verhalten in das Gegenteil um, und die gelähmten Körperabschnitte sind dann *kühler.* Innerhalb des *Kompressionsniveaus* werden naturgemäß auch die Seitenhorn- und Intermediärzellen schwer geschädigt, weshalb man in dem zugehörigen Hautareal schwere *trophische* und sonstige *vegetative Störungen* antrifft.

Die *Sensibilitätsstörung* im *Läsionsniveau*, die sich in einer völligen *Anästhesie* für *sämtliche Sensibilitätsqualitäten* dokumentiert, ist ebenfalls auf die *herdgleiche Seite*, und zwar auf einen *gürtelförmigen Hautstreifen* be

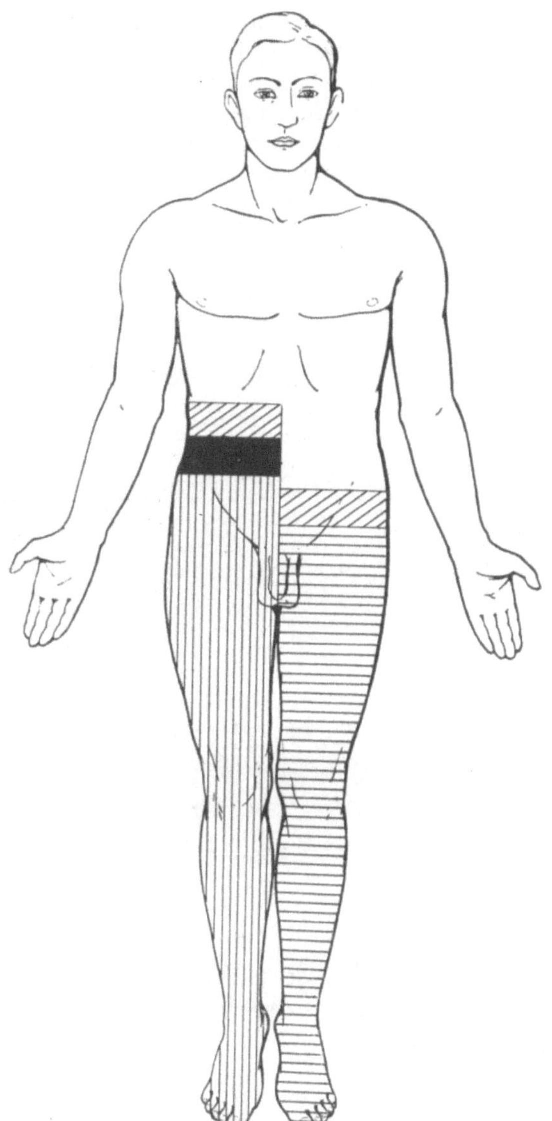

Abb. 60.　Halbseitenlähmung nach Brown-Séquard in Höhe des 9. Thorakalsegmentes.

schränkt. Die *Sensibilitätsstörung caudal* von der *Läsionsstelle* erstreckt sich dagegen auf *beide Körperhälften*, auf der *herdgleichen Seite* findet sich das typische *Hinterstrangssyndrom* kombiniert *mit Hyperästhesie* (s. Hinterstrang S. 41). Infolge von *Mitschädigung* der *Tractus spinocerebellares* beobachtet man sehr *ausgesprochene Tiefensensibilitätsstörungen*, welche, wenn die aktiven Bewegungen in ihrer Exkursion durch die infolge der Pyramidenbahnschädigung stets vorhandenen Spasmen nicht eingeschränkt wären, die isolierte Hinterstrangsataxie bei weitem überträfen. Diese *schweren Koordinationsstörungen* verraten einzig und allein die Mitschädigung der Tractus spinocerebellares, da das weitere Hauptkennzeichen einer Schädigung der Tractus spinocerebellares, die *Hypotonie*, durch die *Pyramidenbahnschädigung* völlig *verdeckt* wird. Auf der *kontralateralen Seite* sind *caudal* von der *Läsionsstelle Analgesie* und *Thermanästhesie* nachweisbar, und zwar reichen diese vom unteren Rande des obersten infraläsionellen Dermatoms bis in die Sacraldermatome, wobei aber die Anogenitalzone meist nur

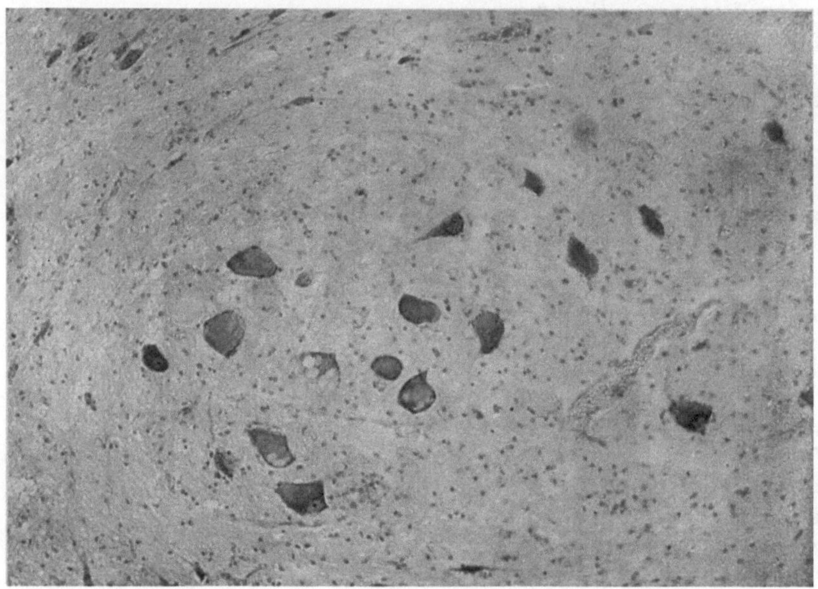

Abb. 61. Primäre Reizung und Ausfall an motorischen Vorderhornzellen bei amyotrophischer Lateralsklerose (Nißlfärbung).

wenig geschädigt ist (s. Vorderseitenstrang S. 47). Oral schließt sich an die anästhetische Zone der Läsionsstelle eine schmale *hyperalgetische Zone* an (periläsionelle Hyperalgesie) und ebenso wird auf der kontralateralen Seite das Gebiet der Analgesie und Thermanästhesie oral von einer hyperalgetischen Zone begrenzt. Innerhalb dieser hyperalgetischen Zone kommt es meist auch zu starker Schweißabsonderung (periläsionelle Hyperhidrosis).

Die spinale Halbseitenläsion am Übergang vom Hals- zum Brustmark ist durch ein HORNERsches Syndrom auf der Herdseite gekennzeichnet.

(Weder auf Einträufeln von 1% Cocainlösung noch von 1⁰/₀₀ Adrenalinlösung in den Conjunctivalsack Mydriasis.) Die Halbseitenläsion im unteren Lumbal- und im Sacralmark äußert sich in einer kontralateralen Analgesie vom Perineum, Scrotum und Penis.

Die Blasen- und Mastdarmfunktion bleiben nach der spinalen Halbseitenläsion im allgemeinen, von geringen, nur vorübergehenden initialen Störungen abgesehen, völlig ungestört.

In seltenen Fällen kann nach R. BING ein pathologischer Prozeß an Stelle der typischen Ausfallserscheinungen charakteristische Reizerscheinungen hervorrufen, die sich auf der Läsionsseite in Krampferscheinungen, auf der Gegenseite in Schmerzsensationen dokumentieren *(Spasmodynia cruciata)*.

Wenn auch die Beschreibung einzelner Rückenmarkserkrankungen nicht in den Rahmen einer pathophysiologischen Einführung gehört, so müssen doch Erkrankungen, soweit sie auf einer systematischen Degeneration bestimmter spinaler Zentren oder Bahnen beruhen, wenigstens kurz angeführt werden, da sie unsere Kenntnisse von den Funktionen der betreffenden spinalen Abschnitte wesentlich erweitert und ergänzt haben. So zeigt die chronisch progressive Erkrankung der motorischen Vorderhornganglienzellen, die *spinale Muskelatrophie*, sämtliche Kennzeichen einer Schädigung des peripheren motorischen Neurons, kurz gesagt das *spinale Vorderhornsyndrom*, in besonders reiner Form, nämlich schlaffe Lähmung mit herabgesetztem bzw. aufgehobenem Muskeldehnungswiderstand, fibrilläre Muskelzuckungen, deutliche Muskelatrophie, aufgehobene willkürliche und reflektorische Erregbarkeit bei erhaltener mechanischer und chemischer Erregbarkeit, sowie typische elektrische Entartungsreaktion.

Die Erkrankung befällt zunächst die kleinen Handmuskeln, und zwar zumeist symmetrisch. Von den kleinen Handmuskeln greifen dann die Lähmungen auf die Unter-, Oberarm- und Schultergürtelmuskulatur über. Schließlich dehnen sie sich auch auf die Rumpfmuskeln und die Muskulatur der unteren Extremitäten aus. Den schlaffen, mit Muskelschwund einhergehenden Lähmungen entspricht eine langsam fortschreitende

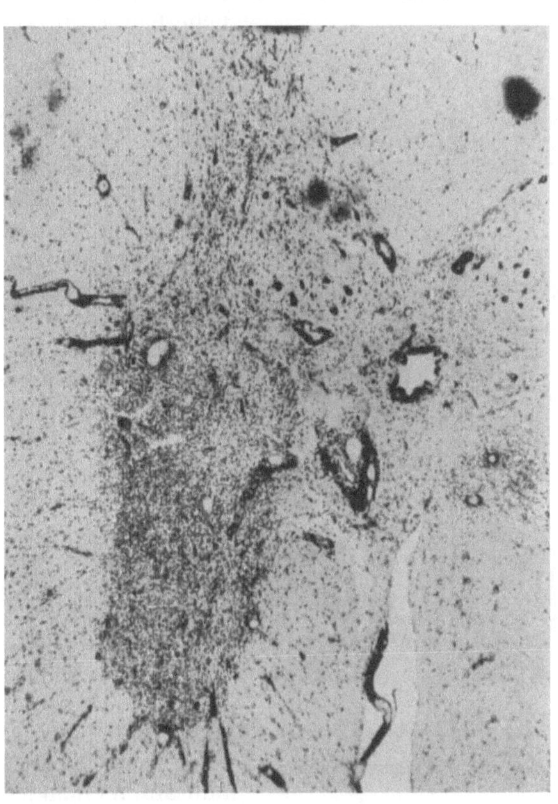

Abb. 62. Perivasculäre Infiltrate vom Vorderhorn auf die Intermediärzone und das Seitenhorn übergreifend bei Poliomyelitis acuta anterior (Brustmark, Nißlfärbung).

Degeneration der *motorischen Vorderhornganglienzellen*, die sich zunächst in Aufblähung und Abrundung des Zelleibes, Tigrolyse im Zentrum und Verklumpung der Nissl-Granula in der Zellperipherie sowie Schrumpfung und Hyperchromatose des an den Zellrand verlagerten Zellkernes dokumentiert (s. Abb. 61). (*Primäre Reizung* Nissls.) Im weiteren Krankheitsverlauf kommt es dann zum Ganglienzellausfall mit reaktiver Gliazell- und Gliafaserwucherung. Das Gefäßbindegewebe beteiligt sich so gut wie nicht an dem Krankheitsgeschehen. Die vorderen Wurzeln lassen infolge sekundärer Degeneration ihrer Neuriten *Markfaser*- und *Achsencylinderausfall* erkennen; in fortgeschrittenen Stadien sind sie im Gegensatz zu den Hinterwurzeln völlig marklos. Auf Markscheidenbildern vom Rückenmark in Höhe des oberen Brust- und des Halsmarkes zeigen die Hinterstränge, und zwar zumeist die medial gelegenen Gollschen Stränge Aufhellungen. Klinisch sind jedoch keinerlei Erscheinungen von seiten der Hinterstränge nachweisbar.

Die *akute, infektiöse Erkrankung der motorischen Vorderhornganglienzellen*, die *Poliomyelitis acuta spinalis anterior*, lokalisiert sich wenigstens in ihrem akuten Stadium nicht nur auf das Vorderhornzellgebiet, sondern greift auch auf die Intermediärzone, das Seiten- und Hinterhorn (s. Abb. 62) über, ja selbst das spinale Markweiß ist nicht völlig frei von entzündlichen Erscheinungen. In späteren Stadien aber beschränkt sich der pathologische Prozeß auf die Vorderhornganglienzellen und die Lähmungen lassen demnach sämtliche Kennzeichen der nucleären Lähmung nachweisen. Die schlaffen Lähmungen können sämtliche Körpermuskeln ergreifen, am längsten bleiben in der Regel die Atemmuskeln von dem Krankheitsprozeß verschont, was auf eine besondere Resistenz dieser Ganglienzellgruppen zurückzuführen sein dürfte.

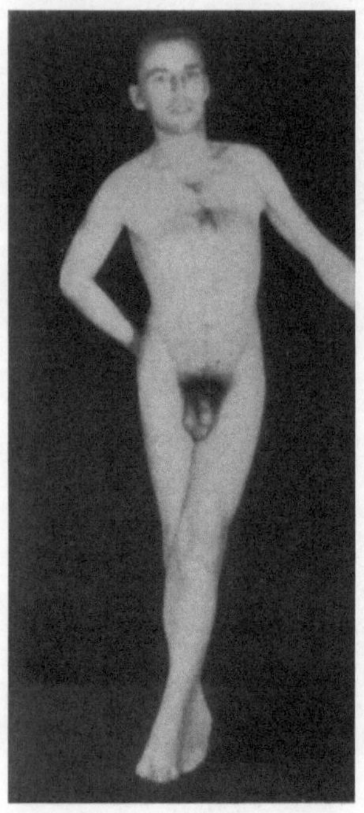

Abb. 63. Ausgesprochene Adduktionshaltung beider unterer Extremitäten bei spastischer Spinalparalyse.

Im Gegensatz zu den schlaffen, atrophischen Lähmungen, denen eine Degeneration der primären spinalen motorischen Zentren, der motorischen Vorderhornganglienzellen, zugrunde liegt, besitzen die Lähmungen, die auf eine *Degeneration* der langen spinalen motorischen Bahn, der *Pyramidenbahn*, zurückzuführen sind, die *spastische Spinalparalyse*, sämtliche *Kennzeichen* einer *supranucleären Lähmung*, nämlich erhöhten Muskeldehnungswiderstand, gesteigerte reflektorische und elektrische Erregbarkeit, Neigung zu Spasmen und Kontrakturen, völliges Fehlen von Muskelschwund oder höchstens geringe Inaktivitätsatrophie, Ausfall von willkürlichen Einzelbewgungen bei Erhaltensein von komplexen Bewegungen, d. h. sog. Reflexsynergien, bestimmte Stellungen der Extremitäten (obere Extremität Beuge-, untere Streckstellung). Besonders charakteristisch für die spastische Spinalparalyse sind die Adduktions- und Streckerspasmen an den unteren Extremitäten mit Spitzfußstellung (s. Abb. 63). Beim Gang werden die eng aneinandergepreßten Knie mühsam aneinander vorbeigeschoben (Scherengang).

An den oberen Extremitäten sind die Kennzeichen der supranucleären Lähmung weniger ausgeprägt. Morphologisch entspricht der *spastischen Spinalparalyse* ein *Ausfall* von Markscheiden und Achsencylindern im *Pyramidenseitenstrangareal* weniger im Pyramidenvorderstrang (s. Abb. 64). Meist ist dieser Ausfall nur bis in den *Mittelhirnfuß* zu verfolgen, jedoch zeigen die BETZschen Riesenpyramidenzellen zum Teil das Bild der primären Reizung, zum Teil sind sie bereits ausgefallen, wodurch es zu einer makroskopisch erkennbaren Verschmälerung der vorderen Zentralwindung kommen kann. In späteren Stadien der Erkrankung kommt es zu einer reaktiven Fasergliose in den genannten Arealen.

Eine *Kombination* von *spinaler Muskelatrophie* und *spastischer Spinalparalyse* stellt die *amyotrophische*, besser myatrophische *Lateralsklerose*, dar, die nach der multiplen Sklerose, Syringomyelie und den luetischen Erkrankungen des Zentralnervensystems zu den relativ häufigen Krankheiten des Nervensystems zählt. Eine weniger systematische Erkrankung der genannten beiden Systeme wird durch die Lues hervorgerufen.

Einen *Ausfall* der *epikritischen Sensibilitätsqualitäten* bedingt die luische Erkrankung der intramedullären Anteile der Hinterwurzelfasern, die *Tabes dorsalis.* Der Ausfall der Lage- und Bewegungsempfindung führt zu einem gestörten unregelmäßigen Ablauf der Bewegungen, zur *Hinterstrangataxie.* Je nach der Lokalisation des Prozesses im Lumbosacral- bzw. Cervicalmark spricht man von einer lumbosacralen bzw. cervicalen Tabes. Da der intramedulläre Abschnitt der Hinterwurzelfasern auch der Leitung von afferenten reflektorischen Impulsen dient, beobachtet man bei der Tabes dorsalis naturgemäß einen *Ausfall* der *spinalen Reflexe* (Hypo- bzw. Areflexie). Der *Tabes dorsalis* entspricht morphologisch eine *Degeneration* der *intramedullären Hinterwurzelanteile,* welche sowohl die Markscheiden wie Achsencylinder betrifft, und der

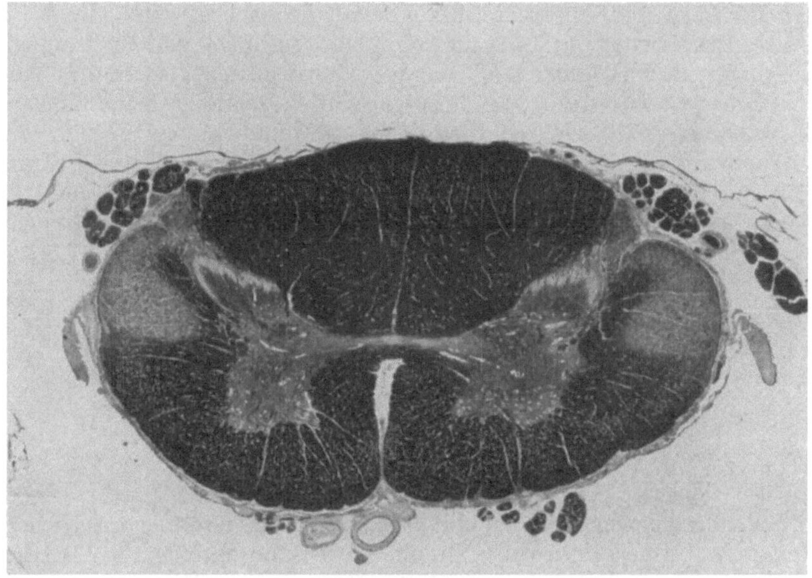

Abb. 64. Markscheidenlichtung in beiden Pyramidenseitensträngen bei einer spastischen Spinalparalyse (Markscheidenfärbung).

eine sekundäre Fasergliose im Hinterstrangsareal folgt. Die Spinalganglienzellen lassen im Verhältnis zu der ausgedehnten Degeneration ihrer Neuriten nur auffallend wenig Veränderungen erkennen. Außer der Lues kann eine *Arsenintoxikation* eine *Degeneration* der *intramedullären Hinterwurzelanteile* bedingen. Schließlich sei noch auf die sog. *Alterstabes* hingewiesen, der eine Markscheidenlichtung im Hinterstrangsareal entspricht.

Eine *isolierte reine Degeneration* der *Tractus spinocerebellares ventrales* und *dorsales* zählt zu den seltenen Spinalerkrankungen, denn auch bei der FRIEDREICHschen *Erkrankung* ist die Degeneration der spinocerebellaren Bahnen gewöhnlich von einer solchen der Hinterstränge bzw. der Pyramidenbahnen begleitet, so daß wie bereits früher angedeutet, nur sehr schwer ein Bild von der Funktion der spinocerebellaren Bahnen zu erhalten ist. Im Vordergrund der reinen FRIEDREICHschen Erkrankung steht neben cerebellar-ataktischen Erscheinungen eine ausgesprochene *cerebellare Hypotonie.* Morphologisch findet sich eine *Degeneration* der *spinocerebellaren* und meist auch der Hinterstrangsfasern mit sekundärer Fasergliose.

Die *spinale Gliose* und *Höhlenbildung* in der Nachbarschaft des Zentralkanals oder im Hinterhornareal unterbricht die spinothalamischen Fasern bzw. schädigt ihre spinalen Zentren, die großen Zellen des Hinterhorns, was einen

Ausfall der Vorderseitenstrangsqualitäten bei Integrität der Hinterstrangsqualitäten, d. h. eine *dissoziierte Empfindungslähmung* zur Folge hat (Ausfall der Schmerz- und Temperaturempfindung bei Erhaltensein des Raumsinns der Haut, der Lage- und Bewegungsempfindung, Kraftsinn usw.). Das gleiche Syndrom können das spinale Stiftgliom, gewöhnlich ein Ependymom, und die Hämato- und Hydromyelie verursachen. Bei der *Hydromyelie* lassen sich durch Druck auf die Hinterseitenstränge *neben der dissoziierten Empfindungsstörung* mehr oder minder ausgesprochene *Pyramidenbahnschädigungen* nachweisen.

Zu den kombinierten Systemerkrankungen des Rückenmarks zählt die *funikuläre Myelose*, die bei der perniziösen Anämie, aber auch bei andersartigen schweren Anämien und Aufbrauchskrankheiten beobachtet wird. In der Regel liegen dieser Erkrankung Degenerationen im Hinterstrangs- und Pyramidenbahnareal zugrunde, doch können auch nahezu sämtliche Markfasern des Rückenmarks in Mitleidenschaft gezogen sein, so daß nur ein schmaler Marksaum entlang dem Rückenmarksgrau erhalten bleibt. Da gewöhnlich eine größere Anzahl von afferenten und efferenten spinalen Bahnen degeneriert, trägt diese Erkrankung nur wenig zur Erweiterung unserer Kenntnisse von der Physiologie und Pathophysiologie der Rückenmarksstränge bei, weshalb in diesem Zusammenhang nicht weiter auf sie eingegangen wird.

B. Hirnstamm.

1. Verlängertes Mark und Brücke.

a) Hirnnerven.

Den Spinalnerven entsprechen mit gewisser Einschränkung im Hirnstamm die Hirnnerven, ausgenommen die Nn. olfactorius und opticus, die als Hirnteile anzusprechen sind, und früher nur fälschlicherweise den Hirnnerven zugezählt wurden. Eine besondere Stellung nimmt auch noch der 8. Hirnnerv, der N. statoacusticus, ein, der mit dem Ohrlabyrinth, einem höheren Sinnesorgan, in Verbindung steht und der Leitung von Hör- sowie Lage- und Bewegungsreizen dient. Seine Anatomie, Physiologie und Pathophysiologie werden daher zweckmäßiger bei der Darstellung der Hörzentren berücksichtigt. Die Nn. intermedius, glossopharyngeus und vagus sowie wahrscheinlich auch der Trigeminus haben Beziehungen zu den Geschmacksorganen und nehmen so ebenfalls eine gewisse Sonderstellung ein, die aber nicht berechtigt, sie aus der Beschreibung der Hirnnerven herauszunehmen.

Die Hirnnerven bauen sich, auch wenn sie gemischter Natur sind, nicht wie die Spinalnerven aus einer dorsalen sensiblen und ventralen motorischen Wurzel auf, sondern die sensiblen, motorischen und auch autonomen Nervenfasern verlassen in einem Nervenstamme vereint den Hirnstamm. Die Ursprungszellen der afferenten sensiblen Hirnnervenfasern sind ebenso wie die der Spinalnerven in Ganglienzellknoten außerhalb des Zentralorgans gelegen. Ihre zum Hirnstamm ziehenden afferenten Fasern treten innerhalb des Hirnstammes an mehr oder minder umschriebene Ganglienzellmassen, die *sensiblen Hirnnervenkerne*, heran und gehen mit diesen eine Synapse ein. Die efferenten motorischen Hirnnervenfasern entspringen in gut abgegrenzten Ganglienzellanhäufungen, den *motorischen Hirnnervenkernen*. Es lassen sich also im Gegensatz zu den sensiblen und motorischen spinalen Zentren der Rückenmarkssegmente die sensiblen und motorischen Hirnnervenzentren als umschriebene Ganglienzellgruppen gut

abgrenzen. Neben den sensiblen und motorischen Anteilen führen einige Hirnnerven auch efferente *vegetative Fasern*, die gleichfalls aus umschriebenen Ganglienzellgruppen, den *Nuclei parasympathici craniales*, entspringen. Die kranialen
parasympathischen Zentren lassen sich nach ihrer Lage in oblongatäre, pontine
und mesencephale Zentren unterteilen. Die den Hirnstamm verlassenden autonomen
Hirnnervenfasern enden an nahe dem Erfolgsorgan gelegenen, parasympathischen
Ganglienzellgruppen, die nur im Kopfgebiet rein vorkommen, während sie sonst
mit sympathischen Ganglienzellmassen untermischt sind.

Anatomie, Physiologie und Pathophysiologie. Auf die einzelnen Hirnnerven
und zwar zunächst auf die Anatomie ihrer motorischen Anteile soll in caudo-
oraler Richtung eingegangen werden, worauf dann die Schilderung der sensiblen
und vegetativen Anteile folgen soll.

Cerebrospinale, motorische Anteile. Der *N. hypoglossus* ist der motorische Nerv für die
inneren und äußeren Zungenmuskeln (Transversus und Longitudinalis linguae, Hypoglossus, Genioglossus, Styloglossus). Dazu kommen aus der Ansa hypoglossi die motorischen
Fasern für die untere Zungenbeinmuskulatur (Sternohyoideus, Thyreohyoideus, Omohyoideus
und die obere Zungenbeinmuskulatur (Geniohyoideus), während der Mylohyoideus vom
5. und 12., der Stylohyoideus und Biventer vom 7. und 12. Hirnnerven versorgt werden.
An der Innervation des Palatoglossus beteiligten sich der 12., 11. und 7., an der des Constrictor
pharyngis medius der 12. und 5. Hirnnerv.

Die Hypoglossuskerne zählen zu der dorsomedialen motorischen Hirnnervenkernsäule
und sind im verlängerten Mark zu beiden Seiten, neben der kielförmigen Einziehung des
Bodens des 4. Ventrikels gelegen (s. Abb. 65a u. b). Ihre austretenden Fasern ziehen ventro-
lateralwärts und verlassen zwischen Pyramide und Olive in 10—15 Wurzelfasern das verlängerte Mark. Durch den Canalis hypoglossi tritt der 12. Hirnnerv aus dem Schädel aus
und anastomosiert dann mit dem Ganglion nodosum, dem Ganglion cervicale superius,
dem N. lingualis und mit der Schlinge des 1. und 2. Cervicalganglions. Durch Anastomose
des Ramus descendens hypoglossi mit der Schlinge aus dem 2. und 3. Cervicalnerven kommt
die Ansa hypoglossi zustande.

Die Unterbrechung des N. hypoglossus oder die Zerstörung seines oblongatären
Kerngebietes hat eine deutliche Atrophie der gelähmten Zungenhälfte mit Bildung
von Runzeln zur Folge, die bei langsam chronisch progressiver Atrophie, wie
z. B. bei der Bulbärparalyse, mit starken fibrillären Zuckungen und Muskel-
wogen einhergeht. Bei einseitiger Lähmung weist die Spitze der gerade im
Munde liegenden Zunge eine konkave Krümmung nach der gesunden Seite auf,
was durch das Überwiegen des M. longitudinalis auf der gesunden Seite bedingt
sein dürfte. Beim Herausstrecken weicht jedoch die Zunge infolge Ausfalls des
Genioglossus und Transversus nach der gelähmten Seite ab (s. Abb. 66). Beim
Zurückziehen der Zunge ist wieder die konkave Verbiegung der Raphe nach der
gesunden Seite deutlich zu erkennen (Wirkung des Longitudinalis der gesunden
Seite), dabei weicht die Zunge in toto nach der gesunden Seite ab (Wirkung
des Stylohyoideus und Styloglossus der gesunden Seite). Zu gleicher Zeit wird
durch Wirkung des Styloglossus auf der gesunden Seite die Zunge etwas gehoben. Die Störungen des Kauens und Schluckens sind bei einseitiger, wenn auch
totaler Hypoglossuslähmung im allgemeinen gering. Die von der Ansa hypoglossi
versorgten Muskeln sind nur bei der sehr seltenen Läsion der Ansa hypoglossi gelähmt. Die motorischen Fasern für diese Muskeln stammen jedoch nicht aus
dem Hypoglossuskern, sondern aus den motorischen Vorderhornganglienzellgruppen der oberen Halssegmente. Bei doppelseitiger Lähmung beider Hypoglossi ist nur noch eine Spur von Beweglichkeit an der zurückgesunkenen Zunge
nachweisbar, die durch starke Kontraktion der Geniohyoidei, die von der Ansa
hypoglossi versorgt werden, der Mylohyoidei und des vorderen Biventerbauches
bedingt ist.

Die rein motorischen Fasern des *N. accessorius* entstammen dem Nucleus spinalis und
cerebralis N. accessorii. Der Nucleus spinalis entwickelt sich im dorsalen Abschnitt des

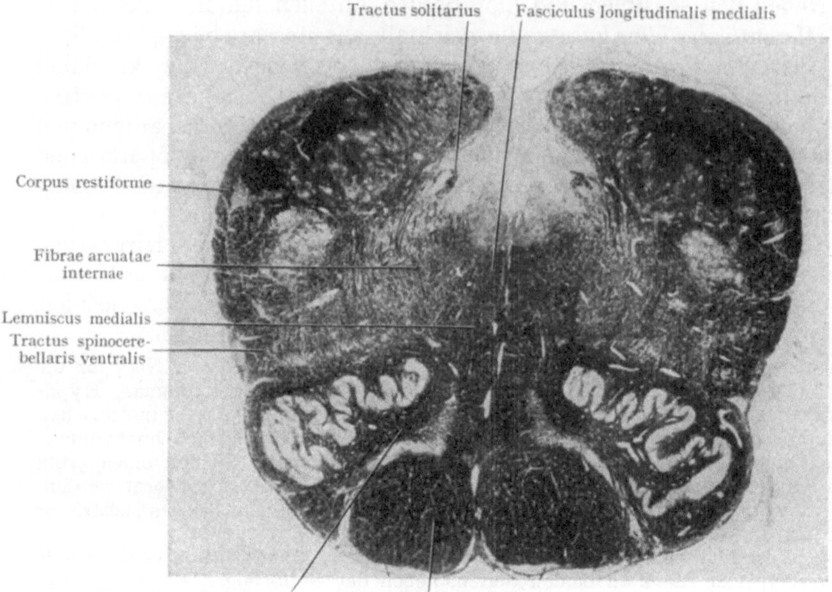

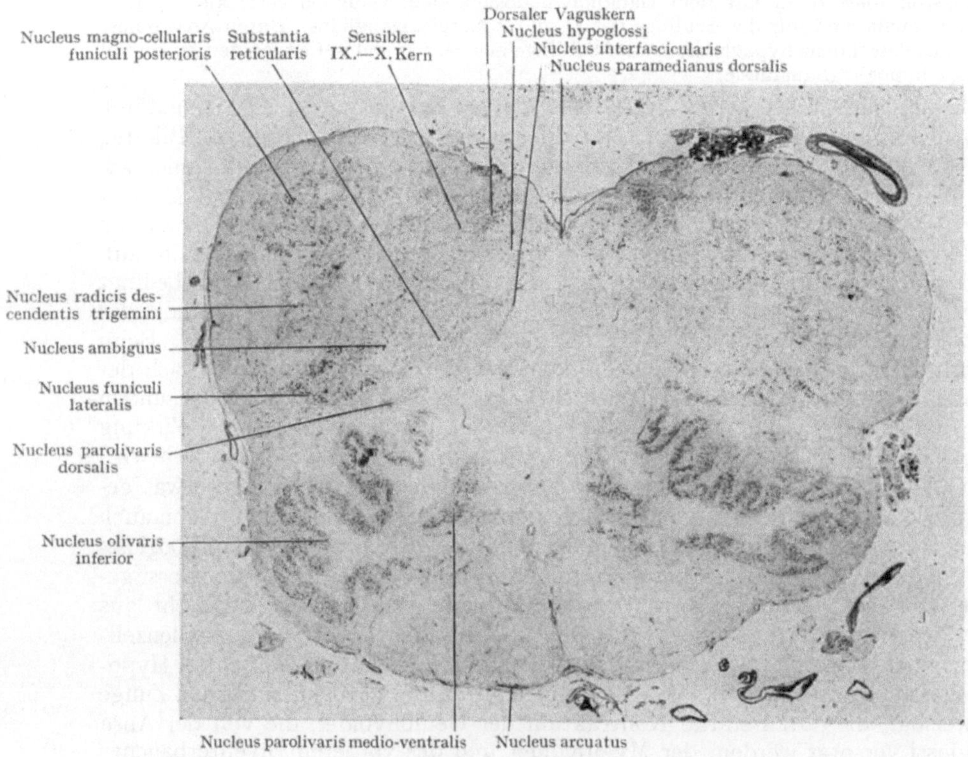

Abb. 65a u. b. Querschnittsbild durch die Medulla oblongata in Höhe der Hauptolive. a Markscheidenfärbung; b Nißlfärbung.

Vorderhorns nahe dessen lateralen Rand, rückt beim oralen Fortschreiten mehr zentral und geht schließlich mehr oder minder fließend in den motorischen Vaguskern über. Aus den Zellen dieses Accessoriuskernes ziehen die intraoblongatären Wurzelfasern zunächst dorsalwärts, um dann in einem lateralen Bogen ihrer Austrittsstelle zuzustreben. Ein Teil der Fasern biegt medial von der Substantia reticularis cerebralwärts in longitudinaler Richtung um, in welcher dann die Fasern eine Strecke weit verlaufen, um sich schließlich lateralwärts zu wenden und auszutreten. Die Neuriten des Nucleus spinalis verlassen in 6—7 Bündelchen als Radix spinalis, und zwar etwas ventral von den hinteren Wurzeln bzw. der absteigenden Trigeminuswurzel das Rückenmark bzw. das verlängerte Mark. Sie reichen ungefähr von den caudalen Hypoglossuswurzeln bis zum 5. oder 6. Halssegment. Diese Bündel vereinigen sich zu einem Nervenstamm, der zwischen den vorderen und hinteren Rückenmarkswurzeln aufsteigt und durch das Foramen magnum in die Schädelhöhle eintritt. Der obere Teil der Wurzelbündel des N. accessorius tritt als caudale Fortsetzung des N. vagus in der Furche hinter der Olive aus. Er vereinigt sich nach kurzem Verlauf mit der Radix spinalis zu einem Nervenstamm, der als hinterster Strang in der vorderen medialen Abteilung des Foramen jugulare die Schädelhöhle verläßt, um sich wieder in einem Ramus medialis und lateralis zu teilen. Das Ramus medialis führt die Fasern, welche die Kehlkopfmuskeln versorgen, und schließt sich dem Vagus an, während im Ramus lateralis die Fasern der Radix spinalis verlaufen, welche die Mm. sternocleidomastoideus und trapezius innervieren. Oft läßt sich der N. vagus nur sehr schwer vom N. accessorius vagi trennen.

Der *N. accessorius* innerviert den M. sternocleidomastoideus und M. trapezius, wobei letzterer aber auch von dem Plexus cervicalis Äste bezieht. Die totale Durchtrennung des N. accessorius hat eine deutliche Atrophie des Sternocleidomastoideus und Trapezius zur Folge, wobei die Atrophie der oberen Portion am geringsten ist. Der

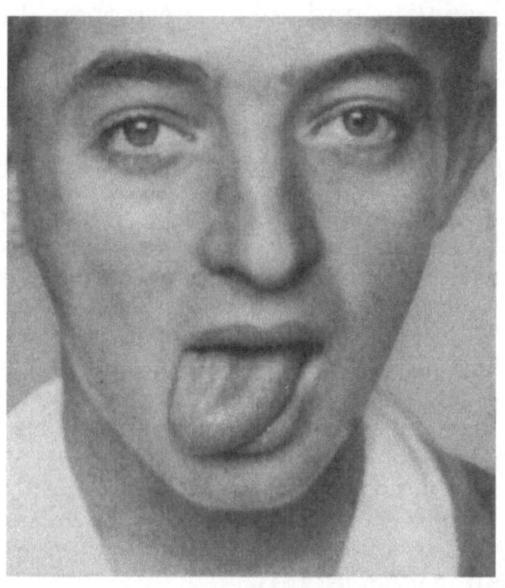

Abb. 66. Periphere Hypoglossuslähmung (Schußverletzung)

Sternocleidomastoideus und das mittlere und untere Drittel des Trapezius sind weder faradisch noch galvanisch erregbar, während das obere Drittel faradisch gut erregbar oder in seiner Erregbarkeit höchstens etwas herabgesetzt ist, da dieses von den oberen Cervicalnerven versorgt wird. In den Fällen, in welchen nach Schädigung des Accessorius nur der Sternocleidomastoideus gelähmt ist, muß man entweder annehmen, daß dieser vulnerabler ist, oder daß auch die mittlere und untere Portion vom Cervicalplexus versorgt werden. Bei der Lähmung des Sternocleidomastoideus wird das Gesicht nach der Seite der Lähmung gedreht und der Kopf nach der gesunden Seite gesenkt. Besteht die Lähmung lange Zeit, so kommt es zur Kontraktur des gesunden Muskels. Häufig bleibt aber bei der Läsion des N. accessorius der Sternocleidomastoideus intakt, da die Läsion meist peripher sitzt. Die Schulter steht dann nur wenig tiefer als die gesunde, desgleichen ist das Akromion nicht viel nach vorn und unten gesunken, weshalb es zu keiner sehr deutlichen Schaukelstellung kommt. Auch ist die Entfernung des medialen Schulterblattrandes von der Wirbelsäule nicht beträchtlich. Der Arm kann bis zur Horizontalen gehoben werden, jedoch nur unter Kraftaufwand. Das Seitwärtsheben ist fast immer schlechter als das Vorwärtsheben. Das Anziehen des Schulterblattes an die Wirbelsäule ist durch die Wirkung des Rhomboideus noch ziemlich gut erhalten.

Die afferenten sensiblen Vagusfasern ziehen von ihren extracerebral gelegenen Ursprungsstätten, den pseudounipolaren Zellen des *Ganglion jugulare* und *nodosum*, zentralwärts in die Oblongata zu der sensiblen Kernsäule des Glossopharyngeus-Vagus, die manschettenförmig als *Nucleus tractus solitarii* den Tractus solitarius umscheidet (s. Abb. 65 b). Die Fasern, welche der Geschmacksleitung dienen, strahlen in den Tractus solitarius ein und enden in dessen Kerngebiet, während die übrigen afferenten Vagusfasern an den *Nucleus alae cinereae* herantreten.

Die efferenten motorischen Vagusfasern entspringen in dem kleinen N. *motorius N. vagi seu ambiguus*, der etwas dorsal von der Hauptolive in der Substantia reticularis gelegen ist (s. Abb. 65 b). Die efferenten vegetativen oder autonomen Vagusfasern verlaufen aus dem *Nucleus dorsalis seu visceralis*, der sich als längliche schräge Zellmasse dorsolateral von dem Hypoglossuskern von dorsomedial nach ventrolateral ausdehnt, zu den peripheren vegetativen Ganglienzellknoten der Hals-, Brust- und Baucheingeweide (s. Abb. 65 b).

Der motorische Vagus versorgt die Gaumen- und Schlundmuskulatur sowie die Muskeln des Kehlkopfes. O. FOERSTER hat bei seinen Vagusverletzungen nie eine Lähmung des Pharynx gesehen, wie das von anderer Seite angegeben wird. Nach ihm beteiligen sich an der Innervation des Gaumensegels der Vagus und Facialis, und zwar herrschen hierbei individuelle Verschiedenheiten, so daß bald mehr der Vagus, bald mehr der Facialis die Innervation übernimmt. Die Stimmbandlähmung ist bei totaler Vaguslähmung stets eine vollkommene, d. h. es besteht Kadaverstellung der Stimmbänder, und diese sind weder bei der Respiration noch bei der Phonation beweglich.

Die afferenten *sensiblen Glossopharyngeusfasern* entspringen aus den pseudounipolaren Zellen des *Ganglion proprium* oder *intracraniale* und *petrosum* oder *extracraniale* und verlaufen größtenteils zu dem schon beim Vagus beschriebenen *Tractus solitarius* und dessen Kerngebiet. Nur ein kleiner Teil der Fasern gelangt in den *Nucleus terminalis alae cinereae*.

Der motorische Glossopharyngeuskern ist noch nicht sicher festgelegt, jedoch führt eine periphere Läsion des Glossopharyngeus sicher zu einer Lähmung der Pharynxmuskulatur. Man kann wohl mit Recht annehmen, daß die Ganglienzellen für die im peripheren Glossopharyngeus enthaltenen motorischen Fasern im *Nucleus ambiguus* zu suchen sind. Der N. glossopharyngeus tritt mit 4—5 Wurzeln hinter dem Olivenwulst aus und wendet sich zum vorderen Abschnitt des Foramen jugulare.

Die vegetativen Glossopharyngeusfasern für die Glandula parotis entstammen dem *Nucleus salivatorius inferior* und ziehen zum *Ganglion petrosum* (s. vegetative Anteile der Hirnnerven S. 104).

Vom Glossopharyngeus werden der M. constrictor pharyngis superior und der M. stylopharyngeus innerviert. Der N. glossopharyngeus ist der für den Schluckakt wichtigste motorische Nerv. Schon seine einseitige Unterbrechung hat erhebliche Schlingbeschwerden, besonders beim Schlucken fester Speisen zur Folge. Auf der Seite der Lähmung hängt die Rachenwand schlaff herab und verschiebt sich beim Phonieren oder Würgen kulissenartig von der kranken nach der gesunden Seite (Vorhangphänomen). Der Rachenwandreflex fehlt auf der Seite der Lähmung. Bei doppelseitiger Glossopharyngeusläsion ist der Schluckakt unmöglich.

Der N. *facialis* führt fast ausschließlich motorische Fasern, während der zusammen mit ihm verlaufende N. *intermedius* teils zu den *cranialen parasympathischen Nerven*, teils zu den *sensorischen Nerven zu rechnen* ist und als solcher der *Geschmacksleitung* dient.

Das motorische Kerngebiet des N. facialis ist am Übergang von Brücke zum verlängerten Mark dorsolateral von der Hauptolive gelegen und gehört demnach zu der ventrolateralen motorischen Kernsäule (s. Abb. 67). Meist läßt sich ein dorsaler Kern für die Stirn- und Augenmuskeln und ein ventraler für die übrige Gesichtsmuskulatur abgrenzen, der dorsale wird auch als „oberer" und der ventrale als „unterer" Facialiskern bezeichnet. Die zentralen Wurzelfasern verlaufen zunächst mediodorsal und oral und umgreifen als inneres Facialisknie oder Facialisschlinge den sog. Abducenskern. Dann wenden sie sich ventral- und caudalwäts und verlassen schließlich in der Furche zwischen Pons und Pyramide lateral von dem N. abducens das Zentralorgan.

Die Lähmung der Gesichtsmuskulatur fällt durch die Verziehung des Mundes nach der gesunden Seite in der Regel sofort mehr oder minder deutlich in die Augen. Das Runzeln der Stirne, das Schließen des Auges und das Zähnezeigen werden auf der gelähmten Seite nicht oder nur schlecht ausgeführt. Beim Augenschluß dreht sich der Bulbus nach oben und meist jedoch nicht stets nach innen (BELLsches Phänomen). Beim Zähnezeigen hängt auf der Seite der

Lähmung der Mundwinkel und bei der Aufnahme von Flüssigkeiten fließen diese
durch den herabhängenden Mundwinkel aus. Die Nasolabialfurche ist auf der
Seite der Lähmung mehr oder weniger verstrichen. Läßt man die Backen aufblasen, so wird die Backe auf der gelähmten Gesichtsseite infolge des herabgesetzten Muskeldehnungswiderstandes stärker vorgetrieben und bei der Betastung fühlt man auch den geringeren Widerstand. Ist die nucleäre oder periphere Facialislähmung weniger intensiv, so dokumentiert sie sich häufig nur in

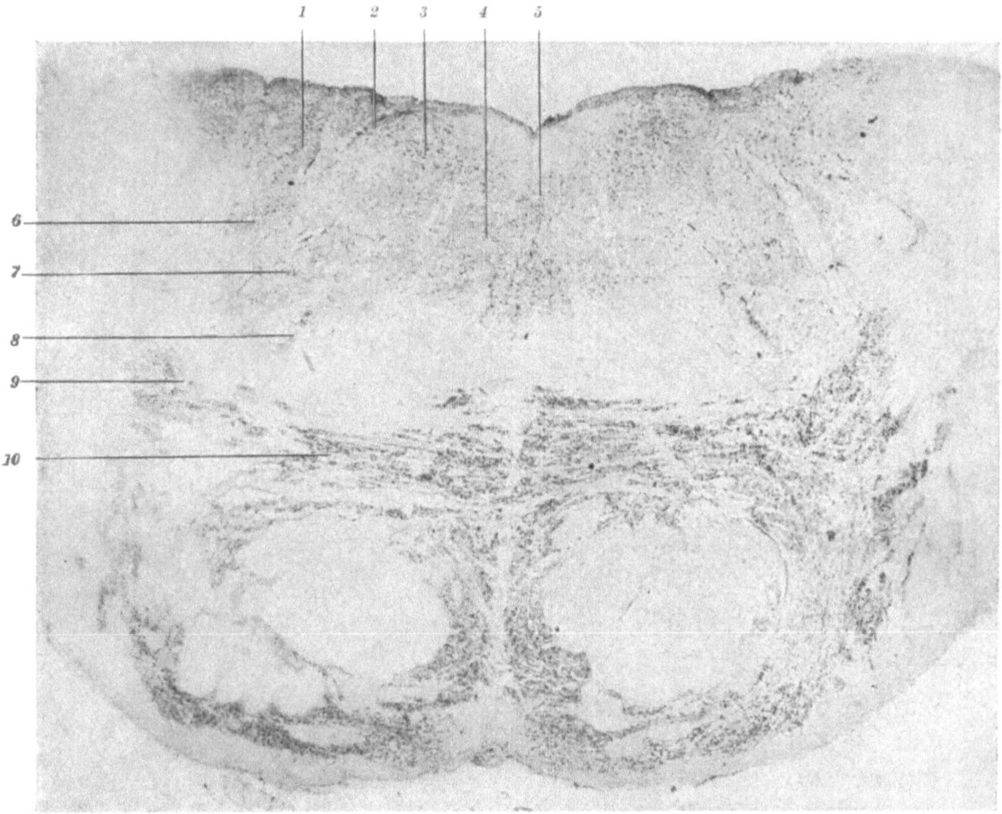

Abb. 67. Querschnittsbild durch die Brücke in Höhe der Abducenskerne (Nisslfärbung).

1 Deiterscher Kern; *2* Nucleus triangularis dorsalis vestibularis; *3* Nucleus VI; *4* Substantia reticularis; 5 Nucleus raphes; *6* Nucleus radicis descendentis trigemini; *7* Nucleus VII; *8* Nucleus olivaris superior; *9* Processus tegmentosus lateralis pontis; *10* Nuclei pontis.

einer mimischen Schwäche (mimische Facialisparese). Neben der mimischen
Gesichtsmuskulatur und den Muskeln des Schädeldaches innerviert der Facialis
das Platysma, die äußeren Ohrmuskeln, den Stapedius, Stylohyoideus und zusammen mit dem Vagus das Gaumensegel und die hintere Portion des Biventer.
Bei ganz zentral gelegener Unterbrechung des Facialis sind Gaumensegelparesen
festzustellen, obwohl von seiten des Vagus nicht die geringste Störung nachweisbar ist. Es dürfte daher die alte Meinung, nach welcher die Fasern für
das Gaumensegel aus dem Facialiskern stammen, bis zum Ganglion geniculi
im Facialisstamm verlaufen und durch den N. petrosus superficialis major, das
Ganglion sphenopalatinum und die Nn. palatini zum Gaumensegel gehen, richtig
sein. Zuweilen beobachtet man infolge der Lähmung des M. stapedius eine deutliche Hyperakusis. Die Lähmung des Stylohyoideus ist bei isolierten Facialis-

lähmungen nicht festzustellen, sie scheint jedoch bei gleichzeitiger Verletzung des Hypoglossus eine Rolle zu spielen, indem infolge des gleichzeitigen Ausfalls des Styloglossus und Stylohyoideus der Zungengrund auf der gelähmten Seite erheblich tiefer steht als auf der gesunden.

Der *N. trigeminus* führt sowohl afferente wie efferente Fasern. Der *Ursprung* der *afferenten sensiblen Trigeminusfasern* ist in den *pseudounipolaren Zellen des Ganglion semilunare Gasseri* zu suchen, das auf der Vorderfläche der Felsenbeinpyramide und zwar ziemlich an deren

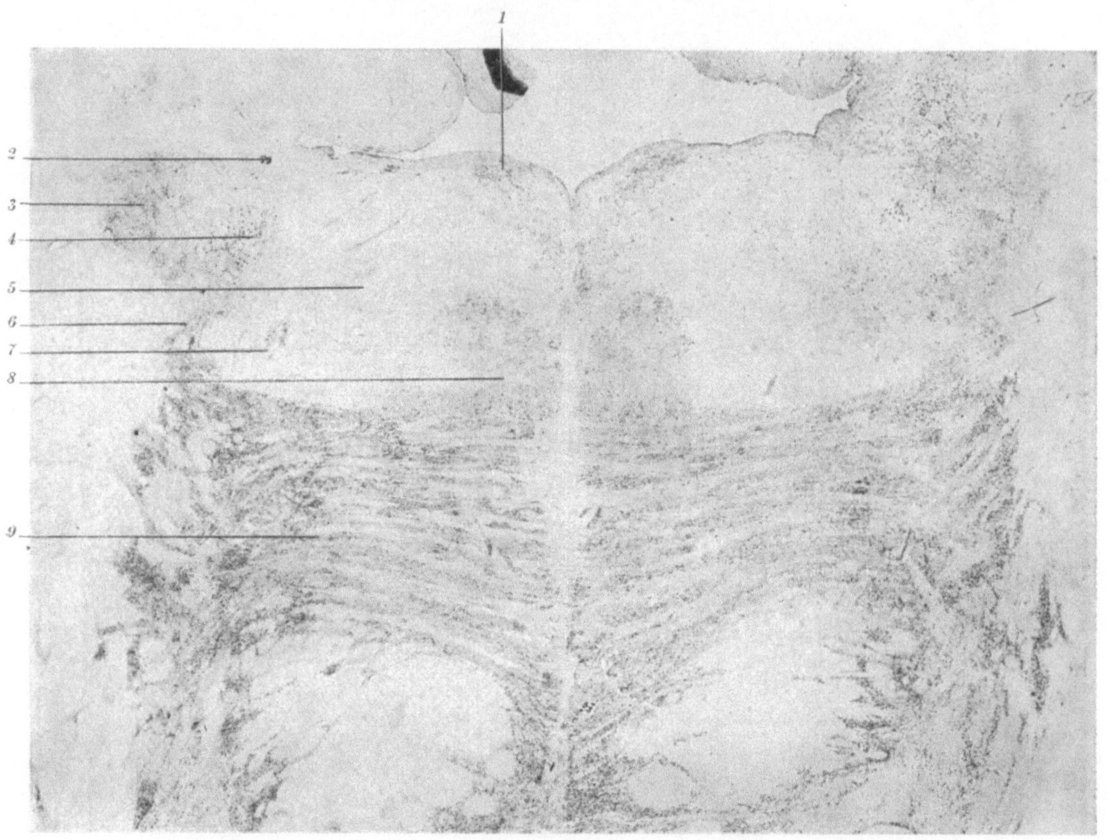

Abb. 68. Querschnittsbild durch die Brücke in Höhe der motorischen Trigeminuskerne (Nisslfärbung).

1 Nucleus motor. substantiae reticularis tegmentalis; *2* Nucleus radicis mesencephalicae N. trigemini; *3* Nucleus sensibilis principalis trigemini; *4* Nucleus motorius trigemini; *5* Substantia reticularis; *6* Processus tegmentosus lateralis nuclei pontis; *7* Oliva superior; *8* Processus tegmentosus medialis nuclei pontis; *9* Nuclei pontis.

Spitze gelegen ist. Die zentral verlaufenden Fasern ziehen als Portio major nach Durchbrechung der Dura unter der Ansatzstelle des Tentoriums leicht caudal in den medialen Teil des Kleinhirnbrückenarmes und durchsetzen die Brücke schräg dorsomedialwärts, um im sensiblen *Nucleus principalis trigemin*, der sich lateral vom motorischen Trigeminuskern in der Brückenhaube ausdehnt, zu enden. Caudal verjüngt sich der Nucleus principalis trigemini und erstreckt sich als sensibler spinaler Trigeminuskern bis in das zweite Halssegment, wo er fließend in die Substantia gelatinosa Rolando des Rückenmarksgraues übergeht. Seine eintretenden Wurzelfasern teilen sich größtenteils ebenso wie die entsprechenden Hinterwurzelfasern in einen auf- und absteigenden Ast. Die aufsteigenden Äste verlaufen zum Nucleus principalis trigemini, während die absteigenden den Tractus spinalis n. trigemini bilden, welcher einem zentralen Hinterwurzelbündel entspricht.

Der motorische Kern, *Nucleus motorius trigemini*, der zu der ventrolateralen motorischen Kernsäule zählt, schließt sich medioventral dem sensiblen Hauptkern an und bildet die orale, etwas mehr dorsolateral gelegene Fortsetzung des motorischen Facialiskerns (s. Abb. 68).

Der mesencephale Trigeminuskern, *Nucleus radicis mesencephalica*, beginnt mit dem Kleinerwerden des motorischen Trigeminuskernes und liegt dorsolateral vom Locus coeruleus in der Umgebung des lateroventralen Ventrikelwinkels. Nach oral reicht er über die vorderen Vierhügel hinaus in das Mittelhirn, wobei er medial und etwas dorsal vom Brachium conjunctivum und dann lateral bzw. laterodorsal vom Aquaeductus mesencephali am äußeren Rande des zentralen Höhlengraues zu liegen kommt. Seiner NISSL-Struktur nach dürfte der Kern, dessen Zellelemente den CLARKEschen Zellen gleichen, zu den *sensiblen Trigeminuskernen* zu rechnen sein.

Der *motorische Trigeminuskern* innerviert die *Kaumuskeln* (Masseter, Temporalis, Pterygoideus internus und externus sowie die oberen Zungenbeinmuskeln, Mylohyoideus und vordere Portion des Biventer). Die Durchtrennung des dritten Trigeminusastes hat daher eine Lähmung all dieser Muskeln zur Folge. Die Lähmung des Temporalis, Masseter und Pterygoideus internus läßt sich beim Kauen und Kieferschluß durch den palpierenden Finger gut nachweisen. Die Lähmung des Pterygoideus externus zeigt sich darin, daß der Unterkiefer bei der Öffnung nach der Seite der Lähmung abweicht und nicht nach der gesunden Seite verschoben werden kann. Die Lähmung des Mylohyoideus und des vorderen Biventer äußert sich deutlich, wenn der Kranke einen vorn im Munde befindlichen, großen festen Bissen verschlucken soll. Man fühlt hierbei, daß der Mundboden auf der Lähmungsseite schlaff bleibt.

Augenmuskelnerven (Nn. abducens, trochlearis, oculomotorius). Die drei motorischen Nerven für die äußeren und inneren Augenmuskeln, mit Ausnahme des M. dilatator pupillae (s. Centrum ciliospinale, Rückenmark, S. 59), sind der N. abducens, trochlearis und oculomotorius. Ihre Kerngebiete zählen zu der mediodorsalen motorischen Kernsäule.

Der motorische Abducenskern ist in der Brückenhaube am Boden des IV. Ventrikels dorsomedial vom Facialiskern unter dem Colliculus facialis gelegen und wird von der Facialisschlinge umgeben (s. Abb. 67). Sein vorderes Ende erreicht noch den Nucleus principalis trigemini und seine austretenden Fasern verlassen am hinteren Rande der Brücke zwischen dieser und der Pyramide den Hirnstamm. Der N. abducens tritt medial vom Trigeminus durch die Dura und verläuft dann durch die Fissura orbitalis superior in die Orbitalhöhle, wobei er sich dem Oculomotorius eng anschließt. Mit diesem durchbohrt er die Sehne des M. obliquus superior und dringt auf dessen orbitaler Fläche in die Muskelfasern des Rectus externus, den er versorgt, ein. Die Ganglienzellen des sog. Abducenskernes weichen von der regelmäßigen NISSL-Zeichnung, wie sie sonst den motorischen Hirnnerven- und Vorderhornzellen eigen ist, ab. Sie enthalten mehr verschieden große, unregelmäßige NISSL-Granula, auch konnten wir nach Unterbrechung des N. abducens keine sichere retrograde Reaktion an den Zellelementen des Abducenskernes nachweisen, während die Zellen des sog. akzessorischen Facialiskernes auf diese Weise reagierten. Dazu kommt, daß es sich für die Versorgung eines einzigen kleinen Muskels um einen ausnehmend großen Zellkern handeln würde. Es erscheint mir daher die Annahme nicht gerechtfertigt, daß die gewöhnlich als Abducenskern beschriebene Ganglienzellmasse tatsächlich die Ursprungsstätte des N. abducens darstellt. Erschwert wird dieser Entscheid noch dadurch, daß die Facialisfasern in so unmittelbarer Nachbarschaft des Abducenskernes verlaufen. Eigene Beobachtungen sprechen eher dafür, daß der sog. akzessorische Facialiskern als Ursprungsstätte der Abducensfasern anzusprechen ist. Eine endgültige Klärung dieser Frage mit Hilfe der retrograden Reaktion wäre dringend angezeigt. Möglicherweise stellt der sog. Abducenskern ein übergeordnetes Zentrum für die konjugierten Augenbewegungen dar. Die aus dem Hirnstamm austretenden Fasern des N. abducens ziehen vom Innenrand des sog. Abducenskernes ventral und zugleich etwas caudalwärts und verlassen in der Rinne zwischen Brücken- und Pyramidenwulst nahe der Medianen das Zentralorgan. Medial vom Trigeminus durchsetzt der N. abducens zusammen mit dem N. trochlearis, dem dünnkalibrigsten Hirnnerv, die Dura und zieht dann durch die Fissura orbitalis superior in die Augenhöhle, wo er sich dem N. oculomotorius anschließt. Mit diesem zusammen durchbohrt er die Sehne des M. obliquus superior und dringt an dessen orbitaler Fläche in den Muskelbauch des Rectus externus ein.

Die *Trochleariskerne* kommen als nahezu kreisrunde Zellkomplexe in Höhe der hinteren Vierhügel ventral vom Aquädukt und dem zentralen Höhlengrau zu liegen. Die aus ihren Zellen hervorgehenden Neuriten verlaufen am Außenrande des zentralen Höhlengraues entlang dorsal und etwas caudalwärts, kreuzen im Velum medullare anterius und treten unmittelbar nach ihrer Kreuzung zu beiden Seiten des Frenulum veli medullaris anterioris aus. Nach dem Verlassen des Zentralorgans umzieht der Trochlearis sich etwas kranial-wärts wendend die Hirnschenkel und durchbohrt hinter dem Processus clinoideus posterior lateral von der Durchtrittsstelle des Oculomotorius die Dura. Sein extraduraler Anteil verläßt durch die Fissura orbitalis superior die Schädelhöhle und erreicht in der Orbita rasch den von ihm innervierten M. obliquus superior.

Der *Oculomotoriuskern* schließt sich als vorderster Hirnnervenkern an den Trochlearis-kern oral an und liegt unter den vorderen Vierhügeln und dem Aquaeductus mesencephali, zum Teil noch im ventralen Areal des zentralen Höhlengraues (s. Abb. 69). Er bildet den oralen Beginn der dorsomedialen motorischen Hirnnervenkernsäule und dehnt sich besonders in craniocaudaler Richtung aus. Der Oculomotoriuskern ist ebenso wie die übrigen Hirn-nervenkerne größtenteils paarig angelegt und nur zu einem kleinen Teil unpaar.

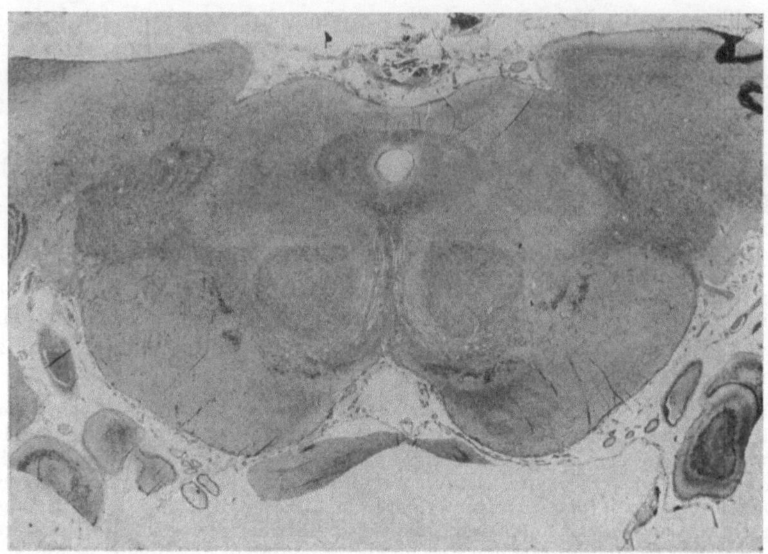

Abb. 69.   Querschnittsbild durch das Mittelhirn in Höhe der roten Kerne (Nisslfärbung).

Der großzellige paarige Lateralkern innerviert die äußeren Augenmuskeln mit Aus-nahme der Mm. rectus lateralis und obliquus superior. Innerhalb seiner lang ausgezogenen Zellmasse lassen sich die Zellgruppen für die einzelnen von ihm versorgten Muskeln abgrenzen und zwar folgen in craniocaudaler Richtung aufeinander die Gruppen für den Levator palpebrae superioris, Rectus superior, Rectus medialis, Obliquus inferior und Rectus inferior. Die Versorgung der einzelnen Muskeln durch den Oculomotorius erfolgt teils homolateral (Levator palpebrae superioris und Rectus superior), teils kontralateral (Rectus inferior) und teils gleichseitig und gekreuzt (Rectus medialis und Obliquus inferior).

Zwischen den großzelligen paarigen Lateralkernen dehnt sich ein kleinzelliger, nur in seinem oralen Abschnitt paariger Kern (WESTPHAL-EDINGER-Kern) und ein rein unpaarer kleinzelliger Kern *(Mediankern)* aus. Diese kleinzelligen, zum Parasympathicus zählenden Kerne versorgen den Sphincter pupillae und dem Ciliarmuskel (s. Abb. 69 und 70). Die aus-tretenden Wurzelfasern wenden sich in einem nach außen konvexen, zum Teil durch den Nucleus ruber, zum Teil medial von ihm ziehenden Bogen und verlassen in der Fossa inter-peduncularis das Mittelhirn. Dann verläuft der Oculomotorius zunächst im Subarachno-idealraum bis zum Processus clinoideus posterior, durchbohrt hier die Dura, zieht dann eine Strecke extradural intrakraniell und tritt schließlich durch die Fissura orbitalis superior aus dem Schädel in die Orbita ein, in welcher er sich rasch in seine Endäste aufteilt. Von dem zum M. obliquus inferior ziehenden Ast geht die Radix brevis seu parasympathica zum Ganglion ciliare ab.

Einen Überblick über die Funktion und die Innervation der äußeren Augenmuskeln soll die folgende Tabelle 5 geben.

Die Lähmung eines Augenmuskels führt als Folge der Tonusverminderung des gelähmten Muskels unter dem Einfluß des ungestörten Tonus der übrigen Muskeln zu einer *Schielstellung,* deren Richtung im wesentlichen bestimmt

Tabelle 5. *Funktion und Innervation der äußeren Augenmuskeln.*

Muskel	Funktion	Nerv
M. levator palpebrae superioris	Heben des Oberlides	N. oculomotorius
M. rectus internus	Einwärtswenden des Bulbus	N. oculomotorius
M. rectus externus	Auswärtswenden des Bulbus	N. abducens
M. rectus superior	Heben des abduzierten Bulbus und Einwärtsrollen sowie Einwärtswenden desselben.	N. oculomotorius
M. rectus inferior	Senken des abduzierten Bulbus sowie Auswärtsrollen und Einwärtswenden desselben.	N. oculomotorius
M. obliquus superior	Senken des abduzierten Bulbus sowie Einwärtsrollen und Auswärtswenden des abduzierten Bulbus.	N. trochlearis
M. obliquus inferior	Heben des abduzierten Bulbus, Auswärtsrollen und Auswärtswenden des abduzierten Bulbus.	N. oculomotorius

wird durch denjenigen Antagonisten des paretischen Muskels, der die gleiche Drehungsachse besitzt. Die *paretische Ablenkung* nimmt bei dem *Blick* nach der *Wirkungsrichtung* des *gelähmten Muskels zu.* Beim Blick nach der entgegengesetzten Richtung vermindert sich dagegen die paretische Ablenkung mehr und mehr und verschwindet schließlich völlig. Von den subjektiven Lähmungssymptomen ist das wichtigste das Doppelsehen, die *Diplopie.* Ein plötzliches Auftreten von Doppelbildern spricht fast mit Sicherheit für eine Augenmuskellähmung. Lagebeziehungen und Abstände der Doppelbilder voneinander sind ebenso wie die Schielwinkel von der Blickrichtung abhängig.

Von sämtlichen Augenmuskeln werden isoliert naturgemäß am häufigsten der M. rectus lateralis, der von dem N. abducens innerviert wird, und der M. obliquus superior, der vom N. trochlearis versorgt wird, betroffen. Gleichzeitige Lähmungen mehrerer Augenmuskeln kommen bei Verletzungen des N. oculomotorius vor. Die Lähmung sämtlicher äußerer Augenmuskeln wird als *Ophthalmoplegia externa,* die der inneren Augenmuskeln als *Ophthalmoplegia interna* bezeichnet, und bei Lähmung sämtlicher Augenmuskeln spricht man von *Ophthalmoplegia totalis.*

Vegetative, motorische Anteile. Vegetativer Oculomotoriuskern. Anatomie siehe N. oculomotorius S. 102. Die Radix brevis seu parasympathica zieht in das Ganglion ciliare, wo sie an dessen Zellen endet. Dort beginnt ein neues Neuron, dessen Neuriten sich zu dem M. sphincter pupillae und dem Ciliarmuskel begeben (s. Abb. 70).

Unter *Ophthalmoplegia interna* versteht man absolute Pupillenstarre oder wenigstens Pupillenträgheit, verbunden mit einer Akkommodationslähmung.

Visceraler Facialis-Glossopharyngeus. Die im verlängerten Mark gelegenen Ursprungskerne des visceralen Facialis-Glossopharyngeus sind noch nicht mit Sicherheit erfaßt. Man nimmt an, daß sie in der Substantia reticularis der Oblongata eingesprengt liegen. Die austretenden Fasern ziehen zunächst mit dem

Tabelle 6. *Funktion und Innervation der inneren Augenmuskeln.*

Muskel	Funktion	Nerv
Sphincter pupillae . . .	Verengung der Pupillen	Vegetativer Oculomotorius
Dilatator pupillae	Erweiterung der Pupillen	Sympathicus (Centrum ciliospinale BUDGE).
Ciliarmuskel	Akkommodation	Vegetativer Oculomotorius.

N. facialis, dann trennen sie sich in der Gegend des Ganglion geniculi und laufen
mit dem N. petrosus superficialis major zum Ganglion sphenopalatinum (siehe
Abb. 71). Dort erfolgt eine Unterbrechung und die Fasern ziehen dann über den
N. maxillaris, zygomaticus, lacrimalis und zygomaticotemporalis zur Tränendrüse.
Der dorsomedial vom Facialiskern gelegene *Nucleus salivatorius superior* sendet
seine Fasern über den N. intermedius, die Chorda tympani und den N. lingualis
zum Ganglion submaxillare, wo sie eine Synapse eingehen und von dort schließlich zur Glandula submaxillaris und sublingualis ziehen. Die Fasern des *Nucleus
salivatorius inferior*, der in Höhe des Glossopharyngeuskernes gelegen ist, verlaufen
durch den N. glossopharyngeus zum Ganglion petrosum. Von diesem ziehen sie
ohne Unterbrechung über den N. tympanicus und Petrosus superficialis minor
zum Ganglion oticum, wo ein neues Neuron beginnt, dessen Neuriten durch

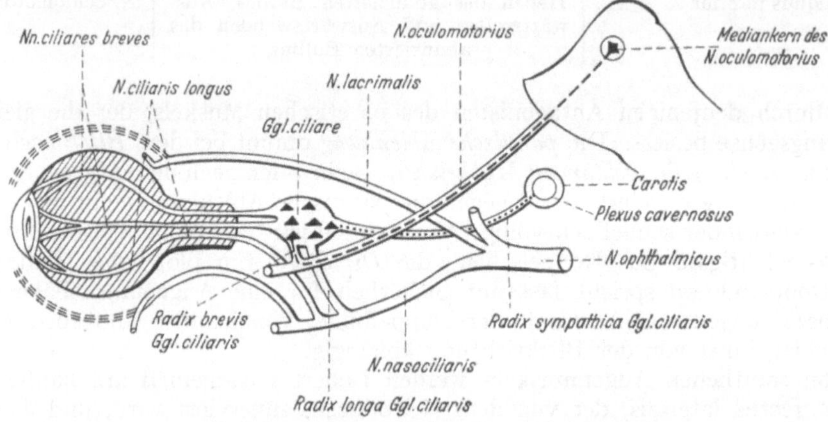

Abb. 70. Schema der Innervation der Pupille.

den N. auriculotemporalis und die Rami parotidei zur Glandula parotis gelangen
(s. Abb. 71). Das Ganglion sphenopalatinum entsendet Fasern, welche der
Sekretion der Tränendrüsen sowie der Schleimhäute des Nasen-Rachenraumes
dienen. Außerdem kommen noch vasodilatatorische Fasern für das Auge und
die Nase aus dem Ganglion sphenopalatinum. Bei Facialisunterbrechung zentral
vom Ganglion geniculi ist zunächst die Tränensekretion auf der gelähmten
Seite gesteigert, ebenso die Sekretion der Nasenschleimhäute. Nach vorübergehender Steigerung der Sekretion kommt es schließlich zum Nachlassen derselben. Sekretorische Fasern für die Speicheldrüse und Vasodilatatoren derselben
geben das Ganglion submaxillare und sublinguale ab. Das Ganglion oticum
schickt seine sekretorischen Fasern zur Glandula parotis.

Die *parasympathischen Schweißfasern* für das Gesicht verlaufen zunächst *im
Stamm des Facialis*, schließen sich aber weiter in der Peripherie den Trigeminusästen an. Bei zentraler Facialisunterbrechung kommt es daher im Gegensatz
zur zentralen Trigeminusunterbrechung zu Sekretionsstörungen des parasympathischen Schweißes, während in der Peripherie Läsionen der Trigeminusäste und nicht solche der Facialisäste Störungen der parasympathischen Schweißsekretion im Gesicht zur Folge haben. Außer den parasympathischen
Schweißfasern führt der *Facialisstamm* auch *vasodilatatorische* Fasern für das
Gesicht.

Trophische Zellen dürften in den *Cerebralganglien* (Ganglion Gasseri, geniculi,
petrosum und jugulare) gelegen sein. Bei Läsion des 1. Trigeminusastes oder
Verletzung des Ganglion Gasseri wurde wiederholt ein typisches Ulcus corneae

gesehen. Bei heftigen Neuralgien im Gebiet des 1. Trigeminusastes kann es zu Depigmentierung der Haare und zum Haarausfall kommen. Bei Schädigung des Trigeminusstammes oder des Ganglion Gasseri wird auch Zahnausfall beobachtet.

Der *viscerale Vagus* nimmt seinen Ursprung in dem bereits beschriebenen dorsalen oder visceralen Vaguskern (s. N. vagus S. 98) und verläuft zu den

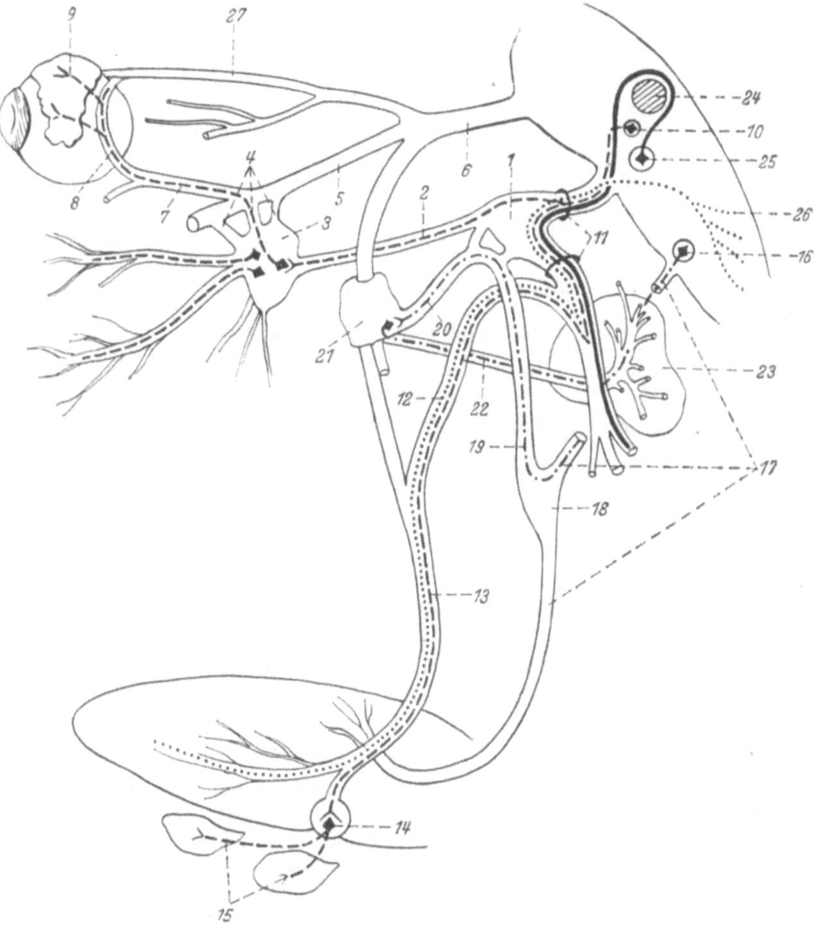

Abb. 71. Schema der visceralen Abschnitte der Nn. facialis und glossopharyngeus.
1 Ganglion geniculi; *2* N. petrosus superficialis major; *3* Ganglion sphenopalatinum; *4* Nn. sphenopalatini; *5* N. maxillaris; *6* N. trigeminus; *7* N. zygomaticus; *8* N. zygomaticotemporalis; *9* Glandula lacrimalis; *10* Nucleus salivatorius superior aut. pontis; *11* N. facialis; *12* Chorda tympani; *13* N. lingualis; *14* Ganglion submaxillare; *15* Glandula submaxillaris etsublingualis; *16* Nucleus salivatorius inferior; *17* N. glossopharyngeus; *18* Ganglion petrosum; *19* N. tympanicus; *20* N. petrosus superficialis minor; *21* Ganglion oticum; *22* N. auriculotemporalis; *23* Glandula parotis; *24* Nucleus abducens; *25* Nucleus facialis; *26* Nucleus tractus solitari; *27* N. ophthalmicus.

peripheren autonomen Ganglien der Hals-, Brust- und Baucheingeweide. Der viscerale Vagus führt *konstriktorische Fasern* für die *Muskulatur des Gastrointestinaltraktes* (Ösophagus, Magen, Pylorus und Darm bis zum Colon transversum) sowie *sekretorische Fasern* für die *Magenschleimhaut* selbst. Die Kardia öffnet sich dagegen auf Vagusreiz.

Auf die *Sinusschlagzahl des Herzens* wirkt der *Vagus verlangsamend*, wobei es sich aber nicht sagen läßt, ob die Reizbildung oder Reizbarkeit beeinflußt wird. Auch eine hemmende Wirkung auf die Kontraktibilität besonders der Vorhofmuskulatur tritt ein. Die Systolen werden kleiner, selbst wenn sich die

Schlagzahl nicht ändert. Außerdem wird auf Vagusreiz ein Vagusstoff gebildet,
welcher die gleiche Wirkung wie der Vagusreiz selbst ausübt und der dem Acetylcholin sowohl in der Wirkung wie in seinem chemischen Verhalten nahesteht.

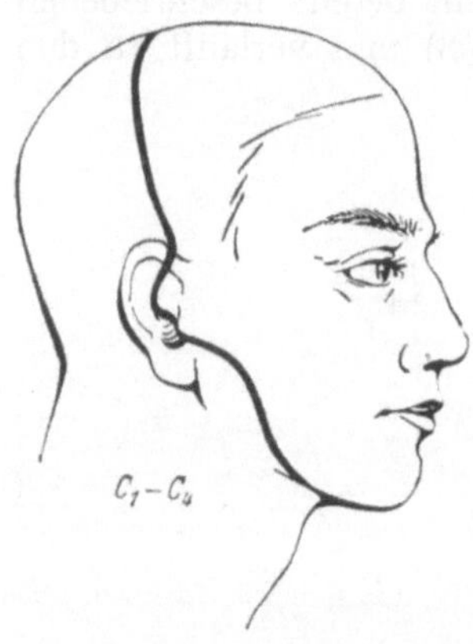

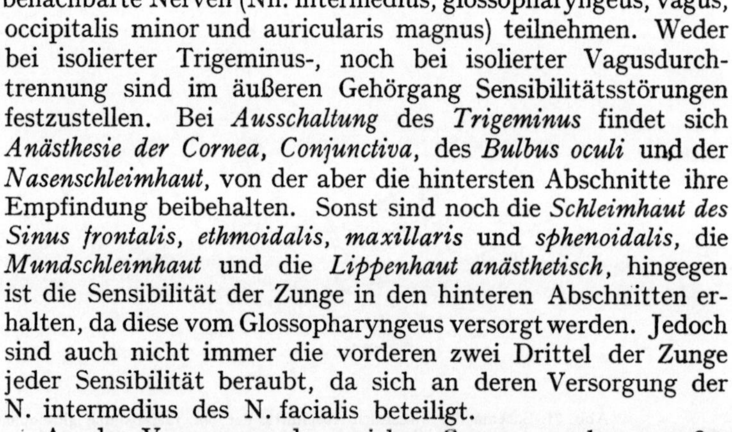

Zum *Respirationstrakt* entsendet der *viscerale
Vagus bronchokonstriktorische Fasern* und *sekretori-
sche Fasern* für die *Bronchialschleimhaut*. Sonst
werden noch die *Vasodilatatoren der Lunge* und des
Gastrointestinaltraktes sowie der *Coronargefäße* vom
Vagus innerviert.

Cerebrospinale, sensible Anteile. Das Versorgungsgebiet des *sensiblen Trigeminus* umfaßt das Gesicht
und wird durch eine Linie begrenzt, die von der
Scheitelhöhe zum äußeren Gehörgang und schließlich zum Kinn zieht und daher als *Scheitel-Ohr-
Kinnlinie* bezeichnet wird (s. Abb. 72). In der Medianen schneidet diese Begrenzungslinie scharf ab,
während sonst eine Überlagerung mit dem Occipitalis

Abb. 72. Verlauf der Scheitelohrkinn-
linie. Grenze zwischen sensiblem Versorgungsgebiet des N. trigeminus und
und des obersten Halssegmentes.

major, minor, Ramus auricularis vagi, Auricularis
magnus und Cutaneus colli anterior beobachtet wird.
Obwohl der Trigeminus sich an der Versorgung des
Tragus, Crus helicis, Cavum und Cymba conchae,
Meatus acusticus externus und des Trommelfells beteiligt, lassen sich nach seinem
Ausfall keine Sensibilitätsstörungen in diesen Abschnitten nachweisen, da an
deren Versorgung benachbarte Nerven (Nn. intermedius, glossopharyngeus, vagus,

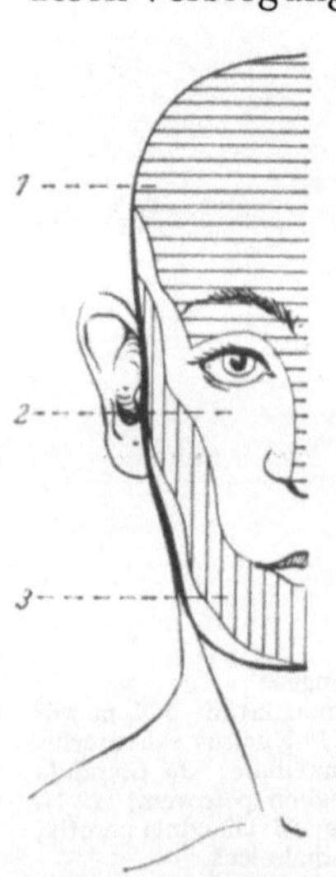

occipitalis minor und auricularis magnus) teilnehmen. Weder
bei isolierter Trigeminus-, noch bei isolierter Vagusdurch-
trennung sind im äußeren Gehörgang Sensibilitätsstörungen
festzustellen. Bei *Ausschaltung* des *Trigeminus* findet sich
Anästhesie der Cornea, Conjunctiva, des *Bulbus oculi* und der
Nasenschleimhaut, von der aber die hintersten Abschnitte ihre
Empfindung beibehalten. Sonst sind noch die *Schleimhaut des
Sinus frontalis, ethmoidalis, maxillaris* und *sphenoidalis,* die
Mundschleimhaut und die *Lippenhaut anästhetisch,* hingegen
ist die Sensibilität der Zunge in den hinteren Abschnitten er-
halten, da diese vom Glossopharyngeus versorgt werden. Jedoch
sind auch nicht immer die vorderen zwei Drittel der Zunge
jeder Sensibilität beraubt, da sich an deren Versorgung der
N. intermedius des N. facialis beteiligt.

An der Versorgung des weichen Gaumens nehmen außer
dem Trigeminus der Glossopharyngeus und Vagus teil. Die
Anästhesie ist etwas weniger ausgedehnt als die Analgesie
und Thermanästhesie. Die Tiefensensibilität ist bei der
Trigeminusläsion zwar geschädigt, aber nicht aufgehoben. Die
Druckempfindung ist nach der Trigeminusausschaltung erhalten, zuweilen besteht deutliche Hyperpathie.

Abb. 73. Schema der
Ausbreitungsgebiete
der 3 Trigeminusäste.
1 Ophthalmicus; *2* Ma-
xillaris; *3* Mandibularis.

Bei Läsion des 1. Trigeminusastes umfaßt die Sensibilitätsstörung die Stirn und reicht bis zur Scheitelhöhle, während
die Schläfe frei bleibt. Einbezogen ist das obere Augenlid, die Cornea' die
Conjunctiva des Bulbus und der Lider sowie ein schmaler Streifen in der
Mittellinie des Nasenrückens, der bis zur Nasenspitze reicht. Es fehlen natürlich auch der Corneal- und Conjunctivalreflex (s. Abb. 73).

Verletzungen des 2. Trigeminusastes sind selten. Sie treffen den Nerv erst im Verlauf des Canalis infraorbitalis oder am Austritt. In der Nasenhöhle lassen sich weder nach Ausschaltung des 1. noch des 2. Astes Ausfallserscheinungen nachweisen, da eine weitgehende Doppelversorgung besteht. Nach Unterbrechung des 2. Astes ist dagegen die Schleimhaut der Oberlippe, des Oberkiefers und des harten Gaumens anästhetisch. Die Zunge und der Knochen des Oberkiefers sind dagegen nicht immer unempfindlich. Der weiche Gaumen nimmt im wechselnden Ausmaße an der Sensibilitätsstörung teil, während die Uvula stets verschont bleibt.

Von sämtlichen Trigeminusästen ist bei Schußverletzungen am häufigsten der 3. Ast und von ihm wieder der N. alveolaris inferior betroffen, während der N. lingualis seltener geschädigt wird. Das Ausfallsgebiet entspricht dem anatomischen Versorgungsbereich, jedoch kann der N. auriculotemporalis infolge Überlagerung mit dem 1. und 2. Ast nur wenig betroffen sein oder ganz frei bleiben. Bei der Verletzung des gesamten 3. Astes ist die Schleimhaut der Wange bis zur Grenze des 2. Astes an der Oberlippe anästhetisch, ferner die Dentina aller Zähne des Unterkiefers, der gesamte Mundboden und die Unterfläche der Zunge. Die Unterbrechung des N. alveolaris inferior hat Anästhesie der Unterlippe einerseits bis zur Mittellinie, andererseits lateral bis zu einer Linie, die vom Mundwinkel senkrecht oder in leicht konvexen Bogen nach außen herabzieht, zur Folge. Die Sensibilitätsstörung der Schleimhaut reicht um so weiter nach hinten, je zentraler die Verletzungsstelle gelegen ist. Wird der 3. Ast vor Abgang des N. lingualis getroffen, so ist die Zungenoberfläche in ihren vorderen zwei Dritteln anästhetisch und in diesem gleichen Gebiet ist dann auch der Geschmack aufgehoben. Bei unvollständiger Lähmung des Trigeminus können Reizsymptome (neuralgische Schmerzen, Hyperästhesie, Anaesthesia dolorosa, Parästhesien, Facialiskrämpfe auf reflektorischem Wege hervorgerufen, Husten und Schwindelerscheinungen) auftreten.

Der *sensible Facialisanteil, N. intermedius*, dem das *Ganglion geniculi* zugeordnet ist, versorgt den Nasen-Rachenraum, den hintersten Abschnitt der Nasenhöhle, die Tonsillargegend, den vorderen Zungenabschnitt, das Cavum und die Cymba conchae sowie das Crus helicis, jedoch lassen sich bei Unterbrechung des Intermedius an keinem dieser Teile sichere Sensibilitätsausfälle nachweisen. Selbst bei gleichzeitiger Unterbrechung des Trigeminus und Intermedius sind aber die angegebenen Bezirke des Ohres nicht anästhetisch, da an deren Versorgung der Glossopharyngeus, Vagus, Occipitalis minor und Auricularis magnus mitbeteiligt sind. Zuweilen läßt sich bei zentral vom Ganglion geniculi gelegenen Läsionen eine Geschmacksstörung in den vorderen zwei Dritteln der Zunge nachweisen. Bei gleichzeitiger Verletzung des Facialis und Trigeminus ist ein ganz kleiner Abschnitt in der Ohrmuschel anästhetisch. Im Facialis verlaufen auch noch die Fasern für die Kontraktionsempfindung der Gesichtsmuskulatur. Bei der Läsion des Facialis (speziell seiner Portio intermedia) können sehr ausgesprochene sensible Reizerscheinungen auftreten, die sich in einer *Otalgie* kundtun.

Das Versorgungsgebiet des *N. glossopharyngeus* mit seinem *Ganglion petrosum* erstreckt sich auf den Schlund, den hinteren Abschnitt der Zunge, die Paukenhöhle und die Tuba Eustachii. Nach Unterbrechung des Glossopharyngeus ist der hinterste Teil der Zunge anästhetisch, wobei die Grenze nach vorn fließend in das Gebiet des Trigeminus übergeht. Die Plica palatopharyngea ist anästhetisch, während die Sensibilität im Gebiet der Plica glossopalatina erhalten ist.

Während die Rachenwand totale Anästhesie aufweist, sind die Uvula und der weiche Gaumen sowie die vordere Fläche der Epiglottis normal empfindlich.

Selbst bei kombinierter Unterbrechung des Trigeminus und Glossopharyngeus verlieren die Uvula und der weiche Gaumen ihre Sensibilität nicht. Die gegen die Zunge sehende Fläche der Epiglottis büßt ihre Sensibilität nur bei kombinierter Vagus- und Glossopharyngeusläsion ein. Die Tonsille, die Plica glossopalatina sowie der hinterste Teil des Cavum nasale gehen ihrer Sensibilität selbst bei kombinierter Läsion des Trigeminus, Facialis, Glossopharyngeus und Vagus nicht verlustig. Bei isolierter Glossopharyngeusunterbrechung lassen sich keinerlei Sensibilitätsausfälle am Ohr nachweisen.

Der *sensible Vagus* mit seinem *Ganglion jugulare* versorgt die Meningen, das äußere Ohr, den Gehörgang und die Organe der Brust- und Bauchhöhle. Nach seiner Unterbrechung kommt es zu Anästhesie im Gebiet des Larynx und der diesem zugekehrten Fläche der Epiglottis. Die vordere Fläche der Epiglottis verliert ihre Sensibilität nur bei kombinierter Vagus- und Glossopharyngeusverletzung. Bei kombinierter Läsion des Trigeminus und Vagus tritt keine Anästhesie im Gebiet des Trommelfells auf, da der Intermedius und Glossopharyngeus an dessen Versorgung beteiligt ist. Bei Läsion des Vagus können starke Reizerscheinungen auftreten, und zwar können dann durch Druck auf denselben an der Stelle der Läsion, aber auch ober- und unterhalb derselben Hustenreize und sogar Erstickungsanfälle ausgelöst werden.

Nach BOEKE führt der *Hypoglossus afferente Fasern* für die *Zungenmuskulatur*. Bei Ausschaltung des Trigeminus, ob intra- oder extrakraniell, bleiben die Druckempfindung und der Druckschmerz für die Zunge erhalten, bei gleichzeitiger Ausschaltung des Trigeminus und des Hypoglossus sind sie dagegen erloschen. Bei Unterbrechung des N. lingualis oder Ausschaltung des Ganglion Gasseri ist die Kontraktionsempfindung in der Zunge erhalten, denn es dürften diese Fasern für die Muskelsensibilität der Zunge ebenfalls im N. hypoglossus verlaufen.

Nach der Skizzierung der Anatomie, Physiologie und Pathophysiologie der Hirnnerven, soll wenigstens auf die wichtigsten Erkrankungen der Hirnnerven hingewiesen werden.

Erkrankungen der Hirnnerven.

Aplasien (Agenesien Virchows) und Hypoplasien. Funktionelle Ausfälle im Bereiche der Hirnnerven können durch Entwicklungsanomalien oder auch durch destruktive Prozesse in frühembryonaler Periode bedingt sein. Echte Defektbildungen dürften kaum vorkommen. Man unterscheidet unter den Aplasien eine okulare, faciale und bulbäre Form. Bei der okularen Form steht eine angeborene Ptose mit einer Parese des Rectus superior im Vordergrund. Isolierte Trochlearis- wie Abducenslähmungen werden vorwiegend einseitig, und zwar häufiger links als rechts, angetroffen. Zur Ptosis wie Abducensparese können Ausfälle im Facialisgebiet hinzukommen. Auch Ptose mit doppelseitiger Orbicularislähmung bei normaler elektrischer Erregbarkeit der gesamten Facialismuskulatur sowie bilaterale Seitenwenderlähmung mit beidseitiger, mehr oder weniger kompletter Facialislähmung werden angeführt. Ein- und beidseitige äußere Ophthalmoplegien, wobei häufiger die Augensenker erhalten sind, werden beobachtet. Nur die inneren Augenmuskeln sind frei. Bei der facialen Form sieht man häufig beidseitige partielle oder komplette Ophthalmoplegia externa, verbunden mit doppelseitiger Facialislähmung, wobei der Mundast erhalten ist. Die stärkere Beteiligung des oberen Facialisgebietes unterscheidet die „angeborenen" Gesichtslähmungen von den erworbenen Störungen. Alle Muskeln sind stark atrophisch, wodurch bei einseitigem Befallensein der Eindruck einer Hemiatrophia progressiva faciei hervorgerufen werden kann. Bei doppelseitiger Facialis- und Abducensparese ist besonders der Hypoglossus mitbeteiligt. Die bulbäre

Form dokumentiert sich in halbseitiger Lähmung der Gaumen-, Kehlkopf- und Schlundmuskeln in Verbindung mit Defekten des Sternocleidomastoideus und Trapezius derselben Seite.

Abiotrophien. Bei der infantilen familiären Form der progressiven Bulbärparalyse (bulbo-pontine Form) können die motorischen Hirnnervenkerne vom Facialis bis zum Hypoglossus sämtlich in Mitleidenschaft gezogen sein. Die familiären Fälle, welche Erwachsene betreffen und noch im 5. Lebensjahrzehnt angetroffen werden, weisen am häufigsten eine Glossopharyngeusvaguslähmung auf, die nicht so selten mit einer Ptose der Oberlider verbunden ist. Auch eine auffallende Tachykardie, die zentralen Ursprungs sein dürfte, ist zuweilen festzustellen. Die ponto-mesencephale Form, welche sowohl bei Kindern wie bei Erwachsenen beobachtet wird, äußert sich in einer primären nucleären chronisch progressiven Ophthalmoplegie. Die Erkrankung beginnt in der Kindheit oder frühen Jugend, selten erst nach dem 20. Lebensjahr. Die Lähmung schreitet ganz allmählich fort, wobei die verschiedenen äußeren Augenmuskeln ohne bestimmte Reihenfolge betroffen werden. Im Anfangsstadium erscheint am Morgen, nach der Nachtruhe, die Lähmung insbesondere die der Lidheber, weniger ausgesprochen als tagsüber.

Sonstige Hirnnervensymptome können fehlen. Gelegentlich aber erkranken später auch die Bulbär- und Vorderhornkernsäulen. Selten erkranken diese früher als die Augenmuskelkerne. In manchen Fällen scheint die Anlage zu der Erkrankung vererbt zu sein, dann tritt das Leiden erst im späteren Kindesalter, selten aber nach Abschluß des Wachstums zutage. Im allgemeinen erkranken die inneren vegetativen Augenmuskelkerne nicht.

Die myasthenische Form der Bulbärparalyse läßt sich durch die myasthenische Reaktion und die deutliche Ansprechbarkeit auf Prostigmin in der Regel gut abgrenzen.

Im Gegensatz zur Bulbärparalyse kommt es bei der amyotrophischen Lateralsklerose zu einer vollkommenen Ophthalmoplegie, d. h. es erkranken auch die inneren Augenmuskelkerne. Daneben sind eine primäre Lähmung der Postici und eine gewisse Atrophie der Optici keine Seltenheiten.

Traumatische Noxen. Bei Schädelbasisbrüchen werden vor allem Augenmuskelnerven (Oculomotorius und Abducens), aber auch der Facialis in Mitleidenschaft gezogen. Schädeltraumen können zu Basisblutungen Anlaß geben, wodurch dann gleich eine größere Zahl von Hirnnerven geschädigt werden kann. Auch Blutungen in die Kerngebiete verschiedener Hirnnerven werden nach Schädelverletzungen beobachtet. Bei Schädelschüssen wird von sämtlichen Hirnnerven der Trigeminus am häufigsten verletzt, auf ihn folgen in der Häufigkeit des Befallenseins der Facialis und Hypoglossus. Die Schußverletzungen des Schädels sind bedeutend häufiger als andere traumatische Gewalten, Schädelbasisschüsse, bei welchen das Geschoß die austretenden Hirnnerven der Reihe nach getroffen hat, kommen vor. Durch eine doppelseitige Lähmung der Hypoglossi, der Glossopharyngei und Vagi, letztere aber nur partiell, und eine einseitige Trigeminuslähmung kann das klinische Bild einer schweren Bulbärparalyse auf peripherer Basis hervorgerufen werden.

Neben einer direkten Einwirkung auf Hirnnerven kommen auch sekundäre Schädigungen der Hirnnerven durch Aneurysmen vor, die auf dem Boden eines Traumas entstanden sind. So kann ein pulsierendes Aneurysma der A. vertebralis auf den Facialisstamm drücken und zu einem Facialistik führen.

Toxische und infektiöse Noxen. Da sich bei der *alkoholischen Polioencephalitis haemorrhagica* WERNICKEs, besser Pseudoencephalitis WERNICKEs genannt, fast regelmäßig Veränderungen im zentralen Höhlengrau des Aquädukts, im Boden-grau des Ponsgebietes und im dorsalen Vaguskern nachweisen lassen, zählen Störungen von seiten der Augenmuskeln sowie des vegetativen Vaguskernes zu den häufigsten Symptomen dieses Krankheitsbildes. Oculomotorius- und Abducensparesen, die sowohl zurückgehen wie bestehen bleiben können, werden ebenso wie Trochlearisparesen beobachtet. Zuweilen lassen sich auch Ptose und Pupillenstörungen nachweisen, wobei sich die letzteren in einer trägen Reaktion bei Belichtung und Nahesehen, in Miosis und verschieden weiten Pupillen doku-mentieren können. Auch echte reflektorische Pupillenstarre wird bei der Pseudo-encephalitis WERNICKEs angeführt, für welche im Gegensatz zur reflektorischen Pupillenstarre luischer Genese eine Besserung nach Alkoholentzug charakte-ristisch ist. Die Störungen des dorsalen Vaguskernes äußern sich in Tachykardie und Unregelmäßigkeiten der Atmung. In einem Falle beobachteten wir eine einseitige Facialisparese, die auch in der Literatur wiederholt erwähnt wird. Nach dem anatomischen Befund wären noch Vestibularisstörungen zu erwarten, jedoch kann die Vestibularisprüfung bei diesen Patienten nicht immer ent-sprechend durchgeführt werden. Der Methylalkohol erzeugt starke Erweiterung der Pupillen mit auffallend verlangsamter Reaktion bei Belichtung und Nahesehen sowie Opticusatrophie.

Bei der *Chininvergiftung* werden Ohrensausen und Schwerhörigkeit, weniger häufig Sehstörungen beobachtet. Akkommodationslähmung mit enormer Er-weiterung und völliger Reaktionslosigkeit der Pupillen zeichnet den *Botulismus* aus, der bei Fisch-, Wurst-, Fleisch- und Austernvergiftung beobachtet wird. Infolge der Schädigung des Abducens und Trochlearis kommt es zu einer Ein-schränkung der Beweglichkeit der Bulbi. Auch Ptose, totale Ophthalmoplegie und selbst komplette Amaurose werden in der Literatur angeführt. Das zweite wichtigste Symptom des Botulismus ist die Dysphagie, welche auf einer Schädi-gung des Glossopharyngeusvaguskernes beruht. Mit der Lähmung der Pharynx- und Ösophagusmuskulatur kann sich noch eine Lähmung des Choanenverschlusses und des M. mylohyoideus vergesellschaften, eine vollkommene Aphagie ist dann die Folge. Schwerhörigkeit, ja sogar komplette Taubheit sowie Facialisparesen werden in selteneren Fällen beobachtet. Eine starke Erweiterung der Pupillen, Acusticuslähmung und Dysphagie rufen sowohl die *Tollkirschenvergiftung* (Atropa belladonna) wie die Derivate der Belladonna, Atropin und Hyoszyamin, hervor. Während die Pupillenerweiterung bei der Atropinvergiftung durch Lähmung des parasympathischen Anteils des Oculomotorius bedingt ist, wird die Pupillen-erweiterung bei der Cocainvergiftung auf Reizung des Sympathicus zurück-geführt. Desgleichen ist die Pupillenverengung bei der Morphinvergiftung die Folge einer erregenden Wirkung aber auf den parasympathischen Oculomotorius-anteil. Akkommodationslähmungen werden auch nach Genuß von *Champignon* und durch Selbstvergiftung vom Darm aus bei sehr hartnäckigen Obstipationen beobachtet. Bei *Diabetikern* kommen zuweilen Lähmungen der äußeren Augen-muskeln vor, wobei der Abducens viel häufiger als die übrigen Augenmuskel-nerven ergriffen ist. Selten sind Augenmuskellähmungen bei der *Gicht*. Lumbal-anästhesien mit Stovain und Novocain können gelegentlich zu einer Abducens- und seltener zu einer Trochlearislähmung führen, wobei sich die Paresen selbst beträchtliche Zeit nach der Injektion einstellen können. In seltenen Fällen kommt es auch bei der *Bleivergiftung* zur Lähmung von Augenmuskel-nerven.

Die *postdiphtherischen Lähmungen* teilt man am zweckmäßigsten in Früh-lähmungen (1. oder 2. Woche nach der Erkrankung) und in Spätlähmungen (Beginn von der 3. Krankheitswoche an, gewöhnlich in der 5.—7. Woche) unter.

Bei den Frühlähmungen steht von seiten der Hirnnerven der vegetative Vagus im Vordergrund. Man beobachtet als Reizsymptom auffallende Bradykardie, die später in Tachykardie und Irregularität übergeht. Die Spätlähmungen bevorzugen die Gaumenmuskulatur und verraten sich in nasaler Sprache und in Schluckbeschwerden. Das Gaumensegel ist schlaff und wird beim Phonieren nicht gehoben. Der Rachen ist meist anästhetisch. Neben der Glossopharyngeuslähmung sieht man am häufigsten Lähmungen der Augenmuskelnerven, und zwar steht unter diesen an erster Stelle die Akkommodationslähmung. Von den äußeren Augenmuskeln ist der Abducens häufiger als der Oculomotorius und dieser wieder häufiger als der Trochlearis ergriffen. Facialislähmungen mit E.A.R. sind öfter angeführt, desgleichen Acusticuslähmungen. Es muß noch darauf hingewiesen werden, daß die geschilderten Augenmuskelerkrankungen auch bei Diphtheriebacillenträgern beobachtet werden.

Die *Impfpoliomyelitis* greift unter den Hirnnerven den Facialis heraus, seltener sind Oculomotorius- und Vaguslähmungen festzustellen. Eine doppelseitige Abducenslähmung, die 6 Tage nach einer Schutzimpfung aufgetreten ist, wird beschrieben. Desgleichen bevorzugt die Poliomyelitis acuta anterior den Facialis. Daneben kann es auch zu Paresen der äußeren Augenmuskeln sowie des Hypoglossus und motorischen Trigeminus kommen. Sprach- und Schlingstörungen, selbst Gaumenmuskellähmungen werden beobachtet. Zuweilen macht sich zunächst eine

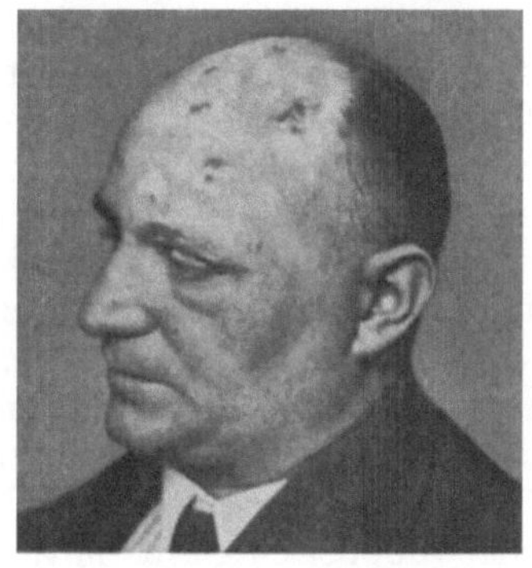

Abb. 74. Herpes ophthalmicus.

Hyperästhesie im Trigeminusgebiet geltend. Wichtig für die Diagnose ist die Neigung zur Einseitigkeit der Hirnnervenlähmungen bei bulbärer Kinderlähmung. In der akuten Phase der *Encephalitis epidemica* werden Augenmuskelstörungen sogar noch häufiger als Schlafstörungen beobachtet. Oft kommen Augenmuskellähmungen mit Strabismus und Doppelsehen ohne sonstige Symptome vor. Konjugierte Blicklähmung, Ptose und Akkommodationslähmung werden ebenso oft angetroffen, wie Pupillenungleichheit, träge Pupillarreaktion, totale Pupillenstarre und gelegentlich auch reflektorische Pupillenstarre. Die Erscheinungen gehen mit Ausnahme der Konvergenzschwäche oder Lähmung zurück. Facialisschwäche und Paresen des motorischen Trigeminusanteiles werden nur seltener angetroffen.

Als Komplikationen von seiten des Nervensystems beobachtet man bei der *Parotitis* und *Orchitis* Augenmuskel- und Hypoglossuslähmungen sowie totale Pupillenstarre. Einseitige Ertaubung und doppelseitige Schwerhörigkeit sowie auffallende Bradykardie zählen ebenfalls zu den häufigsten nervösen Symptomen der Parotitis und Orchitis. Für die *Lyssa* sind die Spasmen des Pharynx und Larynx charakteristisch, die beim Versuch zu trinken oder schon beim Anblick von Wasser einsetzen. Wegen der die Krämpfe begleitenden Schmerzen vermeidet der Kranke das Trinken bis ihn der Durst neuerdings dazu zwingt.

Der *Herpes zoster* des Ganglion trigemini Gasseri, der sich häufig auf das Ausbreitungsgebiet des *N. ophthalmicus* beschränkt und daher auch als *Herpes ophthalmicus* (s. Abb. 74) bezeichnet wird, ist hinsichtlich seiner Ätiologie und Verlaufes ähnlich dem Herpes zoster der Spinalganglien. Es besteht nur die Gefahr des Übergreifens der Eruptionen auf die Hornhaut, wodurch das Auge gefährdet wird. Zuweilen beobachtet man im Verlauf des Herpes zoster trigemini eine Facialislähmung bzw. -parese. Nach Abklingen der akuten Erscheinungen kann sich eine postherpetische Neuralgie einstellen. Dem *Herpes oticus* liegt eine Erkrankung des Ganglion geniculi zugrunde. Die Herpesbläschen, welche im Gehörgang und in der Ohrmuschel auftreten, sind häufig von einer Facialislähmung und Geschmacksstörung in den vorderen zwei Dritteln der Zunge begleitet.

Bei der *Meningitis epidemica* lassen sich Paresen des Oculomotorius und Facialis relativ häufig feststellen. Während bei der akuten Form der *Meningitis purulenta* Hirnnervenschädigungen gewöhnlich fehlen, sind solche bei subakuten und chronischen Fällen, vor allem bei der Pneumokokkenmeningitis, sehr wohl vorhanden. Zu Beginn der Krankheit sind die Pupillen auffallend eng, später erweitert und ungleich weit. Dazu kommen Lähmungen der verschiedenen Oculomotoriusäste, Abducens- und Facialisparesen, Taubheit und Neuritis optica. Da sich die *tuberkulöse Meningitis* vor allem an der Hirnbasis lokalisiert, stehen bei ihr Hirnnervenstörungen im Vordergrund. Vor allem sind es Ausfälle von seiten des Oculomotorius und Abducens, nämlich Strabismus und Doppelbilder. Zuweilen dokumentiert sich die Oculomotoriusschädigung nur in einer ein- oder doppelseitigen Ptose. Ausgesprochen sind die Pupillenstörungen, nämlich Miosis, Mydriasis, ungleich weite Pupillen und träge Reaktion auf Lichteinfall und Konvergenz. Paresen des Oculomotorius und Abducens sowie leichte Facialisparesen, Hör- und Geruchsstörungen sind bei der *Meningitis serosa* zu beobachten. Eine lokalisierte Meningitis an der Felsenbeinspitze kann den Abducens- während seines Verlaufes an der Hirnbasis schädigen (GRADENIGOS-Syndrom). Die *Meningitis luetica* zieht den Oculomotorius ein- oder doppelseitig in Mitleidenschaft, und zwar werden die verschiedenen Oculomotoriusäste allmählich befallen. So kann längere Zeit nur eine Ptose bestehen. Gewöhnlich sind Pupillenstörungen nachzuweisen und zwar sowohl absolute wie reflektorische Pupillenstarre. Der Facialis und Abducens werden ebenfalls ergriffen und meist läßt sich eine Neuritis optica nachweisen. Die *Endarteriitis luetica* befällt neben der A. fossae Sylvii mit Vorliebe die Basalgefäße. Bei Erkrankung der A. cerebri posterior kann es zum WEBERschen und BENEDIKTschen Syndrom kommen (s. S. 143). Befallensein der A. basilaris oder deren Äste kann zum lateralen Ponssyndrom führen, wobei die Trigeminuswurzel und durch weitere caudale Herde die Facialiswurzel sowie sogar der Glossopharyngeus und Vagus mitbefallen sein können.

Charakteristisch für die Tabes dorsalis ist das ARGYLL-ROBERTSONsche Zeichen, unter welchem wir nach BEHR folgendes verstehen: 1. die direkte und indirekte (konsensuelle) Lichtreaktion ist aufgehoben, 2. die Naheinstellung ist erhalten oder sogar gesteigert, 3. die Pupillenreaktion auf sensible, sensorische oder psychische Reize fehlt frühzeitig oder ist herabgesetzt, 4. meist liegt eine Miosis vor, die auf Mydriatica nicht oder nur sehr wenig anspricht. Die Lidschlußreaktion, d. h. Verengung der Pupillen bei Augenschluß, ist erhalten. Häufig besteht Anisokorie, Mydriasis kann nicht nur bei Paralyse, sondern auch bei der tabischen reflektorischen Pupillenstarre vorkommen. Zuweilen beobachtet man Hippus, d. h. rhythmisches regelloses Schwanken der Pupillendurchmesser. Häufig sind auch Störungen der quergestreiften Augenmuskeln vorhanden, besonders solche des Oculomotorius, seltener des Abducens und Trochlearis. Die Lähmung tritt meist einseitig auf und betrifft am häufigsten den Lidheber und mit ihm einen der übrigen äußeren Augenmuskeln. *Totale Ophthalmoplegie* (Lähmung der äußeren wie inneren Augenmuskeln) und *Ophthalmoplegia externa* (Lähmung der äußeren Augenmuskeln) werden seltener beobachtet. Nicht so selten werden bei Tabes Doppelbilder ohne nachweisbare Lähmungen angegeben, doch sind diese nur selten von Schwindelgefühl begleitet. Der Hörsinn ist relativ selten betroffen, am häufigsten sind noch Klagen über Ohrgeräusche. Selten ist eine fortschreitende Schwerhörigkeit oder Ertaubung. Dagegen sollen Unter-, Über- und Unerregbarkeit des Vestibularis gar nicht so selten sein. Häufig ist eine Zungenlähmung, die zur Hemiatrophia linguae führen kann. Zuweilen ist die Zungenlähmung mit Störungen des 9., 10. und 11. Hirnnerven kombiniert. Eine eigentümliche Störung des sensiblen Trigeminus stellt die Hutchinsonsche Maske dar, bei welcher der Kranke das Gefühl hat, als ob sein Gesicht von Spinneweben bedeckt sei. Außerdem werden neuralgische Schmerzen im Gebiet des Trigeminus beobachtet. Inselförmige Ausfälle an der Stirn oder im Bereiche der Schleimhäute sowie halbseitige Anästhesie werden seltener festgestellt. Kurz sei wenigstens auf die Magen- oder gastrischen Krisen hingewiesen, bei welchen kolikartige Leibschmerzen die Kranken an das Bett fesseln. Die Kranken wagen weder zu sprechen noch sich aufzurichten, da jede Bewegung Erbrechen hervorruft. Dieser Zustand, der tage- bis wochenlang andauern kann, führt nicht so selten zu schwerstem Marasmus. Auch die Larynx-, Pharynx- und Ösophaguskrisen seien nur kurz erwähnt.

Bei der *progressiven Paralyse* stehen Störungen der Pupillenreaktion, wie Pupillendifferenz bei erhaltener, träger und aufgehobener Lichtreaktion, Miosis oder Mydriasis und absolute Pupillenstarre im Vordergrund. Miosis sowie flüchtige und dauernde Lähmungen eines oder mehrerer Augenmuskelnerven sind ebenso wie die Opticusatrophie mehr bei der Taboparalyse anzutreffen, doch sind sie auch bei dieser relativ selten. Zuweilen läßt sich noch eine meist einseitige Facialis- oder Hypoglossusparese feststellen. Der Geschmacks- sowie Geruchssinn stumpfen gewöhnlich im Verlauf der progressiven Paralyse ab.

Für die *luische amyotrophische Lateralsklerose* sind von seiten der Hirnnerven Pupillenstörungen charakteristisch, die sich in Miosis, ungleich weiten Pupillen und träger oder sogar fehlender Lichtreaktion dokumentieren.

Zu den Seltenheiten zählen bei der *multiplen Sklerose* Paresen und Lähmungen der Augenmuskeln, jedoch sind Fälle beschrieben, bei welchen lange Zeit nur Augenmuskellähmungen bestanden und bei denen erst später aus dem Auftreten von multiplen Herden und Remissionen die Diagnose „Multiple Sklerose" sichergestellt werden konnte. Selten sind auch neuralgiforme Schmerzen im Ausbreitungsgebiet des N. trigeminus. Häufig dagegen werden supranucleäre Facialisparesen bei hemiplegischem Verlauf der multiplen Sklerose beobachtet, während vorübergehende periphere Störungen im Wurzelgebiet des Facialis seltener sind. Anfallsweise ein- oder beiderseitige Taubheit oder Schwerhörigkeit verbunden mit Sausen und Brummen in den Ohren kann zu Fehldiagnosen Anlaß geben. Echter Vestibularisschwindel läßt sich nur selten nachweisen. Von seiten der Sinnesnerven ist zuweilen Abstumpfung des Geschmacks und Geruchs festzustellen. Störungen der Herz- und Atemtätigkeit (dauernde und paroxysmale Tachykardie, rasch wechselnde Pulszahl, zentrale Dyspnoe) sind auf Schädigung des vegetativen Vaguskernes zurückzuführen. Abnorme Ermüdbarkeit, Paresen und Spasmen im Bereiche der Kehlkopfmuskulatur werden nicht so selten angetroffen, ebenso einseitige flüchtige oder dauernde Hypoglossuslähmung, die mit nicht sehr deutlichen fibrillären Muskelzuckungen einhergeht. Retrobulbäre Neuritis, temporale Abblassung, zentrale und parazentrale Skotome sind Befunde, die an den Sehnerven erhoben werden.

Zirkulatorische Noxen. Das *Aneurysma der Carotis interna* (s. Abb. 75) schädigt stets den Oculomotorius schwer, den Trochlearis bald mehr, bald weniger, während der Abducens häufig verschont bleibt. Im allgemeinen ist auch der Fasciculus opticus befallen, und häufig kommt es zu Druckerscheinungen auf den

Trigeminus, die sich in Reiz- und Ausfallserscheinungen meist nur im Gebiet des 1. Trigeminusastes zeigen. Fälle von periodischer Augenmuskellähmung mit Schmerzen im Auge sowie die sog. ophthalmoplegische Migräne können durch Druckeinwirkung von seiten des Aneurysmas und durch aneurysmatische Blutungen hervorgerufen werden.

Das Aneurysma am Abgang der A. comm. post. aus der Carotis verursacht im allgemeinen Schmerzen im Versorgungsgebiet des Ramus ophthalmicus trigemini, Schwäche und endlich Lähmung des N. oculomotorius, Exophthalmus, Herabsetzung des Sehvermögens sowie Lähmung des Trochlearis und schließlich des Abducens.

Die *Aneurysmen der A. vertebrales* und der *A. basilares* können das Syndrom einer akuten Bulbärparalyse nachahmen. Befallen sind vorzugsweise der Acusticus, Facialis, Oculomotorius und Abducens.

Bei der *typischen Apoplexie* bestehen meist neben der Hemiplegie eine zentrale Hypoglossus- und Facialislähmung mit Erhaltensein des Stirnastes. Ein malazischer Herd im Gebiet des Pedunculus cerebri ist gekennzeichnet durch gleichseitige Oculomotoriuslähmung und kontralaterale Hemiplegie mit Beteiligung des Facialis und Hypoglossus, ein Brückenherd durch gleichseitige Abducens- und Trigeminus- oder Facialislähmung neben gekreuzter Hemiplegie und ein Oblongataherd durch gleichseitige Hypoglossuslähmung und gekreuzte Hemiplegie.

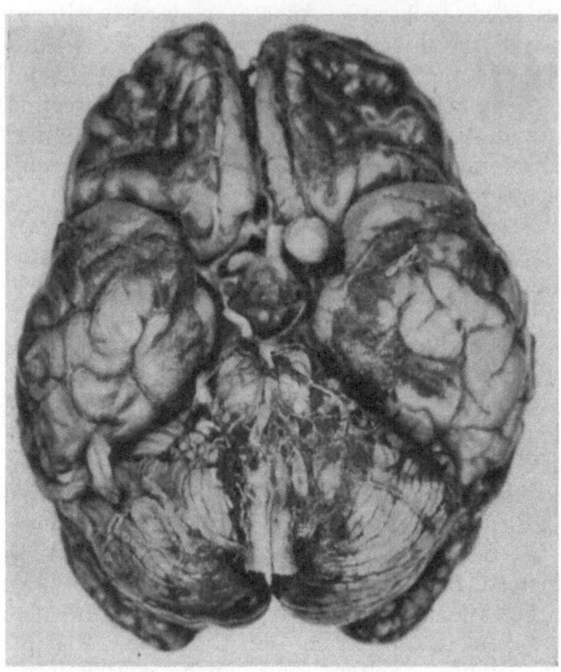

Abb. 75. Aneurysma der A. carotis interna im Winkel zwischen Fasciculus und Tractus opticus gelegen.

Durch Verlegung der A. cerebelli inferior post. auf arteriosklerotischer oder embolischer Basis kommt eine dreieckige Erweichung in dem lateralen und dorsalen Bereich der Oblongata zustande. Diese erzeugt homolaterale Acusticus- und zuweilen auch Vestibularisstörungen, Facialis- und Gaumensegelparesen, kontralateralen Horner, Sensibilitätsstörungen besonders für Schmerz und Temperatur in der homolateralen Gesichts- und in der gekreuzten Körperseite.

Bei basalen, epiduralen Blutungen läßt sich von seiten der Hirnnerven gewöhnlich eine Erweiterung der Pupillen nachweisen. Sonst kann noch das WEBERsche Syndrom auftreten. Die basalen, subduralen Blutungen können neben der Erweiterung der Pupillen von seiten der Hirnnerven noch eine Abducens- und leichte Facialisparese, sowie geringe Störungen des Trigeminus (Fehlen des Cornealreflexes, Hyperästhesie, später Hypästhesie) zur Folge haben. Die Thrombose des Sinus cavernosus zieht in ungefähr einem Drittel der Fälle den Oculomotorius, Abducens und Trochlearis in Mitleidenschaft. Bei schweren allgemeinen Anämien, bei blutendem Ulcus ventriculi, sowie operativen Blutungen können sich Augenmuskellähmungen einstellen. Ebensolche sind auch bei starken Menstruationsblutungen beschrieben, jedoch sind diese letzteren nicht sicher.

Syringobulbie (Höhlen- bzw. Spaltbildungen in Oblongata-Pons). Bei der Syringobulbie kommen im allgemeinen Störungen im Bereiche des 5., 6., 7., 9., 10., 11. und 12. Hirnnerven vor, wobei in der Häufigkeit des Befallenseins der sensible Trigeminus an erster Stelle steht. Auf ihn folgen dann der 12., 10., 9. und 11. Hirnnerv, seltener sind der 7. und 6. erkrankt.

Häufig setzen die Störungen im sensiblen Trigeminusgebiet mit Kribbeln, Ameisenlaufen oder sogar mit sehr heftigen Schmerzen und Kälteparästhesien ein. Im allgemeinen greift der Prozeß vom oberen Halsmark auf den spinalen Trigeminuskern über. Dementsprechend überschreiten die Sensibilitätsstörungen vom Hals kommend die orale Grenze des Halsmarkes, die Ohr-Scheitel-Kinnlinie, und rücken dann in zwiebelschalenförmig angeordneten Begrenzungslinien gegen den Mund als Zentrum vor (SÖLDERsche Linien). Der Temperatursinn kann isoliert gestört sein, während die Analgesie und Hypalgesie gewöhnlich mit einer Thermanästhesie gepaart sind. Die Berührungsempfindung kann nicht oder nur wenig gestört sein, während die Schmerz- und Temperaturempfindung stark in Mitleidenschaft gezogen sind. Störungen der Sensibilität werden auch in der Gaumen-, Wangen- und Zungenschleimhaut beobachtet. Trophische Störungen wie Lockerwerden der Zähne und Atrophie der Alveolarfortsätze, Ulcera trophica der hinteren Rachenwand und Haarausfall kommen vor, jedoch spielen Störungen von seiten des motorischen Trigeminus keine Rolle. Die Lähmung der Zunge, die häufig einseitig ist, kann mit fibrillären Zuckungen und Hemiatrophia linguae einhergehen. Mit der Hemiatrophia linguae kann auch eine Halbseitenlähmung der Gaumen- und Kehlkopfmuskeln kombiniert sein. Neben der eben beschriebenen Halbseitenlähmung der Kehlkopfmuskeln und Kombination mit einer einseitigen Hypoglossuslähmung beobachtet man vollkommene Lähmung des Recurrens und seltener nur eine solche der Postici. Die Lähmungen äußern sich in einer Störung der Sprache oder in Dyspnoe, dazu können Reizerscheinungen, Hustenparoxysmen und Bewegungen der Stimmbänder kommen. Die sensiblen Ausfallserscheinungen dokumentieren sich im Fehlen von reflektorischem Husten und des laryngealen Reflexes. Als vegetative Störungen des Vagus dürften die Beschleunigung und Verlangsamung der Herzschlagfolge sowie die stenokardischen Anfälle zu deuten sein, die trotz Fehlens einer Erkrankung des Herzmuskels und der Klappen nicht selten beobachtet werden. Die Störung des Magen-Darm-Kanals zeigt sich zuweilen in unstillbarem Erbrechen. Geschmacksstörungen sind häufiger halb- als doppelseitig. Mit der Ageusie ist manchmal eine Analgesie, seltener eine Anästhesie des Rachens verbunden. Im allgemeinen erkrankt der Trapezius häufiger als der Sternocleidomastoideus, seine obere Partie ist meist verschont. Vom Facialis sind bald nur die Mundpartie, bald sämtliche Äste beteiligt, wobei es zum Lagophthalmus kommt. Von vegetativen Störungen seien nur die Änderungen in der Speichel- und Tränensekretion erwähnt. Von den Augenmuskeln ist am häufigsten der Rectus externus erkrankt, und zwar sowohl infolge Zerstörung des Abducenskernes wie dessen austretender Fasern.

Tumoren. Die *Carcinome* und *Sarkome* des *Nasenrachenraumes* ziehen entsprechend ihrer Lage häufig Hirnnerven in Mitleidenschaft. Nicht selten dringen sie in die Orbita und sogar in die Schädelhöhle vor und befallen dann zahlreiche Hirnnerven, jedoch meist einseitig.

Das an der Hirnbasis gelegene *Chordom*, das von Resten der Chorda dorsalis seinen Ausgang nimmt, führt nicht selten zu totaler Ophthalmoplegie und

Abducensparese. Das *Chondrom* der Hirnbasis kann sämtliche Hirnnerven vom Opticus bis zum Hypoglossus befallen, jedoch beobachtet man zuweilen nur eine einseitige Abducensparese. Die *parapituitären Epidermoide* können Augenmuskelstörungen, Facialislähmung und einseitige Opticusatrophie erzeugen. Ein *parapituitäres Teratoid* führte zu Hyperästhesie im 1. Trigeminusast, zu totaler Ophthalmoplegie, Hyposmie und Sehnervenatrophie auf der Tumorseite. Bei den *parapontinen Epidermoiden* wird zu Beginn der Erkrankung relativ häufig über Gesichtsschmerzen geklagt (Trigeminusreiz). Schwerhörigkeit bzw. Taubheit, Facialis- und Oculomotoriuslähmungen sowie Ausfallserscheinungen von seiten des sensiblen wie motorischen Trigeminus gesellen sich im Laufe der Erkrankung hinzu. Zuweilen sind sämtliche Hirnnerven vom Trigeminus bis zum Hypoglossus geschädigt.

Die von den Meningen ausgehenden Tumoren, *Meningeome*, machen ihrem Sitz entsprechende Hirnnervenstörungen. So sind für das *Meningeom* der *Olfactoriusrinne* Hyp- bzw. Anosmie sowie primäre Opticusatrophie und zentrale Skotome auf der Tumorseite und Stauungspapille auf der Gegenseite charakteristisch. Bei ausgedehnterem Wachstum der Geschwulst kann auch der Olfactorius der Gegenseite geschädigt werden. Das *parasagittale Meningeom* führt zu homolateraler Hyp- bzw. Anosmie, zu doppelseitiger Stauungspapille mit Abblassung der Papille und starker Herabsetzung des Sehvermögens auf der Tumorseite und nicht so selten auch zu leichter Facialisschwäche. Das *Meningeom des Tuberculum sellae* hat entsprechend seiner Lage bitemporale Hemianopsie, wie primäre Opticusatrophie, bei größerer Ausdehnung Anosmie und in seltenen Fällen Oculomotoriuslähmung zur Folge. In der Nähe des *Meatus acusticus* internus gelegene *Meningeome* erzeugen das Bild des Acusticusneurinofibroms (s. Acusticusneurinofibrom). Trigeminusneuralgien müssen auch an ein von der Dura des Ganglion *Gasseri* ausgehendes Meningeom denken lassen. Von der Arachnoidealscheide des Opticus entwickeln sich Meningeome, die zu Exophthalmus und Sehnervenatrophie führen. Das *Meningeom* des *Keilbeinflügels* kann bei größerer Ausdehnung Störungen der Augenmuskeln, Anosmie und Opticusatrophie hervorrufen. Die ausgedehnten *Meningeome*, welche sich mehr *flächenhaft ausbreiten* und die mittlere und hintere Schädelgrube einnehmen, können sämtliche Hirnnerven vom Oculomotorius bis zum Hypoglossus in Mitleidenschaft ziehen. Das *Arachnoidealsarkom* kann Hyposmie und ausgedehnte Hirnnervenstörungen vom Oculomotorius bis zum Hypoglossus erzeugen, doch können in manchen Fällen Hirnnervenstörungen auch vollkommen fehlen.

Bei der *Neurinofibromatose* lassen sich Neurinofibrome an sämtlichen echten Hirnnerven, d. h. vom Oculomotorius bis zum Hypoglossus nachweisen, doch müssen nicht immer entsprechende Ausfallserscheinungen dieser Hirnnerven nachweisbar sein. Als solitärer Tumor ist am häufigsten das *Neurinofibrom des Octavus*, bei welchem aber nicht immer, wie man allgemein annimmt, eine gleichzeitige und gleichmäßige Zerstörung beider Anteile des Octavus, des kochlearen und vestibularen, festzustellen sein muß. Bei einigen Fällen findet sich bei Befallensein der Cochlearisfunktion ein partielles Erhaltensein der Vestibularisfunktion. Auf das Neurinofibrom des Octavus folgt in der Häufigkeit des Vorkommens das Neurinofibrom des Oculomotorius. Dieses kann sowohl zu einer totalen Ophthalmoplegie, wie zunächst nur zu einer Lähmung der inneren Augenmuskeln, führen. Nicht selten rezidiviert diese Oculomotoriuslähmung.

Selten sind echte *Tumoren des Ganglion Gasseri*, über deren Herkunft noch keine Klarheit herrscht. Während ein Teil der Autoren sie von der Arachnoidea ableitet, nehmen andere eine Wucherung der Kapselzellen und wieder andere eine solche der SCHWANNschen Zellen an. Man findet daher auch im Schrifttum die verschiedensten Namen, wie Endotheliom, *Schwannom*, Alveolarsarkom. Die Geschwulst macht zunächst Reizerscheinungen von seiten des sensiblen Trigeminus, denen später Ausfallserscheinungen folgen. Nicht selten sind auch der der Facialis und Intermedius der gleichen Seite befallen.

Schon die *allgemeine Hirndruckerhöhung* kann Paresen von basalen Hirnnerven, wie z. B. des Abducens, Oculomotorius und anderer, hervorrufen.

Bei *Schläfenlappentumoren* kommt es zuweilen zu homonymer oberer Quadrantenhemianopsie, aus der sich später eine homonyme Hemianopsie entwickeln kann, zur Parese des Oculomotorius, mimischer Schwäche des kontralateralen Facialis und Herabsetzung des homolateralen Cornealreflexes. Die Oculomotoriusstörung dokumentiert sich zunächst in einer geringen Ptose und Miosis, die später in Mydriasis und Heberlähmung und schließlich in eine totale Oculomotoriuslähmung übergeht (Tumoren der Vierhügelgegend s. Mittelhirn S. 146).

Die *Geschwülste* der *Brücke* und des *verlängerten Markes*, welche besonders das kindliche oder wenigstens jugendliche Alter bevorzugen, sind am häufigsten piloide Astrocytome, sonst kommen noch polare Spongioblastome, Medulloblastome, Glioblastome, Ganglioneurome und metastatische Tumoren vor. Diese Geschwülste können einseitig sämtliche Hirnnerven vom Oculomotorius bis zum Hypoglossus schädigen, wobei jedoch der Trochlearis häufig verschont bleibt. Bei weitem am häufigsten wird von den Tumoren der Brücke und Oblongata der Facialis in Mitleidenschaft gezogen, was nicht wunder nehmen braucht, da seine Wurzelfasern intrapontin eine weite Strecke zurücklegen (Knie des Facialis). In der Häufigkeit des Betroffenseins steht an nächster Stelle der Abducens, ihm folgen in einem größeren Abstand der Trigeminus sowie der Hypoglossus. Die übrigen Hirnnerven sind im allgemeinen selten befallen.

Bei den *Kleinhirntumoren* ist die Beteiligung der Hirnnerven je nach der Art des Tumors sehr verschieden. Das Medulloblastom des Kleinhirns, eine Geschwulst des Kindesalters, deren Zellen die Eigenschaft zukommt, sich innerhalb der Pia-Arachnoidea auszubreiten, zieht naturgemäß die Hirnnerven sehr stark in Mitleidenschaft. So beobachtet man bei dieser Tumorart Oculomotorius-, Abducens-, Facialis-und Hypoglossuslähmung. Demgegenüber sind bei den anderen im Kindesalter vorkommenden Kleinhirntumoren den Astrocytomen, Störungen von seiten der Hirnnerven seltener, doch werden Paresen des Oculomotorius, Trigeminus, Abducens, Facialis, Acusticus und Hypoglossus zuweilen festgestellt. Die Kleinhirntumoren der Erwachsenen, meist Hämangioblastome, zeigen ebenfalls nur in seltenen Fällen Störungen der Hirnnerven. Eine leichte Heberparese, eine gewisse Lichtträgheit der Pupillen sowie Abducens- und Facialisparesen werden gelegentlich beobachtet. Bei den im 4. Ventrikel gelegenen Ependymomen und Plexuspapillomen sollte man Störungen der Hirnnerven häufiger erwarten, jedoch sind solche ganz und gar nicht so gewöhnlich, weil diese Tumoren gegen das Kleinhirn zu wachsen und so mehr dieses in Mitleidenschaft ziehen, wenn auch, je nach der besonderen Lokalisation innerhalb des 4. Ventrikels, Blickparesen nach oben, lichtstarre Pupillen, Paresen des sensiblen und motorischen Trigeminus, Abducens- und Facialisparesen, von denen die letzteren besonders den Mundast bevorzugen, und Hypoglossusparesen nachzuweisen sind.

Myasthenia gravis. Die Augenmuskeln sind besonders häufig befallen, und zwar in erster Linie die Lidheber. Die inneren vom Oculomotorius und die vom Abducens und Trochlearis versorgten Muskeln werden etwas seltener in Mitleidenschaft gezogen, jedoch relativ häufig zusammen mit den Lidhebern. Die Augenmuskellähmungen sind nicht nur das häufigste, sondern meist auch das erste

Symptom. Vergesellschaftet mit der Ptose finden sich Paresen der Naso-Labial-
muskeln und des Orbicularis oculi, wodurch es zur „Facies myopathica" kommt.
Die Schwäche der Lippen- und Wangenmuskulatur kann mimische wie auch
Sprachstörungen zur Folge haben. Im Gegensatz zur progressiven Paralyse
bleibt die Stirnmuskulatur meist vollkommen intakt. Durch die häufige Gaumen-
muskelschwäche leiden sowohl die Sprache wie der Schluckakt. Nicht so selten
scheinen auch die Muskeln des Pharynx paretisch zu sein. Die Zungenmuskulatur
ist seltener und erst in späten Stadien in Mitleidenschaft gezogen. Die Kehlkopfmuskeln sind nicht so selten beteiligt, was dann Heiserkeit und Aphonie zur Folge
haben kann. Die Kaumuskeln sind häufig und relativ früh paretisch, ja es kann
sogar die Kaumuskellähmung den Reigen der Symptome eröffnen. In schweren
Fällen fällt der Unterkiefer schlaff herab. Gewöhnlich besitzen zu Beginn der
Erkrankung die betroffenen Muskeln nach längerer Ruhe, so besonders am Morgen,
normale Beweglichkeit und relativ gute Kraft.

Endokrine Noxen. Die Hirnnervenschädigungen, welche bei der para-
thyreopriven wie testiculopriven Tetanie beobachtet werden, teilt man am zweckmäßigsten in Erscheinungen während des tetanischen Anfalles und in solche außerhalb desselben ein. Zu den ersteren zählen Krämpfe der äußeren und inneren
Augenmuskeln sowie Zungenkrämpfe und Sprachstörungen. Bei Kindern treten
häufige Krämpfe im Bereich der Kehlkopfmuskeln (Stimmritzen- und Glottis-
krämpfe) auf, welche das Leben der kleinen Kranken gefährden. Auch der
Bronchospasmus stellt eine gefährliche Komplikation dar. Außerhalb des
Anfalls lassen sich mechanische Übererregbarkeit des Facialis (CHVOSTEK) sowie
Blickparesen nach oben nachweisen.

Neuralgien. Die *Trigeminusneuralgie* äußert sich in plötzlich einsetzenden
anfallsweise auftretenden Schmerzen, die als stechend, schneidend, bohrend,
brennend oder reißend geschildert werden, und die Minuten, seltener Stunden,
andauern können. Während der Schmerzattacken spricht der Kranke nicht
und sein Gesicht drückt furchtbarsten Schmerz aus. Gesichtsmuskelspasmen
infolge des starken Schmerzes, Tränen- und Speichelfluß sowie Erweiterung
der Pupillen treten nicht selten während eines Anfalls auf. Intervalle von
Wochen, ja sogar von Jahren können zwischen den einzelnen Anfällen bestehen.
Häufig sind der 2. und 3. Trigeminusast zusammen befallen, allein meist nur
der erste. Je häufiger die Schmerzattacken auftreten, desto schwerer und un-
erträglicher werden sie. Die Schmerzen werden von den Kranken in den Ober-
und Unterkiefer verlegt und können gegen das Kinn oder den Kieferwinkel
ausstrahlen. Auch entlang der Nase und Zunge können sich die Schmerzen
einstellen, in seltenen Fällen beschränken sie sich auf die Schleimhaut der Mundhöhle. Bestimmte Stellen (Foramen supra- und infraorbitale sowie mentale)
sind besonders empfindlich, und es kann durch Druck auf diese Punkte ein
Anfall ausgelöst werden. Zwicken der Gesichtshaut ruft sehr häufig heftigsten
Schmerz hervor. Soll der Kranke das Gebiet seiner Schmerzen zeigen, so berührt
er dabei die Haut nicht, da sich schon infolge Berührung Schmerzen einstellen
können. Kalter Wind, kaltes Waschwasser, Haarkämmen sowie das Bürsten der
Zähne, Trinken von kalten oder heißen Flüssigkeiten, ja sogar das Sprechen
allein können die Schmerzen auslösen. Die Schmerzen können sowohl nachts
wie am Tage auftreten. Die echten Trigeminusneuralgien bevorzugen gewöhnlich
Personen des 5. Lebensjahrzehnts, doch können auch 30jährige bereits an
Trigeminusneuralgien erkranken. Das weibliche Geschlecht ist im allgemeinen
mehr betroffen als das männliche. Die Schmerzen beschränken sich auf das
Ausbreitungsgebiet des Trigeminus einer Seite und greifen niemals auf die
Gegenseite oder andere Nervenausbreitungsgebiete über. Im allgemeinen ist
die rechte Gesichtshälfte mehr betroffen.

Bei der *Glossopharyngeusneuralgie* kommt es, ähnlich wie bei der Trigeminus-neuralgie, zu im allgemeinen kurz dauernden paroxysmalen Schmerzattacken. Die Schmerzattacken beginnen gewöhnlich mit Husten, Räuspern oder Schlingen. Der Schmerz setzt im seitlichen Abschnitt des Kehlkopfes ein und strahlt dann gegen die Tuba Eustachii und hinter das Ohr aus. Dieser Ohrschmerz ist auf die Verbindung des Plexus tympanicus mit dem JAKOBSOHNschen Nerven zurückzuführen.

Pseudoneuralgien. Neuralgieforme Schmerzen im Gebiet des Trigeminus müssen an eine Erkrankung der Nase oder ihrer Nebenhöhlen denken lassen. Auch

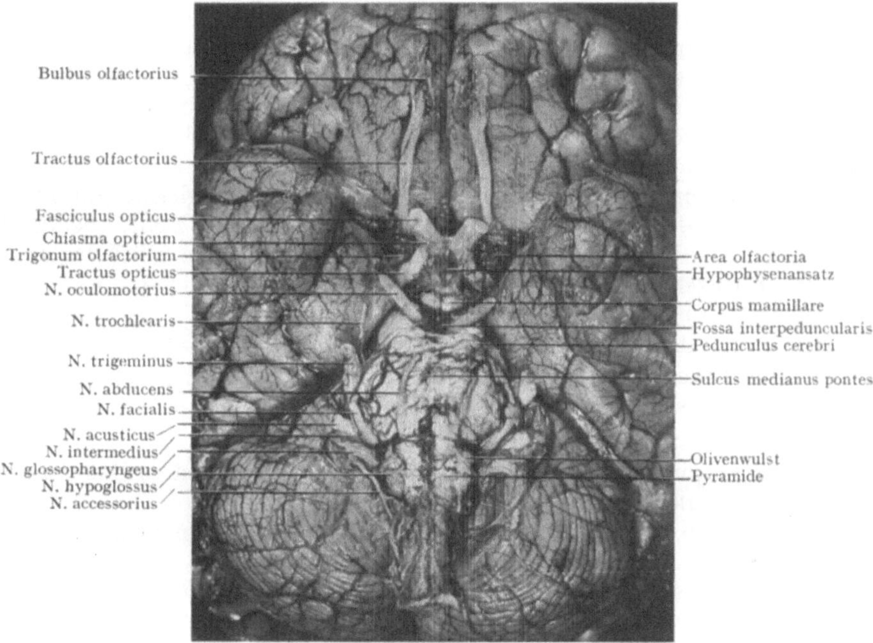

Abb. 76. Facies basalis cerebri mit Hirnnervenursprungsstellen.

die Zahncaries und der scharfe Rand der geschrumpften Alveolarfortsätze bei Zahnlosen können Neuralgien im 2. und 3. Trigeminusast hervorrufen. Auf die bei der Tabes dorsalis, bei der multiplen Sklerose und Meningitis vorkommenden Pseudoneuralgien sei an dieser Stelle nur noch einmal hingewiesen.

b) Oblongata und Pons.

Mit dem caudalen Einsetzen der Pyramidenbahnkreuzung, das an der ver-waschenen Zeichnung der Fissura mediana anterior an der Ventralseite des obersten Halsmarkes wohl zu erkennen ist, spricht man von dem verlängerten Mark oder der Medulla oblongata (s. Abb. 76). Das *orale Ende* der *Oblongata* ist durch den *hinteren Brückenrand* gut festgelegt. Die *Brücke* oder Pons wird durch den ventral vorspringenden *Brückenwulst* mit seinem *scharfen oralen und caudalen Rand* wohl abgegrenzt. Eine Unterteilung von Oblongata und Pons, die zwar, wie soeben gezeigt, anatomisch ohne weiteres möglich wäre, erweist sich für eine übersichtliche Darstellung der pathophysiologischen und klinischen Tatsachen unzweckmäßig, weshalb diese beiden Hirnstammabschnitte besser von einem Gesichtspunkt aus betrachtet werden sollen.

Anatomie. Die Symptomatologie von Oblongata-Pons wird durch die Anatomie dieser beiden Stammhirnanteile bestimmt, in denen eine größere Anzahl von Hirnnervenkernen (XII, XI, X, IX, VIII, VII, VI und V) auf engem Raume beisammen liegen und die von den langen ab- und aufsteigenden Bahnen, der Pyramidenbahn und medialen Schleife (Fortsetzung der Hinterstrangbahn) durchzogen werden. Einen breiten Raum von Oblongata und Pons nimmt die Substantia reticularis ein, die sich noch weiter oralwärts in das Mittelhirn hinein erstreckt. In diesem so ausgedehnten Gebiet sind unter anderem lebenswichtige zentralnervöse Mechanismen verankert, welche eine entsprechende Regulation von Atmung, Herzschlagfolge und Blutdruck gewährleisten. Wegen ihres Übergreifens auf das Mesencephalon soll die Substantia reticularis erst nach der Darstellung von Oblongata, Pons und Mesencephalon berücksichtigt werden (s. Abb. *77*). Die Verbindungen zwischen Oblongata-Pons und Cerebellum sowie die Pons und Oblongata durchziehenden spinocerebellaren Bahnen bestimmen die Symptomatologie von Pons-Oblongata wesentlich mit, so daß sie in diesem Zusammenhang behandelt werden sollen, obwohl sie streng genommen auch eine wichtige Komponente des Mittelhirnsyndroms bilden . Das gleiche gilt für das hintere Längsbündel, das ebenfalls in das Mittelhirngebiet zieht. Schließlich fällt noch in das Ponsgebiet ein Zentrum für die seitliche Blickeinstellung, das pontine Blickzentrum, das im oder in der Nachbarschaft des Abducenskernes zu suchen ist.

Entsprechend den eben angeführten morphologischen Substraten gliedert sich die Symptomatologie der pontinen und oblongatären Krankheitsprozesse in Störungen von seiten

1. der bulbopontinen Hirnnervenkerne,
2. der kortikospinalen Pyramidenbahn und der kortikobulbären Bahnen sowie der extrapyramidalen Fasern der Deitersospinalen Bahn,
3. der medialen Schleife (Lemniscus medialis), der Fortsetzung der langen Hinterstrangbahn,
4. des Tractus spinothalamicus bzw. seines oblongatären Zentrums,
5. der spinocerebellaren Bahnen und der Verbindungsbahnen zwischen Oblongata-Pons und Cerebellum,
6. des pontinen Blickzentrums und des hinteren Längsbündels,
7. der diencephalo-spinalen, vegetativen Bahnen,
8. der lateralen Schleife.

Im Gegensatz zum Rückenmark haben sich in Pons-Oblongata mehr und mehr Reflexapparate entwickelt und spielen gegenüber den primären motorischen und sensiblen Zentren eine bedeutend wichtigere Rolle. Dazu kommen noch sensorische Zentren (IX, VIII, VII, V), wie sie dem Rückenmark ebenfalls völlig fehlen.

1. Die im allgemeinen gut abgrenzbaren Areale der *bulbopontinen Hirnnervenkerne* ermöglichen sogar innerhalb dieses keineswegs ausgedehnten Hirnstammabschnittes von Pons-Oblongata noch eine genauere Lokalisation. Die Stellung einer genauen Herddiagnose setzt jedoch eine Kenntnis der Topik der Hirnnervenkerne voraus, die sich der Leser an Hand der gebräuchlichen anatomischen Atlanten und Lehrbücher aneignen muß (besonders sei das Lehrbuch von VILLIGER und LUDWIG, Verlag W. Engelmann, Leipzig 1940 empfohlen). Die wenigen zum Verständnis der Topik unentbehrlichen Abbildungen im Text können natürlich das Studium der anatomischen Atlanten keineswegs ersetzen. Innerhalb von Oblongata-Pons sind die Kerne des V., VI., VII., VIII., IX., X. und XII. Hirnnerven gelegen, während der XI. Hirnnerv, der Accessorius, infolge seiner ausgedehnten spinalen Lokalisation von Prozessen in Oblongata-Pons weniger in

Mitleidenschaft gezogen wird. In den Fällen, in denen auch der Accessorius beteiligt ist, handelt es sich gewöhnlich um Oblongatatumoren, die durch die

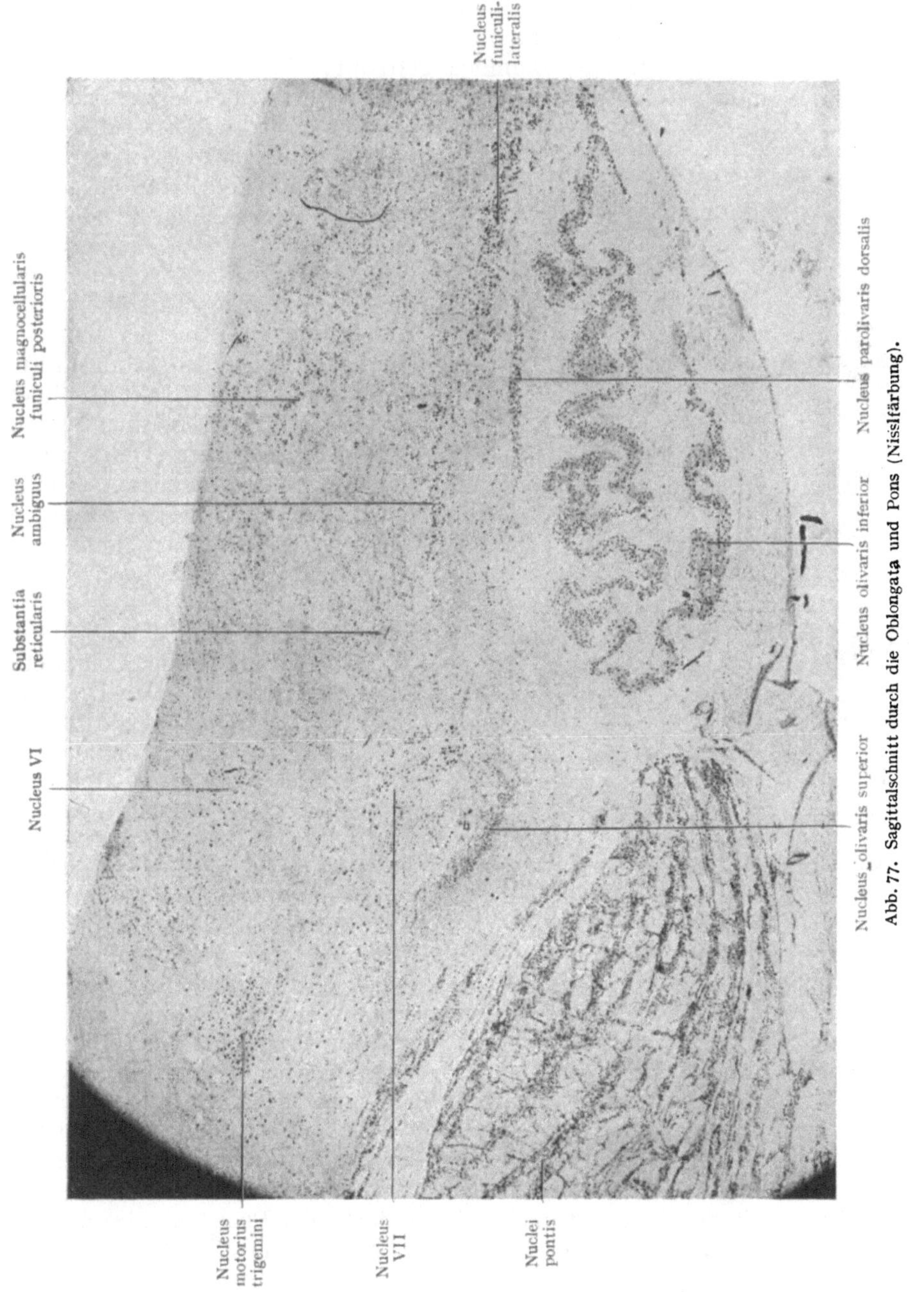

Abb. 77. Sagittalschnitt durch die Oblongata und Pons (Nisslfärbung).

tumoröse Auftreibung der einen Oblongatahälfte den dicht neben dem verlängerten Mark emporziehenden Nerven peripher geschädigt haben.

Der *N. hypoglossus* ist infolge der engen Nachbarschaft seiner beiden Kerngebiete am Boden des 4. Ventrikels zu beiden Seiten der Raphe nicht so selten doppelseitig geschädigt. Die hochgradig atrophische Zunge kann nur in sehr geringem Ausmaße bewegt werden (s. Abb. 78).

Die Tatsache, daß oblongatäre Krankheitsprozesse einzig und allein das Gaumensegel ohne die Stimmbandmuskulatur und umgekehrt in Mitleidenschaft ziehen, spricht für eine räumlich getrennte Vertretung von Gaumensegel- und Stimmbandmuskulatur innerhalb des motorischen *Vagus*kernes, des Nucleus ambiguus (s. Abb. 65 b). Die Annahme, daß die Gaumensegel- und Pharynxmuskulatur den oralen, die Kehlkopfmuskulatur den caudalen Abschnitt des Ambiguuskerngebietes zugeordnet ist, entspricht am ehesten den Tatsachen. Die Beteiligung des Nucleus sensibilis N. vagi, welcher den caudalen Teil des Nucleus tractus solitarii bildet, ist meist einseitig und nicht selten mit einer motorischen Vaguslähmung kombiniert. Sie kann sich in einer An- oder Hypästhesie der gelähmten Larynxhälfte dokumentieren.

Der *N. glossopharyngeus*, ein gemischter motorisch-sensibel-sensorischer Nerv (s. Hirnnerven), liefert vor allem Fasern für den Constrictor pharyngis superior. Der Ursprung dieser Fasern ist im oralen Abschnitt des Nucleus ambiguus, der auch die übrige Muskulatur des Pharynx und des Gaumensegels versorgt, gelegen. Die Lähmung des Constrictor pharyngis superior gibt sich durch die Verziehung der Raphe nach der gesunden Seite beim Phonieren und Würgen in außerordentlich charakteristischer Weise zu erkennen (Vorhangphänomen). Sie kann mit einer Velum- und Stimmbandlähmung verbunden sein. Der Nucleus sensibilis glossopharyngei, der wahrscheinlich den oralen Abschnitt des Nucleus tractus solitarii einnimmt, versorgt sensibel die hintere Rachenwand und den Zungengrund. Sowohl isolierte einseitige Anästhesie der hinteren Rachenwand und des Zungengrundes wie Kombination von Anästhesie der hinteren Rachenwand, des Zungengrundes und des Larynx kommen bei oblongatären Prozessen vor. Die motorischen und sensiblen Störungen des Glossopharyngeus gehen nicht unbedingt miteinander parallel, was die getrennte Lage von Nucleus ambiguus und Tractus solitarii ohne weiteres erklärt. Innerhalb des Nucleus tractus solitarii dürfte der Pharynx wahrscheinlich oral, der Larynx caudal vertreten sein. Der Rachenwandreflex fehlt in allen Fällen, in denen der Nucleus sensibilis glossopharyngei beteiligt ist, auf der Herdseite, von der herdgekreuzten Seite kann er dagegen ausgelöst werden. Störungen des Geschmackes (Ageusie bzw. Hypogeusie) kombiniert mit Anästhesie des Pharynx und Zungengrundes kommen vor, können jedoch auch bei Anästhesie des Pharynx und Zungengrundes vollkommen fehlen. Dagegen scheinen Fälle, in

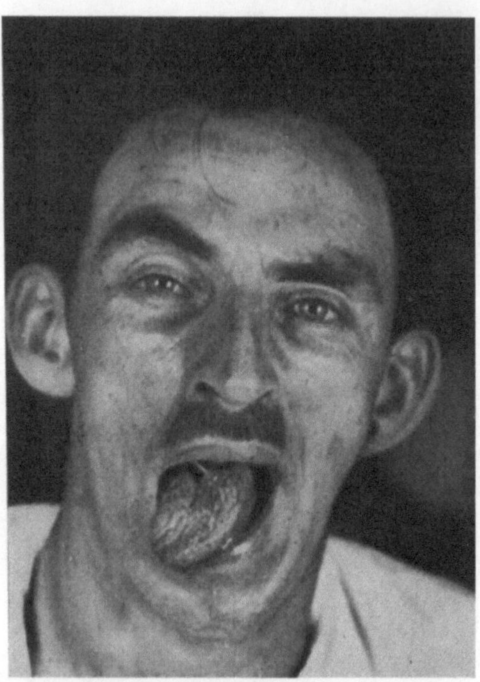

Abb. 78. Nucleäre Hypoglossuslähmung (s. Abb. 66).

denen der Geschmack aufgehoben, die Sensibilität des Zungengrundes und der Rachenwand aber erhalten gewesen wären, bei Pons-Oblongata-Erkrankungen nicht vorzukommen. Der sensorische Kern des Glossopharyngeus dürfte wahrscheinlich in den oralsten Abschnitten des Nucleus tractus solitarii zu suchen sein.

Von den beiden Anteilen des *Octavus* sind entweder die Cochleariskerne bzw. ihre zentrale Bahn (laterale Schleife) isoliert betroffen oder es sind der Cochlearis und der Vestibularis gemeinsam vom Krankheitsprozeß ergriffen. Eine isolierte Schädigung des Vestibularis bei Integrität des Cochlearis dürfte, wenn sie überhaupt vorkommen sollte, zu den Seltenheiten zählen. Diese Tatsache läßt sich am zwanglosesten mit einer größeren Vulnerabilität des cochlearen

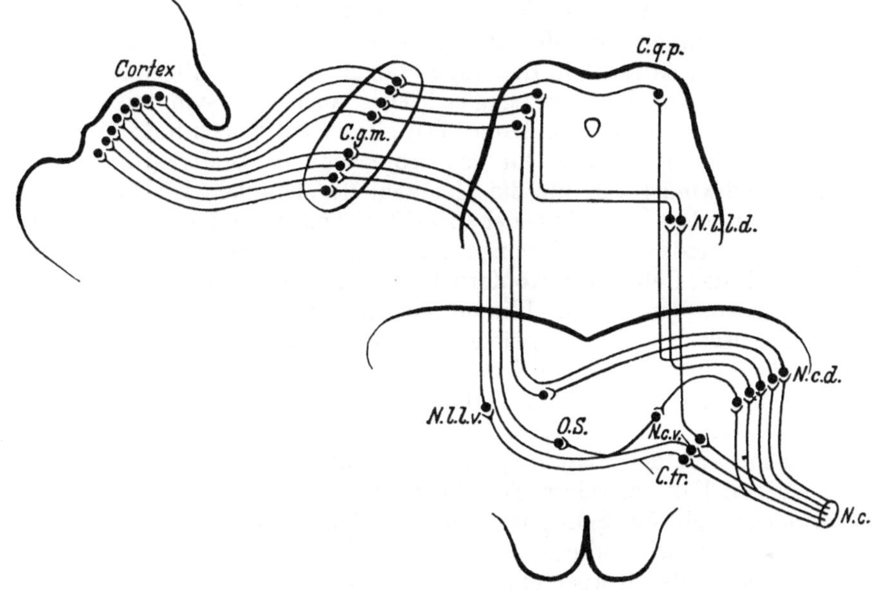

Abb. 79. Schema vom Verlauf des Nervus cochlearis und der lateralen Schleife.
N.c. Nervus cochlearis; *N.c.d.* Nucleus cochlearis dorsalis; *N.c.v.* Nucleus cochlearis ventralis; *C.tr.* Corpus trapezoides; *O.S.* Oliva superior; *N.l.l.v.* Nucleus lemnisci lateralis ventralis; *N.l.l.d.* Nucleus lemnisci lateralis dorsalis; *C.g.m.* Corpus geniculatum mediale; *C.q.p.* Corpus quadrigeminum posterius.

Systems gegenüber dem vestibularen erklären, denn die getrennte Lage beider Kerngebiete macht nur die isolierte Erkrankung jedes der beiden Kerngebiete, nicht aber das stärkere Überwiegen der Cochlearisstörung verständlich. Die durch Schädigung der Cochleariskerne (N. ventralis cochlearis, N. tuberculi acustici) verursachte Hörstörung besitzt alle Kennzeichen der „nervösen Hörstörung" nämlich Einengung der oberen und unteren Tongrenze, erhebliche Verkürzung der Knochenleitung, positiven *Rinne* und bei der häufigeren einseitigen Störung Lateralisierung nach der gesunden Seite beim WEBERschen Versuch (s. Abb. 79). Eine Differenzierung in Octavusstammtaubheit, Kerntaubheit und Schleifentaubheit ist auf Grund des Hördefektes zur Zeit noch nicht möglich. Initiale subjektive akustische Reizerscheinungen in Form von Ohrensausen, Klingen usw. fehlen meist oder finden sich nur vorübergehend zu Beginn des Prozesses. Leider fehlen auch bei Cochlearisstammerkrankungen meist initiale akustische Reizerscheinungen, so daß diese differentialdiagnostisch nur einen beschränkten Wert besitzen, wenn auch zuweilen ausgesprochene akustische Reizerscheinungen doch mehr für eine Affektion des Cochlearisstammes sprechen. Als wichtigstes differentialdiagnostisches Kriterium zwischen Pons-Oblongata- und Octavusstammprozessen muß die Tatsache gelten, daß bei ersteren so gut wie niemals die Hörstörungen den Reigen der Symptome eröffnen oder auch längere Zeit isoliert bestehen. Wenn Hörstörungen überhaupt vorkommen, so sind sie Teilsymptom der noch andere Hirnnervenstörungen umfassenden Erkrankung oder es folgen ihnen sehr bald andere schwere Symptome nach. Die Einseitigkeit der Hörstörung spricht nicht ohne weiteres für einen Octavusstammprozeß, denn auch bei intrapontinen Prozessen ist die Hörstörung im Gegensatz zu der meist bilateralen quadrigeminalen Taubheit meist einseitig.

Die Mitbeteiligung des *N. vestibularis* spricht viel mehr zugunsten eines Octavusstammprozesses, wobei aber nicht verschwiegen werden soll, daß auch bulbopontine Herde den Vestibularis mitschädigen können. Die Reizerscheinungen von seiten der Vestibulariskerne, die sich in Schwindelgefühl dokumentieren, sind ein häufiges initiales Herdsymptom der bulbopontinen Prozesse. Der Schwindel zeigt so recht in die Augen fallend, daß ein Allgemeinsymptom der intrakraniellen Drucksteigerung gleichzeitig auch Herdsymptom für einen bestimmten Gehirnabschnitt sein kann. Das gleiche trifft noch für andere Herdsymptome der Oblongata, z. B. für das Erbrechen, die Bradykardie usw. zu. Der Begriff „Schwindel" ist für die Mehrzahl der Kranken bei weitem nicht so eindeutig festgelegt wie etwa der Begriff Schmerz, Ohrensausen, Funkensehen usw. So werden von einzelnen Kranken ganz andersartige subjektive Sensationen, wie das Gefühl von Kopfdruck, Benommenheit, plötzlich einsetzende Obskurationen vor den Augen, Flimmerskotome, Augenzittern, Nausea, Ohnmachtsanfälle usw. zu den Schwindelzuständen gerechnet. Andere Kranke machen wieder keinen Unterschied zwischen Schwindel und objektiver Gleichgewichtsstörung, wie Schwanken, Torkeln, Abweichen von der Gangrichtung, auch wenn letztere nicht mit einem eigentlichen Schwindelgefühl einhergehen. Es ist daher mit eine der Hauptaufgaben des Untersuchers genau festzustellen, ob im gegebenen Fall ein echter Schwindel, d. h. die subjektive Sensation des Drehschwindelgefühls, des Schwankschwindelgefühls oder des Gefühls der Vertikalbewegung tatsächlich vorliegt. Der echte Drehschwindel besteht in der Empfindung, als rotiere der Körper um seine Längsachse nach einer Seite oder als drehe sich die Umwelt um den Körper nach der Gegenseite, wobei beide Sensationen in der Regel ineinander übergehen. Beim Schwankschwindel oder Horizontalschwindel gewinnt der Kranke die Empfindung, als falle er um seine Querachse oder um seine anteroposteriore Achse nach vorne oder hinten bzw. nach der einen oder anderen Seite, als werde der Körper nach vorne oder nach einer Seite gezogen oder als senke sich der Boden um die Querachse oder um die anteroposteriore Achse nach vorne oder nach einer Seite oder als schwanke er auf und ab. Wesentlich seltener ist der Vertikalschwindel, bei dem das Gefühl in die Tiefe zu stürzen oder in die Höhe emporzusausen bzw. die Empfindung als versänken der Boden und die Gegenstände der Umgebung in die Tiefe oder als höben sie sich empor, vorherrscht.

Ebenso wie beim Drehschwindel ist auch beim Horizontal- und Vertikalschwindel die Sensation der Körperbewegung von der Sensation der Scheinbewegung der Umgebung nicht zu trennen, sondern beide fließen ineinander über. Bei der Häufigkeit des einseitigen Beginns der bulbopontinen Prozesse trifft man sehr häufig Schwindelgefühle mit bestimmter räumlicher Richtung, und zwar mit Rotation oder Fallen nach der Herdseite. Bei ruhiger Horizontallage des Kranken kann jegliches Schwindelgefühl fehlen, aber schon das Anheben des Kopfes, die geringste Kopfdrehung oder das Aufsitzen aus liegender Stellung genügen, um den heftigsten Schwindel auszulösen. Bei einseitigen bulbopontinen Prozessen bevorzugen die Kranken die Lage auf der gesunden Seite, in welcher sie kein oder wenigstens das geringste Schwindelgefühl haben. Beim Drehen auf die kranke Seite setzt sofort starker Schwindel ein, der so lange anhält als der Patient auf der kranken Seite verbleibt. Dieser von der Körperlage abhängige Lageschwindel ist in der Regel von ausgesprochenem Lagenystagmus, häufig auch von Erbrechen und anderen mehr oder weniger stürmischen vegetativen Reaktionen begleitet. Mit der Rückverlagerung des Kranken auf die gesunde Seite weichen Schwindel, Nystagmus und die vegetativen Reaktionen sehr rasch wieder vollkommen.

Zur *Reizung* des *Vestibularapparates* bedient man sich calorischer, rotatorischer und elektrischer Reize, von welchen die ersten die größte Bedeutung für die klinische Untersuchung besitzen. Bei bulbopontinen Krankheitsprozessen spielen die Reizerscheinungen von seiten der Vestibulariskerne, welche sich in Spontannystagmus, Lagenystagmus und Auswirkungen der vegetativen Sphäre äußern, die größere Rolle. Sie zählen zu den Initialsymptomen und verschwinden in den Fällen, in denen es im weiteren Verlauf der Erkrankung zu einer Ausschaltung der Vestibulariskerne kommt, mehr und mehr. Der horizontale Nystagmus nach der Herdseite tritt auf, wenn ventrocaudale Abschnitte des DEITERSschen Kernareals betroffen sind, der nach aufwärts gerichtete vertikale Nystagmus mit rotatorischer Komponente nach der herdkontralateralen Seite ist auf eine Schädigung des oralsten Anteils des DEITERSschen Kernes mit partieller Läsion des hinteren Längsbündels zurückzuführen, wobei aber letztere vielleicht nicht notwendig ist. Der Vertikalnystagmus nach oben wird durch Vestibularisreizung bezüglich Amplitude und Frequenz deutlich verstärkt, ohne daß jedoch die vertikale Schlagrichtung wesentlich beeinflußt wird. Der rein rotatorische Nystagmus zur Herdseite kommt nach einer Durchtrennung der vom caudalen DEITERSschen Kerngebiet zum hinteren Längsbündel ziehenden Bogenfasern zustande. Bei der unilateralen calorischen Reizung kann lediglich bei Seitwärtsblick eine Änderung der diagonalen Schlagrichtung nach der zu erwartenden Richtung zustande kommen. Bei der bilateralen Calorisation mit warmem Wasser werden nur die Amplitude und Frequenz des Spontannystagmus herabgesetzt, ohne daß aber eine Änderung der Schlagrichtung eintritt. Bei der Drehprüfung nimmt der spontane vertikale Nystagmus eine mehr diagonale Schlagrichtung nach der zu erwartenden Seite an. Die spontane Schlagrichtung der rotatorischen Komponente wird dagegen durch Vestibularisreize in keiner Weise beeinflußt. Wichtig ist es, daß auch Ponsprozesse ohne Beteiligung des Mittelhirns zu einem spontanen, nach aufwärts gerichteten Vertikalnystagmus führen können.

Die Reaktionen auf Reizung des Vestibularapparates, welche ihre Ursache nicht in einer Schädigung der Vestibulariskerne selbst, sondern in einer Unterbrechung des Übertragungsapparates auf die Augenmuskelkerne haben, erfolgen auf dem Wege über das hintere Längsbündel und fehlen naturgemäß bei dessen Zerstörung isoliert. Es erfolgen daher bei calorischer, rotatorischer oder elektrischer Reizung des Vestibularapparates die Reaktionen auf den Kopf, die Rumpfmuskulatur und die Extremitäten ebenso prompt wie die im Bereiche der vegetativen Sphäre (Erbrechen, Schweißbildung, Pulsunregelmäßigkeiten, kollapsartige Zustände) und das subjektive Schwindelgefühl, während die Einwirkung auf die Augenmuskeln, der calorische und rotatorische Nystagmus, unterbleibt. Gleichzeitig besteht in diesen Fällen eine konjugierte Lähmung oder wenigstens eine hochgradige Parese der Seitenwender der Bulbi, deren Ursachen nur in einer isolierten Unterbrechung des hinteren Längsbündels zu suchen ist. Mit der Ausschaltung der Verbindung zwischen den sensiblen Vestibulariskernen und den Augenmuskelkernen ist die Übertragung der vestibulären Erregung auf den Abducens-, Trochlearis- und Oculomotoriuskern lahmgelegt, während andererseits der Weg von den vestibulären Empfindungskernen (SCHWALBEscher und

BECHTEREWscher Kern) über den DEITERSschen Kern zur Muskulatur des Kopfes, Rumpfes und der Extremitäten offen steht und auch, wie das Auftreten von starkem Schwindelgefühl bei Vestibularisreiz beweist, die sensorische zentrale kortikopetale Vestibularisbahn noch durchgängig sein muß. Im allgemeinen fällt die Reaktion auf Drehreize vor der Reaktion auf calorische Reize aus, wobei der Effekt auf Warmreize noch früher als der auf Kältereize erlischt.

Reizerscheinungen im Gebiet der *Gesichtsmuskulatur*, welche der Lähmung vorausgehen, kommen in Gestalt einer *tonischen Facialiskontraktion* vor und verschwinden mit dem Einsetzen der Parese. Die tonische Facialiskontraktion ist auch eine häufige Begleiterscheinung einer in Ausheilung begriffenen bzw. nicht völlig ausgeheilten peripheren Facialislähmung.

Der *N. abducens* ist, ebenso wie der Hypoglossus, bei weitem am häufigsten *doppelseitig* erkrankt. Seine im allgemeinen bei Pons-Oblongata-Prozessen häufige Erkrankung dürfte auf die relativ große Vulnerabilität dieses Nerven bei intrakranieller Raumbeengung zurückzuführen sein. Daß die intrapontine Abducenskernlähmung mehr zu einer Kontraktur des Rectus internus neige als die periphere Abducenslähmung, läßt sich nicht aufrechterhalten.

Der *Trigeminus* ist trotz seiner großen orocaudalen Ausdehnung bei bulbopontinen Prozessen *relativ selten* in Mitleidenschaft gezogen. Eine Schädigung der absteigenden Trigeminuskernsäule bei Integrität des sensiblen Hauptkernes, welche eine dissoziierte Thermanalgesie bei ungestörter taktiler Sensibilität im Quintusgebiet bedingt, findet sich auch in rein bulbären Fällen mit Lähmung der Hirnnervenkerne XII, X und IX nur selten. Häufiger kommt es aber zu einer Beteiligung des sensiblen Trigeminusanteiles bei Unversehrtheit des motorischen, was sich durch die relativ laterale Lage der absteigenden Quintuswurzel erklären läßt. In den Fällen, in denen der sensible Trigeminus beteiligt ist, umfaßt die Sensibilitätsstörung die gesamte Gesichtshälfte einschließlich Auge, Cavum nasale, Wangenschleimhaut und entsprechender Zungenhälfte in ihrem vorderen Abschnitt. Ein konzentrisches halbringförmiges Vordringen der Sensibilitätsstörung, den SÖLDERschen Linien folgend, wie es für die Syringobulbie typisch ist, läßt sich bei andersartigen Prozessen in Pons-Oblongata nicht feststellen. Zuweilen gehen dem Sensibilitätsausfall sehr heftige und lästige sensible Reizerscheinungen in Gestalt von brennenden Parästhesien und nagendem Schmerz voraus. Der Cornealreflex fehlt in den Fällen, in denen der sensible Trigeminus ergriffen ist, vollkommen, und zwar mehrfach beiderseits, auch wenn die sensible Störung streng einseitig ist.

Die eintretenden Wurzelfasern des N. trigeminus spalten sich in aufsteigende, den Nucleus principalis trigemini aufsuchende Fasern und in absteigende, die als Tractus spinalis nervi trigemini in den Nucleus tractus spinalis nervi trigemini einstrahlen und an dessen großen Zellen, die den großen Zellen des Hinterhornes völlig entsprechen, enden. Dieser absteigende Tractus spinalis nervi trigemini führt Fasern für die Schmerz- und Temperaturleitung, und es trifft demnach eine Unterbrechung dieses Bündels nur die angeführten Faserkategorien. Diese Tatsache hat sich SIÖQUIST bei seiner Operation der Trigeminusneuralgie zunutze gemacht, die er als Traktotomie bezeichnet und die er am Übergang von Pons zur Oblongata durchführt. Ein kleiner seitlicher Einschnitt im Winkel zwischen Corpus restiforme und Olivenwulst trifft den Tractus spinalis trigemini oberflächlich und hat eine Ausschaltung der Schmerz- und Temperaturempfindung bei Erhaltensein der übrigen Empfindungsqualitäten zur Folge. Die Traktotomie, die einer intramedullären Hinterwurzeldurchschneidung entspricht, garantiert sicherer als die übrigen gegen die Trigeminusneuralgie angegebenen Operationsmethoden die Integrität der Hinterstrangqualitäten, die zur Vermeidung eines Ulcus corneae von größter Wichtigkeit ist.

Der motorische Trigeminus, dessen Lähmung sich in einem Abweichen des Kiefers beim Öffnen des Mundes nach der gelähmten Seite äußert, kann trotz der engen Nachbarschaft von motorischem und sensiblem Kern isoliert gelähmt sein. Reizerscheinungen, die sich in tonischer Kontraktur, in Gestalt von Trismus äußern, können ebenso wie beim Facialis der Lähmung vorausgehen.

Einige kurze Bemerkungen über Störungen von seiten der *bulbopontinen vegetativen Hirnnervenkerne*, des *visceralen Vaguskernes* und der sog. *Nuclei salivatorii* von *Glossopharyngeus* und *Facialis*, mögen den Abschnitt der bulbopontinen Hirnnervenstörungen beschließen. Die gesteigerte sekretorische Tätigkeit der Speicheldrüsen, der Schleimdrüsen der Mundhöhle, des Pharynx und Larynx sowie der Bronchialdrüsen fehlt so gut wie bei keinem Oblongata-Pons-Prozeß. Sie bildet zusammen mit den Störungen des Schluckaktes und der erschwerten Expektoration eine der Hauptgefahren der Pons-Oblongata-Prozesse. Ein weiteres sekretorisches Reizsymptom ist die gesteigerte Tränensekretion, welche bei einseitigen Herden an dem herdgleichseitigen Auge gelegentlich beobachtet wird.

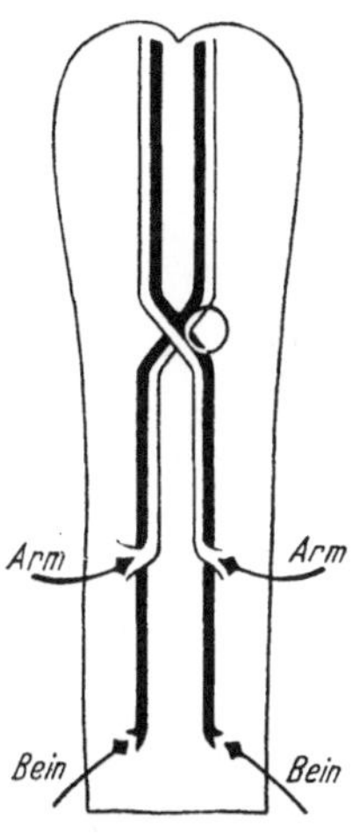

Abb. 80. Schema der Pyramidenbahnkreuzung.

Störungen von seiten des visceralen Vaguskernes lassen sich, von einer gelegentlich feststellbaren vorübergehenden Bradykardie abgesehen, seltener nachweisen, doch ist eine gewisse Labilität der das Herzschlagtempo und die Herzschlagkraft regulierenden zentralen Hirnstammapparate meist unverkennbar.

Die schweren Störungen von seiten der *zentrifugalen der Willkür unterworfenen motorischen Pyramidenbahn* bei Oblongata-Pons Prozessen bestehen in einer totalen oder nahezu totalen *spastischen Tetraplegie* oder in einer *spastischen Hemiplegie*, die erst später in einer Tetraplegie übergeht. Eine geringfügige Beteiligung der Pyramidenbahn, die sich nur in feinen pathognomonischen Reflexanomalien zu erkennen gibt, ist bei Pons-Oblongata-Prozessen häufig, doch können besonders bei den diffus wachsenden intrapontinen und oblongatären Tumoren auch alle Zeichen der Pyramidenbahnschädigung völlig fehlen. Am Übergang vom Rückenmark zum verlängerten Mark erfolgt eine nahezu vollkommene Kreuzung der langen motorischen Pyramidenbahn nach der Gegenseite, d. h. von den ganz ventral gelegenen Pyramiden der Oblongata (s. Abb. 56) in das kontralaterale Gebiet des Hinterseitenstranges. Kommt es zu einer Läsion in diesem eng umschriebenen Kreuzungsareal des verlängerten Markes, und zwar in seinem lateralen Abschnitt, so resultiert das Bild der gekreuzten Halbseitenlähmung, der *Hemiplegia cruciata*, der spastischen Lähmung des Beines der Herdseite und des kontralateralen Armes (s. Abb. 80). Seltener kommt es umgekehrt zu einer spastischen Lähmung des herdgleichen Armes und des herdgegenseitigen Beines, nämlich dann, wenn ausnahmsweise die Armfasern oral von den Beinfasern kreuzen. Ein *Hauptkennzeichen* der Erkrankungen von *Pons-Oblongata* bildet die *schlaffe Hirnnervenlähmung* auf der *Herdseite, kombiniert* mit *herdgegenseitiger spastischer Hemiplegie*, die *Hemiplegia alternans*, die sogar noch innerhalb von Pons-Oblongata eine umschriebene Lokalisation ermöglicht. So weist eine schlaffe Hypoglossuslähmung, begleitet von einer gegenseitigen spastischen Halbseitenlähmung, die *Hemiplegia alternans infima* oder JACKSONsche Lähmung (s. Abb. 81) auf einen Herd im caudalen Abschnitt des verlängerten Markes hin. Die Kombination von schlaffer Pharynx-Larynx-Lähmung und gekreuzter spastischer Halbseitenlähmung wird als *Hemiplegia alternans pharyngo-laryngea* oder AVELLISscher *Symptomenkomplex* beschrieben; gesellt sich zu ihr noch eine

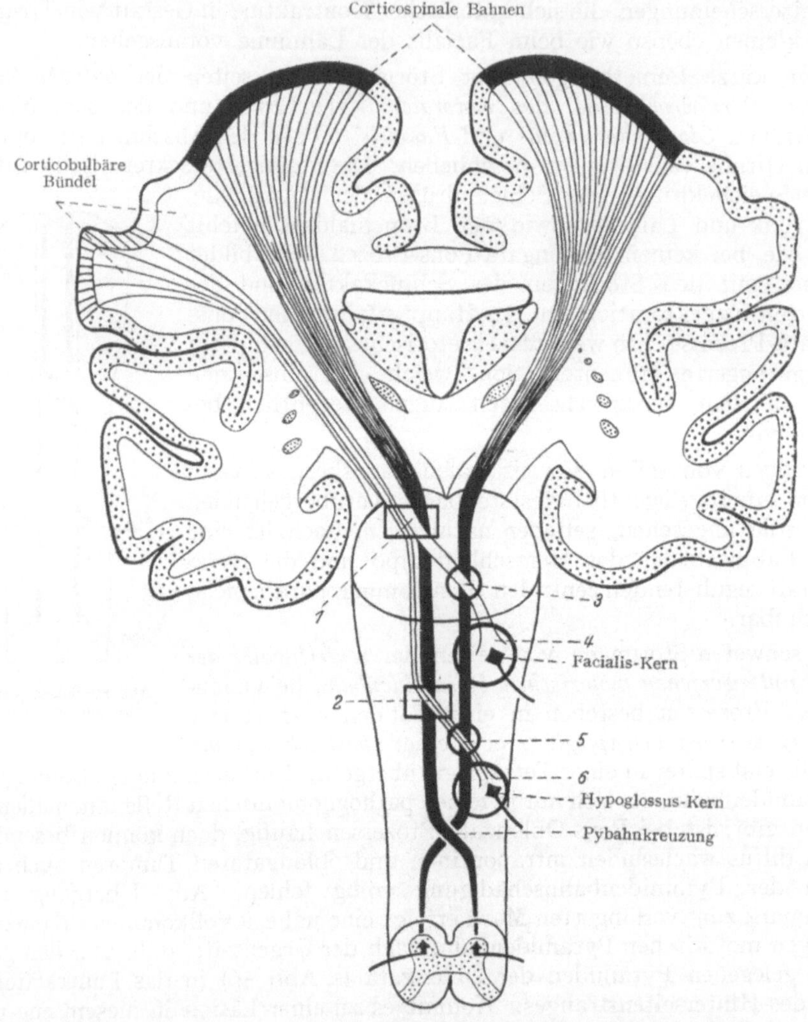

Abb. 81. Schematische Darstellung der verschiedenen Formen der Hemiplegia alternans.
1 Hemiplegia completa; *2* Hemiplegia incompleta; *3* Hemiplegia alternans facialis supranuclearis; *4* Hemiplegia alternans facialis nuclearis; *5* Hemiplegia alternans hypoglossi aut. infima supranuclearis; *6* Hemiplegia alternans hypoglossi aut. infima nuclearis.

Lähmung der Zunge, so spricht man von einer *Hemiplegia alternans glosso-pharyngo-laryngea*, ein noch etwas weiter caudal reichender Krankheitszustand kann auch noch den Sternocleidomastoideus und Trapezius in die Lähmung einbeziehen, woraus eine *Hemiplegia alternans accessorio-glosso-pharyngo-laryngea* resultiert (SCHMIDTsches *Syndrom*). Ein Herd am Übergang von Pons zur Oblongata kann den gleichseitigen Facialiskern und die herdgekreuzte Körpermuskulatur in die Lähmung einbeziehen, wodurch eine *Hemiplegia alternans facialis* oder MILLARD-GUBLERsche *Lähmung* zustande kommt. Treten an die Stelle von

Lähmungs-Reizerscheinungen des Facialis, wie tonisch-klonische Krämpfe, so spricht man vom BRISSAUDschen *Syndrom*. Die Kombination von schlaffer Abducens-Facialislähmung mit herdgekreuzter spastischer Halbseitenläsion, die *Hemiplegia alternans abducento-facialis*, wird auch nach ihrem ersten Beschreiber FOVILLEsche *Lähmung* genannt. An den bulbären und pontinen Hemiplegien fällt auf, daß die Beteiligung des Velums und zuweilen auch des Pharynx an der Hemiplegie viel ausgesprochener ist als das bei den pedunkulären und kapsulären Hemiplegien im allgemeinen der Fall zu sein pflegt. Mehrfach ist auch eine besonders starke Beteiligung der Schulterheber, insbesondere des Trapezius, festzustellen. In manchen Fällen von ponto-oblongatären Hemiplegien ist sogar der Stirnaugenfacialis in die Lähmung einbezogen, der bei derartigen zentralen supranucleären Facialislähmungen, z. B. bei kapsulären oder pedunkulären Hemiplegien verschont bleibt.

Während die Haut- und Schleimhautreflexe (Corneal-, Oberlidschlag-, Nasenschleimhaut- und Rachenwandreflex) bei akuter Ausschaltung der *kortikonucleären Bahnen* lange Zeit merklich abgeschwächt bleiben und bei doppelseitiger Schädigung zum Teil sogar vollkommen fehlen können, kehren die Knochen- und Muskelphänomene sehr bald nicht nur wieder, sondern nehmen sogar eine lebhafte Steigerung über die Norm an. Die Steigerung der Periostreflexe des Gesichtes, die besonders bei doppelseitigen Läsionen sehr ausgesprochen ist, gibt sich darin zu erkennen, daß auf jeden den Gesichtsschädel treffenden Reiz mehr oder weniger die gesamte Gesichtsmuskulatur und zwar nicht nur der Reizseite, sondern auch der Gegenseite zuckt. Bemerkenswert ist dabei die große Ausdehnung der reflexogenen Zone, indem die reflektorische Kontraktion der Gesichtsmuskulatur nicht nur vom Gesichtsschädel, sondern sogar von der Clavicula und der Scapula aus erzielt werden kann. Zu den aus der Ausschaltung der kortikonucleären Bahnen resultierenden gesteigerten Reflexphänomenen zählen vor allem die Steigerung des Kieferphänomens, die in der Regel schon bei einseitiger Schädigung nachweisbar ist, bei doppelseitigen Läsionen aber bis zum lebhaften Kieferklonus und schweren Trismus führen kann, und der Korneo-Mandibularreflex, der bei einseitiger Läsion nur von der Cornea der gelähmten Seite auslösbar ist und eine Verschiebung des Kiefers nach der Gegenseite verursacht.

Bei doppelseitiger Läsion der kortikonucleären Bahnen tritt des weiteren der orale Einstellreflex in Erscheinung, bei dem es auf Berühren der Ober- und Unterlippe im Bereich eines Mundwinkels, und zwar besonders im Hungerzustand, zur Öffnung des Mundes und Verziehung des Mundwinkels nach der Seite des Reizes, gelegentlich auch zur Drehung des Kopfes nach dieser Seite kommt. Der Saugreflex im engeren Sinn, welcher nach Läsionen der kortikonucleären Bahnen durch Berührung der mittleren Abschnitte der Lippen sowie durch Reize, welche das Innere der Mundhöhle treffen, ausgelöst wird, besteht in einer Rüsselbildung und einem Schluß der Lippen um die Brustwarze oder auch um den in die Mundhöhle eingeführten Bissen, wobei der Mundboden gesenkt, die Buccinatoren erschlafft, die Zungenspitze rinnenförmig ausgewölbt und abwärts bewegt, das Gaumensegel gehoben und die Mundhöhle gegen die Nasenhöhle abgeschlossen werden, während sich der Zungengrund rückwärts wölbt und so den Eingang in den Schlund und die Luftröhre verschließt. Auf diese Weise entsteht in der Mundhöhle ein Unterdruckraum, in welchen dann die Milch einschießt. Auch der Freßreflex, welcher beim gesunden Neugeborenen kaum je auslösbar ist, findet sich nach doppelseitigen angeborenen oder in früher Kindheit erworbenen Läsionen der kortikonucleären Verbindungsbahnen zuweilen ausgesprochen. Der orale Einstell- und der Saugreflex lassen sich unter den angegebenen Bedingungen so gut wie stets auslösen, während sie beim Erwachsenen auch nach doppelseitiger Schädigung der corticonucleären Bahnen nur in rudimentärer Form angetroffen werden, bei einseitiger Läsion dagegen so gut wie stets fehlen. Bei Kindern beobachtet man nach doppelseitiger Läsion der corticonucleären Bahnen zuweilen schon beim Annähern eines Gegenstandes an den Mund, daß der Kiefer weit aufgerissen, die Zunge vorgestreckt sowie rhythmische Leckbewegungen und rhythmisches Schließen und Öffnen der Kiefer ausgeführt werden. Kommt das Reizobjekt mit den Lippen in Kontakt, so setzt endlich die gesamte Reihe der Saug-, Kau- und Schluckbewegungen ein.

Zu den Phänomenen der gesteigerten Reflextätigkeit im Gebiet der Hirnnerven zählt schließlich noch die *Hyperreflexie* der *Larynxmuskulatur*, die sich bei doppelseitiger Schädigung der corticonucleären Bahnen in Kloni der Stimmbänder, die besonders beim forzierten Inspirium einsetzen und der Ausdruck eines gesteigerten Dehnungsreflexes der Adductoren der Stimmbänder sind.

Bei infantiler Pseudobulbärparalyse kommt noch ein reflektorischer Stimmritzenkrampf vor, welcher gelegentlich durch Reize, welche den Zungengrund oder den Kehlkopfeingang treffen, ausgelöst wird.

Die *supranucleäre Facialislähmung* äußert sich zunächst in einer Lähmung des unteren Facialis, wobei aber auch der obere Facialis eine gewisse Parese aufweist. Eine totale Lähmung des oberen Facialis wird bei einseitiger Läsion der corticonucleären Facialisbahn nicht beobachtet, doch läßt sich beim Stirnrunzeln, beim Hochziehen der Augenbrauen und beim Lidschluß recht oft eine gewisse Schwäche auf der gelähmten Seite feststellen. Der Cornealreflex ist herabgesetzt, er kann sogar ebenso wie der Blinzelreflex ganz fehlen. Die initiale Parese gleicht sich in der überwiegenden Mehrzahl infolge der ausgesprochenen bihemisphäralen Vertretung des oberen Facialisgebietes sehr bald wieder vollkommen aus, doch gilt dies in der Regel nur für solche Leistungen, bei denen beide Gesichtshälften gleichzeitig symmetrisch in Aktion treten, sobald aber eine einseitige Aktion, wie z. B. der einseitige Lidschluß, gefordert wird, versagt das Auge der gelähmten Seite und es werden dabei entweder die Lider beider Augen geschlossen oder der Lidschluß bleibt beiderseits aus, während auf der gesunden Seite der Lidschluß isoliert ausgeführt werden kann. Aber auch die initiale totale Lähmung des unteren Facialis, die sich später in unvollkommener Weise restituiert, erfährt nicht selten mit der Zeit einen so beträchtlichen Ausgleich, daß bilateral symmetrische Akte wie das Zähnezeigen, der Lippenschluß, das Aufblasen der Backen sowie die Schnauzen- und Rüsselbildung der Lippen ganz gut ausgeführt werden können. Die Fähigkeit zu isolierter einseitiger Innervation bleibt aber ebenso wie im oberen Facialisgebiet aufgehoben.

Bei Unterbrechung der corticospinalen und corticonucleären Leitungsbahnen innerhalb von Pons und Oblongata, und zwar in unmittelbarer Nähe der motorischen Kerne des Facialis und Vagus, muß aber auch mit einer Unterbrechung der homolateralen corticonucleären Fasern für diese Hirnnervenkerne gerechnet werden. Cerebelläre Hemiataxie mit Fallneigung nach der Herdseite, Nystagmus und zentralem *Horner* auf der Herdseite sowie Hemiparese und Hemianästhesie auf der herdgekreuzten Seite weisen auf einen dorsolateral gelegenen Herd am Übergang von Pons und Oblongata hin und werden als BABINSKI-NAGEOTTEsches *Syndrom* zusammengefaßt. Eine Kombination des BABINSKI-NAGEOTTEschen Syndroms mit dem von AVELLIS wird als CESTAN-CHENAISscher Symptomenkomplex beschrieben. Treten beim BABINSKI-NAGEOTTEschen Syndrom an die Stelle der Hemiparese Schwindel-, Schluck- und Sprachstörungen, so spricht man vom WALLENBERGschen Syndrom. Bei der Pseudobulbärparalyse, die sich in Störungen der Artikulation (Dysarthrie) und in schweren Schluckstörungen zu erkennen gibt, sind die an der Lautbildung und am Schluckakt beteiligten Hirnnervenkerne meist selbst nicht von der Schädigung betroffen. Die corticonucleäre Bahn ist im Bereich von Pons-Oblongata zum Teil, ja sogar völlig in der Haube gelegen, weshalb bei Herden im Fuße der Brücke die Pyramidenbahn nur wenig oder überhaupt nicht in die Lähmung einbezogen zu sein braucht. Zuweilen sind bei pontobulbären Prozessen die *statischen* und *kinetischen Stützreaktionen* der Extremitäten sehr ausgesprochen, kraftvolle Dorsalflexion der Hand hat eine Streckung im Ellenbogengelenk zur Folge, deren Widerstand sich nur schwer überwinden läßt. Durch eine Ventralflexion der Hand wird aber sofort der Streckerspasmus aufgehoben. An der unteren Extremität hat die Dorsalflexion des Fußes eine Streckung im Knie und in der Hüfte zur Folge. Das Auftreten von Stützreaktionen wird auf eine Schädigung der fronto-, temporo-, occipito- und parietopontinen Bahnen oder der Formatio reticularis motorica und des Griseums pontis zurückgeführt.

Tonische Halsreflexe auf die Extremitäten treten nur dann auf, wenn eine erhebliche Schädigung der Pyramidenbahn mit vorliegt, aber auch dann sind sie keineswegs konstant.

Sensibilitätsstörungen sind bei krankhaften Prozessen in Pons-Oblongata ungefähr in der Hälfte der Fälle nachweisbar und zwar handelt es sich dabei meist um eine Hemianästhesie bzw. Hemihypästhesie, die aber im weiteren Verlauf der Erkrankung zu einem doppelseitigen Sensibilitätsverlust am gesamten Körper führen kann. In der Mehrzahl der Fälle von Hemianästhesie findet sich gleichzeitig eine spastische Hemiparese. Für bulbopontine Halbseitenprozesse ist die *Hemianaesthesia cruciata* charakteristisch, d. h. herdseitige Anästhesie bzw. Thermanalgesie im Gesicht und herdgekreuzte Anästhesie an der übrigen Körperoberfläche. Die herdseitige Hirnnervenkernanästhesie betrifft zuweilen nicht nur das Trigeminusgebiet, sondern auch das des Glossopharyngeus und Vagus, doch kann sich die herdseitige Hirnnervenkernanästhesie auch nur auf das Ausbreitungsareal des Glossopharyngeus und Vagus beschränken.

Da im verlängerten Mark und in der Brücke die zentral neben der Raphe gelegenen langen Hinterstrangbahnen (s. Abb. 54 und 55), in dieser Höhe mediale Schleife oder Lemniscus medialis genannt, ebenfalls getrennt von den lateral gelegenen spinothalamischen Bahnen verlaufen, kann ebenso wie im Rückenmark auch in diesen Abschnitten des Zentralnervensystems das Bild der dissoziierten Empfindungslähmung resultieren. Die Ausdehnung des Ausfallsgebietes erlaubt des weiteren die ensprechende Höhendiagnose. Die Kreuzung der medialen Schleife, d. h. der intramedullären Hinterwurzeln nach Umschaltung in dem medialen und lateralen Hinterstrangkern (Nucleus gracilis GOLL und Nucleus cuneatus FLECHSIG), die Decussatio lemnisci medialis, erfolgt kranialwärts von der Pyramidenbahnkreuzung. Läsionen in Höhe der Schleifenkreuzung (siehe Abb. 65 a) können einen gekreuzten Ausfall der Hinterstrangqualitäten am gleichseitigen Bein und gegenseitigen Arm zur Folge haben *(Hemianaesthesia cruciata)*. Da die beiden medialen Schleifen im Zentrum von Oblongata und Pons eng aneinander liegen, können Läsionen dieser Gegend nicht selten Anästhesie bzw. Hypästhesie der gesamten Körperoberfläche mit Ausnahme des Gesichtes bedingen. Läsionen des Tractus spinothalamicus bzw. der Substantia reticularis in Höhe von verlängertem Mark und Brücke, führen zu Störungen der Schmerz- und Temperaturempfindung auf der herdgekreuzten Seite, wobei die Berührung meist nur im geringen Ausmaß in Mitleidenschaft gezogen ist. Eine völlige Aufhebung der Schmerzempfindung bei doppelseitigen Herden im Gebiet des Tractus spinothalamicus kommt nur selten vor, da Fasern dieser Bahn mit Zellen des Nucleus gigantocellularis der Substantia reticularis eine Synapse eingehen und daher in dieser Gegend mehr diffus verlaufen. Einseitige Haubenherde erzeugen keine Visceralanalgesie.

Reizsymptome von seiten der Schmerz-Temperaturbahn, der *zentrale Haubenschmerz,* können sich in sehr unangenehmen Brennen oder Jucken, in Kälte- oder Wärmeparästhesien und in unerträglichen Schmerzen auf der herdgekreuzten Körperhälfte äußern. Auch Hyperpathie. wird beobachtet, für welche die auffallend starke Schmerzreaktion auf unterschwellige Reize und das An- und Abschwellen des Schmerzes charakteristisch sind, gleichzeitig ist das Empfindungsvermögen für sämtliche Empfindungsqualitäten deutlich herabgesetzt. Die Anästhesie bzw. Hypästhesie kann bei Oblongata-Ponsprozessen den gesamten Körper bis zu der typischen Scheitel-Ohr-Kinn-Linie betreffen. Eine bilaterale, den gesamten Körper einschließlich des Gesichtes umfassende Anästhesie kommt nur selten vor. Eine somatotopische Untergliederung der zentralen sensiblen Leitungsbahnen besteht wenigstens in soweit, daß innerhalb des oralen Brückenabschnittes die Bahnen für die caudalen Körperdermatome lateral, die für die oralen medial zu liegen kommen. Eine Untergliederung in untere Extremitäten und untere Körperhälfte bis zum Nabel oder Processus xiphoideus aufwärts, in obere Rumpfhälfte samt oberen Extremitäten bis etwa zur Clavicula, in Hals und in Gesicht scheint vorzuliegen, und zwar folgen diese Abschnitte in dem horizontal gelagerten Band der medialen Schleife im oralen Brückenbereich von lateral nach medial aneinander gereiht. Was die Qualität der Sensibilitätsstörung betrifft, so treten die Störungen des Lagegefühls und der Bewegungsempfindung, des Kraftsinnes, der Vibrationsempfindung, des Raumsinnes der Haut mit allen seinen Einzelleistungen, des Tastdingerkennens vor denen der Berührungs-, Druck-, Schmerz- und Temperaturempfindung auf. Daß umgekehrt durch die besondere Lage des Krankheitsprozesses bedingt die Formatio reticularis früher und stärker leidet als die mediale Schleife, so daß infolge dessen die Sensibilitätsstörung zunächst in einer Analgesie und Thermanästhesie besteht, ohne daß die sog. Hinterstrang-Schleifenqualitäten beeinträchtigt sind, wird nur äußerst selten beobachtet, d. h. der sog. Hinterhorn-Vorderseitenstrang-Formatio-reticularis-Typus ist bei Pons- und Oblongataprozessen seltener als der Hinterstrang-Schleifentypus. Der zentrale Haubenschmerz dürfte auf eine pathologische Irritation der afferenten Elemente der Formatio reticularis zurückzuführen sein. Die Kombination von Hypästhesie und Hyperästhesie läßt sich damit erklären, daß die erhalten gebliebenen und durch eine Krankheitsnoxe in den Zustand der Irritation versetzten Zellelemente der Substantia reticularis auf alle Reize, welche das Hindernis noch zu überwinden vermögen, in abnorm gesteigertem Ausmaß reagieren. Dazu kommt noch, daß die Impulse des Hinterstrang-Schleifensystems die Hinterhorn-Vorderseitenstrangimpulse dämpfen und daher nach Wegfall dieser Bremse ein Überwiegen des Hinterhorn-Vorderseitenstrang-Reticularis-Systems resultiert.

Die Schädigung der medialen Schleife geht naturgemäß mit einer Extremitätenataxie der herdgekreuzten Gliedmaßen einher. Diese Schleifenataxie ist in ihrem Gepräge der Hinterwurzelataxie ähnlicher als der Kleinhirnataxie, doch bestehen zwischen cerebellarer und Schleifenataxie keine wesentlichen Unterschiede mit Ausnahme, daß die letztere im Gegensatz zur ersteren mit entsprechenden Sensibilitätsstörungen einhergeht.

Neben den afferenten Bahnen, der medialen Schleife und dem Tractus spinothalamicus, nehmen die *spinocerebellaren* und *olivocerebellaren Bahnen,* die im Corpus restiforme und Brachium conjunctivum verlaufen, ihren Weg durch das verlängerte Mark und die Brücke. Sie gewährleisten einen entsprechenden Muskeltonus, die Aufrechterhaltung des Körpergleichgewichtes und die Koordination der Bewegungen. Des weiteren stehen noch die Brückenarme, die Bindearme und von zentrifugalen Fasersystemen die zentrale Haubenbahn, die rubrospinale, deiterospinale und tektospinale Bahn im Dienste der Erhaltung des Körpergleichgewichtes und der Koordination.

Störungen der *Gleichgewichtserhaltung* beim Stehen und Gehen, vom leichten Schwanken und Torkeln bis zur völligen Asthasie und Abasie sind die Folgen der Läsion dieser Bahnen bzw. ihrer Zentren und werden bei bulbopontinen Krankheitsprozessen so gut wie nie völlig vermißt. In fortgeschrittenen Krankheitsfällen kann sogar das aufrechte Sitzen ohne Unterstützung unmöglich sein (Akathisie). In der Regel fallen die Kranken nach hinten und bei einseitiger Läsion noch nach der Herdseite. Beim Gehen mit geschlossenen Augen oder beim Tretversuch weichen die Kranken nach der Herdseite ab oder torkeln nach dieser Seite. Häufig beobachtet man diese Fallneigung als Initialsymptom, doch kann die Falltendenz nach der Herdseite auch während des ganzen Krankheitsverlaufes bestehen bleiben. Die Fallneigung nach der herdgekreuzten Seite ist gewöhnlich gleichzeitig mit Hemianästhesie, Hemiataxie und Hemiparese dieser Körperseite verbunden und dürfte auf eine Läsion der medialen Schleife zurückzuführen sein.

Die *cerebellare Extremitätenataxie* zählt zu den hervorstechendsten Symptomen der Pons-Oblongataprozesse und betrifft bei einseitigem Sitz in der Regel die herdgleichen Extremitäten und zwar entweder ausschließlich oder in erheblich stärkerem Grade als die herdgekreuzten. Sensibilitätsstörungen fehlen bei ihr im Gegensatz zur Hinterstrangataxie.

Athetotische Rollbewegungen haben Herde in den Brückenarmen zur Folge.

Die *konjugierte Seitenwenderlähmung*, die ein Sehen nach der Herdseite unmöglich macht, bildet ein hervorstechendes Kennzeichen pontiner Läsionen und wird im allgemeinen auf eine Unterbrechung des hinteren Längsbündels bezogen, das eine Verbindung zwischen dem pontinen Blickzentrum, dem sensiblen Vestibulariskern, dem Nucleus interstitialis mesencephalis, der Hauptolive, den Oculomotorius-, Trochlearis- und Abducenskerngebieten herstellt (s. Abb. 82). In Fällen von akuter Unterbrechung des hinteren Längsbündels oder von Zerstörung des pontinen Blickzentrums einer Seite kommt es in der Regel zu einer im Gegensatz zur Déviation conjugée nach der Herdseite bei akuter Läsion des frontalen Blickzentrums des Rindenfeldes 8 α, β, δ Déviation conjugée nach der herdgekreuzten Seite. Eine leichtere Läsion dieses Bündels erzeugt nur nystagmoide Augenbewegungen beim Blick nach der Herdseite. Zu der reinen supranucleären Augenbewegungsstörung kann von vornherein oder erst im weiteren Verlauf der Erkrankung eine nucleäre Lähmung seitens des Rectus externus und internus hinzukommen, wodurch dann entsprechende Doppelbilder auftreten. Die *supranucleäre Seitenwenderlähmung* ist charakterisiert durch den *gleichzeitigen gleichgradigen Ausfall* des *herdseitigen Abducens* und des *herdgekreuzten Rectus internus* bei *willkürlicher Seitenwendung* der *Augen* und durch *erhaltene Ansprechbarkeit* der *Kerne* der *Seitenwender* auf *vestibuläre Reize* und *Kopfbewegungen*. Bei passiver Drehung des Kopfes nach der herdgekreuzten Seite bewegen sich die Bulbi nach der Herdseite zu, nach der sie willkürlich nicht hinbewegt werden können. Stehen die Bulbi vorher in Deviation nach der herdgekreuzten Seite, so verlassen sie unter der Einwirkung der angegebenen Reize diese Stellung und bewegen sich nach der Herdseite (Puppenkopfphänomen). Bei Kaltspülung des herdgekreuzten oder bei Warmspülung des herdseitigen Ohres schlägt der Nystagmus nach der Seite der Lähmung zuweilen in ganz auffallend breiter Exkursion. Sehr eindrucksvoll ist in denjenigen Fällen, in welchen keine totale Seitenwenderlähmung, sondern nur eine Einschränkung der Seitenbewegung vorliegt, der unterschiedliche Einfluß der Kalt- und Warmspülung auf den Blicknystagmus. Die Seitenbewegung erfolgt in diesen Fällen fast immer unter grobschlägigen Rucken. Nach Kaltspülung des herdgegenseitigen Ohres nimmt dieser Blicknystagmus noch erheblich zu. Umgekehrt vermindert er sich nach Kaltspülung des gleichseitigen Ohres, ja zuweilen verschwindet er sogar völlig. Bei der Warmspülung liegen die Verhältnisse umgekehrt. Besteht neben der supranucleären Seitenwenderlähmung gleichzeitig eine nucleäre Abducenslähmung, so fehlen die vestibulären und Halsreaktionen auf den Rectus externus, während die auf den Rectus internus, dessen Integrität vorausgesetzt, fortbestehen. Das Ansprechen der Kerne des Rectus externus und internus auf vestibuläre Reize und auf passive Kopfdrehungen setzt voraus, daß die Verbindung zwischen dem Vestibulariskern und den Halsreceptoren einerseits und den Augenmuskelkernen andererseits erhalten geblieben ist (s. Abb. 82). Diese Verbindung wird, soweit es sich um vestibuläre Erregungen handelt, in der Hauptsache, wenn nicht ausschließlich, durch die vom DEITERS-schen Kern ausgehenden und im hinteren Längsbündel zum Externus- und Internuskern aufsteigenden Fasern gewährleistet (s. Abb. 82).

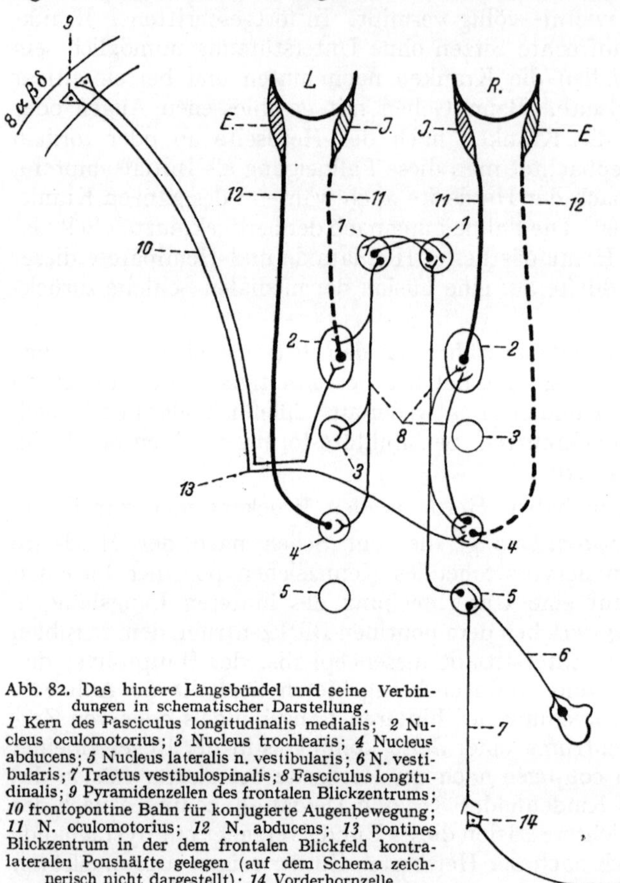

Abb. 82. Das hintere Längsbündel und seine Verbindungen in schematischer Darstellung.
1 Kern des Fasciculus longitudinalis medialis; *2* Nucleus oculomotorius; *3* Nucleus trochlearis; *4* Nucleus abducens; *5* Nucleus lateralis n. vestibularis; *6* N. vestibularis; *7* Tractus vestibulospinalis; *8* Fasciculus longitudinalis; *9* Pyramidenzellen des frontalen Blickzentrums; *10* frontopontine Bahn für konjugierte Augenbewegung; *11* N. oculomotorius; *12* N. abducens; *13* pontines Blickzentrum in der dem frontalen Blickfeld kontralateralen Ponshälfte gelegen (auf dem Schema zeichnerisch nicht dargestellt); *14* Vorderhornzelle.

Für die Übertragung der Halsreflexe auf die Augenmuskulatur ist der Leitungsweg noch nicht genügend sichergestellt, doch dürften auch hierfür im wesentlichen aufsteigende Fasern des hinteren Längsbündels bzw. seiner nächsten Umgebung in Betracht kommen. Im allgemeinen wird angenommen, daß die corticonucleären Bahnen für die willkürliche Seitenwendung der Bulbi innerhalb des hinteren Längsbündels bis zum Abducenskern absteigen und von hier nach Abgabe des erforderlichen Faserkontingentes wieder rückläufig zum Internuskern emporsteigen (s. Abb. 82). Es ist aber auch möglich, daß die corticonucleären Bahnen für die willkürliche Seitenwendung der Augen innerhalb des hinteren Längsbündels bis zu einem pontinen Griseum, dem pontinen Blickzentrum, herabziehen und von diesem aus erst weiter zum Externus- und Internusganglienzellkern verlaufen. Auf die Diskrepanz zwischen der erheblichen Größe des sog. Abducenskernes und dem nur kleinen M. rectus externus, auf die für eine motorische Zelle nicht typische Nissl-Struktur der Zellen des sog. Abducenskernes und auf die fehlende retrograde Reaktion auf die Unterbrechung des N. abducens sei hingewiesen. Der sog. Abducenskern könnte daher viel eher ein superponiertes pontines Zentrum für die willkürliche assoziierte Seitenbewegung der Augen darstellen. Als Ursprungskern des Rectus externus könnte der kleine sog. akzessorische Facialiskern in Frage kommen, der hinsichtlich Zellzahl wie Zelltyp viel eher dem Ursprungskern für den M. rectus externus entsprechen würde. Ein bindender Beweis hierfür steht aber noch aus. Hinsichtlich der corticonucleären Seitenwenderbahn kann als einigermaßen gesichert gelten, daß das hintere Längsbündel sowohl an der willkürlichen Seitenbewegung der Augen wie an der Übertragung vestibulärer und nuchaler Erregungen auf Abducens und Rectus internus wesentlich beteiligt ist. Die Kombination von willkürlicher Seitenblicklähmung bei ungestörter reflektorischer Erregbarkeit, von aufgehobener reflektoricher Erregbarkeit bei erhaltener willkürlicher Seitenwendung und von aufgehobener willkürlicher Seitenwendung und aufgehobener reflektorischer Erregbarkeit fordern innerhalb des hinteren Längsbündels zwei verschiedene Faserkategorien für die willkürliche Seitenwendung und die reflektorische Erregbarkeit, von denen jede einzelne isoliert bei mehr oder weniger vollkommener Integrität der anderen Kategorie ergriffen werden kann. Die Tatsache, daß eine Seitenwenderlähmung bei Krankheitsprozessen in Pons-Oblongata relativ selten anzutreffen ist, lehrt, daß das hintere Längsbündel Krankheitsnoxen gegenüber eine relativ große Resistenz besitzt. In den Fällen, in denen bei der willkürlichen Seitenwendung der Augen die Endstellung der Bulbi noch völlig erreicht wird, erfolgt die Bewegung unter ausgesprochenem Blicknystagmus, der stärker und grobschlägiger bei der Blickbewegung nach der Herdseite als bei der Bewegung nach der herdgekreuzten Seite ist. Mögen an diesem Blicknystagmus Reiz- oder Ausfallserscheinungen seitens des einen oder anderen Vestibulariskernes mit im Spiele sein, durch sie allein kann der Blicknystagmus nicht erklärt werden, vielmehr dokumentiert sich in ihm in erster Linie die funktionelle Beeinträchtigung des hinteren Längsbündels.

Die *Verbindungsbahn* vom *Hypothalamus* zu den *Seitenhornzellen* des Zentrums ciliospinale (s. Rückenmark S. 83) (Abb. 59) verläuft im Haubengebiet von Pons-Oblongata, und zwar seitenhorngleichseitig. Diese diencephalo-spinale Augenmuskelbahn leitet Impulse zum sympathischen Zentrum ciliospinale am Übergang vom Hals- zum Brustmark, das den Dilatator pupillae und den Müllerschen Muskel innerviert. Eine Unterbrechung dieses Faserbündels in Oblongata-Pons führt demnach zu seitengleicher Miosis, Enophthalmus und Ptose (Lähmungs-*Horner*), von denen die erste besonders ausgeprägt ist. Dieser zentrale Lähmungs-*Horner* besitzt ein nur für ihn charakteristisches Verhalten gegenüber Cocain und Schmerzreizen. Auf Einträufeln einer 1%igen Cocainlösung in den Conjunctivalsack erfolgt eine Erweiterung der vorher verengten Pupille. In gleicher Weise wirken schon geringgradige Schmerzreize, wie Streichen mit einer Nadel, oft auch schon das Erheben des seitengleichen Armes. Dieser gesteigerte Einfluß afferenter Erregungen auf die Pupillenweite kann soweit gehen, daß unter Umständen schon in der „Ruhe" die herdseitige Pupille nicht nur keine Miosis, sondern ganz im Gegenteil sogar eine Mydriasis aufweist und die Pupillenweite sehr erheblichen Schwankungen unterliegt. Ob an dem wechselnden Pupillenspiel, „Miosis a bascule" nach P. Marie nur der Einfluß afferenter Erregungen und nicht zum Teil auch hormonale Einwirkungen beteiligt sind, ist zur Zeit noch nicht geklärt.

Die supranucleäre *diencephalospinale Sympathicusbahn* dient außer der Innervation der sympathisch versorgten Augenmuskeln noch der *Schweiß-sekretion.* Diese Schweißbahn verläuft ebenfalls vorwiegend seitenhorngleich-seitig, doch enthält jede Pons- und Oblongatahälfte auch eine ganz beträchtliche

Anzahl von Fasern für die gekreuzte Körperhälfte. In den Fällen von ponto-bulbären Prozessen, die mit einem herdseitigen zentralen *Horner* einhergehen, ist die Schweißsekretion auf der herdseitigen Körperhälfte ebenfalls herab-gesetzt (herdseitige Hemihypohidrosis), aber nie völlig aufgehoben. Zwischen mittlerem und unterem Brustmark kreuzen anscheinend die in der herdkontra-lateralen Rückenmarkshälfte enthaltenen supranucleären Schweißfasern zur Herdseite herüber. Eine herdgekreuzte Hemihypohidrosis haben wir nie beob-achtet, doch nehmen manche Autoren an, daß ein großer Teil der zentralen Schweiß-fasern im caudalen Ponsbereich nach der Gegenseite kreuzen und daher Läsionen oberhalb dieser Kreuzung eine Hemihypohidrosis cruciata verursachen. In manchen Fällen betrifft die Hemihypohidrosis nicht die gesamte herdseitige Körperhälfte gleichmäßig, sondern in dem einen Fall erstreckt sich die Hypo-hidrosis vorwiegend auf Gesicht-Hals, in dem anderen auf Arm und obere Körper-hälfte und im 3. Falle auf die untere Rumpfhälfte und Beine, was für eine gewisse somatotopische Untergliederung der zentralen Schweißbahn spricht.

Nach akuter Halbseitenschädigung in Pons-Oblongata kommt es infolge Unterbrechung der *zentralen Vasokonstriktorenbahn* zu einer Rötung der herd-seitigen Körperhälfte, die aber nach Ausbildung der spinalen vasokonstriktori-schen Reflexmechanismen später in Blässe übergeht.

Störungen von seiten der *zentralen Blasenbahn* lassen sich bei Prozessen in Pons-Oblongata in der Richtung feststellen, daß einerseits das Wasserlassen erschwert sein, andererseits eine Inkontinenz der Blase vorliegen kann. Hoch-gradige und harnäckige Obstipation wird nur sehr selten beobachtet.

Hyperthermie kommt vor allem bei akuten Prozessen von Pons-Oblongata (operative Eingriffe, akute multiple Sklerose usw.) zum Durchbruch. *Priapismus* sowie dissoziierte Potenzstörung, d. h. fehlende Ejakulation bei erhaltener Erektion finden sich bei Prozessen in der Oblongata und Pons wiederholt ver-zeichnet.

Die Schädigung der *lateralen Schleife* im Gebiete von Pons und Oblongata hat eine hochgradige Schwerhörigkeit auf dem herdgekreuzten Ohre zur Folge (s. Abb. 79). Der dieser Schleifentaubheit bzw. Schwerhörigkeit eigene Hör-defekt läßt sich zur Zeit von einem Hördefekt bei Kern- und Octavusstamm-lähmung noch nicht abgrenzen. Maßgebend für die Lokaldiagnose sind lediglich die Nachbarschaftssymptome, welche die Hörstörung begleiten. *Myoklonische Zuckungen* der *Gaumenbögen* und des Kehlkopfes werden von französischen Autoren auf die Brückenhaube bezogen. Die myoklonischen Zuckungen der Augen-muskeln unterscheiden sich von Nystagmuszuckungen dadurch, daß sie nach beiden Seiten gleichmäßig ausschlagen. Pathologisch-anatomische Verände-rungen lassen sich weder in den entsprechenden Kerngebieten noch an den aus-tretenden Wurzeln nachweisen, weshalb die Läsionen vielmehr supranucleärer Natur und in der zentralen Haubenbahn zu suchen sein dürften. Myoklonische Zuckungen sowohl auf der Herd- wie auf der herdgegenseitigen Körperhälfte kommen nicht so selten vor. Einseitigen myoklonischen Zuckungen kann eine Erweichung in der Hauptolive oder im Nucleus dentatus zugrunde liegen.

2. Mesencephalon.

Anatomie und Symptomatologie. In gleicher Weise wie die Symptomatologie von Oblongata-Pons wird auch die des Mesencephalons durch die Anatomie bestimmt (s. Abb. 83 und 69). Sie setzt sich dementsprechend zusammen aus Störungen von seiten

1. der Kerne und der austretenden intramesencephalen Wurzelfasern für die glatten und quergestreiften Augenmuskeln,

2. der supranucleären Fasern für die Augenbewegungen,

3. der Vierhügel,

4. des Nucleus ruber bzw. der Brachia conjunctiva und zentralen Haubenbahn,

5. der medialen Schleife und des Tractus spinothalamicus bzw. der Substantia reticularis,

6. des Mittelhirnfußes (corticospinale, corticobulbäre Bahnen, corticopontocerebellare Bahnen, ARNOLD-sches, TÜRCKsches Bündel).

Je nach der Ausbreitung des Prozesses im Vierhügel- und Haubengebiet oder ventral im Hirnschenkelfuß unterscheidet man ein *Quadrigeminal-* und ein *halbseitiges Peduncularsyndrom*, von denen sich das erstere aus Störungen von seiten der unter 1—5 angeführten Substrate zusammensetzt, während das letztere durch Symptome des Hirnschenkelfußes charakterisiert ist, die unter Abschnitt 6 zusammengefaßt werden. Naturgemäß halten sich die im Mittelhirn abspielenden Krankheitsprozesse nicht an die Grenze zwischen Haube und Fuß, weshalb zahlreiche Übergänge zwischen den beiden Syndromen vorkommen. Im ganzen hat sich aber diese Unterteilung als zweckmäßig erwiesen und wird deshalb auch für die folgende Darstellung beibehalten.

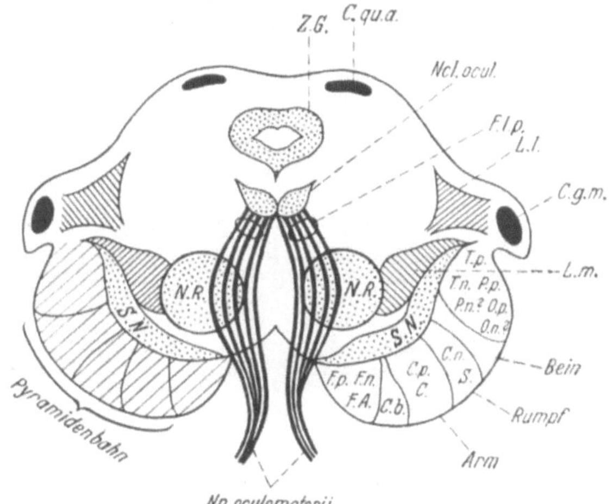

Abb. 83. Schematische Darstellung eines Querschnittes durch das Mittelhirn in Höhe der roten Kerne.
Z.G. zentrales Höhlengrau; *C.qu.a.* Corpus quadrigeminum anterius; *Ncl.ocul.* Nucleus oculomotorius; *F.l.p.* Fasciculus longitudinalis posterior; *L.l.* Lemniscus lateralis; *L.m.* Lemniscus medialis; *N.r.* Nucleus ruber; *S.N.* Substantia nigra; *C.g.m.* Corpus geniculatum mediale; *T.p.* temporopontines Bündel; *P.p.* parietopontines Bündel; *O.p.* occipitopontines Bündel; *T.n.* temporonigrales Bündel; *P.n.?* parietonigrales Bündel; *O.n.?* occipitonigrales Bündel; *C.S.* corticospinale Bahn; *C.n.* centronigrales Bündel; *C.p.* centropontines Bündel; *C.b.* corticobulbäre Bahn; *F.p.* frontopontines Bündel; *F.n.* frontonigrales Bündel; *F.A.* frontales Augenbündel.

a) Das Quadrigeminalsyndrom.

Unter den nucleären Augenmuskellähmungen spielen die Lähmungen der inneren glatten Augenmuskeln, die auf einer Läsion der kleinzelligen zwischen den großzelligen Zellgruppen der äußeren quergestreiften Muskeln gelegenen Zellkerne beruhen, eine größere Rolle (s. Abb. 84.) Sie äußern sich in einer Lähmung des Sphincter iridis, bei welcher die erweiterten mydriatischen Pupillen weder auf Lichtreize noch auf Konvergenz ansprechen. Dieser als Ophthalmoplegia interna bezeichneten Lähmung der inneren Augenmuskeln steht das ARGYLL-ROBERTSONsche Phänomen bei Tabes dorsalis gegenüber, unter welchen wir nach BEHR folgendes zu verstehen haben (s. S. 114).

1. Die direkte und indirekte (konsensuelle) Lichtreaktion sind aufgehoben,

2. die Naheinstellung ist erhalten oder sogar gesteigert,

3. die Pupillenreaktion auf sensible, sensorische oder psychische Reize fehlt frühzeitig oder ist wenigstens herabgesetzt.

4. Meist liegt eine Miosis vor, die auf Mydriatica nicht oder nur sehr wenig anspricht.

Die Lidschlußreaktion, d. h. Verengung der Pupillen beim Augenschluß ist erhalten, wobei häufig Anisokorie vorliegt. Isolierte Lichtstarre der Pupillen bei erhaltener Konvergenzreaktion kommt bei extraquadrigeminalen Tumoren (Pinealome, paraquadrigeminale Meningeome, Ependymome des caudalen Abschnittes des 3. Ventrikels und des Aquäduktes) im Gegensatz zu den intraquadrigeminalen Geschwülsten häufiger vor und dürfte wahrscheinlich auf eine isolierte Schädigung der in das Vierhügeldach einstrahlenden, den Lichtreflex

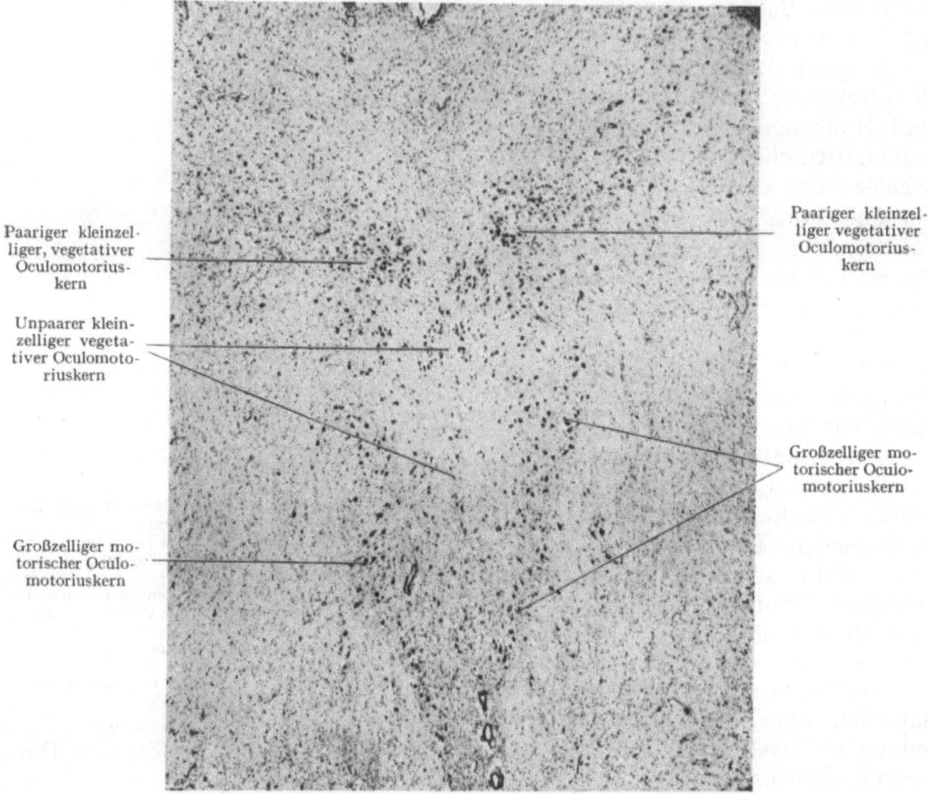

Abb. 84. Oculomotoriuskerngebiete auf einem Querschnitt durch das Mittelhirn bei stärkerer Vergrößerung (Nisslbild).

vermittelnden optischen Fasern und nicht auf eine Läsion des Sphincterkernes zurückzuführen sein. Eine Schädigung gleicher Lokalisation dürfte dem ARGYLL-ROBERTSONschen Phänomen zugrunde liegen. An Stelle von Miosis wird nicht nur bei Paralyse, sondern auch bei der tabischen reflektorischen Pupillenstarre Mydriasis beobachtet. Zuweilen findet sich auch Hippus, d. h. rhythmisches regelloses Schwanken des Pupillendurchmessers.

Die nucleären Lähmungen der äußeren Augenmuskeln setzen nicht selten mit einer doppelseitigen Ptose ein, zu der dann im weiteren Verlauf der Erkrankung eine völlige Heberlähmung (Recti superiores und obliqui inferiores) hinzukommen kann. Die nucleäre Heberlähmung unterscheidet sich im Endstadium von der supranucleären Heberlähmung durch das Fehlen des BELLschen Phänomens und der Aufwärtsbewegung der Bulbi bei passiver Ventralflexion des Kopfes (Puppenkopfphänomen).

Reizung des *unteren Hornhautquadranten* bei *Verhinderung* des *Lidschlusses*, oder *gleichzeitige beiderseitige calorische Labyrinthreizung* führen bei *nucleärer*

Heberlähmung im Gegensatz zur supranucleären Heberlähmung *nicht* zur *Aufwärtsbewegung* der *Bulbi*. Die vollkommene beiderseitige Zerstörung des gesamten Oculomotorius- und Trochleariskerngebietes, die bei Prozessen im Mesencephalon ebenfalls beobachtet wird, beginnt mit Ausfall der Auf- und Abwärtsbewegung der Bulbi, wobei das BELLsche sowie das Puppenkopfphänomen und die Erregbarkeit der Heber von der Cornea und vom Labyrinth aus fehlen. Dazu fallen noch die Konvergenz und die Teilnahme der Interni an den Seitenbewegungen bei passiven Kopfbewegungen und bei Labyrinthreizung weg. Beide Bulbi stehen in extremster Schielstellung nach außen und sind in dieser Stellung fixiert, wozu sich gleichzeitig noch eine doppelseitige Ptose gesellt. Kommt schließlich zu der vollkommenen äußeren Augenmuskellähmung, der *Ophthalmoplegia externa*, eine innere Augenmuskellähmung, *Ophthalmoplegia interna*, hinzu, so spricht man von einer *Ophthalmoplegia totalis*.

Die nucleären Augenmuskellähmungen kommen bei den Erkrankungen des Vierhügelgebietes in mannigfaltigster Schattierung vor, doch ist im allgemeinen die Lähmung des Sphincter- und Akkommodationskernes weitaus am häufigsten und eröffnet den Reigen der Symptome. Auf sie folgt in der Regel die Ptose, darauf die Lähmung der Heber (Rectus superior und Obliquus inferior), an die sich die Lähmung des Rectus internus und endlich die der Senker (Rectus inferior und Obliquus superior) anschließen. Natürlich kann die Reihenfolge der Augenmuskellähmungen auch eine andere sein, wenn sich nämlich der Krankheitsprozeß nicht in kraniocaudaler Richtung ausbreitet.

Die *supranucleäre Heberlähmung*, die als typisches und führendes Symptom des Vierhügelsyndroms gilt und auch als PARINAUDsches Symptom bezeichnet wird, kann von einer *konjugierten Blicklähmung nach abwärts* begleitet sein oder letztere kann auch erst im weiteren Verlauf der Erkrankung hinzukommen. Schließlich wird noch eine isolierte vertikale Blicklähmung nach abwärts bei Vierhügelprozessen beobachtet. Eine supranucleäre Konvergenz- sowie supranucleäre Seitenwenderlähmung können gleichfalls gleichzeitig einsetzen oder sich erst im weiteren Verlauf der Erkrankung hinzugesellen. Sämtliche Augenbewegungen laufen, soweit sie überhaupt noch ausführbar sind, unter ausgesprochen grobschlägigem nystagmoidem Rucken ab, wobei der Nystagmus in der Bewegungsrichtung schlägt und zuweilen eine rotatorische Komponente aufweist. Ein ausgesprochener *Nystagmus retractorius*, der sich in rhythmisch abwechselnden, den Augapfel nach vorn und rückwärts treibenden Bewegungen manifestiert, kann sowohl in Fällen von Vierhügelerkrankungen wie von paraquadrigeminalen Tumoren beim Seitenblick auftreten. Die supranucleäre Heberlähmung läßt sich in der Regel schon aus der stark rückwärts gerichteten Kopfhaltung, die bei gleichzeitiger doppelseitiger Ptose besonders ausgeprägt ist, vermuten. Bekanntlich sind bei der supranucleären Heberlähmung die willkürlichen Blickbewegungen nach aufwärts, und zwar sowohl die sog. Kommando- und Spähbewegung nach aufwärts wie die durch Fixation des nach aufwärts bewegten Zeigefingers „geführte" Bewegung aufgehoben. Bei langsamer, chronisch progressiver Entwicklung einer supranucleären Heberlähmung läßt sich nicht selten feststellen, daß die nicht geführte Kommandobewegung früher verlorengeht als die durch Objektfixation geführte Bewegung, während umgekehrt bei der Rückbildung zunächst die geführte Bewegung früher wiederkehrt.

Im Gegensatz zu der Aufhebung der willkürlichen Innervation der Augenheber steht bei der supranucleären Heberlähmung die erhaltene bzw. die sogar gesteigerte Ansprechbarkeit der Heber auf reflektorische und synergistische Impulse. Bei passiver Ventralflexion des Kopfes rollen beide Bulbi aufwärts (Puppenkopfphänomen). Bei Reizung der unteren Cornealhälfte bewegen sich beide Augäpfel nach oben, was besonders deutlich in Erscheinung tritt, wenn der

Lidschluß künstlich verhindert wird. Bei gleichzeitiger Kaltspülung beider Ohren schlagen beide Bulbi aufwärts und beim willkürlichen Lidschluß gegen Widerstand verschwinden die Bulbi nach oben (BELLsches Phänomen). Die Inbetriebsetzung der vom Cortex her nicht mehr in Aktion versetzbaren Heber durch Reize, welche die Halsreceptoren, das Labyrinth und die Cornea treffen, oder durch den willkürlichen Lidschlußimpuls ist bei der supranucleären Heberlähmung naturgemäß nur so lange möglich als die Übertragung von den jeweiligen Receptoren auf die am Boden des Aquäductes gelegenen Heberkerne gewährleistet ist. Für die Hals- und Vestibularreflexe auf die Augenmuskeln wird in dieser Hinsicht im allgemeinen das hintere Längsbündel in Anspruch genommen (s. Abb. 82). Die Übertragungsbahn vom sensiblen Trigeminuskern auf die Heberkerne ist bisher nicht bekannt und auch die anatomische Grundlage für die Mitinnervation der Augenheber beim willkürlichen Lidschluß ist noch völlig ungeklärt. Demgegenüber ist aber der relativ gesetzmäßige Abbau, dem die reflektorische und synergistische Erregbarkeit der Heberkerne bei quadrigeminalen Krankheitsprozessen unterliegen, bekannt. Am frühesten schwindet in der Regel das Ansprechen von der Cornea her, dann folgen die Hals- und Labyrinthreflexe, während die synergistische Erregbarkeit, das BELLsche Phänomen, bis zuletzt erhalten bleibt. Fehlt auch dieses, so dürfte es sich in der Regel nicht um eine supranucleäre, sondern um eine nucleäre Heberlähmung handeln, die sich ja nicht selten an eine supranucleäre Heberlähmung anschließt oder schon gleichzeitig mit dieser einsetzt.

Die konjugierte *supranucleäre Senkerlähmung* pflegt bei Vierhügelprozessen im allgemeinen später aufzutreten als die Heberlähmung. Bei ihr ist die Kopfhaltung umgekehrt wie bei der Heberlähmung extrem nach abwärts gerichtet, und zwar besonders beim Gehen auf unebenen und unbekannten Wegen. Wie bei der supranucleären Heberlähmung, so liegt auch bei der supranucleären Senkerlähmung das differentialdiagnostische Merkmal gegenüber der nucleären Lähmung in der Ansprechbarkeit der Senkerkerne auf reflektorische Erregungen. Bei passiver Rückwärtsbewegung des Kopfes rollen die willkürlich nicht senkbaren Bulbi nach abwärts (Puppenkopfphänomen). Manchmal kann auch die Abwärtsbewegung der Bulbi auf Reizung der oberen Cornealhälfte oder eine Rollung der Augäpfel nach abwärts beim intendierten Lidschluß gegen Widerstand die erhaltene Funktion der Kerne für den Rectus inferior und Obliquus superior anzeigen. Die beiden zuletzt angeführten Reaktionen sind aber viel zu inkonstant um den Schluß zuzulassen, daß ihr Fehlen eine nucleäre Senkerlähmung beweist. Als einigermaßen sicheres *Unterscheidungsmerkmal zwischen supranucleärer* und *nucleärer Senkerlähmung* kann vorerst nur das *Puppenkopfphänomen*, und zwar sein Vorhandensein beim ersteren und sein Fehlen beim letzteren Lähmungstyp gelten.

Die *supranucleäre Seitenwenderlähmung* folgt im allgemeinen bei den Erkrankungen der Vierhügel auf die Heber- und Senkerlähmung, doch kann sie in seltenen Fällen auch vor der Senkerlähmung auftreten. Maßgebend für die Diagnose der supranucleären Seitenwenderlähmung ist ebenso wie bei der supranucleären Heber- und Senkerlähmung die vorhandene Ansprechbarkeit der Seitenwenderkerne auf reflektorische Einflüsse im Gegensatz zum Aufgehobensein der willkürlichen Seitenbewegungen. Die Integrität des Internuskernes kann unter Umständen noch aus seiner Teilnahme an der Konvergenzbewegung bei fehlender Kooporation bei der Seitenwendung erschlossen werden, fehlt aber auch die Konvergenz, so ist die Entscheidung, ob der Ausfall des Internus auf einer supranucleären oder nucleären Schädigung beruht, nicht mehr möglich (s. pontines Blickzentrum S. 133).

Die *supranucleäre Konvergenzlähmung* gibt sich darin kund, daß die Interni beim Nahesehen versagen, bei der Seitenwendung der Augen jedoch aktionsfähig sind. Wenn gleichzeitig Konvergenzlähmung und Aufhebung der Seitenwendung vorliegen, kann die nucleäre Integrität gegebenenfalls immer noch aus der Ansprechbarkeit der Interni auf labyrinthäre oder Halsreize erkannt werden.

Die *hinteren Vierhügel* sind bekanntlich eine *Durchgangsstation der zentralen Hörbahn*, der lateralen Schleife, die den ventralen und dorsalen Cochleariskern mit dem primären Hörzentrum, dem Corpus geniculatum mediale, verbindet (s. Abb. 79). Die laterale Schleife leitet die bewußt werdenden cochlearen Impulse zum weitaus größten Teil gekreuzt und nur zu einem geringen Teil ungekreuzt. Die obere Olive und der Nucleus corporis trapezoides, ebenfalls in die zentrale Cochlearisbahn eingeschaltete Grisea, dienen wahrscheinlich nicht oder nur in geringem Grade der Weitergabe der zum „Hören" bestimmten kochlearen Erregungen an das Corpus geniculatum mediale und über dieses an die Hirnrinde, sondern vielmehr der Übertragung kochlearer Impulse auf die Augen- und die Körpermuskulatur (Höreinstell-, Hörabwehrreflexe) und vor allem auch der Rückübertragung kochlearer Erregungen auf das Ohr selbst zum Zwecke der Regulierung der Trommelfellspannung durch den M. stapedius (Facialis) und den M. tensor tympani (Trigeminus).

Die mehr oder weniger ausgesprochene *Hörstörung* steht unter den Vierhügelsymptomen an erster Stelle, und zwar besitzt dieses Kardinalsymptom der Vierhügelerkrankungen sämtliche Merkmale der sog. „nervösen Hörstörung", d. h. konzentrische Einengung der Tonskala, starke Verkürzung der Knochenleitung, Überwiegen der Dauer der Luftleitung über die Knochenleitung und bei mehr einseitiger Hörstörung beim WEBERschen Versuch, und zwar besonders gegen dessen Ende eine Lateralisierung nach dem besser hörenden Ohr, doch zählt eine vorwiegend einseitige Beteiligung der lateralen Schleife, wenn sie überhaupt jemals vorkommt, zu den großen Seltenheiten. Charakteristisch für die Vierhügelstörung ist der außerordentlich rapide Verfall des Hörvermögens, der meist rasch bis zur fast vollkommenen, ja bis zur totalen Taubheit führt.

Kochleare Reizerscheinungen in Form subjektiver Gehörsensationen wie Ohrensausen, Lokomotivengeräusch, Glockenläuten, Klingen usw. *fehlen* bei der *Vierhügelhörstörung* und sind im allgemeinen vielmehr auf eine Erkrankung in den beiden Endpunkten der Hörbahn, der Ausgangsstation (Schnecke — N. cochlearis) und der corticalen Endstätte beschränkt, während sie bei Erkrankungen der Zwischenglieder, Cochleariskerne — laterale Schleife — Corpus geniculatum mediale, entweder ganz fehlen oder wenigstens ein relativ seltenes Vorkommnis darstellen. Wie bereits erwähnt (s. Pons-Oblongata S. 123), ist es nicht möglich, aus der Art der Hörstörung als solcher sichere differentialdiagnostische Kriterien für die Hörstörungen durch Schädigung der Cochleariskerne, des Corpus trapezoides, der lateralen Schleife und des Corpus geniculatum mediale zu gewinnen. Eine initiale Heraufsetzung der unteren Tongrenze bei normaler oberer Grenze konnten wir bei den von uns beobachteten Vierhügelhörstörungen nicht feststellen. In der Frage der Differentialdiagnose der quadrigeminalen Hörstörung bildet die Integrität der vestibulären Reflexe das wichtigste und unserer Meinung nach auch das einzige, praktisch brauchbare Kriterion. Diese erklärt sich ohne weiteres aus der verschiedenen Lage des zentralen Vestibular- und Kochlearapparates, ebenso wie das Vorhandensein des vestibulären Einflusses auf die Hals-, Rumpf- und Extremitätenmuskulatur sowie auf den Rectus externus (Abducens) aus dem gleichen Grunde bei Vierhügelerkrankungen nicht wundernehmen braucht. Daß aber auch die Hals- und Labyrinthreize auf den Oculomotoriuskern bei Vierhügelprozessen solange voll wirksam bleiben als keine direkte Kernschädigung des Oculomotorius oder seiner austretenden intramesencephalen Fasern vorliegt, ist nicht mehr aus der Topik, sondern nur aus einer außerordentlich großen Widerstandskraft des hinteren Längsbündels destruierenden Prozessen gegenüber erklärlich. Im Gegensatz zu dem Erhaltenbleiben der Reaktionen der Augenmuskeln, der Kopf-, Rumpf- und Extremitätenmuskeln auf Hals- und Labyrinthreize fehlt bei einer großen Zahl von Vierhügelerkrankungen das durch die vestibuläre Reizung normalerweise hervorgerufene subjektive Gefühl des Drehschwindels völlig oder nahezu ganz. Wenn auch der Weg, den die aus dem BECHTEREWschen Vestibulariskerne entspringenden vestibulocorticalen Fasern, soweit sie bewußten Empfindungen dienen, nehmen, zur Zeit so gut wie unbekannt ist, so kennen wir doch wenigstens ihre corticale Endstätte, die Gegend der Fissura interparietalis, einigermaßen sicher und können des weiteren sagen, daß die vestibulocorticale Bahn auf einem anderen Wege verläuft als die vestibulooculomotorische Verbindung. Die vestibulocorticale Bahn, die möglicherweise in der lateralen Schleife, vielleicht auch in der medialen und in der Formatio reticularis enthalten sein kann, erweist sich zwar empfindlicher als die vestibulooculomotorische Verbindungsbahn, jedoch nicht so vulnerabel wie die Hörbahn, deren Schädigung zu den Kardinal- und Frühsymptomen der Vierhügelerkrankungen zählt, während der Verlust des Drehschwindelgefühles erst bei länger bestehenden und ausgedehnten destruktiven Prozessen nachzuweisen ist.

b) Mittelhirnhaube.

Die bei den Erkrankungen der Mittelhirnhaube so gut wie nie fehlenden, wenn auch zuweilen sehr geringgradigen Störungen der *Gleichgewichtserhaltung* dürften auf die Schädigung des Nucleus ruber bzw. der in diesen einstrahlenden Bindearmfasern zurückzuführen sein. Der Nucleus ruber und das Brachium conjunctivum zählen bekanntlich zu den wichtigsten reflektorischen Gliedern des Cerebellarsystems. Bei ihrer Schädigung ist die Aufrechterhaltung des Körpergleichgewichtes beim Stehen und Gehen meist schwer gestört und äußert sich von ausgesprochenem Schwanken und Torkeln an bis zur völligen Astasie und Abasie, wobei die Fallneigung nach hinten vorherrscht. Im Endstadium ist auch das aufrechte Sitzen ohne Unterstützung unmöglich, da die Kranken sofort nach hinten umfallen (Akathisie). Von der cerebellaren Gleichgewichtsstörung läßt sich die quadrigeminale Störung der Gleichgewichtserhaltung äußerlich nicht unterscheiden. Wird in einem Falle die eine Hälfte der Mittelhirnhaube vom Krankheitsprozeß bevorzugt, so kommt es zum Fallen nach hinten und nach der herdgekreuzten Seite, woraus hervorgeht, daß der Nucleus ruber hauptsächlich das Abweichen des Körperschwerpunktes nach der Gegenseite zu verhindern hat. Dazu ist er infolge seiner Verbindung mit der gegenseitigen Kleinhirnhemisphäre durch die Bindearmkreuzung wohl befähigt. Auch die aus dem Nucleus ruber hervorgehenden, in der zentralen Haubenbahn (rubro-olivo-spinale Bahn) und Tractus rubrospinalis caudalwärts ziehenden Fasern kreuzen großenteils auf die Seite ihres cerebellaren Ursprungs zurück. Fast ebenso regelmäßig wie Störungen der Gleichgewichtserhaltung kommt bei Erkrankungen der Mittelhirnhaube Extremitätenataxie bei Präzisionsbewegungen (Zeigefinger-Nasenversuch, Kniehackentest) vor. Beim freien Sitzen zeigt der Kopf nicht so selten eine erhebliche statische Ataxie, die sich in Wackelbewegungen äußert. Gekennzeichnet ist diese statische und kinetische Gliedataxie, die auf eine Schädigung des roten Kernes, der rubrospinalen Fasern bzw. des Bindearmes zu beziehen ist, durch das rhythmische Zittern und Wackeln sowie durch den rhythmisch unterbrochenen Bewegungsablauf, doch kann diese Ataxieform bei akuter Ausschaltung der angegebenen Abschnitte auch einen mehr unregelmäßigen arrhythmischen Charakter annehmen und so mehr der Hinterwurzel-Hinterstrangataxie der Tabes dorsalis ähneln. Das morphologische Substrat der Extremitätenataxie kann sowohl in einer Schädigung des Nucleus ruber, der rubrospinalen Leitungswege bzw. der in den Ruber einstrahlenden Bindearmfasern wie in einer Läsion der medialen Schleife oder in einer solchen beider Systeme zu suchen sein. Die Schleifenataxie (Läsion der medialen Schleife), die naturgemäß von einer Sensibilitätsstörung begleitet sein muß, tritt bei Läsionen der Mittelhirnhaube in ihrer Häufigkeit hinter der Bindearm- und Ruberataxie zurück.

Die statische Ataxie der oberen Extremitäten, die sich in unwillkürlichen, langsam ablaufenden, athetoseartigen Bewegungen der Finger und Hand (Haubenathetose) dokumentiert und vor allem bei Vierhügelgeschwülsten vorkommt, führt an Stelle des Namens „Haubenathetose" besser die Bezeichnung statische athetoide Ataxie. Diese athetoiden Bewegungen treten nur dann auf, wenn der Kranke aufgefordert wird, die ausgestreckte Hand ruhig zu halten, während sie ohne diese Forderung an den Kranken völlig unterbleiben. Die athetoide statische Ataxie setzt bei Unterbrechung der zentralen Abschnitte der langen afferenten Leitungsbahnen, des Funiculus gracilis bzw. cuneatus bzw. deren Kerngebiete, der medialen Schleife, des Thalamus opticus und der hinteren Zentralwindung ein und ist mit Sensibilitätsstörungen, vor allem mit solchen der Tiefensensibilität vergesellschaftet. Außer dieser athetoiden statischen Ataxie beobachtet man bei Erkrankungen der Mittelhirnhaube echte athetotische und choreatische, der Willkür nicht unterworfene Spontanbewegungen, die auch dann auftreten, wenn die Glieder unbeeinflußt auf der Unterlage aufliegen und keine besondere an sie gestellte statische Aufgabe zu erfüllen haben. Diese echten athetotischen und choreatischen Bewegungen, denen eine Schädigung des Nucleus ruber oder des Bindearmes entspricht, werden mit Recht als *Haubenathetose* bzw. *Haubenchorea* bezeichnet. Außer diesen athetotischen und choreatischen Bewegungen wird auch noch ein *Haubentremor* beobachtet. Da der Oculomotoriuskern bzw. seine austretenden intramesencephalen Wurzelfasern in unmittelbarer Nachbarschaft des roten Kernes gelegen sind, kommt es nicht so selten zu einer *Kombination* von *herdgleichseitiger Oculomotoriuslähmung* mit *herdgekreuzter Hyperkinese* (Chorea, Athetose, Tremor), die als BENEDIKTsches *Syndrom* zusammengefaßt wird. Dehnt sich der Herd vom Nucleus ruber mehr ventrolateral aus, so wird auch die mediale Schleife in Mitleidenschaft gezogen, was noch eine Schädigung der Hinterstrangqualitäten auf der herdgekreuzten Körperhälfte zur Folge hat.

Unter den das Mittelhirn passierenden Bahnen der Körpersensibilität ist die *mediale Schleife vulnerabler* als die *sensiblen Bahnen* in der *Formatio reticularis*. Die Sensibilitätsstörung betrifft demnach zunächst das Lagegefühl, die Bewegungs- und Vibrationsempfindung, den Raumsinn der Haut und das Tastdingerkennen, während Berührungs-, Druck-, Schmerz-, Kalt- und Warmempfindung, von Störungen der feinen Unterschiedsleistungen und Schwellenverschiebungen abgesehen, vorläufig ungestört bleiben. Ausnahmen von der Regel, daß das phylogenetisch jüngere Hinterwurzel-Hinterstrang-Schleifensystem die größere Empfindlichkeit Krankheitsnoxen gegenüber besitzt als das phylogenetisch ältere Hinterhorn-Vorderseitenstrang-Reticularissystem, kommen aber vor.

c) Mittelhirnfuß.

Die ganz ventral im *Hirnschenkelfuß* gelegenen *zentrifugalen Bahnen*, die corticonucleären Bahnen, nämlich die corticospinale Pyramidenbahn, und corticobulbäre Bahn, die corticopontinen Bahnen (fronto-, temporo-, parieto- und occipitopontinen Bahnen), die corticonigrale und corticorubrale sowie die frontopontine Bahn für die konjugierte Augenbewegung entgehen naturgemäß

Schädigungen von sich in der Mittelhirnhaube abspielenden Krankheitsprozessen entweder ganz oder wenigstens lange Zeit (s. Abb. 85). Die Pyramidenbahnläsion äußert sich nur selten in einer spastischen Hemiplegie oder Hemiparese bzw. in einer totalen Tetraplegie, geringfügigere Reflexstörungen (Rossolimo, Babinski, spastischer Fingerbeuge- und Knipsreflex) kommen jedoch nicht so selten vor. Weit häufiger sind aber Störungen von seiten der corticobulbären Bahnen, die wahrscheinlich weniger auf eine geringere Widerstandskraft der kortikobulbären Bahn der schädigenden Noxe gegenüber als vielmehr auf dem Einstrahlen der corticobulbären Fasern in das Haubengebiet beruhen dürften. Die *Läsionen* der *corticobulbären Bahn* bedingen *Störungen der Artikulation* (Dysarthrie) und des *Schluckaktes, skandierende Sprache* sowie das als „*explosion de la parole*" bezeichnete plötzliche Hervorstoßen eines Wortes nach vorher erfolglosen Artikulationsversuchen. Zwangslachen oder Zwangsweinen fehlen im Gegensatz zu pontinen Herden bei mesencephalen Prozessen.

Der *Schädigung* der *fronto-* und *temporopontinen Bahn* ist die bei Mittelhirnprozessen wiederholt beobachtete Entfesselung der *statischen* und *kinetischen Stützreaktionen* der Extremitäten zuzuschreiben, während die Entfesselung der tonischen Halsreflexe auf die Extremitäten an eine gleichzeitige Mitbeteiligung der Pyramidenbahn gebunden zu sein scheint. Zwangsgreifen wird bei Mittelhirnschädigung nur selten beobachtet.

Auf die Pathophysiologie der Substantia nigra, die an der Grenze zwischen Mittelhirnfuß und Haube gelegen ist, soll an dieser Stelle nicht eingegangen werden, da die Nigra als ein Glied des großen extrapyramidalen Verbandes bei dessen Darstellung (s. S. 158) berücksichtigt werden soll.

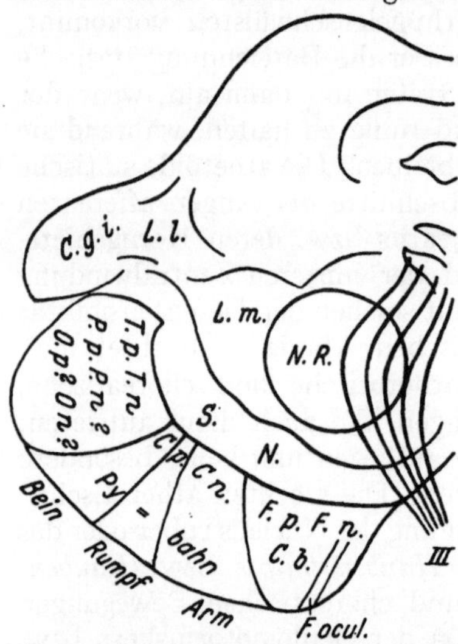

Abb. 85. Schematische Darstellung des Mittelhirnquerschnittes nach O. Foerster. *T.P.* Tractus temporo-pontinus; *T.n.* temporonigrales Bündel; *C.p*, centropontines Bündel; *O.n* occipitonigrales Bündel; *P.p.* parietopontines Bündel; *P n.* occipitopontines Bündel; *O.p.* occipitopontines Bündel; *C.n.* centronigrales Bündel; *F.p.* frontopontines Bündel; *F.n.* frontonigrales Bündel; *C.p.* corticobulbäres Bündel.

Die Kombination von *herdgleichseitiger Oculomotoriuslähmung* und *herdkontralateraler Hemiplegie* bzw. Hemiparese (Hemiplegia alternans oculomotoria) ist als WEBERsches *Syndrom* in das Schrifttum eingegangen.

Anfälle von *Streckstarre* des *Kopfes, Rumpfes* und der *Extremitäten*, die unserer Meinung nach die *spezifische Krampfentladung* der *subcorticalen motorischen Zentren von Oblongata, Pons* und *Mesencephalon* darstellen, werden auch bei Erkrankungen von Oblongata, Pons und Mesencephalon nicht so selten beobachtet. Diese Anfälle von Streckstarre bergen die große Gefahr in sich, daß die Atmung, welche während des Anfalles zwar nicht so selten einen forcierten, stertorösen Charakter annimmt von einer lebensbedrohlichen Atemlähmung abgelöst wird, wobei auf der Höhe des Anfalles das Bewußtsein meist völlig schwindet.

Isolierte Respirationsstörungen in Form von Anfällen forcierter stertoröser Atmung, von anfallsweise auftretender Atemlähmung und von CHEYNE-STOKESscher Atemlähmung zählen zu den häufigeren Herdsymptomen von Oblongata, Pons und Mesencephalon, von welchen besonders dem letzteren derartige Respirationsstörungen eigen sind. Diese Respirationsstörungen dürften auf einer Schädigung der sich in kranio-caudaler Richtung weit ausdehnenden lebenswichtigen

Formatio reticularis, die sich aus einer Durchflechtung von Nervenfasern und Ganglienzellen aufbaut, zurückzuführen sein (s. Abb. 71). Von den drei Zelltypen der Substantia reticularis zählen wahrscheinlich die mittelgroßen Zellexemplare zu den vegetativen Zellen. Wenn auch die Formatio reticularis als lebenswichtiger Abschnitt des Zentralnervensystems anzusprechen ist, so kommen doch Tumoren mit fast völliger Zerstörung des Querschnittes von Oblongata, Pons und Mesencephalon vor, die noch mit der Aufrechterhaltung des Lebens vereinbar sind; ausschlaggebend scheint hier wieder das Tempo des Krankheitsprozesses zu sein.

Heftiger, jeder Therapie trotzender *Singultus*, der gleichfalls auf eine Läsion der Formatio reticularis zurückzuführen ist, beherrscht wenigstens vorübergehend nicht selten das klinische Bild der oblongatären, pontinen und mesencephalen Krankheitsprozesse. Umgekehrt zählt aber auch *Expektorationsschwäche* zu den Hauptgefahren der Erkrankungen dieser Hirnstammabschnitte.

Das *Erbrechen*, ein Kardinalsymptom der intrakraniellen Druckerhöhung, wird bei krankhaften Prozessen, besonders in Oblongata und Pons zum direkten Herdsymptom. Wenn das Erbrechen auch momentan den intrakraniellen Druck erhöht, so trägt es doch auch zur Entwässerung bei und erleichtert und beschleunigt den venösen Blutabfluß, indem durch die während des Brechaktes erfolgende Rückpressung des Blutes Capillaren und Arteriolen passiv erweitert werden und nach Wegfall des durch den Brechakt erzeugten venösen Sperrhindernisses ihr Inhalt in doppeltem und dreifachem Tempo entleert wird. Demnach stellt das Erbrechen auch eine nicht zu unterschätzende Abwehrvorrichtung gegen den erhöhten Hirndruck dar.

Schwere *Schluckstörungen*, die keineswegs in allen Fällen Ausdruck von Lähmungserscheinungen seitens der am Schluckakt beteiligten Hirnnerven V, VII, IX, X, XII sind, finden sich ebenfalls nicht selten unter den Herdsymptomen von Oblongata- und Ponsprozessen. Sie sind dann entweder Folge einer Störung der in der Formatio reticularis von Pons-Oblongata verankerten Reflexmechanismen oder einer Beeinträchtigung der supranucleären, corticobulbären Leitungsbahn, wie sie von der pontinen Pseudobulbärparalyse genugsam bekannt ist. Desgleichen finden sich Störungen der Artikulation von leichter Dysarthrie bis zur völligen Anarthrie nicht als Ausdruck nucleärer Läsionen, sondern als Folge einer Schädigung der supranucleären corticobulbären Bahnen.

Neben den eben angeführten Reflexmechanismen ist auch die *Regulation* der *Vasomotoren* in der Formatio reticularis verankert, deren akute Schädigung ein lebensbedrohliches Absinken des Blutdruckes verursacht.

Die *Hyperglykämie* und *Glykosurie*, die bei krankhaften Prozessen in Oblongata, Pons und Mesencephalon zuweilen, jedoch keineswegs konstant nachzuweisen sind, dürften auf Reizung einer vom Diencephalon spinalwärts ziehenden Bahn und nicht auf Läsion eines oblongatären Zuckerzentrums zurückzuführen sein. Über die Beeinflussung des *Salzstoffwechsels* durch oblongatäre, pontine und mesencephale Krankheitsprozesse herrscht noch große Unklarheit.

Pathologische Prozesse in Oblongata, Pons und Mesencephalon gehen relativ häufig mit *psychischen Störungen* einher, und zwar legen die anatomischen Kontrollen die Annahme nahe, daß die Reizung von Mesencephalon, Pons und Oblongata Müdigkeit, Schlafsucht, Benommenheit und schließlich sogar Bewußtlosigkeit und Koma hervorruft. Umgekehrt bedingt die mehr oder weniger akute Ausschaltung dieser caudalen Hirnstammabschnitte sehr ausgesprochene maniakalische Erregungszustände, die aber im allgemeinen nur sehr selten zur Beobachtung kommen, da jede akutere Ausschaltung dieser lebenswichtigen Hirnstammabschnitte im allgemeinen sofortigen Atemstillstand zur Folge hat und somit nicht mit dem Fortbestand des Lebens vereinbar ist. Wechsel von mit Benommenheit und Bewußtlosigkeit einhergehenden Zustandsbildern mit krankhaft gesteigerter Euphorie werden bei im Mesencephalon, Pons und Oblongata sich abspielenden Prozessen in der Literatur wiederholt angegeben.

Von den im Mesencephalon vorkommenden pathologischen Prozessen sind die die Hirnnerven und ihre Kerne betreffenden Erkrankungen bereits bei der Darstellung der Hirnnerven berücksichtigt worden.

Von den *intrakraniellen Tumoren* verdienen die Geschwülste der Epiphyse, Pinealome und Teratome, sowie die Meningeome der Vierhügelgegend in diesem Zusammenhang besondere Erwähnung, da sie ein mehr oder weniger ausgeprägtes Vierhügelsyndrom erzeugen. Die intramesencephalen Tumoren der Glia- und Ganglienzellreihe, welche der Häufigkeit ihres Vorkommens nach den piloiden Astrocytomen, polaren Spongioblastomen, Medulloblastomen, Glioblastomen und den Geschwülsten der Ganglienzellreihe zugehören, bevorzugen ebenso, wie die intraoblongatären und intrapontinen Tumoren das Kindesalter. Die Geschwülste des Aquaeductus Sylvii, die naturgemäß häufig einen Ventrikelabschluß mit begleitendem Hydrocephalus internus occlusus hervorrufen können, gehören meist den subependymären Astrocytomen und Ependymomen an. Auch der Cysticercus racemosus bevorzugt die Gegend des Aquäduktes und erzeugt das Bild des intermittierenden Ventrikelabschlusses. Metastatische Tumoren und Granulome wie Tuberkulome und Gummigeschwülste kommen ebenso wie im übrigen Zentralnervensystem, auch im Mittelhirn vor.

3. Zwischenhirn.

a) Thalamus.

Der Sehhügel, Thalamus opticus (s. Abb. 91 und 96), dient, soweit zur Zeit bekannt ist, drei Hauptfasergattungen als Umschaltstation, und zwar bei caudo-oralem Fortschreiten

1. der *Radiatio lemniscalis*, die sämtliche sensiblen Faserkategorien umfaßt, welche alle durch die spinalen Wurzeln dem Rückenmark zugeführten sensiblen Reize zum Cortex weiterleiten (Hinterstrang- und Vorderseitenstrangqualitäten). Die Fasern gehen dann mit den caudal und ventrolateral gelegenen Ganglienzellen des Nucleus lateralis thalami eine Synapse ein;

2. der *Radiatio praelemniscalis*, welche den Nucleus ruber mit dem Thalamus verbindet, und

3. der *Radiatio lenticularis*, der Verbindung zwischen Pallidum und Thalamus. Eine Läsion der Radiatio lemniscalis müßte demnach eine Unterbrechung der gesamten sensiblen Leitungsfasern zweiter Ordnung und damit einen *herdgekreuzten Ausfall sämtlicher Empfindungsqualitäten*, also der Hinterstrang- und Vorderseitenstrangqualitäten, zur Folge haben, doch beobachtet man oft nur eine *Hypästhesie-Hypalgesie*. Sehr starke Tiefenreize und Reize seitens innerer Organe wie Druck auf die Testes oder die Ovarien, Schmerz der Bauchorgane setzen sich im allgemeinen durch, wovon es aber ebenfalls Ausnahmen gibt. So kann z. B. eine Pleuritis auf der analgetischen Seite zuweilen auch völlig schmerzfrei verlaufen. Bei einem Teil der Thalamuskranken läßt sich eine schwere *Störung* des *Lagegefühls*, der *Bewegungsempfindung* und des *Gewichtsschätzungsvermögens* bei nur *mäßiger Herabsetzung* der *Berührungs-* und *Temperaturempfindung* sowie bei *Normalbleiben* der *Schwelle* für *Schmerzreize* feststellen. Diese Störung äußert sich dann in einem *herdgekreuzten Ausfall* des *Tastdingerkennens*, einer *Hemiastereognosie*. Bei einem anderen Teil von Thalamuskranken findet sich dagegen. eine *Erhöhung* der *Reizschwelle* für *sämtliche Empfindungsqualitäten*. Dieses unterschiedliche Verhalten der beiden Gruppen soll darauf zurückzuführen sein,

daß beim ersten Teil der Kranken die sensiblen Bahnen nach ihrer Umschaltung im Thalamus zerstört wurden, während beim zweiten Teil das zweite sensible Neuron vor seiner Synapse im Thalamus getroffen wurde. Den Typ von Sensibilitätsstörung, der für die Unterbrechung des zweiten sensiblen Neurons vor seiner Synapse charakteristisch sein soll, trifft man nicht so selten an, da ein Lieblingssitz von Gefäßstörungen innerhalb des Thalamus gerade im Einstrahlungsbereich der sensiblen Bahnen gelegen ist.

Die bei Extremitätenbewegungen auf der herdgekreuzten Körperhälfte nachweisbare *Ataxie* bei Thalamuskranken dürfte als Folge der Lagegefühlsstörung zu deuten sein und ist im allgemeinen relativ gering. Bei Thalamusstörungen im akuten Stadium kommt es zuweilen vor, daß der Kranke seine sensibel gelähmte Extremität nicht fühlt und findet. Er sucht dann vom Rumpfe aus über den Ober- und Unterarm bzw. Ober- und Unterschenkel an die unempfindliche Hand bzw. den Fuß heranzukommen. Daß diese schwere Störung der Körperorientierung tatsächlich allein auf eine Läsion des Thalamus zurückzuführen ist, dürfte zur Zeit noch keineswegs gesichert sein. Die Angaben O. FOERSTERs, daß die Störung der Schmerzempfindung, meiner Erfahrung nach auch die der Temperatur- und Berührungsempfindung, an den distalen Körperabschnitten am ausgesprochensten ist, kann ich nur bestätigen. Ein Unterschied zwischen der ulnaren und radialen Seite bzw. Außen- und Innenseite der unteren Extremitäten fand sich bei meinem relativ nur geringen Krankengut an Thalamusläsionen nicht. Die Abgrenzung der Sensibilitätsausfälle erweist sich relativ häufig als armband- oder strumpfbandförmig. Die Ausdehnung des gestörten Bereiches ist am größten für die Temperaturempfindung, der dann die Schmerz- und schließlich auch die Berührungsempfindung folgen. Mit am konstantesten treten bei Schädigungen des sensiblen Thalamusanteiles die zentralen Schmerzen und die Dysästhesie auf. Die *Thalamusschmerzen* zeichnen sich durch ihre ungeheure *Intensität*, ihre *Ausbreitung* auf die *gesamte herdgekreuzte Körperhälfte* oder nur auf *einzelne Körperabschnitte*, z. B. nur auf das Ausbreitungsgebiet des Trigeminus und durch ihre *vollkommene Resistenz schmerzmildernden Mitteln gegenüber* aus. Nicht selten werden die starken Schmerzen besonders in die Augenhöhle, Stirn, Wange, Finger und Zehen verlegt. Der plötzlich auftretende sehr intensive Schmerz eröffnet nicht selten den Reigen der Symptome bei einem vasculären Prozeß im entsprechenden Thalamusgebiet. Unter *Dysästhesie* versteht man, daß sensible Reize, wenn sie sich bei normaler oder auch erhöhter Reizschwelle erst einmal durchsetzen, als sehr unangenehm empfunden und in ihrer Stärke sehr überschätzt werden. Zuweilen rufen aber bereits sehr schwache, für die gesunde Seite unterschwellige Reize auf der herdgekreuzten Seite Wehegefühl oder Schmerz hervor; in diesen Fällen handelt es sich dann um echte *Hyperalgesie* bzw. *Hyperpathie*. Rasieren oder sonstige Oberflächenreize, die auf der gesunden Seite keinerlei Schmerz oder andersartige unangenehme Empfindungen auslösen, sind auf der kranken Seite schmerzhaft. Vor allem sind Druck auf die Muskeln und Knochen sowie Überstrecken der Finger, der Hand, der Zehen und des Fußes von äußerst heftigen Schmerzen begleitet. Sehr unangenehm und äußerst schmerzhaft wird Kälte empfunden, so äußerte eine meiner Kranken beim Anfassen ihres etwas kalten metallenen Brillenetuis stets heftigste Schmerzen. Eine Kranke O. FOERSTERs hatte, als ihr kalter Regen ins Gesicht schlug, den Eindruck, als ob eine Welle kochenden Wassers vom Gesicht über die kranke Körperhälfte herablaufen würde. Diese Beobachtung O. FOERSTERs zeigt außerdem, daß der Thalamusschmerz die Neigung besitzt, sich auf die gesamte kranke Körperhälfte auszudehnen. Linde Wärme wird dagegen häufig sogar als ganz angenehm empfunden, doch schlägt diese Empfindung oft schon bei geringer weiterer Erhöhung der Temperatur sofort in das Gegenteil um. Hält eine starke Wärmeeinwirkung längere Zeit an, so kann der Kranke kollabieren. Tonreize, vor allem, wenn solche mit einem unangenehmen Affekt verbunden sind, können zum Auftreten bzw. zu einer wesentlichen Verschlechterung der bereits bestehenden Schmerzen führen, worin sich eine gewisse Ähnlichkeit mit dem Kausalgieschmerz offenbart. Nach einigen Autoren sollen die Thalamusschmerzen zu ganz bestimmten Tagesstunden auftreten und von den atmosphärischen Verhältnissen abhängig sein, was für die vegetative Natur (neurovasculärer Faktor) der Thalamusschmerzen sprechen soll. Die Frage, ob die Thalamusschmerzen zu den Reiz- oder Enthemmungssymptomen zu rechnen sind, läßt sich zur Zeit nicht mit Sicherheit beantworten, weshalb auf sie nicht näher eingegangen wird. *Geschmacksstörungen*, die von einigen Autoren bei Thalamuskranken beobachtet wurden, konnte ich bei meinem kleinen Krankengut von Thalamusläsionen nicht nachweisen.

Da die *Radiatio praelemniscalis* Fasern enthält, die eine Verbindung zwischen Nucleus ruber und dem Thalamus herstellen, so hat man bei Läsionen im Gebiete des Thalamus und zwar besonders in der Gegend der Einstrahlung der Radiatio praelemniscalis in den Thalamus mit dem Auftreten von *Hyperkinesen*, Athetose und Tremor, zu rechnen. Hemichoreatische Bewegungsstörungen kommen in der Regel seltener vor. Die Symptome seitens der Läsion der *Radiatio lenticularis*, die sich in *Akinesen* vor allem *Amimik* äußern, setzen sich meist nicht deutlich durch. Das besonders bei Gefäßstörungen im Thalamus zuweilen nachweisbare Pyramidenbahnsyndrom ist, wie neuere Untersuchungen ergaben, auf eine Mitschädigung der inneren Kapsel zurückzuführen. Ob das Auftreten der *Gleichgewichtsstörungen* bei Thalamuskranken an den Thalamus gebunden ist oder ob die Gleichgewichtsstörungen mehr als Fernsymptome zu werten sind, läßt sich auf Grund des vorliegenden Krankengutes nicht ganz sicher entscheiden. Die von französischen Autoren als „*Main thalamique*" beschriebene Haltungsanomalie der Hand setzt sich aus einer Pronation des Vorderarmes, einer Beugung der Hand und der Finger im Grundgelenk und aus einer Streckung der Finger in den übrigen Gelenken zusammen. Diese Haltungsanomalie kann noch mit einer starken Adduktion der Finger und des Daumens kombiniert sein, wodurch eine Art Geburtshelferhand zustande kommt. Inwieweit das Auftreten der gekreuzten, unteren mimischen Facialislähmung mit Läsionen im Thalamus in Zusammenhang zu bringen ist, läßt sich zur Zeit noch nicht abschließend beurteilen.

Ein Teil von Thalamuskranken kann Nadelstiche, heiße Gegenstände sowie Kneifen von Hautfalten erst dann richtig angeben, wenn er wiederholt aufgefordert wird, genau aufzupassen. Diese eigentümliche Störung wird als „halbseitige Aufmerksamkeitsstörung" bezeichnet und mit einer Läsion von corticothalamischen Fasern oder mit einer Allgemeinschädigung des Thalamus (Fehlen der Einstellreaktion des Thalamus) in Zusammenhang gebracht.

Eine Läsion des *Pulvinar* thalami, die aber mit einer solchen des Corpus geniculatum laterale kombiniert sein muß, äußert sich in einer herdgegenseitigen homonymen Hemianopsie, die durch den negativen Charakter des Halbseitenskotoms bzw. durch das „überschüssige Gesichtsfeld" besonders charakterisiert ist (s. Optisches System S. 516).

Die bei Thalamusschädigung zuweilen vorkommende gekreuzte Hemiparese ist in der Regel nur wenig ausgeprägt und vorübergehender Natur. Sie dokumentiert sich in einer gewissen leichten Steigerung der Sehnen- und Knochenphänomene sowie in einem Ausfall der cutanen Bauchdeckenreflexe, während die Reflexe der BABINSKI-Gruppe und auch die sonst vorkommenden pathologischen pyramidalen Reflexe fehlen. Wahrscheinlich dürfte es sich bei dieser leichten herdgekreuzten transitorischen Hemiparese um ein Nachbarschaftssymptom von seiten der inneren Kapsel handeln.

b) Stammganglien.

Anatomie. Die alte topographische Einteilung der Stammganglien in Nucleus caudatus und lentiformis mußte aus Gründen, die wir im folgenden ganz kurz anführen, aufgegeben werden. Es bildet nämlich der Nucleus caudatus mit dem Putamen eine morphologische und physiologische Einheit, das *Neostriatum*, kurz Striatum genannt, die sich sowohl in dem gleichen Zellaufbau (großer und kleiner Zelltyp) und Markscheidenaufbau (Markarmut), sowie chemisch (geringer Fett-, Eisen- und Kalkgehalt), phylogenetisch und ontogenetisch (jüngeren Datums) dokumentiert (s. Abb. 87). Das Neostriatum ist als eine in die Tiefe verlagerte Ganglienzellmasse der Hirnrinde aufzufassen. Im Gegensatz zum Striatum baut sich das *Pallidum* aus nur einem einzigen länglichen knorrigen Zelltyp auf und ist markfaserreich, daher seine weißliche Farbe im ungefärbten Zustand. Schließlich zeichnet sich das Pallidum gegenüber dem Striatum durch einen hohen Eisen-, Fett- und Calciumgehalt aus und leitet sich vom Diencephalon ab. Phylogenetisch zählt es zu den älteren der beiden Gehirnteile, daher auch sein Name *Paläostriatum* im Gegensatz zum Neostriatum (s. Abb. 87).

Direkte Faserverbindungen zwischen der Hirnrinde und dem Neostriatum wahrscheinlich auch dem Paläostriatum sind nicht erwiesen, doch erfolgen solche Verbindungen auf dem Umwege über den Sehhügel.

Kurz sei in diesem Zusammenhang darauf hingewiesen, daß H. Spatz auf Grund des Eisengehaltes das Neostriatum, Pallidum, Corpus suthalamicum Luysii, Substantia nigra, Nucleus ruber und Nucleus dentatus des Kleinhirns als extrapyramidales Nervensystem zusammengefaßt. Unserer Meinung nach gehören jedoch auch bestimmte Rindengebiete, sowie die Olive, die Substantia reticularis usw., wahrscheinlich zu diesem System, doch soll hierauf an einer anderen Stelle eingegangen werden (s. extrapyramidales Nervensystem S. 155).

α) Neostriatum (Striatum).

Ausfall bzw. pathologische Veränderungen der kleinen Zellen des *Neostriatums* haben das *hyperkinetisch-hypotonische* Syndrom zur Folge, das auch kurz als *Chorea* (Veitstanz) bezeichnet wird. Dieses Krankheitsbild ist, wie sein Name besagt, charakterisiert durch rasch ablaufende (blitzartige), unwillkürliche Bewegungen umschriebener oder sehr ausgedehnter Abschnitte der Extremitäten, des Rumpfes, des Kopfes, des Gesichtes, der Kiefer-, Augen-, Atem-, Kehlkopf- und Schlundmuskulatur. Der Bewegungsablauf ist im Gegensatz zu den athetotischen Bewegungen streng abgesetzt und spielt sich häufig an weit auseinander liegenden Muskelgruppen ab. Die zwischen den Bewegungsabläufen gelegenen Pausen sind sehr wechselnd; im Schlaf sistieren die Bewegungen vollkommen. Im allgemeinen fehlt den choreatischen Bewegungen die Koordination, sie sind schleudernd, ausfahrend und stellen höchstens ein Zerrbild der koordinierten Bewegungen dar. Durch Aufregungszustände nehmen die choreatischen Bewegungen sowohl an Intensität wie an Zahl zu. Schwierig ist oft die Entscheidung, ob tatsächlich choreatische Bewegungen der Gesichtsmuskulatur vorliegen, da eine auffallend ausgeprägte Mimik auch bei anderen Erkrankungen des Zentralnervensystems beobachtet wird. Die willkürlichen Bewegungen des Choreatikers lassen eine gewisse Unsicherheit erkennen, da das harmonische Zusammenspiel von Agonisten und Antagonisten gestört ist. Wird bei einer gebremsten Bewegung die Bremse zu früh freigegeben, so fährt der betreffende Körperabschnitt über sein Ziel hinaus.

Die *Ausdruck-* und *Reaktiv*bewegungen sind deutlich gesteigert, doch handelt es sich nicht um Massenbewegungen, die etwa eine Ähnlichkeit mit Kletterbewegungen aufweisen würden, wie sie von O. Foerster bei der Athetose beobachtet worden sind.

Im *Krampfintervall* sind der *Muskeltonus* wie die *Fixationsspannung* (bei Annäherung beider Muskelenden) *herabgesetzt*, jedoch werden geringe Steigerungen der Sehnenreflexe angegeben, während das umgekehrte Verhalten, das ebenfalls beschrieben wurde, der Kritik nicht standhält. Während bei der chronisch progressiven Form der Chorea, auch HUNTINGTON-Chorea genannt, bei der die choreatischen Bewegungen mehr an der Rumpfmuskulatur ablaufen, sich deutliche Veränderungen an den kleinen Zellen des Neostriatums nachweisen lassen, sind gleiche Befunde bei der Chorea minor oder infectiosa selten. Ich habe in dem Fall eines 18jährigen Mädchens, das an einer Tracheotomie starb, nur perivasculäre Blutungen feststellen können. Ebenso ist das anatomische Substrat der Chorea gravidarum und puerperalis, von welchen die letztere eine schlechtere Prognose bietet, keineswegs gesichert. Auf die Chorea electrica und die übrigen Formen soll in dieser kurzen Darstellung, die sich im wesentlichen auf die Pathophysiologie des Nervensystems beschränkt, nicht eingegangen werden, da über die Pathogenese dieser Erkrankungen noch zu wenig Sicheres bekannt ist. Bei der Chorea infectiosa, die häufig nach Anginen oder Endokarditis auftritt, kann es auch zu halbseitigen choreatischen Bewegungen (*Hemichorea*) kommen.

Bei *einseitigen Tumormetastasen* im Gebiete des *Putamens* sowie bei *einseitigen arteriosklerotischen Prozessen* im *Neostriatum* konnten wir *weder choreatische noch athetotische Bewegungen* feststellen, wie dies von anderer Seite angegeben wird, und zwar anscheinend an Hand genau untersuchter Hirnpräparate. Bei doppelseitigen Metastasen war einmal ein Chorea, dreimal eine Athetose nachweisbar.

Obwohl in diesem Zusammenhang die Therapie der Erkrankungen des Zentralnervensystems nicht berücksichtigt werden soll, möchte ich doch darauf hinweisen, daß es mir in 2 schweren Fällen von Chorea puerperalis durch rectale Avertinnarkose gelang, die choreatischen Bewegungen zum Sistieren zu bringen. Auch nach dem Erwachen aus der Narkose stellten sich die choreatischen Bewegungen nicht wieder ein. Natürlich kann die rectale Avertinnarkose nur in einem Krankenhaus unter den entsprechenden Vorsichtskaudelen durchgeführt werden, wobei ständig eine geschulte Pflegeperson zur Überwachung des Kranken am Bett bleiben muß. Aber gerade bei schweren Choreen lohnt sich dieser Versuch. Die Vorderseitenstrangdurchschneidung bringt die choreatischen Bewegungen zwar zum Sistieren, doch kann sie nicht höher als zwischen C_2—C_3 durchgeführt werden, worauf dann unter Umständen sehr starke choreatische Bewegungen im Kopfe auftreten können, die meist ebenfalls zum Tod führen.

Das typische *Striatumsyndrom*, die *Athetose*, findet sich in der überwiegenden Mehrzahl der Fälle entweder als allgemeine Athetose schon angeboren oder doch in frühester Kindheit erworben. Im ersteren Fall liegt den athetotischen Bewegungen häufig eine LITTLEsche Krankheit, die auf das Neostriatum übergegriffen hat oder ein *Status marmoratus* zugrunde, der ebenso eine doppelseitige Athetose zur Folge hat. Bei letzterem werden Neubildungen von Markscheiden wie auch Anfärbung von Gliazellen mit der SPIELMEYERschen Markscheidenmethode beobachtet, wobei sich der Status marmoratus keineswegs auf das Neostriatum beschränkt, sondern auch auf das Pallidum und den Thalamus übergreift (s. Abb. 86). Die Veränderungen sollen auf eine in Utero oder in frühester Kindheit durchgemachte *Anoxämie* zurückzuführen sein. Auch bei Idioten, bei denen man anatomisch neben Mikro- und Uligogyrie ausgedehnte Heterotopien findet, trifft man nicht selten das Bild der Athetose double an. Schließlich kann für die Athetose aber umgekehrt eine Störung des Markscheidenabbaus des Pallidums — *Status dysmyelinisatus* von C. und O. VOGT — das pathologische Substrat abgeben. Auch das von HALLERVORDEN-SPATZ beschriebene heredofamiliäre Krankheitsbild steht dem Status dysmyelinisatus nahe, wobei aber außer der Pallidum- auch eine Nigraschädigung vorliegt. Eine Störung im Dentatum mit konsekutiver Atrophie des Bindearmsystems, sowie eine solche des Bindearm-

Ruber-Thalamussystems haben auch wiederholt ein athetotisches Syndrom zur Folge.

Das dauernde *athetotische Bewegungsspiel* unterscheidet sich von dem choreatischen, bei dem die Bewegungen mehr abgesetzt sind, durch das *Ineinanderfließen* der Finger- und Handbewegungen. Die Bewegungen sind an den Extremitätenenden am intensivsten und charakteristischsten ausgeprägt, obwohl auch sonst keine Muskelgruppe, nicht einmal die Gesichtsmuskulatur ausgenommen ist. Ebenso wie die choreatischen Bewegungen werden die athetotischen durch Emotionen, durch sensibel-sensorische Eindrücke sowie durch Willkürbewegungen deutlich verstärkt, während im Schlafe die athetotischen Bewegungsabläufe ebenso wie die choreatischen sistieren. Infolge der krampfhaften *Mitanspannung* der *Antagonisten* kommt es zu einer *Verlangsamung* der *Bewegungen* sowie zu einem langen Verharren der bewegten Glieder in End- und Zwischenstellungen. Über das normale Maß hinausgehende Beuge- und Streckstellungen zeichnen die athetotischen Bewegungen aus, die weder koordiniert noch rhythmisch sind. Die Hand nimmt Stellungen ein, die weder willkürlich nachgeahmt werden können, noch sich mit Ausdrucks- und Reaktivbewegungen vergleichen lassen. O. FOERSTER weist auf eine Ähnlichkeit mit Kletterbewegungen hin, die jedoch nur in den seltensten Fällen feststellbar ist. Bei Willkürbewegungen kommt es zum Auftreten von Mit-

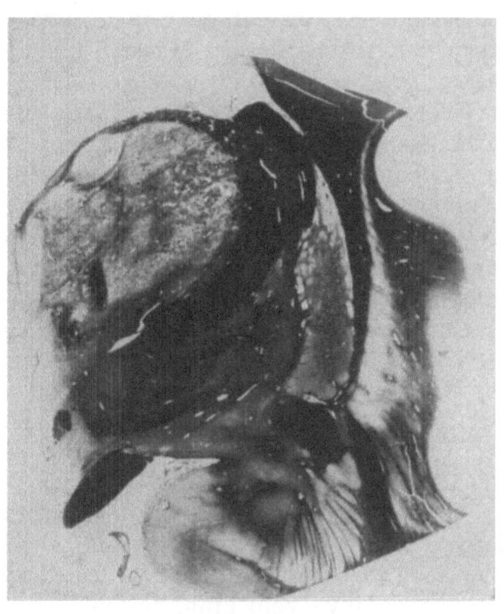

Abb. 86. Status marmoratus bei Athetose double (Markscheidenfärbung).

bewegungen, und zwar sowohl der betreffenden Körperpartien wie der ruhenden Körperregionen. Die intendierte Bewegung führt nicht zur Bewegung in der gewünschten Richtung, sondern zu einem Ausfahren des Körperteiles, das durch die betreffende Hinterwurzeldurchschneidung nicht beeinflußt wird, daher nicht reflektorischer Natur sein kann. Durch die Störung im Spiele der Agonisten und Antagonisten sind das Sitzen und das Stehen schwer beeinträchtigt. Auf Reize sind die Reaktiv- und Annäherungsreflexe deutlich verstärkt. Bei passiver Dehnung der Muskulatur tritt *Spasmus mobilis* auf, d. h. ein *Wechsel* zwischen *Hypo-* und *Hypertonie*. Die Fixations- und Adaptationsspannung sind ebenfalls im Sinne des Spasmus mobilis gestört. Tonische Halsreflexe werden von einer Seite als sicher angegeben.

Von O. FOERSTER wurde auf die nahe Verwandtschaft dieses motorischen Syndroms zur Athetose hingewiesen und es als CRAMPUS-*Syndrom* herausgestellt. Auf einen sensiblen und sensorischen Reiz oder auf eine Emotion hin kommt es zu einem Krampf in den schon spontan vom Krampf ergriffenen Muskeln, in gleicher Weise führt auch die willkürliche Innervation zum Krampf in den betreffenden Muskelgruppen. Die nosologische Zugehörigkeit des *Torsionsspasmus* zur WILSON-Pseudosklerosegruppe, zur HUNTINGTON-Krankheit und Encephalitis lethargica wird zwar mit einer gewissen Wahrscheinlichkeit angenommen, doch ist sie nicht erwiesen. Neben den pathologisch-anatomischen Veränderungen im Neostriatum werden nur geringe Läsionen im Pallidum und Ruber beschrieben.

Die Spontanbewegungen sind keineswegs so ausgesprochen wie bei der Chorea und Athetose und sollen in ruhiger Rückenlage sogar völlig sistieren. Im Gegensatz zur Athetose befällt der Torsionsspasmus Kopf, Rumpf und proximale Extremitätenabschnitte. Beim vollausgeprägten Krankheitsbild fallen der langsame Bewegungsablauf sowie die große Intensität und die lange Dauer der Kontraktionen auf, wobei die Bewegungen grotesk, bizarr, schlangenförmig, wurmartig, klonisch-tonisch mit stärkerem Hervortreten der tonischen Komponente erscheinen. Es kommen aber auch Stoß- und Schleuderbewegungen vor und das ruckartige Anspringen der Muskeln kann kaum einen Bewegungseffekt zur Folge haben.

Neben den Krämpfen ist die Haltungslordose in der Brust- und Lendenwirbelsäule verbunden mit einer Skoliose für das Krankheitsbild charakteristisch. In den Pausen zwischen den Bewegungen ist der Muskeldehnungswiderstand bei passiven Bewegungen herabgesetzt. Zuweilen besteht ein Wechsel zwischen Hyper- und Hypotonie, „Dystonie" genannt. Bei aktiven wie passiven Bewegungen kann es zum Einschießen des Krampfes in die betreffenden Muskeln kommen.

Der *Myorhythmie* liegen kontinuierliche rhythmische Krämpfe des Gaumensegels und der Schlundmuskulatur zugrunde, und zwar 130—190 Zuckungen in der Minute. Die Zuckungen verschwinden weder im Schlafe noch in der Agone. Der Myorhythmie entspricht eine Schädigung des Dentatums, des Bindearms, des Ruber und der unteren Olive, bei einseitigem Dentatumherd kommt es zu gleichseitigen Zuckungen.

Von den *Myoklonien* sei nur die progressive Myoklonusepilepsie erwähnt, deren pathologisches Substrat eine Dentatumschädigung darstellt, es können aber auch die Nigra, der Ruber, das Corpus subthalamicum, das Striatum und die untere Olive vom krankhaften Prozeß befallen werden. Die arhythmische Aufeinanderfolge der Zuckungen unterscheidet die Myoklonie von der Myorhythmie. Ihr Bewegungsablauf ist schnellend, „blitzartig" und wird mit einem Induktionsschlag verglichen. Befallen können sämtliche Muskeln werden, besonders aber die Schluck- und Atemmuskulatur. Die Willkürbewegungen sind naturgemäß durch die Muskelzuckungen erheblich aufgelöst bzw. aufgehoben. Die Muskelzuckungen sistieren im Gegensatz zur Myorhythmie meist im Schlafe. Löst ein Anfall den anderen ab, so spricht man von „Chorea electrica". Neben den Muskelzuckungen finden sich noch Hypertonie und Reflexsteigerungen.

Für die *progressiven Tics* sind der *rasche Bewegungsablauf* und die *Arhythmie* sowie die *Rückkehr* zur *spontanen Bewegung* charakteristisch. Ihre Differentialdiagnose gegen die psychogenen Tics bereitet meist große Schwierigkeiten. Häufig lernen die Kranken mit Torticollis spasticus einen Kunstgriff kennen, durch den sie die Spasmen zum Sistieren bringen können. Ebenso wie den organischen Tics können dem Torticollis spasticus pathologische Veränderungen im Neostriatum zugrunde liegen, und zwar herrscht nach O. FOERSTER in diesem eine somatotopische Gliederung derart, daß Gesicht, Kopf, Schulter usw. am oralsten gelegen sind und sich die übrigen Körperabschnitte diesen caudal anschließen.

Von den Tics, welche Reflex-, Abwehr- und Ausdrucksbewegungen weitgehend gleichen, führen fließende Übergänge zu einer Reihe motorischer Zwangsbewegungen, die meist auf eine Encephalitis epidemica zurückzuführen sind. Häufig sind diese ziemlich stereotypen Hyperkinesen von den organischen Tics nur schwer abzugrenzen, da es sich bei den komplexen Hyperkinesen um willkürlich nachahmbare Zwangsbewegungen handelt. Die *Schau-* und *Gähntics* lassen sich jedoch von den funktionellen oder auch organischen Tics gewöhnlich mehr oder minder leicht unterscheiden. Selbst anfallsweise auftretendes Weinen und Lachen können als Folge der Encephalitis epidemica auftreten und unter Umständen sogar in Tics übergehen, bei denen aber die Stereotypie wie die Arhythmie erhalten bleiben.

Besonders koordinierte Hyperkinesen, welche den Störungen des extra-pyramidalen Systems zuzurechnen sein dürften, werden als *Palilalie*, d. h. sprachliche Iteration bezeichnet. Dieses Symptom, das bei der HUNTINGTONschen

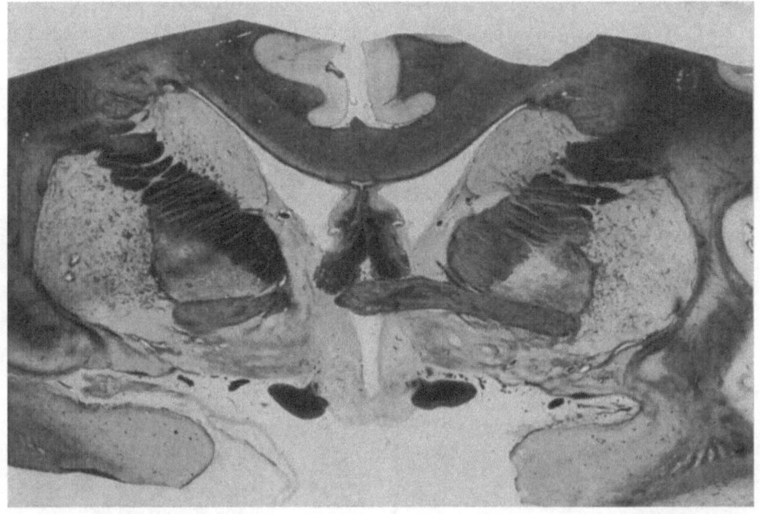

Abb. 87. Symmetrische Erweichungsherde im Pallidum bei Co-Vergiftung (Markscheidenfärbung).

und WILSONschen Krankheit sowie gelegentlich beim Status marmoratus vorkommt, wird dem Sitze dieser Erkrankungen entsprechend ebenfalls in das Neostriatum verlegt. Die „*Logoklonie*" bei der progressiven Paralyse und der ALZHEIMERschen Krankheit, ein Iterieren sinnloser Wortfragmente, ist mit der Palilallie zwar nicht identisch, jedoch lokalisatorisch wie pathophysiologisch dieser anscheinend nahestehend. Bei der Palilalie kommt es zu einer mehr- wie vielfachen Wiederholung eines einmal ausgesprochenen beliebigen Wortes, Satzes oder Satzfragmentes, wobei das Wort bzw. der Satz explosionsartig herausgestoßen wird, und zwar in einem rasch zunehmenden Tempo. Bei einer anderen Form der „Palilalie aphone" oder „atonisch-homolalen Palilalie" zeichnet sich die Iteration wieder durch das gleichmäßige Tempo bei gleichbleibender Klangstärke aus. Eine dritte Form endlich besteht in einer sensorisch-motorischen Aphasie mit einer eigentümlichen Ablaufform der Sprachiteration, bedingt durch Schädigung der Sprachzentren.

Die Lokalisation der Palilalie in den Caudatumkopf ist noch keineswegs gesichert, nach eigenen Erfahrungen sogar unwahrscheinlich, da außer den Läsionen im Caudatumkopf immer noch solche in anderen Hirnabschnitten vorkommen. Umgekehrt sieht man ausgedehnte, anatomisch verifizierte Läsionen im Caudatumkopf ohne Palilalie. Außer der Palilalie wird noch die *Palipraxie*, der auch die *Paligraphie* zuzurechnen ist, in das Neostriatum verlegt.

β) **Paläostriatum (Pallidum).**

Das *hypokinetisch-rigide Pallidumsyndrom* findet sich in seiner reinsten Form bei der PARKINSONschen Krankheit. Außerdem trifft man es bei den unkomplizierten Bildern der arteriosklerotischen Muskelstarre, bei postencephalitischen Zustandsbildern, bei dem Folgezustand nach Kohlenoxyd- (s. Abb. 87) und Manganvergiftung. Im Vordergrund dieses Krankheitsbildes steht die *Hypo-* bzw. *Akinese*, die sich unter anderem in der fehlenden Mitbewegung der Arme beim Gang dokumentiert. Der nicht selten die Hypokinese begleitende Tremor ist ein typischer *Antagonisten-* und *Ruhetremor*, der bei aktiven Bewegungen sistiert. Bei passivem Dehnen der betreffenden Muskeln läßt sich nicht selten das *Zahnradphänomen* nachweisen, d. h. der Muskel folgt seiner passiven Dehnung nur in Absätzen wie ein Zahnrad. Sensible wie sensorische Reize, besonders Kältereize, steigern den Tremor. Der vermehrte plastische formgebende Muskeltonus äußert sich in einem reliefartigen Vorspringen der Muskeln und Sehnen unter der dünnen Haut.

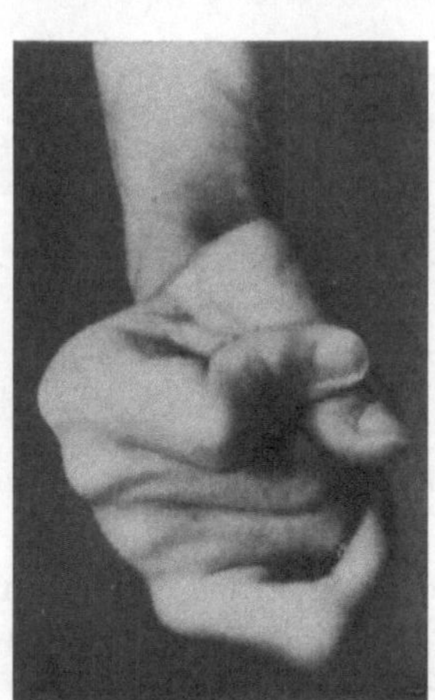

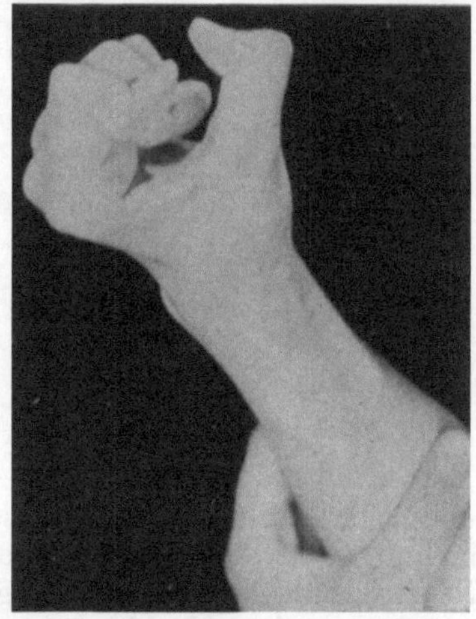

Abb. 88. Typische Körper- und Extremitätenhaltung bei Morbus Parkinson.

a   b
Abb. 89 a u. b. Fingerstellung bei postencephalitischen Parkinsonismus.

In der Ruhe nehmen die Glieder bestimmte, immer wiederkehrende Haltungen ein, die in einer Beugung der Finger in den Metacarpophalangealgelenken und in einer Streckung, ja sogar Überstreckung der Mittel- und Endphalangen (siehe Abb. 88 u. 89 a u. b), in einer Oppositionsstellung des Daumens, in einer Ulnarduktion der Hand, bei älteren Fällen auch in einem Einschlagen sämtlicher Finger in die Palma manus bestehen. Der Unterarm weist ebenfalls Beugung auf, während der Oberarm von Anfang an eine leichte Adduktionsstellung mit deutlicher Innenrotation erkennen läßt. Der Fuß neigt zur Supination, die Wirbelsäule ist nach vorn gekrümmt und die Augen sind geradeaus gerichtet (s. Abb. 90). Die primäre Ursache für diese Haltungsanomalien ist nicht etwa in Muskelkontraktionen zu suchen, sondern es muß ein besonderer stellungsgebender Faktor gefordert werden.

Bei passiver Dehnung der Muskeln fühlt man einen erhöhten gleichmäßigen Spannungszustand (Flexibilitas cerea), der bei wiederholter Dehnung etwas

nachläßt. Zum Teil weisen die Glieder ein kataleptisches Verhalten, d. h. lang-
dauerndes Verharren in der ihnen gegebenen Stellung auf und schließlich kommt
es zu einem Schrumpfungszustand der Glieder. Typisch für das *hypokinetisch-
rigide Pallidumsyndrom* ist des weiteren die sog. *Adaptationsspannung*, die sich
durch eine aktive Anspannung der Muskeln bei passiver Annäherung ihrer Insertionspunkte verrät. Wenn die Glieder weiterhin tonisch in dieser Anspannung
verharren, so spricht man von *Fixationsspannung*. Diese tonische Nachdauer
der Kontraktion läßt sich durch faradische Reizung oder durch Auslösung des
Bicepssehnenreflexes vor Augen führen. (Vergleich zwischen pyramidalem
Spasmus und Rigor, s. extrapyramidales System
S. 158.)

Elektromyographische Untersuchungen von
Rigorkranken decken eine grundsätzliche Gleich-
artigkeit der tonischen und aktiven Innervation
der quergestreiften Muskeln bei extrapyrami-
dalem Rigor auf. Der Rigor verstärkt sich
während der Schauanfälle (s. Abb. 92).

Der Gang von Pallidumkranken zeichnet
sich durch Kurzschrittigkeit oder Verlangsamung
aus (*Brachy*- und *Bradybasie*). Die Reaktivbewegungen sind erschwert oder sogar aufgehoben, was sich besonders bei Schmerzreizen
aufzeigen läßt. Plötzliches Abbremsen beim
Gehen führt zu einem Fallen nach vorwärts
(*Propulsion*), dem die *Retropulsion* (Fallen nach
rückwärts) beim Rückwärtsgehen und die *Lateropulsion* (Fallneigung nach einer Seite) beim
Gang nach der Seite entsprechen. Das Gesicht
fällt durch seine Leere, maskenartige Ruhe auf
(*Amimik*), während die Sprache monoton und
verlangsamt erscheint.

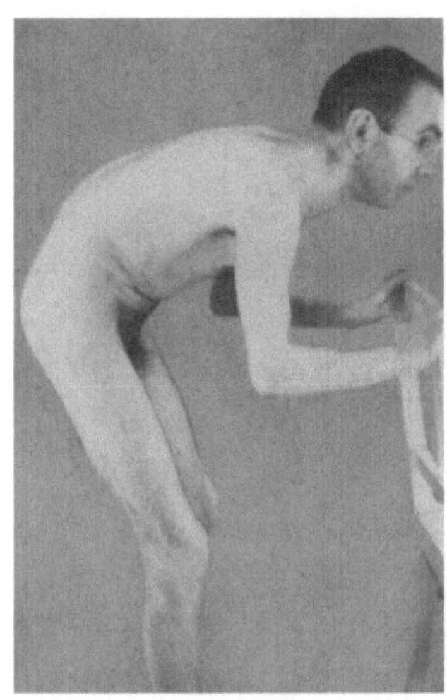

Abb. 90. Stark gebeugte Körperstellung bei
Morbus Parkinson.

C. Extrapyramidales System.

Unter dem *extrapyramidalen System im weiteren Sinne* versteht man die
Gesamtheit der motorischen Kerngebiete samt ihren *afferenten* und *efferenten Faserverbindungen*, die in *corticalen, subcorticalen* und *subthalamischen Abschnitten* des
nervösen Zentralorganes lokalisiert sind und *nicht* dem *pyramidalen* und *vegetativen System* zugehören (O. FOERSTER).

Anatomie. Die *corticalen extrapyramidalen Kerngebiete* umfassen die verschiedenen
Adversiv- und Augenfelder (s. S. 234), während zu den *subcorticalen* und *subthalamischen
Abschnitten* das *Neostriatum*, das *Paläostriatum*, das *Corpus subthalamicum Luysii*, der
Nucleus ruber, die *Substantia nigra*, das *Tegmentum*, der DEITERSsche *Kern* und die *Substantia
reticularis* zählen. H. SPATZ rechnet unter Zugrundelegen des Eisengehaltes (Ausfall der
Schwefelammoniumreaktion) das Neostriatum, das Paläostriatum, das Corpus subthalamicum,
den Nucleus ruber, die Substantia nigra und den Nucleus dentatus cerebelli zum Extra-
pyramidium. Das *extrapyramidale System im üblichen Sinne* schließt von den *genannten
Kerngebieten* die *corticalen extrapyramidalen Gebiete nicht ein*, jedoch den *Nucleus dentatus
des Kleinhirns*.

Die Faserverbindungen zwischen den einzelnen angeführten extrapyramidalen Kerngebieten, von denen schon eine ganze Reihe beschrieben ist, sind zum Teil leider nicht entsprechend morphologisch gesichert. So *wissen* wir vor allem *nur wenig* über die *extrapyramidale spinale Wegstrecke*, die von den extrapyramidalen corticalen, *subcorticalen* und
subthalamischen Zentren zu den *extrapyramidalen spinalen Zentren* gefordert werden muß.

Auch *besondere extrapyramidale spinale Zentren* ließen sich bis jetzt noch *nicht nachweisen* und so ist die *Annahme*, daß die *Vorderhornzellen nicht nur die pyramidalen, sondern auch die extrapyramidalen spinalen Zentren* darstellen, noch wohl gerechtfertigt. Man könnte ja schließlich auch daran denken, daß die kleinen Zellen des Vorderhorns, deren Bedeutung für die fibrillären Zuckungen bei chronisch progressiver Degeneration der motorischen Vorderhornzellen bereits früher dargelegt wurde (s. S. 55), zu den extrapyramidalen spinalen Zentren zu rechnen seien, jedoch ließen sich hierfür noch keine beweisenden Tatsachen erbringen. Das Sistieren der extrapyramidalen Hyperkinesen (Chorea, Athetose) auf die doppelseitige Vorderseitenstrangdurchschneidung zwischen dem 3. und 4. Cervicalsegment unterhalb der Durchschneidungsstelle berechtigt zu der Annahme, daß wenigstens ein *Teil* der *extrapyramidalen spinalen Fasern* auch *beim Menschen* in Höhe des 3. Halssegmentes *innerhalb des Vorderseitenstranges* verläuft. Da die Zellen des DEITERSschen vestibulären Lateralkernes

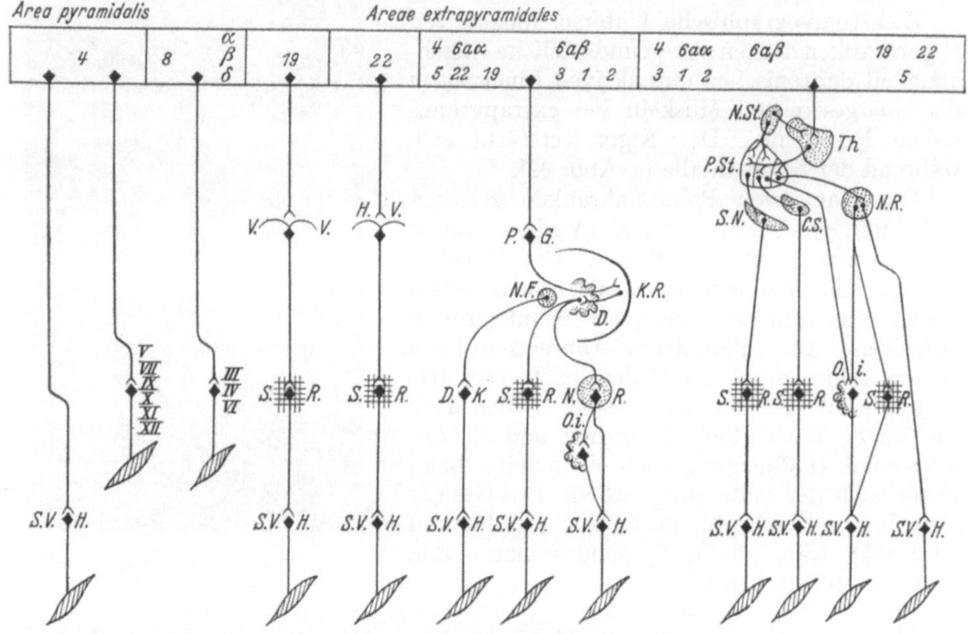

Abb. 91. Schema der efferenten zentrifugalen Bahnen.
S.V.H. spinale motorische Vorderhornzelle; *V.V.* vordere Vierhügel; *H.V.* hintere Vierhügel; *S.R.* Substantia reticularis; *P.G.* pontines Grau; *N.F.* Nucleus fastigii; *D.* Dentatum; *K.R.* Kleinhirnrinde; *D.K.* DEITERSscher Kern; *N.R.* Nucleus ruber; *O.i.* Oliva inferior (Hauptolive); *N.St.* Neostriatum; *P.St.* Paläostriatum; *Th* Thalamus; *S.N.* Substantia nigra; *C.S.* Corpus subthalamicum.

auf die Vorderseitenstrangdurchschneidung mit einer retrograden Zellveränderung reagieren. sind die Ursprungsstätten dieser im Vorderseitenstrang gelegenen extrapyramidalen Fasern wenigstens zum Teil in den Zellen des vestibulären Lateralkernes zu suchen. Das genaue Studium der Zellen der verschiedenen sog. extrapyramidalen Kerngebiete (Nucleus ruber, Corpus subthalamicum, rote und schwarze Zone der Substantia nigra, Vierhügelkerne. Substantia reticularis, Olive, Striatum) im NISSL-Bild nach völliger Querschnittsunterbrechung des Rückenmarks in seinen verschiedensten Höhen und mit den unterschiedlichsten Zeitintervallen zwischen Querschnittsunterbrechung und Tod zeitigte aber keine entsprechende retrograde Reaktion an den betreffenden Zellen. Die großen Zellen des Nucleus gigantocellularis substantiae reticularis boten zwar zum Teil ein an die retrograde Reaktion erinnerndes Bild, wenn diesem auch manche typische Einzelkomponente fehlte, doch kommt hinzu, daß diese Zellen auch bei sog. „Nervengesunden" nicht selten Veränderungen in Richtung der retrograden Reaktion zeigen, weshalb die erhobenen Befunde nur mit größter Vorsicht zu bewerten sind. Im Gegensatz zum Tier einschließlich des Rhesusaffen kommt dem *Menschen keine lange rubrospinale Bahn* zu, sondern die zentralen extrapyramidalen Impulse dürften vielmehr, wie dies H. SPATZ hervorgehoben hat, über kurze Kettenneurone geleitet werden. Es ließ sich lediglich der Nachweis für die Existenz einer längeren, vom vestibulären Lateralkern (DEITERS) bis in das obere Brustmark reichenden vestibulo-spinalen extrapyramidalen Bahn erbringen.

Direkte Faserverbindungen vom Cortex zu den Zellen des Neo- und Paläostriatums lassen sich weder normalanatomisch mit Sicherheit nachweisen, noch führen ausgedehnte Rindenzerstörungen zu sekundären Veränderungen im Striatum, wie man solche bei Vorhandensein von corticostriären Verbindungsbahnen hätte entsprechend der kontralateralen Kleinhirnatrophie erwarten müssen. Demnach sind zur Zeit direkte Verbindungen zwischen dem Cortex und dem Striatum abzulehnen. Gesichert sind dagegen Faserverbindungen vom Thalamus zum Pallidum, wodurch auch eine indirekte über den Thalamus verlaufende Verbindung zwischen dem Cortex und dem Paläostriatum hergestellt ist (s. Abb. 91). Außerdem bestehen Verbindungen zwischen dem Neo- und Paläostriatum. Direkte Verbindungen vom Thalamus zum Neostriatum sind im Gegensatz zu in umgekehrter Richtung verlaufenden Fasern nicht vorhanden (s. Abb. 91). Das Paläostriatum gewinnt im Gegensatz zum Neostriatum über die Linsenkernschlinge direkten Anschluß an den Nucleus ruber, das Corpus subthalamicum und die Substantia nigra. Das Neostriatum besitzt aber infolge der bereits erwähnten zahlreichen Faserverbindungen zwischen ihm und dem Paläostriatum auf dem Umweg über diesen doch Einfluß auf die subthalamischen extrapyramidalen Zentren (Nucleus ruber, Corpus subthalamicum und Substantia nigra). Durch die zentrale Haubenbahn stehen das Paläostriatum, vor allem aber der Nucleus ruber, in direkter Verbindung mit der Oliva inferior und zum Teil auch mit der Substantia reticularis (Tractus rubro- und pallidoolivaris, Tractus rubroreticularis). Der Nucleus ruber steht außerdem durch die Bindearme mit dem gegenseitigen Nucleus dentatus cerebelli in ausgiebigem Faseraustausch (s. Abb. 91). Des weiteren führen vom Nucleus dentatus bzw. fastigii cerebelli Fasern zum vestibulären Lateralkern (DEITERS) und zur Substantia reticularis. Die extrapyramidalen corticalen Zentren sind in dem Feld 8 α, β, δ, dem frontalen Augenfeld, im Feld 19, 22, 6 a α, 6 a β und 3, 1, 2, und schließlich auch in der Area 4 zu suchen.

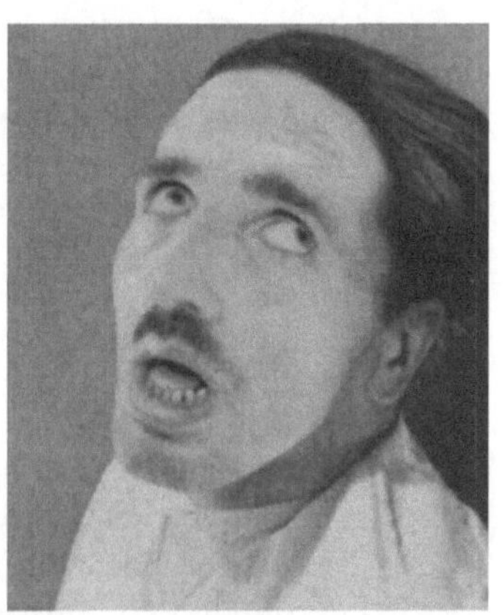

Abb. 92. Schauanfall bei postencephalitischem Parkinsonismus.

Das frontale Augenfeld steht mit den Augenmuskelkernen und durch deren Nervenfasern mit den verschiedenen äußeren Augenmuskeln in Verbindung (siehe Abb. 82).

Als Enthemmungssymptome des Paläostriatums infolge Ausschaltung der neostriären Hemmung treten, wie früher dargelegt wurde (s. S. 149), die extrapyramidalen Hyperkinesen Chorea und Athetose in Erscheinung.

Bei der *Chorea* handelt es sich um *arhythmische, rasch ablaufende*, zwar koordinierte *Zwangsbewegungen*, die jedoch keinen bestimmten Zweck erkennen lassen. Meist zeigen die von der Chorea ergriffenen Gliedmaßen eine gewisse *Hypotonie*. Im Gegensatz zu den choreatischen Bewegungen verlaufen die *athetotischen träge, wurmförmig* und dokumentieren sich an den Fingern und Zehen durch abnorme *Überstreckungen*. Die Athetose ist von abwechselnder Tonussteigerung und Herabsetzung, dem Spasmus mobilis, begleitet. Die Auffassung, daß Läsionen des Caudatums mehr athetotische, solche des Putamens mehr choreatische Hyperkinesen zur Folge haben, hat zwar manches für sich, doch bedarf sie noch weiterer Bestätigung.

Enthemmungsphänomene umschriebener *neostriärer* Läsionen sind der *spastische Schiefhals*, der *Tic facial*, sowie *lokale Muskelspasmen*. Inwieweit auch die Schauanfälle und Respirationskrämpfe der Encephalitis epidemica hierher zu rechnen sind, ist noch nicht sichergestellt (s. Abb. 92).

Die neostriären Hyperkinesen sind auf die durch einen pathologischen Prozeß bedingte *Ausschaltung des Neostriatums* zurückzuführen, das einen hemmenden Einfluß auf das Paläostriatum ausübt und so auf diesem Wege zu einem Freiwerden der paläostriären oder pallidären Automatismen und des hemmenden Einflusses des Pallidums auf das cerebellorubrale System führen, woraus das *hyperkinetisch-hypotonische Syndrom* resultiert. Kommt aber infolge *Schädigung des Pallidums* die pallidäre Hemmung auf das cerebellorubrale System umgekehrt in Wegfall, so tritt das *hypo- bzw. akinetisch-hypertonische Syndrom* in Erscheinung. Die Ausfallserscheinungen von seiten des *Corpus subthalamicum* dokumentieren sich auf Grund pathologisch-anatomischer Befunde in heftigen Schleuderbewegungen der Extremitäten (Ballismus), wobei es sich nicht um Reiz-, sondern vielmehr um Entfesselungserscheinungen von extrapyramidalen Zentren handeln dürfte. Man spricht von *Hemiballismus*, wenn sich die Zwangsbewegungen auf *eine Körperhälfte* von *Monoballismus*, wenn sie sich auf *eine Extremität* (Arm) beschränken, vom *Biballismus* dagegen, wenn *beide Körperhälften* von den Zwangsbewegungen befallen sind.

Werden die Faserverbindungen zwischen Dentatum und Ruber, *der Bindearm, unterbrochen* oder die Nuclei rubri selbst geschädigt, so kann es ebenfalls zu choreatischen und athetotischen Zwangsbewegungen kommen, die dann als *Bindearmchorea* bzw. als *Bindearmathetose* bezeichnet werden.

Ausfall der Nigrazellen, der als Folge der Encephalitis epidemica beobachtet wird, führt zur *Hypo- bzw. Akinese, Rigidität* und *Haltungsanomalien*, einem Zustandsbild, das sich weitgehend mit dem der Pallidumschädigung deckt, was bei der engen Beziehung zwischen Pallidum und Substantia nigra nicht wundernehmen braucht. Die Differentialdiagnose beider Krankheitsbilder ermöglichen gewöhnlich die Vorgeschichte oder zuweilen das Vorkommen von vegetativen Störungen, die beim postencephalitischen *Parkinsonismus* mehr in Erscheinung treten. Es kommen aber auch Krankheitsbilder vor, die sich nur sehr schwer als pallidär bzw. nigral abgrenzen lassen. Genaue histologische Untersuchungen jüngeren Datums zeigten, daß auch die morphologische Differentialdiagnose zuweilen kaum zu stellen ist, da bei den betreffenden Krankheitsbildern sich pallidäre wie nigrale Schädigungen zuweilen weitgehend die Waage halten.

Die *extrapyramidale Rigidität* unterscheidet sich von der *pyramidalen Spastizität* durch den *wächsernen, nicht federnden Dehnungswiderstand*, der an den Widerstand erinnert, den eine Wachskerze dem Abbiegen entgegensetzt. Bei langsamer passiver Streckung der Extremitäten kommt es zu der charakteristischen Trepidation der Beugemuskeln (Zahnradphänomen), die auf einer Störung der reziproken Innervation beruht (mangelnde Innervationsbereitschaft der Agonisten nach Abschluß der Antagonistenkontraktion).

Naturgemäß *fehlen* dem extrapyramidalen Rigor die das Pyramidenbahnsyndrom charakterisierenden *Reflexsteigerungen*, die *Kloni*, die *pathologischen Reflexe* und die *Reflexsynergien*.

Als eine Enthemmung von extrapyramidalen Impulsen werden das „Zwangsgreifen" und „Nachgreifen" aufgefaßt, die bei Stirnhirnprozessen zur Beobachtung kommen. Die Hand des betreffenden Kranken folgt unter Greifbewegungen jedem sich ihr nähernden und dann sich allmählich wieder entfernenden Objekt.

Über spinale extrapyramidale Störungen herrscht noch weitgehende Unsicherheit. Die Existenz einer *spinalen Chorea* dürfte gegenwärtig so gut wie allgemein *abgelehnt* werden, dagegen sprechen die Erfolge der hohen Vorderseitenstrangdurchschneidung zwischen 2. und 3. Halssegment bei schweren choreatischen Zwangsbewegungen für eine Leitung der Zwangsbewegungen innerhalb des Vorderseitenstrangs und zwar gekreuzt wie ungekreuzt.

D. Kleinhirn.

Das *Kleinhirn* zwischen Großhirn und Rückenmark eingeschaltet gewährleistet in erster Linie den *geordneten Ablauf* der *Bewegungen* und den *entsprechenden Tonus* der *Muskulatur*.

Anatomie. Das *Cerebellum* baut sich aus einem phylogenetisch alten, *paläocerebellaren Anteil*, dem unpaaren median gelegenen *Wurm* mit den paarigen *Flocculi*, sowie aus einem paarigen *neocerebellaren Anteil*, den beiden *Hemisphären*, auf.

Der *Kleinhirnwurm* läßt sich durch einzelne Furchen in mehrere Läppchen unterteilen, und zwar der Oberwurm von oral nach caudal fortschreitend in die Lingula, den Lobulus centralis, den Monticulus mit Culmen und Declive, das Folium vermis; der ventral gelegene Unterwurm umfaßt in der gleichen Richtung vorgehend den Nodulus, die Uvula, die Pyramis vermis und endlich das Tuber vermis. An den Kleinhirnhemisphären entsprechen dem Monticulus des Wurmes der Lobus quadrangularis, dem Folium vermis der Flocculus, dem Velum medullare posterius der Nodulus, der Uvula die Tonsille, der Pyramide der Lobus cuneiformis und dem Tuber vermis der Lobus semilunaris inferior.

Nach der *vergleichend-anatomischen Einteilung* von BOLK unterscheidet man nur einen Lobus anterior und posterior, wovon der letztere in den oralen Lobulus simplex und den

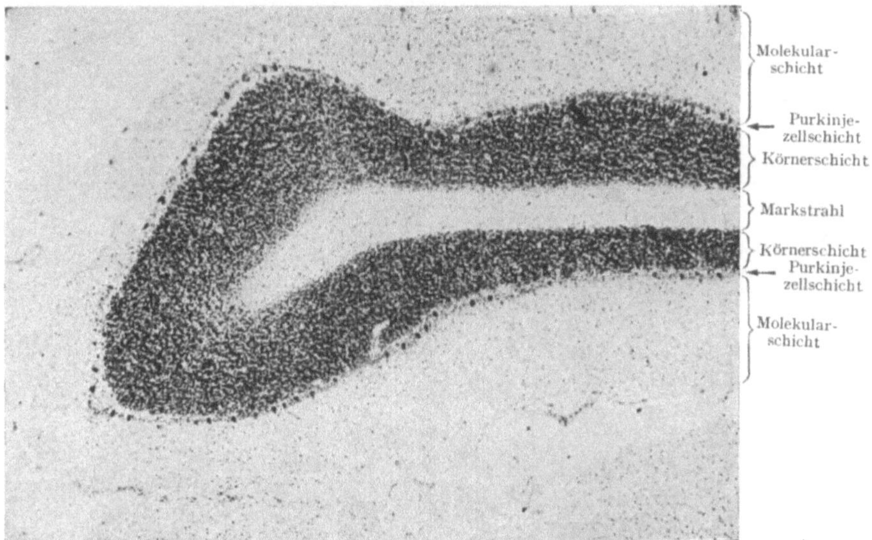

Abb. 93. Cytoarchitektonik der Kleinhirnrinde. Kleinhirnläppchen (Nisslbild).

caudalen Lobulus complicatus untergeteilt wird. An diesem grenzt man den Lobulus medianus posterior desWurmes und den Lobulus lateralis posterior derHemisphäre ab. Der Lobulus lateralis posterior zerfällt schließlich in den Lobus ansiformis mit Crus I und II, den Lobulus paramedianus und in die Formatio vermicularis.

Nur kurz seien die im Kleinhirnmark gelegenen subcorticalen Kleinhirnkerne angeführt, nämlich der völlig im Kleinhirnwurm gelegene Dachkern, Nucleus fastigii oder tegmenti und das mehr im Hemisphärenmark an der Grenze zwischen Hemisphären und Wurm lokalisierte Dentatum, dem noch der Nucleus emboliformis und globosus als abgegrenzte Zellmassen zuzurechnen sind.

Histologisch ist die *Kleinhirnrinde* im Vergleich zur Großhirnrinde gleichmäßig gebaut. Es folgen von außen nach innen: 1. die Molekularschicht, 2. die PURKINJE-Zellschicht als einfache Zellage, 3. die Körnerschicht und 4. der Markstrahl (s. Abb. 93). Für die großen PURKINJE-Zellen ist die hirschgeweihförmige Aufzweigung ihrer Protoplasmafortsätze charakteristisch, um die sich die Neuriten von cerebello-petal ziehenden Fasern, die vor allem aus der Hauptolive stammen, herumranken und aufsplittern (s. Abb. 94). Die Neuriten der PURKINJE-Zellen verlaufen zu den subcorticalen Kleinhirnkernen, und zwar in erster Linie zum Dentatum. Die Körnerzellen dagegen senden ihre Neuriten umgekehrt in die Molekularschicht. Die einzelnen PURKINJE-Zellen stehen durch Verbindungszellen der Molekularschicht weitgehend miteinander in Verbindung, wodurch die Übertragung eines in einem Neuriten zentripetal verlaufenden Reizes auf eine größere Zahl von PURKINJE-Zellen gewährleistet ist. Die zu den PURKINJE-Zellen ziehenden Achsencylinder enden an diesen unter Aufsplitterung zu sog. Endkörben (s. Abb. 94 und 95).

Mit dem übrigen Zentralnervensystem steht das Kleinhirn durch die *drei Kleinhirnarme* in Verbindung (s. Abb. 96). Die *caudalen Kleinhirnarme*, Brachia cerebelli ad medullam oblongatam, Corpora restiformia oder Strickkörper, enthalten (s. Abb. 65a)

1. Fasern, die nach teilweiser Kreuzung aus der Hauptolive in die dorsalen Abschnitte des Kleinhirnwurmes ziehen, den *Tractus olivo-cerebellaris,*

2. den *Tractus spinocerebellaris dorsalis* (FLECHSIG), der in den oralen und dorsalen Wurmabschnitten endigt,

3. Fasern aus den sensiblen Hirnnervenkernen von Oblongata und Pons, vor allem aus den Vestibulariskernen zum Kleinhirn, die *indirekte sensorische Kleinhirnbahn* oder *Tractus nucleocerebellaris,*

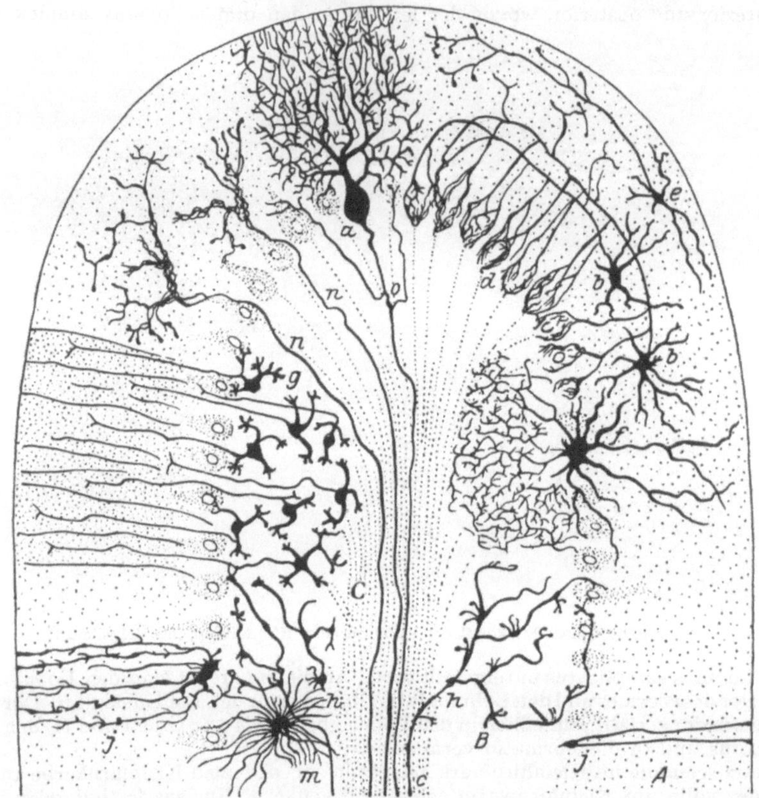

Abb. 94. Halbschematische Darstellung einer Kleinhirnwindung der Säugetiere im Transversalschnitt nach JAKOB. *A* Molekularschicht; *B* Körnerschicht; *C* Mark; *a* Purkinjezelle; *b* Korbzelle; *c* Purkinjeaxone; *d* Faserkörbe; *e* äußere Sternzellen; *f* große Zelle der Körnerschicht mit kurzen Axonen; *g* Körner mit ihrem Achsenzylinder; *h* Moosfasern; *i* BERGMANNsche Zellen; *m* protoplasmatische Glia der Körnerschicht; *n* Kletterfasern; *o* Kollaterale der Purkinjezellen nach JAKOB.

4. primäre Neurone der sensiblen Hirnnerven in erster Linie Vestibularisfasern ohne Unterbrechung zum Kleinhirnwurm, die *direkte sensorische Kleinhirnbahn,*

5. Fasern aus den Hinterstrangskernen zum Kleinhirnwurm, die *indirekte Hinterstrangskleinhirnbahn* oder *Tractus bulbocerebellaris,*

6. Hinterstrangsfasern direkt ohne Unterbrechung zum Kleinhirnwurm, die *direkte Hinterstrangskleinhirnbahn,* deren Existenz jedoch noch keineswegs gesichert ist,

7. *cerebellonucleare Bahnen* aus dem Nucleus fastigii zum lateralen und dorsalen Kern des N. vestibularis *(Tractus cerebellotegmentalis bulbi).*

Die *mittleren Kleinhirnarme,* Brachia cerebelli ad pontem oder kurz Brückenarme, vermitteln im wesentlichen die Verbindung zwischen den motorischen

Großhirnrindenzentren und dem Kleinhirn und enthalten die von den Brückenkernen zur Rinde der gekreuzten Kleinhirnhemisphäre verlaufenden Bahnen,
Tractus ponto-cerebellares, welche die Anschlußbahnen der von der Großhirnrinde
zu den Brückenkernen ziehenden Bahnen, fronto-, centro-, temporo-, parieto-
und occipitopontinen Bahnen, darstellen. Cerebellofugal zieht im Brückenarm
der Tractus cerebellotegmentalis zum Nucleus reticularis tegmentalis pontis.

In den *oberen Kleinhirnarmen,* Brachia cerebelli ad corpora quadrigemina,
Brachia conjunctiva oder Bindearmen, verlaufen zentrifugale Fasern aus dem
Dentatum nach Kreuzung unter-
halb des Vierhügels (Bindearmkreuzung) hauptsächlich zum
Nucleus ruber (*Tractus cerebellotegmentalis mesencephali*) und
nur zum geringen Teil direkt
zu den caudolateralen Abschnitten des Thalamus. Dazu kommen
noch der auf dem Umwege über
Oblongata, Pons und Mesencephalon zu den caudalen Wurmabschnitten ziehende Tractus
spinocerebellaris ventralis (Go-
WERS) und der Tractus tectocere-
bellaris. Von den cerebello-
fugalen Bahnen des vorderen
Kleinhirnstieles seien noch erwähnt der Fasciculus cerebello-
bulbaris (Hakenbündel) aus dem
Nucleus fastigii zum DEITERS-
schen Kern sowie zu den motorischen Oblongatakernen, möglicherweise auch Verbindungen
zwischen Dentatum und den
Oculomotoriuskernen.

Wegen der engen Verbindung
zwischen einer Großhirnhemisphäre
mit der kontralateralen Kleinhirnhemisphäre hat eine schwere Zerstörung einer Großhirnhemisphäre
eine ausgesprochene Atrophie der
gegenüberliegenden Kleinhirnhemi-

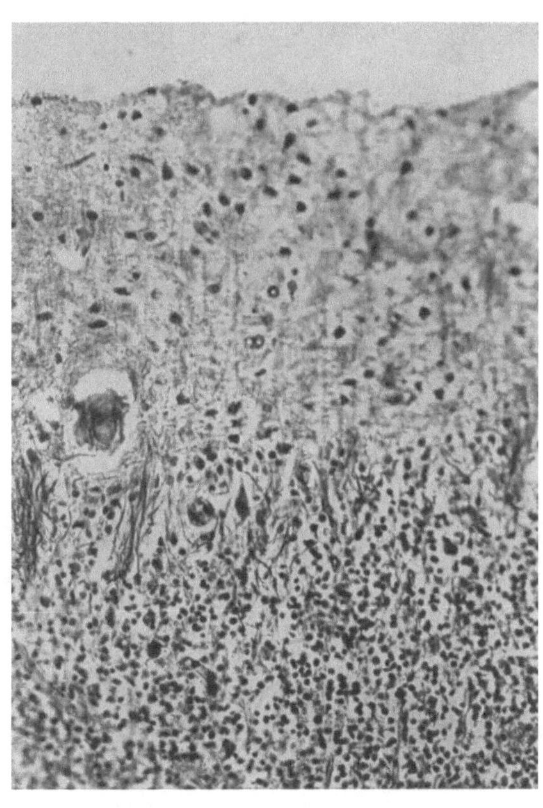

Abb. 95. Leere Faserkörbe bei Purkinjezellatrophie
(Bielschowskyfärbung).

sphäre zur Folge. Die cerebellospinalen Bahnen, die über den Nucleus ruber des Mittelhirns
verlaufen, stehen infolge ihrer doppelten Kreuzung mit der gleichseitigen Körperhälfte in
Beziehung. Die *Läsion* einer *Kleinhirnhemisphäre* dokumentiert sich dementsprechend in
herdgleichseitigen Ausfallserscheinungen. Vegetative cerebello-spinale Bahnen sind noch
keineswegs sichergestellt.

Symptomatologie und Pathophysiologie. Aus der *akuten Ausschaltung einer
Kleinhirnhälfte* (Malacie, Tumormetastase, Hämorrhagie oder operative Entfernung) resultiert zunächst eine *initiale, totale, mit Areflexie gepaarte, schlaffe,
homolaterale Hemiplegie (cerebellare Hemiplegie* von L. MANN). Die Läsion einer
Kleinhirnhemisphäre dokumentiert sich in seitengleichen Ausfallserscheinungen,
da, wie bereits eingangs in den anatomischen Vorbemerkungen angegeben,
die cerebello-rubrospinale Bahn eine doppelte Kreuzung durchmacht. Die
Knochen- und Sehnenphänomene sowie die Haut- und Schleimhautreflexe
kehren, wenn sie anfangs überhaupt fehlen, bereits nach einigen, ungefähr zwei

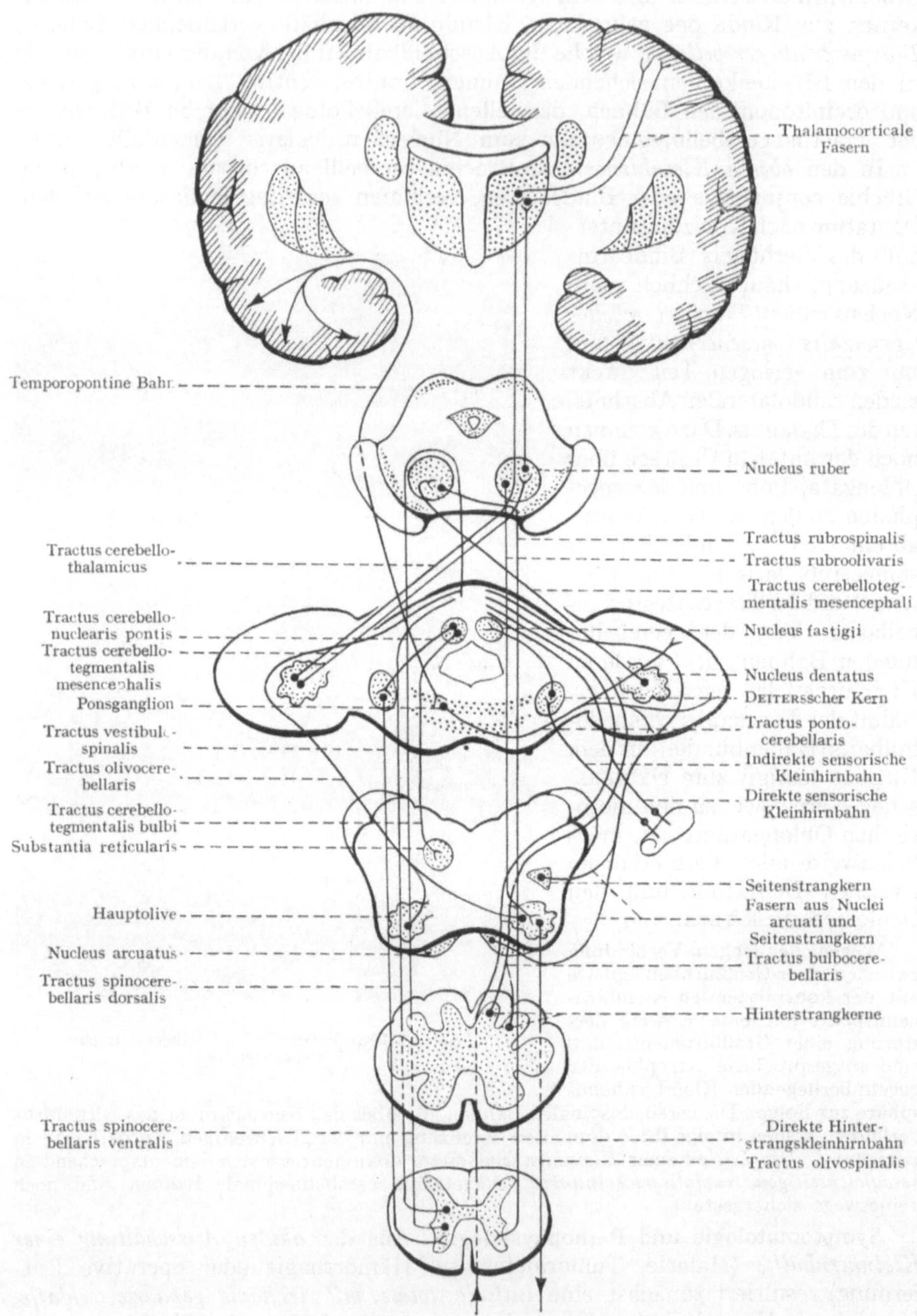

Abb. 96. Schema der Verbindungsbahnen zwischen den verschiedenen Kleinhirnzentren und dem übrigen Zentralnervensystem.

Wochen wieder und lediglich der Muskeldehnungsreflex bleibt, wenn auch nicht völlig aufgehoben, so doch längere Zeit stark herabgesetzt (*cerebellare Hypotonie*).

Nach ungefähr 4—6 Wochen kommt es dann zur Wiederkehr der willkürlichen Beweglichkeit der herdgleichseitigen Extremitäten und die initiale schlaffe Lähmung bildet sich zu einer *Hemiparese* zurück, die sich durch die ausgesprochene *Hypotonie* und das *Fehlen des Prädilektionstypus* von der cerebralen Hemiparese unterscheidet. Zu einer Steigerung des Muskeldehnungsreflexes und der übrigen spinalen Reflexe oder zu sonstigen Pyramidenbahnsymptomen wie zum Auftreten von Bewegungssynergien, führt die cerebellare Hemiparese im Gegensatz zur cerebralen Hemiparese auch in ihrem weiteren Verlaufe nicht, vorausgesetzt natürlich, daß sich eine Mitschädigung der Pyramidenbahn ausschließen läßt. Ernstliche Schwierigkeiten dürfte demnach die Differentialdiagnose zwischen cerebellarer und cerebraler Hemiplegie nur bei akuten Schädigungen, und zwar lediglich im Initialstadium bereiten, doch dürften ein stärkeres Ausmaß von Hypotonie und das Fehlen des Prädilektionstypus meist eine cerebellare Hemiplegie wenigstens nahelegen.

Das Charakteristikum der schlaffen Lähmung, nämlich Schlaffheit der gelähmten Muskeln — durch Palpation leicht nachweisbar — infolge des stark herabgesetzten Muskeldehnungsreflexes, der Überstreckungen und Überbeugungen ohne weiteres zuläßt, kommt sowohl der peripherischen motorischen wie der cerebellaren Lähmung zu, doch fehlen der letzteren, wie bereits hervorgehoben, der Verlust der Sehnenreflexe und der faradischen Erregbarkeit sowie der ausgesprochene Muskelschwund.

Ausdruck der *cerebellaren Hypotonie*, die sich bei der cerebellaren Hemiplegie, wie eben erwähnt, in auffallenden Überstreckungen und Überbeugungen kundgibt, ist auch die Verlangsamung der Muskelkontraktionen, die von GORDON HOLMES durch myographische Registrierung mit $1/_5$ Sek. berechnet wurde. Die bei Kleinhirnläsionen zuweilen auftretende Verlangsamung der Sprache (*Bradylalie*) dürfte speziell auf eine Hypotonie der Sprachmuskulatur zurückzuführen sein. Auch das Auftreten des REBOUND-Phänomens, das bei Kleinhirngeschädigten am herdgleichen Arme nicht so selten zu beobachten ist, dürfte mit der cerebellaren Hypotonie in Zusammenhang zu bringen sein. Läßt man einen Kleinhirnkranken im herdgleichen Ellenbogengelenk gegen einen größeren Widerstand eine Beugung ausführen und gibt dann diese Beugung plötzlich, für den Kranken unerwartet, frei, so erfolgt infolge der Hypotonie und des aus dieser resultierenden Wegfalles der antagonistischen Bremsung durch die Strecker die Beugung abrupt, wobei die Hand mit Wucht gegen den Oberarm oder gegen die Brust geschleudert wird. Desgleichen schießt bei einer Pronationsbewegung der beiden horizontal vorgestreckten und supinierten Hände der Daumen der kleinhirnkranken Seite über sein Ziel hinaus und macht nicht bei der vollendeten Pronation Halt, sondern sinkt noch tiefer ab. Der gleiche Mechanismus dürfte bei der Steigetendenz der horizontal vorgestreckten supinierten Hände mit eine Rolle spielen, indem auf der herdgleichen Seite infolge der Hypotonie die antagonistische Bremsung der Armsenker wegfällt, was sekundär zu dem Ansteigen des herdgleichen Armes führt.

Während sich die der akuten Ausschaltung des Kleinhirns unmittelbar folgende totale Aufhebung der willkürlichen Beweglichkeit und die an diese sich anschließende Parese ohne weiteres auf den Ausfall der efferenten corticoponto-cerebello-rubro-(olivo-)spinalen Bahnen, welche in den extrapyramidal motorischen Rindenfeldern $6a\alpha$, $6a\beta$, 3, 1, 2, $5a+b$, 19 und 22 entspringen und von diesen über das Brückengrau, die Kleinhirnrinde, die subcorticalen Kleinhirnkerne, den roten Kern, die Substantia reticularis tegmenti, den DEITERSschen Kern zum spinalen Vorderhorngrau ziehen, zurückführen lassen, ist es schwer zu sagen, bis zu welchem Grade die länger anhaltende cerebellare Hypotonie und vor allem die aus der Parese sich entwickelnde cerebellare statische und kinetische Ataxie, von denen anschließend die Rede sein wird, nur auf die Unterbrechung dieser efferenten cortico-cerebello-spinalen Fasern bezogen werden können. Für das Auftreten der cerebellaren Hypotonie sowie der kinetischen und statischen Ataxie dürfte mit größter Wahrscheinlichkeit auch der Ausfall der cerebellaren reflektorischen Funktionen, die an die Integrität des subcorticalen spino- und vestibulo-cerebello-rubro- bzw. DEITERSschen spinalen Reflexbogen gebunden sind, mit in Betracht kommen. Für die aus der Kleinhirnläsion resultierende statische und kinetische Ataxie dürfte schließlich auch der Ausfall der über das Cerebellum zum Cortex ziehenden afferenten spino-cerebello-rubro-thalamo-corticalen Fasern mit verantwortlich sein.

Wie bereits angedeutet, stellen sich in dem gleichem Ausmaße, in welchem die auf die initiale schlaffe Lähmung folgende Parese weicht, statische und kinetische Koordinationsstörungen ein, die anfänglich mehr oder weniger der Hinterwurzelataxie gleichen und unter anderem in einer Überinnervation bestehen, die als *cerebellare Hyper-* und *Dysmetrie* bezeichnet wird.

An der oberen Extremität manifestiert sich die cerebellare Hypermetrie beim Bilden der Greifzange, indem die Hand beim Ergreifen eines Gegenstandes, und zwar bei Annäherung desselben übermäßig weit geöffnet und beim Schließen der Gegenstand krampfhaft ergriffen wird. Beim Schreiben äußert sich die cerebellare Hypermetrie in der *Megalographie* und in einer irregulären Schrift, infolge zu starken Druckes kommt es beim Schreiben zum Durchbohren des Schreibpapiers und zum Abbrechen der Bleistiftspitze. Beim Zeichnen und Schreiben wird mit der Hand der Herdseite zu weit nach außen geschrieben und die einzelnen Striche werden überdehnt. Wird die herdgleiche Hand zum Munde geführt, so schlägt sie zuweilen mit einer mehr oder minder großen Wucht ins Gesicht.

Auf cerebellaren Tonusveränderungen beruhen auch bei halbseitiger Kleinhirnläsion die herdgleichseitige *Pronationstendenz*, sowie die herdgleichseitige *Steige-* und *Divergenzreaktion*, die in einer Pronation, in einem langsamen Ansteigen und allmählichen Abweichen der homolateralen Hand nach außen bestehen. Streckt ein Kranker mit halbseitiger Kleinhirnläsion bei geschlossenen Augen seine beiden Hände in Supinationsstellung senkrecht in die Höhe, so stellt sich gar nicht so selten die herdseitige Hand mit der Handfläche sagittal, d. h. sie begibt sich in eine Mittelstellung zwischen Pronation und Supination, ein Verhalten, das gleichfalls auf cerebellare Tonusstörungen zurückzuführen sein dürfte. Die gleiche Genese dürften die bei halbseitiger Kleinhirnläsion relativ häufig vorkommenden abnormen Kopfhaltungen haben, die sich in einer Neigung des Kopfes nach der Schulter der Läsionsseite und in einer Drehung des Gesichtes nach der gesunden Seite manifestieren.

Beim Gang wird das Schwungbein gegen Ende der Schwungphase mit zu großer Wucht stampfend aufgesetzt und umgekehrt zu Beginn der Schwungphase stark emporgeschleudert. Die Überinnervation läßt sich beim *Zeigefinger-Nasenversuch*, beim *Finger-Fingerversuch*, wobei der Kranke bei geschlossenen Augen mit der Zeigefingerspitze die Nasenspitze bzw. die Zeigefingerspitze der anderen Hand zu treffen hat, und beim *Knie-Hackentest*, bei dem der Kranke bei geschlossenen Augen mit der Ferse die Kniescheibe des anderen Beines zu treffen hat, bcsonders in die Augen fallend aufzeigen, indem bei abnorm im Knie gebeugtem Bein die Ferse oberhalb der Patella aufgesetzt wird. Ein weiterer Test zum Nachweis der Hypermetrie ist den in Rückenlage befindlichen Kranken sein Bein erheben und einen etwa 50 cm über der Horizontalen liegenden Punkt berühren zu lassen, wobei sich dann die Hypermetrie in der Beugung des Oberschenkels und der brüsken Extension des Beines kundgibt.

Bei zusammengesetzten Bewegungen fehlt dem Kleinhirnkranken die gleichzeitige Innervation der kooperierenden Muskelgruppen (*cerebellare Asynergie*), wodurch die Hand beim Faustschluß umklappt und die Erhebung des Oberarmes beim Führen der Hand zum Mund wegfällt. Auf der cerebellaren Asynergie beruht auch die Unfähigkeit des Kleinhirnkranken, sich aus der horizontalen Rückenlage ohne Abheben der Beine aufzurichten. Der Kleinhirnkranke hebt an Stelle des Rumpfes die unteren Extremitäten von der Unterlage ab, wobei diese noch steil in die Höhe fahren. Beim Knien erfolgt auf der Herdseite die Beugung der Hüfte vor der Beugung der Knie. Da die zum Stehen, Gehen und auch zum Sitzen erforderlichen Synergien bei Kleinhirnkranken nicht gewährleistet sind, kommt es zu dem charakteristischen breitbeinigen torkeligen Seemannsgang bzw. zu einem geringgradigen Schwanken der Kleinhirnkranken und bei sehr akuten und ausgedehnten Läsionen zur *Abasie, Astasie* und sogar zur *Akathisie*. An den oberen Extremitäten erweisen sich die Störungen wesentlich geringer als an den unteren, doch unterbleibt zuweilen beim *Gang* die *Pendelbewegung* des *herdgleichseitigen Armes* oder es ist zumindestens die normale Harmonie der Armmitbewegungen *gestört*. Beim Stehen auf einem Bein wird manchmal der Körper nach einer Seite verlagert und beim Gang fällt nicht so selten ein *Zurückbleiben* des *Rumpfes* gegenüber den *Beinen* auf. Beim *Wippen* fehlt zuweilen das *Abheben* der *Ferse* auf der *Herdseite* oder es kommt beim *Schunkeln* zu einem *Abheben* der *Gesäßhälfte* auf der *Herdseite (positive Wipp- bzw. Schunkelreaktion)*. Ebenso läßt der Kleinhirnkranke bei *forcierter Dorsalflexion* des *Kopfes* zuweilen die *Beugung* im *Knie-* und *Fußgelenk vermissen*, die beim Gesunden an die forcierte Rückwärtsbeugung des Kopfes gebunden ist und ein Umfallen nach hinten verhindert.

Eine *Störung des cerebellaren Tonusgleichgewichtes unter den antagonistisch wirkenden Muskelgruppen* liegt der *cerebellaren Anisothenie* zugrunde, die sich am besten durch den BARANYschen *Zeigeversuch* nachweisen läßt. Der Kranke hat mit seinem gestreckten Zeigefinger bei geschlossenen Augen und gestrecktem Arm den Zeigefinger des Untersuchers zu treffen, wobei der Kranke entweder die betreffende Hand bis zur Senkrechten erhebt und seinen Zeigefinger von oben auf den Finger des Untersuchers auflegt, oder der Kranke senkt die betreffende Hand senkrecht nach abwärts und kommt von unten her an den Zeigefinger des Untersuchers heran. Dabei ist es wesentlich, daß der Kranke bei dieser Prüfung bequem und gerade im Stuhle sitzt. Wünscht man die Resultate dieser Untersuchung festzulegen, so setzt man den Kranken bequem und vor allem gerade vor ein Tischchen, auf dem ein länglicher Streifen Papier liegt.

Auf diesem wird ein Pfeil senkrecht zur Längsseite des Papierrandes aufgezeichnet; diesen Pfeil hat der Kranke zunächst bei offenen Augen mit seinem bis zur Senkrechten erhobenen Zeigefinger zu treffen. Dann wird dieser Versuch bei geschlossenen Augen mehrmals wiederholt und die eventuellen Abweichungen auf dem Papier durch Pfeile vermerkt, die der Reihenfolge entsprechend laufende Nummern tragen. So kann dann der Leser später sich ein genaues Bild von der Störung machen, und zwar sowohl hinsichtlich Richtung wie Grad. Dem Gesunden gelingt es meist ohne weiteres, bei geschlossenen Augen den Finger bzw. den aufgezeichneten Pfeil zu treffen, während der Kleinhirnkranke bald mehr nach außen, bald mehr nach innen mit dem Zeigefinger der Herdseite vorbeizeigt. Nach meinen eigenen Erfahrungen überwiegt im allgemeinen das Vorbeizeigen der herdgleichen Hand nach außen, was der Abduktionstendenz nach

Kleinhirnläsion entspricht. Eine nähere Lokalisation der cerebellaren Tonuszentren für Einwärts-, Auswärts-, Abwärts- und Aufwärtstonus läßt sich beim Menschen nach eigenen klinischen, bioptischen und autoptischen Beobachtungen noch nicht durchführen. Fallneigung nach der Herdseite läßt sich bei Kleinhirnhemisphärenschädigungen relativ häufig feststellen, während ein Wechsel zwischen der Fallneigung nach der Herdseite und der herdkontralateralen Seite, wie er im Schrifttum vermerkt ist, trotz wiederholter darauf gerichteter Untersuchungen bei unseren Kranken nicht nachweisbar war. Ein Fallen nach hinten bei Läsion im vorderen Wurmabschnitt und ein Fallen nach vorne bei Läsion im caudalen Wurmabschnitt konnten wir nur in vereinzelten Fällen feststellen. Im allgemeinen überwog bei unseren Wurmläsionen die Fallneigung nach hinten, ganz gleich, ob die Läsion im oralen oder caudalen Wurmabschnitt gelegen war. Ein Abweichen beim Gang mit geschlossenen Augen zählt zu den häufigeren Symptomen der Kleinhirnläsion. Eine meiner Kranken empfand das Abweichen der herdgleichen Hand nach außen besonders unangenehm beim Klavierspiel.

Zum Nachweis von Koordinationsstörungen an den oberen Extremitäten, die im wesentlichen auf einer Störung des harmonischen Zusammenspiels von Agonisten und Antagonisten beruhen, läßt man den Kleinhirnkranken in rascher Aufeinanderfolge einander entgegengerichtete Bewegungen, wie Pronations- und Supinationsbewegungen, ausführen, die dem Kleinhirnkranken im Gegensatz zum Gesunden nicht gelingen. Je nachdem diese einander entgegengesetzt gerichteten Bewegungen gar nicht oder nur unvollkommen ausgeführt werden können, spricht man von *Adiadochokinese* bzw. *Dysdiadochokinese*. Natürlich muß eine entsprechende Bewertung dieses Symptoms eine Parese der beteiligten Muskeln, einen Rigor usw. ausschließen. Ebenso schwer wie die *kinetische* erweist sich beim Kleinhirnkranken die *statische Koordination gestört*, weshalb weder Arm noch Bein in einer bestimmten vorhergegebenen Stellung ruhig gehalten werden können, sondern unregelmäßige Bewegungen um die Ruhestellung nach den verschiedensten Richtungen ausführen. Ganz besondere Schwierigkeit bereitet dem Kleinhirnkranken mit statischer Koordinationsstörung die Fixation eines Gliedes bei plötzlicher Änderung der äußeren Bedingungen. Wird von einem mit einem Gewicht belasteten und horizontal vorgestreckten Arm ganz plötzlich das Gewicht weggenommen, so ist der Kranke nicht in der Lage, die Innervation diesen plötzlich veränderten Bedingungen anzupassen und die für die Fixation des Armes unbedingt erforderliche rasche Verminderung des Innervationsgrades des Hebemuskels und die vermehrte Innervation der Armsenker vorzunehmen, weshalb infolge der fortdauernden Überinnervation der Armheber der Arm über die Horizontale in die Höhe emporschnellt.

Im weiteren Verlaufe der Kleinhirnläsion geht diese einer Hinterwurzelataxie anfangs weitgehend gleichende Koordinationsstörung in die für die *Kleinhirnschädigung typische Form* der *Koordinationsstörung* über, die auf einer in *regelmäßigen Perioden zergliederten, alternierenden Innervation* von *Agonisten* und *Antagonisten* beruht und in einem *reziproken Verhalten* von *Agonisten-* und *Antagonisteninnervation* besteht. Diese *typische cerebellare Koordinationsstörung* manifestiert sich sowohl *bei statischen wie kinetischen Leistungen* in *rhythmischen Perioden*, in welchen der *Agonist tätig* ist, *während* der *Antagonist ruht* und *umgekehrt*, wodurch das betreffende Glied in regelmäßigen Ausschlägen um die Ruhelage herumpendelt. Je nach dem Grade dieser Exkursionen spricht man von *statischem Tremor* und von *statischem Wackeln* oder grobschlägigem statischem Tremor. Etabliert sich die Koordinationsstörung an einem mehrachsigen Gelenk, so kommt es zu Oszillationen um dessen verschiedene Achsen. Der erhobene Arm bzw. das erhobene Bein zittert und wackelt auf und ab, nach innen und außen und rotiert außerdem noch um seine Längsachse ein- und auswärts. Bei *Bewegungen* kommt noch eine *Unterbrechung* der *Bewegung* in *regelmäßigen Perioden* durch *Gegenschläge* der *Antagonisten* hinzu. Der statische und kinetische Tremor hängen außerdem noch weitgehend von der Kompliziertheit der gestellten Aufgabe ab, indem er bei einfachen Bewegungen so gut wie völlig fehlen kann, während er bei schwierigeren Aufgaben mehr oder minder deutlich in Erscheinung tritt. So kann das Bein ohne irgendwie nachweisbares Wackeln von der Unterlage abgehoben werden, während dagegen beim Knie-Hackentest die Koordinationsstörung sofort sichtbar wird. Ebenso kann der Arm ohne irgendein Zittern erhoben und gebeugt werden, während beim Zeigefinger-Nasenversuch der Tremor sofort in Erscheinung tritt. In leichteren Fällen macht sich die Bewegungsstörung nur bei Zielbewegungen, und zwar erst gegen Ende derselben bemerkbar. Beim Zeigefinger-Nasenversuch kann demnach der Tremor erst in dem Augenblick einsetzen, in dem die Zeigefingerspitze bereits die Nase erreicht hat (Intentionstremor). Die Zielbewegung kann auch kurz vor dem Ziele ins Stocken geraten oder sogar völlig zum Stillstand kommen (*Bradyteleokinese*). Der statische und kinetische Tremor ist außer an den Extremitäten auch am Rumpf, Kopf, an der Zunge und am Gaumensegel sowie an den Augen in Form von nystagmusähnlichen Ausschlägen nachweisbar, die sich aber vom echten Nystagmus durch die gleichmäßigen Ausschläge nach beiden Seiten und somit durch das Fehlen der für den Nystagmus charakteristischen schnellen und langsamen Komponente unterscheiden, weshalb man nicht von einem echten cerebellaren Nystagmus sprechen kann. Der Tremor tritt nur dann auf, wenn von dem betreffenden Kranken eine statische oder kinetische Leistung gefordert wird, während er in völliger Ruhe fehlt. Es handelt sich also im Gegensatz zum Tremor der *Parkinson*kranken nicht um einen Ruhetremor im strengen Sinne des Wortes, sondern um einen an eine zu erfüllende statische und kinetische Leistung gebundenen Tremor, der daher, wenn auch nicht mit vollem Recht, als Intentionstremor bezeichnet wird. Diese Bezeichnung trifft jedoch nicht das Wesentliche dieses Tremors, da dieser nicht nur bei willkürlich intendierten statischen und kinetischen Leistungen, sondern gerade auch bei willkürlichen statischen Leistungen in Erscheinung tritt. Bei der chronisch progressiven Degeneration der PURKINJE-Zellen, bei der PURKINJE-Zellatrophie (s. Abb. 97), kann der Wackeltremor ganz groteske Ausmaße annehmen. Nur bei absoluter Ruhe in einem völlig ruhigen Raume und vor allem im Schlafe sistiert dieser Tremor völlig, um aber schon beim geringsten Geräusch, wenn die Krankenschwester das Zimmer betritt oder die Aufmerksamkeit des Kranken sonst irgendwie in Anspruch genommen wird, sofort wieder einzusetzen, wobei nicht im entferntesten eine statische oder kinetische Leistung gefordert zu werden braucht.

Der Kleinhirnrinde fließen von den Receptoren der gesamten Körperperipherie und des Labyrinthorgans afferente Erregungen auf dem Wege 1. des Tractus spinocerebellaris dorsalis (FLECHSIG) und ventralis (GOWERS), 2. der aus den Hinterstrangskernen und dem Nucleus fasciculi lateralis stammenden Fasern, 3. der vestibulocerebellaren Bahn und vielleicht auch der noch fraglichen direkten Hinterstrangs-Kleinhirnbahn zu, gelangen dann von dieser zunächst zu den subcorticalen Kleinhirnkernen und -bahnen sowie zu den Zellen des roten Kernes. Von diesen aus erreichen sie durch die rubrocorticale Bahn zum Teil direkt den Cortex, zum Teil durch das Haubenbündel des roten Kernes den Thalamus und erst über diesen schließlich indirekt den Cortex (s. Abb. 96). Über die Endstätten der cerebello-rubro-thalamo-corticalen Verbindungen sind

wir so gut wie nicht unterrichtet, von DÉJÉRINE werden diese im Scheitellappen,
von O. VOGT in der vorderen Zentralwindung und von v. MONAKOW im Stirnhirn
vermutet. Die Einschaltung des Kleinhirns in das afferente Bahnensystem
der Körpersensibilität hat zur Folge, daß das plötzliche Ausscheiden des Kleinhirns eine mehr oder minder ausgesprochene Herabsetzung der Sensibilität
zunächst für sämtliche Empfindungsqualitäten verursacht. Im weiteren Verlauf
kommt es jedoch sehr rasch zur völligen Wiederkehr der Berührungs-, Schmerz-
und Temperaturempfindung, während das Wahrnehmungsvermögen von Glied-
stellungen und Bewegungen sowie in erster Linie der Kraftsinn, der sich am
einfachsten durch Gewichtschätzen ohne Aufliegen der schätzenden Hand

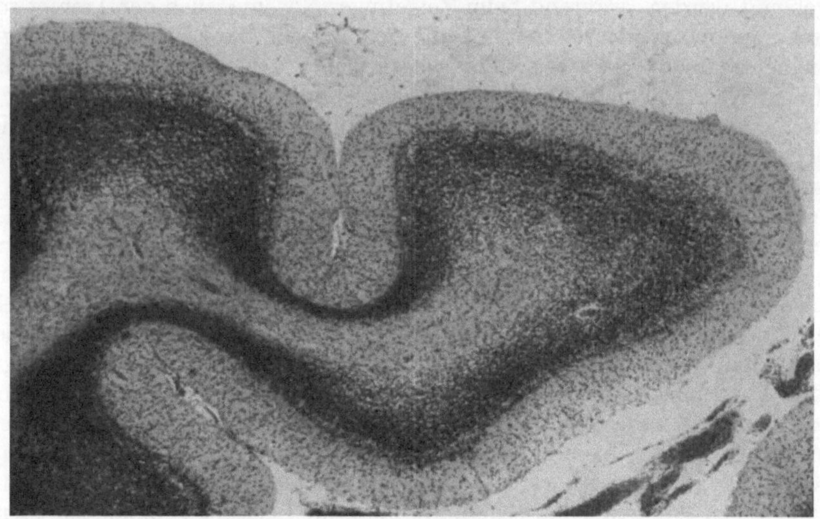

Abb. 97. Ausfall der Purkinjezellen bei Purkinjezellatrophie (Nisslfärbung).

prüfen läßt, lange Zeit, zuweilen sogar dauernd in Mitleidenschaft gezogen sind.
So kommt es nicht selten zu einem Unterschätzen von Gewichten auf der herdgleichen Hand. Legt man einem Kranken mit Kleinhirnläsion je ein Gewicht
von gleicher Schwere und Größe auf jede frei vorgestreckte Hand, so wird bei
geschlossenen Augen das Gewicht auf der Seite der Kleinhirnläsion als leichter
geschätzt. Ein Überschätzen des Gewichtes auf der Herdseite konnten wir so gut
wie nicht feststellen. Natürlich ist bei der Bewertung des Untersuchungsergebnisses
zu berücksichtigen, daß der Rechtshänder im allgemeinen dazu neigt, Gewichte
rechts etwas zu unterschätzen. Während auf der gesunden Seite Gewichts-
unterschiede von 20 g noch erkannt werden, ist das Unterscheidungsvermögen
von Gewichten auf der herdgleichen Seite herabgesetzt und es werden erst
Differenzen von 50—100 g wahrgenommen. Der strikte Beweis, daß die Störungen
im Gewichtschätzen nicht allein auf den Ausfall von spino-cerebello-rubro-
corticalen Erregungen, sondern im wesentlichen auf die cerebellare Hypotonie zurückzuführen sind, steht meiner Meinung nach zur Zeit noch aus. Liegt die Kleinhirnläsion, z. B. die operative Entfernung einer Kleinhirnhemisphäre, Jahre
zurück, so läßt sich auch keinerlei Störung des Kraftsinnes mehr nachweisen.
So zeigte ein 16jähriges Mädchen, bei dem von Prof. FOERSTER 10 Jahre vorher
wegen eines Astrocytoms die eine Kleinhirnhemisphäre bis in den Wurm hinein
entfernt werden mußte, selbst bei genauer klinischer Sensibilitätsprüfung, bei
der besonderes Gewicht auf die Prüfung des Kraftsinnes, des Muskel- und Gelenk-

sinnes gelegt wurde, keinerlei Abweichen von der Norm. Anscheinend kann die Großhirnrinde, und zwar vermutlich deren frontale Abschnitte den Ausfall der einen Kleinhirnhemisphäre weitgehendst kompensieren. (Untersuchung der sensiblen Hirnnerven hätten vielleicht noch Störungen aufgedeckt.)

Wiederholt werden bei Kleinhirnläsionen *Raumwahrnehmungsveränderungen* angegeben, die sich in einem Schief- bzw. Verzerrtsehen der Umwelt dokumentieren und zum Teil auf Tonusveränderungen der Augenmuskeln beruhen dürften. Da diese Störungen den bei Vestibularis- und Stirnhirnaffektionen auftretenden Störungen gleichen, läßt sich eine Fernwirkung nicht ausschließen, weshalb man nicht von einem echten Kleinhirnsymptom sprechen kann. Ebensowenig zählt der *Kleinhirnschwindel*, der ebenso wie der labyrinthäre Schwindel ein echter Drehschwindel ist, zu den Kleinhirnsymptomen im strengen Sinne des Wortes, denn er fehlt bei reinen, nicht durch Nachbarschafts- oder Fernwirkungen komplizierten Kleinhirnschädigungen, wie bei den cerebellaren Agenesien und Aplasien, und wird umgekehrt gerade bei Kleinhirngeschwülsten beobachtet, bei denen sich eine Fernwirkung auf die Vestibulariskerngebiete bzw. auf die vestibulocerebellaren Bahnen meist nicht ausschließen läßt. Man hat daher korrekterweise nicht von einem cerebellaren, sondern zumindesten von einem vestibulo-cerebellaren Schwindel zu sprechen.

Kranke, die an diesem vestibulocerebellaren Schwindel leiden, haben das Gefühl, ihre Umgebung würde sich von der kranken nach der gesunden Seite drehen. Stichhaltige Argumente, die dafür sprechen würden, daß bei intra-cerebellaren Geschwülsten der Kranke das Gefühl habe, sein eigener Körper rotiere von der kranken nach der gesunden Seite, bei extracerebellaren Tumoren der Kranke den Eindruck gewinne, daß sein eigener Körper umgekehrt von der gesunden nach der kranken Seite rotiere, konnten wir nicht erbringen. Meist ist der vestibulocerebellare Schwindel von vegetativen Symptomen, wie Nausea, Vasokonstriktion, Tachykardie, Schweißausbruch und Erbrechen begleitet und, wenn er paroxysmal auftritt, kommt es sogar zum Bewußtseinsverlust. Das vesti-bulocerebellare Schwindelgefühl kommt aller Wahrscheinlichkeit nach dadurch zustande, daß die Erregungen des vestibulocerebellaren Apparates nicht mit denen von seiten der okulären, artikulären und myogenen Receptoren im Einklang stehen, wobei die aus dieser Diskrepanz resultierende Dysharmonie beim Kranken sowohl die rotatorische Scheinbewegung wie die diese begleitenden vegetativen Erscheinungen erzeugt.

Der Nystagmus zählt, wie schon erwähnt (s. S. 125), ebensowenig wie der echte Drehschwindel zu den Kleinhirnsymptomen im strengen Sinne des Wortes, denn er fehlt bei reinen unkomplizierten Kleinhirnläsionen wie den cerebellaren Aplasien und Agenesien, während er umgekehrt gerade bei Kleinhirngeschülsten zu erzielen ist, bei denen sich Fernschädigungen der Vestibulariskerne bzw. Bahnen, wie allgemein bekannt, nie völlig ausschließen lassen. Löst man bei einer halbseitigen Kleinhirnläsion calorisch Nystagmus aus, so ist der Nystagmus mit einer Fallneigung und einem Abweichen der bei Augenschluß parallel-horizontal vorgestreckten Arme nach der Seite der langsamen Komponente (Lateralisation) kombiniert. Während der calorische Nystagmus bei Klein-hirnläsionen unverändert auslösbar ist, fehlt bei halbseitiger Kleinhirnläsion im Gegensatz zur kontralateralen Hand nicht selten die Lateralisation der herdgleichen Hand, was dafür spricht, daß dieser cerebellare Nystagmus durch Fernwirkung hervorgerufen wird, und zwar durch Druck auf das DEITERSsche Kern-gebiet oder das hintere Längsbündel.

Rhythmisch-kontinuierliche *Myoklonie* des weichen Gaumens und Rachens wird bei Affektionen des Dentatums als „Nystagmus veli palatini" beschrieben, doch scheint diese zu den seltenen Symptomen des Dentatums zu zählen. Über die Pathogenese des sog. Nystagmus palpebralis, worunter man rhythmische Kontraktionen des M. levator palpebrae superioris versteht, herrscht noch Dunkel.

Sehr selten scheinen *kataleptische Zustände* bei cerebellaren Affektionen vorzukommen. Der Kranke hat in Rückenlage die Oberschenkel zu spreizen und zu beugen, die Knie etwas zu flektieren und die Füße nach außen zu rotieren. Im Gegensatz zum Gesunden, an dessen unteren Extremitäten unter diesen äußerst schwierigen Bedingungen ständige Schwankungen auftreten, kann der Kleinhirnkranke diese doch ungewöhnliche Stellung mehrere Minuten unbeweglich einhalten. Wahrscheinlich ist die „cerebellare Katalepsie" auf eine Mitschädigung von fronto- bzw. parieto-ponto-cerebellaren Bahnen zurückzuführen. Zerstörung des Brachium conjunctivum kann infolge Schädigung der dentato-rubro-corticalen Fasern sowohl gleichseitige choreatische wie athetotische Bewegungen zur Folge haben, die als Bindearmchorea bzw. Athetose bezeichnet werden.

Zwangshaltungen bzw. *Zwangsbewegungen* treten nur in seltenen Fällen bei Läsionen der Kleinhirnbrückenarme in Erscheinung. Wir konnten solche Zwangsbewegungen, und zwar Rollungen um die Längsachse bei Kranken mit frischen Blutungen und Erweichungen in den Brückenarmen beobachten, doch waren wir nicht in der Lage, eine bestimmte Richtung der Rollungen zur gesunden bzw. kranken Seite zu analysieren, obwohl wir von zwei Patienten die betreffende Gegend histologisch untersuchen konnten.

MAGENDIEsche Schielstellung, nämlich Vertikaldivergenz der Bulbi, verbunden mit Déviation conjuguée fehlten bei den von uns beobachteten Läsionen der Kleinhirnbrückenarme meist, doch ist die Zahl unserer Beobachtungen zu gering, um daraus irgendwelche Schlüsse ziehen zu können.

Werden cortico-ponto-cerebellare Bahnen in stärkerem Ausmaße geschädigt, so treten noch die *Stützreaktionen* (s. S. 291) auf den Plan.

Da die Funktionen des Kleinhirns, wie bereits angedeutet (s. S. 169), im Laufe der phylogenetischen Entwicklung beim Menschen weitgehend vom Cortex, und zwar von dessen Stirnhirnabschnitten mit übernommen werden, kann im gegebenen Falle die überwiegende Mehrzahl der cerebellaren Ausfallserscheinungen bereits nach relativ kurzer Zeit wieder ausgeglichen werden. Selbst die für die Kleinhirnschädigung typische cerebellare statische und kinetische Koordinationsstörung können sich bei gutem Allgemeinzustand wie bei Integrität des übrigen Nervensystems, keinem zu hohen Alter, sowie bei keinerlei intrakranieller Druckerhöhung nach einer entsprechend längeren Zeitspanne völlig zurückbilden. Umgekehrt lassen eine neu hinzukommende intrakranielle Druckerhöhung oder Störungen der Gehirndurchblutung und sonstige Faktoren, welche das kompensatorische Eintreten anderer Gehirnabschnitte stören oder sogar völlig verhindern, bei langsam fortschreitenden chronisch-progressiven Kleinhirnprozessen, die schon längere Zeit ohne irgendwelche Kleinhirnsymptome bestanden, plötzlich mehr oder minder deutlich ausgeprägte cerebellare statische und kinetische Koordinationsstörungen zutage treten.

Die weitgehende Übereinstimmung der cerebellaren und frontalen Funktionen kann in besonders gelagerten Fällen bei der Differentialdiagnose von Frontal- und Cerebellarprozessen, zumal, wenn es sich dabei um Geschwülste handelt, bei denen in der Regel Nachbarschafts- und Fernsymptome hinzukommen, die größten Schwierigkeiten bereiten. Erleichtert wird aber die Differentialdiagnose zwischen Kleinhirn- und Stirnhirngeschwulst, die für unser weiteres operatives Handeln von ausschlaggebender Bedeutung ist, durch die Tatsache, daß der Stirnhirntumor das fortgeschrittenere Lebensalter, der Kleinhirntumor von den metastatischen Tumoren abgesehen, jedoch das jugendliche, ja sogar das Kindesalter bevorzugt (Medulloblastom, Astrocytom). Schließlich haben wir in der Ventrikulographie noch ein Hilfsmittel in der Hand, welches die Differentialdiagnose zwischen Kleinhirn- und Stirnhirngeschwulst meist ohne weiteres erlaubt.

E. Allgemeinsymptome der Großhirnschädigung.

Da vom Endhirn (Telencephalon) die Stammganglien (Neo- und Paläostriatum) bereits gesondert dargestellt wurden (s. S. 149), bleibt nur noch die Schilderung des Hemisphäriums, des Hypothalamus und der inneren Kapsel übrig. Zunächst soll aber, wenigstens in Kürze, auf die Allgemeinsymptome der Großhirnschädigung eingegangen werden, da diese in der ärztlichen Praxis eine wichtige Rolle spielen.

Den Lokalsymptomen einer Großhirnschädigung seien zunächst die Erscheinungen vorangestellt, die nicht von dem Sitze der Erkrankung bestimmt sind und daher als Allgemeinsymptome einer Großhirnschädigung bezeichnet werden.

Zu einem der konstantesten Zeichen der Allgemeinschädigung des Gehirns zählt der *Kopfschmerz*, bei dessen sachgemäßer Bewertung aber größere Vorsicht am Platze ist. Vor allem kann ein diffuser Kopfschmerz selbst von großer Heftigkeit und langer Vorgeschichte, wenn andere für ein organisches Hirnleiden sprechende Symptome fehlen, rein funktioneller Natur sein. Beruht der Kopfschmerz auf intrakranieller Druckerhöhung, so verstärkt er sich im allgemeinen beim Bücken oder auch schon bei Horizontallage. Häufig gibt der Kranke mit intrakranieller Drucksteigerung auch bei Kompression der Jugularvenen infolge der durch diese bedingte intrakranielle venöse Stauung eine Verstärkung seines Kopfschmerzes an. Der umschriebene Kopfschmerz läßt nur bei genauester Berücksichtigung aller übrigen Symptome eine Lokaldiagnose zu. Zu welch lokalisatorischen Irrtümern auch der umschriebene Kopfschmerz führen kann, beweist der bei Kleinhirntumoren so häufig geklagte Stirnkopfschmerz. Umgekehrt kann aber der lokalisierte Kopfschmerz zuweilen auch einen wertvollen Hinweis für die Lokalisation einer Hirnerkrankung liefern, so gab ein Kranker mit einem Meningeom der Olfactoriusrinne rechts einen umschriebenen Kopfschmerz genau über dem Tumor an. Auf Beklopfen der entsprechenden Stirngegend verstärkte sich der Schmerz und es ließ sich perkutorisch sogar ungefähr die Größe des Tumors feststellen. Kurz muß gesagt werden, daß bei manchen Hirnerkrankungen, ja sogar bei Hirntumoren, Kopfschmerzen lange Zeit bisweilen sogar dauernd völlig fehlen können. Wie besonders die Neurochirurgie der jüngeren Zeit lehrt, ist die Gehirnsubstanz selbst nicht schmerzempfindlich, dagegen wird besonders bei Zug an der Dura und auch beim Abbinden von Gefäßen Schmerz geäußert. Der bei organischen Erkrankungen des Gehirns auftretende Kopfschmerz ist im allgemeinen auf eine begleitende Affektion der Dura, seltener des Periostes zurückzuführen. Der anfallsweise auftretende halbseitige Kopfschmerz der Hemikranie wird in diesem Zusammenhang nicht berücksichtigt.

Relativ sehr häufig kommt es bei cerebralen Prozessen besonders bei raumfordernden zum *Erbrechen*, das entweder ohne vorausgehende Nausea ganz plötzlich im Strahl einsetzt oder von einer mehr oder minder langen Nausea eingeleitet wird. Häufig stellt sich das Erbrechen beim Lagewechsel ein. Für die kindlichen Kleinhirntumoren ist das morgendliche Erbrechen im Strahl ohne vorausgehende Nausea charakteristisch.

Schwindelgefühl, jedoch kein echter Drehschwindel, wird bei intrakranieller Druckerhöhung nicht so selten geklagt. Auch als Vorbote einer Gehirnblutung und bei Arteriosklerose werden Schwindelerscheinungen angegeben.

Relativ oft läßt sich bei raumfordernden Prozessen des Schädelinnern ein *gespannter, verlangsamter Puls* (46—50 Druckpuls) nachweisen, der auf Reizung des dorsalen vegetativen Vaguskerns durch Druck zurückzuführen ist. Das umgekehrteVerhalten des Herzschlages, nämlich starke Beschleunigung, bedingt durch

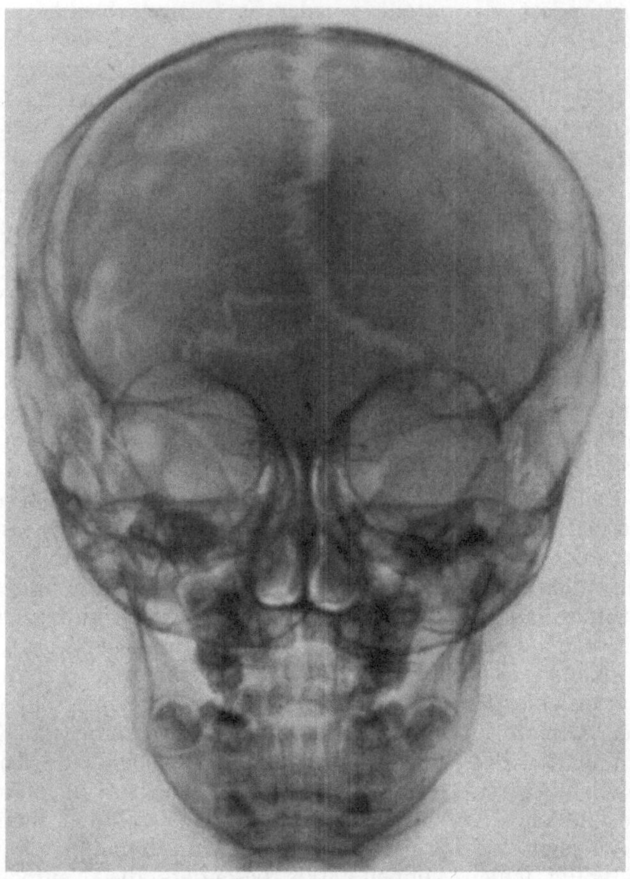

Abb. 98. Dehiszenz der Nähte, Andeutung von Wolkenschädel und Zunahme des Schädelumfangs.

Lähmung des vegetativen Vaguskernes, wird bei Gehirnleiden seltener festgestellt. Druckpuls, Schwindelgefühl und Erbrechen können bei Prozessen in Pons-Oblongata. auch als Herdsymptome auftreten (s. S. 145). Auch Unregelmäßigkeiten in der Herzschlagfolge *(Arhythmie)* wahrscheinlich ebenfalls oblongatärer Genese wurden in letzter Zeit verschiedentlich beschrieben, dazu kommt noch CHEINE-STOKESsche Atmung.

Im Gegensatz zu den eben angegebenen Symptomen, die auch Lokalsymptome bei Pons-Oblongataprozessen darstellen, imponiert die *Stauungspapille* häufig als erstes sicheres Anzeichen eines erhöhten endokraniellen Druckes. Die Stauungspapille besteht in einer Prominenz des Sehnervenkopfes, die in Dioptrien angegeben wird. Dabei ist der Papillenrand mehr oder weniger ausgesprochen verwaschen und die Sehnervengefäße lassen beim Passieren des Papillenrandes eine Abknickung erkennen, während die Sehnervenvenen deutliche Stauung zeigen. Über die Genese der Stauungspapille sind die Akten noch nicht geschlossen, von einem Teil der Autoren wird ein Vordrängen der Papille in den Canalis opticus durch ein Hirnödem und durch eine infolge Anpressens des Sehnerven gegen den Knochen entstandene Lymphstauung angenommen, von einem anderen Teil dagegen wird ein Einpressen des unter erhöhtem Druck stehenden Liquor

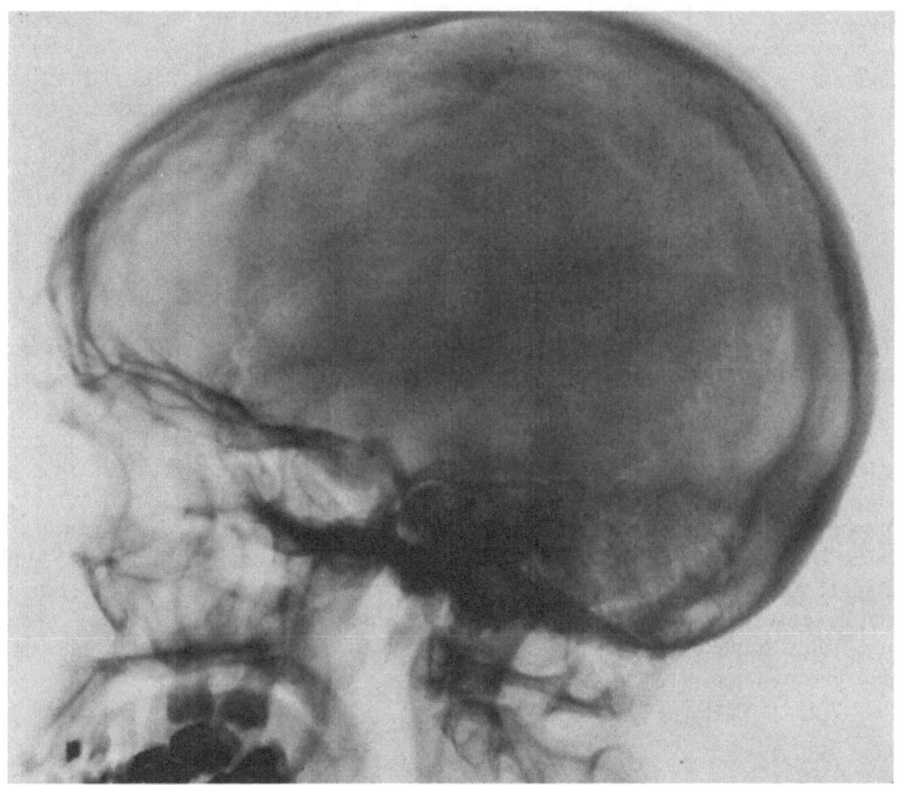

Abb. 99. Wolkenschädel bei Hirntumor.

cerebrospinalis in die Opticusscheiden und eine dadurch bedingte Stauung der Opticusvenen und ein Opticusödem für das Aufkommen der Stauungspapille verantwortlich gemacht. Auch eine infektiöse oder toxische Neuritis der Nn. optici kann naturgemäß zu einer Prominenz des Sehnervenknopfes führen. Höhere Grade von Sehnervenknopfprominenz (bis 6 Dioptrien) lassen sich bei manchen Formen der akuten multiplen Sklerose sowie der Neuromyelitis optica nachweisen. Die Stauungspapille kann sowohl beiderseits gleichzeitig auftreten, wie sich auch besonders bei Tumoren der vorderen Schädelgrube (Meningeome, Astrocytome, Oligodendrocytome, Glioblastome des Stirnhirns) zunächst einseitig entwickeln, und auch längere Zeit so bestehen. Bei frühzeitiger Behebung des erhöhten endokraniellen Druckes kann sich die Stauungspapille vollkommen ausgleichen.

Die *Prominenz* bei *Stauungspapille* läßt sich *von der* bei *Neuritis optica* durch das *Erhaltensein* des *zentralen Sehens*, der *Dunkeladaptation* sowie des *Farbensinnes* abgrenzen, während der *blinde Fleck* bei der *Stauungspapille* nicht selten *verbreitert* ist. Charakteristisch für die Stauungspapille sind des weiteren vorübergehende Obskurationen und Amaurosen.

Am *Schädel* läßt sich bei *intrakranieller Druckerhöhung*, die mit einem *Klaffen*
der *Nähte* einhergeht, also besonders bei Kindern, zuweilen über einer Stelle bei
Perkussion ein *Scheppern* (bruit du pot fêlé) nachweisen. Kinder, bei denen es
noch *nicht* zum *Nahtschluß* gekommen ist, zeigen bei raumfordernden Prozessen
im Schädelinnern nicht selten eine *Zunahme des Kopfumfanges* (s. Abb. 98).

Röntgenologisch dokumentiert sich die *endokranielle Druckerhöhung* in einer
Vertiefung und Schlängelung der Impressiones digitatae (Meningeome), in einer
wolkigen Zeichnung der flachen Schädelknochen *(Wolkenschädel)* (s. Abb. 99).
Dazu kommt relativ häufig eine „*Drucksella*", d. h. *Erweiterung* der *Sella turcica*
und *Decalcifikation* der *Processus clinoidei anteriores* und *posteriores*, sowie
des *Dorsum sellae*, wobei letzteres aufgerichtet oder sogar nach caudal flektiert
und zerstört ist. Zuweilen, besonders bei *Meningeomen*, läßt sich über dem Tumor
eine umschriebene *Hyper-* bzw. *Atrophie* des *Schädelknochens* nachweisen (osteo-
plastische und osteoklastische Meningeome). Ebenso sind Erweiterungen der
Vv. diploicae, und zwar vor allem in der Gegend des Tumors, zu beobachten,
die sich röntgenologisch als mehr oder minder breite Streifen darstellen.

F. Hypothalamus-Hypophysensystem.

Die sehr engen nachbarlichen Beziehungen zwischen Hypothalamus und
Hypophyse, vor allem der Neurohypophyse, deren einer Abschnitt, die Eminentia
mediana, sogar im Boden des 3. Ventrikels gelegen ist, erschweren naturgemäß
sehr die Abgrenzung der hypothalamischen von den hypophysären Leistungen,
ja machen diese zum Teil sogar völlig unmöglich (s. Abb. 100). Aus diesem
Grunde wird der Hypothalamus nicht wie sonst üblich als Anteil des Diencephalons
im Anschluß an den Thalamus, sondern zusammen mit der Hypo- und Epiphyse
dargestellt, zumal seine Leistungen denen der Hypophyse vielfach ähneln, zum
Teil sogar gleichen, weshalb man von einem Hypothalamus- bzw. Zwischenhirn-
Hypophysensystem spricht. Die Aufstellung eines Hypothalamus-Hypophysen-
systems wird auch noch durch die direkte gewebliche Verbindung zwischen den
beiden Organen gerechtfertigt.

1. Hypophyse.

Die *Hypophyse* baut sich aus drei Anteilen auf, nämlich aus einem *Vorder-*,
Mittel- und *Hinterlappen* (s. Abb. 100). Die *beiden ersten* werden als *Adenohypophyse* oder Pars glandularis der *Neurohypophyse* oder Pars nervosa gegenübergestellt, die den Hinterlappen oder *Processus infundibularis*, die inneren Anteile
des Hypophysenstiels oder den *Pedunculus* und *Bulbus infundibularis*, sowie die
Eminentia mediana oder das *Labrum infundibulare*, den Ansatz des Hypophysenstiels, umfaßt. Der *Mittellappen* setzt sich gegen die Hirnbasis noch in die
äußeren Teile des Hypophysenstieles, in die Pars tuberalis, fort. Innerhalb des
Türkensattels im Keilbein durch das Diaphragma sellae abgeschlossen liegt
eigentlich nur der Vorderlappen.

Zwischen *Hypothalamus* und *Neurohypophyse* wird eine *direkte nervöse Verbindung*, und zwar eine von den Nuclei supraoptici, vielleicht auch von den
Nuclei paraventriculares sowie von den Tuberkernen bzw. dem zentralen Höhlengrau zur Neurohypophyse ziehende Bahn angenommen, die als *Tractus supraopticohypophyseus* oder *Tractus hypothalamo-hypophyseus anterior* und *Tractus
tuberohypophyseus* oder *Tractus hypothalamo-hypophyseus posterior* bezeichnet
werden.

Daß aber selbst die Existenz des noch am meisten gesicherten Tractus
supraopticohypophyseus nicht erwiesen ist, wird sich aus dem Folgenden ergeben.

In den *Vorderlappen ziehende infundibuläre Nervenfasern* spielen nach allgemeiner Auffassung *keine Rolle,* wenn auch solche Fasern vereinzelt beschrieben werden. Die *nervöse Versorgung* des *Vorder- und* auch des *Mittellappens* wird, darin sind sich wohl die meisten Autoren einig, vom *Sympathicus*

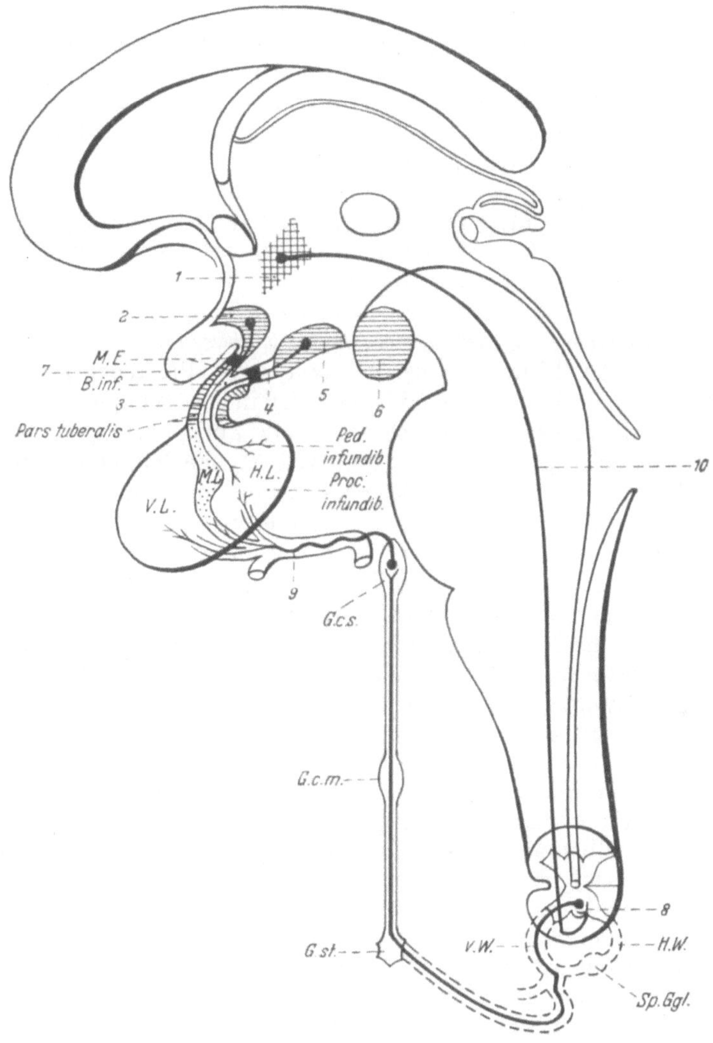

Abb. 100. Schematische Darstellung der Hypophyseninnervation.
1 Gegend des Nucleus paraventricularis; *2* Nucleus supraopticus; *3* Tractus hypothalamo-hypophyseus anterior; *4* Tractus hypothalamo-hypophyseus posterior; *5* Tuberkerne; *6* Corpus mamillare; *7* Chiasma opticum; *8* Seitenhorn in Höhe des 1. Thorakalsegments; *9* Plexus cavernosus; *10* diencephalo-spinales Neuron; *M.E.* Eminentia mediana; *B.inf.* Bulbus infundibularis; *Ped.infundib.* Pedunculus infundibularis; *G.c.s.* Ganglion cervicale superius; *G.c.m.* Ganglion cervicale medium; *G.st.* Ganglion stellatum; *V.W.* Vorderwurzel; *H.W.* Hinterwurzel; *Sp.Ggl.* Spinalganglion.

bestritten, und zwar von Fasern, deren Zentrum im *Ganglion cervicale superius* gelegen ist und die über den Plexus caroticus internus, Plexus cavernosus und über die A. hypophysea superior, vielleicht auch inferior zum Vorder- und Mittellappen, aber auch zum Hinterlappen gelangen. Da nach Exstirpation des Ganglion cervicale superius noch Nervenfasern in der Adenohypophyse nachweisbar sind, werden auch *parasympathische Fasern,* die den Vorderlappen versorgen, über den N. glossopalatinus angenommen.

Ob der sog. Tractus supraoptico-hypophyseus mit seinem Endfasernetz und seinen Ursprungszellen, d. h. die *Neurone der Nuclei supraoptici* tatsächlich als *inkretorisches Organ* fungieren oder ob der *Tractus supraoptico-hypophyseus* der *Leitung* von *Reizen* aus den *zugehörigen Ganglienzellgruppen dient*, muß die Zukunft lehren. Eine derartige nervöse Versorgung der Neurohypophyse direkt durch eine zentrale Leitungsbahn ohne Zwischenschaltung von bulbären und spinalen Zentren, sowie von peripheren Ganglien würde aus dem Rahmen der sonst an anderen Organen festgestellten vegetativen Innervation völlig herausfallen. Es ist daher dieser Annahme gegenüber eine gewisse Vorsicht am Platze. Die von französischer Seite mitgeteilte Beobachtung, daß beim Pferde auch der Vorderlappen Fasern durch den Tractus supraoptico-hypophyseus erhalte, bedarf noch weiterer Bestätigung.

Ein gemeinsames Capillarennetz für Hypothalamus und Hypophyse, das früher angenommen wurde, hat sich durch neuere Untersuchungen nicht bestätigen lassen, sondern die *Capillargebiete* von *Hypothalamus* einerseits und *Hypophyse* andererseits sind *scharf voneinander getrennt*. Dagegen besteht eine *gemeinsame Gefäßversorgung* der *einzelnen Hypophysenanteile*, wobei aber die Richtung, welche der Blutstrom des hypophysären Pfortadersystems nimmt, noch nicht feststeht, doch anscheinend je nach den in der Hypophyse herrschenden Druckverhältnissen wechseln kann. Der arterielle Zufluß erfolgt durch Äste der A. hypophysea inferior und superior, von welchen die letzteren hauptsächlich den Hypophysenstiel und zum Teil die Pars distalis, die ersteren aber die sämtlichen übrigen Abschnitte der Adenohypophyse versorgen. Aus Ästen beider setzt sich wenigstens beim Menschen die Anastomosenbildung des sog. Plexus intermedius zusammen. Der Blutabfluß wird gewährleistet durch Sammelvenen, die in die Kapselvenen übergehen und schließlich in den Sinus circularis, Plexus cavernosus und in die Berträume des Keilbeinknochenmarkes einmünden.

Die *Adenohypophyse* baut sich aus drei verschiedenen Zelltypen auf, die auf Grund ihres *Verhaltens sauren* bzw. *basischen Farbstoffen* gegenüber abgegrenzt werden. Die *acidophilen*, auch *eosinophilen* Zellen genannt, enthalten gröbere Granula, die sich mit *Eosin* leuchtend *rot* anfärben, während sich die Granula der *basophilen* Zellen mit *basischen Farbstoffen blau* tingieren. Eine dritte Zellart der Adenohypophyse verhält sich dagegen *sauren* wie *basischen Farbstoffen* gegenüber *refraktär*, weshalb sie als *chromophob* oder Hauptzellen bezeichnet wird. Die Anordnung der Zellen erfolgt in mehr oder minder deutlichen Kanälchen oder Strängen, die durch feine Bindegewebssepten voneinander abgegrenzt sind. Neben dem glandulären Anteil der Hypophyse baut sich noch die Rachenhypophyse, die aber nicht stets entwickelt ist, aus den drei genannten Zelltypen auf.

Die *Neurohypophyse* setzt sich aus einem relativ dichten *Netzwerk* von *Silberfibrillen* zusammen, die sich zum Teil auch mit Gliafarbstoffen darstellen lassen und demnach außer dem *Bindegewebe* den *Gliafasern* zugerechnet werden müssen. Schließlich muß auch ein kleiner Teil dieser Silberfibrillen als *marklose Nervenfasern* angesprochen werden, markhaltige Fasern sind dagegen nicht darstellbar. Ursprünglich hat man in den Pigmentzellen der Hypophyse inkretorische Elemente gesehen und sie als Pituiziten bezeichnet. Neuerdings hält man große, protoplasmareiche Zellen, in deren Zelleib sich kolloidähnliche Tröpfchen abgrenzen lassen, für die Inkretlieferanten und bezeichnet sie nach ROMEIS als *Adenopituiziten*. Von anderer Seite (GAUPP jun.) wird angenommen, daß die Wirkstoffe der Neurohypophyse von dem *Nervengeflecht*, das sich aus Fortsätzen der Zellen der Nuclei supraoptici, vielleicht auch paraventriculares, der Tuberzellen usw. aufbaut, abgeschieden werden. Daneben sollen noch die Ganglienzellelemente der Nn. supraoptici selbst usw. als Inkretbildner in Frage kommen. Ganglienzellen mit typischem chromatinarmem, bläschenförmigem Zellkern mit dunklem Kernkörperchen und einem schmalen, spärlichen Protoplasmaleib kommen in der Neurohypophyse nur ganz vereinzelt vor.

Der *Mittellappen* enthält kleine Cysten, die von chromophoben kubischen Zellen eingerahmt sind. Die *inneren Anteile des Hypophysenstieles* enthalten zahlreiche sich mit Schwermetallsalzen imprägnierende Fasern und gehören der Neurophypophyse an, doch stellen diese keineswegs alle marklosen Nervenfasern dar.

Die Abgrenzung der marklosen Nervenfasern von bindegewebigen Silberfibrillen und auch von Gliafasern ist auf Grund der Imprägnationsmethoden mit Metallsalzen, selbst mit der noch die besten Resultate ergebenden BODIAN-Methode äußerst schwierig, zuweilen fast undurchführbar. *Markhaltige Nervenfasern* sind nur im *oberen Drittel* des Hypophysenstiels nachweisbar. Die *Randpartien* des *Hypophysenstieles* sind ihrem Aufbau nach zum *Mittellappen* zu rechnen.

Beim Hunde greift die Pars glandularis entlang dem Hypophysenstiel auf das Infundibulum über (Pars infundibularis).

Die *Eminentia mediana* oder das *Labrum infundibulare*, das im Boden des 3. Ventrikels, und zwar an der Ansatzstelle des Hypophysenstieles gelegen ist und zuerst von amerikanischen Autoren der Neurohypophyse zugerechnet wurde, gleicht tatsächlich histologisch weitgehend dem Hypophysenhinterlappen oder Processus infundibularis der Hypophyse, was aber nicht weiter zu verwundern braucht, da der Hypophysenhinterlappen sich vom Zentralnervensystem ableitet, mit dem er auch noch in geweblicher Verbindung steht. Für die funktionelle Gleichheit von Hypophysenhinterlappen und Eminentia mediana sprechen vor allem auch an Diabetes-insipidus-Kranken erhobene Befunde (s. S. 184).

a) Adenohypophyse.

Physiologie, Pathophysiologie und Symptomatologie. Daß die *acidophilen* Zellen der Adenohypophyse einen das Körperwachstum fördernden Wirkstoff, *ein Wachstumshormon*, produzieren, legen vor allem beim Menschen erhobene pathologisch-anatomische Befunde nahe, die beweisen, daß man aus dem Auftreten einer Akromegalie, von welcher sogleich die Rede sein wird, schon in vivo mit weitgehender Sicherheit die pathologisch-anatomische Diagnose eines eosinophilen Adenoms der Hypophyse oder einer eosinophilen Struma pituitaria stellen kann, eine histopathologische Diagnose, wie man sie sonst kaum bei irgendeiner anderen Organerkrankung schon zu Lebzeiten aufstellen kann. Daß tatsächlich ein Überangebot eines in den eosinophilen Zellen der Adenohypophyse gebildeten Wachstumshormons zu dem exzessiven Wachstum führt, beweist die Erzeugung einer experimentellen Akromegalie beim Hunde durch Zufuhr eines aus eosinophilen Geschwülsten gewonnenen. Extraktes (Bulldoggentyp). Ein Überangebot an Wachstumshormon, wie dies die bereits erwähnte Struma pituitaria und das eosinophile Adenom des Hypophysenvorderlappens bzw. der Rachenhypophyse zur Folge haben, führt bei *Jugendlichen vor Abschluß der Wachstumsperiode* zum Riesenwuchs, *Gigantismus*, beim *Menschen nach Abschluß der Wachstumsperiode* zu dem bereits mehrfach erwähnten Bilde der *Akromegalie* (s. Abb. 101). Während der Gigantismus als proportioniertes Riesenwachstum imponiert, dokumentiert sich die Akromegalie in einem gesteigerten Wachstum der Acren, der Nase, der Ohren, des Kinnes, der Hände und Füße. Häufig kommt es neben dem Wachstum in die Länge auch zu einem solchen in die Breite, wodurch die Hände ein mehr pratzenhaftes Aussehen annehmen, die Zähne auseinanderweichen und die Nase eine plumpe Gestalt erhält, was zu einer starken Entstellung der Kranken führt (s. Abb. 101). Auch die Zunge zeigt oft ein groteskes Längen- und Breitenwachstum und erscheint stark angeschwollen. Das gesteigerte Wachstum der Kopfhaut äußert sich zuweilen in einer Verdickung und Fältelung derselben, wobei die Falten eine schneckenförmige bzw. an Hirnwindungen erinnernde Anordnung aufweisen können *(Cutis verticis gyrata)* (s. Abb. 102). Diese Fältelung kommt naturgemäß erst nach dem Rasieren der Kopfhaut zum Vorschein und kann daher, wenn nicht eigens nach ihr gefahndet wird, leicht übersehen werden. Auch Hypertrichosis und Splanchnomegalie können Ausdruck des erhöhten Wachstums sein. Das erhöhte Knochenwachstum äußert sich auch in dem auffallend raschen Schluß der operativ gesetzten Knochenbresche, wenn osteoklastisch operiert wurde *(gesteigerte Knochenregeneration)*. Das Gegenstück des erhöhten Wachstums stellt die *Akromikrie* dar, die sich bei die *eosinophilen Zellen schädigenden hypophysären Tumoren* (chromophobes Adenom, Kraniopharyngeom usw.) vor *Abschluß* der *Wachstumsperiode* im Zwergwuchs äußert (s. Abb. 103). (Beim erblichen Zwergwuchs eines Mäusestammes fand sich eine Atrophie des Hypophysenvorderlappens mit Mangel an eosinophilen Zellen.) Die bei SIMMONDSscher Kachexie vorkommende allgemeine Organverkümmerung, Haut, Haare, Zähne, Knochen, Schweißdrüsen betreffend, dürfte ebenfalls auf den Ausfall des Wachstumshormons zurückzuführen sein. Schließlich sind noch die *Arachnodaktylie* (Spinnenfingerigkeit) und die skeletalen Disproportionen beim Morbus Fröhlich (eunuchoidale Proportionen) hierher zu rechnen.

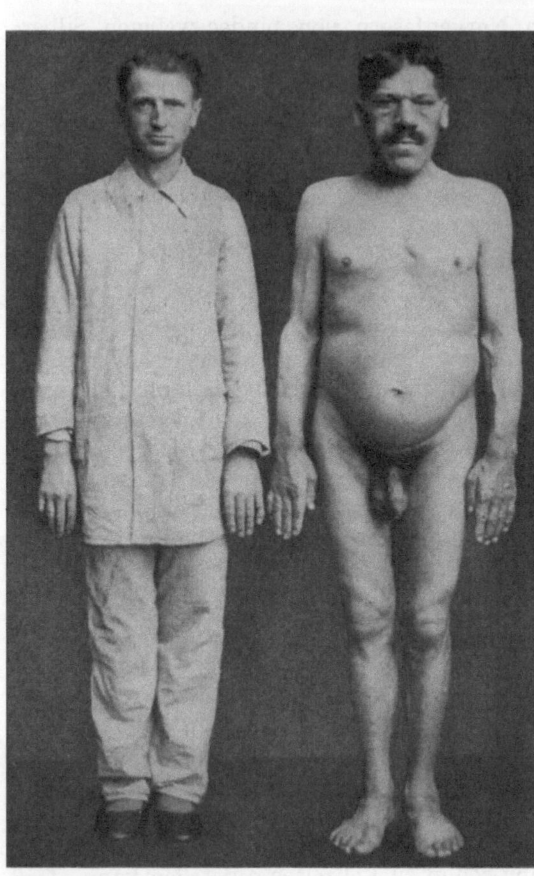
Abb. 101. Akromegaler Mann neben einem jungen gesunden Mann.

Die auffallende Größe der Bernhardiner-Hunde wird gleichfalls auf eine Mehrbildung von eosinophilen Zellen zurückgeführt.

Neben dem Wachstumshormon produziert die eosinophile Zelle einen *thyreotropen* Wirkstoff, weshalb bei der eosinophilen Struma pituitaria und beim eosinophilen Adenom eine größere Anzahl von Kranken (70% der Fälle) eine *Erhöhung* des *Grundumsatzes*, eine *Vergrößerung* und *Basedowizierung* der *Schilddrüse* aufweist. Umgekehrt geht die *Zerstörung* von *eosinophilen Zellen* mit einer Atrophie der *Thyreoidea* und einer starken *Herabsetzung* des Grundumsatzes einher, die sich durch thyreotropes Hormon und Thyroxin günstig beeinflussen lassen.

Die *Bedeutung* der *Hypophyse* für den *Kohlenhydratstoffwechsel* dürfte seit der Feststellung CUSHINGs, der im Jahre 1913 zeigen konnte, daß die von MERING und MINKOWSKI erzeugte Pankreasglykosurie bei Hunden nicht auftritt, wenn auch gleichzeitig die Hypophyse exstirpiert wird, als gesichert gelten. Weitere tierexperimentelle Beobachtungen von HOUSSAY und BIASOTTI, die durch tägliche Zufuhr größerer Mengen des Rohextraktes von Hypophysenvorderlappen bei Hunden vorübergehend einen Diabetes mellitus erzeugen konnten, rückten die Hypophyse gegenüber dem Hypothalamus noch mehr in den Vordergrund. Schließlich gelang es YOUNG, bei einer größeren Zahl von Hunden sogar einen solchen Dauerdiabetes hervorzurufen. Im Einklang mit diesen tierexperimentellen Befunden stehen unsere Beobachtungen beim eosinophilen Adenom des Menschen, bei welchem wir geringe Zuckertoleranz und Adrenalinüberempfindlichkeit in 50% der Fälle gegenüber 25—30% der Kranken in der Literatur und sogar einen manifesten, häufig insulinresistenten Diabetes mellitus feststellen

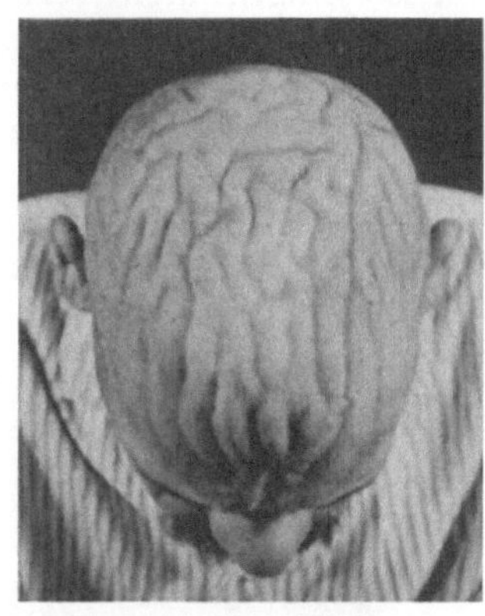

Abb. 102. Schneckenförmige Faltenbildungen (Cutis verticis gyrata) bei Akromegalie.

konnten. Diese Tatsache legt den Gedanken nahe, daß die eosinophile Zelle einen diabetogenen oder kontrainsulären, d. h. der Tätigkeit des im Pankreas gelegenen Inselorgans entgegenarbeitenden Wirkstoff abgibt. Mit dieser Annahme decken sich wiederum die tierexperimentellen Beobachtungen an Hunden von MAHONEY, die nach Exstirpation der Hypophyse eine ausgesprochene Hypoglykämie mit Auftreten von hypoglykämischen Krämpfen ergaben, sowie der Befund, daß sich ein durch Exstirpation des Inselapparates erzeugter Diabetes mellitus durch Hypophysektomie und umgekehrt eine durch Hypophysektomie hervorgerufene Hypoglykämie durch Exstirpation des Inselapparates beheben lassen. Nur durch energische intravenöse Zufuhr von Traubenzucker oder durch die soeben erwähnte Exstirpation des Inselapparates konnten Tiere nach der Hypophysektomie erhalten werden. Mit der Zeit spielte sich jedoch die Einstellung des Blutzuckers wieder ein, so daß die Tiere dann auch ohne intravenöse Traubenzuckerzufuhr am Leben erhalten werden konnten (hypothalamischer, nervöser Mechanismus). Auf Grund einer eigenen Beobachtung erscheint es wahrscheinlich, daß das kontrainsulinäre oder diabetogene Hormon auf dem Umwege über den Hypothalamus seine Wirkung auf den Inselapparat entfaltet (s. S. 213). Diese gleiche Beobachtung legt die Existenz eines insulinotropen Hormons sehr nahe, das direkt auf den Inselapparat einwirkt, wenn sie diese auch nicht

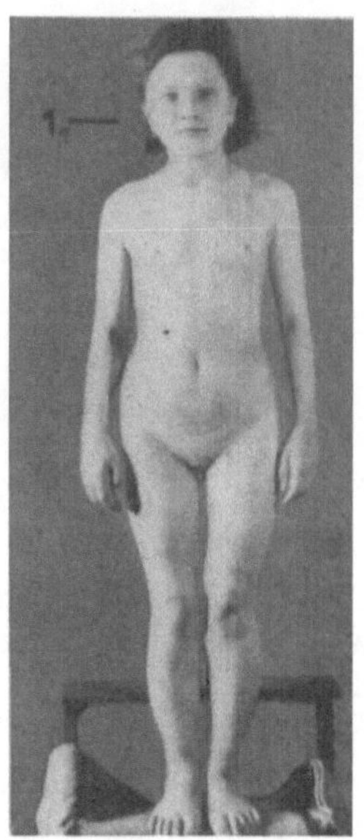

Abb. 103. Hypophysärer Zwergwuchs.

beweist und sonst kein Anhalt für das Vorkommen eines derartigen Wirkstoffes vorliegt. Die Hypoglykämie bei SIMMONDSscher Kachexie hypophysären Ursprungs (Atrophie des Hypophysenvorderlappens), beim chromophoben Adenom und Cholesteatom der Hypophyse ist ebenso die Folge des Ausfalls oder zumindest der Unterproduktion von kontrainsulinärem Hormon, das

anscheinend normalerweise überwiegt. Der naheliegende Versuch, einen schweren
Diabetes mellitus durch Hypophysektomie günstig zu beeinflussen, wurde meines
Wissens nie unternommen, obwohl die tierexperimentellen Befunde einen
solchen Eingriff nicht verbieten würden, denn die Tiere zeigten nach Hypophysektomie, kombiniert mit Ausschaltung des Inselapparates, keine schwereren
Störungen. Rhesusaffen sollen, soweit mir bekannt, unter Laboratoriumsbedingungen sogar Jahre ohne Störungen
gelebt haben.

Sollten sich die Angaben, daß sich
durch *Hypophysenvorderlappenextrakt*

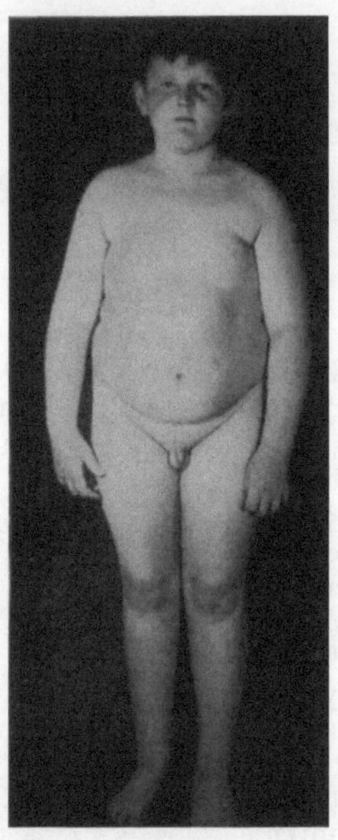

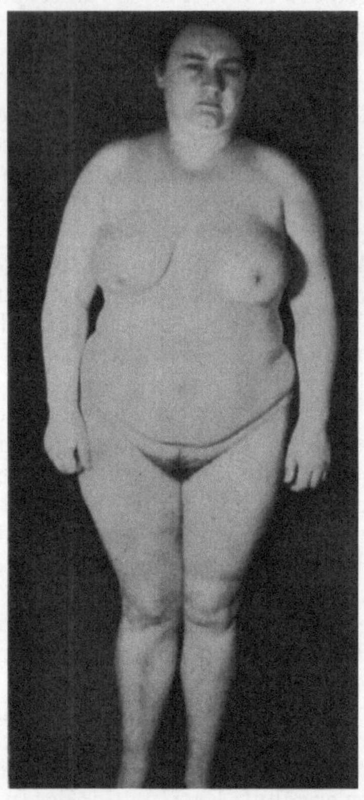

Abb. 104. Dystrophia adiposogenitalis bei einem jungen   Abb. 105. Fettsucht bei einer Frau mit chromophobem
Manne mit intrasellärem Kraniopharyngeom.   Adenom der Hypophyse.

eine *Insulinhypoglykämie ausgleichen* und eine *Hyperglykämie erzielen* läßt,
weiterhin bewahrheiten, so ist damit doch noch nicht gesagt, daß dieses Vor-
derlappenhormon bei der Steuerung des Kohlenhydrathaushaltes eine größere
Rolle spielt.

Nur selten hört man von Kranken mit eosinophilem Adenom, und zwar meist
von solchen weiblichen Geschlechts, die Angabe, daß sie eine *Sekretion* ihrer
Milchdrüsen (Mammae lactantes) beobachten. Zuweilen kommt es bei Frauen,
die schon längere Zeit abgestillt oder nie gestillt haben, zum erneuten Einsetzen
der Milchsekretion, da nicht selten das Wachstum der eosinophilen Zellen durch
eine Schwangerschaft beschleunigt oder sogar erst ausgelöst wird. Für das
Einsetzen der Milchsekretion ist die erhöhte Produktion von *lactagogem Wirkstoff (Prolactin)*, der ebenfalls von den eosinophilen Zellen gebildet wird, verantwortlich zu machen. Mammae lactantes bei Jungfrauen, die an Akromegalie
litten, wurden nur in seltenen Fällen beobachtet (2 Fälle).

Umgekehrt konnte nach *Hypophysenexstirpation Mammaverkümmerung* festgestellt werden. Desgleichen kann es bei der SIMMONDSschen Kachexie zur Unterentwicklung der Mammae kommen.

Die *basophilen* Zellen der Adenohypophyse liefern, wie bereits erwähnt, einen Wirkstoff, dem eine *Aktivierung* der *Keimdrüsen* zukommt (*gonadotropes Hormon*). Diese äußert sich in erhöhter Produktion des *Follikelreifungs-* und *Luteinisierungshormons*. Kastration ist von einer starken Vermehrung der basophilen Zellen und Vacuolisierung derselben sowie von einer erhöhten Ausschüttung des gonadotropen Hormons der Hypophyse gefolgt, die sich durch Zufuhr von Keimdrüsenhormon *(Follikulin)* wieder rückgängig machen läßt. Während der Gravidität kommt es zu einer Vergrößerung der Hypophyse und zur Aktivierung von baso- und eosinophilen Zellen. Die basophilen Zellen zeigen eine fortwährende rasche Degranulation, verbunden mit erhöhter Ausschüttung des gonadotropen Hormons in den Kreislauf, wodurch dieses auch im Schwangerschaftsurin erscheint. Gegen Ende der Gravidität kommt es dann zu einer Zunahme der Eosinophilen.

Hypophysektomie zieht umgekehrt *Aplasie* und *Afunktion* der *Keimdrüsen* nach sich, die sich durch Verabreichung von gonadotropem Wirkstoff ausgleichen läßt. Ebenso ist beim Morbus Simmonds, beim chromophoben Adenom und bei zahlreichen atrophischen Hypophysenerkrankungen pituitärer Hypogenitalismus nachweisbar (femininer Typus beim Mann). *Hypophysärer Basophilismus* (Adenom, CROOKEsche Zellveränderung der Basophilen) führt im allgemeinen zu Hypogenitalismus. Beim Morbus Cushing, besser gesagt beim CUSHINGschen Syndrom, handelt es sich meist um eine pluriglanduläre Erkrankung.

Basophile Adenome ohne CUSHINGsches Syndrom finden sich wiederholt in der Literatur. Während SUSSMANN 8 symptomlose basophile Adenome anführt, werden von anderer Seite Morbus Simmonds und Ostitis fibrosa bei basophilem Adenom beschrieben. Der *basophile Hypopituitarismus* (KYLIN), dem histologisch ein Schwund der Basophilen zugrunde liegt, dokumentiert sich in hypoglykämischen Anfällen, niedrigem Blutdruck, Mattigkeit und in spärlichen, aber regelmäßigen Menses.

Neben dem gonadotropen Hormon liefern die basophilen Zellen ein *corticotropes* Hormon. Die Zufuhr dieses corticotropen Wirkstoffes erzeugt eine Hypertrophie der Nebenniere, während umgekehrt die Hypophysektomie eine Nebennierenatrophie zur Folge hat, die sich durch Zufuhr von corticotropem Wirkstoff der Hypophyse wieder korrigieren läßt. Beim Morbus Addison, der Hypofunktion der Nebennierenrinde, wird ein Mangel an basophilen Zellen der Hypophyse beobachtet. Beim *Morbus Cushing* mit *basophilem Adenom* lassen sich zuweilen auch *Hypertrophie* und *Adenombildung* der *Nebenniere* feststellen, welche das klinische Bild des *Interrenalismus* mit *Hypertonie, Polyglobulie, Hyperglykämie* und bei *Frauen* mit *Hirsutismus* (Atrophie von Uterus, Vagina und Mammae, Hypertrophie der Klitoris) erzeugen. *Basophilismus* bei *Kindern* führt zu dem Bild der *Pubertas praecox* jedoch ohne psychische Frühreife, zum Auftreten der Sekundärbehaarung und zum Interrenalismus. Demnach kann die klinische Abgrenzung der CUSHINGschen Krankheit auf dem Boden eines basophilen Adenoms der Hypophyse vom Nebennierenrindentumor unter Umständen auf große Schwierigkeiten stoßen. Die bei SIMMONDSscher Krankheit vorkommende Nebennierenrindenatrophie ruft addisonähnliche Krankheitsbilder hervor, die sich in Adynamie, Hypotonie, gastro-intestinalen Erscheinungen, psychischem Torpor, Macies, Hypoglykämie, Hypothermie, Bronzefarbe der Haut und Pigmentation der Wangen-, Gaumen- und Vaginalschleimhaut äußern. Auch beim chromophoben Adenom sind einzelne Züge der ADDINSONschen Krankheit, wie Adynamie und psychische Torpidität und beim eosinophilen Adenom Bronzefarbe und Pigmentation nachzuweisen.

Der von CUSHING vermutete Parallelismus zwischen Hypertonie ganz allgemein und Vermehrung der Basophilen im Vorder-, Zwischen- und Hinterlappen hat sich nicht bestätigen lassen. Das CUSHINGsche Syndrom beruht auf einer pluriglandulären Störung, es wird auch bei Nebennierenrinden-, Thymus- und Ovarialtumoren sowie sogar beim eosinophilen Adenom beobachtet. Über die Vermehrung der basophilen Zellen bei der Eklampsie sind die Akten noch keineswegs geschlossen.

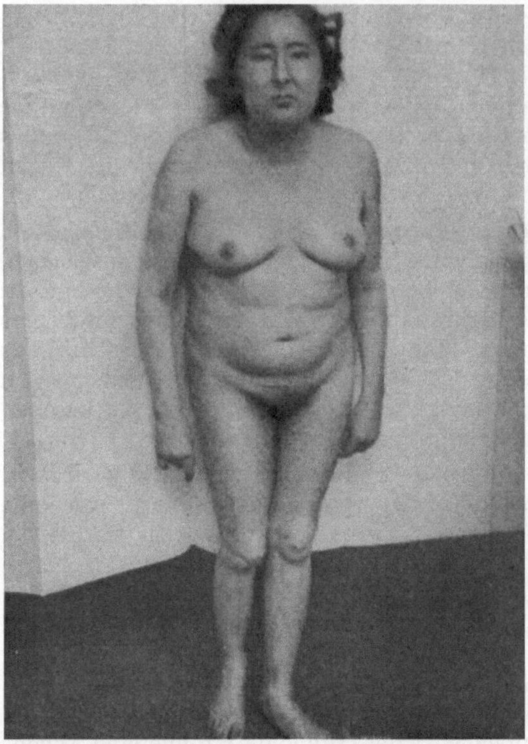

Schließlich ist die basophile Zelle noch Lieferant des *parathyreotropen* Hormons. Nach Zufuhr von parathyreotropem Hormon läßt sich eine Vergrößerung und Adenombildung der Paratyhreoideae erzielen, wobei der Calciumspiegel stark ansteigt. Nach Hypophysektomie läßt sich im Gegensatz dazu eine Atrophie der Parathyreoidea nachweisen, doch sind besondere parathyreoprive Folgezustände nicht festzustellen. Auch bei Morbus Simmonds und anderen Atrophien des Hypophysenvorderlappens finden sich keine Symptome von Tetanie, vielleicht abgesehen von epileptiformen Anfällen beim chromophoben Adenom.

Bei Morbus Cushing, auf dem Boden eines basophilen Adenoms, kann es zur *Hypertrophie* der *Parathyreoideae* kommen, die eine Erhöhung des Calciumspiegels, Osteoporose, Kyphoskoliose, Spontanfrakturen, Kalkpanzerhaut und Mediaverkalkung der Gefäße zur Folge haben kann.

Abb. 106 a. Kranke mit Morbus Cushing.

Der Einfluß der Hypophyse auf den *Fettstoffwechsel* ist zwar sichergestellt, aber noch keineswegs geklärt ist das wie derselbe zustande kommt und über welche Hormone er gesteuert wird. THOMSEN und CUSHING konnten mit einem Vorderlappenextrakt Wachstumsbehinderung mit Fettsucht erzeugen. Adipositas läßt sich bei zahlreichen Hypophysenerkrankungen und Tumoren, beim chromophoben, eosinophilen und basophilen Adenom nachweisen. Das FRÖHLICHsche Syndrom der Dystrophia adiposogenitalis äußert sich in einer starken Fettanhäufung an den Nates, am Bauch, an den Mammae, in der Schultergegend, an den Oberarmen und Oberschenkeln. Eine Atrophie der Gesamthypophyse und die Hypophysektomie können aber auch zu ausgesprochener Macies und zum Bilde der hypophysären Kachexie führen. Die Vergesellschaftung von Dystrophia adiposogenitalis mit Idiotie und Retinitis pigmentosa wird nach ihren ersten Beschreibern als LAURENCE-BIEDLsches Syndrom bezeichnet. Das Syndrom von RENON-DELILLE (Schlaflosigkeit, Hypotension,

Oligurie, Tachykardie, Hyperhidrosis usw.) wird wegen seiner günstigen Beeinflussung durch Zufuhr von Hypophysensubstanz ebenfalls den hypophysären Störungen zugerechnet.

Beim chromophoben Adenom und Morbus Simmonds ist der Grundumsatz erniedrigt, wobei beim ersteren Adipositas, beim letzteren Macies vorkommt. Beim eosinophilen Adenom ist der Grundumsatz erhöht, obwohl dieses oft mit Adipositas vergesellschaftet ist. Beim Morbus Cushing auf dem Boden eines basophilen Adenoms kommt es zur Stammfettsucht mit Mondgesicht (s. Abb. 106a und b). Bei Adipositas soll nach Kraus ganz allgemein eine Vermehrung der Basophilen vorhanden sein. Andererseits ist beim chromophoben und eosinophilen Adenom sowie beim Morbus Fröhlich, bei welchen die Basophilen als Lieferanten des gonadotropen Hormons ausfallen, Adipositas nachweisbar. Der Einfluß auf Fettsäuren und Ketonkörper ist noch ungeklärt.

Die Beobachtungen, daß ein Diabetes insipidus nur dann auftritt, wenn bei einer Hypophysektomie wesentliche Teile der Adenohypophyse erhalten bleiben oder nach totaler Hypophysektomie die Hypophyse wieder implantiert wird, während die vollständige Beseitigung der Hypophyse nicht zu einer bleibenden Polyurie führt, legen ein antagonistisches Verhältnis der Adeno- zur Neurohypophyse oder ein *diuretisches Prinzip* der *Adenohypophyse* und ein antidiuretisches der Neurohypophyse nahe. Im gleichen Sinne spricht die Tatsache, daß eine von der Neurohypophyse ausgehende und in die Adenohypophyse vordringende und diese schließlich auch zerstörende Geschwulst nur vorübergehende

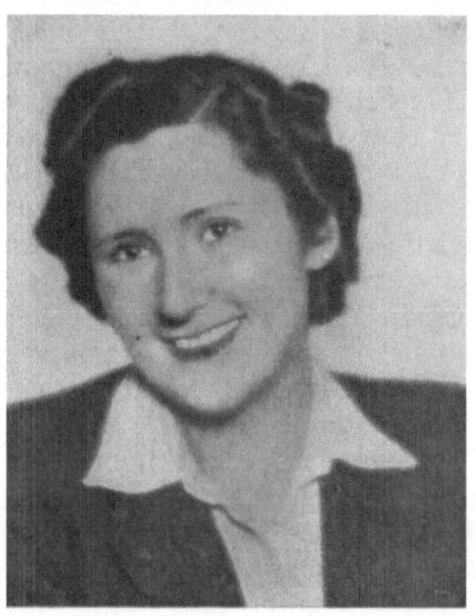

Abb. 106b. Das gleiche Mädchen vor seiner Erkrankung.

Polyurie und Polydipsie zur Folge hat. Die Auffassung, daß dieses diuretische Prinzip der Adenohypophyse mit dem thyreotropen Wirkstoff identisch sei, hat sich ebensowenig wie die Vermutung, daß das gonadotrope Hormon diuretisch wirke, aufrecht halten lassen, während jedoch das corticotrope Hormon eine Wirkung in diesem Sinne entfalten dürfte, denn einerseits führt Hypophysektomie zur Nebennierenrindenatrophie, andererseits hat Nebennierenrindenextrakt vermehrte Urinausscheidung und umgekehrt Nebennierenexstirpation Oligurie zur Folge.

b) Pars intermedia.

Für das *melanophore* und *erythrophore* Hormon, die zwar in der Pathologie des Menschen keine bedeutende Rolle spielen, ist die Produktion aus der Pars intermedia wenigstens bei den untersuchten Tieren (Hühnchen, Cetaceen) durch Geiling sichergestellt. Das melanophore Hormon soll nach Jores im Liquor, Tuber cinereum und im Hypophysenvorderlappen des Menschen vorkommen, hier möglicherweise an die basophilen Zellen gebunden sein und einen Einfluß auf die Pigmentwanderung in der Retina ausüben, und zwar die Dunkeladaptation beschleunigen.

Basile will mit Hypophysenzwischenlappenextrakten die Hemeralopie bei nicht zu weit fortgeschrittenen Fällen von Retinitis pigmentosa gebessert haben. Im Liquor des Menschen wurde es von Altenburger nachgewiesen.

Das *Erythrophorenhormon* (Intermedin) erzeugt das Hochzeitskleid der Elritze und soll sich ebenfalls im menschlichen Liquor finden.

c) Neurohypophyse.

Physiologie, Pathophysiologie und Symptomatologie. Die Pituicyten bzw. Adenopituicyten, die, wie bereits erwähnt, als Hormonlieferanten der Neurohypophyse in Frage kommen, sollen das *Oxytocin*, das *Adiuretin* und möglicherweise das noch nicht völlig gesicherte *Vasopressin* erzeugen, während die frühere Anschauung, daß aus der Zona intermedia einwandernde Zellen die Hinterlappenhormone bilden, verlassen ist.

Das *Oxytocin* ist im Liquor vorhanden und erzeugt *Uteruskontraktionen*.

Das noch fragliche *Vasopressin* wirkt *blutdrucksteigernd*, sowie *anregend* auf die *Darmperistaltik* und die *Blasenkontraktion*. Es ist ebenfalls im Liquor anzutreffen. Beim Morbus Simmonds, zuweilen auch beim *chromophoben Adenom*, findet sich dementsprechend deutliche *Hypotension*. Beim *eosinophilen Adenom* wird in 30% der Fälle *Obstipation* festgestellt.

Das *Adiuretin* bewirkt *Wasserretention* sowie *Kochsalzausscheidung* und entfaltet beim Diabetes insipidus verschiedenster Genese seine Wirksamkeit sogar bei solchem auf dem Boden einer Hypothalamusschädigung, jedoch bei letzterem nicht immer (Adiuretin resistenter hypothalamischer Diabetes insipidus). Auf Grund von Tierexperimenten ist die Annahme gerechtfertigt, daß sich nur bei einer Läsion des Hypothalamus Diabetes insipidus einstellt, doch sind die Angaben hierüber sehr widersprechend. Nach RANSON kompensiert aber die Eminentia mediana des Hypothalamus, die seiner Auffassung nach zur Neurohypophyse zu rechnen ist, den Ausfall des Adiuretins, indem sie genügend Adiuretin bildet, um das Auftreten eines Diabetes insipidus zu verhindern. Der bei Läsion des Hypothalamus auftretende Diabetes insipidus wird von dem amerikanischen Autor und seiner Schule folgerichtig als hypophysärer Diabetes insipidus angesprochen, da ja sein Auftreten von der Schädigung der im Boden des 3. Ventrikels gelegenen Eminentia mediana, eines Anteils der Neurohyophyse, abhängt.

Der bei Läsionen des Tubergebietes einsetzende Diabetes insipidus verschwindet nach Thyreoidektomie, um aber nach Thyroxinzufuhr sogleich wieder aufzutreten. Beim Menschen ist der Diabetes insipidus ein häufiges Symptom bei Hypophysentumoren und Hypophysenerkrankungen, jedoch fragt es sich, ob derselbe dabei hyophysärer oder hypothalamischer Natur ist. Das Experimentum crucis, die Exstirpation der normalen Hypophyse beim Menschen, steht noch aus, doch ist nach Auffassung der amerikanischen Autoren mit einem normalen Wasserhaushalt nach Hypophysektomie zu rechnen, da die Eminentia mediana zur Aufrechterhaltung des Wasserhaushaltes genügt. Wichtig ist, daß bei Hypophysentumoren mit Diabetes insipidus nach totaler Ausräumung der Sella der Diabetes insipidus verschwindet, was im gleichen Sinne spricht.

Bei der breiten Einwirkung der Hypophyse auf den Stoffwechsel ist auch ein von ihr ausgehender Einfluß auf die *Körpertemperatur* zu erwarten. Dieser Beziehung ist bisher noch wenig Aufmerksamkeit geschenkt worden. Bei Tieren wird nach Hypophysektomie zuweilen Hypothermie beobachtet. Bei Morbus Simmonds läßt sich ebenfalls *Hypothermie*, bei manchen *eosinophilen Adenomen* lassen sich dagegen Anfälle von *Hyperthermie* feststellen.

Der Einfluß der Hypophyse auf die Steuerung des *Schlaf-Wachzyklus* ist noch wenig studiert. Beim Winterschläfer (Hamster) erweckt der Hypophysenextrakt das Tier, ebenso wie Thyreoideaextrakt aus dem Schlaf. Über Störungen des Schlaf- und Wachzyklus fehlen, soweit mir bekannt ist, Angaben.

Beim Menschen fallen bei *Morbus Simmonds* Schlafbedürfnis, nicht selten *lethargische Zustände* auf. Das gleiche gilt auch für das Fröhlichsche Syndrom und für die Hypophysentumoren, besonders für das chromophobe Adenom. Es ist aber fraglich, ob hierfür der Ausfall der Hypophyse oder die Druckwirkung der Geschwulst auf den Hypothalamus maßgebend ist. Beim eosinophilen Adenom findet sich umgekehrt nicht selten zu Beginn Schlaflosigkeit.

Psychische Störungen hypophysärer Natur sind wiederholt festgestellt worden. So zeigen hypophysenlose Ratten eine erheblich herabgesetzte Aktivität, verminderte Neigung zur Nahrungsaufnahme, keine Sexualaktivität und kein Mutterschaftsgefühl. Collip fand, daß der deutsche Schäferhund nach der Hypophysektomie seine Aggressivität einbüßt und feige und träge wird. Durch Hypophysenextrakt werden seine ursprünglichen psychischen Eigenschaften wiedererweckt. Affen werden dagegen durch die Hypophysektomie weniger verändert, vielleicht werden sie etwas weniger aktiv und träger als früher.

Beim Menschen treten im Verlauf des Morbus Simmonds hochgradige Torpidität und Inaktivität auf, desgleichen zeigen viele chromophobe Adenome verminderte geistige Aktivität mit auffallender Interesselosigkeit, nach Lurie finden sich bei Morbus Fröhlich starke Verlangsamung der psychischen Reaktionen, sowie verlangsamte Denkfähigkeit und scheues, zurückhaltendes Wesen. Beim eosinophilen Adenom werden dagegen zu Beginn nicht selten auffallende Lebhaftigkeit, gesteigerte Reizbarkeit und submanische Züge beobachtet, während die Kranken später auch manchmal psychisch stumpf werden.

Perla will gezeigt haben, daß die Entfernung des Hypophysenvorderlappens die Resistenz gegen Histaminvergiftung vermindert, und zwar als Folge des Ausfalles des corticotropen Hormons, doch kommt für das Auftreten der Resistenzverminderung auch der allgemeine Ausfall der Hormone in Frage. Des weiteren wird infolge Ausfalles des hypophysären Inkretes auf die Milz und das lymphatische Gewebe verminderte Resistenz gegen Infektionen beobachtet. Diese verminderte Resistenz gegen Infektionen läßt sich auch bei Morbus Simmonds und Cushing feststellen.

Die große Zahl von Hypophysenhormonen legt den Gedanken nahe, daß die verschiedenen Organeinwirkungen nicht durch verschiedene Hormone hervorgerufen werden, sondern daß vielmehr durch das Erfolgsorgan der verschiedene Effekt ein und desselben Hormons bestimmt wird.

Epiphysis cerebri (Glandula pinealis). Außer der Hypophyse wird noch die Epiphyse den inkretorischen Drüsen zugerechnet, wenn auch ihr histologischer Aufbau und die in den Pinealiszellen dargestellten „Granula", die nur wenig den sonst in inkretorischen Zellen nachgewiesenen Granula ähneln, nicht gerade in diesem Sinne sprechen. Die experimentellen Beobachtungen, daß durch Verfütterung von Pinealissubstanz oder Epiglandol an Kaulquappen die Entwicklung der Kaulquappen zu Fröschen verzögert würde, konnte von uns nicht bestätigt werden. Ebenso zeigten die von Dandy an Meerschweinchen ausgeführten Epiphysenexstirpationen keine vorzeitige Entwicklung, denen jedoch die Befunde von Davis und Martin gegenüber stehen.

Wir konnten bei zwei Kindern mit Epiphysenatrophie Pubertas praecox feststellen, doch war die Epiphysenatrophie bei beiden Kranken von einem ausgedehnten Hydrocephalus internus begleitet (s. Abb. 107a und b). Der Boden des 3. Ventrikels war ballonförmig vorgetrieben und bis zu Papierdünne komprimiert, wodurch der Hypothalamus geschädigt wurde. Ebenso waren die von uns beobachteten kindlichen Hypophysentumoren (Pinealome, Teratome), welche das Zustandsbild der Pubertas praecox boten, mit einem ausgedehnteren Hydrocephalus internus kombiniert. Da aber Geschwülste im Gebiete der Regio

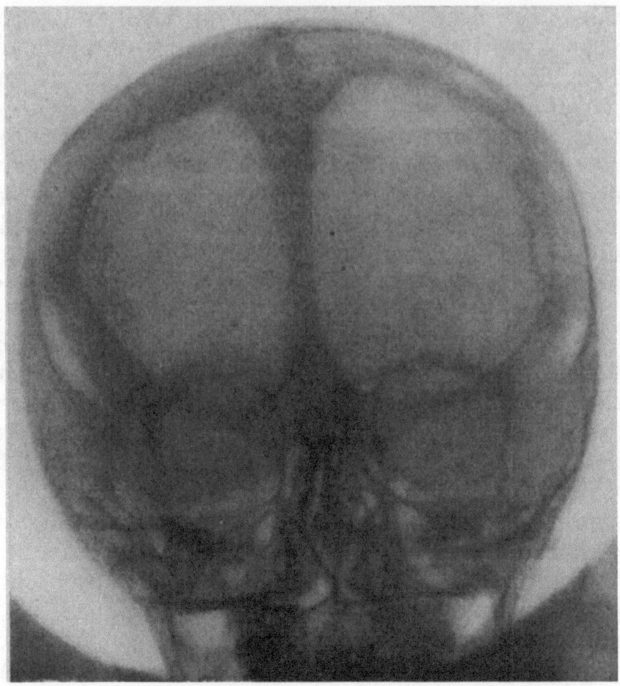

Abb. 107a. Ausgesprochener Hydrocephalus internus bei einem Kinde mit Pubertas praecox. a-p-Aufnahme.

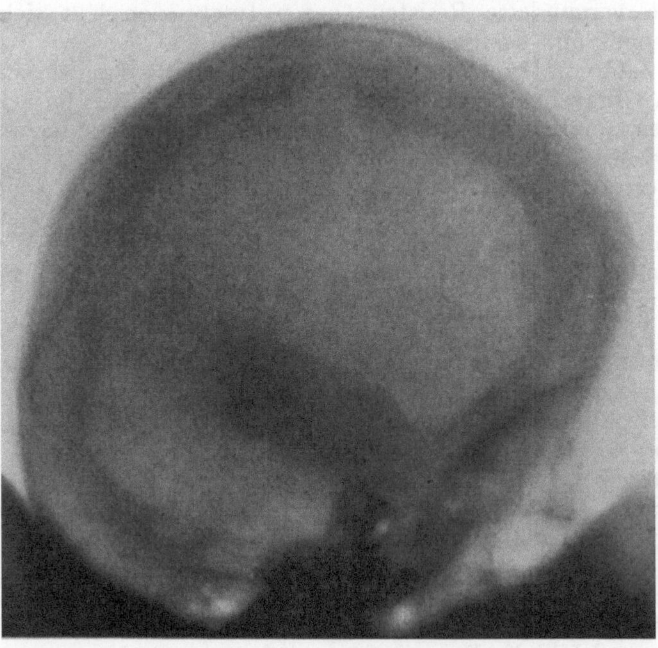

Abb. 107b. Seitenaufnahme.

tuberalis und mamillaris hypothalami (Geschwülste der Glia- und Ganglienzellreihe) zu körperlicher wie geistiger Frühreife, Hypergenitalismus, leicht
manischen Zustandsbildern usw. führen können, läßt sich die bei Pinealistumoren wiederholt festgestellte Maturitas praecox ebensogut auf den begleitenden Hydrocephalus internus mit Schädigung des Hypothalamus wie auf eine
inkretorische Störung der Pinealis zurückführen. Es sind daher noch weitere
kritisch durchgeführte experimentelle wie klinisch-anatomische Untersuchungen
zur Klärung des Tatbestandes, ob eine Schädigung des Hypothalamus oder
eine inkretorische Störung der Epiphyse für die Maturitas praecox verantwortlich
zu machen ist, notwendig. Vielleicht sind aber beide Faktoren die Epiphyse
und der Hypothalamus, für das Zustandekommen der Pubertas praecox von
Bedeutung.

Die zentralen Ganglioneurome der Tubergegend, die keinen Druck auf die
Umgebung ausüben und besser als hyperplastische Mißbildungen bezeichnet
werden, können, wie die Beobachtung von H. Spatz zeigt, weitgehend den Aufbau
dieser Gegend widerspiegeln. In diesen Fällen werden besondere pathogenetische
Erwägungen für die Entstehung der Pubertas praecox nahegelegt (s. S. 220).

2. Hypothalamus.

Der *ventral* vom *Thalamus* in den *beiden Seitenwänden* und im *Boden des
3. Ventrikels gelegene Hypothalamus* beansprucht ganz im Gegensatz zu seiner
eminenten Bedeutung für eine Reihe von Stoffwechselregulationen und psychischen Steuerungen nur einen sehr kleinen Teil des Gehirns (s. Abb. 108). Wenn
dieser Hirnabschnitt auch nicht mehr mit vollem Recht den Namen „Lebens-
zentrum" trägt, den ihm mein um seine Erforschung so verdienter Lehrer
L. R. Müller verliehen hat, so fungiert er doch gleich wie die Hypophyse
im Orchester der Drüsen innerer Sekretion, in dem Orchester des gesamten
vegetativen Systems als der Dirigent. Daher verdient dieser Hirnabschnitt,
dessen Erforschung in den letzten beiden Jahrzehnten große Fortschritte
gemacht hat, für seine Darstellung besonderen Raum, wenn auch gegenwärtig
noch manches Symptom, Syndrom, ja sogar manches Leiden, dessen Pathogenese
noch ungeklärt ist, ohne entsprechende Kritik in ihn hineinlokalisiert werden.
Wenn auch z. B. keineswegs bestritten werden soll, daß eine Läsion im Gebiete
des Hypothalamus unter Umständen eine Magenblutung zur Folge haben kann,
so ist doch noch lange nicht angängig, die Ulcuskrankheit als solche mit einer
Läsion des Hypothalamus in ursächlichen Zusammenhang zu bringen. Das
gilt in gleicher Weise für die Zuckerkrankheit und manche Nierenerkrankung,
denn bei keiner dieser Krankheiten konnten im Hypothalamus bisher entsprechende pathologische Veränderungen aufgedeckt werden, die einer halbwegs
strengen Kritik standgehalten hätten. Die „Diencephalose" wurde in den letzten
Jahren geradezu eine Modediagnose, unter der viele in ihrer Pathogenese völlig
ungeklärte vegetative Syndrome kritiklos zusammengefaßt wurden. Die Haupt-
schuld an den gegenwärtig in der Pathogenese des Hypothalamus noch herrschenden Unklarheiten trägt mit die eigentümliche Nissl-Struktur der Ganglienzellen der sog. vegetativen Hypothalamuskerne, die zum Teil weitgehend krankhaften Zellveränderungen gleicht.

So zeigen die Zellen des Nucleus supraopticus und paraventricularis in
ihrer Nissl-Zeichnung große Ähnlichkeit mit der retrograden Zellreaktion
oder der primären Zellveränderung Nissls (s. Abb. 112a und b). Eine entsprechende Bewertung von pathologischen Zellstrukturen in den hypothalamischen vegetativen Kernen hat daher eine genaue Kenntnis der mikroskopischen

Anatomie der vegetativen Zellgebiete des Hypothalamus zur Voraussetzung, weshalb zunächst genauer auf die Morphologie des Hypothalamus eingegangen werden muß.

Anatomie. Cytoarchitektonik. Der, wie kurz erwähnt, an der *Hirnbasis gelegene kleine Hypothalamus* wird *oral* von der *quergestellten viereckigen Platte* des *Chiasma opticum, orolateral* von den *Tractus optici, caudolateral* von den *inneren Rändern* der *beiden Hirnschenkel* begrenzt, die gegen den vorderen Brückenrand zu konvergieren und dort das in einen spitzen Winkel auslaufende Ende des Hypothalamus, die Fossa interpeduncularis, einrahmen (s. Abb. 70). Da auch die

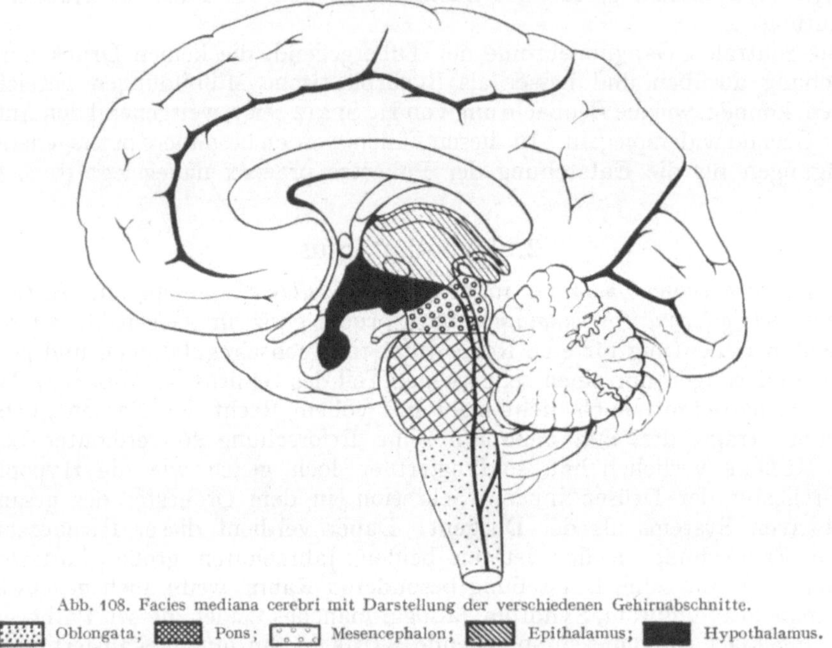

Abb. 108. Facies mediana cerebri mit Darstellung der verschiedenen Gehirnabschnitte.

Oblongata;   Pons;   Mesencephalon;   Epithalamus;   Hypothalamus.

beiden Tractus optici nach vorne zu konvergieren, hat der Hypothalamus von der Hirnbasis aus gesehen ungefähr Rautenform. An der Grenze zwischen seinem vorderen und mittleren Drittel setzt sich der dünne Boden des 3. Ventrikels trichterförmig in den Recessus hypophyseus fort, während an der Grenze zwischen mittlerem und caudalem Drittel die beiden, durch eine tiefe mediane Furche getrennten Corpora mamillaria kuppelförmig vorspringen. Die dorsale Abgrenzung des Hypothalamus gegen den Thalamus wird durch den Sulcus hypothalamicus bestimmt, der vom ventralen Rand des Foramen interventriculare im Bogen zunächst nach unten und dann nach hinten gegen den Aquädukt verläuft (s. Abb. 108). Caudal ist die Grenze gegen das Mittelhirn zu nicht scharf, denn sowohl der Nucleus ruber wie die Substantia nigra, die eigentlich dem Mittelhirn angehören, greifen auch auf den Hypothalamus über. Innerhalb des Hypothalamus ist von orocaudal fortschreitend die *Regio supraoptica, tuberalis* und *mamillaris hypothalami* abzugrenzen.

Die *Regio supraoptica* ist gekennzeichnet durch das Chiasma opticum oder die beiden noch nahe beieinander liegenden Tractus optici, die von einer Gruppe größerer, dicht beisammenliegenden Ganglienzellen begleitet sind. Diese Ganglienzellgruppe, der *Nucleus supraopticus,* umfaßt einen größeren laterodorsal und einen kleineren medioventral vom Chiasma bzw. Tractus opticus gelegenen Kernabschnitt (s. Abb. 109) Gewöhnlich stehen diese beiden Abschnitte durch einen Streifen von Zellen gleicher NISSL-Struktur miteinander in Verbindung. Kurz nach dem Auftreten des Nucleus supraopticus erscheint auf Frontalschnitten dorsal von diesem in den beiden vertikal stehenden Seitenwandungen des 3. Ventrikels, und zwar dicht unterhalb des Ependyms eine keulenförmige Zellanhäufung von dicht beisammenliegenden Zellen, die parallel

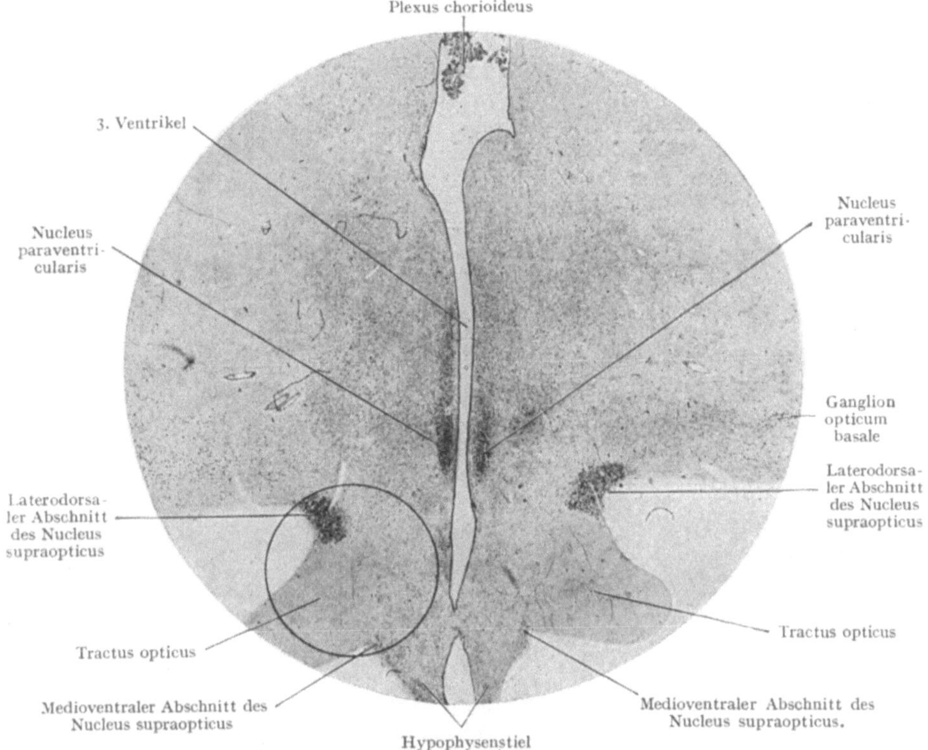

Abb. 109. Frontalschnitt durch die Regio supraoptica hypothalami (Nisslbild, Mensch).

zur Ventrikelwandung verläuft und ventral anschwillt, der *Nucleus paraventricularis*. Zwischen dem Nucleus paraventricularis und der laterodorsalen Zellgruppe des Nucleus supraopticus liegen Nester von 8—10 Zellen gleicher Struktur eingesprengt, die so den Zwischenraum zwischen diesen beiden Zellgruppen fast völlig überbrücken. Der 3. Ventrikel wird ebenso wie der Aquädukt und 4. Ventrikel, von einem Band dicht gelagerter kleiner Zellen eingerahmt, das wegen seiner Lage als *zentrales Höhlengrau* bezeichnet wird. Lateral vom Chiasma bzw. den oralen Abschnitten der Tractus optici dehnt sich ein größerer langgestreckter Zellkomplex aus, der mit der Hirnbasis parallel zieht und dessen Zellexemplare etwas weniger dicht stehen als die Zellen des Nucleus supraopticus und paraventricularis, das *Ganglion opticum basale* oder MEYNERTsche *Ganglion*.

Regio tuberalis. Auf caudal sich anschließenden Frontalschnitten treten zwischen Tractus opticus und Fornix zunächst vereinzelt Zellen auf, die sich auf Grund ihres unregelmäßiger gestalteten Zellrandes und ihrer ungleichmäßigeren Zellform schon bei schwächerer Vergrößerung von den Zellen des

Nucleus supraopticus und paraventricularis abgrenzen lassen (s. Abb. 110). Die so gebauten Zellexemplare, die keine so scharf umschriebene Zellgruppe bilden, nehmen relativ rasch an Zahl zu und füllen das Gebiet zwischen Tractus opticus und Fornix an. Diese Zellmasse, die sich dann weiter caudal bis in die Regio mamillaris hypothalami erstreckt, führt ihrer Ausdehnung zwischen Tuber cinereum und Corpus mamillare entsprechend den Namen Nucleus tuberomamillaris oder infundibulomamillaris. Am hinteren Rand des Chiasma opticum nimmt der Hypothalamus allmählich seinen für die Regio tuberalis

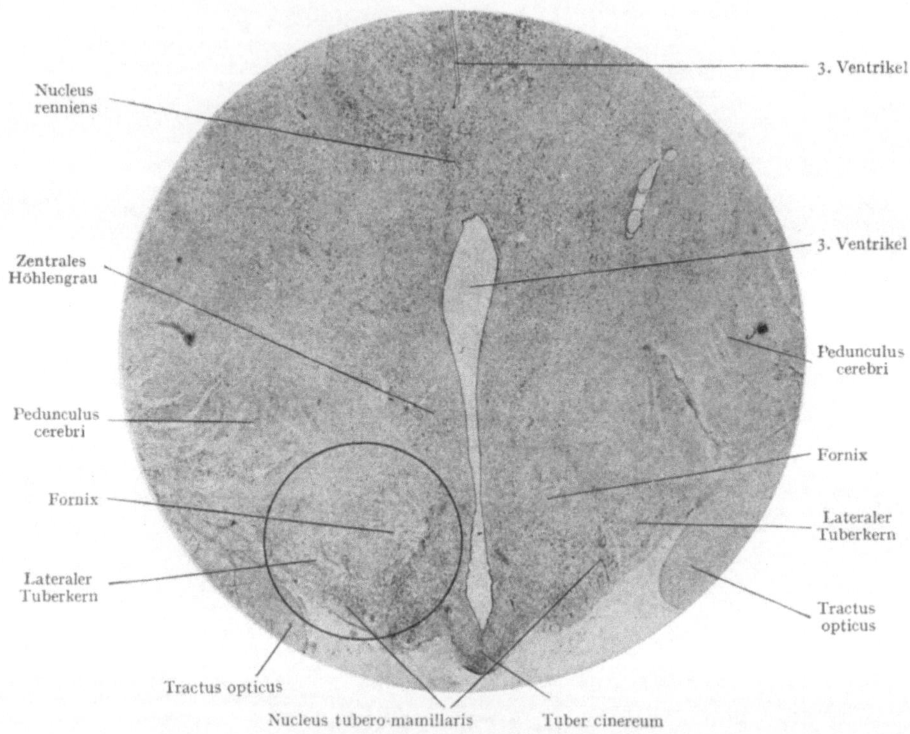

Abb. 110. Frontalschnitt durch die Regio tuberalis hypothalami (Nisslbild, Mensch)

typischen cyto- und myeloarchitektonischen Bau an. Der relativ dünnen Bodenplatte des Tuber cinereum sitzt ungefähr in der Mitte das Infundibulum auf, vor und hinter dem sich median die kleine Eminentia saccularis Retzii erhebt und zu deren beiden Seiten die kleinen Eminentiae laterales gelegen sind. Der Eminentia saccularis, auch mediana oder Labrum infundibulare genannt, die in ihrem Gewebsbau der Neurohypophyse gleicht, wird besonders von amerikanischen Autoren eine große Bedeutung für den Wasserhaushalt beigemessen, worauf später noch genauer eingegangen werden muß. An der Spitze des Infundibulums ist der Hirnanhang, die Hypophyse, befestigt. In dem Areal, das medial vom zentralen Höhlengrau, lateral vom Tractus opticus und dorsal vom Fornix begrenzt wird, beginnen sich die drei an Zellzahl rasch zunehmenden *Tuberkerne* abzuzeichnen. Diese drei verschieden großen Kernareale werden durch Zellzüge des Nucleus tuberomamillaris gegeneinander abgegrenzt, wobei der lateralen Zellgruppe bei weitem die größte, der medialen die geringste Zahl und Ausdehnung zukommen.

Regio mamillaris. Weiter caudal wölben sich am Boden des 3. Ventrikels zwei durch eine tief eingeschnittene Furche voneinander getrennte halbkugelförmige Vorsprünge, die Corpora mamillaria, vor und verleihen dieser Gegend, der *Regio mamillaris hypothalami*, ihr charakteristisches Gepräge (s. Abb. 111). Innerhalb der beiden auf einem Frontalschnitt rundlichen Corpora mamillaria lassen sich oral eine medioventrale und laterodorsale Zellgruppe unterscheiden, wobei sich die Zellen dieser beiden Kerne nur auf Grund ihrer verschiedenen Größe gegeneinander abgrenzen lassen. Caudal ist diese Trennung in eine

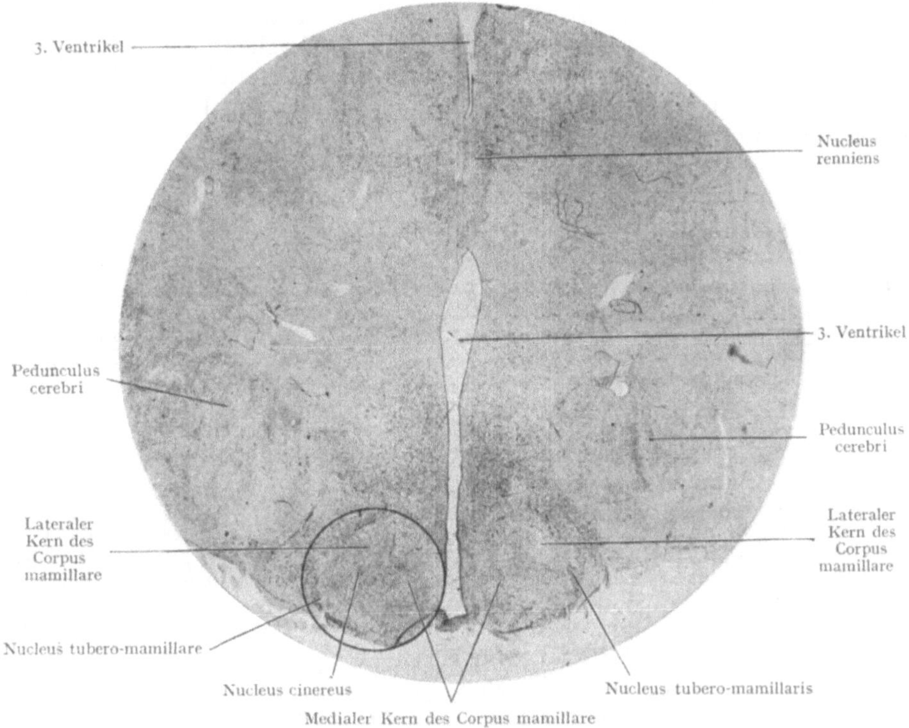

Abb. 111. Frontalschnitt durch die Regio mamillaris hypothalami (Nisslbild, Mensch).

medioventrale und eine dorsale Zellgruppe weniger ausgesprochen. Die im laterodorsalen Kern der Corpora mamillaria von mir in mehreren Fällen nachgewiesene kleine, dicht gelagerte Gruppe von 8—10 Zellen, der *Nucleus cinereus corporis mamillaris*, die in einer mit Thionin und auch Eosin sich etwas intensiver anfärbenden homogenen Grundsubstanz, die in diesem Verhalten dem Rinden- und Rückenmarksgrau gleicht, eingebettet liegen und sich in ihrer NISSL-Struktur nicht von den größeren Zellen des Nucleus medialis corporis mamillaris unterscheiden, dürfte nach meinem jetzt umfangreicheren Beobachtungsgut keineswegs konstant vorkommen. In der lateroventralen Gegend der Corpora mamillaria, dem inneren Rand des Nucleus tuberomamillaris, der hier schalenförmig das Corpus mamillare umgibt, anliegend, dehnt sich ein bald mehr runder, bald mehr ovaler Zellkomplex aus, der *Nucleus intercalatus*, nicht zu verwechseln mit der von STADERINI in der Oblongata, und zwar medial vom Nucleus triangularis dorsalis vestibularis, unter dem Ependym des 4. Ventrikels beschriebenen kleinen Zellanhäufung gleichen Namens. Schließlich werden zu den sog. vegetativen

Zellgruppen des Hypothalamus, von denen allein im Folgenden die Rede sein soll, noch der *Nucleus reuniens* und *paramedianus* gerechnet. Ersterer breitet sich in der beide Seitenwände des 3. Ventrikels miteinander verbindenden Commissura mollis oder Massa intermedia aus, während der letztere als schmaler Zellstreifen in den Seitenwänden des 3. Ventrikels parallel zu diesen von der Massa intermedia aus dorsal-, weniger auch ventralwärts zieht.

Daß das *Corpus subthalamicum* (Nucleus hypothalamicus) mit Berechtigung zu den vegetativen Ganglienzellgruppen gezählt wird, erscheint mir zumindest fraglich. Sicher jedoch fungiert diese gut abgegrenzte und gleichmäßig gebaute Ganglienzellmasse als ein wichtiges Glied des extrapyramidal motorischen Nervensystems (s. S. 157). Da sich aber diese Ganglienzellgruppe nur aus Zellen gleicher Nissl-Struktur aufbaut, dürfte die auf faradische Reizung des medialen Abschnittes des Corpus subthalamicum bei der Katze einsetzende Blasenkontraktion, Vasokonstriktion, Piloarrektion, Schweißsekretion an den Pfoten usw., welche die beiden Wiener Forscher Karplus und Kreidl erzielen konnten, viel wahrscheinlicher auf Reizung von in dieser Gegend verlaufenden efferenten vegetativen Fasern als auf Reizung von Zellelementen des Corpus subthalamicum zurückzuführen sein.

Histologische Struktur der sog. vegetativen Zellen des Hypothalamus (s. Abb. 112). Die Zellen des *Nucleus supraopticus*, die dicht gedrängt und innerhalb der Ganglienzellgruppe noch in Zellnestern beisammen liegen, besitzen sowohl auf Frontal- wie Horizontalschnitten runde bzw. ovale Form und feinstaubige Nissl-Granula im Zentrum, während grobe, intensiv angefärbte Granula an der Zellperipherie das zentrale hellere Areal einräumen (s. Abb. 112a). Der bläschenförmige chromatinarme Zellkern mit distinktem dunklem Kernkörperchen und deutlicher Kernmembran liegt häufiger exzentrisch an der Zellperipherie. Häufig lassen sich zwischen den gröberen peripheren Nissl-Schollen feine Vacuolen erkennen, in denen, worauf später etwas näher eingegangen wird, bei Fröschen, Eidechsen usw. von Scharrer und Gaupp jun. kolloidale, als Inkrete (Hypophyseninkrete des Hinterlappens) gedeutete Stoffe nachgewiesen werden konnten. Auf eine inkretorische Tätigkeit des Nucleus supraopticus würde auch die auffallend reichliche Vascularisation dieses Kerngebietes hinweisen, obwohl schon die sehr dichte Zellagerung wenigstens zum Teil die reichliche Gefäßversorgung erklären würde.

Die Zellen des *Nucleus paraventricularis* stimmen in ihrer Nissl-Struktur wie in ihrem sonstigen morphologischen Verhalten völlig mit den Zellen des Nucleus supraopticus überein, nur in ihrer Größe — es finden sich häufig etwas kleinere Zellexemplare — weicht ein Teil der Zellen ab (s. Abb. 112b). Wahrscheinlich bildeten diese beiden Ganglienzellgruppen ursprünglich einen zusammenhängenden Zellkomplex, worauf auch die beide Ganglienzellgruppen verbindenden Zellnester hinweisen. Auch der große Gefäßreichtum ist diesen beiden hypothalamischen Ganglienzellgruppen in gleicher Weise eigen. Die Zellen des *Ganglion opticum basale* oder Meynertschen *Ganglions* stimmen sowohl hinsichtlich Größe und Gestalt wie Nissl-Struktur gleichfalls weitgehend mit den Zellen des Nucleus supraopticus und paraventricularis überein, doch ist die Grenze zwischen feinstaubiger und grober Nissl-Granula nicht so scharf. Auch in der Dichte der Zellagerung steht das Ganglion opticum basale hinter den beiden bereits geschilderten Ganglienzellgruppen zurück. In bezug auf Größe, Form und Nissl-Zeichnung besitzen auch die Zellen des *Nucleus tuberomamillaris* gewisse Ähnlichkeit mit dem Zelltyp des Nucleus supraopticus und des Ganglion opticum basale. Neben feinstaubiger und grobscholliger Nissl-Granula finden sich mehr Granula, die in ihrem Umfang zwischen diesen beiden sich gegenüberstehenden Größen stehen (s. Abb. 112). Abweichend verhält sich auch der unregelmäßig ausgezogene wie angefressene Zellrand.

Die Zellen des *Nucleus intercalatus* stehen hinsichtlich Größe wie Dichte der Lagerung hinter den beschriebenen Zelltypen zurück. Ihre Nissl-Zeichnung erinnert mehr an die Tigerfellzeichnung der motorischen Vorderhornzellen, doch ist sie nicht so regelmäßig (s. Abb. 112f).

Der Zelltyp der *medialen Zellgruppe* des *Corpus mamillare* ist von mittlerer Größe und erscheint bipolar, drei-, viereckig und multipolar (s. Abb. 112h). Die feinstaubigen Nissl-Granula sind von gröberen Körnern durchsetzt. Die Zellen des kleinzelligeren *äußeren Zellkernes* unterscheiden sich lediglich durch ihren geringeren Umfang und ihre vielleicht noch etwas lockere Anordnung von den Zellen der medialen Zellgruppe. Die Zellen des *Nucleus cinereus corporis mamillaris* färben sich etwas intensiver an und sind in einer homogenen, gleichfalls intensiver angefärbten Grundsubstanz gelegen (s. Abb. 112l).

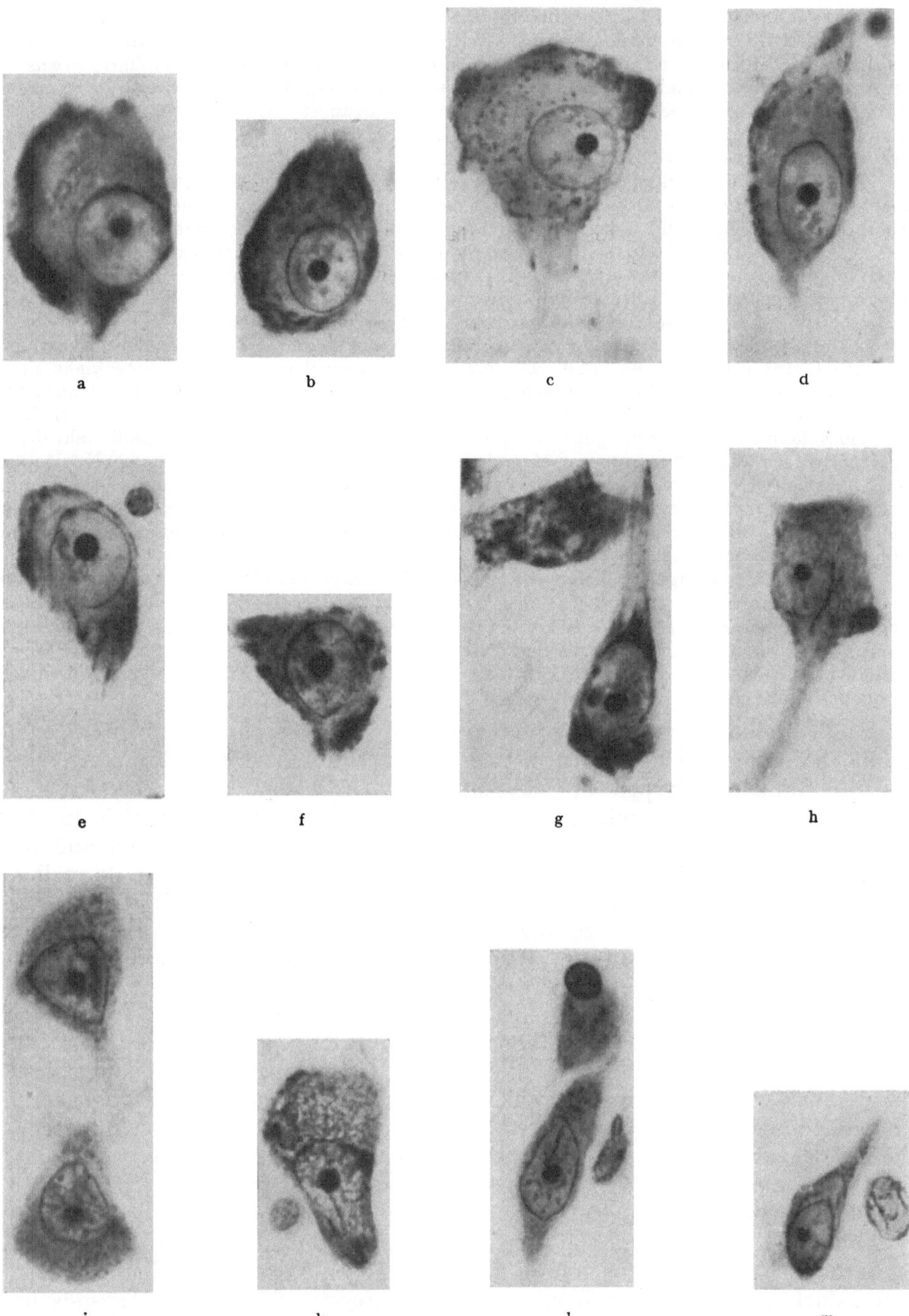

Abb. 112 a—m. Ganglienzelltypen der sog. vegetativen Ganglienzellkerne des Zwischen- und Mittelhirns (Nisslfärbung).
a Zelle aus dem Nucleus supraopticus (1200fache Vergr.); b Zelle aus dem Nucleus paraventricularis (1200fache Vergr.);
c Zelle aus dem Nucleus mamillo-infundibularis; d Zelle aus dem Nucleus reuniens (1200fache Vergr.); e Zelle aus dem
Westphal-Edinger-Kern (1200fache Vergr.); f Zelle aus dem Nucleus intercalatus (1200fache Vergr.); g Zelle aus dem
Nucleus paramedianus(1200fache Vergr.); h Zelle aus dem medialen Kern des Corpus mamillare (1200fache Vergr.);
i Zellen aus dem Tuberkern (1200fache Vergr.); k Zelle aus dem Corpus subthalamicum (1200fache Vergr.); l Zelle aus
dem Nucleus cinereus des Corpus mamillare (1200fache Vergr.); m Zelle aus dem zentralen Höhlengrau (1200fache Vergr.).

Die Zellen des *Nucleus reuniens* stimmen hinsichtlich ihrer Größe ungefähr mit den Zellen des Nucleus intercalatus und des medialen Kernes des Corpus mamillare überein (s. Abb. 112d). Neben keulenförmigen Zellexemplaren trifft man dreieckige und sogar multipolare Zellformen an, deren feinstaubige Granula sich an der Zellperipherie etwas zu gröberen Körnern verdichten, wodurch ihre NISSL-Zeichnung etwas an diejenige des Nucleus tuberomamillaris, des Ganglion opticum basale usw. erinnert. Nicht so selten sitzen NISSL-Granula kappenförmig dem ovalen Zellkern auf, der ein deutliches Kernkörperchen, aber eine weniger gut ausgebildete Kernmembran besitzt.

Die gleichförmiger gebauten bipolaren zuweilen spitz-dreieckigen Zellen des *Nucleus paramedianus* stehen in ihrer Größe etwas hinter den Zellen des Nucleus reuniens (s. Abb. 112g). In ihrer NISSL-Zeichnung haben sie gleichfalls eine gewisse Ähnlichkeit mit dem Zelltyp des Nucleus reuniens, doch ist der meist ovale Zellkern im Verhältnis zum Zelleib größer, wodurch diese Ähnlichkeit in der NISSL-Struktur wieder etwas verwischt wird. Dem ovalen, aber nicht regelmäßig gestalteten Zellkern sind Kernfaltenbildungen und Kernanlagerungen eigen, doch hebt sich sein Kernkörperchen nicht so deutlich ab.

Die relativ dicht stehenden *Tuberzellen* zählen zu den kleineren Zelltypen der vegetativen Hypothalamuskerne (s. Abb. 112i). Die meist drei-, zuweilen aber auch viereckigen Zellexemplare enthalten ein Lipoidpigment, das sich mit Scharlachrot leuchtend rot anfärbt, auf einem NISSL-Bild gelblich erscheint. Sind die Pigmentkörner nicht angefärbt, so verleihen sie dem Zelleib ein wabiges bzw. schaumiges Aussehen. Der bald mehr ovale, bald mehr dreieckig mit abgestumpften Ecken erscheinende Zellkern besitzt zwar einen deutlichen Nucleolus, doch hebt sich seine Zellmembran weniger gut ab. Zwischen den feinstaubigen NISSL-Granula finden sich nur vereinzelte gröbere Körnchen eingestreut, den Gehalt an Lipoidpigment haben die Tuberzellen mit den Zellen des Corpora subthalamica gemeinsam, denen sie auch im übrigen Aufbau gleichen.

Die meist dicht gelagerten Zellen des *zentralen Höhlengraues* zählen mit zu den kleinsten Zellen des Zentralnervensystems. Die birn-, keulen- und spermatozoenförmigen Zellexemplare enthalten nur feinstaubige NISSL-Granula und einen imVerhältnis zum Zelleib großen ovalen Kern, der ein deutliches Kernkörperchen, Kernfalten und Kernauflagerungen besitzt. Der Zelleib mit seinen feinstaubigen Granula hebt sich auf einem NISSL-Bild nur wenig von seiner Umgebung ab (s. Abb. 112m).

Die Metallimprägnationsmethoden eignen sich wegen der ihnen eigenen Launenhaftigkeit weniger zur histologischen Differenzierung der sog. vegetativen Ganglienzelltypen des Hypothalamus. Mit der BIELSCHOWSKYSCHEN Methode, die immer noch die besten Resultate liefert, lassen sich in den Zellen des Nucleus supraopticus, paraventricularis, tuberomamillaris und des Ganglion opticum basale Endofibrillen nicht und nur angedeutet darstellen. Das Silberbild gleicht weitgehend dem NISSL-Bild, nur die Zellfortsätze sind auf längere Strecken zu zerfolgen. Die Endofibrillenstruktur der übrigen sog. vegetativen Zelltypen des Hypothalamus ist so wenig charakteristisch, daß auf ihre Schilderung verzichtet wird.

Am Schlusse dieser Betrachtung zur NISSL-Struktur der sog. vegetativen Hypothalamuskerne erhebt sich eigentlich von selbst die Frage, inwieweit die verschiedenen Ganglienzelltypen dieser sog. vegetativen Hypothalamuskerne in ihrer NISSL-Zeichnung mit den Zellen des Seitenhorns und dorsalen Vaguskerns übereinstimmen, für deren vegetative Natur ihre retrograde Reaktion auf Grenzstrangresektion bzw. Durchschneidung des N. vagus den Beweis erbracht hat. Eine gewisse Ähnlichkeit in der NISSL-Struktur besteht lediglich zwischen dem Ganglienzelltyp des Nucleus intercalatus einerseits und des Seitenhornes (s. Abb. 112f und 45) und dorsalen Vaguskernes andererseits, deren NISSL-Struktur an die Tigerfellzeichnung der motorischen Vorderhornzellen erinnert, sich jedoch von dieser durch eine gewisse Unregelmäßigkeit des Tigroids im Hinblick auf Größe, Form und Anordnung unterscheidet. Dazu kommt noch eine Ähnlichkeit in der Tigroidzeichnung des Nucleus reuniens und der WEST-PHAL-EDINGERschen Kerne (s. Abb. 112d und e), wenn diese auch geringer ist als die zwischen den Zellen des Nucleus intercalatus, des Seitenhorns und dorsalen Vaguskernes. Sonst aber fehlt jegliche Ähnlichkeit, geschweige denn Gleichheit in der NISSL-Struktur zwischen den Zelltypen der sog. vegetativen Hypothalamuskerne und den Zellen des Seitenhorns und dorsalen Vaguskerns. Es besteht demnach keinerlei Berechtigung, auch den übrigen sog. vegetativen Hypothalamuskernen auf Grund ihrer NISSL-Struktur durch Analogieschluß vegetative Funktionen zuzuschreiben. Die unipolare, keulen-, birnen- und spermatozoenförmige Zellgestalt, auf die von mancher Seite großes Gewicht gelegt wird, möchte ich nicht als für den vegetativen Zelltyp charakteristisch herausstellen, denn sie wird meiner Erfahrung nach viel zu sehr von den umgebenden Markfasern und von der Wachstumsrichtung bestimmt. Außerdem müßte man dann zum Vergleich der verschiedenen Zelltypen eine räumliche Darstellung der Zellgestalt heranziehen, denn häufig wechselt die Form einer Zelle erheblich mit der Schnittrichtung. So erscheinen die Seitenhornzellen auf den üblichen Querschnittsbildern durch das Rückenmark länglich, uni- bzw. bipolar, während sich ganz die gleichen Zellen auf Sagittal- und Horizontalbildern als multipolar präsentieren. Ebensowenig kann die dichte Zellagerung als ein typisches Merkmal der vegetativen Ganglienzelle gelten, wenn auch de facto sowohl die Seitenhornzellen wie die Zellen des dorsalen Vaguskernes dicht gedrängt beisammen liegen. Selbst die Markarmut eines Zellareals, die zwar der Seitenhornkernsäule und dem Gebiet des dorsalen Vaguskernes eigen ist, und SPIEGEL sogar dazu veranlaßt hat, vom Seitenhorn als von der Substantia gelatinosa lateralis zu sprechen, kann meiner Auffassung nach keineswegs irgendwie für die vegetative Natur einer Ganglienzellgruppe beweisend sein. So erscheint es mir nicht angängig, die kleinen Zellen der Substantia gelatinosa Rolando, auch GIERCKsche Zellen genannt, nur auf Grund der ihrem Zellareal eigenen Markarmut zu den vegetativen Zellen zu rechnen, selbst wenn diese Zellen noch hinsichtlich Größe, Gestalt und NISSL-Struktur weitgehend den Zellen des zentralen Höhlengraues gleichen, für deren vegetative Natur manches spricht. Gerade die Morphologie, das Fundament jeder medizinischen Forschung, darf auf keinerlei Weise durch spekulative Schlüsse verwässert werden.

Nach diesem mehr als dürftigen Tatsachenamterial, das die vegetative Natur der sog. vegetativen Hypothalamuskerne beweisen soll, wird man sich fragen, mit welchem Rechte dann überhaupt die geschilderten Zelltypen der Hypothalamuskerne zu den vegetativen Zellen gerechnet werden. Wir haben uns naturgemäß diese Frage gleichfalls vorgelegt und waren infolge der unbefriedigenden Antwort bestrebt, mit Hilfe der retrograden Reaktion, die uns beim Nachweis der vegetativen Natur der Seitenhornzellen schon so große Dienste geleistet hatte, irgend einen, sei es positiven oder negativen Aufschluß hinsichtlich der vegetativen Natur der Hypothalamuskerne zu erhalten. Da faseranatomische Studien die Existenz eines vom Nucleus supraopticus, vielleicht auch paraventricularis, in den Hypophysenstiel und Hypophysenhinterlappen verlaufenden Bündels nahelegten (CAJAL, GREVING, PINES), bestand berechtigte Aussicht, daß nach Durchtrennung des Hypophysenstieles Veränderungen im Sinne der retrograden Reaktion an den Zellen des Nucleus supraopticus, vielleicht auch paraventricularis auftreten würden. Die retrograde Degeneration, besser gesagt retrograde Reaktion, fußt auf der Tatsache, daß nach der Durchschneidung eines Neuriten nicht nur entsprechend dem WALLERschen Gesetze der von seiner Ursprungszelle, dem trophischen Zentrum, abgetrennte Neuritenabschnitt der Degeneration anheimfällt, sondern daß auch die Ursprungszelle selbst auf die Durchtrennung ihres Neuriten mit Abrundung und Schwellung ihres Zelleibes, mit zentraler Tigrolyse und Verklumpung der NISSL-Granula an der Zellperipherie, mit Verlagerung des Zellkernes an den Zellrand sowie mit Schrumpfung und Hyperchromatose desselben reagiert. Auf den vermutlichen Tractus supraopticohypophyseus angewendet, müßte, wie bereits erwähnt, mit einer retrograden Reaktion der Zellen der Nuclei supraoptici, vielleicht auch paraventriculares, zu rechnen sein. Sämtliche bis in die jüngste Zeit in diese Richtung zielenden experimentellen Untersuchungen ergaben aber hinsichtlich der retrograden Reaktion ein negatives Resultat. Dagegen werden von einer größeren Anzahl von Untersuchern andersartige Veränderungen an den Zellen des Nucleus supraopticus festgestellt, so z. B. auffallend starke Vacuolenbildung, Tigrolyse, eine gewisse Verlagerung und Schrumpfung des Zellkernes ohne Tigrolyse sowie vor allem Abnahme der Zellzahl. In der Bewertung des Zellausfalles und von Zellbildern, die nicht dem typischen Bild der retrograden Reaktion entsprechen, sollte man aber gerade bei einer so wichtigen Fragestellung größte Kritik und Vorsicht walten lassen. Natürlich ist es ohne weiteres möglich, daß die Zellen der Nuclei supraoptici und paraventriculares auf die Durchtrennung ihrer Neuriten nicht mit der typischen retrograden Zellveränderung reagieren, zumal sie ja auch sonst in ihrem Bau bestimmte, von den meisten Ganglienzellen des Zentralnervensystems abweichende Besonderheiten aufweisen. Jedoch muß dazu bemerkt werden, daß selbst die CLARKEschen Zellen des Rückenmarks, die in ihrer NISSL-Struktur am meisten an die retrograde Zellveränderung erinnern, eine ganz charakteristische Reaktion auf die Durchschneidung ihres Neuriten zeigen, die sich vor allem in einer Schrumpfung und Hyperchromatose des randständigen Zellkernes sowie in einem ganz feinstaubigen Zerfall der an und für sich schon sehr feinen NISSL-Granula im Zentrum dokumentiert. RANSON und seine Mitarbeiter, die mit der HORSLEY-CLARKEschen Nadel Läsionen des Tractus supraopticohypophyseus bei Katzen erzeugten, beobachteten eine deutliche Abnahme der Zellzahl und eine Verkleinerung der Kernareale beider Nuclei supraoptici. Jedoch sind sowohl diese, wie die von GAUPP jun. an Meerschweinchen fortgesetzten Untersuchungen in ihren Ergebnissen nicht überzeugend. Interessant ist in diesem Zusammenhang die Angabe, daß die normale Zellzahl des Nucleus supraopticus von 34000 auf 6000 absinkt, wenn die Schädigung des Tractus supraopticohypophyseus zentral von der Eminentia medialis angreift, auf 9900, wenn die Unterbrechung distal von der Eminentia medialis vorgenommen wird. Hieraus ergibt sich, daß 3900 Fasern dieses Bündelchens bereits in der Eminentia medialis endigen müssen. Zu dieser hohen Zahl von Axonen muß bemerkt werden, daß diese wenigstens beim Menschen keinesfalls der Ausdehnung des spärlichen Tractus supraopticohypophyseus entspricht. Diese Diskrepanz zwischen den Ergebnissen der amerikanischen Autoren und unseren früheren veranlaßte mich, an Rattengehirnen, an denen eine totale Exstirpation der Hypophyse vorgenommen worden war, die Frage nach der retrograden Zellveränderung des Nucleus supraopticus erneut anzugehen. Aber auch bei dieser neuerlichen Untersuchungsreihe waren in keinem Falle Veränderungen im Sinne der retrograden Reaktion an den Zellen des Nucleus supraopticus nachweisbar. Die festgestellten Zellveränderungen ließen sich ohne weiteres als Lokalschädigungen erklären, da die Distanz zwischen den Nuclei supraoptici und dem Hypophysenstiel, dem Ort des operativen Eingriffes, beim Rattengehirn so gering ist, daß Operationsschädigungen vor allem über die Gefäße nicht zu vermeiden sind. Es kann daher nur der Nachweis einer sicheren retrograden Reaktion an den Zellen der Nuclei supraoptici für die Existenz eines Tractus supraopticohypophyseus beweisend sein.

Auch die menschliche Pathologie hat einige für die Frage nach der Existenz eines Tractus supraopticohypophyseus wichtige Tatsachen beigesteuert. So konnte HECHST bei einem Falle von eosinophilem Adenom, bei welchem der Hypophysenhinterlappen völlig zerstört, der Tumor aber nicht in den Hypothalamus vorgedrungen war, Veränderungen an den Zellen der Nuclei supraoptici und Corpora mamillaria nachweisen. Die Zellen erschienen geschrumpft und dunkel gefärbt, pyknotisch, homogen, hyperchromatisch und schließlich war nur mehr eine homogene dunkle Scheibe zu erkennen. In den lateralen Abschnitten der Corpora mamillaria waren die Zellveränderungen die gleichen, nur war dabei noch eine ausgesprochene Gliareaktion feststellbar. HECHST weist selbst eigens darauf hin, daß er nirgends eine typische retrograde Zellveränderung feststellen konnte und erwog ebenso wie wir die Möglichkeit, daß vielleicht die Zellen der Nuclei supraoptici auf die Durchtrennung ihrer Neuriten nicht mit retrograder Zellveränderung reagieren. Wie erwähnt, sind wir von dieser Anschauung wieder abgekommen, da selbst die CLARKEschen Zellen nach der Durchschneidung ihrer Neuriten das typische Bild der retrograden Reaktion erkennen ließen. Wir hatten gleichfalls Gelegenheit, bei einem Falle von chromophobem Adenom der Hypophyse, welches den Hypophysenhinterlappen völlig zerstört, den Hypothalamus aber nicht tangiert hatte, die Kerngebiete des Hypothalamus in Serien zu untersuchen und fanden ebenfalls weder an den Zellen der Nuclei supraoptici noch an denjenigen der übrigen sog. vegetativen Hypothalamuskerne retrograde oder anderweitige Zellveränderungen. Unser Befund erscheint beweisend, da der negative Ausfall der Untersuchung dartut, daß unter günstigen Bedingungen selbst bei in enger Nachbarschaft des Hyothalamus gelegenen Tumoren keine Schädigung der Zellen der Nuclei supraoptici und der übrigen sog. vegetativen Hypothalamuskerne aufzutreten braucht. Bei Zellveränderungen innerhalb dieser Kerngebiete kann, wenn diese nicht das typische Bild der retrograden Reaktion bieten, immer mit Recht der Einwand einer direkten Zellschädigung erhoben werden. Im Jahre 1940 berichten RASMUSSEN und GARDNER über einen 47jährigen Mann mit maligner Blutdruckerhöhung, bei dem die Nervenfasern im Infundibulum 5 Monate vor seinem Tode operativ nahezu vollkommen unterbrochen worden waren. Der Tod erfolgte 2 Wochen nach einer Blutung in den rechten Thalamus. Die Blutdruckerhöhung sank nach der Durchschneidung des Hypophysenstiels ab, ein sehr bemerkenswerter Befund. Die histologische Untersuchung deckte eine deutliche Atrophie des Hypophysenstiels und eine Zellvermehrung in demselben auf, während die Pars intermedia der Hypophyse nicht nennenswert verändert war. Dagegen waren $^2/_3$ des Hypophysenvorderlappens durch Kauterisation direkt zerstört, was ebenfalls für die Blutdrucksenkung von Bedeutung sein dürfte. Von den Zellen der Nuclei supraoptici ließen sich angeblich nur noch 15% der normalen Zellzahl nachweisen. Die Abnahme der Zellzahl wurde von den Autoren als retrograde Degeneration aufgefaßt. Die Verfasser zählten im normalen Infundibulum 100000 Nervenfasern und nehmen an, daß diese meist von den Zellen der Nuclei supraoptici stammen. Die Zellen der Nuclei paraventriculares waren angeblich weniger degeneriert, doch kommt dies auf den Bildern nicht gut zum Ausdruck. Ein Diabetes insipidus trat nach der Operation nicht auf, da nach Anschauung der Autoren 12—16% der Fasern bzw. Zellen der Nuclei supraoptici zur Aufrechterhaltung eines normalen Wasserhaushaltes genügen. Diese 12—16% endigen aber nach den Autoren schon zentral von der Durchschneidungsstelle in der bereits erwähnten Eminentia mediana. Die beigegebenen Bilder sind jedoch nicht gut genug, um aus ihnen irgendwelche sichere Schlüsse ziehen zu können, vor allem um eine direkte Zellschädigung auszuschließen.

Die Abnahme der Nervenfasern im Hypophysenstiel und Hypophysenhinterlappen läßt sich ohne weiteres auch als lokale Schädigung erklären, denn beim operativen Eingriff am Hypophysenstiel kommt es sicher zur Schädigung von Gefäßen, die für die entsprechende Blutversorgung des Hypophysenstiels von Wichtigkeit sind. Die Abnahme der Zellzahl in den Nuclei supraoptici ist bei der geringen Distanz zwischen der Operationsstelle und den Nuclei supraoptici ebenfalls ohne weiteres als direkte Schädigung zu deuten, wobei noch berücksichtigt werden muß, daß eine starke Hypertension vorlag, die zu einer Blutung im Thalamus führte, so daß auch das Gebiet des Hypothalamus mit großer Wahrscheinlichkeit nicht als normal bezeichnet werden kann. Wir haben die Atrophie des Hypophysenstiels bei unseren Tierexperimenten, nämlich bei der Unterbindung und Durchschneidung des Hypophysenstiels ebenfalls wiederholt gesehen, deuteten aber diese ebenso wie CUSHING als direkte Schädigung. Auffallend bleibt auch die Angabe von 100000 Nervenfasern im Hypophysenstiel, die unserer Erfahrung nach kaum den tatsächlichen Verhältnissen entsprechen kann.

Schließlich führt GAUPP jun. als Beweis für die Existenz eines Tractus supraopticohypophyseus einen Fall von erblichem Diabetes insipidus an, bei welchem er einen Schwund der Zellen der Nuclei supraoptici sowie der Nervenfasern im Hypophysenstiel und Hypophysenhinterlappen nachweisen konnte. Auf den ersten Blick imponieren diese Untersuchungsergebnisse sehr, doch muß berücksichtigt werden, daß es sich um relativ starke Vergrößerungen handelt und daß die Silberimprägnationsmethode an lange Zeit in Formol vorbehandeltem Material ausgeführt wurde, das keine sichere Imprägnation mehr gibt. Anscheinend war aber diese Atrophie auch bei anderen Färbemethoden nicht sehr ausgesprochen, denn in einer früheren Veröffentlichung, welche den gleichen Fall betrifft, ist besonders vermerkt, daß an der Hypophyse keine Veränderungen nachweisbar waren. Anscheinend wurde die Atrophie erst durch Studien von Imprägnationsbildern aufgedeckt, wozu zu bemerken ist, daß man bei der Untersuchung einer großen Zahl von Hypophysen nach der BODIAN-Methode den Eindruck gewinnen kann, daß die Dichte der Silberfasern sowohl im Hypophysenstiel wie im Hypophysenhinterlappen wechselt und außerdem, wie bereits schon bemerkt, eine lange Fixation in vielleicht nicht säurefreiem Formalin vorlag. Interessant wäre es, zu erfahren, ob sich die Abnahme der Zellzahl tatsächlich nur auf den Nucleus supraopticus oder auch auf andere Zellgruppen des Hypothalamus erstreckte. Trotz dieser Einwände sind die von GAUPP jun. erbrachten Befunde sehr interessant und wertvoll, und wir halten weitere Untersuchungen von Fällen mit erblichem Diabetes insipidus für die Frage des Hypophysenhypothalamussystems äußerst wichtig.

Kurz zusammengefaßt läßt sich sagen, daß die *faseranatomischen Untersuchungen* zwar die *Existenz* eines *Tractus supraopticohypophyseus nahelegen*, daß aber sowohl die tierexperimentellen Untersuchungsergebnisse wie die der menschlichen Pathologie den *sicheren Beweis* für die *Existenz* eines *solchen Faserbündels* noch *schuldig blieben*, da eine sichere retrograde Reaktion an den Zellen der Nuclei supraoptici nach Unterbrechung des Hypophysenstiels sich weder beim Menschen noch beim Tier nachweisen ließ. Damit soll aber keineswegs geleugnet werden, daß die Hypophyse unter dem Einfluß des vegetativen Nervensystems steht, und zwar auf dem Wege der hypothalamischen, bulbären bzw. spinalen, peripheren, vegetativen Nervenbahnen, via Sympathicus und Parasympathicus (s. Abb. 100). Gegen die Innervation des Hypophysenhinterlappens durch ein direkt von einem hypothalamischen Kerngebiet in den Hypophysenhinterlappen ziehendes Faserbündel spricht meiner Anschauung nach vor allem die Tatsache, daß die sympathische und parasympathische Innervation der inkretorischen Organe, wie bereits erwähnt, auf dem Wege hypothalamischer, bulbärer bzw. spinaler, peripherer, vegetativer Nervenbahnen, via Sympathicus und Parasympathicus erfolgt und die Hypophyse von diesem Gesetz eine prinzipielle Ausnahme darstellen würde, was wenig wahrscheinlich ist. Die Beobachtung

von Mosinger und Roussy, die beim Tier auch Nervenfasern vom Hypophysenstiel aus in den Hypophysenvorderlappen ziehen sahen, steht vorerst allein
und bedarf der Nachuntersuchung.

Die beiden Autoren nahmen auf Grund ihres Untersuchungsergebnisses an,
daß durch den Hypophysenstiel eine sympathische und parasympathische
Innervation erfolgt. Wir werden auf diese Auffassung bei der Besprechung des
Wasserhaushaltes noch kurz kritisch eingehen.

Der Frage nach der Existenz des Tractus supraopticohypophyseus wurde
ein so breiter Raum gewidmet, da die positive Beantwortung dieser Frage
uns die Möglichkeit in die Hand geben würde, die vegetative Natur des Nucleus
supraopticus zu beweisen. Wäre aber erst dieser Beweis gelungen, so ließ sich
wenigstens mit einer gewissen Wahrscheinlichkeit die vegetative Natur der
übrigen sog. vegetativen Hypothalamuskerne nachweisen. Die grundlegenden
Studien über die Polioencephalitis haemorrhagica superior Wernicke von Gamper
und H. Spatz sowie von Bodechtel und Gagel zeigten nämlich, daß diese
Erkrankung die sog. vegetativen Zellkerne des Hypothalamus bevorzugt,
was auf eine gewisse Zusammengehörigkeit dieser Zellgruppen hinweist, wodurch
wiederum die vegetative Natur dieser Zellgruppen wenigstens wahrscheinlich
gemacht würde. So steht und fällt mit dem Nachweis der vegetativen Natur
des Nucleus supraopticus auch derjenige der übrigen sog. vegetativen Hypo-
thalamuskerngebiete.

Wenn auch gegenwärtig noch nicht der Nachweis der vegetativen Natur
der hypothalamischen Kerngruppen gelungen ist, so lehren uns doch sowohl
Tierexperimente wie die menschliche Pathologie den großen Einfluß des Hypothalamus auf die vegetativen Regulationen. Wie so häufig ist man auch bei
der Lokalisation der vegetativen Funktionen in den Hypothalamus zunächst
zu weit gegangen und wollte die Steuerung des Wasserhaushaltes mit dem
Nucleus supraopticus, die des Kohlenhydratstoffwechsels mit dem Nucleus
paraventricularis, die Temperaturregulation mit den Tuberkernen, die Sexual-
funktionen mit den Corpora mamillaria usw. in Zusammenhang bringen. Schematische Abbildungen vom Hirnstamm, auf welchen diese verschiedenen „Stoffwechselzentren" etwas kritiklos in die entsprechenden Kerngebiete eingezeichnet
wurden, haben nicht nur unserer Kenntnis von den Funktionen des Hypothalamus wenig gedient, sondern vielfach sogar ein falsches Bild von diesen entworfen. Wenn auch diese weitgehende Lokalisation der Stoffwechselregulationen
in bestimmte hypothalamische Ganglienzellgruppen gleichen Zelltyps, die man
geradezu als Stoffwechselzentren bezeichnete, relativ bald als falsch wieder aufgegeben wurde, so hielt man sich wenigstens noch zu einer Unterteilung des
Hypothalamus in einen sympathischen und parasympathischen Abschnitt berechtigt. Die Existenz eines *hypothalamischen parasympathischen Zentrums*
legte zunächst das *Ventrikelsyndrom* von Cushing nahe. Der um die Erforschung der Hypophyse so verdiente amerikanische Neurochirurg konnte durch
Injektion von Pituitrin in den 3. Ventrikel Bradykardie, Vasodilatation,
Blutdrucksenkung, Hypothermie, Schweißsekretion, Erbrechen und Stuhlentleerung, kurz gesagt, ein parasympathisches Syndrom erzeugen. Dieses
parasympathische oder Ventrikelsyndrom Cushings läßt sich ebenso wie durch
Pituitrin-, durch parasympathisch wirkende Pilocarpininjektionen hervorrufen,
während sein Auftreten durch vorherige, den Parasympathicus lähmende Atropin-
injektionen verhindert wird. Besteht durch Verlegung eines Foramens interventriculare Monroi ein Seitenventrikelabschluß, so wirkt das in den abge-
schlossenen Seitenventrikel eingebrachte Pituitrin oder Pilocarpin nicht, woraus
zu schließen ist, daß diese Pharmaca ihre Wirkung nicht über den Blutweg

entfalten. Noch wichtiger wäre es aber, zu wissen, ob diese Pharmaca auch durch einen Verschluß des Aquäduktes nicht in ihrer Wirkung beeinflußt werden, denn nur dann wäre bewiesen, daß diese auf in den Wandungen bzw. im Boden des 3. Ventrikels gelegene Ganglienzellgruppen ihre Wirkung ausüben. Solange aber dieser Beweis nicht erbracht ist, erscheint es doch naheliegender, daß die schon gesicherten parasympathischen Abschnitte am Boden des 4. Ventrikels und nicht ein in der Umgebung des 3. Ventrikels gelegenes parasympathisches Zentrum durch das Pituitrin bzw. Pilocarpin gereizt werden.

Ein im *oralen Abschnitt* des *Hypothalamus* gelegenes *parasympathisches Zentrum*, dem ein *sympathisches Zentrum* im *caudalen Abschnitt gegenüber-steht*, nimmt BARD auf Grund von psychischen Veränderungen an, die sich

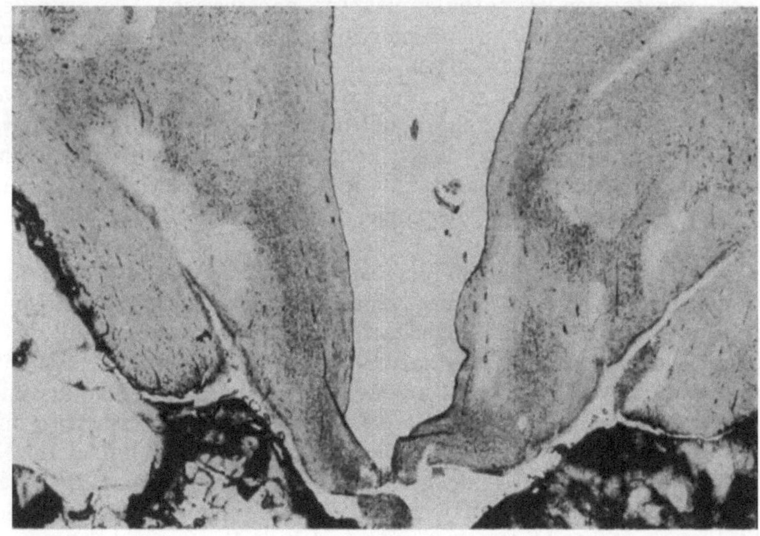

Abb. 113. Erbleichungsherd im Gebiet der Tuberkerne bei Meningitis tuberculosa (Nisslfärbung).

in einem wutartigen Zustand (Shame rage) äußerten und nach ihm Folge des Übergewichtes des caudalen sympathischen Zentrums sein sollten, das durch Wegfall des vom oralen parasympathischen Zentrum ausgeübten dämpfenden Einflusses bedingt sein dürfte. Wenn man, wie BARD und viele andere Autoren, die erhöhte corticale Aktivität als Reizerscheinung eines caudalen sympathischen hypothalamischen Abschnittes betrachtet, so stimmen Beobachtungen, welche die erhöhte corticale Aktivität als Reizerscheinung eines caudalen sympathischen hypothalamischen Abschnittes betrachtet, so stimmen Beobachtungen, welche O. FOERSTER an einem relativ großen Material von pathologischen Hypothalamus-prozessen machen konnte, mit der Lokalisation der beiden Hypothalamus-zentren nicht überein. O. FOERSTER verlegt nämlich den Antriebsort der corti-calen Aktivität, der dem sympathischen Zentrum BARDs entsprechen würde, im Gegensatz zu diesem in den oralen Abschnitt des Hypothalamus, während er für die Ausschaltung der Rindentätigkeit den caudalen Abschnitt des Hypothalamus, den Sitz des parasympathischen Zentrums BARDs, verant-wortlich macht. Demnach herrscht schon allein auf psychischem Gebiete in der Lokalisation des sympathisch bzw. parasympathisch wirkenden Abschnittes des Hypothalamus keine Einigkeit. Auch die Annahme eines oralen para-sympathischen Hypothalamuszentrums, dessen Reiz sich in Bradykardie und

Vasodilatation äußern soll, dem ein caudales sympathisches hypothalamisches Zentrum, dessen Reizung Tachykardie, Extrasystolie, Vasokonstriktion und Hypertonie zur Folge haben soll, erscheint mir noch zu wenig fundiert, um allgemeine Gültigkeit zu haben. Es fragt sich aber, ob eine Unterteilung in ein sympathisches und parasympathisches Hypothalamuszentrum den herrschenden Verhältnissen je gerecht werden kann, denn zur Zeit erweist sich schon für die leichter zu beurteilenden peripheren Abschnitte diese Betrachtungsweise, die auf dem funktionellen Verhalten gewisser Abschnitte des Nervensystems bestimmten Pharmaca gegenüber fußt, zu einseitig. Um so mehr wird dies für die übergeordneten hypothalamischen vegetativen Abschnitte zutreffen, weshalb auch auf den Versuch einer solchen Unterteilung im folgenden verzichtet wird.

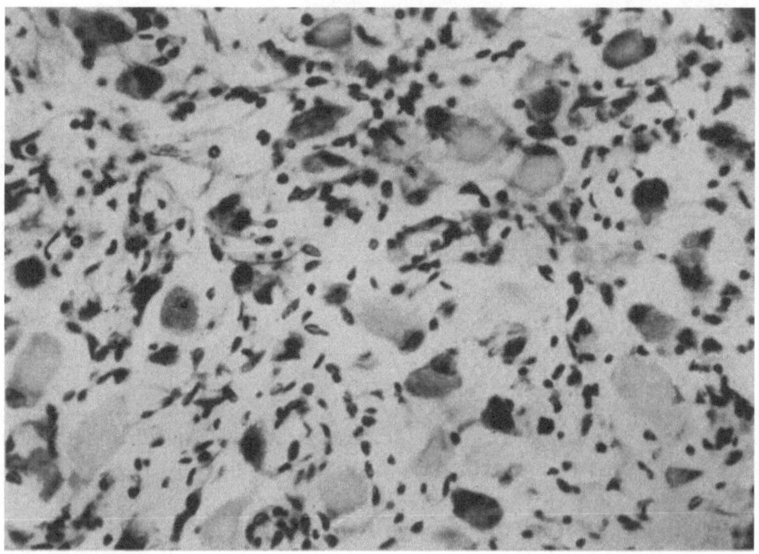

Abb. 114. Schwere Zellveränderung an den Zellen der verschiedenen Kerne des Corpus mamillare bei Polioencephalitis haemorrhagica superior Wernicke. Im Vordergrund des klinischen Bildes Schlafsucht (Nisslbild).

Welch große Bedeutung für den ungestörten Ablauf der Lebensvorgänge dem Hypothalamus zukommt, werden die folgenden Abschnitte aufzeigen.

Sowohl die Tierexperimente BARDs wie die menschliche Pathologie lehren den großen Einfluß des Hypothalamus auf die *Psyche*. Bei im Hypothalamus des Menschen sich abspielenden Erkrankungen [Tumoren, Encephalitiden, Arachnopathien, Meningitis tuberculosa (s. Abb. 113), Embolien, Polioencephalitis haemorrhagica superior Wernicke (s. Abb. 114), Erweichungen, zentrale BÜRGERsche Erkrankung usw.] zählen psychische Störungen zu den konstanteren Krankheitszeichen. Bei der Katze konnte BARD, wie bereits erwähnt, durch Abtragen des oralen Hypothalamusabschnittes einen wutartigen Zustand hervorrufen, der ihn zur erwähnten Unterteilung des Hypothalamus veranlaßte. Maniakalische Ausbrüche, mit Euphorie, Rededrang, Witzelsucht und Ideenflucht einhergehend, zählen bei operativen Eingriffen in der Regio chiasmatis, bei denen ein Druck auf den Boden des 3. Ventrikels ausgeübt wird, keineswegs zu den Seltenheiten. Häufig wirkt der doch in höchster Lebensgefahr schwebende Kranke durch seine witzigen Bemerkungen geradezu beruhigend auf den Operateur ein, dessen Psyche durch die verantwortungsvolle Operation aufs äußerste angespannt ist. Ein geradezu klassisches

KORSAKOFFsches Syndrom fand sich bei einem unserer Kranken mit einer Foramen-Monroi-Cyste, die einen starken Druck auf den Boden des 3. Ventrikels ausübte. Durch die von O. FOERSTER ausgeführte Exstirpation der Cyste wurde der Druck auf den Hypothalamus beseitigt, was ein völliges Schwinden des KORSAKOFFschen Syndroms zur Folge hatte. Die Polioencephalitis haemorrhagica superior Wernicke, der das klinische Bild des KORSAKOFFschen Syndroms entspricht, etabliert sich, wie GAMPER und H. SPATZ in ausgezeichneten Studien aufzeigen konnten, gerade in den sog. vegetativen Kernen des Hypothalamus. Wenn auch gewöhnlich die Corpora mamillaria Hauptsitz des krankhaften Geschehens sind, so ist es doch keineswegs angängig, nur deren Kerngebiete als morphologisches Substrat des KORSAKOFFschen Sydroms herauszugreifen.

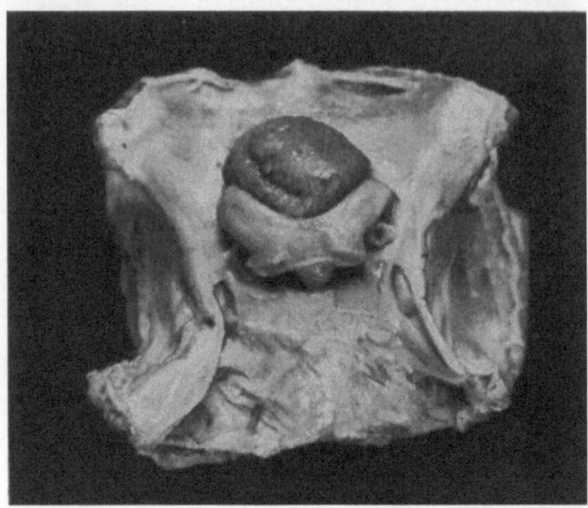

Abb. 115. Meningeom des Tuberculum sellae im vorderen Chiasmawinkel gelegen.

Im Gegensatz zu der *erhöhten psychischen Aktivität* bei Operationen im *oralen Abschnitt* des *Hypothalamus* können sich bei operativen Eingriffen im *caudalen Gebiet* des *Hypothalamus Benommenheit, Sopor,* ja sogar *Koma* einstellen. Zuweilen kommt es auch zum Alternieren der verschiedenen psychischen Störungen. Katatone Zustandsbilder sind unserer Erfahrung nach bei Erkrankungen im Gebiet des Hypothalamus sehr selten, ja es erscheint uns ihr Vorkommen sogar noch fraglich. O. FOERSTER legt auf Grund seiner bei Operationen im Gebiete des Hypothalamus gewonnenen Erfahrungen im *oralen Abschnitt* des *Hypothalamus* einen *Angriffsort* für die *corticale Aktivität* und im *caudalen Abschnitt* eine *Stelle* für die *Ausschaltung* der *corticalen Tätigkeit* an, doch muß hierzu bemerkt werden, daß in einigen Fällen, bei

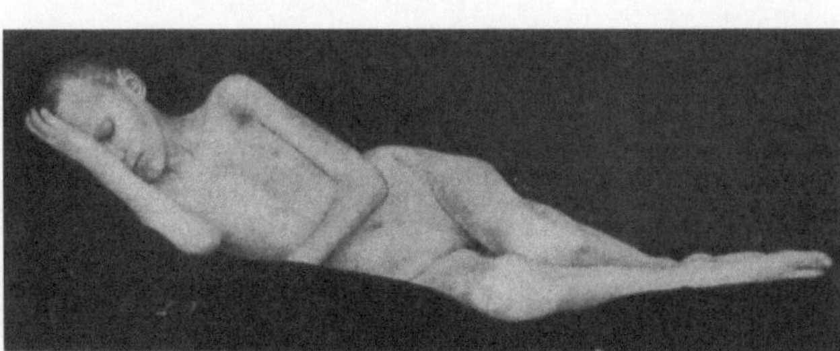

Abb. 116. Mädchen mit suprasellärem Craniopharyngeom, ausgesprochene Schlafsucht zeigend.

den O. FOERSTER durch Druck auf den oralen Hypothalamus maniakalische Ausbrüche erzeugen konnte, antoptische eine so gut wie völlige Zerstörung des oralen Hypothalamus durch Tumormassen vorlag. O. FOERSTER hat in diesen Fällen nicht den oralen, sondern den erhaltenen caudalen Hypothalamusabschnitt mechanisch gereizt und für diese Fälle wäre der caudale Hypothalamusabschnitt für die erhöhte psychische Aktivität verantwortlich. In diesen Fällen würden sich die Beobachtungen am Menschen und die Tierexperimente decken.

Bei dieser so weitgehenden Beeinflussung des psychischen Verhaltens durch den Hypothalamus brauchen Störungen des *Schlaf-Wachzyklus* bei im *Hypo-*

thalamus sich abspielenden *Krankheitsprozessen* keineswegs wundernehmen. In der Tat zählen auch pathologische Schlafzustände zu den konstanteren Symptomen der Hypothalamuserkrankungen. Neben Tumoren wie Craniopharyngeomen (s. Abb. 115 und 117), Meningeomen des Tuberculum sellae usw., die einen stärkeren Druck auf den Boden des 3. Ventrikels ausüben, sind es vor allem entzündliche Erkrankungen sowie die Polioencephalitis haemorrhagica superior, welche sämtliche Grade der Schlafsucht von den nur erhöhten Schlafbedürfnis bis zur Lethargie erzeugen können, wobei vom echten Schlafzustand eine entsprechende Erweckbarkeit gefordert werden muß. Im Hinblick auf seine so umschriebene Lokalisation verdient ein Kranker mit Polioencephalitis haemorrhagica Erwähnung, der zu Lebzeiten eine auffallend starke Schlafsucht geboten hatte und dessen Gehirn das von uns genau histologisch, und zwar der Zwischenblock sogar in Serien untersucht wurde, lediglich einen völligen Ausfall der Ganglienzellgruppen der Corpora mamillaria zeigte (siehe Abb. 114). Dieser Hinweis soll nur bei Schlafstörungen das Augenmerk des Untersuchers auch auf die Corpora mamillaria lenken, auf keinen Fall aber die Meinung erwecken, daß wir in das Corpus ma-

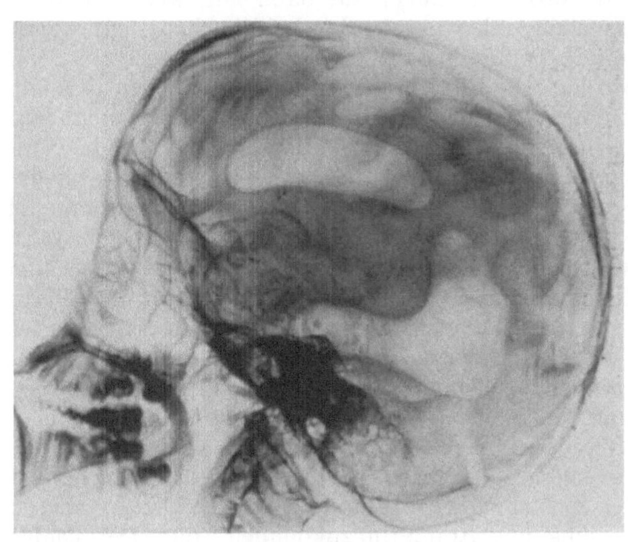

Abb. 117. Ventrikulogramm der obigen Kranken. Ausgedehnte suprasellare Verkalkungen.

millare ein Weckzentrum verlegt wissen wollen. Im allgemeinen wird nämlich umgekehrt bei caudalen, an der Grenze von Zwischen- zum Mittelhirn lokalisierten krankhaften Veränderungen schwerste Insomnie beobachtet, so daß die zur Zeit vorliegenden Erfahrungen ein *Weckzentrum oral im Boden* des *3. Ventrikels* und ein *Einschläferungszentrum caudal* im *zentralen Höhlengrau* am *Beginn des Aquäduktes* nahelegen. Zum Schlusse sei wenigstens kurz auf die ausgezeichneten tierexperimentellen Untersuchungen des Schweizer Physiologen HESS hingewiesen, die Interessenten am besten im Original nachlesen.

Die große Bedeutung des *Hypothalamus* für die *gesamte Stoffwechselregulierung* dokumentiert sich darin, daß die überwiegende Mehrzahl der Stoffwechselvorgänge vom Hypothalamus beeinflußt wird. Der normale *Wasserhaushalt* ist an die Integrität des Hypothalamus gebunden, weshalb Wasserhaushaltstörungen zu den konstanteren Symptomen der Hyothalamuserkrankungen zählen. Leider macht die enge Nachbarschaft zwischen Hypophyse und Hypothalamus die Feststellung recht oft äußerst schwierig, ob und inwieweit eine vorliegende Wasserhaushaltstörung der Hypophyse oder dem Hypothalamus zuzuschreiben ist (s. S. 174).

Tumoren und auch entzündliche Prozesse des Hypothalamus greifen naturgemäß nicht so selten nach einiger Zeit auch auf die Hypophyse und umgekehrt hypophysäre Prozesse auf den Hypothalamus über. So war es naheliegend, das

Tierexperiment, das eher kleine umschriebene hypothalamische Läsionen ohne Verletzung der Hypophyse möglich macht, zur Beantwortung der Frage nach der hypophysären oder hypothalamischen Natur der Wasserhaushaltstörung heranzuziehen.

FISHER, INGRAM und RANSON haben in den letzten Jahren zu diesem Zwecke mit der HORSLEY-CLARKEschen Nadel systematische Läsionen im oralen Abschnitt des Hypothalamus ausgeführt und auf diese Weise einen Diabetes insipidus erzeugen können. Nach richtig gesetzten Läsionen konnten sie auch eine Atrophie der Eminentia mediana, des Hypophysenstiels und des Hinterlappens nachweisen, die sie als sekundäre Degeneration deuten. Ein Diabetes insipidus trat einzig und allein nur dann auf, wenn entweder beide Nuclei supraoptici geschädigt oder die von den beiden Nuclei supraoptici zur Eminentia mediana, zum Hypophysenstiel und Hinterlappen verlaufenden Nervenfasern unterbrochen wurden. Die Unterbrechung des Hypophysenstiels, die naturgemäß distal von der Eminentia mediana erfolgt, braucht jedoch nicht immer zum Diabetes insipidus zu führen, da nach ihrer Auffassung die wie die Neurohypophyse gebaute Eminentia mediana zur Aufrechterhaltung eines normalen Wasserhaushaltes genügt. Nach den amerikanischen Autoren bedingt beim Hunde, im Gegensatz zum Rhesusaffen die Durchtrennung des Hypophysenstiels Diabetes insipidus, weil beim Fehlen eines eigentlichen Hypophysenstiels die Eminentia mediana, die nicht zum Hypothalamus, sondern zum Hypophysenhinterlappen zu rechnen ist, mitgeschädigt wird, während sich beim Rhesusaffen eine solche Mitschädigung ohne weiteres vermeiden läßt. Sie führen zwar ebenso wie wir die Wasserhaushaltstörung beim Hunde auf das Fehlen eines Hypophysenstiels zurück, betrachten aber als ausschlaggebendes Moment bei der Verletzung des Hypophysenstiels nicht die Schädigung des Hypothalamus, sondern die der Eminentia mediana, die in ihrem Aufbau völlig dem Hypophysenhinterlappen gleicht und der auch die gleiche Funktion wie dem Hypophysenhinterlappen, nämlich die Bildung von Adiuretin zukommen soll. Der Diabetes insipidus ist demnach Folge einer Schädigung des einheitlichen, untrennbaren Hypophysenhypothalamussystems, wobei es völlig gleichgültig ist, ob dessen Zentren, die Nuclei supraoptici oder die intracerebral gelegenen Anteile des Tractus supraopticohypophyseus oder schließlich die Erfolgsorgane, der Hypophysenhinterlappen und die Eminentia mediana geschädigt werden. Bei totaler Zerstörung beider Nuclei supraoptici oder sämtlicher aus diesen beiden Kernen stammender zur Eminentia mediana und zum Hypophysenhinterlappen ziehender Fasern oder des Erfolgsorgans, der Eminentia mediana und des Hypophysenhinterlappens, kommt es zu einem Ausfall des gesamten im Hypophysenhinterlappen und in der Eminentia mediana gebildeten Adiuretins bei normaler Menge des vom Hypophysenvorderlappen abgegebenen Diuretins und damit zur Polyurie und Polydipsie. Auf die Bedeutung des Hypophysenvorderlappens für das Zustandekommen des Diabetes insipidus hat zuerst v. HANN hingewiesen, während die Bedeutung der Nuclei supraoptici und ihrer efferenten zum Hypophysenhinterlappen ziehenden Fasern mit zuerst von R. GREVING und L. R. MÜLLER herausgestellt wurde. Die Beobachtung von CAMUS und ROUSSY, sowie eigene Befunde, daß nach Unterbrechung des Hypophysenstiels erst eine neu hinzukommende Hypothalamusschädigung zur Polyurie und Polydipsie führt, läßt sich nach Auffassung der amerikanischen Autoren so erklären, daß erst die Hypothalamusverletzung die Eminentia mediana, das Zünglein an der Waage, zerstört und dadurch die Bildung der Adiuretinmenge, die gerade noch zur Erhaltung des normalen Wasserhaushaltes ausreichte, verhindert. Die Tatsache, daß Polyurie und Polydipsie nicht so selten nur in der Vorgeschichte von Kranken mit Hypothalamusgeschwülsten oder entzündlichen hypothalamischen Prozessen vermerkt sind, findet ihre natürlichste Erklärung darin, daß in diesen Fällen der tumoröse oder entzündliche Prozeß von der Neurohypophyse aus gegen den Hypophysenvorderlappen vorgedrungen ist, diesen zerstörte und damit die Produktion von Diuretin ausschaltete, die bei Ausfall von Adiuretin die Polyurie und Polydipsie hervorrufen mußte. So bestechend einfach und allen Befunden weitgehend gerecht werdend diese Theorie der Pathogenese des Diabetes insipidus auf den ersten Blick auch erscheinen mag, so erklärt sie doch nicht, wie später noch ersichtlich sein wird, sämtliche Befunde. Daß MOSINGER und ROUSSY diese Theorie der Amerikaner ablehnen, braucht nicht weiter wundernehmen, denn nach ihren Befunden sollte die Unterbrechung des Tractus supraopticohypophyseus in gleicher Weise zu einem Ausfall von Adiuretin wie Diuretin führen, woraus ein normaler Wasserhaushalt resultieren würde. Ihren Befunden, die beim Tier (Pferd) für eine Nervenfaserverbindung nicht nur zwischen Nucleus supraopticus und Hypophysenhinterlappen, sondern auch zwischen Nucleus supraopticus und Hypophysenvorderlappen sprechen, kommt jedoch keine größere Bedeutung zu, da sie bis dato nicht von anderer Seite bestätigt wurden. Unerklärt läßt aber die amerikanische Theorie die Tatsache, daß die Tiere im Anschluß an die Unterbrechung des Tractus supraopticohypophyseus zentral von der Eminentia mediana Polyurie und Polydipsie zeigen, die einige Tage anhalten (s. Tabelle 7), um dann von einer

8—10 Tage dauernden zweiten Phase normalen Wasserhaushaltes abgelöst zu werden, auf die schließlich die dritte und letzte Phase des permanenten Diabetes insipidus folgt.

Dabei ist für die Frage der nervösen Wasserhaushaltsteuerung von besonderer Wichtigkeit, daß sich

Tabelle 7.

Rhesusaffe	Flüssigkeitsaufnahme ccm	Urinmenge ccm
Vor der Operation . . .	150	100
Nach der Operation . .	850	800
Am 2. Tag	900	900
Am 3. Tag	300	200

die erste Phase der transitorischen Polyurie und Polydipsie im Gegensatz zur dritten Phase der permanenten Polyurie und Polydipsie durch Verabreichung von Adiuretin nicht beeinflussen läßt. Gerade dieses refraktäre Verhalten gegenüber Adiuretin während der ersten Phase berechtigt meiner Auffassung nach zu dem Schlusse, daß die erste Phase der nach einigen Tagen wieder schwindenden Polyurie und Polydipsie nicht auf einer hormonalen Störung von seiten der Hypophyse, sondern auf einer nervösen Steuerung des Wasserhaushaltes, einem Reizzustand eines den Wasserhaushalt regulierenden hypothalamischen Gebietes, beruht. Nach Abklingen dieses Reizzustandes setzt sich dann infolge des noch vorhandenen Vorrates an schon früher gebildetem Adiuretin wieder der normale Wasserhaushalt durch, der so lange anhält, als der Verbrauch des noch vorhandenen Adiuretins beansprucht und bei Katze und Hund anscheinend 10 Tage beträgt. Darauf folgt der permanente Diabetes insipidus, der auf dem Ausfall von Adiuretin beruht und sich dementsprechend durch Adiuretingaben günstig beeinflussen, ja sogar beheben läßt. Naturgemäß werden die permanente Polyurie und Polydipsie der dritten und letzten Periode auch durch die Hypophysektomie beseitigt, da durch die Exstirpation des Hypophysenvorderlappens die Quelle des Diuretins ausgeschaltet wird. Wie die transitorische Polyurie und Polydipsie der ersten Phase auf die Hypophysektomie reagieren, ist dem Schrifttum nicht zu entnehmen. Wahrscheinlich dürften sich auch die Polyurie und Polydipsie der ersten Phase gegenüber der Hypophysektomie refraktär verhalten, denn es führt die Hypothalamus-verletzung bei einem hypophysektomierten Tier zu Polyurie und Polydipsie, die jedoch nach Auffassung der amerikanischen Autoren auf einer Zerstörung der Eminentia mediana beruhen soll, was aber nicht für unsere sämtlichen Tiere zutrifft. Die eben angeführten tierexperimentellen Befunde legen neben einer rein hormonalen Steuerung des Wasserhaushaltes durch die Hypophyse und einer nervös-hormonalen Steuerung via Hypothalamus-Neurohypophyse, die den Hypophysenhinterlappen, Hypophysenstiel und die Eminentia mediana umfaßt, und Hypophysenvorderlappen noch eine direkte nervöse Steuerung des Wasserhaushaltes durch ein hypothalamisches Wasserhaushaltssteuerungs-zentrum nahe, das in den oralen Abschnitt des Hypothalamus zu verlegen ist. Nähere Angaben über seine Lage können nicht gemacht werden, vor allem kann nicht der Nucleus supraopticus mit Sicherheit als Zentrum der Wasserhaushalts-steuerung angesprochen werden, wenn auch die Befunde von SCHARRER und GAUPP jun. für diese Annahme sprechen. Da sich über den Weg der direkten nervösen Steuerung nur Vermutungen äußern lassen, soll auf ihn nicht näher eingegangen werden. Die Auffassung von GAUPP jun., daß das Adiuretin von dem Nervengeflecht der Neurohypophyse, das sich aus den Fortsätzen der Zellen des Nucleus supraopticus, vielleicht auch paraventricularis zusammensetzen soll, und nicht, wie früher, von ihm angenommen, von den Zellen des Nucleus supra-opticus selbst oder wie von anderer Seite angenommen, von den Pituiziten bzw. Adenopituiziten abgegeben wird, erklärt das Auftreten der transitorischen Polyurie und Polydipsie unmittelbar nach der Durchtrennung des Tractus supraopticohypophyseus zentral von der Eminentia mediana ebenfalls nicht.

Kurz müssen wir in diesem Zusammenhang auf eine Beobachtung von PAUL TRENDELENBURG hinweisen, der Adiuretin aus dem Hypothalamus extrahieren konnte und eine Zunahme dieses Wirkstoffes im Hypothalamus nach Hypophys-ektomie feststellte. Leider wurde in dieser Arbeit nicht berücksichtigt, daß die Eminentia mediana ihrem Aufbau nach zum Hypophysenhinterlappen zu rechnen wäre. Wenn auch unserer Überzeugung nach von den amerikanischen Autoren der Eminentia mediana eine etwas zu wichtige Rolle für das Zustandekommen des Diabetes insipidus zuerkannt wird, so läßt sich doch gegen die Experimente von TRENDELENBURG der Einwand erheben, daß Adiuretin vermehrt von den Zellen der Eminentia mediana und nicht von vegetativen Zellen des Hypothala-mus gebildet wird. Gegen die große Bedeutung der Eminentia mediana für den Wasserhaushalt spricht unserer Anschauung nach die Tatsache, daß nach Hypophysektomie unter Schonung der Eminentia mediana keine Oligurie auf-tritt, die man bei Bildung von Adiuretin in der Eminentia mediana und beim Fehlen des Vorderlappendiuretins erwarten sollte, doch könnte diese durch entsprechende Steuerung der Adiuretinabgabe der Eminentia mediana verhindert werden. Es werden auf diesen Punkt genauer eingegangen, da GAUPP jun., auf anatomischen Untersuchungen von SCHARER fußend, den Zellen des Nucleus supraopticus eine inkretorische Funktion, nämlich die Bildung von Adiuretin zuschrieb, ähnlich wie sympathische Ganglienzellen Adrenalin bilden sollen. In seiner letzten Arbeit erwägt er die Möglichkeit, daß dieses Inkret im Hypophysen-hinterlappen, im Hypophysenstiel und in der Eminentia mediana frei wird, also seinen Weg von der Zelle aus durch die Axone nehmen und von diesen in ihrem ganzen Verlauf abgeschieden würde. Wenn wir auch dieser echten Neurikrinie gegenüber etwas skeptisch sind, so halten wir doch, wenn technisch möglich, eine genaue Nachprüfung des etwas *modifizierten* TRENDELENBURGschen Experi-mentes mit Entfernung der Eminentia mediana für wichtig. Von CUSHING wurde nämlich umgekehrt eine Wanderung des Hypophyseninkretes vom Hinterlappen aus durch den Stiel in den 3. Ventrikel angenommen, so daß für die endgültige Beantwortung der Frage, ob Neurikrinie oder Neurokrinie, dieses modifizierte Experiment von TRENDELENBURG ebenfalls wichtig wäre. Durch diese Versuchsanordnung läßt sich auch die Frage beantworten, ob die Zellen des Nucleus supraopticus oder das Nervenfasergeflecht ihrer Fortsätze und diese selbst Adiuretin abgeben, denn aus dem Nachweis von Adiuretin im Gewebe des Hypothalamus, und zwar noch längere Zeit nach der mit der Zerstörung der Eminentia mediana kombinierten Hypophysektomie ginge hervor, daß Adiuretin von Zellen des Hypothalamus und nicht von dem Nervengeflecht der Eminentia mediana und des Hypophysenhinterlappens abgegeben würde. Indem GAUPP jun. neuerdings den Austrittsort von Adiuretin in den gesamten Verlauf der Supraopticusneurone einschließlich deren Endigungen verlegt, weicht er im Prinzip nicht von seiner früheren Auffassung ab, denn er stellt sich damit auch weiterhin auf den Boden einer hormonalen Steuerung des Wasserhaushaltes, während sonst im allgemeinen eine nervöse und hormonale Komponente an dem einheitlichen Hypothalamus-Hypophysensystem unterschieden wird, wobei die nervöse Komponente sowohl die Zellen des Nucleus supraopticus wie deren in die Eminentia mediana und in den Hypophysenhinterlappen ziehende Fortsätze umfaßt, während sich die hormonale Komponente in den Pituiziten bzw. Adenopituiziten präsentiert (s. S. 184). Wie bereits erwähnt, erklärt jedoch keine der beiden Theorien die transitorische, unmittelbar nach der mit der Zerstörung der Eminentia mediana kombinierten Hypophysektomie auftretende, durch Adiuretin unbeeinflußbare Polyurie und Polydipsie der ersten Phase, weshalb noch eine direkte von der Hypophyse unabhängige nervöse Steuerung gefordert werden muß. Die Annahme einer hormonalen wie nervösen Steuerung des Wasserhaushaltes erklärt zwar die gegenwärtig vorliegenden Befunde, wie weit sie sich aber auch künftigen Forschungsergebnissen gegenüber bewährt, muß die Zukunft ergeben. Wahrscheinlich wird auch sie das Los aller Theorien teilen und bald von einer Nachfolgerin abgelöst werden, die auch noch weitere neuerworbene Befunde zu erklären vermag.

Beim Menschen zählen, wie bereits erwähnt, der Diabetes insipidus bzw. die Polydipsie und Polyurie zu den häufigeren Symptomen des Hypophysentumors. Es fragt sich nur, ob der Diabetes insipidus hypophysären oder hypothalamischen Ursprungs ist. Bei den von uns beobachteten Fällen von Hypophysentumoren ließ sich eine Mitschädigung des Hypothalamus nicht ausschließen, weshalb diese zur Beantwortung der Frage hypophysär oder hypothalamisch ungeeignet sind. Der Diabetes insipidus stellt zweifellos auch eines der häufigeren Symptome bei Hypothalamustumoren und Hypothalamuserkrankungen des Menschen dar. Fast sämtliche von uns beobachteten sicheren Tumoren des Hypothalamus litten wenigstens vorübergehend an Polydipsie und Polyurie. Die Polydipsie und Polyurie zählen auch zu den konstanteren postoperativen Folgen chirurgischer Eingriffe in der Regio hypothalamica. Bei einem Fall von chromophobem Adenom, das großenteils suprasellär gelegen war und von O. FOERSTER operativ angegangen wurde, ließ sich eine Mitschädigung des Hypothalamus nicht vermeiden. Folge davon waren Polydipsie und Polyurie, und zwar zeigte schon der erste nach der Operation entnommene Katheterurin ein Absinken des spezifischen Gewichtes von 1016 vor der Operation auf 1004. Diese Beobachtung von primärer Hyposthenurie und Polyurie steht im Einklang mit den tierexperimentellen Befunden RICHTERs, der nach Hypothalamusläsionen bei Ratten zunächst Polyurie und dann erst Polydipsie auftreten sah. Dagegen konnten wir in diesem Falle nicht die drei Phasen der Wasserhaushaltsstörung, nämlich transitorischen Diabetes insipidus, geregelten Wasserhaushalt und permanenten

Diabetes insipidus feststellen, sondern es traten gleich nach der Operation eine langanhaltende Polyurie und Polydipsie auf. Ein weiterer Kranker mit Hypothalamusläsion, ein Bergmann, der durch Stolleneinsturz eine Schädelbasisfraktur mit Frakturlinie durch den Türkensattel erlitt, empfand, als er aus einer nur wenige Minuten dauernden Bewußtlosigkeit erwachte, sofort quälenden Durst, der ihn auf dem Nachhausewege zwang, da sich ihm keine andere

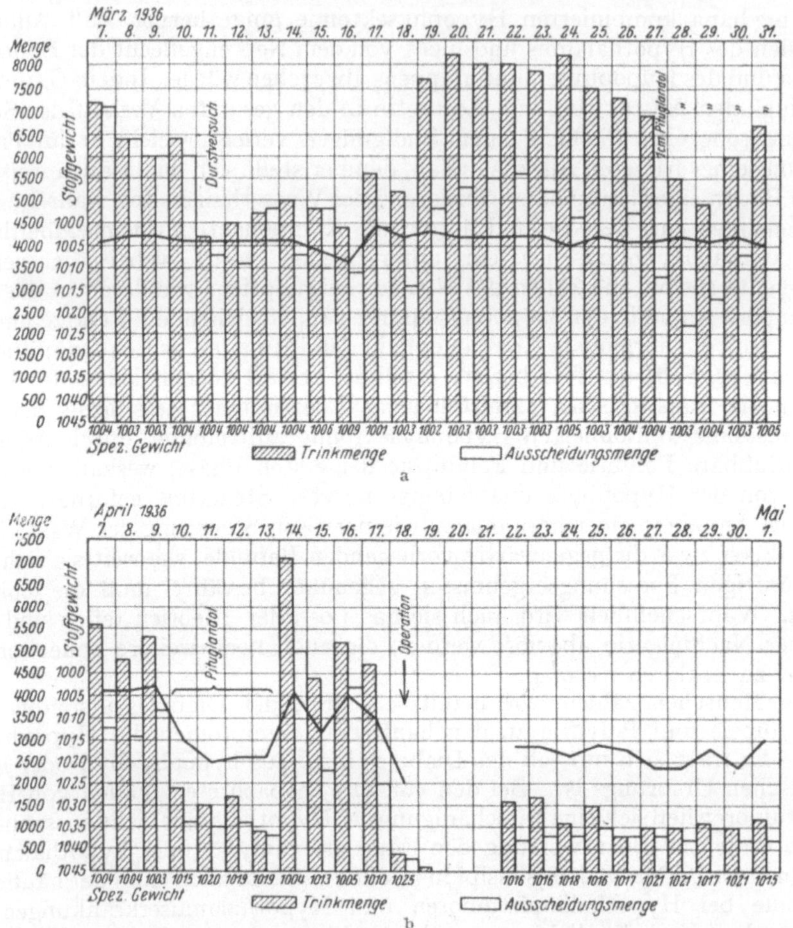

Abb. 118a u. b. Flüssigkeitsaufnahme und Abgabe in Kurvenform von einer Kranken mit Arachnopathia chiasmatis.

Möglichkeit bot, seinen Durst zu stillen, Schnee und von den Dächern herabhängende Eiszapfen zu essen. Nach den Angaben dieses Kranken wurde diese furchtbare Polydipsie — Patient trank und trinkt bis zu 20 Liter Flüssigkeit (meist kaltes Wasser), innerhalb 24 Stunden — auch nicht für kurze Zeit unterbrochen, sondern hielt vom Augenblick der Verletzung bis zum Klinikeintritt an. Im Krankenhaus wurden eine Trinkmenge von rund 20 Litern und die entsprechende Urinmenge festgestellt, deren spezifisches Gewicht 1002 betrug und beim Durstversuch, der trotz Zwanges nicht einmal 2 Stunden durchgehalten wurde, nur bis 1004 anstieg. Nach dem zweistündigen Dursten ließen sich deutliche Gewichtsabnahme von $1^{1}/_{2}$ kg und Bluteindickung nachweisen. Durch Pituglandol und Neucessol ließ sich das Zustandsbild bessern, das spezifische

Gewicht des Urins stieg auf 1011. Auf Kochsalzzulage von 10 g in Oblate reagierte der Kranke mit starkem Durst und deutlicher Zunahme der Trinkmenge. Der durch Pituglandol beeinflußbare Diabetes insipidus konnte über 5 Jahre beobachtet werden, dann ließ der Kranke nichts mehr von sich hören.

Als weiteres Beispiel einer hypothalamischen Polydipsie und Polyurie, die besonders wegen ihrer günstigen therapeutischen Beeinflußbarkeit erwähnenswert erscheinen, sei eine 28jährige Dame angeführt, die 1931 einen Autounfall erlitt und seit dieser Zeit über periodisch auftretende, äußerst heftige Kopfschmerzen zu klagen hatte. Im Herbst 1934 trat unvermittelt ein schwerer Diabetes insipidus auf mit Trinkmengen von 10—15 Liter täglich. Gleichzeitig setzte eine erhebliche Abnahme des Körpergewichtes ein, die innerhalb eines · halben Jahres zu einer Gewichtsabnahme von 26 Pfund führte und später, wenn auch in langsamerem Tempo ständig weiter fortschreitend anhielt. Dazu gesellten sich dann in der Folge Sehstörungen anfangs in Gestalt von vorübergehenden Anfällen bitemporaler Hemianopsie, später mehr in Form von wechselnden konzentrischen Gesichtsfeldeinschränkungen und von plötzlich auftretenden Obskurationen, die sich wiederholt, wenn auch nur vorübergehend, bis zur völligen Amaurose steigerten. Im Mittelpunkt des klinischen Bildes stand der Diabetes insipidus. Die Trinkmengen lagen um 6—7 Liter pro die, die Urinmengen nahezu auf derselben Höhe, das spezifische Gewicht des Harns schwankte zwischen 1002 und 1004 (s. Abb. 118a und b). Im Durstversuch kein Ansteigen des spezifischen Gewichtes, wohl aber erfolgte auf Pituglandol ein beträchtliches Absinken der Trink- und Harnmenge, mit Ansteigen des spezifischen Gewichtes auf 1015 und 1020 (s. Abb. 118b). Da das Körpergewicht ständig abnahm, die Haut immer welker und trockener wurde, vor allem aber die Sehstörungen einen bedrohlichen Charakter annahmen, ließ sich die Operation nicht umgehen. Prof. FOERSTER legte auf dem üblichen transfrontalen Wege von rechts her das Chiasma frei, wobei sich eine pflaumengroße, bläulich schimmernde Cyste präsentierte, welche beide Nn. optici und das Chiasma umhüllte und vor allem nach hinten oben zu gegen den Boden des 3. Ventrikels empordrängte. Beim Abtragen der Cyste entleerte sich reichlich gelblich gefärbte Flüssigkeit. Der Boden des 3. Ventrikels war stark nach oben gedrängt und bildete nicht, wie beim Hydrocephalus internus, eine basalwärts prall sich vorwölbende Blase, sondern eine aufwärts gerichtete konkave Kuppel.

Nach der Operation war der Diabetes insipidus schlagartig verschwunden (s. Abb. 118b). Besonders auffallend war, daß die Kranke in den ersten 48 Stunden nach der Operation überhaupt kein Bedürfnis zur Flüssigkeitsaufnahme äußerte, ein Verhalten, das im auffallenden Gegensatz zu dem imperativen Drange steht, welchen fast alle anderen Kranken nach derartigen Operationen bekunden. Das spezifische Gewicht des Urins betrug am Tage nach der Operation 1020. Der Diabetes insipidus ist auch in der Folge nie wieder aufgetreten. Die täglichen Trinkmengen haben 1500 ccm nicht überschritten. Die Urinmengen schwankten zwischen 700 und 1000 ccm, ihr spezifisches Gewicht betrug durchschnittlich 1018. Die Sehstörungen sind gänzlich verschwunden, es ist eine beträchtliche Körpergewichtszunahme eingetreten. Es handelt sich um eine *Arachnitis fibrosa cystica adhaesiva* der *Cisterna chiasmatis*, wobei der Diabetes insipidus durch den Druck der Cyste auf den Boden des 3. Ventrikels verursacht wurde. Das Bemerkenswerte ist wohl das schlagartige und dauernde Verschwinden des Diabetes insipidus, der vorher 1¹/₂ Jahre bestanden hat, nach dem operativen Eingriff.

Erwähnenswert erscheint mir außerdem noch eine 45jährige Frau, welche vom Frühjahr 1936 ab an zunehmendem Durstgefühl litt. Die täglichen

Trinkmengen schwankten stark, erreichten aber häufig 7 Liter und darüber, das spezifische Gewicht betrug 1004 bis 1006, im Durstversuch wurde das Blut von 4200000 auf 4800000 Erythrocyten eingedickt, das spezifische Gewicht des Urins verharrte auf 1006. Auf Pituglandol, das wiederholt verabfolgt wurde, sanken Trink- und Urinmenge jedesmal erheblich ab und das spezifische Gewicht stieg auf 1012 Die Kranke bot außer dem Diabetes insipidus, keinerlei krankhafte Symptome, doch war die Wa.R. in Blut und Liquor positiv

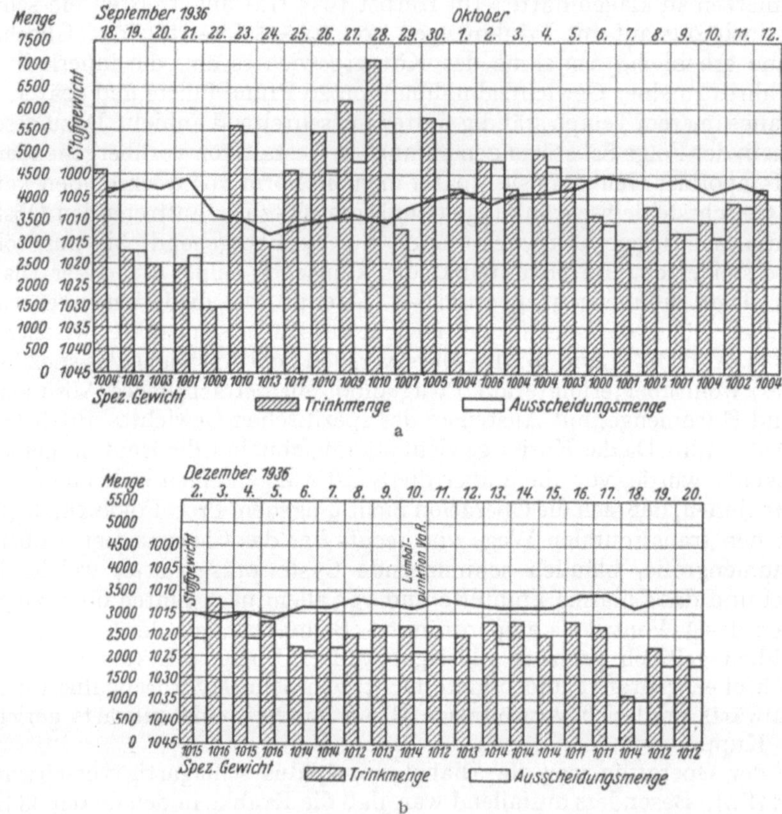

Abb. 119a u. b. Flüssigkeitskurve einer Kranken mit Lues cerebrospinalis.

und letzterer zeigte eine sehr starke Pleocytose. Unter der daraufhin sofort eingeleiteten Hg-Kur in Kombination mit regelmäßig wiederholten endolumbalen Salvarsan-Autoseruminjektionen ging der Diabetes insipidus Hand in Hand mit der Sanierung des Liquors sukzessive zurück und verschwand mit der Ausheilung der Lues (s. Abb. 119a und b). Somit kann wohl kein Zweifel bestehen, daß der Diabetes insipidus ursächlich mit der Lues zusammenhing. Es war das einzige klinische Symptom der bei der Kranken bestehenden Lues cerebrospinalis, über deren Vorliegen die Liquoranalyse keinen Zweifel ließ. Schon aus diesem Grunde verdient der Fall Erwähnung. Diabetes insipidus als Folge luischer Erkrankung der Hypophyse wird bekanntlich in der Literatur sehr oft erwähnt. In unserem Falle handelt es sich aber offenbar um eine Meningoencephalitis gummosa des Bodens des 3. Ventrikels, die durch die spezifische endolumbale Behandlung völlig behoben wurde.

Oligurie trifft man bei Krankheitsprozessen im Gebiet des Hypothalamus seltener an. Mir sind nur drei eigene Fälle bekannt, bei denen sich neben sonstigen Hypothalamussymptomen auch eine Oligurie fand.

Während die Beeinflussung des Kohlenhydratstoffwechsels durch die Hypophyse als erwiesen gelten kann, war über *Störungen des Kohlenhydrathaushaltes hypothalamischer Genese* bis in die jüngste Zeit weniger bekannt. Daß der Zuckerhaushalt auch einer nervösen Steuerung unterliegt, bewies zwar schon der Zuckerstich von CLAUDE BERNARD, bei dem auf Einstich in den Boden des 4. Ventrikels eine vorübergehende Glykosurie auftreten kann, doch konnte schon in der Frage, ob man es dabei mit der Reizung eines Zentrums oder einer Bahn zu tun habe, lange Zeit keine Einigung erzielt werden. Schließlich gelang es 1909 ASCHNER, durch *Einstich* in den *Hypothalamus* bei Tieren eine *vorübergehende Glykosurie* zu erzeugen und in den folgenden Jahrzehnten wurden seine Angaben von einer ganzen Reihe von Nachuntersuchern, vor allem von BAILEY und BREMER bestätigt. Auch durch faradische Reizung des Hypothalamus wurden eine vorübergehende Glykosurie und Hyperglykämie erzielt, während im Gegensatz dazu bei der gleichen Reizung anderer Hirnabschnitte Blutzuckersteigerung und Glykosurie völlig ausblieben. Bei Hunden konnten MAHONEY und SHEEHAN eine vorübergehende Glykosurie auch durch Abklippen oder Durchtrennung des Hypophysenstieles erzeugen, wozu aber zu bemerken ist, daß sich beim Hunde bei dieser Manipulation infolge Fehlens eines Hypophysenstieles eine Mitschädigung des Hypothalamus nicht vermeiden läßt. Die Glykosurie und Hyperglykämie halten im allgemeinen nur einige Tage an, und nur ganz vereinzelt kommt es anscheinend bei Hunden und Kaninchen zu einer länger dauernden Glykosurie und Hyperglykämie von einigen Wochen, ja sogar ganz vereinzelt von 2 Monaten. Gewöhnlich ist die Glykosurie von einer Hyperglykämie begleitet, doch konnte STRIECK 1938 nach einer durch Silbernitratinjektion gesetzten Hypothalamusläsion beim Hunde lediglich eine isolierte Glykosurie beobachten. Der gegenteilige Effekt, nämlich *Hypoglykämie*, wurde ebenfalls nach *Hypothalamusläsion* bei Hunden und Katzen beobachtet (D'AMOUR und KELLER, NOBEL und KELLER, KELLER, DAVIS, DE CLEVELAND und INGRAM sowie BARRIS und INGRAM). Eine Hypoglykämie ähnlich der nach Hypophysektomie beobachteten D'AMOUR und KELLER bei Hunden nach doppelseitiger Querschnittsläsion des Hypothalamus in Höhe des Chiasma opticum. Die tierexperimentellen Untersuchungsergebnisse berechtigen jedoch nicht zu dem Schlusse, daß hypoglykämische Zustände mit dem oralen, hyperglykämische mit dem caudalen Abschnitt des Hypothalamus in ursächlichem Zusammenhang zu bringen sind. Die Existenz eines im Hirnstamm gelegenen, für den Zuckerhaushalt wichtigen Regulationsgebietes legen die pharmakologischen Beobachtungen von HÖGLER und ZELL nahe, die nachweisen konnten, daß das Auftreten der bei Kaninchen durch Pyramidongaben zu erzielenden Hyperglykämie durch Verabreichung von Hirnstammnarkotica wie Veronal und Luminal verhindert wird. Daß der Hypothalamus keine irgendwie wichtigere Kontrolle auf dem Wege über die Hypophyse auf den Kohlenhydratstoffwechsel ausübt, geht daraus hervor, daß die Hypophysenstieldurchtrennung, die beim Rhesusaffen im Gegensatz zu Hund und Katze ohne Mitschädigung des Hypothalamus ausgeführt werden kann, keine Änderung des Blutzuckerspiegels und der Insulintestreaktionen zur Folge hat, was beim Fehlen von in den Hypophysenvorderlappen ziehenden Nervenfasern im Hypophysenstiel nicht weiter auffallend ist. Für die Annahme, daß umgekehrt der Hypophysenvorderlappen auf hormonalem Wege den Hypothalamus beeinflußt, spricht entgegen den kritischen Bemerkungen von RIOCH eine eigene Beobachtung, auf die noch näher eingegangen wird.

Eine monatelang anhaltende oder sogar permanente Hyperglykämie und Glykosurie ließen sich dagegen bei Tieren mit Hypothalamusläsionen nicht erzielen, die dafür sprechenden Literaturangaben halten einer Kritik nicht stand.

Mit diesen Resultaten der tierexperimentellen Forschung decken sich die klinischen bei Hypothalamusläsionen erhobenen Befunde weitgehend. *Vorübergehende*, stundenweise, vielleicht auch 1—2 Tage anhaltende *Glykosurie* wird bei *Blutungen* im *Gebiet* des *Hypothalamus* und bei der *Arachnopathie* an der *Zwischenhirnbasis* beobachtet. Bei Blutungen in den 3. Ventrikel läßt sich häufiger wenigstens eine Hyperglykämie nachweisen. Demgegenüber ließen Hypothalamustumoren, vor allem wenn sie langsam wuchsen und einen größeren Abschnitt des Hypothalamus einnahmen, eine Störung des Kohlenhydratstoffwechsels vermissen, selbst wenn man die Zuckerbelastungsprobe heranzog. Eine Erhöhung des Blutzuckers beobachteten wir bei Fällen, bei welchen die Geschwulst zwar im Hypothalamus lag, aber größtenteils nur verdrängend wuchs.

Ein Beispiel hierfür ist ein Gangliogliom am Boden des 3. Ventrikels bei einem 9jährigen Knaben. Der Knabe bot neben einer extremen Macies und einem addisonähnlichen Zustandsbild, das sich in einem dunklen, stellenweise geradezu bronzefarbenen Hautkolorit, einer hochgradigen Adynamie und starker Herabsetzung des Blutdruckes zu erkennen gab, eine Erhöhung des Blutzuckers auf 204 mg-%. DOROTHY RUSSEL beschreibt bei einem Kranken mit Zwischenhirntumor einen echten Diabetes mellitus, der erst mit Auftreten des Tumors einsetzte. Der Kranke stammte zwar aus einer Diabetikerfamilie, doch ist das Auftreten des Diabetes mit Einsetzen des Tumorwachstums bemerkenswert. Lange Zeit anhaltende Glykosurie und Hyperglykämie oder gar ein echter Diabetes mellitus finden sich aber bei den den Hypothalamus schädigenden Krankheitsprozessen nicht. In dem Falle von DOROTHY RUSSEL läßt sich ein vererbtes konstitutionelles Moment, das bei dem Zustandekommen des echten Diabetes mellitus mit eine wesentliche Rolle spielt, nicht ausschalten. Die Angaben von MORGAN, VONDERAHE und MALONE, die bei 15 Kranken mit Diabetes mellitus Schwund und Veränderungen der Hypothalamuskerne festgestellt haben, konnten wir bisher nicht bestätigen. Es wurden von mir im ganzen 8 Fälle untersucht, bei denen sich aber lediglich eine auffallende Vacuolenbildung der Zellen des Nucleus supraopticus und frische Blutungen nachweisen ließen, die aber mit dem Diabetes mellitus in keinem ursächlichen Zusammenhang stehen, da sie ganz frischer Natur waren. Für die Annahme, daß die *Hypoglykämie* auf den *vorderen*, die *Hyperglykämie* auf dem *hinteren Abschnitt des Hypothalamus* zu beziehen ist, konnten naturgemäß die ausgedehnteren pathologischen Prozesse beim Menschen keinen Anhalt erbringen.

Überblickt man die angeführten Resultate der klinischen und tierexperimentellen Forschung, so muß man den Eindruck gewinnen, daß die Hypophyse für den geregelten Ablauf des Kohlenhydrathaushaltes größere Bedeutung besitzt als der Hypothalamus, was aber, wie die folgende Beobachtung zur Genüge dartut, doch nicht den tatsächlichen Verhältnissen entspricht.

Eine 39jährige Frau, bei welcher die Autopsie eine weitgehende Zerstörung des Hypothalamus durch ein Granuloma lueticum ergab, erkrankte 4 Jahre vor dem Klinikeintritt ohne jede äußere Ursache plötzlich an einem starken Durstgefühl. Sie trank große Flüssigkeitsmengen, wobei die Urinmengen stark anstiegen, während deren spezifisches Gewicht absank. Fast zur gleichen Zeit sistierten die Menses. Als weitere hypothalamische Symptome kamen noch Fettsucht und vielleicht auch zentrale Hyperthermie hinzu. Während der klinischen Beobachtung waren nie Glykosurie und Hyperglykämie nachweisbar. Der Blutzucker betrug 87 mg-%. Auf die Implantation zweier Kalbshypophysen mit

Kalbszwischenhirn sanken die großen Harnmengen schlagartig ab, während ihr spezifisches Gewicht zur gleichen Zeit in die Höhe schnellt. Schon 5 Tage nach der Implantation setzten die Menses nach 4jähriger Pause wieder ein. Auffallend aber war das Abfallen des zweimal bestimmten Blutzuckers auf 43 mg-%, denn man hätte bei Zuführung von diabetogenem Wirkstoff viel eher eine Hyperglykämie erwarten sollen. Um diese „paradoxe" Reaktion zu verstehen, muß man sich vor Augen halten, daß sich die Patientin von einem Menschen mit normaler Steuerung seines Kohlenhydrathaushaltes durch die Zerstörung seines Hypothalamus unterscheidet. Nimmt man im Hypothalamus ein Kohlehydratzentrum Z an, (s. Abb. 120) dem die Aufgabe obliegt, nicht den Blutzucker herabzusetzen, wie vielfach angenommen wird, sondern im Gegenteil Zucker zu mobilisieren, so erklären sich ganz ungezwungen die klinischen und tierexperimentellen Befunde. Zunächst hat man als Reizsymptom bei Blutungen im Gebiet des Hypothalamus eine nur vorübergehende Glykosurie und Hyperglykämie auf nervösem Weg zu erwarten. Außerdem wirkt auf dieses Kohlenhydratzentrum ein Inkret der Hypophyse (kontrainsulinäres oder diabetogenes Hormon) und führt zur dauernden Reizung seiner Zellen (s. Abb. 120). Folge davon ist, daß die Überproduktion dieses Wirkstoffes zur Hyperglykämie und Glykosurie führen muß. Ist aber dieses Zentrum wie in dem vorliegenden Falle zerstört, so muß selbstverständlich das Inkret unwirksam bleiben, weil seine Wirkung auf den Kohlenhydratstoffwechsel sich ebenso wie die des Lipoitrins auf den Fettstoffwechsel (RAAB) nur über dieses Zentrum entfalten kann. Es erhebt sich aber nun die Frage, warum die Kranke nach Implantation der Kalbshypophyse mit Kalbszwischen-

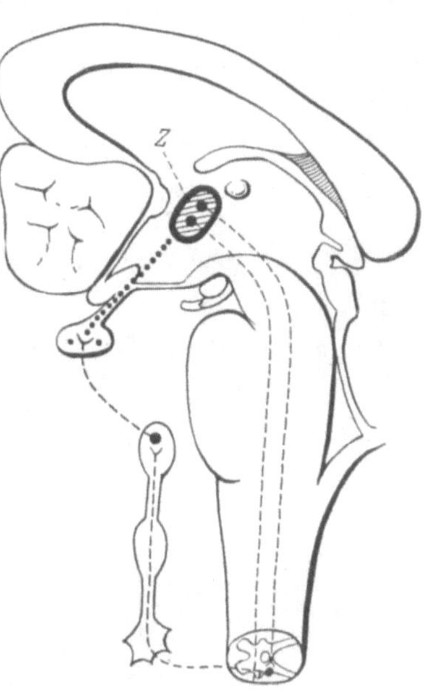

Abb. 120. Schematische Darstellung der Blutzuckersteuerung durch das Hypophysenzwischenhirnsystem.
Z Regulationsareal des Blutzuckers.

hirn nicht nur ein Fehlen der Hyperglykämie, sondern sogar eine Hypoglykämie zeigte. Diese Tatsache läßt sich nur so erklären, daß ein pankreotropes Hormon des Hypophysenvorderlappens direkt auf das Pankreas und nicht über den Hypothalamus einwirkt. Auffallenderweise bestand aber nicht schon vor der Implantation der Kalbshypophysen mit Kalbszwischenhirn eine Hypoglykämie, obwohl sich die Hypophyse bei anatomischer Untersuchung als vollkommen intakt erwies. Dieses Ausbleiben der Produktion von pankreotropem Hormon läßt sich am ungezwungensten damit erklären, daß das Hypothalamuszentrum umgekehrt auch auf die Hypophyse einwirkt und deren Hormonproduktion anregt. Diese Beeinflussung der Hypophyse dürfte vom Hypothalamuszentrum aus nicht über den Hypophysenstiel, sondern über Bahnen erfolgen, die durch die Substantia reticularis des Mittelhirns, der Brücke und des verlängerten Markes sowie im dorsalen Abschnitt des Vorderseitenstranges ihren Weg zu den Seitenhornzellen des obersten Brustmarkes nehmen. Dort würde ein neues Neuron beginnen, dessen Neurit durch die vorderen Wurzeln der obersten Brustsegmente zum Halsgrenzstrang und in diesem bis zum Ganglion cervicale superius emporlaufen würden. Von dort würde ein drittes Neuron über den Plexus caroticus zur Hypophyse ziehen (s. Abb. 120). Da das Kohlenhydratzentrum zerstört ist, fallen diese Reize auf die Hypophyse fort, und es bleibt die Hypoglykämie aus. Man könnte sich nun auch vorstellen, daß die Zellen des Kohlenhydratzentrums als Drüsen-Nervenzellen im Sinne von SCHARRER und GAUPP einen Wirkstoff abgeben, der in diesen Zellen gebildet wird, vielleicht aus einem Vorstoff, den die Hypophyse liefert. Gegen diese Annahme spricht aber die Tatsache, daß die Verpflanzung von Kalbszwischenhirn keine Hyperglykämie, sondern eine Hypoglykämie zur Folge hatte. Für die von mir entwickelte Theorie sprechen auch die Untersuchungen von DAVIS, der durch eine doppelseitige Hypothalamusschädigung die Hyperglykämie nach Pankreasexstirpation zum Verschwinden bringen konnte. Ferner fanden INGRAM und BARRIS bei 4 von 5 Katzen mit Läsion der Regio chiasmatica auf Zufuhr einer Suspension von Hypophysenvorderlappensubstanz keine hyperglykämische Reaktion, die sie sonst bei ihren normalen Tieren beobachten konnten. 1936 berichteten des weiteren DE CLEVELAND und DAVIS über eine herabgesetzte Wirkung von Hypophysenvorderlappenextrakt sowie Besserung des Pankreasdiabetes auf doppelseitige Hypothalamusläsionen. Natürlich hat diese Regulation des Kohlenhydratstoffwechsels durch das Hypophysen-Hypothalamussystem erst weiteren Untersuchungen und Beobachtungen gegenüber ihre Stichhaltigkeit unter Beweis zu stellen.

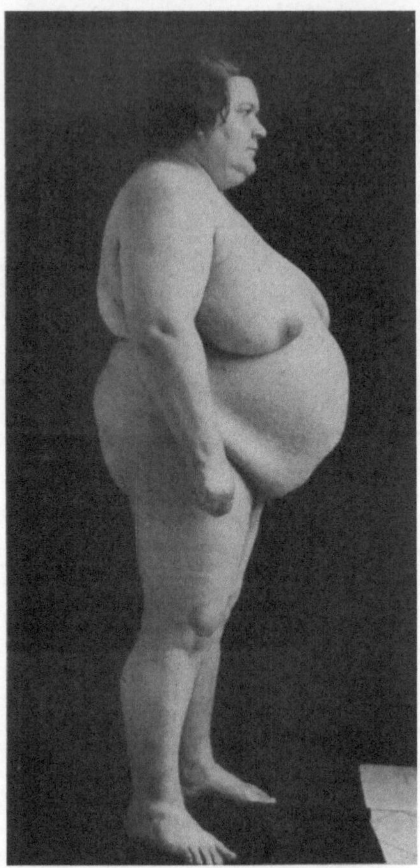

Abb. 121. Extreme Adipositas bei einem Hypothalamusprozeß. Tumor?

Zuckerbelastungsproben und Insulintests, welche die Erkennung von unter alltäglichen Bedingungen latenten Zuckerhaushaltsstörungen erleichtert hätten, wurden bei im Hypothalamus sich abspielenden Krankheitsprozessen noch

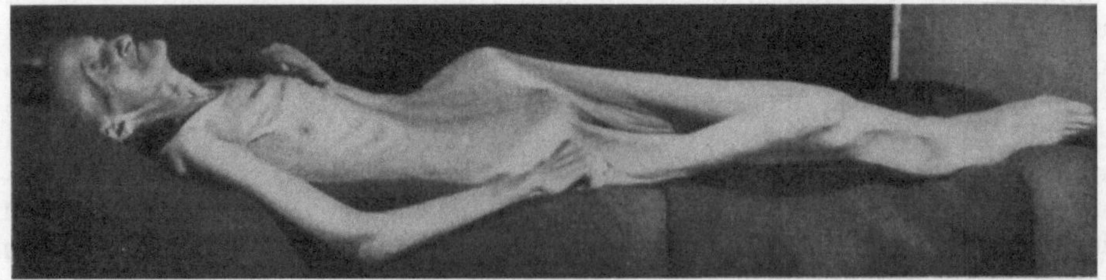

Abb. 122. Extreme Macies bei Arteriosclerosis cerebri besonders des Hypothalamus.

viel zu wenig herangezogen, weshalb auch sicher manche hypothalamische Kohlenhydrathaushaltsstörung unerkannt blieb. Es kann daher die Anwendung von Zuckerbelastungsproben und Insulintests bei Hypothalamustumoren und sonstigen Hypothalamusprozessen gar nicht genug empfohlen werden, denn sie garantieren eine Erweiterung unserer Kenntnisse von der hypothalamischen Steuerung des Kohlenhydrathaushaltes.

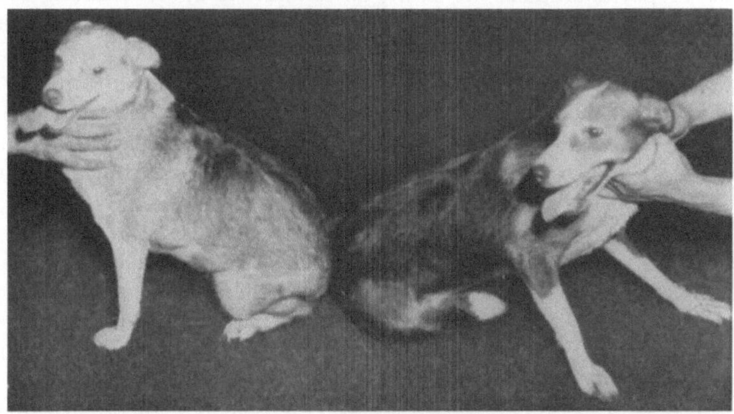

Abb. 123. Zunahme des Fettpolsters und Zurückbleiben im Längenwachstum nach experimenteller Hypothalamusläsion. Neben dem operierten Tier der gesunde Bruder.

Pathologische Prozesse im Gebiet des *Hypothalamus* von so gut wie gleicher Lokalisation können in dem einen Falle *ausgesprochene Fettsucht* trotz stärkster Kasteiung (s. Abb. 121), in einem anderen Falle *extremste Abmagerung* trotz stärkster Polyphagie zur Folge haben (s. Abb. 122). Ein Hund mit experi-menteller Hypothalamusverletzung (MAHONEY) ist gegenüber seinem nichtoperierten Bruder nicht nur an Körpergröße zurückgeblieben, sondern außerdem ist auch sein Fettpolster im Vergleich zu dem seiner nichtoperierten Geschwister auffallend gut entwickelt (siehe Abb. 123). Ein anderer Bruder da-gegen, bei dem ganz die gleiche hypothalamische Läsion gesetzt worden war, zeigte neben seinem Zwergwuchs eine auffallende Mager-keit (s. Abb. 124) (FOERSTER, GAGEL und MAHONEY). Hieraus ist ersicht-lich, daß 2 von 6 Hunden des gleichen Wurfes nach einer experimentell gesetzten Hypothalamusverletzung gleicher Lokalisation zwar in glei-

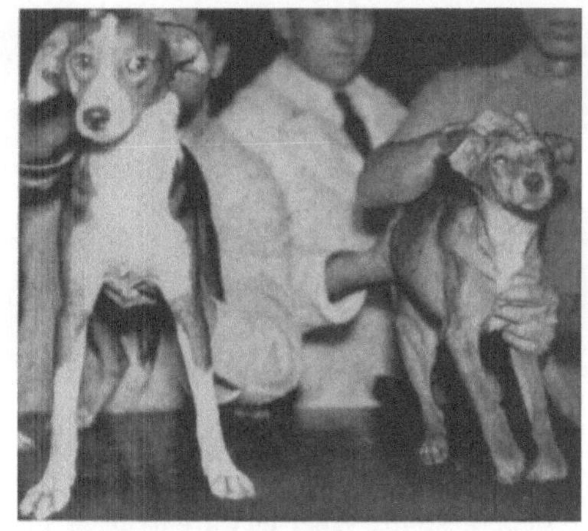

Abb. 124. Auffallende Magerkeit und Zwergwuchs nach der gleichen Hypothalamusläsion bei einem weiteren Bruder. Neben dem operierten Tier der gesunde, nichtoperierte Bruder.

cher Weise in ihrem Körperwachstum zurückbleiben, sonst aber das eine Bruder-tier im Vergleich zu seinen 4 nichtoperierten Geschwistern auffallend fett wird, während das andere geradezu umgekehrt extrem abmagert. Mit der Annahme von Reiz- und Ausfallserscheinung läßt sich dieses unterschiedliche Verhalten nicht erklären, sondern wahrscheinlich dürften dabei allgemein dispositionelle Faktoren eine Rolle spielen. Beim Menschen beobachtet man auch noch, daß eine anfänglich ausgesprochene Fettsucht im Verlaufe der Erkrankung in eine auf-fallende Magersucht übergeht, während das umgekehrte Verhalten nur äußerst

selten vorkommt. Die hypothalamische Fettsucht bevorzugt den Stamm, die
Mammagegend und die Nates und ist demnach als *Stammfettsucht* anzusprechen.
Wenn auch die Störung des Fettstoffwechsels nicht zu den konstanteren Symptomen der Hypothalamusläsion zählt, so entspricht die Ablehnung einer hypothalamischen Steuerung des Fetthaushaltes sicher nicht den Tatsachen. Nach
RAAB soll die Beeinflussung des Blutfettspiegels durch das *Lipoitrin* auf dem
Blutwege über ein hypothalamisches Zentrum erfolgen. Die eigentümliche Fettverteilung bei der Lipodystrophie spricht ebenfalls für die nervöse Genese

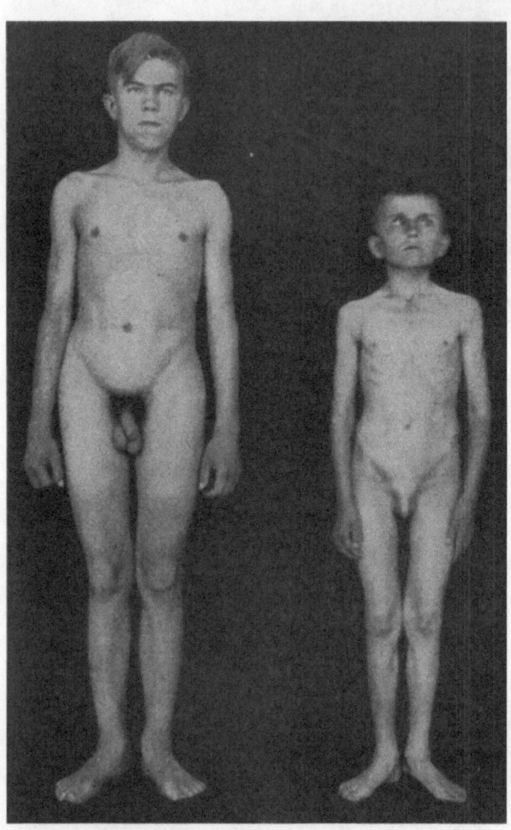

Abb. 125. Hypothalamischer Zwergwuchs und Hypogenitalismus.
Neben dem Kranken ein gesunder gleichaltriger Jüngling.

dieser Erkrankung, doch ist der Sitz der Störung vorläufig noch unbekannt.

Sichere Störungen des *Eiweißstoffwechsels* lassen sich bei den verschiedenartigsten krankhaften Prozessen im Gebiete des Hypothalamus nicht nachweisen, desgleichen fehlen im Schrifttum Angaben über solche Störungen völlig.

Basedowoide Zustandsbilder hypothalamischer Genese sollen nach EPPINGER und SCHITTENHELM vorkommen, doch erscheint diese Annahme noch keineswegs gesichert, dagegen scheint eine Herabsetzung des Grundumsatzes, wenn entsprechend danach geforscht wird, gar nicht so selten zu sein. Wenn auch keineswegs bezweifelt werden soll, daß Erhöhungen des Grundumsatzes nervöser Genese vorkommen können, so ist deren Lokalisation in den Hypothalamus zur Zeit noch nicht möglich. Ob und wie weit die Beeinflussung des Grundumsatzes über die Glandula thyreoidea und andere inkretorische Organe geht, ist zur Zeit noch fraglich.

Die große Bedeutung des *Hypothalamus* für die *Thermoregulation*
ist sichergestellt. Aber es wäre irrig, zu glauben, daß die Thermoregulation einzig
und allein vom Hypothalamus abhängig ist und mit dessen Integrität steht und
fällt. Jedenfalls kann beim Menschen trotz völliger Zerstörung des Hypothalamus
die Thermoregulation ungestört bleiben, sofern nur die Ausschaltung langsam
erfolgt und den zahlreichen anderen im Dienste der Thermoregulation stehenden
Abschnitten des Zentralnervensystems genügend Zeit gelassen wird, sich dem Ausscheiden der hypothalamischen Zentren anzupassen. Zunächst sollen einige derartige Beispiele angeführt werden. Außer einem Astrocytom des 3. Ventrikels
und einem Craniopharyngeom mit totaler Zerstörung des Hypothalamus sei
noch ein Medulloblastom der Regio hypothalamica erwähnt. In keinem dieser
Fälle haben bei Lebzeiten Störungen der Thermoregulation bestanden. Andererseits hieße es natürlich die Bedeutung des Hypothalamus völlig verkennen, wollte

man aus diesen Beobachtungen etwa den Schluß ziehen, daß der Hypothalamus gar nichts mit der Thermoregulation zu tun habe. Sie lehren uns nur, daß unter bestimmten Umständen auch ohne den Hypothalamus eine Wärmeregulation möglich ist. Bei akuten Hypothalamusschädigungen stößt man dagegen immer auf schwere Störungen der Thermoregulation. Es sei in dieser Hinsicht nur an die so gefürchtete postoperative Hyperthermie nach operativen Eingriffen in der Regio hypothalamica erinnert. Eine unserer Kranken hatte ein kleine umschriebene Cacinommmetastase im Bereich des Tubergebietes. Die Metastase war makroskopisch kaum zu erkennen und machte keinerlei Verdrängungserscheinungen. Die Kranke hatte an einer hochgradigen Hyperthermie gelitten, ohne daß irgendeine fiebererzeugende innere Erkrankung bei Lebzeiten oder durch die Autopsie nachgewiesen werden konnte. Bei der zentralen

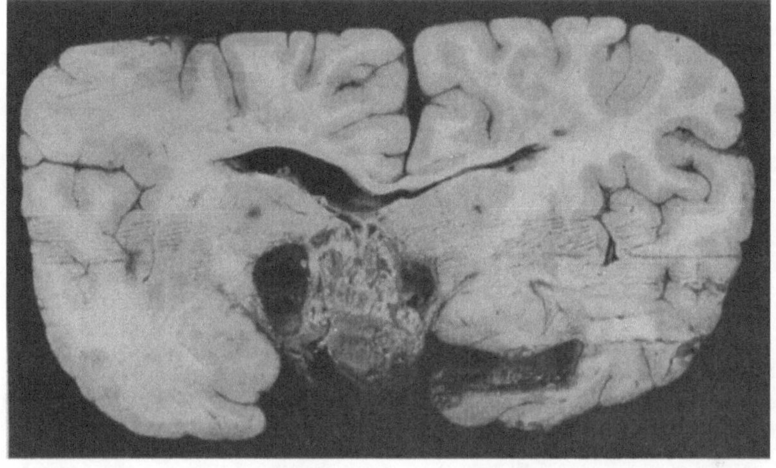

Abb. 126. Ausgedehntes supraselläres Craniopharyngeom. Hypophyse auch bei histologischer Untersuchung o. B.

hypothalamischen Hyperthermie überwiegt die Sperre der Pforten der Wärmeabgabe, daher auch der manchmal geradezu frappierende Unterschied zwischen Haut- und Körperinnentemperatur von 7—8°.

Das Fehlen der Tachykardie, der Tachypnoe, der Leukocytose, der Schweißsekretion, sowie die kalte, blasse Haut und das relative Wohlbefinden des Kranken kennzeichnen das zentrale nervöse Fieber. Charakteristisch für die hypothalamische Hyperthermie ist des weiteren ihre schwere Beeinflußbarkeit durch Antipyretika, neuerdings haben sich hohe Pyramidondosen von 5—6 g bewährt. *Hypothermie* ist ebenso wie *Poikilothermie* beim Menschen bei den Erkrankungen des Hypothalamus sehr selten, gelegentlich findet sich Hypothermie alternierend mit Phasen von Hyperthermie. Künftig sollten mit hypothalamischen Störungen der Temperaturregulation sich beschäftigende Untersucher viel mehr Belastungsproben mit Unterkühlung und Überhitzung heranziehen. Wahrscheinlich wird dann noch manche Störung zu erfassen sein, die bei der Beurteilung in günstiger Umgebung (Bettwärme) nicht zutage tritt.

Wachstumsstörungen im Sinne eines *Zwergwuchses* finden sich bei *krankhaften Prozessen* im *Hypothalamus*, bei denen die Hypophyse auch bei serienweiser Untersuchung als normal befunden wurde, nur selten (s. Abb. 125 und 126 sowie 116). Die Kranke von Abb. 116 bot neben ihrer Schlafsucht eine starke Wachstumshemmung, die besonders bei einem Vergleich mit ihrem gesunden Zwillingsbruder in die Augen fällt (s. Abb. 127 und 128). Noch seltener sind echter *hypo-thalamischer Riesenwuchs* oder *Akromegalie*. Ich konnte in zwei Fällen eine starke Zunahme des Längenwachstums bei Prozessen im Gebiete des Hypothalmus nachweisen. In dem einen Falle handelte es sich um einen jungen Schmiedelehrling, der von einem Gesellen auf den Kopf geschlagen wurde. Er zeigte danach Bewußt-losigkeit und längere Wochen hindurch dauernde Benommenheit. Als der Knabe das Krankenhaus verlassen wollte, waren ihm sämtliche Kleider zu klein, und es wurde bei ihm innerhalb einiger Monate ein Wachstumsschub von 30 cm festgestellt. In dem anderen Falle lag dem Riesenwuchs eine auffallend hohe und kräftig aus-gebildete Sellalehne, die den Boden des 3. Ventrikels nach oben gedrängt hatte,

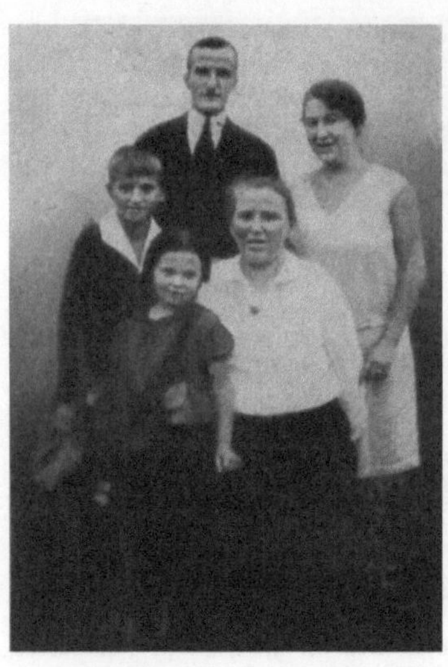

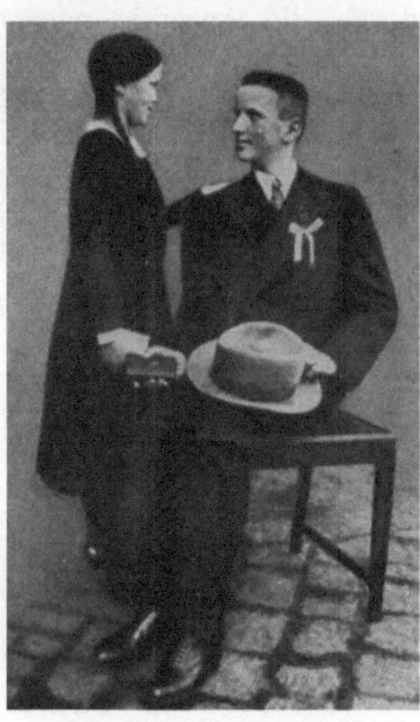

Abb. 127. Zwillingsschwester mit Craniopharyngioma suprasellaris ist deutlich im Längenwachstum gegenüber dem gesunden Zwillingsbruder zurückgeblieben.

Abb. 128. Zu einem späteren Zeitpunkt ist diese Wachstumsdifferenz noch ausgesprochener.

zugrunde (SORGO). Leider fehlen in beiden Fällen die Autopsien, so daß die Beobachtungen nur beschränkten Wert besitzen. GREENFIELD beobachtete bei einer 26jährigen Frau mit einem Ganglioneurom im Boden des 3. Ventrikels eine hochgradige Akromegalie, wobei ein eosinophiles Adenom auch der Rachen-hypophyse auszuschließen war.

Partieller Riesenwuchs in Form der *Makrogenitosomie* läßt sich etwas häufig bei *Läsionen des Hypothalamus* feststellen. Die schon bei der Schilderung des Fett-stoffwechsels angeführten Hunde mit hypothalamischer Läsion zeigten ein deut-liches Zurückbleiben ihres Längenwachstums (s. Abb. 123 und 124).

Aplasie und *Afunktion* der *Keimdrüsen* zählen zu den häufigeren Symptomen der Hypothalamuserkrankungen. Einer unserer Kranken, ein hypothalamischer Zwerg von 19 Jahren, ließ eine deutliche Atrophie der Genitalien erkennen (siehe Abb. 125); die Testes waren kaum bohnengroß, gerade fühlbar, die Pubes fehlten vollkommen. Gleichzeitig bestanden schwerer Diabetes insipidus, starke Abmage-rung trotz auffallender Polyphagie und das Bild einer geradezu klassischen Manie, die sich in ständiger Euphorie und Schwatzhaftigkeit zu erkennen gab. Bedingt war dieses Syndrom durch ein Craniopharyngeom, das hoch nach oben vorgedrungen war, den 3. Ventrikel vollkommen ausfüllte und den gesamten Hypothalamus zerstört hatte (s. Abb. 126). Die Hypophyse erwies sich selbst bei serienweiser Untersuchung als normal.

Beim *graviden Tier* führen *Hypothalamusschädigungen* zuweilen zur *Unterbrechung* der *Schwangerschaft*. Einzelne Autoren, die nach diesen Eingriffen eine Herabsetzung des *Oxytocingehaltes in der Neurohypophyse* feststellen konnten, machen eine Hypophysenhinterlappenstörung für die Schwangerschaftsunterbrechung verantwortlich. Anscheinend bestehen auch Beziehungen zwischen Hypothalamusläsionen und dem Östralzyklus.

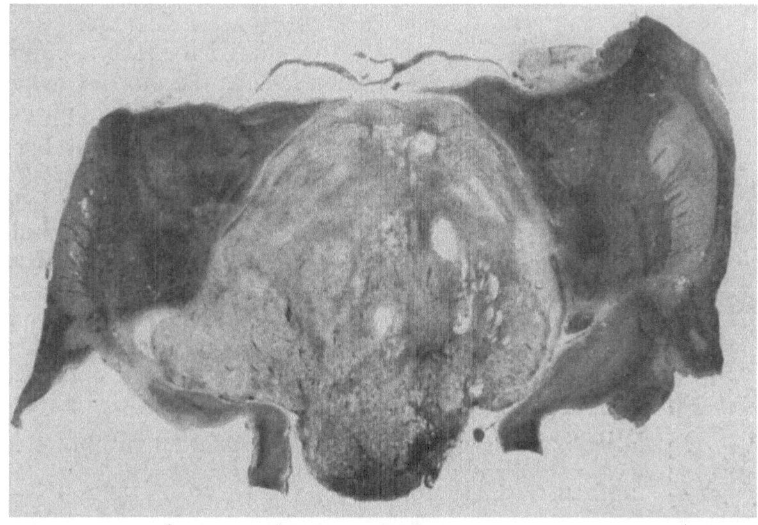

Abb. 129. Ausgedehntes Astrocytom der Medianlinie, den 3. Ventrikel völlig ausfüllend und dessen Wände auseinanderdrängend (van Gieson-Präparat).

Das Gegenstück des hypothalamischen Hypogenitalismus ist die bei Tumoren des 3. Ventrikels mehrfach beobachtete *Pubertas praecox*. Bei einem Knaben mit einem ausgedehnten Astrocytom des 3. Ventrikels, das den Hypothalamus so gut wie zerstört hatte (s. Abb. 129) und der mit Vollendung des 7. Lebensjahres plötzlich rapide gewachsen war, entwickelt sich gleichzeitig mit dem plötzlichen Wachstumsschub eine ausgesprochene Maturitas praecox. Dieser $7^1/_2$jährige Knabe war sexuell frühreif und hat wiederholt Erwachsene weiblichen Geschlechts belästigt (s. Abb. 130). Die Stimme war, abgesehen von gelegentlichem Überschnappen in kindliche Register, männlich. Bekanntlich hat man lange Zeit hindurch die Pubertas praecox mit der Pinealis in Zusammenhang gebracht, in der Tat ist sie auch bei Pinealomen des öfteren beobachtet worden. Es fragt sich aber, ob sie hierbei einer endokrinen Störung der Pinealis zur Last gelegt werden darf oder ob nicht vielmehr die Ursache in dem bei den Pinealistumoren wohl immer vorhandenen Hydrocephalus internus occlusus und der durch diesen herbeigeführten Schädigung der vegetativen Zentren am Boden des 3. Ventrikels zu erblicken ist, vielleicht sind aber sowohl die Veränderungen des Hypothalamus wie der der Epiphyse für das Zustandekommen der Pubertas praecox von Wichtigkeit. Zusammen mit O. FOERSTER habe ich in 2 Fällen von hochgradigem Hydrocephalus hypersecretorius communicans eine ausgesprochene Maturitas praecox beobachtet, nämlich bei einem 12jährigen Knaben und bei einem 2jährigen

Mädchen. Das Bemerkenswerte ist nun, daß in diesen beiden Fällen von Hydrocephalus hypersecretorius communicans mit Pubertas praecox die Pinealis hochgradig atrophisch war. Im 1. Falle hatte sie die Größe eines Schrotkornes, im 2. Falle die eines Stecknadelkopfes. So verführerisch es auch sein mag, in diesen beiden Fällen die Maturitas praecox mit der Atrophie der Pinealis in Zusammenhang zu bringen, so darf andererseits nicht unberücksichtigt bleiben, daß gleichzeitig ein hochgradiger Hydrocephalus internus mit stärkster Druckeinwirkung auf den Boden des 3. Ventrikels vorlag und die Maturitas praecox ebenso der hypothalamischen Schädigung zur Last gelegt werden kann.

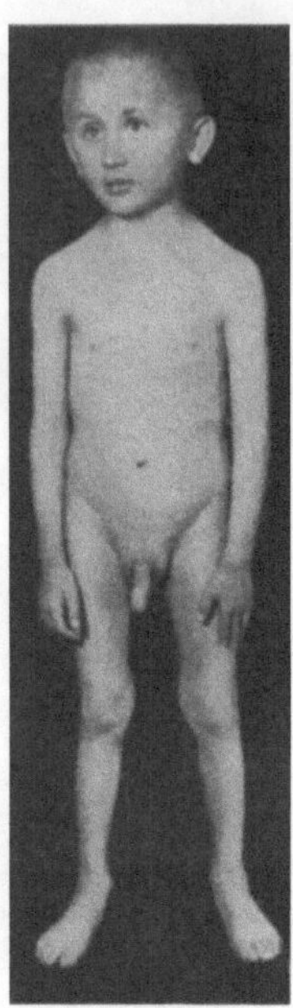

Abb. 130.
Pubertas praecox bei einem 7½jährigen Knaben, dem Träger des Tumors Abb. 129.

Die im Schrifttum niedergelegten tierexperimentellen Untersuchungsergebnisse nach Exstirpation der Epiphyse sind sehr widersprechend, teils legen sie einen hemmenden Einfluß der Epiphyse auf die Sexualentwicklung nahe (DAVIS und MARTIN), teils sprechen sie gegen einen solchen (DANDY). Unsere eigenen klinischen Beobachtungen lassen in dieser Frage keinen sicheren Entscheid zu. Aus dem Gesagten geht hervor, daß bei *Schädigung des Hypothalamus* sowohl *Hypogenitalismus* wie *Maturitas praecox* beobachtet werden, letztere jedoch viel seltener und bei Prozessen in den caudalen Abschnitten des Hypothalamus. Wahrscheinlich spielt beim Auftreten der letzteren noch ein besonderes, vorläufig noch völlig unbekanntes Moment eine Rolle.

H. SPATZ beobachtete eine ausgesprochene Pubertas praecox bei einem Kleinkind, bei dem sich am Boden des 3. Ventrikels ein kleiner, runder Tumor feststellen ließ, der aber keinerlei Druckerscheinungen auf den Hypothalamus ausübte (s. Abb. 131) und sich ungefähr aus sämtlichen sog. vegetativen Zelltypen aufbaute, die sich im normalen Hypothalamus des Menschen in dieser Gegend finden. Es ist sehr naheliegend, daß die Pubertas praecox auf diese Hyperplasie der vegetativen hypothalamischen Zellen zurückzuführen ist, zumal keine Verdrängung und keine pathologischen Veränderungen an den Zellen des Hypothalamus selbst nachweisbar waren. Stellt man sich auf den Boden der Theorie von SCHARRER und GAUPP jun., so ließe sich die Pubertas praecox durch ein Überangebot von Inkreten durch diese Ganglienzellen, nach der neuerdings etwas modifizierten Theorie von GAUPP durch die gesamten entsprechenden Neurone, d. h. die Ganglienzellen samt Fortsätzen und Endgeflecht erklären. Bei den meisten Fällen von Pubertas praecox des Schrifttums handelt es sich aber ebensowenig wie in unserem Falle um Ganglienzellgeschwülste, im Vordergrund des pathologischen Geschehens steht vielmehr die Zerstörung des Hypothalamus, so daß auf diese Fälle die angeführte Theorie keine Anwendung finden kann.

H. SPATZ hat in letzter Zeit mit der CLARKEschen Nadel Verletzungen im Gebiet des Hypothalamus (Tubergebiet) gesetzt und dabei bei Kaninchen einen Hypogenitalismus beobachtet. Es ist nicht wahrscheinlich, daß die Entstehung eines Hypogenitalismus bzw. einer Maturitas praecox einzig und allein von lokalen Faktoren abhängig ist, denn trotz zahlreicher, in den verschiedensten Abschnitten des Hypothalamus, und zwar auch an jungen Tieren, gesetzter Läsionen hat sich bis jetzt noch keine Stelle auffinden lassen, deren Ausschaltung eine Pubertas praecox erzeugt hätte. Vielleicht ist aber neben der Hypothalamusläsion eine Schädigung der Epiphyse notwendig. Bei den ungefähr 24 Hypothalamustumoren mit Pubertas praecox der Literatur und bei dem eigenen

Falle bevorzugte die Geschwulst im allgemeinen die Regio tuberalis und mamillaris hypothalami, also den caudalen Abschnitt des Hypothalamus. Seltener hatte die Geschwulst wie in dem eigenen Falle den gesamten Hypothalamus in Mitleidenschaft gezogen und weitgehend zerstört. Was die Art der Geschwulst anbetrifft, die in dem Falle von H. Spatz von ausschlaggebender Bedeutung ist, so sind zwar die üblichen Geschwülste dieser Gegend des Zentralnervensystems unter den 17 Hypothalamustumoren (4 Astrocytome, 2 Gliome, 1 Ependymom, 1 zentrales Neurofibrom, 3 Ganglioneurome, 1 hyperplastisch-tumoröse Mißbildung [H. Spatz], 1 Carcinom, 1 Knoten von tuberöser Sklerose, 1 suprasellares Teratom,

2 Hamartome und 3 Craniopharyngeome) vertreten, doch finden sich unter ihnen 3 Geschwülste der Ganglienzellreihe, 3 Ganglioneurome und 1 hyperplastisch-tumoröse Mißbildung (H. Spatz), die sonst im Zentralnervensystem zu den Seltenheiten zählen, den Hypothalamus aber anscheinend bevorzugen. Zuweilen ist bei diesen Geschwülsten die Grenze zwischen Geschwulst und hyperplastischer Mißbildung nur schwer zu ziehen, wenn auch im Falle von H. Spatz an der Diagnose einer hyperplastischen Mißbildung kein Zweifel sein kann. Leider sind die Geschwülste nicht immer so genau beschrieben, daß sich auf Grund der Angaben die sichere histologische Diagnose stellen lassen würde. Sicher ist es aber, daß die Mehrzahl der Hypothalamusgeschwülste mit Pubertas praecox, die unter den Diagnosen „Astrocytom, Ependymom, Tumorknoten bei tu-

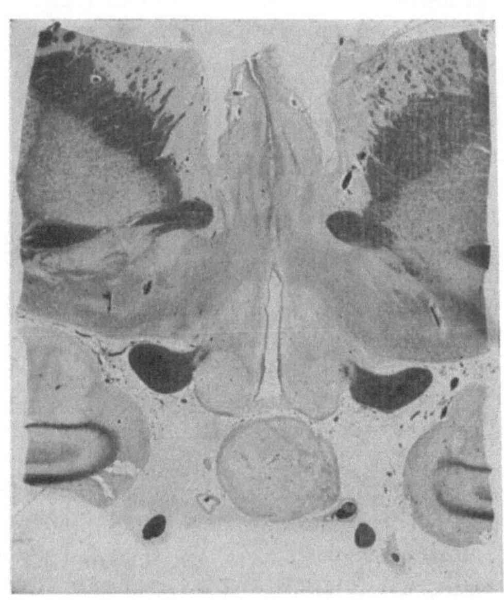

Abb. 131. Ein Schrägschnitt durch die Regio tuberalis hypothalami läßt einen vom Boden des 3. Ventrikels ausgehenden kleinkirschgroßen Tumorknoten erkennen, der aber keinerlei Verdrängungserscheinungen macht. (Markscheidenfärbung). Präparat verdanke ich Herrn Professor Dr. H. Spatz.

beröser Sklerose, Neurofibrom, Carcinom usw." beschrieben wurden, keineswegs zu den Ganglioneuromen zu rechnen sind. Somit läßt sich auf diese Beobachtungen auch nicht die von H. Spatz entwickelte hormonale Theorie der Neurosekretion anwenden, vielmehr handelt es sich wie in unserem Falle um eine Zerstörung der Regio tuberalis und mamillaris hypothalami. Die Pubertas praecox nur als eine Form von Hypergenitalismus anzusprechen, halte ich für nicht ganz zutreffend, denn einen wesentlichen Faktor der Pubertas praecox stellt die vorzeitige geschlechtliche Differenzierung dar. Die angeführten Beobachtungen sprechen zunächst für einen hemmenden Einfluß der Regio tuberalis und mamillaris, vielleicht auch der Epiphyse auf die Sexualentwicklung, während die Ergebnisse der tierexperimentellen Untersuchungen und Humanpathologie im Gegensatz dazu einen fördernden Einfluß der Regio supraoptica hypothalami auf die Sexualfunktion nahelegen, denn Läsionen des oralen hypothalamischen Abschnittes bedingen Unfähigkeit zu konzipieren, Störungen im Östralzyklus sowie Verzögerung des Geburtsablaufes, ja sogar Unterbrechung einer bestehenden Gravidität. Diese Befunde werden noch durch eine klinische Beobachtung von Gaupp jun. gestützt, der bei einer Frau mit erblichem Diabetes insipidus, dem eine Atrophie der Regio supraoptica hypothalami entsprach, eine Verzögerung des Geburtsablaufes feststellen konnte.

Gegen diesen hemmenden Einfluß der Regio tuberalis und mamillaris hypothalami auf die Sexualentwicklung spricht lediglich der Fall von H. Spatz, bei dem der Pubertas praecox nicht eine Atrophie, sondern ganz im Gegenteil eine Hyperplasie, d. h. Mehrbildung der sog. vegetativen Kerngebiete des Hypothalamus samt ihren Fortsätzen zugrunde lag und die sich demnach nicht mit der erwähnten Beobachtung von Gaupp jun. deckt, wenn man zur Deutung wie die beiden Autoren die hormonale Theorie heranzieht. Wenn so auch die gegenwärtig vorliegenden klinischen und tierexperimentellen Befunde daran denken lassen, daß vom oralen Abschnitt des Hypothalamus, von der Regio supraoptica, ein fördernder und vom caudalen Abschnitt, von der Regio tuberalis et mamillaris, ein hemmender Einfluß auf die Sexualentwicklung und Sexualfunktion ausgeübt wird, so berechtigen sie doch noch lange nicht zu dem Schluß, daß tatsächlich zwei morphologisch getrennte, antagonistisch wirkende Sexualzentren im Hypothalamus vorliegen. Ebensowenig dürfte die Annahme zweier antagonistisch auf die Entwicklung und Funktion der Sexualorgane wirkender inkretorischer Organe, von denen die Hypophyse fördernd und die Epiphyse hemmend wirken sollte, entsprechend gesichert sein. Auf keine Weise läßt sich vor allem die auffallende Tatsache erklären, daß bei den Fällen von Hypothalamustumoren mit den Erscheinungen der Pubertas praecox das männliche Geschlecht (21 ♂, 3 ♀) bei weitem überwiegt. Die Zeichen von Hypogenitalismus (Unfähigkeit zu konzipieren, Unterbrechung der Gravidität und Verzögerung des Geburtsablaufes, Amenorrhöe) sind sicher zum Teil auf eine verminderte Oxytocinbildung zurückzuführen, denn es ließ sich bei diesen Tieren eine Herabsetzung des Oxytocingehaltes in der Neurohypophyse nachweisen und die Patientin mit dem Granuloma lueticum in der Regio supraoptica hypothalami menstruierte auf Implantation von Kalbshypophyse nach einer 4 Jahre andauernden Amenorrhöe wieder. Auffallenderweise haben unsere Patientinnen nach Hypophysentumor, bei denen die Sella operativ völlig ausgeräumt wurde, im allgemeinen auf die Zufuhr von Hypophysenextrakten nicht menstruiert. Leider wurde der histologisch als unverändert befundene Hypophysenhinterlappen der Kranken nach Granuloma lueticum nicht auf seinen Gehalt an Oxytocin untersucht.

Obwohl der Einfluß des Hypothalamus auf die übrigen Körperorgane weniger gesichert ist, hat man doch in den letzten Jahren ohne entsprechende Kritik die verschiedenartigsten, in ihrer Genese noch völlig unklaren Organerkrankungen mit einer Schädigung des Diencephalons, insonderheit des Hypothalamus, zu erklären versucht und unter der Bezeichnung *„Diencephalose"* zusammengefaßt, ein schön klingender Name, hinter dem sich aber nur unsere Unkenntnis in der Genese der betreffenden Erkrankungen verbirgt. Mit dieser kritischen Bemerkung soll aber keineswegs jeglicher Einfluß des Hypothalamus auf die übrigen Körperorgane geleugnet werden, denn daß ein solcher besteht, werden die folgenden Zeilen zur Genüge zeigen.

Sowohl die *Respiration* wie die *Herzaktion* werden durch hypothalamische Prozesse in Mitleidenschaft gezogen, wobei sich die Respirationsstörungen in Tachypnoe und Cheine-Stokesschem Atemtypus äußern können, während sich die Herzaktionsstörungen in Tachy- und Bradykardie, in Extrasystolie und anginösen Beschwerden manifestieren können. Weitere Beobachtungen haben aber diese noch vereinzelten, keineswegs gesicherten Befunde zu stützen und zu erweitern, damit diese erst mit Recht als hypothalamische Symptome angesprochen werden können.

Das gleiche gilt von der Beeinflussung des *Magen-Darmkanals* durch den Hypothalamus, denn auch hier haben ausgedehnte weitere Untersuchungen zu zeigen, ob sich die bei Hypothalamusprozessen beschriebenen *Obstipationen, Durchfälle* und *Erbrechen* mit Berechtigung auf die Hypothalamusschädigung zurückführen lassen. Für die *Polyphagie* dürfte ebenso wie für die Polydipsie im gegebenen Falle die hypothalamische Genese gesichert sein. Beim Manipulieren im oralen Bereiche des Hypothalamus beobachtet man zuweilen auch *Blasenkontraktion* und Zunahme der *Darmperistaltik. Hämorrhagische Erosionen* und echte *Schleimhautulcera* des *Magens* und *Darmes* finden sich bei pathologischen Prozessen in den caudalen Anteilen des Hypothalamus wiederholt angegeben. In unserem relativ großen Sektionsgut an Hypothalamustumoren und sonstigen Erkrankungen dieser Gegend fanden wir keinen einzigen Kranken mit hämorrhagischer Erosion oder mit Schleimhautulcus des Magens und Darmes, obwohl wir bei der Autopsie unser Augenmerk eigens darauf gerichtet haben. Vielleicht ist zum Manifestwerden des *Ulcus ventriculi* noch eine *andere Komponente,* z. B. eine gewisse *Vasolabilität* erforderlich. Andererseits muß man berücksichtigen, daß das *Magengeschwür* eine *relativ so häufige Erkrankung* darstellt, daß man mit einem *zufälligen Zusammentreffen der beiden Erkrankungen* rechnen muß. Dafür, daß die *eigentliche Ulcuskrankheit* des *Magens* und *Darmes* auf eine *Schädigung* des *Hypothalamus* zurückzuführen ist, besteht noch kein *sicherer Anhaltspunkt.*

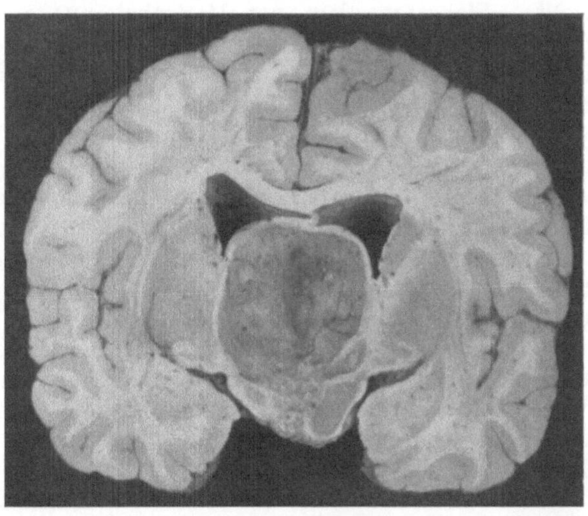

Abb. 132. Großes cystisches Craniopharyngeom vom Chiasma opticum bis in den Aquäduct reichend, mit Zerstörung des Hypothalamus und Kompression der Seitenwandungen des 3. Ventrikels. Die Geschwulstträgerin litt an vasodilatatorischen Anfällen, die stets am Nachmittag gegen 17 Uhr einsetzten.

Klinische und pathologisch-anatomische Beobachtungen sprechen für einen Einfluß des Hypothalamus auf die *Vasomotoren.* So werden bei Geschwülsten und andersartigen pathologischen Prozessen im Gebiet des Hypothalamus sowohl *Vasodilatation* mit *Hypotonie,* wie *Vasokonstriktion* mit *Blutdrucksteigerung* beobachtet. Zuweilen treten *anfallsweise* über die gesamte Körperoberfläche hinwegziehende *Vasodilatationen* zu einer ganz bestimmten Tageszeit auf. So setzte bei einer unserer Patientinnen die vasodilatatorische Welle jeden Nachmittag pünktlich um 17 Uhr ein (s. Abb. 132). Den roten Hochdruck einfach als hypothalamisches Symptom zu bezeichnen, ist aber keineswegs angängig.

Inwieweit der Hypothalamus bei der Regulation der *Blutzusammensetzung* (Leukocytose, Linksverschiebung, Polyglobulie usw.) eine Rolle spielt, müssen noch weitere Untersuchungen klären, wenn sich auch schon im Schrifttum eine Reihe von Angaben findet, die dafür sprechen. Beweisend für eine Lokalisation dieser Störungen in den Hypothalamus sind diese Arbeiten nicht, sie beweisen höchstens ganz allgemein eine nervöse Beeinflussung.

Starken *Speichelfluß* und *Tränensekretion* bekommt man bei operativen Eingriffen im Gebiet des Hypothalamus nicht so selten zu Gesicht. Bei langsam chronisch progressiv verlaufenden Prozessen brauchen diese jedoch kaum oder gar nicht in Erscheinung zu treten. Vereinzelt findet man bei Prozessen im caudalen Abschnitt des Hypothalamus *Mydriasis*·und *Miosis.*

Störungen der *Schweißsekretion*, und zwar sowohl *Hypo-* wie *Hyperhidrosis* werden vom Hypothalamuskranken nicht so selten geklagt. Wir selbst konnten mit der MINORschen Methode die verschiedensten Schweißstörungen sehr schön zur Darstellung bringen. Bei einem Craniopharyngeom mit weitgehendster Zerstörung des Hypothalamus konnten wir mit Hilfe der MINORschen Methode eine völlige Anhidrosis der gesamten Körperoberfläche nachweisen. Man muß bei derartigen Kranken mit einer Überhitzung des Körpers und einem Kollaps rechnen, die auch der von uns angeführte Kranke bot.

Bei dem Einfluß des Hypothalamus auf eine ganze Reihe von Stoffwechsel-regulationen ist es wohl verständlich, daß man den Hypothalamus für die Entstehung mancher in ihrer Genese noch unklarer *Ödeme* verantwortlich machen wollte. Sicher verdient der Hypothalamus auch bei den künftigen Ödemforschungen unser besonderes Augenmerk, doch geben die zur Zeit vorliegenden Untersuchungsergebnisse noch nicht einmal darüber sicheren Aufschluß, ob und inwieweit der Hypothalamus bei der Entstehung des neurotischen und QUINCKEschen Ödems eine Rolle spielt. Entsprechende Kontrollen des Wasserhaushaltes, des Zucker- und Calciumspiegels im Blute, der Temperatur usw. während und vor allem bei Auftreten eines Ödems könnten auf die hypothalamische Genese eines Ödems hinweisen. Bei den Ödemen, die zur Zeit häufiger zur Beobachtung kommen und sicher nicht kardialer oder renaler Natur sind, aber auch nicht Folge ungenügender Ernährung, sind Untersuchungen in Richtung einer Hypothalamusschädigung gleichfalls angezeigt.

Hyperpigmentationen ebenso wie ihr Gegenteil, *mangelnde Pigmentbildung*, wurden früher bei Hypothalamusschädigung des öfteren beschrieben und auf die Hypothalamusläsion zurückgeführt, doch dürfte diese Annahme auf Grund unserer eigenen Beobachtungen nicht immer angängig sein. Ebenso entbehrt die Theorie, daß die Muskeldystrophie, die Psoriasis und andere in ihrer Genese noch ungeklärte Erkrankungen auf eine nur funktionelle Störung des Hypothalamus zurückzuführen sind, noch der entsprechenden beweisenden Befunde. Dagegen können Hypothalamustumoren addisonähnliche Krankheitsbilder erzeugen, die durch Adynamie, Hypotonie, Abmagerung, Bronzefarbe der Haut und psychischen Torpor gekennzeichnet sind und somit tatsächlich dem Krankheitsbild der Nebennierenatrophie, dem Morbus Addison, weitgehend gleichen. Hypoparathyreoidäre Krankheitsbilder mit tetanieformen Zuständen, von denen leider keine systematischen Untersuchungen über Calcium-Blutspiegel und tetanische elektrische Reaktion vorliegen, können gleichfalls bei Hypothalamusläsionen zur Beobachtung kommen. Wenn so auch einige Krankheitsbilder sowohl bei Störungen des endokrinen Systems wie des Hypothalamus beobachtet werden, so sind doch eine ganze Reihe von Zustandsbildern, welche durch ein Überangebot an Hypophysenvorderlappen-, Thyreoidea-, Parathyreoidea- und Nebennierenhormon erzeugt werden, wie die CUSHINGsche Krankheit, der echte Basedow usw. bei Störungen des Hypothalamus vorläufig noch unbekannt. Die zur Zeit vorliegenden Beobachtungen sprechen dafür, daß bei diesen Zustandsbildern Störungen des endokrinen Systems im Vordergrund stehen. Die Einwirkung dieser Hormone auf die Erfolgsorgane kann auf zweierlei Weise erfolgen, nämlich 1. auf dem Wege über den Hypothalamus oder irgendein anderes neurovegetatives Zentrum, 2. durch direktes Angreifen am Erfolgsorgan ohne Einbeziehung eines neurovegetativen Zentrums. Wahrscheinlich werden beide Wege begangen. Die Beeinflussung des Fettstoffwechsels scheint nach den Untersuchungen von RAAB über ein hypothalamisches Zentrum zu gehen, denn nach Zerstörung des Hypothalamus soll die Wirkung des Lipoitrins ausbleiben, ebenso dürfte das diabetogene Hormon seine Wirkung über ein hypothalamisches

Zentrum entfalten. Die Frage, ob die Hypophysenvorderlappenhormone in das Blut oder in den Liquor abgegeben werden, ist zur Zeit zugunsten des Blutes entschieden, während die Hypophysenhinterlappenwirkstoffe vielleicht doch auch direkt in den Liquor gelangen, was zwar neuerdings wieder sehr in Frage gestellt wird. Große Schwierigkeiten bereitet noch die entsprechende Erklärung der Wasserhaushaltsstörungen, die sowohl eine direkte nervöse Beeinflussung durch den Hypothalamus wie eine indirekte über ein auf den Hypothalamus wirkendes Hormon nahelegen (s. S. 204). Auf welch verschiedenartigen und verschlungenen Wegen die entsprechende Regulierung des Stoffwechsels gewährleistet sein kann, beweist die Beobachtung der Kranken mit dem in der Gegend der Regio supraoptica hypothalami lokalisierten Granuloma lueticum; für das Auftreten vegetativer Störungen ist demnach das neurovegetative wie das endokrine System verantwortlich zu machen, wobei bald das erstere, bald das letztere im Vordergrund steht. Alle die angeführten Tatsachen und Vermutungen lehren, wie ungemein kompliziert das feine ineinandergreifende Räderwerk des inkretorischen neurovegetativen Systems ist. Die Verhältnisse liegen eben nicht so, daß eine bestimmte Einzelleistung unseres Organismus von der Einwirkung eines bestimmten Hormons oder von der Integrität eines bestimmten Abschnittes des vegetativen Nervensystems abhängig ist. Vielmehr sind alle biologischen Reaktionen unseres Organismus vielfach gesichert, neuronal, hormonal, ional und vielleicht auch vitaminal. An der nervösen Beeinflussung der vegetativen Vorgänge sind zahlreiche über- und nebeneinandergeschaltete Stationen des Nervensystems, nämlich Hypothalamus, bulbospinale Zentren, sympathische und parasympathische Zentren, aber auch die Großhirnrinde beteiligt. Fällt in diesem unübersehbaren Zusammenspiel des Räderwerks ein einzelnes Glied aus, so kommt es in der Regel auch zu einer Störung bald dieser, bald jener vegetativen Einzelleistung. Die Tendenz zum kompensatorischen Ausgleich durch die anderen verbliebenen Glieder des Arbeitsverbandes, eine der fundamentalen Eigenschaften jedes lebenden Organismus, bleibt aber erhalten und setzt sich fast immer wirksam durch. Bis zu welchem Grade die Störung ausgleichbar ist, hängt von der funktionellen Bedeutung des jeweils ausgeschiedenen Gliedes ab. Man wird daher auch bei hypothalamischen Prozessen häufiger passagere und nur seltener Dauersyndrome zu erwarten haben, wofür auch die autoptisch gesicherten Beobachtungen sprechen. Viele nur auf Grund klinischer Beobachtungen als Diencephalosen angesprochene Krankheitsbilder dürften besser allgemeiner als Störungen des inkretorischen neurovegetativen Systems aufzufassen sein.

G. Großhirn (Cortex und Subcortex).

(Allgemeine Symptomatologie der Großhirnschädigungen s. auch S. 171.)

1. Hemisphärenrinde (Cyto- und Myeloarchitektonik).

Die Dicke der Hemisphärenrinde beträgt durchschnittlich 2—3 mm, und zwar ist sie auf der Windungshöhe in der Regel größer als im Windungstal. Bei Betrachtung der Rindenoberfläche mit unbewaffnetem Auge lassen sich mit Ausnahme der Substantia reticularis alba und der Verrucae gyri hypocampi des Riechhirns keine lokalen Unterschiede feststellen. Auf senkrecht zur Rindenoberfläche geführten Schnitten baut sich die Rinde an bestimmten Stellen aus mehr oder minder deutlichen grauen und weißen Schichten auf. Diese Schichtung ist besonders deutlich an der Rinde des Sulcus calcarinus (Feld 17) ausgeprägt, an der sich ohne weiteres eine äußere graue, eine mittlere weiße und eine weitere graue innere Schicht abgrenzen lassen. Mikroskopisch sind, je nachdem man den

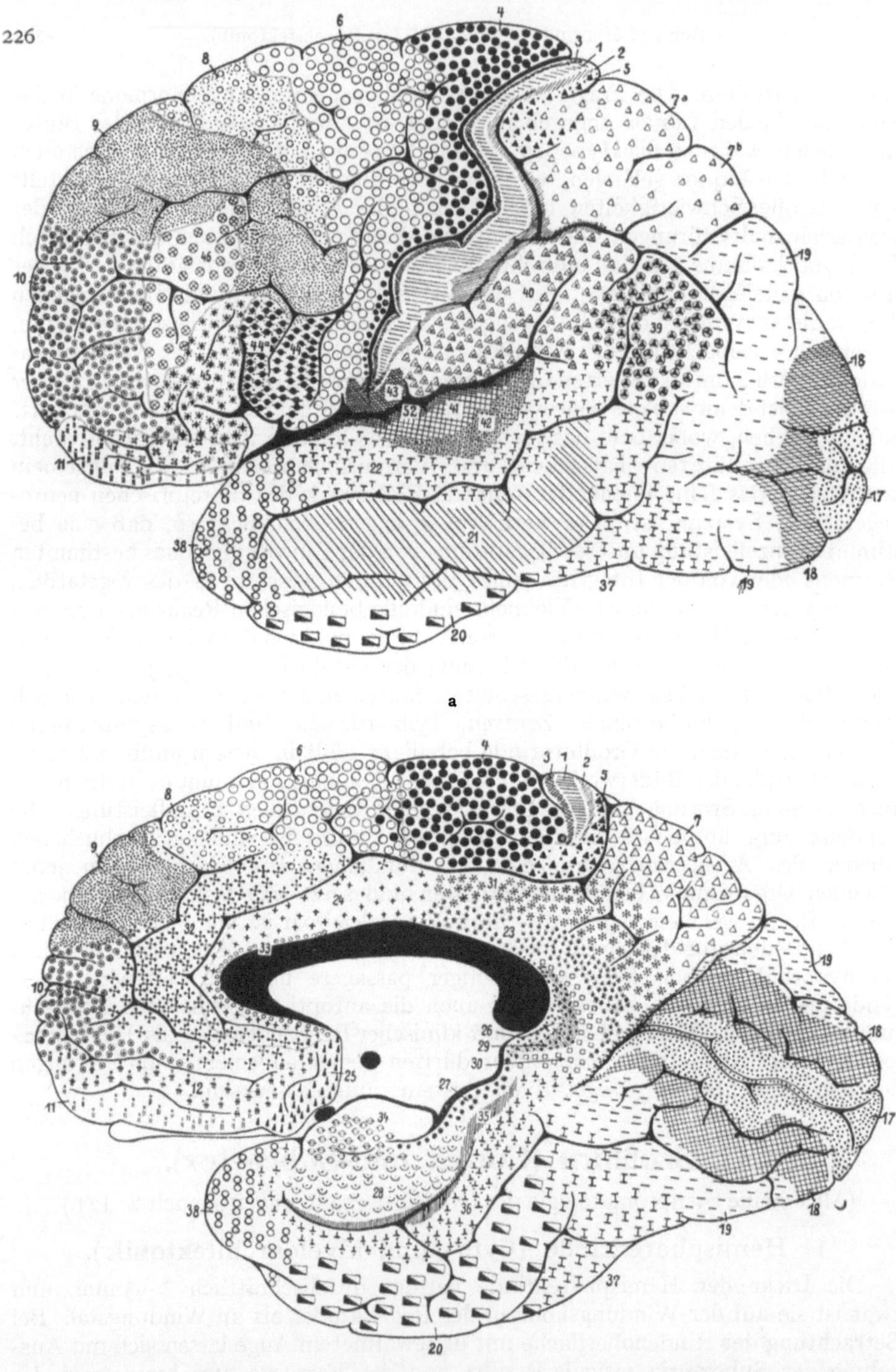

Abb. 133 a u. b. Cytoarchitektonische Hirnkarte nach K. BRODMANN. a Facies convexa pallii. b Facies medialis pallii.
4 Area gigantopyramidalis; *6* Area frontalis agranularis; *8* Area frontalis intermedia; *9* Area frontalis granularis; *10* Area frontalis polaris; *11* Area praefrontalis; *47* Area orbitalis; *46* Area frontalis media; *45* Area triangularis; *44* Area opercularis; *3* Area postcentralis supragranularis; *1* Area postcentralis cumakropyramidalis; *2* Area postcentralis latomakropyramidalis; *43* Area subcentralis; *5* Area praeparietalis; *7* Area parietalis superior (5 b von O. VOGT); *40* Area supramarginalis; *39* Area angularis; *37* Area parietalis basalis; *22* Area temporalis superior; *42* Area supratemporalis simplex; *41* Area supratemporalis granulosa; *20* u. *21* Area temporalis propria; *38* Area temporo-polaris; *17* Area striata; *18* Area occipitalis; *19* Area praeoccipitalis; *23* Area cingularis posterior ventralis; *31* Area cingularis posterior dorsalis; *24* Area limbica anterior.

Ganglienzell-, den Markfaser-, den Gliazell- oder Gefäßaufbau der Einteilung zugrunde legt, besondere *cyto-, myelo-, glio-* und *angioarchitektonische Rindenfelder* oder *Areae* festzustellen, deren Eintragung auf der Gehirnoberfläche zur

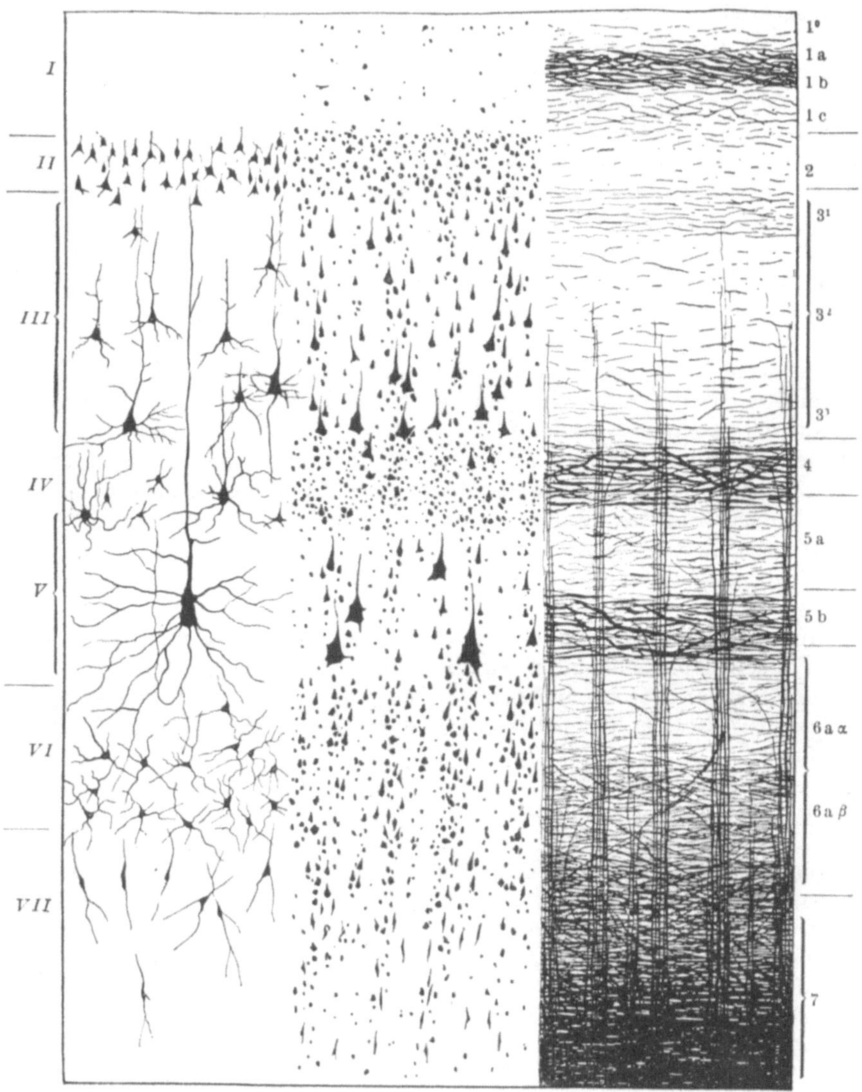

Abb. 134. Der siebenschichtige tektogenetische Grundtypus der Hemisphärenrinde im Golgi-, Nißl- und Weigertbild
(Nach K. BRODMANN und O. VOGT.)
I Lamina zonalis; *II* Lamina corpuscularis seu granularis externa; *III* Lamina pyramidalis; *IV* Lamina granularis interna;
V Lamina ganglionaris; *VI* Lamina multiformis; *VII* Lamina infima. 1 Lamina tangentialis; 2 Lamina dysfibrosa;
3 Lamina suprastriata mit Stria Kaes-Bechterew 3¹; 4 Stria Baillarger externa; 5 a Lamina interstriata; 5 b Stria
Baillarger interna; 6 a α Lamina substriata; 6 a β Lamina limitans externa; 7 Lamina limitans interna und Zona
corticalis albi gyrorum. (Nach BRODMANN und O. VOGT.)

Aufstellung besonderer Gehirnkarten geführt hat (K. BRODMANN, ECONOMO, C. und O. VOGT, R. A. PFEIFER, SCHRÖDER usw.) (s. Abb. 133a und b). Größere Bedeutung haben zur Zeit erst die cyto- und myeloarchitektonischen Felder erlangt, da für eine größere Zahl dieser cyto- wie myeloarchitektonischen Felder auch bereits eine besondere, dem betreffenden Feld eigene Funktion ermittelt werden konnte, so daß man von diesen Feldern als von *morphologischen* und *funktionellen Einheiten* sprechen kann. Nicht selten fallen die Grenzen der cyto- und myeloarchitektonischen Felder zusammen.

Cytoarchitektonik der Hirnrinde. Für die Großhirnrinde ist im allgemeinen der *6schichtige Grundtypus* nach Brodmann charakteristisch. Überall da, wo die Rindenstruktur auf diese *Sechsschichtigkeit* zurückgeführt werden kann, spricht man von *Isocortex*, wo nicht von *Allocortex* (s. Abb. 134).

Der Isocortex baut sich, wenn man, wie üblich, von der Oberfläche gegen das Mark fortschreitet, aus folgenden Schichten auf (s. Abb. 134):

1. aus der *Lamina zonalis* oder *molecularis*, die nur spärliche, kleine, bald mehr längliche, bald mehr polygonale, vorwiegend in tangentialer Richtung sich ausbreitende Ganglienzellelemente enthält. Ihre meist tangential verlaufenden Dendriten und Neuriten, die innerhalb der gleichen Schicht enden, bilden die für diese äußerste Schicht charakteristischen Tangentialfasern;

2. aus der *Lamina granularis externa* oder *äußeren Körnerschicht*, deren kleine, meist rundliche Ganglienzellen mit relativ großem hellem Kern feine Dendriten und Neuriten besitzen, die sich gewöhnlich in der Nähe der Zelle aufsplittern;

3. aus der *Lamina pyramidalis externa* oder *äußeren Pyramidenschicht*, deren länglichen pyramidenförmigen Zellen, deren Basis nach dem Mark zu und deren Spitze gegen die Hirnoberfläche gerichtet ist, sind kürzere Dendriten, die von der Pyramidenbasis ausgehen und sich in horizontaler Richtung oder gegen die tieferen Schichten reichlich verzweigen, und ein langer Dendrit, der aus der Pyramidenspitze hervorgeht und in die Lamina zonalis vordringt, eigen; der Neurit entspringt meist von der Basis und zieht in die Marksubstanz;

4. aus der *Lamina granularis interna* oder *inneren Körnerschicht*, die sich aus den gleichen Zellelementen wie die äußere zusammensetzt;

5. aus der *Lamina pyramidalis interna* seu *ganglionaris* oder *inneren Pyramiden-* oder *Ganglienzellschicht*, die sich regionär durch besonders große Pyramidenzellen auszeichnet;

6. aus der *Lamina multiformis* oder der *Lage der polymorphen Zellen*, in welcher in der Regel eine oberflächliche dichte großzellige und eine tiefe lockere kleinzellige Lage abgrenzbar sind.

Schließlich wird noch von manchen Autoren eine *7. Lamina infima* unterschieden.

Die *Pyramidenzellen* der *3. und 5.*, die *Spindelzellen* der *6. Schicht* senden ihre *Neuriten* in das *Hemisphärenmark* und sind demnach *effektorischer Natur*, während umgekehrt an die *Körnerzellen corticopetale Fasern* herantreten, was die *receptorische Natur* dieser Zellen beweist. Demnach haben die *3. und 5. Pyramiden-* und *6. multiforme Schicht effektorischen*, die *2. und 4. Körnerschicht receptorischen* und die *1. Schicht* schließlich *assoziativen Charakter*.

Die beiden Körnerschichten 2 und 4 sind am wenigsten ausgebildet oder fehlen sogar ganz in den Rindenabschnitten, in denen die Rinde besonders mächtig entwickelt ist (Area 4) (s. Abb. 135) und umgekehrt besitzen sie in den dünnen Rindenabschnitten ihre größte Entwicklung (Area 17). Ebenso weichen auch die Pyramidenzellen hinsichtlich ihrer Entwicklung innerhalb des Isocortex in den verschiedenen Abschnitten voneinander ab. In den Rindenabschnitten, in welchen die *6 Zellschichten wohl ausgebildet* sind, spricht man von *homotypischem*, in den Rindenabschnitten mit *schlechter Entwicklung der 6 Schichten* dagegen von *heterotypischem Isocortex*.

Der *heterotypische Isocortex* kommt in zwei gegensätzlichen Formen, nämlich in einer *agranulären* und *granulären Rinde*, vor. Der *agranulären Rinde fehlen die*

beiden Körnerschichten und an ihre Stelle treten *pyramidale Zellelemente*, weshalb
Economo auch von einer *Verpyramidisierung* spricht. Den Typus des *agranulären
Cortex* stellt das *Feld 4* und *6* dar, weshalb diese den Beinamen *Area agranularis
gigantocellularis astriata* bzw. *Area agranularis frontalis unistriata* führen. Der

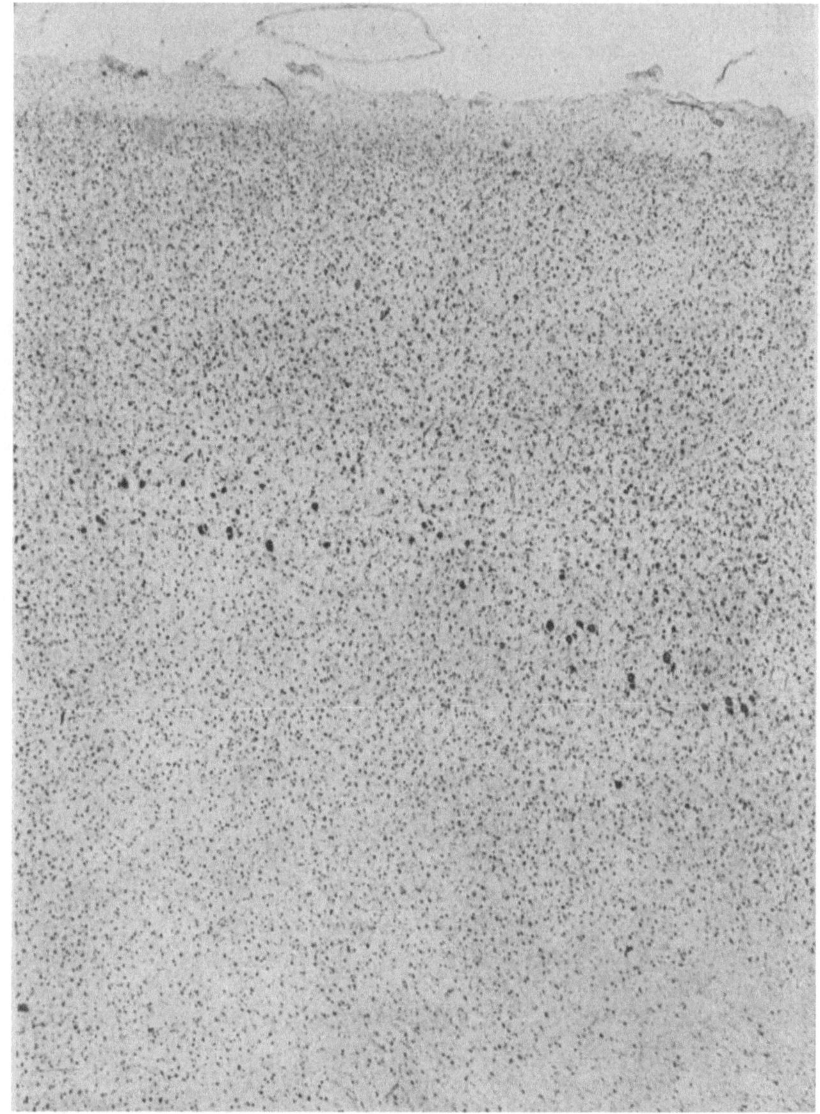

Abb. 135. Area gigantopyramidalis agranularis. Area 4 von C. und O. Vogt. (Nisslfärbung.)

granuläre Isocortex oder *Koniocortex* zeichnet sich umgekehrt durch wenig entwickelte bzw. *fehlende Pyramidenschichten* und durch *Verkörnelung* aus, wodurch
nicht allein die 2. und 4. Schicht, sondern in der Regel auch die 3. Schicht zum
Teil oder ganz aus Körnerzellen bestehen. Zuweilen finden sich auch in der 5. oder
6. Schicht Körnerzellen. In seiner reinsten Form begegnet man dem *Koniocortex*
in der Rinde des *Sulcus calcarinus*, dem Feld 17 von C. und O. Vogt.

Da, wie früher dargelegt, die Pyramidenzellen effectorischer, die Körnerzellen dagegen receptorischer Natur sind, wird man mit einem gewissen Recht der *agranulären Rinde effectorische*, der *granulären receptorische Funktionen* zuschreiben können.

Der *Allocortex* grenzt sich gegen den *Isocortex* meist *scharf* ab und besitzt an der *Oberfläche* eine *Molekularschicht*, während er *in der Tiefe eine deutliche Schichtung vermissen* läßt, oder es scheinen *wenigstens einzelne, häufig mehrere Schichten zu fehlen.* Im Verhältnis zu seiner geringen Dicke lassen sich im Allocortex relativ viele Areae abgrenzen. Ebenso wie im Isocortex kann es regionär zu einer Verkörnelung, so z. B. in der dorsalen Fläche des Gyrus hypocampi und zur Verpyramidisierung, z. B. im Ammonshorn, kommen.

Myeloarchitektonik der Hirnrinde. Die *Myeloarchitektonik der Hirnrinde* wird zunächst durch die *senkrecht* zur *Rindenoberfläche* aus der *weißen Substanz* in die Rinde eintretenden *Markstrahlen* oder *Radii* bestimmt. Die bald mehr dünneren, bald mehr dickeren, verschieden scharf gegeneinander abgrenzbaren Markbündel lösen sich gegen die Schicht der äußeren Pyramidenzellen in ihre Elemente auf. Diese Markbündel bauen sich einerseits aus von der weißen Substanz in die Rinde einstrahlenden *corticopetalen Neuriten*, andererseits aus die *Rinde verlassenden Neuriten* der *Pyramiden- und polymorphen Zellen* auf. Senkrecht zu den Markstrahlen und somit parallel zur Rindenoberfläche verlaufen Markfasern, die als *interradiäres Flechtwerk* zusammengefaßt werden. Dieses stellt, wenn es gut ausgebildet ist, in der 4. Schicht den BAILLARGERschen Streifen dar, der, wie bereits erwähnt, schon makroskopisch erkennbar sein kann. In der 2. Schicht, in welcher die Markstrahlen enden, dehnt sich das *superradiäre Flechtwerk* und in der Lamina zonalis die *Tangentialfaserschicht* aus. Demnach besitzen die *receptorischen* und *assoziativen Schichten Markfasern*, die auf *längere Strecken in ihnen verlaufen.*

Myeloarchitektonisch umfaßt beim Fortschreiten von der Oberfläche gegen das Mark der 7schichtige Grundtypus folgende Schichten (s. Abb. 134):

1. die Lamina tangentialis,
2. die Lamina dysfibrosa,
3. die Lamina suprastriata mit dem KAES-BECHTEREWschen Streifen,
4. die Stria BAILLARGER externa,
5. a) die Lamina interstriata, b) die Stria BAILLARGER interna,
6. a) α) die Lamina substriata, β) die Lamina limitans externa,
7. die Lamina limitans interna und Zona corticalis albi gyrorum (BRODMANN und O. VOGT).

Die Lehre von der Myeloarchitektonik wurde in den letzten Jahren durch O. VOGT weitgehend gefördert, so daß gegenwärtig schon mehr myeloarchitektonische als cytoarchitektonische Felder unterschieden werden können.

2. Corticale und subcorticale Lokalisation.

Dem Anatomen F. J. GALL, einer zwar mit Recht umstrittenen Persönlichkeit, gebührt das Verdienst, mit einer Epoche von Gehirnforschung Schluß gemacht zu haben, die es sich zum Ziel setzte, im Gehirn nach einem bestimmten zentralen Punkt als dem Sitz der Seele zu fahnden (RENÉ DESCARTES, Zirbeldrüse usw.). GALL unterscheidet auf der Gehirnoberfläche 27 Zentren, und zwar für Charakter, Begabung, Leidenschaften und Neigungen, die sich durch entsprechende Vorwölbungen der betreffenden Schädelstellen dokumentieren sollen. Wenn auch diese GALLsche Phrenologie noch wesentlich von der modernen Rindenlokalisationslehre abweicht, so kommt ihr jedoch als Vorläuferin der corticalen Lokalisationslehre für die Weiterentwicklung der Forschungsrichtung der corticalen Lokalisation eine nicht abstreitbare Bedeutung zu.

Den *ersten sicheren Beweis* für eine *Lokalisation innerhalb* des *Großhirns* erbrachte aber erst der französische Arzt MARC DAX, dem 1836 die allgemeine Feststellung gelang, daß das *Auftreten* einer *motorischen Aphasie* beim *Rechtshänder* an eine *Erkrankung* der *linken Großhirnhemisphäre* gebunden ist. Diese allgemeine, nur auf die Hemisphäre sich beziehende Lokalisation konnte *1861* BROCA weiter einengen und aufzeigen, daß einzig und allein in der *linken 3. Stirnwindung* beim *Rechtshänder* das *motorische Sprachzentrum* verankert ist (s. Abb. 136a). Mit der Auffindung des nach ihm benannten motorischen Sprachzentrums hat BROCA die moderne Lokalisationslehre des Gehirns begründet und den Weg für weitere Forschungen in dieser Richtung gewiesen. Wenn es auch in der Folgezeit bis zur Gegenwart nicht an Stimmen fehlte, die gegen die neue Lokalisationslehre Stellung nahmen und bis heute noch nehmen, so könnten doch bereits nach nicht einmal einem Dezennium FRITSCH und HITZIG zeigen, daß der *Gyrus sigmoideus* des *Hundes* auf *elektrische Reizung* mit *Bewegungen reagiert*, und daß innerhalb desselben eine *somatotopische Gliederung* besteht. Einige Jahre später gelang es dann HITZIG beim *Affen*, durch abgestufte Schwellenreize von *verschiedenen Punkten* der *vorderen Zentralwindung* aus *isolierte Bewegungen einzelner Körperteile* und *Extremitätenabschnitte* zu erzielen und so wenigstens in den Grundzügen die *somatotopische Gliederung* der *vorderen Zentralwindung* festzulegen. Diese *Forschungsergebnisse* der *beiden Autoren* bewiesen die so wichtige Tatsache, daß die *vordere Zentralwindung* ein *Zentrum von Bewegungen*, und zwar von *isolierten Bewegungen* darstellt.

Unsere Kenntnisse von der somatotopischen Gliederung der vorderen Zentralwindung, die durch elektrische Reizung bestimmter Rindenregionen gewonnen worden waren, wurden in der Folgezeit ganz wesentlich durch das genaue Studium des Ablaufes der Reizerscheinungen (motorischer und sensibler) gefördert, welche im Verlauf der *rindenepileptischen Anfälle* einsetzen und deren *zeitlicher Ablauf* (Krampfsukzession) unter Berücksichtigung seiner *großen Bedeutung* für die *somatotopische Gliederung* bereits von JACKSON in meisterhafter Form bis in die kleinsten Einzelheiten dargestellt wurde. Ergänzt wurden diese durch elektrische bzw. Narbenreizung bestimmter Rindenregionen gewonnenen Forschungsergebnisse durch das Studium der *Art* und *Topik* der *Ausfallserscheinungen*, welche nach *Excision bestimmter, möglichst circumscripter Rindenareale* auftreten.

So wurden schließlich durch *Reizung* und *Abtragung* verschiedener *circumscripter Rindenregionen Reiz-* und *Ausfallserscheinungen* bestimmter *Sinnestätigkeiten* und bestimmter *Muskelgruppen* erzielt und damit die *Lokalisationslehre* der *Rindenfunktionen* aufgestellt, wobei ein *Rindenfeld* mit einer *bestimmten Funktion* als das *Rindenzentrum* oder *corticale Zentrum* der *betreffenden Funktion* bezeichnet wird.

In den *corticalen Sinneszentren* kommen sowohl alle die *Körperoberfläche* und *Sinnesorgane treffenden Umweltreize* oder *exterozeptiven Reize* wie ein *Teil* der *Innenweltreize* oder *propriozeptiven Reize*, wie z. B. Lage, Stellung und Bewegung des Körpers, Atemnot, Stuhl- und Harndrang, spastische Kontraktionen der Eingeweidemuskeln zum Bewußtsein, und zwar werden durch diese Reize in den *Sinneszentren Erregungen* hervorgerufen, welche wir *Empfindungen* nennen. Die *Erregung* eines *Sinneszentrums hält an, solange der Reiz anhält* und *sistiert mit dem Reiz*, womit auch die *Empfindung erlischt*. Umgekehrt gehen von den *corticalen Bewegungszentren Impulse* zu *bewußten willkürlichen Bewegungen* aus. Die *Sinnes-* und *Bewegungszentren* werden als *Projektionszentren* zusammengefaßt, da einerseits nach ihnen die von den aufnehmenden Organen ausgehenden

Erregungen projiziert werden und andererseits umgekehrt von den corticalen Bewegungszentren ausgehende Erregungen nach der Peripherie projiziert werden. Die Bahnen, welche diesen Projektionen dienen, werden je nach ihrer Leitungsrichtung zum oder vom Cortex als *zentripetale* bzw. *zentrifugale Projektionsbahnen* bezeichnet. Aus den beiden Abbildungen von der Medianseite bzw. Konvexität einer Großhirnhemisphäre, in welche die verschiedenen Projektionszentren eingezeichnet sind, ist ersichtlich, daß diese nur einen Teil der Großhirnoberfläche einnehmen, während das größere Gebiet, das von FLECHSIG als *Assoziationssphäre bezeichnet* wurde, anderen Funktionen dient (siehe Abb. 136a und b). Sie stellt nach diesem Autor das eigentliche geistige Zentrum dar, in welchem Erfahrung, Wissen, Erkenntnis und Urteil, sowie Wollen und Handeln verankert sein sollen. FLECHSIG kam zu dieser Auffassung durch die Untersuchung der Markscheidenentwicklung, die zuerst im Rückenmark, dann im Hirnstamm und zuletzt in der Rinde des Endhirns erfolgt. Die im Gegensatz zu den höheren Gehirnabschnitten frühzeitige Markreifung der niederen Hirnteile legt den Schluß nahe, daß die verschiedenen Abschnitte des Zentralnervensystems in der gleichen Reihenfolge, wie sie markreif werden, auch zu funktionieren beginnen. Bei der *Geburt* sind lediglich das *Geruchs-* und *Geschmackszentrum markreif*, während die Zentren für den Tast- und Gesichtssinn sowie für das Gehör erst nach der Geburt, und zwar in der genannten Reihenfolge markhaltige Fasern erhalten. Schließlich erfolgt, wenn die Projektionszentren völlig markreif sind, die Ummarkung in den verschiedenen Arealen der Assoziationssphäre und kommt von allen Rindenabschnitten zuletzt zum Abschluß. FLECHSIG konnte unter Zugrundelegung des Zeitpunktes der Markreifung *36 verschiedene myelogenetische Rindenfelder* unterscheiden.

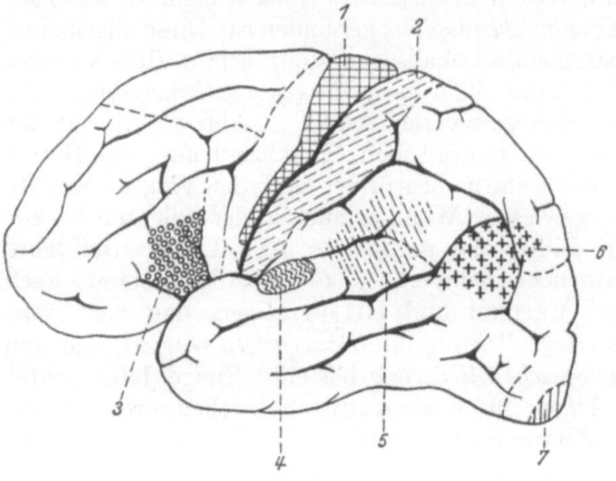

Abb. 136a u. b. Lokalisation der Projektionszentren an der
a Facies convexa pallii und b Facies medialis pallii.
1 Motorische Sphäre für isolierte Bewegungen; *2* Körperfühlsphäre; *3* motorisches Sprachzentrum; *4* Hörzentrum; *5* sensorisches Sprachzentrum, *6* visuelles Sprachzentrum; *7* Sehzentrum; *8* Geruchszentrum, *9* Geschmackszentrum.

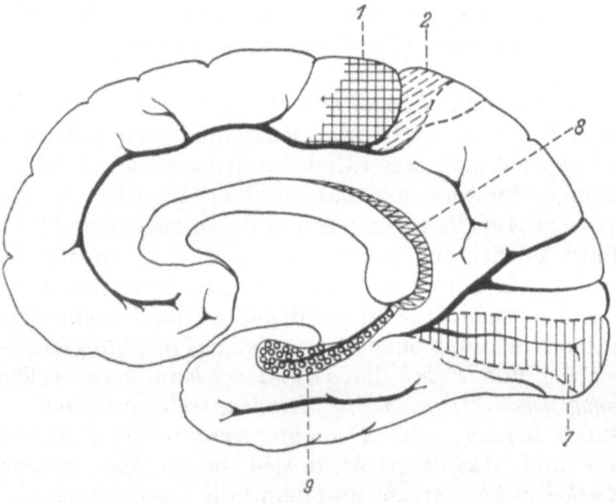

Über die Funktionen der verschiedenen, in der Assoziationssphäre cyto-architektonisch abgrenzbaren Areae sind wir noch wenig unterrichtet, doch dürfte wenigstens der ganz allgemein gehaltene Satz KORBINIAN BRODMANNs, daß jedem *cytoarchitektonisch spezifisch differenzierten Rindenabschnitt* auch eine *bestimmte Funktion* zukommt, Anspruch auf Geltung haben, wobei jedoch nur elementare und keine komplexen Verrichtungen bestimmten Rindenzentren zukommen dürften. Die Existenz besonderer *Erinnerungs-* oder *kommemorativer Zentren*, d. h. besonderer Rindenstellen, in denen die Sinneseindrücke als Erinnerungen und Vorstellungen verankert werden, legt die Tatsache nahe, daß mit der Ausschaltung einer Sinnessphäre zwar der Verlust der entsprechenden Wahrnehmungen, nicht aber der ihrer Erinnerungsbilder verbunden ist, und umgekehrt nach Läsionen von Rindenfeldern in der nächsten Umgebung von Sinneszentren, wie z. B. vom Seh- oder Hörzentrum keineswegs Blindheit oder Taubheit, sondern nur Erinnerungsschwäche und Störungen in der Fähigkeit, Objekte wieder zu erkennen, beobachtet werden. Demnach bedingt jeder Reiz bei seinem ersten Auftreten neben der mit seinem Sistieren wieder aufhörenden Sinneserregung noch eine ihn lange Zeit überdauernde Erregung, die als Erinnerungs- und Vorstellungs-erregung bezeichnet wird. Die von früheren sensiblen oder motorischen Erregungen zurückbleibenden Dauererregungen, auch *latente Dispositionen* oder *Remanenzen* genannt, ermöglichen, wenn sie zu einem späteren Zeitpunkt durch neue Impulse wieder geweckt werden, das bewußte Erinnern und Vorstellen sowohl von Emp-findungen wie Bewegungen. Die Erinnerungs- und Vorstellungszentren fallen, wie bereits erwähnt, zwar nicht mit den entsprechenden Sinneszentren zusammen, sind aber in deren unmittelbarer Nachbarschaft gelegen. Diese Trennung der Sinneszentren von den Erinnerungs- und Vorstellungszentren gilt in dieser all-gemein gehaltenen Fassung nicht, und zwar besonders nicht für Zentren, in denen komplexe und nur ganz allmählich erlernte Bewegungen vertreten sind, die als „kinästhetische" *Zentren* bezeichnet werden.

Neben der *mnestischen Funktion* besitzt die Hirnrinde noch eine *assoziative*, die darin besteht, daß eine *Vorstellung* auf Grund der *Verknüpfung* von *Remanenzen* eine *neue andersartige Vorstellung* hervorzurufen vermag. Die Verknüpfung von Einzelvorstellungen Tast-, Geschmacks-, Geruchs-, Gehörs- und Gesichts-empfindungen betreffend, kann zur Bildung von Gesamtvorstellungen führen und durch noch weiter gehende Verknüpfungen von Gesamtvorstellungen kommen schließlich Allgemeinvorstellungen zustande. So können einerseits ganze Kom-plexe von Vorstellungen, die in bestimmter Weise miteinander verbunden sind und so vorliegen, reproduziert werden, andererseits können aber auch dadurch, daß bestimmte Vorstellungskomplexe in einer anderen neuen Folge und Kom-bination aneinander gereiht werden, neue Vorstellungen produziert werden. Dem-nach besteht die assoziative Funktion in einer Reproduktion und Produktion von Vorstellungen und die *Aneinanderreihung* von *Vorstellungen* in einer *bestimmten Reihenfolge* ergibt schließlich das *Denken*. Die einfacheren assoziativen Funk-tionen des Großhirns, die auf Verknüpfungen von zusammengehörigen Erinne-rungen und Vorstellungen beruhen, dürften in den entsprechenden Rinden-feldern ablaufen, während die höheren Assoziationsvorgänge, so vor allem die eigentliche geistige Tätigkeit das Zusammenwirken zahlreicher, womöglich aller Rindenfelder zur Voraussetzung haben. Die Assoziationsfasern haben sowohl die Projektionssphären mit den Erinnerungszentren wie die verschiedenen Pro-jektions- und Erinnerungszentren miteinander zu verbinden, wobei sie kurze wie lange Wegstrecken zu überbrücken haben. Die vom Gehirn aufgenommenen Reize bedingen umgekehrt wieder die verschiedenartigsten Reaktionen der Körper-organe. Die willkürlichen Bewegungen und Handlungen werden vor allem von kinästhetischen Bewegungsvorstellungen geleitet. Und außerdem werden die Handlungen nicht allein durch psychische Prozesse veranlaßt, sondern auch von solchen begleitet und beherrscht. Neben den Projektions- und kinästhetischen Zentren beherbergt die Großhirnrinde noch Reflexzentren, welche sowohl auf den Bewegungsapparat wie auf die vegetativ innervierten Organe einwirken und deren Tätigkeit in unwillkürlichen Bewegungen wie in Erröten und Erblassen, Zunahme der Darmperistaltik und in Änderung des Herz- und Atemrhythmus usw. zum Ausdruck kommt.

Besondere nur dem *Cortex eigene Reflexe* haben wir in den sog. *bedingten Reflexen* vor uns, die an die mnestische Funktion der Hirnrinde gebunden sind. Das Beispiel eines bedingten Reflexes stellt das Einsetzen von Magensaftsekretion und Speichelfluß bei Hunden auf ein bestimmtes Glockenzeichen hin dar. Eine Voraussetzung für das Auftreten dieser Reaktion ist, daß längere Zeit hindurch immer, wenn das Tier sein Futter erhält, ein gleiches ganz bestimmtes Glockenzeichen ertönte. Durch dieses dem Tier wohlbekannte Glockenzeichen werden dann die erworbenen Vorstellungen der Nahrungsaufnahme geweckt, die ihrerseits den vegetativen Reflex, welcher den Speichelfluß und die Magensaftsekretion zur Folge hat, auslösen. Ertönt aber das Glockenzeichen längere Zeit, ohne daß dem Tier Futter gereicht wird, so setzt beim Tier Schlafbedürfnis ein, das schließlich auch zum Einschlafen führt.

Nach diesem kurzen, allgemein gehaltenen Überblick über die corticale Lokalisation soll auf die einzelnen Rindenfelder eingegangen werden.

Motorische Rindenfelder. Unter *motorischer Rinde* im engeren Sinne sollen *diejenigen Abschnitte der Großhirnrinde* verstanden werden, *von welchen efferente Bahnen ausgehen*, seien es direkte corticonucleäre Bahnen, die ohne Unterbrechung zu den motorischen Vorderhornzellen des Rückenmarks und den motorischen Zellen der Hirnnervenkerne ziehen, seien es in mehreren subcorticalen Zentren unterbrochene cortico-subcortico-nucleäre Bahnen, die schließlich ebenfalls das spinale Vorderhorngrau und die motorischen Hirnnervenkerne erreichen (s. Abb. 52a und b). Diese motorischen Rindenfelder reagieren auf jeden sie treffenden Reiz und jede Erregung mit Bewegung.

Die motorische Rinde umfaßt nach O. FOERSTER (s. Abb. 133a u. b):

1. Die Area 4 von O. VOGT, auf Grund ihrer cyto- und myeloarchitektonischen Struktur, auch Area gigantopyramidalis agranularis astriata genannt;

2. die Area 6, Area frontalis agranularis unistriata, welche in die Area 6 a α, 6 a β und 6 b zerfällt;

3. die Area 8, Area frontalis intermedia bistriata;

4. die Area 3, 1, 2, Area retrocentralis bistriata;

5. die Area 5 a, Area praeparietalis;

6. die Area 5 b, Area parietalis superior;

7. die Area 22, Area temporalis superior;

8. die Area 19, Area praeoccipitalis.

Für den unteren Scheitellappen, die Area 7 oder Area parietalis inferior, ist es nicht erwiesen, daß sie zu der motorischen Rinde im engeren Sinne zählt, weshalb ihr Aufbau bei den sensiblen Rindenfeldern dargestellt wird (s. S. 239).

Die *Area 4* oder *Area gigantopyramidalis agranularis astriata* nimmt die vordere Wand der Zentralfurche ein und greift nur oben nahe der Mantelkante mehr, unten weniger bzw. gar nicht auf die freie Oberfläche der vorderen Zentralwindung über (s. Abb. 52a und b). Nach abwärts reicht sie nicht ganz bis an das Operculum centrale heran, dagegen erstreckt sie sich in breiter Ausdehnung über die Mantelkante auf die Medianfläche der Hemisphäre, wo sie die vorderen zwei Drittel des Parazentralläppchens einnimmt. Die Area 4 zeichnet sich durch eine besonders breite Rinde, durch eine mangelhafte Abgrenzung der einzelnen Zellschichten, durch Fehlen der Körnerschichten und durch das Vorhandensein der BETZschen

Riesenpyramidenzellen in der 5. Schicht aus, weshalb sie auch Area gigantopyramidalis agranularis genannt wird (s. Abb. 135 und 137a und b). Myeloarchitektonisch läßt sich infolge des großen Reichtums an markhaltigen Nervenfasern weder ein äußerer noch ein innerer BAILLARGEscher Streifen abgrenzen, weshalb die Area 4 zu dem astriären Typus zählt.

Die *Area 6, Area agranularis frontalis unistriata*, nimmt den Teil der vorderen Zentralwindung ein, der vom Feld 4 freigelassen wird und auf der Medianfläche der Hemisphäre auf den korrespondierenden Teil des Lobulus paracentralis übergreift (s. Abb. 133). Diesem als Area 6 a α bezeichneten Teil steht die Area 6 a β gegenüber, die sich von der vorderen Zentralwindung aus auf den hinteren Abschnitt der ersten und zum Teil auf den Fuß der zweiten Stirnwindung erstreckt und auf der Medianfläche der Hemisphäre den der 1. Stirnwindung entsprechenden Abschnitt des Lobulus paracentralis einnimmt. Schließlich gehören noch ein kleiner, ganz unten gelegener Abschnitt der vorderen Zentralwindung und der dieser entsprechende Teil des Operculum centrale, das Feld 6 b nach O. VOGT, zum Feld 6. Das Feld 6 läßt gleichfalls eine deutliche Ausbildung und Abgrenzung der Körnerschichten vermissen, weshalb man von der Area agranularis frontalis spricht. Im Gegensatz zu der Area 4 steht das Fehlen der BETZschen Riesenzellen. Myeloarchitektonisch ist das Feld 6 durch das Auftreten eines BAILLARGERschen Streifens gekennzeichnet, weshalb es das Beiwort unistriata führt.

Das *Feld 8, die Area frontalis intermedia bistriata*, dehnt sich vom unteren Rande des Feldes 6 a β nach abwärts bis zur Fossa Sylvii aus, wobei es der vorderen Zentralwindung vorgelagert ist. Das Feld 8 zerfällt in einen kleineren oberen Anteil, die Area 8 α β δ, die im Fuß der 2. Stirnwindung zu liegen kommt, und einen länglichen ausgedehnten unteren Anteil, das Feld 8 γ, dessen Zugehörigkeit zur motorischen Rinde aber noch nicht erwiesen ist. Das Feld 8 besitzt eine, wenn auch nur wenig entwickelte innere und eine besser als im Feld 6 ausgebildete äußere Körnerschicht. Die 5. Schicht, die innere Pyramidenschicht, enthält zahlreiche größere Ganglienzellen. Myeloarchitektonisch ist das Feld 8 durch 2 BAILLARGERsche Streifen ausgezeichnet.

Die *Area 3, 1, 2* oder *Area retrocentralis* (s. Abb. 133) nimmt die gesamte hintere Zentralwindung von der Mantelkante bis zur Fossa Sylvii ein und greift oben noch über die Mantelkante auf die Medianfläche der Hemisphäre über, wo sie sich auf den caudalen Teil des Parazentralläppchens erstreckt. Cytoarchitektonisch ist sie durch deutliche Schichtenbildung und besonders durch eine gute Entwicklung beider Körnerschichten, myeloarchitektonisch durch beide BAILLARGERsche Streifen charakterisiert.

Die *Area 5* oder *Area praeparietalis* schließt sich am oberen Hemisphärenrand nach hinten an die hintere Zentralwindung an und beschränkt sich auf die obere vordere Ecke des oberen Scheitellappens. Sie greift auf die Medianfläche der Hemisphäre über und nimmt dort den hintersten Abschnitt des Lobulus paracentralis ein.

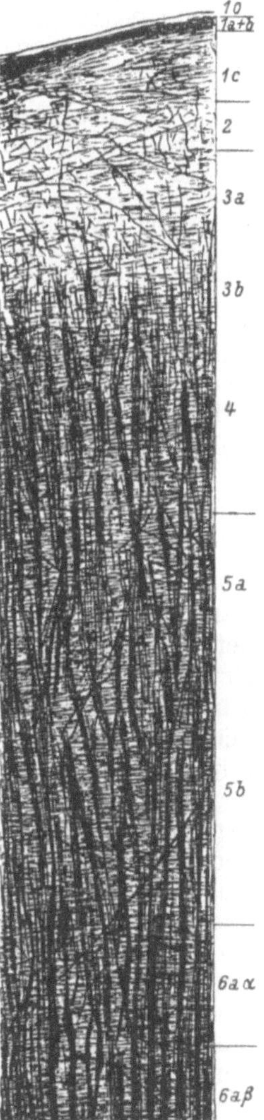

a   b

Abb. 137a u. b. Area gigantopyramidalis agranularis astriata.
a Zellbild nach Nißlbild; b Markscheidenbild.

Cytoarchitektonisch zeichnet sich die Area 5 a durch eine scharfe Abgrenzung ihrer einzelnen Zellschichten und die gute Entwicklung beider Körnerschichten aus. Myeloarchitektonisch zählt sie zu dem Typus bistriatus.

Die *Area 5* b oder *Area parietalis superior* nimmt den gesamten nach Abzug des Gebietes der Area 5 a noch verbleibenden Restabschnitt des oberen Scheitellappens ein und erstreckt sich nach abwärts bis an die Fissura interparietalis und caudalwärts bis zur Incisura parietooccipitalis. Auf der Medianfläche der Hemisphäre dehnt sie sich ungefähr auf den gesamten Praecuneus aus. Von der Area 5 a unterscheidet sich 5 b durch die deutlichere radiäre Anordnung ihrer Zellen, durch die geringere Zahl von großen Zellen in der 3. Schicht, das Fehlen von Riesenzellen in der 5. Schicht und durch eine Teilung der Schicht 4 in eine zellärmere 4 a und zellreichere 4 b.

Die *Area 22* oder *Area temporalis superior* (s. Abb. 133), die sich etwa auf das mittlere und hintere Drittel der ersten Temporalwindung erstreckt, besitzt eine breite Lamina zonalis, eine schmale relativ zellarme und unscharf begrenzte Lamina granularis externa, eine breite Lamina pyramidalis und eine Lamina granularis interna mit radiärer Zellanordnung. Auf einem myeloarchitektonischen Bilde erscheint ihre Tangentialfaserschicht gut ausgeprägt, während die Lamina dysfibrosa und die übrigen Schichten faserarm sind. Die Radiärfasern durchsetzen den äußeren BAILLARGERschen Streifen nach außen.

Die *Area 19* oder *Area praeoccipitalis* (s. Abb. 133) dehnt sich auf der Außenseite des Occipitallappens vom unteren Rande der Area 5b und 7a nach abwärts aus und grenzt kranial an das hintere Ende der Area 22 und 21 und caudal an das Feld 18. Cytoarchitektonisch fällt an dem Feld 19 sein Zellreichtum in die Augen. Myeloarchitektonisch unterscheidet sich die Area 19 von den angrenzenden Feldern durch ihre Faserarmut außerhalb des BAILLARGERschen Streifens und durch die geringe Dichte der Radiärstreifen, welche den äußeren BAILLARGERschen Streifen nach der Oberfläche zu durchsetzen.

Die motorischen Bahnen. *Direkte corticonucleäre Bahnen.* Die *direkte corticospinale Bahn*, die *Pyramidenbahn*, entspringt in der vorderen Zentralwindung, und zwar im Speziellen in den BETZschen Riesenpyramidenzellen der 5. Schicht (s. Abb. 135 u. 137 a), was aus der retrograden Degeneration der BETZschen Riesenzellen nach Unterbrechung der Pyramidenbahn gefolgert werden kann. Auch bei der amyotrophischen Lateralsklerose wurden entsprechende Veränderungen der BETZschen Riesenpyramidenzellen festgestellt. Inwieweit auch noch andere Zellschichten (3. Schicht) der vorderen Zentralwindung Ursprungsstätten der Pyramidenbahnfasern darstellen, ist fraglich. Im wesentlichen dürften als Ursprungszellen der Pyramidenbahnfasern nur die BETZschen Riesenpyramidenzellen der 5. Schicht in Frage kommen. Die corticonucleäre Bahn zieht von der Rinde der vorderen Zentralwindung durch das Marklager in den mittleren Schenkel der inneren Kapsel, in welchem am kranialsten die Fasern für die konjugierte Augenbewegung, den Larynx, Pharynx, das Velum, die Kiefer, die Zunge, den oberen und unteren Facialis lokalisiert sind (s. Abb. 138). Auf sie folgen craniocaudalwärts die Fasern für den Hals, den Daumen, die Finger, die Hand, den Unter- und Oberarm, die Schulter, die Brust, den Bauch, das Becken, den Ober- und Unterschenkel, den Fuß, die Zehen, die Blase und schließlich den Mastdarm. Im Gebiete des Mittelhirnfußes ist innerhalb des Pyramidenbahnareals am weitesten lateral das Bein gelegen, dem sich medial Rumpf und Arm anschließen (s. Abb. 85). Medial von der Pyramidenbahn lokalisiert sich schließlich die corticobulbäre Bahn, deren Fasern zum Teil in das Haubengebiet ziehen und nach partieller Kreuzung in Nähe des Trigeminus-, Facialis-, Glossopharyngeus-, Vagus- und Hypoglossuskernes enden, wobei aber vielleicht noch ein Schaltneuron interkaliert sein kann. Die Fasern für den oberen Facialis entspringen in beiden vorderen Zentralwindungen, weshalb der Ausfall einer vorderen Zentralwindung keine Schädigung des Stirnastes zur Folge hat.

Direkte corticonucleäre Augenmuskelbahn. Die von der Großhirnrinde direkt zu den Kernen der Augenmuskeln (III, IV, VI) ziehende Bahn entspringt im oberen Abschnitt des im Fuße der zweiten Stirnwindung gelegenen frontalen Augenfeldes (Area 8 α, β, δ), der Area frontalis intermedia bistriata (s. Abb. 52a). Sie verläuft im vorderen Segment der inneren Kapsel und im Knie zwischen dem vorderen und mittleren Schenkel und kommt hier unmittelbar vor die übrigen corticobulbären Bahnen zu liegen (s. Abb. 138). Im Mittelhirnfuß nimmt sie das zweite innere Zwölftel ein. Vom Fuß aus ziehen die corticonucleären Augenmuskelmfasern durch die Substantia nigra in die Haube, in der aber ihre Endigung in den einzelnen Augenmuskelkernen noch nicht festgestellt ist (s. Abb. 82).

Cortico-subcortico-nucleäre Bahnen. Direkte, von der Großhirnrinde zum Striatum und Pallidum oder auch in umgekehrter Richtung ziehende Bahnen werden neuerdings abgelehnt, doch steht das Pallidum zweifellos über den Thalamus in indirekter Verbindung mit der Großhirnrinde (s. Abb. 84).

Direkte vom Cortex, und zwar von dessen Feldern 4 und 6 zum Nucleus ruber ziehende *cortico-rubrale Bahnen* bestehen in geringem Ausmaß (siehe Abb. 91). Daneben kommen ausgedehnte indirekte Verbindungen über den Thalamus *corticothalamo-rubrale Bahnen* vor. Die frontorubralen Fasern aus dem Feld 6 ziehen durch das vordere Segment der inneren Kapsel und begeben sich dann aus dem sublentikulären Bezirk der inneren Kapsel direkt an den Nucleus ruber, während die centrorubralen Fasern das mittlere Segment der inneren Kapsel passieren. Außer durch die bereits erwähnte cortico-thalamo-rubrale Bahn steht der rote Kern noch durch die cortico-ponto-cerebello-rubrale und cortico-thalamo-pallido-rubrale Bahn mit der Groß-

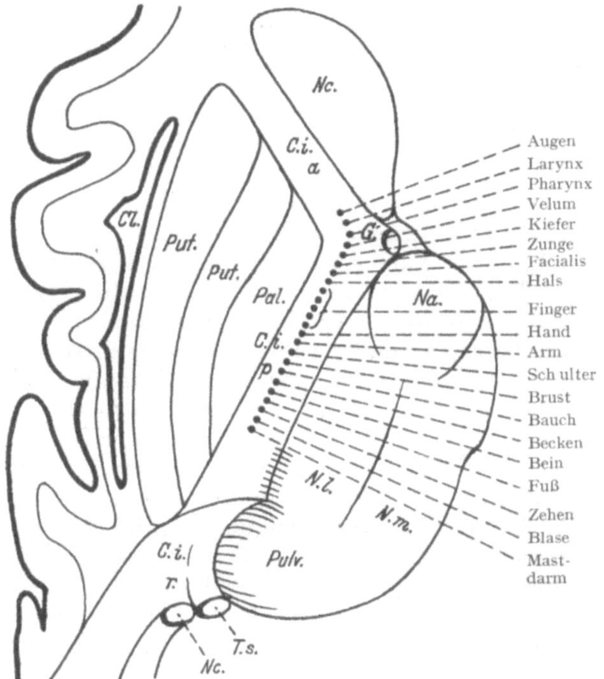

Abb. 138. Somatotopische Gliederung der corticonucleären Bahnen in der inneren Kapsel. Schematische Darstellung nach O. FOERSTER. *Nc.* Nucleus caudatus; *Put.* Putamen; *Pal.* Pallidum; *Na.* Nucleus anterior thalami; *N.l.* Nucleus lateralis thalami; *N.m.* Nucleus medialis thalami; *Pulv.* Pulvinar thalami; *Cl.* Claustrum; *T.s.* Taenia semicircularis; *G.* Knie zwischen dem vorderen und mittleren Segment; *C.i.a.* Pars anterior capsulae internae; *C.i.p.* Pars posterior capsulae internae; *C.i.r.* Pars retrolenticularis capsulae internae.

hirnrinde in Verbindung (s. Abb. 91). Vom roten Kern aus werden die Impulse zu den motorischen Hirnnervenkernen und dem spinalen Vorderhorngrau beim Menschen nur zum geringen Teil durch eine direkte rubronucleäre Bahn weitergeleitet, die efferente rubrospinale Verbindung zum spinalen Vorderhorngrau erfolgt vielmehr im wesentlichen durch die zentrale Haubenbahn vom roten Kern zur Hauptolive (Tractus rubro-olivaris) und von dieser durch die HELLWEGsche olivospinale Dreikantenbahn sowie durch die rubro-retikulo-spinalen Fasern (s. Abb. 91).

Direkte von der Großhirnrinde zur Substantia nigra ziehende *cortico-nigrale Fasern* verbinden vor allem das Stirnhirn (Area 6 a α, 6 a β und 8 α β δ), die vordere Zentralwindung und in geringerem Ausmaß den Parietal- und Temporallappen mit der Substantia nigra. Außer der direkten corticonigralen Bahn bestehen noch indirekte Verbindungswege über den Thalamus, das Striatum und Pallidum cortico-thalamo-pallido-nigrale Bahnen. Über die von der Substantia nigra zu den Hirnnervenkernen und den spinalen Vorderhorngrau ziehende Bahnen sind wir noch wenig unterrichtet, doch dürfte es sich bei diesen um indirekte Bahnen handeln, die über die Substantia reticularis, die vorderen Vierhügel, den roten Kern und die Brückenganglien zu den primären Zentren gelangen (s. Abb. 91).

Ausgiebige Verbindungen bestehen vor allem zwischen der Großhirnrinde und dem Thalamus *(Tractus cortico-thalamici)*, die sich in folgende 4 Verbindungen untergliedern lassen:

1. Fasern aus der Rinde des Frontallappens in den Nucleus medialis des Thalamus durch den vorderen Schenkel der inneren Kapsel in Gegend des Knies (vorderer Thalamusstiel).

2. Fasern aus der Rinde der Zentralregion (Area 4 und Area 3, 1, 2) und des vorderen Parietallappens (Area 5 a) in den lateralen und medialen Thalamuskern durch den mittleren Schenkel der inneren Kapsel (oberer Thalamusstiel).

3. Fasern aus der Rinde des hinteren Parietallappens (Area 5 b) und des Occipitallappens (Feld 19) in den Pulvinar durch das retrolentikuläre Segment der inneren Kapsel (hinterer Thalamusstiel).

4. Fasern aus der Rinde des Occipital- (Feld 19) und Temporallappens (Feld 22) in die ventralen und medialen Teile des Thalamus durch den sublentikulären Abschnitt des Kapseleinganges (basaler Thalamusstiel).

Die Thalamusstiele dürften sowohl direkte wie reziproke Verbindungen zwischen Cortex und Thalamus darstellen. Vom Thalamus aus verlaufen dann die Fasern weiter zum Pallidum (Tractus thalamo-pallidaris), zum Nucleus ruber (Tractus thalamo-rubralis), zur Substantia reticularis (Tractus thalamo-reticularis), zur unteren Olive (Tractus thalamo-olivaris) und zum Kleinhirn (Tractus thalamo-cerebellaris). Eine direkte vom Thalamus zum spinalen Vorderhorngrau ziehenden Bahn (Tractus thalamo-spinalis), die mit dem Tractus rubrospinalis verlaufen soll, dürfte beim Menschen sicher keine größere Bedeutung besitzen.

Ob eine direkte Verbindung vom Cortex zum Corpus subthalamicum existiert, erscheint sehr fraglich, doch steht das Corpus subthalamicum auf dem Umweg über den Thalamus und das Pallidum mit dem Cortex in Verbindung (s. Abb. 91).

Fasern aus der Rinde des Occipitallappens (Feld 19) ziehen durch den retrolentikulären Teil der inneren Kapsel, das WERNICKEsche dreieckige Markfeld und den vorderen Vierhügelarm in die vorderen Vierhügel. Diese Fasern dürften der Fixierung und Einstellung des Blickes auf einen bestimmten Punkt dienen.

In die hinteren Vierhügel führen Fasern aus der Rinde der 1. Temporalwindung (Feld 22) durch das sublentikuläre Segment der inneren Kapsel und die hinteren Vierhügelarme. Diese Fasern vermitteln die Einstellung und Fixierung des Blickes auf einen Hörreiz. Sonst stehen die Vierhügel noch über das Pallidum mit dem Cortex in Verbindung. Die Existenz einer direkten tektospinalen Bahn ist nicht erwiesen, und es dürfte wenigstens beim Menschen ebenso wie bei der rubrospinalen Bahn eher eine Kettenleitung vorliegen.

Ausgedehnte *direkte Verbindungen* bestehen zwischen dem *Cortex* und den *Ponsganglien*. Die in der *vorderen*, vielleicht auch in der *hinteren Zentralwindung entspringenden zentropontinen Fasern* ziehen untermischt mit Pyramidenbahn- und corticobulbären Fasern durch den mittleren Schenkel der inneren Kapsel und das mittlere Drittel des Mittelhirnfußes zu den Brückenkernen. Die *fronto-pontine* oder *Stirnhirnbrückenbahn*, auch als ARNOLDsches Bündel bezeichnet, verläuft ebenfalls durch den mittleren Schenkel der inneren Kapsel, dann aber durch das innere Drittel des Mittelhirnfußes zum oralen Abschnitt des Griseum pontis (s. Abb. 138). Die *temporo-pontine Bahn* oder das TÜRKsche Bündel zieht von seinem Ursprungsgebiet, das höchstwahrscheinlich in den hinteren zwei Dritteln der ersten Temporalwindung, im Feld 22, zu suchen ist, durch das sublentikuläre Segment der inneren Kapsel und den caudalen Teil des mittleren Segmentes sowie durch den lateralen Abschnitt des Mittelhirnfußes in die caudalen Bezirke des Brücken-graues. Die *parieto-occipito-pontine Bahn*, deren Existenz von einem Teil der Autoren angezweifelt wird, soll in der Rinde des oberen Parietal- und des an-grenzenden Occipitallappens entspringen und durch den lateralen Abschnitt des Mittelhirnfußes verlaufen. Die Weiterleitung der im Brückengrau endenden corticopontinen Bahnen erfolgt durch die im Griseum pontis entspringenden, im Brachium cerebelli ad pontem verlaufenden und in der Kleinhirnrinde endenden *pontocerebellaren Fasern* (s. Abb. 91). [Die *Verbindung zwischen Groß-* und *Klein-hirn* ist eine gekreuzte, was in der nach Hemiatrophia cerebri resultierenden kontralateralen Kleinhirnatrophie sehr deutlich zum Ausdruck kommt. Von der Kleinhirnrinde führen schließlich Bahnen zu den subcorticalen Kleinhirnkernen (Nucleus dentatus, Nucleus tecti, globosus und emboliformis) und von diesen zum Teil über die Bindearme zum roten Kern und der Substantia reticularis, zum Teil durch das Corpus restiforme zum DEITERSschen Kern (s. Abb. 96). Während vom Nucleus ruber und der Substantia reticularis keine direkte Bahn zu den motorischen Hirnnervenkernen und zum spinalen Vorderhorngrau ver-läuft, existiert eine direkte Verbindung zwischen dem DEITERSschen Kern und dem spinalen Vorderhorngrau. Auch mit den motorischen Hirnnervenkernen steht der DEITERSsche Kern durch das hintere Längsbündel in direkter Verbindung (s. Abb. 82).

Außer den eben beschriebenen indirekten Verbindungen zwischen Groß- und Kleinhirn soll es noch eine, aber sicher nicht konstante, direkte kortiko-cerebellare Bahn geben, die das Großhirn mit der seitengleichen Kleinhirnhemi-sphäre verbinden soll, aber noch keineswegs gesichert ist.

a) Sensible Rindenfelder und Bahnen.

Zu den *sensiblen Rindenfeldern*, den Endstätten der afferenten sensiblen Bahnen, zählen die *corticalen Felder 3, 1, 2, 5a, 5b, 7, 4, 6a α und 6a β* (s. Abb. 139 und 141). Ihr Bau und ihre Topik wurden bereits, soweit notwendig, zum größten Teil bei der Darstellung der motorischen Rindenfelder berücksichtigt. Nur auf das Feld 7, das sich auf den unteren Scheitellappen erstreckt, muß noch an dieser Stelle eingegangen werden. Die Area 7 ist charakterisiert durch eine breite Rinde, eine sehr deutliche Entwicklung der Körnerschichten, durch breite Laminae pyramidales und durch eine radiäre Anordnung der Zellelemente wie in der Area 5b, von der sie sich aber durch die geringere Größe der Ganglien-zellen von Schicht III und V unterscheidet.

Die *afferenten sensiblen Bahnen*, deren Verlauf bis in den lateralen Thalamus-kern bereits in den entsprechenden früheren Abschnitten dargestellt wurde, ziehen aus dem Nucleus lateralis thalami durch die medialen Schichten der inneren Kapsel und den retrolentikulären Kapselabschnitt als *Tractus thalamo-corticalis* in den Stabkranz und schließlich in die sensiblen Rindenfelder selbst. Demnach baut sich die lange sensible Bahn für den Raumsinn der Haut aus drei Neuronen auf, von denen der Dendrit des ersten peripheren Neurons vom sensiblen Endorgan durch den zugehörigen peripheren Nerven zum entsprechenden Spinalganglion zieht, wo er sein trophisches Zentrum hat. Der Neurit des peripheren Neurons verläuft durch die hintere Rückenmarkswurzel in die Wurzeleintrittszone des Rückenmarks und zieht in diesem zentralwärts in die am Übergang vom Rücken-mark zur Oblongata gelegenen Hinterstrangskerne (s. Abb. 140). Das zweite Neuron nimmt seinen Weg durch die mediale Schleife und endet in dem lateralen Thalamuskern. Diesem schließt sich das dritte Neuron an, dessen Verlauf soeben genauer beschrieben wurde.

Die Nervenfasern, welche der Leitung affektiver Sensibilitätsqualitäten (Schmerz, Temperatur) dienen, nehmen bis zu ihrem Eintritt in das Rückenmark den gleichen Weg wie die des Raumsinnes der Haut, dort aber enden die Neuriten ihrer peripheren, ebenfalls in den Spinalganglien gelegenen Nervenzellen an den großen Hinterhornzellen (s. S. 44). Die Neuriten ihrer sekundären, nur im Zentralorgan gelegenen Neurone ziehen nach nahezu völliger Kreuzung als Tractus spinothalamicus im Vorderseitenstrang der Gegenseite kranialwärts und gehen nur zum geringen Teil mit den großen Zellen des Nucleus gigantocellularis substantiae reticularis in Oblongata, Pons und Mesencephalon, zum überwiegenden Teil aber erst mit den Ganglienzellen des lateralen Thalamuskernes ihre letzte Synapse ein. Auf der Wegstrecke Oblongata-Pons-Mesencephalon verlaufen

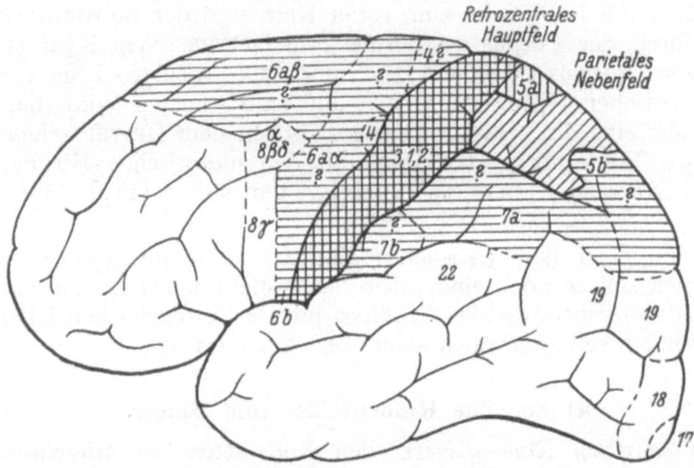

Abb. 139. Corticale Körperfühlsphäre des Menschen unter Zugrundelegung der Ergebnisse von DUSSER DE BARENNE beim Affen von O. FOERSTER.

die Fasern des dritten Neurons mehr diffus verstreut in der Substantia reticularis, während die erst im lateralen Thalamuskern endenden Neuriten des noch sekundären Neurons lateral von der medialen Schleife in einem solideren Bündel beisammen liegen. Vom lateralen Thalamuskern aus nehmen sämtliche Fasern für die Leitung der affektiven Sensibilitätsqualitäten den gleichen Weg wie die für den Raumsinn der Haut zur hinteren Zentralwindung. Die dem Kleinhirn auf direktem und indirektem Wege (Tractus spinocerebellaris ventralis et dorsalis, Tractus nucleocerebellaris, Tractus bulbocerebellaris, Tractus spinoolivocerebellaris) von der Körperperipherie zufließenden Bewegungs- und Lageempfindungen werden dann nach Kreuzung über den Thalamus (Tractus cerebellothalamici, Tractus cerebellorubrothalamici) durch die oberen Thalamusstiele in die hintere Zentralwindung weitergeleitet, wo sie zum Bewußtsein gelangen (s. Abb. 140).

Sensible Rindenfelder — corticale Körperfühlsphäre. Das Bereich der corticalen Endigung der afferenten, sensiblen Bahnen, die corticale Körperfühlsphäre, ist für den Menschen noch nicht genau festgelegt. Auf Grund *anatomischer Arbeiten,* welche sich mit der Endigung der thalamo-corticalen Fasern beschäftigten und sich zu deren Bestimmung der MARCHI-Methode bedienten, erstreckt sich die *corticale Körperfühlsphäre beim Affen* auf *beide Zentralwindungen,* auf die *caudalen Abschnitte* des *Stirnhirns* und den *oberen Scheitellappen, reicht* bis an die *Fossa Sylvii* heran und dehnt sich über die Mantelkante auch auf die *Medianfläche* der *Hemisphäre* bis zum *Sulcus calloso-marginalis* aus (s. Abb. 139). Die „Kernzone" dieser corticalen Körperfühlsphäre beschränkt sich auf die hintere und vordere Wand des Sulcus centralis (Poljak).

Dusser de Barenne hat sich zur Bestimmung der corticalen Körperfühlsphäre beim Affen der Strychninmethode bedient, die darauf beruht, daß die lokale Strychninvergiftung der sensiblen Rindenfelder eine deutliche Hyperästhesie der zugehörigen Körper- oder Extremitätenabschnitte oder sehr unangenehme Sensationen an denselben zur Folge hat, auf welche das Tier mit Lecken,

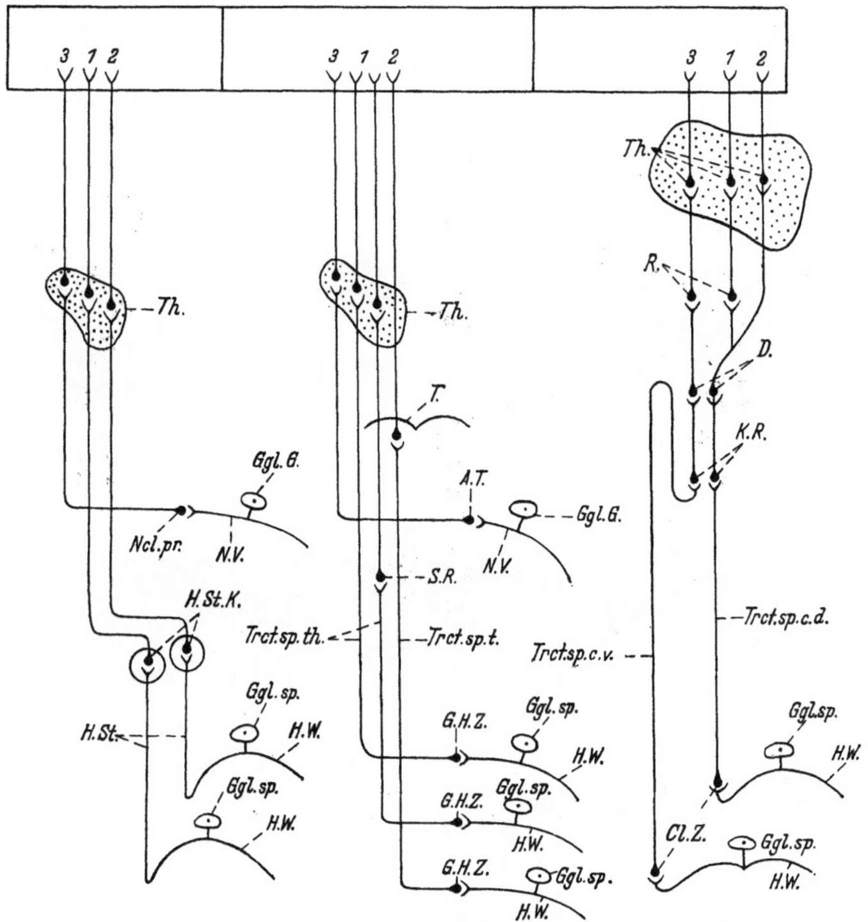

Abb. 140. Afferente spinale Bahnen im Schema.

H.W. hintere Wurzel; *Ggl.sp.* Ganglion spinale; *H.st.* Hinterstränge; *H.st.K.* Hinterstrangkerne; *Ggl.G.* Ganglion Gasseri; *Ncl.pr.* Nucleus principalis V; *N.V.N.* trigeminus; *Th.* Thalamus; *G.H.Z.* große Hinterhornzelle; *Trct.sp.t.* Tractus spinotectalis; *Trct.sp.th.* Tractus spino-thalamicus; *S.R.* Substantia reticularis; *A.T.* absteigende Trigeminuswurzel; *T.* Tectum; *Cl.Z.* Clarkesche Zelle; *Trct.sp.c.d.* Tractus spinocerebellaris dorsalis; *Trct.sp.c.v.* Tractus spinocerebellaris ventralis; *K.R.* Kleinhirnrinde; *D.* Dentatum; *R.* roter Kern. (Bindearmkreuzung nicht angegeben.)

Wischen und Kratzen an den betreffenden Körperstellen reagiert. Die Oberflächenhyperästhesie tritt bei einseitiger Rindenvergiftung an beiden Körperhälften auf, ist jedoch auf der gegenseitigen ausgesprochener, während sich die Tiefenhyperästhesie nur auf die kontralaterale Körperhälfte beschränkt. Aus diesem Verhalten folgert Dusser de Barenne, daß die Hautsensibilität in beiden Hemisphären, in der gegenseitigen aber mehr als in der gleichseitigen verankert ist und daß die Tiefensensibilität nur eine kontralaterale corticale Vertretung besitzt. Interessant ist die Tatsache, daß die Vergiftung einer ganz kleinen Rindenstelle von einigen Quadratmillimetern innerhalb der Arm-, Fuß- oder Rumpfregion ausreicht, um die gleiche Hyperästhesie in der gesamten zugehörigen Körperregion zu bedingen wie die Vergiftung der gesamten entsprechenden Rindenregion. Die anatomisch festgestellte corticale Körperfühlsphäre weicht von den physiologisch mit der Strychninmethode bestimmten sensiblen Rindenfeldern nur darin ab, daß auf Grund der physiologischen Untersuchungsergebnisse im Gegensatz zum anatomischen Resultat auch der untere Scheitellappen, das Feld 7a und b Vogts, zur sensiblen Rinde zählt. Die corticale Körperfühlsphäre des Menschen würde demnach, wenn man ihrer Bestimmung die Strychninexperimente von Dusser de Barenne zugrunde legt, ein ausgedehntes Rindengebiet, nämlich die

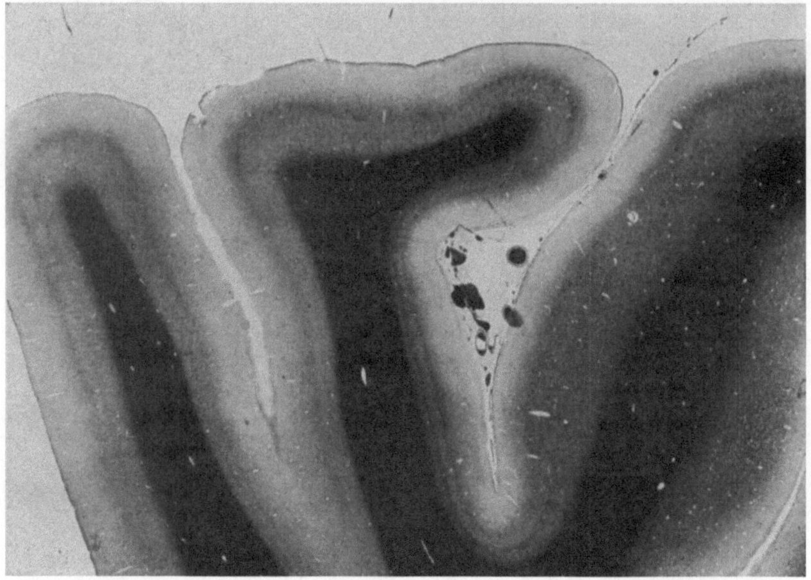

Abb. 141. Myeloarchitektonik der Zentralregion. Scharfe Grenze zwischen der Area praecentralis astriata (Feld 4) rechts und der Area retrocentralis bistriata (Feld 3, 1, 2) links im Bilde. (Markscheidenfärbung.)

Felder 3, 1, 2, 5a und b, 4, 6a α und 6a β und 7a und b Vogts umfassen (s. Abb. 139 und 142). Nach den anatomischen Untersuchungsergebnissen würden dagegen der untere Scheitellappen und die Felder 7a und b nicht zu den sensiblen zu rechnen sein. Das wichtigste corticale Endigungsgebiet der afferenten sensiblen Bahnen ist die hintere Zentralwindung, welche die Felder 3, 1, 2 und die ganz ventral gelegene Area subcentralis oder Area 43 Brodmanns (s. Abb. 133a) einschließt.

Die faradische, viel weniger die galvanische Reizung der hinteren Zentralwindung verursacht Parästhesien, die je nach der Örtlichkeit des gesetzten Reizes innerhalb der hinteren Zentralwindung in verschiedene Körpereinzelabschnitte verlegt werden (s. Abb. 142). Die hintere Zentralwindung setzt sich somit aus einzelnen umschriebenen sensiblen Foki zusammen, von welchen jedem einzelnen ein ganz bestimmter Körpereinzelabschnitt entspricht. Die hintere Zentralwindung erweist sich so als die *differenzierte Körperfühlsphäre* für die einzelnen Körperabschnitte (s. Abb. 142). Wie bereits früher dargelegt, greift die hintere Zentralwindung über die Mantelkante auf die mediane Hemisphärenfläche, und zwar auf den Lobulus paracentralis über, in welchem Blase, Rectum und Genitalorgane sensibel vertreten sind. Faradische Reizung dieses Fokus verursacht Harn- und Stuhldrang, Jucken am After, Brennen in der Harnröhre und Jucken oder

Brennen an den äußeren Genitalien, während eine spezifische Sexualempfindung wie libidinöses Gefühl usw. von O. FOERSTER nie festgestellt werden konnte. An das Feld von Blase, Mastdarm und Genitalorganen reiht sich das sensible Feld der Zehen an, das ebenfalls größtenteils noch im Lobulus paracentralis vertreten ist, aber bereits über die Mantelkante auf die Konvexität der Hemisphäre übergreift. Auf dieses folgen dann von oben nach unten die sensiblen Foki des Fußes, des Unter- und Oberschenkels, des Bauches, der Brust, der Schulter, des Ober- und Unter- armes, der Hand, des 5., 4., 3., 2. Fingers und des Daumens sowie des Halses, des Gesichtes, der Mundhöhle, des Rachens und des Kehlkopfes. Das Feld des Hinter- kopfes dürfte zwischen dem des Halses und Gesichtes zu liegen kommen. Innerhalb

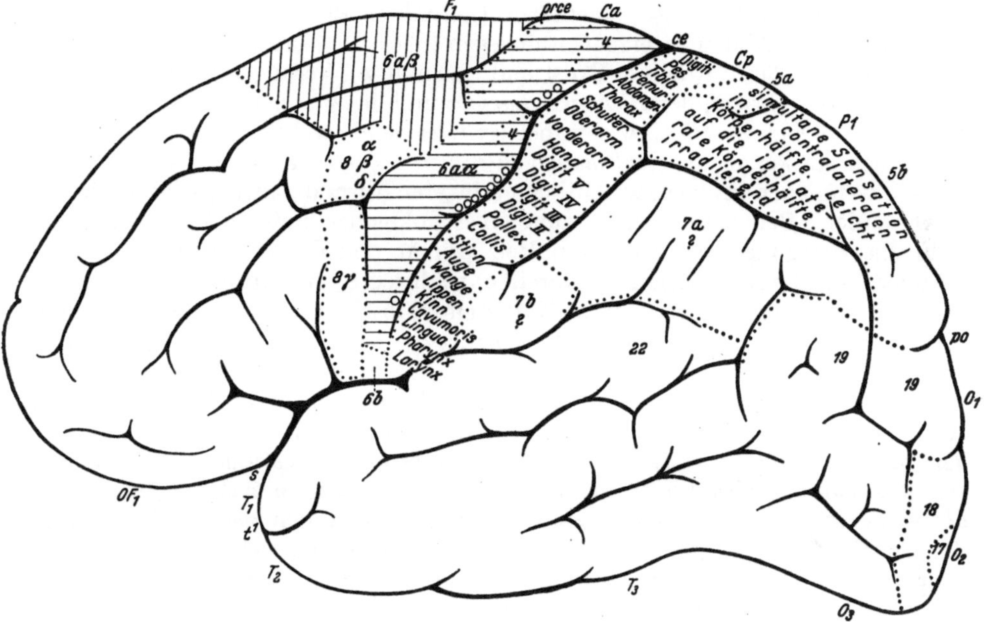

Abb. 142. Corticale Körperfühlsphäre des Menschen nach O. FOERSTER.

des Gesichtsfokus lokalisiert sich der Fokus der Stirne und der Augen über den der Wange, Lippen und des Kinns. Reizung des Fokus der Mundhöhle verursacht Sensationen, welche zum Teil in die Wangenschleimhaut, zum Teil in die Zähne oder den Gaumen verlegt werden.

Die sensiblen Eindrücke, hervorgerufen durch *faradische Reizung* der *hinteren Zentralwindung*, unterscheiden sich von Fall zu Fall, zumeist werden *Kribbeln, Ameisenlaufen, Jucken, Brennen* oder *Kältegefühl* angegeben, während über ein eigentliches Schmerzgefühl seltener geklagt wird. Zuweilen tritt aber auch eine sehr unangenehme Druckempfindung, ein Gefühl des *Zusammengeschnürtwerdens* des betreffenden Körperabschnittes auf, das sich bei Reizung des Brust- oder Bauchfokus in einem ganz charakteristischen Gürteldruckgefühl äußert. Zuweilen kommt auch eine *Bewegungsempfindung* zustande, so wird bei Reizung des Finger- feldes der hinteren Zentralwindung eine Bewegung der Finger angegeben.

Die *Reizung sensibler Visceralfelder* kann, wie bereits erwähnt, das Gefühl von *Harn-* und *Stuhldrang* erzeugen, während die *Reizung* des *sensiblen Brust-* bzw. *Bauchfokus* gelegentlich das Gefühl der *Herzbeklemmung* bzw. von *Nausea* und *Bauchschmerz* verursachen kann.

Wird der *Fokus der Mundhöhle faradisch gereizt*, so geben die Kranken neben *Brennen* auf der *Zunge* eine eigentliche *Geschmacksempfindung* an, die in saurem oder fauligem Geschmack, pappigem Gefühl im Mund, Geschmack nach Kleister usw. besteht. Bei Reizung des sensiblen *Pharynxfokus* klagte ein Kranker O. FOER-STERS über *Durst-*, ein anderer über *Globusgefühl*. *Kitzel-* und *Hustenreizgefühl* im Kehlkopf läßt sich durch Reizung des *Larynxfokus* erzeugen, worauf zuweilen der Kranke mit Reizhusten reagiert. Die Reizung der hinteren Zentralwindung verursacht in der Regel sensible Erlebnisse an den zugeordneten Körpereinzelabschnitten der dem Reiz kontralateralen Körperhälfte und nur bei lang andauernder Reizung können Sensationen auch an den zugeordneten Körpereinzelabschnitten der dem Reiz gleichseitigen Körperhälfte auftreten. Reizung der sensiblen Foki für Blase, Mastdarm, Genitalien, Pharynx und Larynx sowie für Thorax und Abdomen erzeugen dagegen bilaterale sensible Sensationen, wie z. B. einen zirkulären Ring um Brust und Bauch usw. Verallgemeinernd läßt sich sagen, daß das *Gesicht*, der *Pharynx, Larynx* und das *perianale Gebiet* in der *hinteren Zentralwindung bilateral* sensibel *vertreten* sind, während die *Extremitäten* wesentlich stärker in der *kontralateralen hinteren Zentralwindung verankert* sind, jedoch, wenn auch in einem wesentlich geringeren Ausmaß, auch ipselateral innerviert werden. Bei faradischer Reizung eines Fokus der hinteren Zentralwindung kann die Erregung von dem vom Reiz primär und direkt getroffenen Fokus sekundär auf die Nachbarfoki übergreifen, wodurch es zur Ausbreitung der Sensationen von dem zugeordneten Körpereinzelabschnitt auf die benachbarten Körperabschnitte kommt. Die *Parästhesiewelle* kann sich keineswegs selten auch auf die *gesamte kontralaterale Körperhälfte* ausdehnen, wobei die *einzelnen Körperabschnitte* in der *gleichen Reihenfolge* befallen werden, in welcher die *einzelnen Körperabschnitte* in der *hinteren Zentralwindung vertreten* sind. Die *primär in dem dem gereizten Fokus zugeordneten Körpereinzelabschnitt einsetzende Sensation* und *ihre sekundäre wellenförmige Ausbreitung* auf die *angrenzenden Körpereinzelabschnitte* in der *charakteristischen Reihenfolge* bilden den *wesentlichen Faktor* des *sensiblen* JACKSONschen *Rindenanfalles*. Beschränkt sich der epileptische Reiz auf sensible corticale Elemente, dann äußert sich der Anfall nur in den subjektiven sensiblen Erlebnissen, die entweder auf den dem primär gereizten Fokus zugeordneten Körperabschnitt beschränkt bleiben oder sich auf mehr oder weniger zahlreiche benachbarte Körperabschnitte ausbreiten. Bei maximaler Ausbreitung der Erregungswelle wird die gesamte gegenseitige Körperhälfte, ja sogar zuweilen die gleichseitige befallen. Häufig greift bei den epileptischen Retrozentralfeldanfällen die Entladung auch auf die vordere Zentralwindung über, dann beginnt der von der hinteren Zentralwindung ausgehende motorische epileptische Anfall mit einer sog. sensiblen Aura, die aber im Prinzip der motorischen Komponente völlig gleichzusetzen ist.

Als auslösende Ursachen der epileptischen Retrozentralfeldanfälle kommen die verschiedenartigsten Krankheitsprozesse in Frage, von welchen wenigstens traumatische Rindennarben, intra- und extracerebrale Tumoren, Gefäßprozesse, Cysticerkenblasen, die Meningitis tuberculosa circumscripta und Meningitis serosa cystica adhaesiva angeführt werden sollen. Nicht selten sind die Retrozentralfeldanfälle von einer postparoxysmalen Anästhesie und Ataxie gefolgt, die sich auf den zugeordneten Körperabschnitt erstrecken. Im allgemeinen greift die motorische Entladung auf die gleichen Körperabschnitte wie die sensible über, doch kann sie von dieser Reihenfolge auch abweichen.

In einem gewissen Gegensatz zur faradischen Reizung der hinteren Zentralwindung äußern sich die sensiblen Reizerscheinungen bei der epileptischen Entladung der hinteren Zentralwindung häufiger in ausgesprochenem Schmerz. So können *Retrozentralfeldanfälle* völlig das *Bild* eines *typischen Trigeminusschmerzanfalles* machen.

Die faradische Reizung des untersten Abschnittes der hinteren Zentralwindung hat Geschmackssensationen zur Folge, wie sie in gleicher Weise auch im Verlaufe eines Retrozentralfeldanfalles angegeben werden. In der Regel handelt es sich um unangenehme Geschmackssensationen, wie schwefligen oder fauligen Geschmack, Geschmack nach Heringen, aber auch salzigen oder süßlichen Geschmack. Die Geschmackseindrücke können sich auf die dem Herd kontralaterale Zungen- und Mundhöhlenhälfte beschränken, doch ist gewöhnlich die gesamte Zunge bzw. Mundhöhle betroffen. Die Geschmackssensationen können einzig und allein Ausdruck der epileptischen retrozentralen Rindenentladung sein, doch können ihnen auch motorische Entladungen, die sich in Kau-, Leck- und Schmatzbewegungen äußern, folgen.

Lokalisiert sich die epileptiphore Noxe in Gegend des untersten Anteils der hinteren Zentralwindung und der ersten Schläfenwindung, so kommt es bei der epileptischen Entladung zu einer Kombination von Geschmackssensationen, Kaubewegungen und Gehörseindrücken *(Schmeck-Kau-Hörtrias)*.

Naturgemäß können sich die bei Reizung des Retrozentralfeldes zuweilen auftretenden Schmerzen bzw. Bewegungsempfindungen auch noch einstellen, wenn der zugeordnete Körperabschnitt, wie Arm oder Bein, abgesetzt wurden. So gab ein Kranker nach Amputation des rechten Unterarmes zu Beginn des Anfalles noch Bewegungsempfindungen in seinem rechten Daumen an, und ein anderer, dessen Unterarm ebenfalls abgesetzt worden war, äußerte bei jedem Anfall starke Schmerzen in den Fingern.

Abweichungen von der der somatotopischen Gliederung der hinteren Zentralwindung entsprechenden Reihenfolge der krampfenden Körpereinzelabschnitte kommen vor, so kann die Parästhesie vom Daumen unter Überspringen der Foki des Halses, der Stirn und der Augen gleich auf den Mundwinkel übergreifen. Es können zuweilen einzelne Foki stumm bleiben, aber dabei doch die Erregung weiterleiten. Erfreulicherweise selten beginnt die sensible epileptische Entladung nicht in dem Körperabschnitt, dessen Fokus dem primären Angriffspunkt der epileptophoren Noxe entspricht, sondern mehr oder minder weit von diesem entfernt. So kommt es vor, daß bei einem krankhaften Prozeß im oberen Abschnitt der hinteren Zentralwindung die epileptische Entladung in den Fingern und nicht der somatotopischen Gliederung entsprechend im Fuß beginnt. Eine befriedigende Erklärung für diese Abweichung läßt sich zur Zeit noch nicht geben. Nicht so selten lassen sich epileptische Retrozentralanfälle durch periphere, an dem zugeordneten Körperabschnitt angreifende Reize, wie Druck auf eine Narbe auslösen, doch ist nicht unbedingt eine periphere Verletzung des zugeordneten Körperabschnittes nötig, um in besonders gelagerten Fällen von dem zugeordneten Körperabschnitt aus die entsprechende sensible Retrozentralfeldentladung zu erzielen. So können schon starke passive Bewegungen der gelähmten Extremität oder die faradische Reizung der gelähmten Muskeln ja selbst aktive Bewegungen der paretischen Extremität epileptische Entladungen auslösen. O. FOERSTER berichtet sogar über einen Kranken, der zwar eine Schädigung des N. tibialis infolge Schrapnellkugelverletzung oberhalb des Malleolus internus, aber sicher keine traumatische Hirnläsion erlitt und bei dem es doch im Anschluß an diese rein periphere Verletzung zu epileptischen Anfällen kam. Diese Anfälle begannen mit heftigen Schmerzen an der rechten Fußsohle, die dann dem Bein entlang oralwärts auf Rumpf und Arm übergriffen. An die sensible Entladung schlossen sich heftige tonisch-klonische Krämpfe an, die sich gleichfalls vom Fuß aus auf Bein, Rumpf und Arm ausbreiteten. Zum Zustandekommen dieser sog.

Reflexepilepsie sind im wesentlichen zwei Faktoren erforderlich, nämlich erstens die epileptische Entladungsbereitschaft der sensiblen bzw. motorischen Rindenregion und zweitens die von der Körperperipherie der Rinde zuströmende afferente Erregung, welche die Entladung des krampfbereiten Rindengebietes auslöst.

Ebenso wie periphere Reize eine epileptische Entladung auslösen können, vermögen sie diese auch umgekehrt zu hemmen. So gelingt es manchem Epileptiker, durch einen bestimmten Reiz, wie Drücken, Streichen oder Kneten des Körperabschnittes, in welchem die Entladung beginnt, den Anfall im Beginn zu coupieren.

Im Gegensatz zu den motorischen Rindenfeldern kommen permanente Reizerscheinungen der hinteren Zentralwindung bei den verschiedensten corticalen Krankheitsprozessen nicht so selten vor. Meist bestehen diese in Parästhesien, wie in einem Gefühl von Kribbeln, Ameisenlaufen oder ähnlichen Sensationen, doch spielt bei den permanenten sensiblen Reizerscheinungen der Schmerz eine gewichtigere Rolle als bei den sensiblen epileptischen Anfällen.

Area parietalis superior (Feld 5a und b). Die faradische Reizung des oberen Scheitellappens hat beim Menschen sensible Reizerscheinungen in der gesamten kontralateralen Körperhälfte zur Folge, die bei länger anhaltender Reizung auch auf die gleichseitige Körperhälfte übergreifen (s. Abb. 142). Im Gegensatz zu der umschriebenen Lokalisation der bei der faradischen Reizung der hinteren Zentralwindung auftretenden Sensationen dehnen sich die bei Reizung des oberen Scheitellappens einsetzenden Sensationen auf die gesamte kontralaterale Körperhälfte aus. Demnach kommt dem *oberen Scheitellappen keine fokale somatotopische Gliederung*, wie sie die hintere Zentralwindung besitzt, zu, sondern in ihm ist der *gesamte Körper* als *Einheit vertreten*. Da diese bei Reizung des oberen Scheitellappens auftretenden Sensationen auch nach Zerstörung der hinteren Zentralwindung zustande kommen, sind sie die unmittelbare Folge der Erregung dieser Rindenregion selbst und nicht etwa auf eine Überleitung der Erregung auf das Retrozentralfeld zurückzuführen.

Die bei Reizung des oberen Scheitellappens auftretenden Sensationen unterscheiden sich hinsichtlich ihres Charakters nicht von den durch Reizung des Retrozentralfeldes verursachten Sensationen, sie äußern sich in Kribbeln, Ameisenlaufen, Jucken und Brennen sowie in einem Gefühl des Eingeschlafenseins oder eines dumpfen Druckes. Ausgesprochener Schmerz, vor allem Leibschmerz und Beklemmungsgefühl, werden angegeben, auch über Übelkeitsgefühl und Brechreiz wird zuweilen geklagt.

Die faradische Reizung der *Oberlippe*, der *Fissura interparietalis*, der corticalen Endigung der Vestibularisbahn, ruft ein sehr *unangenehmes Gefühl* von *Drehschwindel* hervor, bei dem sich die umgebenden *Gegenstände nach der Reizseite* drehen, während darauf der Kranke das Gefühl hat, selbst nach der reizkontralateralen Seite zu rollen. Daher bilden gar nicht so selten Anfälle von echtem Drehschwindel die Aura der epileptischen Entladung des oberen Scheitellappens, weshalb man von einer vestibulären Aura der oberen Scheitellappenanfälle spricht.

Die *Zurechnung* der *Felder 4, 6aα, 6aβ* und des *Feldes 7a und b* zur *Körperfühlsphäre* ist nach den derzeitigen Ergebnissen der faradischen Rindenreizung sowie der in Frage kommenden epileptischen Entladungen beim Menschen noch *keineswegs gesichert*.

Die Ausfallserscheinungen von seiten der sensiblen Rindenfelder. Die verschiedenen nach Läsionen im Gebiet der Retrozentralwindung auftretenden sensiblen Ausfallserscheinungen sind sowohl hinsichtlich ihrer *Topik* wie ihrer *Qualität* charakterisiert.

Die Topik der sensiblen Ausfallserscheinungen von seiten der Retrozentralwindung. Die fokale somatotopische Gliederung der hinteren Zentralwindung, welche durch die faradische Rindenreizung und durch die Reihenfolge der bei der epileptischen Entladung der verschiedenen Foki der Retrozentralwindung von der Sensation ergriffenen Körpereinzelabschnitte weitgehend festgelegt ist, bestimmt naturgemäß auch die Topik der verschiedenen durch die Läsion circumscripter Areale der Retrozentralwindung bedingten sensiblen Ausfallsgebiete. Die An- bzw. Hypästhesie betrifft den zugeordneten kontralateralen Körpereinzelabschnitt, so bei Läsion im obersten Abschnitt der Retrozentralwindung den

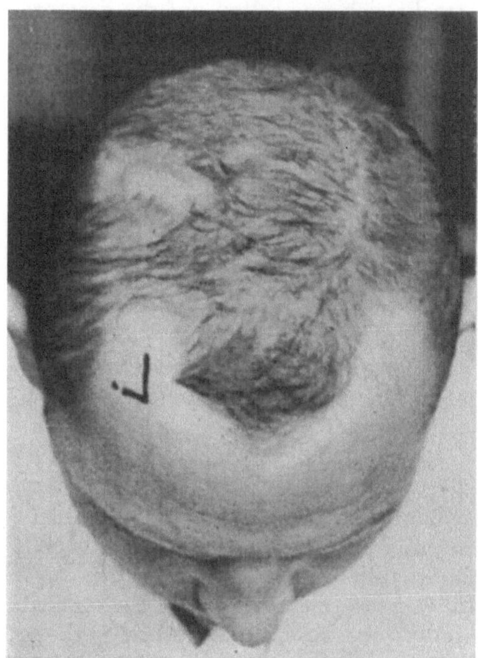

Abb. 143a. Alte Narbe in Gegend der linken Retrozentralregion ungefähr deren Handfokus entsprechend.

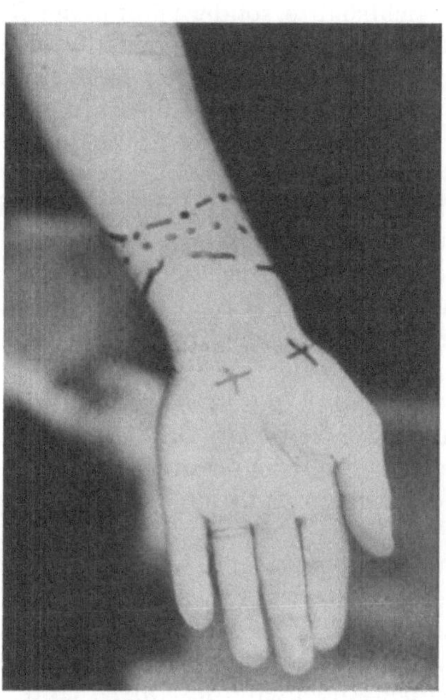

Abb. 143b. Armbandförmig abgegrenzte hypästhetische Zone, die rechte Hand und den distalen Abschnitt des Unterarmes betreffend.

Fuß, bei tiefer liegenden Läsionen den Unter-, Oberschenkel, das Becken, den Bauch, Rumpf usw., wobei sich dieses anästhetische Gebiet oralwärts meist zirkulär, strumpfband-, gürtel- oder armbandförmig abgrenzt (s. Abb. 143 a und b). Zerstört ein pathologischer Prozeß, wie z. B. ein parasagittales Meningeom, beide Parazentralläppchen, so resultieren hieraus eine Anästhesie beider Füße und der Regio anogenitalis sowie ein Ausfall des Harn- und Stuhldranges und der Libido sexualis. Eine Läsion der linken Retrozentralwindung, welche sich auf die Foki von Daumen, Zeige- und Mittelfinger, von Hals- und Kopfgebiet erstreckt, hat Anästhesie dieser drei Finger der rechten Hand, der rechten Hals-, Hinterkopf- und Gesichtsseite und der rechten Wangenschleimhaut und Zungenhälfte zur Folge, wobei die Anästhesie der Finger an den Fingerwurzeln ringförmig abschließt, während die caudale Grenze der Gesichts- und Halsanästhesie halsbandförmig in Höhe des Schlüsselbeins verläuft. In der Regel fehlen auf der anästhetischen Kopfhälfte der Corneal- und Rachenwandreflex. O. FOERSTER nimmt, da er bei Läsionen der Retrozentralwindung die zirkulär um das Bein ziehende Grenze der Anästhesie nicht so selten ungefähr in der Mitte von Unter- bzw. Ober-

schenkel verlaufen sah, an, daß im Beinfeld der Retrozentralwindung nicht nur eine
Untergliederung des Beines in Zehen, Fuß, Unter- und Oberschenkel existiert,
sondern daß vielmehr noch der distale Unterabschnitt jedes einzelnen Bein-
segmentes in dem zugeordneten Rindenfokus höher, der proximale Unterabschnitt
dagegen tiefer vertreten ist. Anästhesie der proximalen Beinabschnitte bei
Integrität der distalen hat er jedoch im Gegensatz zu KLEIST niemals beobachtet.
Am Arm zieht die proximale Grenze der Anästhesie häufiger nicht zirkulär unterhalb der Schulter um den Oberarm, sondern an der Außenseite des Oberarmes
ragt vielmehr das sensibel intakte Hautgebiet in einem Lappen, der dem Ausbreitungsgebiet des N. axillaris ähnelt, distalwärts vor.

Die isolierte Anästhesie im Gesicht erstreckt sich nur selten auf die gesamte
Gesichtshälfte, sondern läßt in der Regel die Umgebung von Auge und Mund sowie
Nase frei oder befällt diese Gebiete zumindestens weniger. Die Grenzen der
cortical bedingten Gesichtsanästhesien decken sich weitgehend mit den bei der
Syringobulbie festgestellten SÖLDERschen Grenzlinien (s. Oblongata, S. 115), doch
fehlt es auch nicht an Abweichungen hiervon. Während eine Kombination von
Sensibilitätsausfällen an den radialen Fingern und der entsprechenden Gesichtshälfte wiederholt beschrieben wird, findet sich dagegen ein isolierter Sensibilitätsausfall nur am Hals anscheinend so gut wie nie.

Neben den sensiblen Aufsallsarealen vom *zirkulären Typus* (Strumpfband-,
Armband- und Ringform) werden an den Extremitäten auch mehr oder minder
stark ausgezogene, bandförmige, der Extremitätenachse parallel verlaufende
Sensibilitätsdefekte bei Läsionen in der Retrozentralwindung beschrieben.
O. FOERSTER hat diesen bandförmigen Typus der retrozentral bedingten sensiblen
Ausfallsgebiete dem zirkulären Typus als *axialen* oder *longitudinalen* gegenübergestellt. An der oberen Extremität bevorzugt dieser axiale, wegen seiner Ähnlichkeit mit dem spinalen Versorgungstyp auch als radikulärer oder BRISSAUDscher
Typ bezeichneter Typus die Innenseite des Oberarmes, die Ulnarseite des Vorderarmes und der Hand, während die umgekehrte Lokalisation des sensiblen Ausfallsgebietes an der Außenseite des Oberarmes, der radialen Hälfte des Vorderarmes
und der Hand zu den Seltenheiten zählt. Im Gegensatz zu der oberen Extremität
lokalisiert sich der corticale axiale Typus an der unteren Extremität mit Vorliebe
an der Außenseite des Ober-, Unterschenkels und Fußes, während deren Innenseite meist frei bleibt. Das Zustandekommen dieses corticalen axialen Typus
wird damit zu erklären gesucht, daß innerhalb der Retrozentralwindung neben der
dorsoventralen Gliederung nach Körpereinzelabschnitten noch eine weitere in
anteroposteriorer Richtung vorliegt, der entsprechend die lateralen Extremitätenabschnitte in den vorderen Teil, die medialen in dem hinteren der Retrozentralwindung vertreten sind. Diese weitere Untergliederung der Retrozentralwindung
ist jedoch vorläufig nur für die obere Extremität einigermaßen erwiesen. Diese
Doppelgliederung der *Retrozentralwindung* in Foki für *Körpereinzelabschnitte* und
für die *laterale* und *mediale Extremitätenhälfte* hat zur Folge, daß ein Herd je
nach seiner Lage und Ausdehnung bald dem *zirkulären*, bald dem *axialen Typus*
entspricht, ja sie erklärt auch das gleichzeitige Vorkommen des zirkulären Typus
an der oberen und des axialen an der unteren Extremität bei ein und demselben
Kranken. Diese Doppelgliederung der Retrozentralwindung entspricht im Rückenmark die von BROUWER aufgestellte Untergliederung der großen Hinterhornzellen
(s. S. 46), die umgekehrt neben der spinalen radikulären den zuweilen vorkommenden spinalen zirkulären sensiblen Ausfallstypus bei Hinterhornläsionen
erklären soll. Die Doppelgliederung der hinteren Zentralwindung macht jedoch
nicht die Topik mancher bei Läsionen der Retrozentralwindung auftretenden
sensiblen Ausfallsgebiete verständlich, zu deren Verständnis muß man vielmehr

noch eine besondere Resistenz und Restitutionsfähigkeit bestimmter Körpereinzelabschnitte, wie des Gesichtes, des perioralen und periokulären Areals, der Regio anogenitalis, des Halses sowie der Medianlinie nahen Rumpfabschnitte heranziehen. An den Extremitäten erweisen sich die proximalen Abschnitte Noxen gegenüber widerstandsfähiger als die distalen, d. h. die sensiblen Ausfallserscheinungen an den Fingern und an der Hand bzw. an den Zehen und dem Fuße sind intensiver bzw. nur dort vorhanden.

Die verschiedenen Qualitäten der corticalen sensiblen Ausfälle. Nach der *akuten Ausschaltung* eines *Retrozentralfeldes* durch Excision erstreckt sich die daraus resultierende *Sensibilitätsstörung* zunächst auf die Berührungs-, Druck-, Schmerz- und Temperaturempfindung, sowie auf die Lage-, Bewegungs- und Kontraktionsempfindung, den Kraftsinn, das Gewichtsschätzungsvermögen, den Raumsinn der Haut und die Vibrationsempfindung. Diese sämtliche Sensibilitätsqualitäten umfassende initiale Sensibilitätsstörung besteht jedoch nicht lange Zeit, denn schon bald kehrt *zunächst* die *Schmerzempfindung* wieder, und zwar sowohl der Oberflächen- wie Tiefendruckschmerz, wenn sich auch mit feineren Untersuchungsmethoden noch lange Zeit eine gewisse Herabsetzung der Schmerzempfindung nachweisen läßt. Zu Beginn der Restitution erfolgt daher auf jeden nur überschwelligen Reiz eine intensive, in die Umgebung irradiierende und den Reiz selbst überdauernde Schmerzempfindung, wie man sie auch in der ersten Phase der Regeneration des peripheren Nerven (s. S. 11) beobachtet und als *Hyperpathie* bezeichnet hat.

Nach der Schmerzempfindung stellen sich die *Druck-* und *Berührungsempfindung* wieder ein, wobei jedoch das Lokalisationsvermögen für punktförmige Berührungs- und Druckreize und in noch größerem Ausmaß die Diskrimination räumlich getrennter punktförmiger Reize (Zahlenschreiben auf die Haut) noch lange Zeit, möglicherweise dauernd wesentlich gelitten haben. Das Vermögen, die Oberflächenbeschaffenheit von Gegenständen zu erkennen, wie glattes und rauhes Papier, Sandpapier, Löschpapier, Wolle, Seide, Leinen usw. zu unterscheiden, ist bei einer Läsion des retrozentralen Fingerhandfeldes schwer beeinträchtigt. Desgleichen bleibt die Fähigkeit, zeitlich abgestufte Reize wie die gegen die Haut schwingenden Stäbe einer Stimmgabel zu erkennen, meist lange Zeit gestört und die getrennten Reize werden als Brennen, Jucken oder auch als Schmerz bezeichnet. Im Gegensatz zu der frühzeitig wiederkehrenden Druckempfindung ist das Unterscheidungsvermögen für feinere Druckunterschiede, das durch Auflegen verschieden schwerer Gewichte jedoch mit gleich großer Grundfläche auf das *ruhende Glied* geprüft wird, lange Zeit schwer in Mitleidenschaft gezogen. Auf der gleichen Fähigkeit beruht wenigstens zum Teil das Vermögen, durch Betasten von Gegenständen deren Konsistenz, ob hart oder weich, zu differenzieren.

Im Anschluß an die Berührungs- und Druckempfindung stellt sich nach Läsionen des Retrozentralfeldes in der Regel die *Temperaturempfindung* wieder ein, wobei gewöhnlich die Warm- der Kaltempfindung zeitlich etwas vorauseilt, weshalb bei Restitutionsbeginn der Temperaturempfindung Kaltreize als warm empfunden werden *(paradoxe Temperaturempfindung)*. Mit der Wiederkehr der Temperaturempfindung ist aber noch nicht die Restitution der Fähigkeit, geringe Temperaturgrade zu unterscheiden, verbunden.

Die *Lage-* und *Bewegungsempfindung* reihen sich hinsichtlich ihrer zeitlichen Wiederkehr an die Temperaturempfindung an, aber auch dabei ist zu berücksichtigen, daß mit der Wiederkehr der Lage- und Bewegungsempfindung sich noch nicht das Vermögen, Richtung und Umfang einer Bewegung zu erkennen, wieder einstellt.

Die *Kontraktionsempfindung*, die Fähigkeit, die Kontraktion eines Muskels zu erkennen, kehrt frühzeitig mit der Druckempfindung oder wenigstens bald nach dieser wieder. Die Fähigkeit, feinere Spannungsdifferenzen der Muskeln richtig zu erfassen, der sog. *Kraftsinn*, der am einfachsten durch Gewichtsschätzen bei *frei vorgehaltenem Glied* geprüft wird, zählt jedoch zu den Leistungen, die nach Ausschaltung der hinteren Zentralwindung am intensivsten und nachhaltigsten leiden.

Die *ossale Vibrationsempfindung* erweist sich lange Zeit als schwer gestört, weshalb das Schwirren einer auf den Knochen aufgesetzten Stimmgabel, wenn wie in der Regel die Druckempfindung bereits wiedergekehrt ist, als Druck- bzw. dumpfer Tiefenschmerz empfunden wird. Von einer gewissen Bedeutung ist in diesem Zusammenhang noch die Tatsache, daß die cutane Vibrationsempfindung hinsichtlich ihrer zeitlichen Wiederkehr von der ossalen abweicht.

Bei ausgedehnteren Läsionen des retrozentralen Fingerhandfeldes fällt so gut wie stets die Fähigkeit, Gegenstände durch Betasten zu erkennen, aus oder ist wenigstens schwer in Mitleidenschaft gezogen. Bei circumscripter Excision einzelner retrozentraler Fingerfelder kommt es nur zu einer Tastlähmung in den zugeordneten Fingern.

WERNICKE, von welchem der Begriff der corticalen Tastlähmung stammt, fordert, daß bei *reiner corticaler Tastlähmung* die *einfachen Empfindungen der Hautsensibilität intakt* sind, doch dürften dieser Forderung, wenn sie überhaupt Geltung hat, nur sehr wenige Fälle von corticaler Tastlähmung gerecht werden. In der Regel lassen sich bei der corticalen Tastlähmung eine Rarefikation der Hautdruckpunkte, eine Verlängerung der Chronaxie und eine rasche Ermüdbarkeit derselben nachweisen.

Auf Grund von Beobachtungen am Menschen dürfte die corticale Tastlähmung an eine Schädigung der obersten retrozentralen Rindenschichten gebunden sein, durch welche sich auch das Vorkommen von erheblichen Störungen der Bewegungsempfindung, des Kraftsinns und des Lokalisationsvermögens ohne Tastlähmung erklären ließe.

Überblickt man die nach langsamer Ausschaltung der Retrozentralwindung auftretende Sensibilitätsstörung, so ist eine weitgehende Übereinstimmung mit der Sensibilitätsstörung nach isolierter Unterbrechung der spinalen Hinterstränge bzw. der medialen Schleife unverkennbar, während aber nach akuter Ausschaltung der hinteren Zentralwindung wenigstens initial sämtliche Sensibilitätsqualitäten ausfallen oder zumindestens schwer beeinträchtigt sind, trifft dies für die sensiblen Ausfälle nach akuter Hinterstrangsunterbrechung nicht zu. Im Verlaufe der Restitution bildet sich zunächst eine Sensibilitätsstörung heraus, welche derjenigen nach langsamer Ausschaltung der Retrozentralwindung gleicht. In der Folge geht die Restitution sogar noch weiter, und man kann nicht gut von einem konstanten Retrozentralfeldsyndrom sprechen, da die Zeitpunkte, zu welchen im Verlaufe der Restitution die Fähigkeit die Stellung der Glieder, ihre Bewegung nach Umfang und Richtung zu erkennen, der Kraftsinn, die ossale Vibrationsempfindung, die Fähigkeit der feineren Oberflächendifferenzierung, die Differenzierung feinerer Druck- und Temperaturunterschiede, der Raumsinn der Haut und die cutane Vibrationsempfindung wiederkehren, verschieden sind und so der Zeitpunkt, zu welchem im Verlaufe Cer Restitution die Untersuchung stattfindet, von wesentlicher Bedeutung ist. Außerdem spielt für das Ausmaß und Tempo der Restitution die Integrität bzw. die Läsion der gleichseitigen Retrozentralwindung eine wesentliche Rolle. Schließlich hängt der Grad der Ersatzleistung anderer Rindenfelder auch noch vom Alter, vom Gesundheitszustand und von sonstigen individuellen Faktoren des Kranken ab. Auf die verschiedenen sensiblen

Dissoziationen (cutane Sensibilität gestört, Tiefensensibilität erhalten und umgekehrt, Schmerz- und Temperaturempfindung erhalten, Raumsinn der Haut, cutane Vibrationsempfindung, Kraftsinn usw. gestört und umgekehrt), welche nach Ausschaltung der Retrozentralwindung auftreten, kann nur kurz hingewiesen werden, denn sie lassen sich ohne weiteres selbst aufstellen.

Läsionen im *unteren Abschnitt* der *Retrozentralwindung*, und zwar in der überwiegenden Mehrzahl der linksseitigen haben *Geschmacksstörungen*, Herabsetzung der Geschmacksempfindung zur Folge, die sich meist nicht nur auf die kontralaterale Zungenhälfte, sondern zum Teil auch auf die herdgleiche Hälfte erstreckt. Da von den Fällen mit Zerstörung der untersten Retrozentralwindungsabschnitte, welche eine Anästhesie des Gesichts, der Wangenschleimhaut, der Zunge, des Rachens und Kehlkopfes boten, nur wenige zugleich Geschmacksstörungen zeigten, wird das *Geschmacksfeld* von einem Teil der Autoren nicht in die hintere Zentralwindung, sondern in die *Inselgegend* verlegt.

Die *Excision* des *oberen Scheitellappens* (Area 5 a und 5 b) führt zu einer mehr oder minder vollkommenen Störung *sämtlicher Sensibilitätsqualitäten* der *gesamten kontralateralen Körperhälfte*. Diese kontralaterale Anästhesie bildet sich in der Regio anogenitalis, in der Umgebung des Mundes und Auges, sowie am Hinterkopf und Hals wieder zurück. Auch von der Mittellinie des Rumpfes rückt die Grenze der Sensibilitätsstörung mehr und mehr nach außen auf die lateralen Rumpfabschnitte ab und an den Extremitäten verschiebt sich die Sensibilitätsgrenze sukzessiv von proximal distalwärts, wobei sich außerdem am Vorderarm und der Hand zunächst an den radialen und am Unterschenkel und dem Fuß an den medialen Abschnitten die Sensibilität wieder einstellt. Von den einzelnen Sensibilitätsqualitäten kehren am frühesten die Schmerzempfindung, dann die Druck-, cutane Berührungs- und Temperaturempfindung wieder. Ebenso wie bei den Retrozentralfeldläsionen sind die Bewegungsempfindung, der Kraftsinn, die ossale Vibrationsempfindung, das Druckdifferenzierungsvermögen, der Raumsinn der Haut und die feineren Differenzierungsleistungen der cutanen Sensibilität am nachhaltigsten und tiefgehendsten beeinträchtigt. In der Folge können sich auch diese Qualitäten wieder einstellen. Daß die Anästhesie der kontralateralen Körperhälfte tatsächlich die Folge einer Schädigung des oberen Scheitellappens ist und nicht auf einer Mitschädigung der hinteren Zentralwindung bzw. ihrer Marklamelle beruht, beweist die Tatsache, daß die Sensibilitätsstörung nach Zerstörung der hinteren Zentralwindung nach einer sekundären, neu hinzukommenden Excision des oberen Scheitellappens noch zunimmt.

Während die hintere Zentralwindung und der obere Scheitellappen auf Grund von Reiz- und Ausfallserscheinungen sicher zur corticalen Körperfühlsphäre zählen, ist dies für die vordere Zentralwindung nur wahrscheinlich. Die Sensibilitätsstörungen nach Ausschaltung des unteren Scheitellappens (Area 7 a und 7 b) dürften auf eine Mitschädigung der hinteren Zentralwindung zurückzuführen sein. Sowohl die Reiz- wie Ausfallserscheinungen von seiten des unteren Scheitellappens sprechen gegen die Zurechnung des unteren Scheitellappens zur corticalen Körperfühlsphäre.

Die Retrozentralwindung (Area 3, 1, 2), die fein differenzierte Körperfühlsphäre für die einzelnen Körperabschnitte, und der obere Scheitellappen (Area 5 a und 5 b), in welchem im Gegensatz zur differenzierten Körperfühlsphäre der hinteren Zentralwindung die gesamte kontralaterale Körperhälfte als Einheit vertreten ist, bilden nach O. Foerster auf Grund der eben dargelegten Reiz- und Ausfallserscheinungen zusammen das sensible corticale Hauptfeld. Die übrigen Rindenfelder (Area 4, 6 aα und 6 aβ), die bei Übertragung der von Poljak am Affen gewonnenen anatomischen Untersuchungsergebnisse auf den Menschen ebenfalls zu den sensiblen Rindenfeldern zu rechnen sind, deren Ausschaltung aber überhaupt keine oder nur ganz vorübergehende sensible Ausfallserscheinungen zur Folge hat, bezeichnet O. Foerster als sensible Nebenfelder. Als sensible Nebenfelder dokumentieren sich diese Areae erst nach der Zerstörung des sensiblen Hauptfeldes, denn die sensiblen Nebenfelder verrichten dann so umfassende Substitutionsleistungen, wie sie im gleichen Ausmaß nach ihrer Ausschaltung nicht mehr möglich sind. Für den unteren Parietallappen (Area 7a und b) aber, der bei Zugrundelegung der mit der Strychninmethode am Affen gewonnenen physiologischen Untersuchungsergebnisse von Dusser de Barenne gleichfalls zu der corticalen Körperfühlsphäre zu rechnen wäre, lassen sich beim Menschen, wie bereits erwähnt, keine Anhaltspunkte gewinnen, die dessen Zurechnung zur corticalen Körperfühlsphäre rechtfertigen würden.

b) Die motorischen Rindenfelder und Bahnen.

Der Aufstellung der motorischen Rindenfelder liegen ebenso wie der der sensiblen Rindenfelder die *Ergebnisse* einer größeren Zahl von *elektrischen Rindenreizungen* und von *epileptischen Anfällen* mit *fokalem Gepräge* sowie die *Ausfallserscheinungen* nach *eng umschriebenen Rindenexcisionen* zugrunde.

α) Reizerscheinungen von seiten der motorischen Rindenfelder.

Area 4. Die vordere Zentralwindung, die sich beim Menschen, wie früher ausgeführt wurde, aus zwei cytoarchitektonisch verschiedenen Feldern (Area 4 und 6a α) zusammensetzt, ist das *einzige Rindenareal*, dessen *elektrische Reizung* auch in der *Narkose* zu einem *motorischen Effekt* führt. In Lokalanästhesie reagiert die vordere Zentralwindung auf den galvanischen Schließungsreiz mit einer einfachen klonischen Zuckung, auf den faradischen Strom mit einer tetanischen Kontraktion des zugeordneten Muskels, und zwar antwortet jeder Einzelfokus der vorderen Zentralwindung auf Schwellenreize mit einer isolierten Bewegung des ihm zugeordneten Körper- oder Extremitätenabschnittes. Die *Schwellenreizmethode* ermöglicht innerhalb der vorderen Zentralwindung eine *genaue Abgrenzung* und *Lokalisation* der verschiedenen *Einzelfoki*; auf diese Weise konnte die einzig und allein der *vorderen Zentralwindung* zukommende *weitgehende somatotopische Gliederung* in *Einzelfoki* für die *einzelnen Körper-* und *Extremitätenabschnitte* aufgestellt werden. Die Anordnung dieser einzelnen Foki in der vorderen Zentralwindung und in dem dieser zugehörigen Lobulus paracentralis ist der Abb. 144a und b zu entnehmen und stellt sich folgendermaßen dar: Im Parazentralläppchen etwas oberhalb der Fissura calloso-marginalis kommen die Foki für die Blasen- und Mastdarmmuskulatur zu liegen, an die sich nach oben der Fokus der Zehen anschließt, der sich auf den hinteren unteren Abschnitt des Parazentralläppchens erstreckt und von hier aus über die Mantelkante auf die Konvexität bis in den hintersten obersten Abschnitt der vorderen Zentralwindung übergreift. In der Regel lassen sich durch Reizung dieses Fokus einzig und allein gleichzeitige Bewegungen sämtlicher Zehen und nur in Ausnahmefällen eine isolierte Beugung der Großzehe erzielen. Der Fokus des Fußes liegt ebenfalls noch im Parazentralläppchen, dehnt sich aber weiter auf die Konvexität der Zentralwindung aus und kommt in der vorderen Zentralwindung unter und vor dem Zehenfokus zu liegen. Der Unterschenkelfokus erstreckt sich vom vorderen oberen Abschnitt des Lobulus paracentralis über die Mantelkante auf die Konvexität der vorderen Zentralwindung bis unter den Fußfokus. Auch der Oberschenkelfokus beginnt noch meist, doch keineswegs stets in geringer Ausdehnung in der vordersten obersten Ecke des Lobulus paracentralis, dehnt sich aber im wesentlichen auf der Konvexität der vorderen Zentralwindung bis ventral vom Unter-

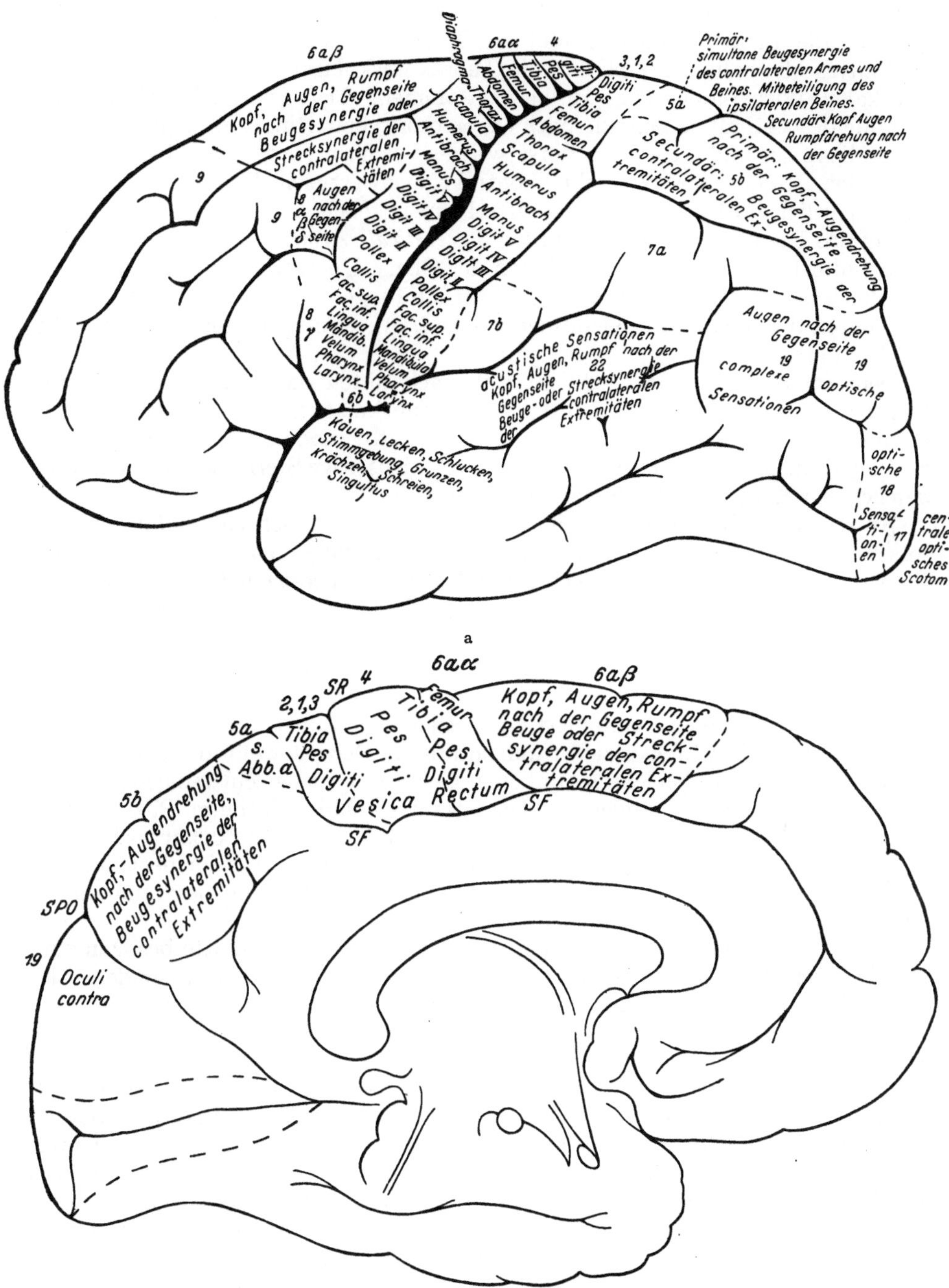

Abb. 144a u. b. Übersichtsbilder über die durch elektrische Reizung der einzelnen motorischen Rindenfelder erzielten motorischen Effekte an der a Facies convexa pallii und b Facies medialis pallii. (Nach O. FOERSTER.)

schenkelfokus aus. Das *corticale Beinfeld*, welches die Foki der Zehen, des Fußes, des Unter- und Oberschenkels umfaßt, nimmt demnach das *Parazentralläppchen* und ungefähr *das obere Fünftel der vorderen Zentralwindung* ein.

Dem Beinfeld reiht sich nach abwärts das *Rumpffeld* an, in welchem die
Foki für die Bauchmuskulatur und die Muskeln des lumbalen Wirbelsäulen-
abschnittes oberhalb der Foki für die Thoraxmuskulatur und die Muskeln des
thorakalen Wirbelsäulenteiles zu liegen kommen. Der Thorakalabschnitt des
Rumpffeldes enthält außerdem noch die motorischen Rindenelemente für den
Pectoralis major und Latissimus dorsi, während sich im vordersten Abschnitt des
thorakalen Rumpffeldes Zwerchfellkontraktionen erzielen lassen, die sich in
einem deutlich hörbaren Singultus zu erkennen geben.

Auf das Rumpffeld folgt nach unten das *corticale Armfeld*, und zwar zunächst
der Schulterfokus, dem sich nach unten der Ober-, Unterarm-, Handfokus sowie
schließlich das ausgedehnte Rindenareal für die Finger anschließen, das von oben
nach unten den Fokus des Kleinfingers, des 4., 3., 2. und des Daumens umfaßt
(s. Abb. 144a).

Dem corticalen Armfeld schließt sich nach unten das *Hals-Nackenfeld* an,
dessen Reizung eine Kontraktion der Nackenmuskulatur, des Platysma und des
Sternocleidomastoideus, zuweilen auch des Sternothyreoideus und Sternohyoideus
zur Folge hat. Meist kontrahiert sich der herdgleichseitige Sternocleidomastoideus,
welcher den Kopf nach der Gegenseite dreht.

An das Hals-Nackengebiet reiht sich der Fokus für den *oberen Facialis* an,
dessen Reizung Lidschluß und Stirnrunzeln zur Folge hat Durch Reizung
des nach abwärts sich anschließenden Fokus für den *unteren Facialis* läßt sich
eine Kontraktion der Muskeln der Ober- und Unterlippe, des Mundwinkels und
des Kinns erzielen. Auf den Fokus des unteren Facialis folgt nach abwärts das
Rindenfeld für die *Zunge*, dessen elektrische Reizung in der Regel eine Bewegung
der Zunge nach der kontralateralen Seite verursacht, zuweilen mit gleichzeitigem
Vorstrecken der Zunge kombiniert. Der sich dem Zungenfokus nach abwärts
anschließende *Kieferfokus* reagiert auf faradische Reize sowohl mit Kieferschluß
wie Kieferöffnung, wobei letztere mit einer gleichzeitigen Verschiebung des Kiefers
nach der Gegenseite verbunden ist. Die Foki des Velum palatinum, Pharynx und
Larynx, die sich dem Kieferfokus nach abwärts anreihen, beantworten den
elektrischen Reiz mit einer beiderseitigen symmetrischen Kontraktion der Gaumen-,
Rachen- und Kehlkopfmuskeln, wodurch das Velum gehoben und die Stimmbänder
zwar einander genähert, aber nicht geöffnet werden.

Die Foki für die einzelnen Körper- und Extremitätenabschnitte besitzen zum
Teil noch eine weitere Untergliederung, so z. B. der Fußfokus in besondere Elemente für die Dorsal- und Plantarflexion, der Unterschenkelfokus in gesonderte
Elemente für Beugung und Streckung und der Oberschenkelfokus in solche für
Beugung, Streckung, Auswärts- und Einwärtsrollung, für Abduktion und Adduktion, wobei beim Menschen im Fußgebiet die Punkte, von denen aus eine Dorsalflexion erzielt werden kann, diejenigen, von welchen aus eine Plantarflexion zu
erhalten ist, zahlenmäßig übertreffen. Das gleiche Verhalten zeigt der Unterschenkelfokus, während im Hüftfokus die Punkte der Flexoren die der Extensoren
übertreffen. Auf die besondere Topik der Punkte für Flexoren, Extensoren,
Supinatoren und Pronatoren kann nicht weiter eingegangen werden. Interessenten
finden diese im Handbuch der Neurologie, Kap. Motor, Felder und Bahnen,
von O. FOERSTER.

Die gesonderten motorischen Rindenelemente für jede einzelne Muskel-
gruppe kommen auf Grund der Ergebnisse der Elektrokoagulationsversuche
von DUSSER DE BARENNE im wesentlichen in die 5. und 6. Schicht zu liegen.
Durch Anwendung punktförmiger Reize niederster Intensität läßt sich unter
Umständen sogar eine isolierte Kontraktion eines einzelnen Muskels erzielen.
Die *vordere Zentralwindung* enthält demnach nicht nur *gesonderte motorische*

Elemente für die Innervation *einzelner Muskelgruppen,* sondern auch solche für die Innervation eines *einzelnen Muskels,* ja sogar *eines Muskelteiles.* Trotzdem kann der Mensch unter normalen Bedingungen nicht isoliert einen einzelnen Muskel innervieren, sondern nur vereinzelte Individuen sind durch besonders darauf gerichtete Übung dazu imstande. Aber selbst in der vorderen Zentralwindung grenzt sich der Einzelfokus nicht ganz scharf von den benachbarten Foki ab, sondern es liegt eine gewisse Überlagerung der Einzelfoki vor. So enthält beispielsweise der Daumenfokus auch Zellelemente für die übrigen Finger der Hand, wenn auch die Elemente für den Daumen an Zahl bei weitem überwiegen, und stärkere faradische Reizung des Beinfeldes kann sogar das Auftreten der Beugesynergie an der unteren Extremität zur Folge haben. Naturgemäß unterbindet die Umschneidung des betreffenden Einzelfokus das Übergreifen des elektrischen Reizes auf benachbarte Foki.

Neben innervatorischen Elementen enthält die *Area 4* auch *inhibitorische Zellelemente,* die *eng vermischt* mit den *innervatorischen Elementen* zusammenliegen und Erschlaffung bestimmter Muskeln, nämlich der Antagonisten, zur Folge haben. Es führt demnach die *Reizung* eines *Fokus* der *vorderen Zentralwindung gleichzeitig* zur *Innervation bestimmter spinaler Vorderhornzellen,* z. B. für die *Beugermuskeln,* und umgekehrt *zur Hemmung bestimmter spinaler Vorderhornzellen* für die *antagonistischen Streckermuskeln.*

Die einzelnen Foki der vorderen Zentralwindung reagieren auf elektrische Reizung in erster Linie nur mit einem kontralateralen motorischen Effekt. Ein symmetrischer motorischer Effekt erfolgt nur bei elektrischer Reizung des Fokus für den Larynx, Pharynx, das Velum, für die Nacken-, Bauchmuskeln usw. Bei faradischer Reizung des Fokus für den oberen Facialis kommt es sehr häufig, ja selbst schon bei Verwendung von Schwellenreizen, zum Schluß beider Augen und zur Faltenbildung in beiden Stirnhälften, wobei jedoch der Effekt auf der kontralateralen stets deutlicher ausgeprägt ist. Diese bilateral symmetrische Innervation erklärt sich durch die nur partielle Kreuzung der Pyramidenbahnfasern. Der Balken ist nicht für die Mitinnervation der gleichseitigen Muskeln verantwortlich, denn die vollkommene Balkendurchtrennung beeinflußt den motorischen Effekt auf der homolateralen Körperhälfte in keiner Weise. Die Tatsache, daß nicht nur die kontralaterale, sondern auch die gleichseitige Körperhälfte in der vorderen Zentralwindung vertreten ist, wird auch durch den Ablauf der die ipsilaterale Körperhälfte betreffenden Entladungen bewiesen. Je mehr ein bestimmter Körperteil doppelseitig vertreten ist, desto mehr beteiligt sich der gleichseitige Körperabschnitt an der Krampfentladung. So krampft bei einer Erregung des Fokus für den oberen Facialis die Stirn- und Augenmuskulatur auf beiden Seiten gleichzeitig, wenn auch auf der kontralateralen Seite in stärkerem Ausmaß. Die bihemisphärale Vertretung der einzelnen Muskelgruppen einer Körperhälfte gewinnt vor allem bei der Restitution der nach Läsion der vorderen Zentralwindung resultierenden Lähmung eine wesentliche Bedeutung.

Area 6 a α. Das unmittelbar vor der Area 4 gelegene Feld 6 a α, das zusammen mit der Area 4 die vordere Zentralwindung einnimmt (s. Abb. 144 a und b), unterscheidet sich reizphysiologisch von der Area 4 dadurch, daß zum Erzielen von isolierten Bewegungen einzelner Körper- und Extremitätenabschnitte von seinen Foki aus höhere Reizschwellen erforderlich sind als von den des Feldes 4.

Die Reizschwellen des Feldes 6a α betragen ungefähr das 4—5fache der Reizschwellen des Feldes 4 und im Gegensatz zur Area 4 erlischt die Erregbarkeit durch den galvanischen Strom in der Allgemeinnarkose und in tiefer Narkose auch die faradische Erregbarkeit. Nach Ausschaltung der Area 4 durch Excision oder durch einen Krankheitsprozeß sowie durch Zerstörung der oberflächlichen

Schichten der Area 6a α oder nach Unterbrechung der Pyramidenbahn lassen sich durch elektrische Reizung des Feldes 6a α keine isolierten Bewegungen einzelner Körper- und Extremitätenabschnitte mehr erzielen. Es erlischt aber nach diesen Eingriffen die elektrische Erregbarkeit des Feldes 6a α keineswegs vollkommen, sondern dieses reagiert auf starke faradische Reize noch mit bestimmten komplexen Bewegungssynergien, die von jeder beliebigen Stelle der Area 6a α aus hervorgerufen werden können und sich mehr oder weniger auf die gesamte kontralaterale Körpermuskulatur erstrecken. Es verliert demnach die Area 6a α nach Ausschaltung der Area 4 oder der Pyramidenbahn die Fähigkeit, auf faradische Reize mit isolierten Bewegungen einzelner Körperabschnitte zu reagieren, während aber die Fähigkeit mit Bewegungskomplexen, welche die gesamte kontralaterale Körpermuskulatur einbeziehen können, zu reagieren, erhalten bleibt. Diese komplexen Bewegungen setzen sich aus einer *Drehung* von *Kopf, Augen* und *Rumpf nach der Gegenseite* sowie aus der *Beugesynergie* der *kontralateralen oberen* und der *Streck-* bzw. *Beugesynergie* der *kontralateralen unteren Extremität* zusammen. Dieser komplexe Effekt erfolgt im Gegensatz zu den von der Area 6a α aus erzielbaren isolierten Bewegungen der einzelnen Körper- und Extremitätenabschnitte nicht durch eine Erregungsübertragung auf das Feld 4, sondern durch Weiterleitung der Erregung auf im Feld 6a α entspringenden und diesen eigenen Stabkranzfasern, auf cortico-subcortico-nucleären Bahnen zu den motorischen Hirnnervenkernen und zum spinalen Vorderhorngrau. Demnach fungiert *das Feld 6a α* sowohl als *pyramidales* wie als *extrapyramidales Feld*. Als pyramidales Feld sendet es seine Erregungen durch die oberflächlichen Rindenschichten zum Feld 4 und von diesem durch die Pyramidenbahn zu den einzelnen zugeordneten Muskelgruppen bzw. ihren Kerngebieten und vermag so indirekt über die Area 4 und die Pyramidenbahn isolierte Bewegungen der einzelnen Körper- und Extremitätenabschnitte hervorzurufen. Als extrapyramidales Feld schickt es durch seinen nur ihm eigenen efferenten Stabkranz über cortico-subcortico-nucleäre Bahnen Erregungen zu den motorischen Hirnnervenkernen und zum spinalen Vorderhorngrau und vermittelt so extrapyramidale Bewegungssynergien.

Reizt man einen Einzelfokus der vorderen Zentralwindung mit faradischem Strom, so schließen sich infolge Übergreifens der Erregung auf die Nachbarfoki nicht so selten den dem gereizten Fokus entsprechenden Primärbewegungen Bewegungen der den benachbarten Foki zugeordneten Körper- und Extremitätenabschnitte als Sekundär- und Tertiärbewegungen an. Bei Verstärkung und längerem Anhalten des Reizes kommt es auch nach Sistieren des Reizes zu einer weiteren Entladung des gereizten Fokus, und zwar dokumentiert sich dann diese Entladung in einem tonisch-klonischen Massenkrampf der dem betreffenden Fokus zugeordneten Muskeln. Aber auch die miterregten Nachbarfoki können sich nach Sistieren des Reizes noch weiter entladen, so daß dann dem Krampf der dem gereizten Fokus zugehörigen Muskeln tonisch-klonische Krämpfe der den Nachbarfoki unterstellten Muskeln folgen. Schließlich kann sich die Erregung von den Nachbarfoki aus immer noch weiter ausbreiten und so nacheinander sämtliche Foki der vorderen Zentralwindung ergreifen, was eine Ausbreitung des Krampfes auf die sämtlichen einzelnen kontralateralen Körper- und Extremitätenabschnitte zur Folge hat, wobei die einzelnen Körper- und Extremitätenabschnitte in der gleichen Reihenfolge vom Krampf befallen werden, in welcher sich die Einzelfoki in der vorderen Zentralwindung aneinandergereiht lokalisieren. Die Krampfsukzession, die zeitliche Reihenfolge, in welcher die einzelnen Körper- und Extremitätenabschnitte vom Krampf befallen werden, stellt demnach ein getreues Abbild der somatotopischen Gliederung, d. h. der räumlichen Aneinanderreihung der Foki der einzelnen Körper- und Extremitätenabschnitte innerhalb

der vorderen Zentralwindung dar. Der umschriebene Beginn und die der somatotopischen fokalen Gliederung der vorderen Zentralwindung entsprechende Krampfsukzession, the march of convulsions nach JACKSON, kennzeichnen den von der
vorderen Zentralwindung ausgehenden corticalen epileptischen Krampfanfall oder
den JACKSONschen epileptischen Anfall im engeren Sinne, kurz auch als Ca-Anfall
bezeichnet.

Bei gleichzeitiger und gleichmäßiger Innervation der gesamten vom Anfall
betroffenen Muskeln kommt es zum rein tonischen Krampf, wobei die kräftigere
Muskelgruppe das Glied in die entsprechende Stellung bringt. Die rhythmisch
unterbrochene Innervation einer Muskelgruppe oder die rhythmisch wechselnde
Innervation antagonistisch wirkender Muskelgruppen führt dagegen zum klonischen Krampf.

In gleicher Weise wie die elektrische Reizung eines Einzelfokus durch suk-
zessive Ausbreitung der Erregung auf benachbarte Foki einen epileptischen
Krampfanfall hervorzurufen vermag, so können auch die verschiedenartigsten
Krankheitsprozesse (posttraumatische Narben, Tumoren, Granulome, vasale
Herde, Cysticerken, entzündliche Verwachsungen der Gehirnhäute, luische und
tuberkulöse Prozesse, Herde von multipler Sklerore usw.), welche sich in der vorderen Zentralwindung oder in deren Nachbarschaft abspielen, durch mechanische
Reizung (Zug, Druck) epileptische Krampfanfälle verursachen. Derjenige Körpereinzelabschnitt, von welchem die Krampfsukzession ausgeht, stellt den Angriffspunkt des Reizes innerhalb der vorderen Zentralwindung dar und ist deshalb für
die genaue Lokalisation der epileptiphoren Noxe von wesentlicher Bedeutung. Die
Reihenfolge, in welcher die einzelnen Körper- und Extremitätenabschnitte vom
Krampf befallen werden, ist den Ergebnissen der elektrischen Reizungen der
vorderen Zentralwindung (s. S. 252) und der Abb. 144 zu entnehmen. Greift der
epileptische Reiz primär nicht an einem der Endpunkte der Fokusreihe, sondern
an einem Intermediärfokus an, so breitet sich die corticale Erregungswelle sowohl
nach unten wie oben aus, weshalb dann auch die Krampfentladungen die einzelnen
Körper- und Extremitätenabschnitte nach beiden Richtungen zu befallen. Wirkt
das erregende Agens von vorne her auf die vordere Zentralwindung, so entladen
sich zunächst die in der vorderen Zentralwindung vorne gelegenen Muskelfoki
und es kommt z. B. im Fingerfeld zunächst zu einem tonischen Krampf der Inter-
ossei und Lumbricales, darauf zur Fingerstreckung unter starker Spreizung
und schließlich zur Fingerbeugung.

Beschränkt sich die pathologische Reizung eines Fokus der vorderen Zentralwindung lediglich auf diesen, so krampft dementsprechend einzig und allein
nur der diesem zugeordnete Körper- und Extremitätenabschnitt und man spricht
dann nach JACKSON von einem *isolierten fokalen Rindenanfall*. Solche isolierte
fokale Anfälle werden besonders im Fuß, in der Hand, in einem einzelnen Finger,
im Cremaster, in der Schulter-, Hals- und Nackenmuskulatur, im Facialis, im
Kiefer und im Gaumensegel beobachtet. Neben diesen rein fokalen Anfällen
kommen gewöhnlich bei den gleichen Kranken auch Entladungen vor, die noch
weitere Körperabschnitte einbeziehen. Nicht so selten leiten klonische Zuckungen
eines einzigen Muskels, ja sogar eines Muskelteils die eigentliche Krampfentladung ein. Beim Status epilepticus können isolierte klonische Zuckungen eines
Muskels oder Muskelteils zwischen den einzelnen Anfällen fortbestehen und so die
einzelnen Anfälle miteinander verbinden *(interparoxysmale Dauerentladung)*.

Bei den Ca-Anfällen kann sich die Erregung sowohl auf einige benachbarte
Foki beschränken, wie sich aber auch umgekehrt auf sämtliche Abschnitte
der kontralateralen Körperhälfte ausbreiten. Schließlich kann beim Ca-Anfall
die Krampfentladung nicht nur die kontralaterale Körpermuskulatur, sondern auch

solche Abschnitte der gleichseitigen Körperhälfte ergreifen, deren zugehörige Foki auf elektrische Reizung mit einem doppelseitigen, symmetrischen Effekt reagieren (Larynx, Pharynx, Velum, Kieferschließer, oberer Facialis).

Ebenso wie der durch elektrische Reizung des Feldes 6aα erzielbare motorische Effekt (isolierte Bewegungen von einzelnen Körper- und Extremitätenabschnitten) nach Zerstörung des Feldes 4 oder Unterbrechung der Pyramidenbahn seinen Charakter ändert, so nimmt auch der rindenepileptische Anfall des Feldes 6aα nach diesen Läsionen ein anderes Gepräge an. Es fehlen ihm dann der für ihn sonst charakteristische umschriebene Beginn wie die Krampfsukzession und es werden vielmehr sämtliche kontralaterale Muskeln mehr oder minder gleichzeitig von einem tonisch-klonischen Massenkrampf befallen, wobei Augen, Kopf und Rumpf nach der Gegenseite gedreht werden und die kontralateralen Muskeln in ihrer Gesamtheit krampfen.

Extrapyramidales Frontalfeld (Area 6a β). Die Area 6a β reagiert in der Regel nur auf starke faradische Ströme, die aber in der Allgemeinnarkose ebenfalls ihre Wirksamkeit verlieren. Bei elektrischer Reizung des Feldes 6a β kommt es zum Auftreten von komplexen Bewegungssynergien, wobei *Augen, Kopf* und *Rumpf nach der Gegenseite gedreht* werden und die *kontralateralen Extremitäten komplexe Bewegungen in all ihren Abschnitten ausführen*, die sich an der *oberen Extremität* in einer *Beuge-, seltener* in einer *Strecksynergie* und umgekehrt an der *unteren Extremität häufiger* in einer *Streck-* als in einer *Beugesynergie* dokumentieren (s. Abb. 52a und 144a). Diese komplexen Bewegungen sind von jeder beliebigen Stelle des gesamten Feldes 6a β aus in ganz gleicher Weise zu erzielen, da diesem Felde jegliche somatotopische Untergliederung fehlt. Nach Zerstörung der vorderen Zentralwindung oder nach Unterbrechung der Pyramidenbahn wird durch elektrische Reizung des Feldes 6aβ genau der gleiche motorische Effekt erzielt wie bei Intaktheit der vorderen Zentralwindung und der Pyramidenbahn. Die komplexen Bewegungen nach Reizung des Feldes 6aβ erfolgen demnach durch Weiterleitung der Erregungen durch den im Felde 6aβ entspringenden und nur ihm eigenen Stabkranz über subcorticale Zentren zum spinalen Vorderhorngrau und den motorischen Hirnnervenkernen und nicht erst durch Überleitung der Erregungen auf die vordere Zentralwindung und Pyramidenbahn. Das Übergreifen des motorischen Reizeffektes auf die gleichseitige Körperhälfte beruht nicht auf einer Überleitung der Erregung durch den Balken auf die kontralaterale Hemisphäre, sondern vielmehr darauf, daß die Area 6aβ nicht nur gekreuzte, sondern auch zwar in weit geringerem Ausmaß ungekreuzte Verbindungen mit den zugehörigen Erfolgsorganen besitzt, was aus der Tatsache hervorgeht, daß nach völliger Balkendurchtrennung der motorische Reizeffekt auf der gleichseitigen Körperhälfte unverändert bleibt. Demnach zählt das Feld 6aβ zu den extrapyramidalen motorischen Rindenfeldern.

Nicht so selten hat aber die Reizung mit kräftigen faradischen Strömen, wie sie zur Erzielung von Reizeffekten vom Felde 6aβ aus notwendig sind, einen epileptischen Anfall zur Folge. Dieses Merkmal, daß *zwischen* dem *einfachen spezifischen Reizeffekt* und der *den Reiz überdauernden ausgedehnten Massen-entladung* des *epileptischen Anfalls* ein so *geringer Spielraum* besteht, kommt nur *dem Rindenfeld* 6aβ zu. Der vom Felde 6aβ ausgehende rindenepileptische Anfall, der ohne vorangehende sensible oder sensorische Aura einsetzt, besteht in tonisch-klonischen Krämpfen der kontralateralen Körperhälfte, wobei Augen, Kopf und Rumpf nach der Gegenseite gedreht werden und der kontralaterale Arm unter tonisch-klonischen Krämpfen in der Regel die Beugesynergie, das kontra-laterale Bein umgekehrt die Strecksynergie ausführen. Der Krampf der Rumpf-muskeln nimmt nicht selten ein solches Ausmaß an, daß der liegende Kranke aus seinem Bett geschleudert, der stehende mehrmals um seine Längsachse gedreht wird, um dann nach hinten und nach der kontralateralen Seite umgerissen zu werden. Oft beteiligen sich auch das Gesicht, die Zunge und die Kiefer sowie die gleichseitigen Extremitäten mit tonisch-klonischen Massenkrämpfen. Epileptische Anfälle von Typus $6a\beta$ kommen auch bei der genuinen Epilepsie nicht so selten vor. O. FOERSTER hat in solchen Fällen das Feld $6a\beta$ exstirpiert, wonach aber nur eine geringe Anzahl dieser Kranken anfallsfrei geblieben ist, während es meist infolge Ausbreitung der epileptophoren Noxe auf andere Rindenfelder zu erneuten Anfällen gekommen ist, doch konnte wenigstens die Zahl und Schwere der Anfälle durch diesen Eingriff so wesentlich eingedämmt werden, daß O. FOERSTER bei Anfällen von genuiner Epilepsie mit $6a\beta$-Gepräge die operative Excision des Feldes $6a\beta$ empfiehlt. Besonders in Fällen, bei denen ein Status epilepticus vorliegt, kann die Operation unter Umständen lebensrettend wirken.

Frontales Augenfeld (Area 8 α β δ). Das im Fuß der 2. Stirnwindung unmittelbar vor der vorderen Zentralwindung gelegene, frontale Augenfeld reagiert meist auf kräftige galvanische Schließungsreize, stets auf den faradischen Strom, der auch im Gegensatz zu ersteren bei oberflächlicher Narkose noch wirksam ist (Abb. 133a und 144a). Die Reaktion auf den *galvanischen Strom* äußert sich in einer *kurzen, schnellen isolierten Bewegung beider Augen nach der Gegenseite,* während es bei *faradischer Reizung* zu einer *tetanischen Kontraktion der Augenwender* kommt, die solange anhält, als der Reiz andauert. Zuweilen ist die Seitenbewegung beider Bulbi, besonders bei längerer faradischer Reizung mit einer Aufwärtsbewegung, äußerst selten mit einer Abwärtsbewegung verbunden. Reine Aufwärts- oder Abwärtsbewegung der Bulbi ohne Seitenwendung, Konvergenz oder isolierte Bewegung eines Bulbus konnte O. FOERSTER bei seinen zahlreichen Reizungen des frontalen Augenfeldes nie beobachten. Ebensowenig traten bei Reizung des frontalen Augenfeldes irgendwelche optische oder andersartige Sensationen auf. Die vom frontalen Augenfelde ausgelösten Augenbewegungen erfolgen über den in diesem Felde entspringenden und direkt zu den Augenmuskeln ziehenden Stabkranz, was die Tatsache beweist, daß der Reizerfolg weder durch Zerstörung der vorderen Zentralwindung oder des Feldes $6a\beta$ oder durch die Unterbrechung der Pyramidenbahn irgendwie verändert wird.

Die *rindenepileptischen Anfälle* des *frontalen Augenfeldes* setzen ohne eine vorausgehende *optische Aura* mit *isolierten klonischen Zuckungen beider Bulbi* nach der *Gegenseite* ein, die aber meist rasch zu einer *tonischen Seitenabweichung* der *Bulbi* zusammenfließen. Wenn auch die epileptische Entladung des frontalen Augenfeldes auf diese Augenbewegung beschränkt bleiben kann, so breitet sie sich doch meist auf benachbarte Rindenfoki aus, wobei recht häufig das Feld $6a\beta$ ergriffen wird. Es schließt sich dann an die Seitenwendung der Bulbi nach der Gegenseite eine Kopf- und Rumpfdrehung nach der Gegenseite sowie ein tonisch-klonischer Massenkrampf der kontralateralen Extremitäten an. Ebenso oft wie auf das Feld $6a\beta$ greift die epileptische Entladung der Area $8\alpha\beta\delta$ auf die unmittelbar hinter ihr gelegenen Foki der vorderen Zentralwindung für die Hals- und Nackenmuskulatur sowie für den Daumen und Zeigefinger zuweilen sogar auf den Fokus des oberen Facialis über. Auf die Entladung des Augenfeldes erfolgt dann zunächst die des Hals-Nackenfeldes, wodurch der Kopf nach der Gegenseite gedreht wird. Auf diese folgen dann der obere und untere Facialis, der Daumen und Zeigefinger, oder es kann auch zunächst die Erregung primär den Daumen- und Zeigefingerfokus und erst sekundär das Hals, Nacken- und Facialisfeld ergreifen.

Das frontale Mastikationsfeld (Area 6 b). Das Mastikationsfeld 6 b, das den kleinen untersten an die Fossa Sylvii angrenzenden Abschnitt der vorderen

Zentralwindung einnimmt (s. Abb. 133a und 144a), reagiert in der Regel nur auf faradische Reize, wobei es zu rhythmischen Kau-, Leck-, Schluck- und Schmeckbewegungen kommt. Die Kaubewegungen äußern sich in rhythmisch aufeinanderfolgenden Kieferöffnungen und -schließungen, zuweilen auch in Mahlbewegungen. Bei den Leckbewegungen wird die Zunge nach der Gegenseite vorgestreckt und führt dann am kontralateralen Mundwinkel Leckbewegungen aus. Außer den eben geschilderten rhythmischen koordinierten Bewegungen werden noch lautes Schmatzen, Grunzen, Krächzen und zuweilen auch Stöhnen beobachtet. Die interessanteste Tatsache, welche die Reizung des Feldes 6b ergibt, ist die, daß ein kontinuierlicher Reiz einen rhythmisch unterbrochenen Reizeffekt hervorruft und daß dieser den Reiz selbst nicht selten eine ganze Weile überdauert. Die epileptischen Anfälle des Feldes 6b, denen nicht selten eine Geschmacks- oder sensible Aura vorausgeht, setzen mit Kau-, Leck-, Schluck- und Schmeckbewegungen oder mit Grunz- und Krächzlauten, mit lautem Stöhnen oder Aufschreien oder rhythmischem Singultus ein. Nicht selten greift die epileptische Entladung des Feldes 6b auf die vordere Zentralwindung über und nimmt dann den Charakter eines Ca-Anfalles an.

Die Area retrocentralis (Area 3, 1, 2). Die hintere Zentralwindung, Area retrocentralis (s. Abb. 133a und 144a) stellt in erster Linie das Hauptfeld der Körperfühlsphäre dar, doch reagiert sie auch auf *galvanische Schließungsreize* mit *motorischen Effekten*, die aber bei Allgemeinnarkose unterbleiben. Durch galvanische Schließungsreize von Schwellenintensität, wobei die Reizschwelle ungefähr um 2—4 Milliamp. höher liegt als die der vorderen Zentralwindung, lassen sich isolierte Reizeffekte der Einzelfoki der hinteren Zentralwindung erzielen. In tiefer Allgemeinnarkose bleibt im Gegensatz zur vorderen Zentralwindung vor allem zum Feld 4 der faradische Strom wirkungslos. Die isolierten Bewegungen der einzelnen Körper- und Extremitätenabschnitte, welche durch elektrische Reizung der hinteren Zentralwindung ausgelöst werden, kommen durch Übertragung der Erregung von der hinteren Zentralwindung auf das Feld 4 zustande, denn nach Zerstörung des letzteren oder nach Unterbrechung der Pyramidenbahn reagiert das Retrozentralfeld nicht mehr mit isolierten Bewegungen einzelner Körper- und Extremitätenabschnitte. Oberflächliche Elektrokoagulation der Retrozentralwindung hebt die isolierten Reizeffekte nicht auf, dies erfolgt erst, wenn die Retrozentralwindung mit tieferen Schichten excidiert wird. Hieraus geht hervor, daß die Erregungen vom Retrozentralfeld aus nicht wie die von dem Feld 6aα auf 4 durch oberflächliche Rindenschichten auf das Feld 4 übertragen werden, sondern durch die tiefer gelegenen U-Fasern, welche von der Retrozentralwindung die Zentralfurche in der Tiefe umgreifend nach der vorderen Zentralwindung verlaufen. Während die isolierten Bewegungen, welche vom Retrozentralfeld aus erzielbar sind, nur durch Erregungsübertragung auf das Feld 4 und die Pyramidenbahn zustande kommen, können von der hinteren Zentralwindung komplexe Bewegungssynergien ausgelöst werden, die auch durch die Zerstörung der Area 4 oder der Pyramidenbahn nicht aufgehoben werden. Die komplexen Bewegungssynergien erfolgen über im Retrozentralfeld entspringende zu subcorticalen Zentren ziehende Bahnen und können erst nach Zerstörung des Stabkranzes der hinteren Zentralwindung von der Area 3, 1, 2 aus nicht mehr erhalten werden. Das Retrozentralfeld fungiert demnach ebenso wie das Feld 6aα als pyramidales wie extrapyramidales motorisches Rindenfeld. Der pyramidale motorische Retrozentralfeldanfall ist charakterisiert durch die sensible Aura, den umschriebenen Beginn und durch die Krampfsukzession, die zeitliche Reihenfolge, in welcher die einzelnen Körperteile von der Krampfentladung ergriffen werden und die der somatotopischen fokalen Gliederung, d. h.

der räumlichen Aneinanderreihung der einzelnen Foki für die verschiedenen Körpereinzelabschnitte innerhalb der vorderen Zentralwindung entspricht (siehe Abb. 144). Nicht selten kommt die Entladungswelle beim motorischen Retrozentralfeldanfall früher zum Stillstand als beim Ca-Anfall, sie breitet sich nur auf wenige benachbarte Foki aus. Zuweilen durchläuft interessanterweise die sensible Entladungswelle nacheinander sämtliche Foki der hinteren Zentralwindung, während sich die motorische Entladung nur auf einige Körperabschnitte beschränkt, was auf der leichteren Erschöpfung der motorischen Entladung infolge des notwendigen Übergreifens auf die Area 4 zurückzuführen ist. Zuweilen kommt es überhaupt nicht zu eigentlichen motorischen Muskelzuckungen, sondern nur zu einem Tremor, der sonst den klonischen Zuckungen vorausgeht. Als extrapyramidales motorisches Feld reagiert die Area 3, 1, 2 nach Zerstörung des Feldes 4 oder der Pyramidenbahn nicht mehr mit isolierten Bewegungen einzelner Körper- und Extremitätenabschnitte, sondern nur noch mit einem tonisch-klonischen Massenkrampf, wobei Kopf, Augen und Rumpf nach der Gegenseite gedreht werden und die kontralateralen Extremitäten in all ihren Abschnitten komplexe Bewegungen ausführen.

Area praeparietalis (Area 5 a). Die Area praeparietalis, die sich als kleines Rindenfeld dem obersten Abschnitt der hinteren Zentralwindung und dem Lobulus parazentralis nach hinten anschließt (s. Abb. 144a und 145a), reagiert zuweilen schon auf galvanische Schließungsreize, doch ist in anderen Fällen nur allein durch den faradischen Strom eine Reaktion zu erzielen. Die Reaktion des Feldes 5a auf faradische Reizung, die in tiefer Allgemeinnarkose erlischt, besteht in einer gleichzeitigen, komplexen Bewegung der kontralateralen Extremitäten, und zwar in einer simultanen *Beugesynergie* des *kontralateralen Armes* und *Beines*. Nicht so selten folgen bei faradischer Reizung noch ein Auftreten der *Beugesynergie* im *homolateralen Bein* und bei längerem Anhalten des Reizes sogar im *homolateralen Arm*. Diese *Mitbeteiligung* der *homolateralen Extremitäten* besonders des *Beines kennzeichnet* die *Reaktion* des *Feldes 5a* im Gegensatz zu den von Feld 6aα, 6aβ und 3, 2, 1 nach Zerstörung des Feldes 4 oder der Pyramidenbahn auslösbaren komplexen Bewegungssynergien als eine nur der Area 5a zukommende besondere Reaktionsweise, die erst nach sehr kräftiger und lang anhaltender Reizung einsetzt. Außerdem beteiligen sich *Kopf* und *Augen* bei Reizung des Feldes 5a *nicht primär* am Reizerfolg, sondern erst *sekundär*, wenn die *Erregung* vom Feld 5a auf das dahinter gelegene *Feld 5b* übergegriffen hat. Die Tatsache, daß die Reaktion der Area 5a auch nach Zerstörung des Feldes 4 und 3, 2, 1 sowie der Pyramidenbahn nicht aufgehoben oder irgendwie verändert wird, beweist, daß die vom Feld 5a erzielbare komplexe Bewegungssynergie über im Felde 5a entspringende efferente Stabkranzfasern der Area 5a, welche zu subcorticalen Zentren und schließlich zum spinalen Vorderhorngrau und den motorischen Hirnnervenkernen ziehen, erfolgt.

Die vom Feld 5a ausgehende epileptische Entladung, der eine sensible Aura vorausgeht, besteht in einem primären simultanen Beugekrampf der kontralateralen Extremitäten bei frühzeitiger Mitbeteiligung des homolateralen Beines und etwas später auch des homolateralen Armes und in einem sekundären Übergreifen der Erregung auf das Feld 5b, wodurch es zur Drehung der Augen des Kopfes und Rumpfes nach der Gegenseite kommt. Die 5a-Anfälle kommen ebenfalls über einen dem Feld 5a allein zukommenden efferenten Stabkranz zustande.

Area parietalis superior (Area 5 b). Die relativ ausgedehnte Area 5 b, die sich auf der Konvexität der Hemisphären dem Felde 5a und der Retrozentralwindung, auf der Medianfläche dem Lobulus paracentralis nach hinten anschließt

(s. Abb. 144a u. b und 145a u. b), reagiert nur auf starke faradische Reize mit einer *primären Drehung des Kopfes* und *der Augen* nach der *Gegenseite*, auf die bei Fortdauer der Reizung zuweilen, aber keineswegs stets, durch Übergreifen der Erregung auf das Feld 5a sekundär ein für dieses Feld typischer Anfall mit simultaner Beugesynergie der kontralateralen Extremitäten und später auch noch des homolateralen Beines folgen kann. Die vom Feld 5b ausgehenden epileptischen Krampfentladungen, die nicht so selten von einer sensiblen oder sensorischen vestibulären Aura eingeleitet werden, bestehen in einer primären Drehung des Kopfes und der Augen, sowie etwas später des Rumpfes nach der Gegenseite, der sich durch Übergreifen der Erregung auf das Feld 5a ein tonisch-klonischer Beugekrampf der kontralateralen Extremitäten und frühzeitig auch des homolateralen Beines sowie etwas später des homolateralen Armes anschließen.

Area temporalis superior (Feld 22). Der hintere Abschnitt der ersten Temporalwindung, die Area 22 (s. Abb. 133a und 144a), reagiert nur in Lokalanästhesie auf *starke faradische Ströme* mit *subjektiven Sensationen* und *motorischen Effekten*, während in Allgemeinnarkose dieser Reizerfolg ausbleibt. Die subjektiven Sensationen bestehen in *Akoasmen*, d. h. der Kranke vernimmt Geräusche, Zischen, Flüstern, Klingen, Donnern, seltener Stimmen oder gar eigentliche Worte. Nach PENFIELD zählen noch Schwindel- und Druckgefühl in der Herzgegend zu den Folgen der elektrischen Reizung an der Außenfläche des Temporallappens. Motorisch reagiert das extrapyramidale Temporalfeld 22 auf elektrische Reizung mit einer *Drehung von Kopf, Augen und Rumpf nach der Gegenseite* sowie mit *komplexen Bewegungen der kontralateralen Extremitäten*, und zwar erfolgt dieser motorische Effekt über eine im Temporallappen entspringende und nach einer subcorticalen Synapse zu den motorischen Vorderhornzellen ziehende temporosubcortico-nucleäre Bahn (s. S. 143).

Die vom Temporallappen ausgehenden epileptischen Krampfanfälle, die durch eine akustische Aura (Hören von Klingen, Sausen, Zischen, Donnern, ja sogar von eigentlichen Worten) eingeleitet werden, bestehen in einer Drehung von *Kopf, Augen und Rumpf* nach der *Gegenseite* und in einem *simultanen tonisch-klonischen Massenkrampf* der *kontralateralen Extremitäten*, an dem sich später auch die homolateralen beteiligen. Für die Differentialdiagnose zwischen dem Feld 6aβ- und Feld 22-Anfall ist die akustische Aura von wesentlicher Bedeutung, weshalb man auf diese bei der Aufnahme der Vorgeschichte sein besonderes Augenmerk zu richten hat. Zuweilen können die Temporallappenanfälle auch durch akustische Reize ausgelöst werden, man spricht dann von einer akustischen Reflexepilepsie.

Das occipitale Augenfeld oder die Area praeoccipitalis (Area 19). Der Reizerfolg nach elektrischer Reizung des occipitalen Augenfeldes (Anatomie s. S. 319) besteht in einer *Bewegung beider Bulbi* nach der *Gegenseite* (s. Abb. 133a und 144a). Im Gegensatz zum frontalen Augenfeld führen lediglich *faradische Reize* und nicht auch galvanische Schließungsreize zu dem eben angeführten motorischen Effekt. Die Seitenbewegung kann, wenn auch nur selten, mit einer Aufwärtsbewegung beider Bulbi oder mit Pupillenerweiterung gepaart sein. Der motorische Effekt nach elektrischer Reizung des Feldes 19 erfolgt über eigene im Feld 19 entspringende und zu den vorderen Vierhügeln ziehende efferente Stabkranzfasern (s. S. 236). Bei Reizung des occipitalen Augenbewegungsfeldes kommt es im Gegensatz zum frontalen Augenfeld neben Augenbewegungen auch zu subjektiven optischen Sensationen komplexerer Natur. Die vom Feld 19 ausgehenden epileptischen Anfälle, welchen eine optische Aura vorangeht, dokumentieren sich in einer primären isolierten Wendung der Augen nach der Gegenseite, denen sich durch Übergreifen der Erregung auf das Feld 5b sekundär eine Drehung von Kopf und Rumpf nach der Gegenseite und durch weiteres Fortschreiten der Erregung auf das Feld 5 a tertiär ein tonisch-klonischer Beugekrampf der kontralateralen Extremitäten mit frühzeitiger Beteiligung der homolateralen anschließen. Greift die epileptische Krampfentladung dagegen auf das Feld 22 über, so kommt es sekundär zur Drehung der Augen, des Kopfes und Rumpfes nach der Gegenseite und zu einem tonisch-klonischen Massenkrampf der kontralateralen Extremitäten, an dem sich später auch die homolateralen beteiligen können.

Die bei Reizung des Feldes 19 auftretenden optischen Sensationen sind komplexerer Natur als die bei Reizung der Area striata einsetzenden, welche einfache Photome darstellen. Die komplexeren optischen Halluzinationen des Feldes 19 dokumentieren sich in Sehen von Wolken, Gegenständen, von Personen und Tieren, welche die verschiedensten Bewegungen und Handlungen ausführen. Die halluzinierten Objekte besitzen neben einer bestimmten Gestalt auch noch bestimmte, nicht selten leuchtende Farben. Zuweilen stehen die Personen und Tiere auf dem Kopf und kommen bei Reizung des linken Feldes 19 von rechts her auf den Kranken zu, bei Reizung des rechten Feldes 19 umgekehrt von links. Häufig verliert dann der Kranke plötzlich das Bewußtsein, worauf die typischen motorischen epileptischen Entladungen einsetzen. Die epileptische Entladung kann von der einen Hemisphäre auf die andere übergreifen und es werden dann die linksseitigen hemianopischen Reizerscheinungen von rechtsseitigen und umgekehrt abgelöst. In manchen Fällen schließt sich infolge der postparoxysmalen Erschöpfung der corticalen Elemente an die epileptischen Anfälle eine seitenentsprechende Hemianopsie an, die einige Stunden anhalten kann. Den beiderseitigen hemianopischen Reizerscheinungen bei einseitigen Hinterhauptsherden kann infolge postparoxysmaler Erschöpfung der in den beiden Hinterhauptslappen gelegenen corticalen Elemente eine totale Blindheit, wenn auch nur von kurzer Dauer, folgen.

Die von den motorischen Rindenfeldern übergeordneten höheren Rindenfeldern ausgehenden epileptischen Krampfanfälle. Neben den corticalen motorischen Projektionszentren, d. h. neben Rindenabschnitten, welche durch einen Stabkranz direkt oder indirekt über subcorticale Stationen und das spinale Vorderhorngrau mit der Körperperipherie in Verbindung stehen, existieren Rindenfelder, welchen solche Verbindungen mit der Körperperipherie völlig fehlen. Bei den ersteren handelt es sich um Rindenbezirke, in welchen entweder efferente zu peripheren Erfolgsorganen ziehende Bahnen entspringen oder in welche umgekehrt afferente von der Körperperipherie kommende sensible oder sensorische Bahnen einmünden und die nach FLECHSIG auch als Projektionsfelder bezeichnet werden (s. S. 231). Während die Rindenabschnitte, welche nur auf dem Umwege über ihnen untergeordnete corticale Rindenfelder mit der Körperperipherie in Verbindung stehen, von FLECHSIG als Assoziationsfelder zusammengefaßt werden (s. S. 232). Da diese Assoziationsfelder mit den ihnen unterstellten motorischen Projektionszentren in leitender Verbindung stehen, kann die zunächst an einem Assoziationsfeld angreifende epileptophore Noxe auch auf die diesem unterstellten motorischen Projektionsfelder übergreifen und so einen epileptischen motorischen Krampfanfall zur Folge haben. Die Krampfanfälle, welche von den den corticalen motorischen Projektionsfeldern übergeordneten Assoziationsfeldern ausgehen, sind nach JACKSON gekennzeichnet 1. durch den frühzeitigen Bewußtseinsverlust und 2. durch die primäre Generalisierung der Krämpfe, wobei die Krampfentladung aber zunächst nicht so selten mit einer Drehung des Kopfes und Augen nach einer Seite einsetzt und auf einer Körperhälfte ausgeprägter ist. Da die Welle der epileptischen Krampfentladung, bevor sie auf die motorischen Rindenfelder übergreift, sich zunächst von einem Assoziationsfeld auf sämtliche

Assoziationsfelder ausdehnt, kommt es zu der durch die epileptische Entladung ihrer Zellelemente bedingten Erschöpfung und zur Bewußtlosigkeit vor Einsetzen der motorischen Krampfentladung. Da außerdem die motorischen Projektionsfelder zwischen den Assoziationsfeldern verstreut liegen, kommt es naturgemäß zur sofortigen generalisierten Krampfentladung.

Zu den motorischen Projektionsfeldern übergeordneten höheren Rindenfeldern (s. Abb. 136a u. b) zählen 1. die frontalen Rindenfelder, welche den motorischen Feldern 6 aβ und 8 vorgelagert sind, 2. die Inselrinde, 3. die temporalen Rindenfelder, ausgenommen die Rindenareale, in welche Gehörs-, Geruchs- und Geschmacksbahnen einmünden, und das Feld 22, das zur motorischen Rinde zählt, 4. der untere Scheitellappen, 5. die Rindenabschnitte des Occipitallappens, welche die Area striata auf der Konvexität und der Medianfläche umrahmen und 6. wahrscheinlich Teile des Gyrus fornicatus.

Die epileptischen Krampfanfälle, welche von den den motorischen Rindenfeldern übergeordneten höheren Rindenfeldern ausgehen, beginnen mit einer Entladung desjenigen motorischen Projektionsfeldes, das zunächst von der in den übergeordneten Rindenfeldern sich ausbreitenden Erregungswelle erreicht wird, so hat der von den frontalen Assoziationsfeldern ausgehende Krampfanfall entweder das Gepräge des extrapyramidalen Frontalfeldanfalles (6 aβ) oder das des frontalen Augenfeldanfalles (8 $\alpha\beta\delta$) mit isolierten klonischen Zuckungen der Bulbi nach der Gegenseite, denen sich der 6 aβ-Anfall mit Drehung von Kopf, Augen und Rumpf nach der Gegenseite und komplexen Bewegungssynergien der kontralateralen Extremitäten erst anschließt.

Wie aus früheren Ausführungen hervorgeht, sind die nervösen Erregungen der assoziativen Rindenfelder mit seelischen Erlebnissen verbunden und es wäre dementsprechend zu erwarten, daß seelische Erlebnisse zu den wesentlichen Komponenten der von assoziativen Rindenzentren ausgehenden epileptischen Krampfentladungen zählen würden. Wenn man aber weder im Verlaufe des Krampfanfalles noch nach der Wiederkehr des Bewußtseins von dem Kranken irgendeine Angabe über seelische Erlebnisse während des Anfalles erhalten kann, so liegt dies daran, daß eine retrograde Amnesie für sämtliche Ereignisse während des Anfalles besteht. Die Bewußtlosigkeit kann sowohl vor Ausbruch der motorischen Krampfanfälle wie nach diesen einsetzen.

β) Ausfallserscheinungen von seiten der motorischen Rindenfelder und ihrer efferenten Bahnen.

Eine Gegenüberstellung von Reiz- und Ausfallserscheinungen, wie sie sonst bei der Darstellung des Nervensystems möglich ist, läßt sich bei den motorischen Rindenfeldern und ihren efferenten Bahnen nicht durchführen, da sich die im Gebiete der vorderen Zentralwindung abspielenden Krankheitsprozesse in der Regel nicht an die Grenzen der cytoarchitektonisch und reizphysiologisch bestimmten Areae halten, sondern sich vielmehr gewöhnlich auf mehrere Rindenfelder erstrecken. Die aus der Zerstörung der Area pyramidalis oder der Unterbrechung ihrer efferenten Bahn, der Pyramidenbahn, resultierenden motorischen Ausfallserscheinungen werden unter der Bezeichnung *„Pyramidenbahnsyndrom"* zusammengefaßt. Während sich die Motilitätsstörung nach Zerstörung der Area pyramidalis oder der Pyramidenbahn von den Ausfallserscheinungen nach Zerstörung der Area pyramidalis bzw. der Pyramidenbahn und der extrapyramidalen Rindenfelder nur dem Grade nach unterscheidet, weicht die Motilitätsstörung nach alleiniger Ausschaltung der extrapyramidalen Rindenfelder ohne Mitbeteiligung der Area pyramidalis bzw. der Pyramidenbahn weitgehend von derjenigen nach der Zerstörung der Area pyramidalis oder der Pyramidenbahn ab. Daher erfordern das Pyramidensyndrom und die Syndrome nach Ausschaltung der verschiedenen extrapyramidalen Rindenfelder eine gesonderte Darstellung.

Das Pyramidenbahnsyndrom. Die nach Ausschaltung der vorderen Zentralwindung oder nach Unterbrechung ihrer efferenten Bahn, der corticospinalen und corticobulbären Pyramidenbahn, auftretende *Motilitätsstörung* der *gekreuzten Körperhälfte* wird, wie bereits früher erwähnt, als *Hemiplegie* bezeichnet. Betrifft die pyramidale Lähmung nur einen Körperabschnitt, so spricht man entsprechend von *Monoplegia cranialis*, *brachialis* und *cruralis*, während man die Lähmung homologer Körperabschnitte als *Diplegia cranialis*, *brachialis* und *cruralis* bezeichnet. An Stelle von Diplegia cranialis hat sich die Bezeichnung „*Pseudobulbärparalyse*" eingebürgert.

Störungen der willkürlichen Innervation beim Pyramidenbahnsyndrom. Unmittelbare Folge der Ausschaltung eines innerhalb der vorderen Zentralwindung gelegenen Rindenfeldes oder der Zerstörung seiner efferenten Fasern ist der *völlige Verlust* sowohl der *willkürlichen Beweglichkeit* des zugeordneten kontralateralen Körper- bzw. Extremitäteneinzelabschnittes wie der *reflektorischen Erregbarkeit* der entsprechenden Muskeln oder mit anderen Worten die aus der akuten Zerstörung der vorderen Zentralwindung oder ihrer efferenten Fasern resultierende *Lähmung* ist eine *schlaffe*. Nach einer gewissen, mehr oder minder langen Zeitspanne kehren aber die infolge des plötzlichen Zusammenbruches der gesamten Arbeitsgemeinschaft (O. FOERSTER) bedingte völlig aufgehobene willkürliche Beweglichkeit und reflektorische Erregbarkeit wieder, doch *fehlt* der wiedergewonnenen willkürlichen Beweglichkeit die *Fähigkeit, einzelne Körper- und Extremitätenabschnitte isoliert zu bewegen.*

Aus der akuten Ausschaltung des *Beinfeldes* (s. Abb. 144a und b) resultiert zunächst eine völlige Aufhebung sowohl der willkürlichen Beweglichkeit des kontralateralen Beines wie der reflektorischen Erregbarkeit der zugehörigen Beinmuskeln, nämlich Ausfall des Muskeldehnungsreflexes, des Plantarreflexes, des Patellar- und Achillessehnenreflexes oder mit anderen Worten eine schlaffe Lähmung des gekreuzten Beines. Nach einer mehr oder minder langen Zeitspanne vermag aber der Kranke komplexe Bewegungen des kontralateralen Beines in Gestalt der Streck- und Beugesynergie auszuführen, doch bleiben die isolierten Bewegungen einzelner Beinabschnitte, wie der Zehen, des Fußes, des Unter- und Oberschenkels zunächst noch völlig aufgehoben (s. Abb. 145a und b). Die Bewegungssynergien lassen sich, wie früher dargelegt wurde, durch elektrische Reizung extrapyramidaler Rindenfelder auslösen und kommen auch in den epileptischen Krampfentladungen, die von diesen extrapyramidalen Rindenfeldern ausgehen, zum Vorschein. Nach Ausschaltung der vorderen Zentralwindung vermag daher der Kranke willkürlich nur mittels seiner erhaltenen extrapyramidalen Rindenfelder die beiden extrapyramidalen Bewegungssynergien auszuführen, deren einzelne Komponenten unlösbar miteinander verbunden sind, so daß die willkürliche Dorsalflexion des Fußes zwangsläufig mit einer gleichzeitigen Beugung des Beines im Knie- und Hüftgelenk sowie mit einer gleichzeitigen Abduktion des Oberschenkels vergesellschaftet ist, während bei einer willkürlichen Beugung des Beines im Kniegelenk zwangsläufig eine gleichzeitige Dorsalflexion und Supination des Fußes, eine Beugung des Oberschenkels im Hüftgelenk und häufig auch eine Abduktion des Oberschenkels erfolgen (s. Abb. 145a). Umgekehrt ist die willkürliche Plantarflexion des Fußes zwangsläufig mit einer gleichzeitigen Streckung des Unter- und Oberschenkels, die Streckung des Unterschenkels mit gleichzeitiger Plantarflexion des Fußes und mit Streckung sowie Adduktion des Oberschenkels verbunden (s. Abb. 145b). Die Beuge- bzw. Strecksynergie kann

weder durchbrochen noch sonst irgendwie abgeändert werden, d. h. es kann nicht
eine Komponente der Strecksynergie mit Komponenten der Beugesynergie und
umgekehrt verbunden werden. Die einzelnen Komponenten der Beuge- und Strecksynergie finden sich um so ausgeprägter, je geringer der Widerstand ihrer antagonistischen Muskelgruppe ist. Die infolge Steigerung des Muskeldehnungsreflexes
sich ausbildenden spastischen Kontrakturen schränken beim Pyramidenbahnsyndrom die Beweglichkeit der einzelnen Beinabschnitte mehr oder minder stark
ein. Das Unvermögen, eine Komponente der Beugesynergie mit einer solchen der
Strecksynergie und umgekehrt zu koppeln und so einen Beinabschnitt bei Streckung des anderen zu beugen, macht sich besonders beim Gang sehr störend bemerkbar. Nicht selten ist der Widerstand der Knie- und Fußstrecker so intensiv, daß sich die Beugesynergie des Schwungbeines nicht durchsetzen kann und das Schwungbein ohne die nötige Dorsalflexion des Fußes und Kniebeugung nur durch Beugung und Abduktion des Beines im Hüftgelenk vorgeführt werden kann (typische Circumduktion bei der Hemiplegie) (s. Abb. 145 b). Wird aber der spastische Widerstand der Plantarflexoren und Kniestrecker durch operative Eingriffe (Tenotomie der Achilles-, der Quadricepssehne oder plastische Verlängerung derselben oder Hinterwurzeldurchschneidung) geschwächt, so

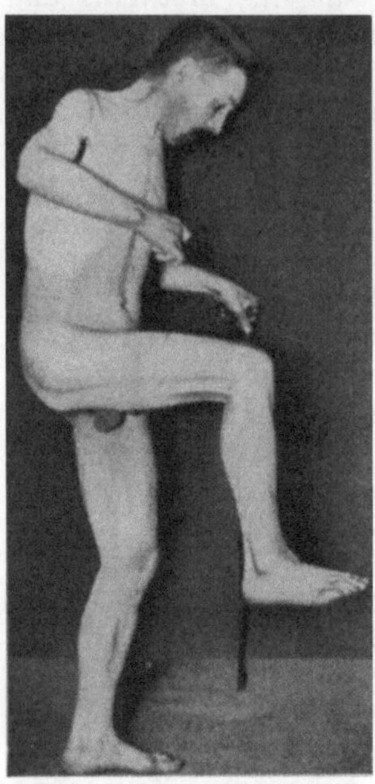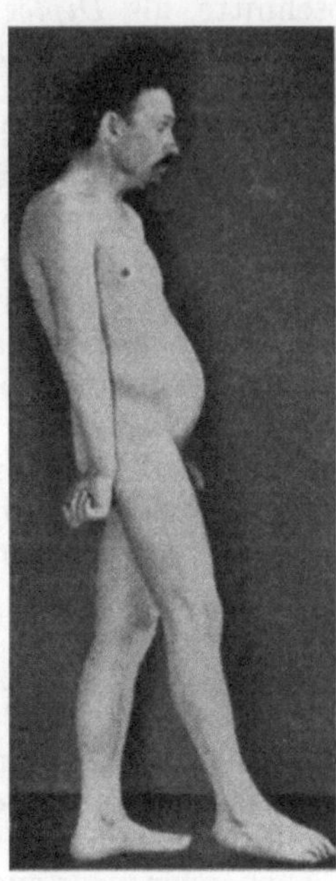

a   b

Abb. 145 a. Beugesynergie des rechten Beines bei rechtsseitiger Hemiplegie (simultane Beugung des Oberschenkels und Unterschenkels und
Dorsalflexion des Fußes), zu beachten ist, daß der rechte Arm gleichzeitig die Beugesynergie ausführt.

Abb. 145 b. Strecksynergie des rechten Beines (simultane Streckung des
Oberschenkels, des Unterschenkels und Plantarflexion des Fußes und der
Zehen. Gleichzeitige Strecksynergie des Armes. (Nach O. FOERSTER.)

kommt die Beugereflexsynergie mit all ihren Einzelkomponenten zum Durchbruch. Aber auch dann fehlen dem Gang noch die Modifikationen der Bewegungen, welche die beiden Bewegungssynergien beim normalen Gang noch
erfahren müssen, so z. B. muß zu Beginn der Schwungphase das Schwungbein zunächst isoliert im Kniegelenk bei Streckung des Hüftgelenkes gebeugt
werden. Der Pyramidalgeschädigte sucht die zwangsläufig gekoppelte gleichzeitige Beugung in der Hüfte durch eine Rumpfbeugung nach hinten einigermaßen auszugleichen. Weit störender noch macht sich gegen Ende der Schwungphase die an die Kniestreckung gebundene gleichzeitige Hüftstreckung bemerkbar,
da durch diese das vorgeführte Bein wieder zurückgeführt wird und die Schrittlänge eine wesentliche Verkürzung erfährt. Auf die gleichfalls sehr störende
Adduktion des Oberschenkels sowie auf die starke Plantarflexion der Zehen,
welche das normale Aufsetzen des Fußes und der Zehen verhindert und ein
Einkrallen der Zehen in den Boden verursacht, sei nur kurz hingewiesen. In
gleicher Weise wie auf das Schwungbein macht sich auch auf das Standbein

das Unvermögen, isolierte Beugungen von einzelnen Beinabschnitten auszuführen, sehr störend bemerkbar. Die Plantarflexion der Zehen erschwert infolge des bereits beschriebenen Einkrallens der Zehen in den Boden den festen Stand und dabei kommt es nicht selten zu einer Spitzfußstellung des Standbeins. Bei Verlegung des Schwerpunktes nach vorne ist die dazu nötige Beugung des Unterschenkels im Fußgelenk erschwert und es unterbleibt die in der zweiten Hälfte der Standphase notwendige Innervation der Beuger, welche eine Überstreckung im Kniegelenk verhindern. Kommt es bei der Schädigung der vorderen Zentralwindung oder ihrer efferenten Fasern nicht zur Ausbildung einer Streck-, sondern einer Beugesynergie, so ist natürlich der aufrechte Gang überhaupt unmöglich.

Erfolgt die Ausschaltung der vorderen Zentralwindung oder ihrer efferenten Bahn langsam, so fehlt naturgemäß die initiale totale Aufhebung der willkürlichen Beweglichkeit und der reflektorischen Erregbarkeit und es verliert der betreffende Kranke lediglich die Fähigkeit, willkürlich Einzelbewegungen auszuführen, während er zu komplexen Bewegungen in Gestalt der Beuge- und Strecksynergie sehr wohl befähigt ist. Neben den extrapyramidalen Rindenfeldern beteiligt sich aber auch das Beinfeld der gleichseitigen vorderen Zentralwindung an der Restitution, und zwar in einem der bihemisphäralen Vertretung des betreffenden Körper- bzw. Extremitätenabschnittes entsprechenden Grade. Dabei sind die Beinmuskeln stärker bihemisphäral vertreten als die Armmuskeln, und zwar die proximalen Beinmuskeln wieder mehr als die distalen.

Nach Ausschaltung eines corticalen Beinfeldes vermag in der Reorganisationsphase das Beinfeld der homolateralen Präzentralwindung, das durch ungekreuzte Pyramidenbahnfasern mit den motorischen Vorderhornzellen des paretischen Beines in Verbindung steht, isolierte Impulse an die einzelnen Muskelgruppen des letzteren abzugeben, wodurch die anfangs völlig unbeeinflußbaren Bewegungssynergien eine gewisse Abänderung erfahren können. Zunächst kann durch isolierte, nur die entsprechende Muskelgruppe treffende Impulse eine Einzelkomponente der Beuge- oder Strecksynergie hervorgerufen werden, was sich z. B. darin dokumentiert, daß der Kranke sein Bein erheben kann, während die zwangsläufigen Mitbeugungen im Knie- und Fußgelenk völlig zurücktreten. Je größeren Einfluß das Beinfeld der homolateralen vorderen Zentralwindung gewinnt, desto weniger treten die übrigen Komponenten der entsprechenden Bewegungssynergie hervor. Bei weit fortgeschrittener Restitution ist schließlich der Ausfall des kontralateralen Beinfeldes nur noch dann zu erkennen, wenn die willkürlichen Bewegungen gegen einen größeren Widerstand ausgeführt werden und dabei die zwangsläufigen übrigen Bewegungskomponenten wieder zum Vorschein kommen. Soll z. B. ein Kranker mit Excision des Beinfeldes der linken Präzentralwindung, bei dem die Restitution schon weit fortgeschritten ist, den rechten Fuß gegen einen größeren äußeren Widerstand dorsalflektieren, so kann er dies nur unter supinatorischer Kantung und bei gleichzeitiger Knie- und Hüftbeugung, da der Grad der Kontraktur in den antagonistisch wirkenden Plantarflexoren zu groß ist, um von dem homolateralen Beinfeld allein überwunden zu werden und dazu noch die Mitarbeit der kontralateralen extrapyramidalen Rindenfelder notwendig ist. Wird jedoch durch operative Maßnahmen (Tenotomie, Sehnenverlängerung, Schädigung der zugehörigen motorischen Nerven, Hinterwurzelresektion) der Widerstand der antagonistischen Plantarflexoren entsprechend geschwächt, so gelingt die isolierte Dorsalflexion des Fußes ohne Mitbewegung. An der unteren Extremität übertrifft im allgemeinen die Kraft der Plantarflexoren diejenige der Dorsalflexoren, sowie die der Supinatoren diejenige der Pronatoren, die der Strecker im Kniegelenk diejenige der Beuger,

die der Adductoren und Innenrotatoren des Oberschenkels diejenige der Ab-
ductoren und Außenrotatoren und schließlich die der Oberschenkelstrecker diejenige der Oberschenkelbeuger. Bei doppelseitiger Ausschaltung der corticalen
motorischen Beinfelder sind naturgemäß keinerlei isolierte Bewegungen einzelner
Beinabschnitte mehr möglich und therapeutisch läßt sich durch die früher angeführten operativen Maßnahmen, Tenotomie usw., nur der Effekt der Beuge- bzw.
Strecksynergie vergrößern. Der Lähmungs- und Kontrakturgrad einer Muskelgruppe stehen im umgekehrten Verhältnis zueinander. An der unteren Extremität herrscht bei der corticalen, subcorticalen und capsulären Ausschaltung
des pyramidalen Einflusses die Strecksynergie vor, doch kann man, wenn man
das betreffende Bein im Initialstadium der totalen schlaffen Lähmung in Beugestellung bringt und so fixiert, nicht nur die reflektorische Erregbarkeit der Beuger
im Verhältnis zu der der Strecker steigern und eine Beugekontraktur erzeugen,
sondern sogar eine ausgiebige und intensivere willkürliche Beweglichkeit der
Beuger gegenüber der der Strecker erzielen. Auf diese Weise läßt sich der Prädilektionstypus der corticalen Beinlähmung geradezu umkehren. Bringt man
das betreffende Bein in eine Mittelstellung zwischen ausgesprochener Beuge- und
Streckstellung, so erzielt man in der Beuge- und Streckmuskulatur den gleichen
Grad von Spastizität und die willkürliche Innervierbarkeit beider Muskelgruppen
hält sich die Waage.

Das Zustandekommen des WERNICKE-MANNschen *Prädilektionstypus, Beugestellung an der oberen, Streckstellung an der unteren Extremität* hat man durch das
normalerweise bestehende Kräfteverhältnis der einzelnen Muskelgruppen, die
jeweilige Verteilung der Kontrakturen auf die einzelnen Muskelgruppen und die
jeweilige Gliedstellung usw. zu erklären versucht, doch befriedigen diese sämtlichen Erklärungsversuche nicht. Neben dem WERNICKE-MANNschen Prädilektionstypus existiert nach Ausschaltung des in der vorderen Zentralwindung gelegenen Beinfeldes oder nach Unterbrechung seiner efferenten Pyramidenbahnfasern noch ein distaler Lähmungstyp, der hinsichtlich seiner Häufigkeit hinter
dem WERNICKE-MANNschen Typus zurücktritt. Bei diesem distalen Lähmungstypus erleiden die Bewegungen der proximalen Beinabschnitte des Ober- und
Unterschenkels im Hinblick auf Extensität und Kraftentwicklung keine besondere Einschränkung, während dagegen die Bewegungen der Zehen und des
Fußes stark in Mitleidenschaft gezogen sind, weshalb die isolierten Bewegungen
des Fußes und der Zehen ausfallen.

Nach akuter Ausschaltung des *Rumpffeldes* der vorderen Zentralwindung
(s. Abb. 144a) durch Operation oder einen Krankheitsprozeß oder nach eben-
solcher akuter Unterbrechung seines Stabkranzes werden beim Inspirium die
Intercostalräume auf der gelähmten Seite eingezogen und das Zwerchfell kontrahiert sich auf der gleichen Seite weniger ausgiebig, wobei auch die herdkontralaterale Thoraxhälfte beim Atmen hinter der anderen Hälfte zurückbleibt, was
bei forciertem Inspirium noch in Erscheinung tritt. Die initiale schlaffe Lähmung
der Bauchmuskeln dokumentiert sich bei forciertem In- und Exspirium in einer
stärkeren Vorwölbung der Bauchwand und in einer Verziehung des Nabels nach
der gesunden Seite. Die Wirbelsäule kann zunächst nach der Seite der Lähmung
weder geneigt noch gedreht werden. Die initiale schlaffe corticale Lähmung der
Rumpfmuskeln ist gleichfalls mit Areflexie gepaart, weshalb die cutanen und
ossalen Bauchdeckenreflexe, die Dehnungsreflexe der Bauchmuskeln und die
Cremasterreflexe fehlen.

Nach einer verschieden langen Zeitspanne kommt es infolge des Eintretens der
kontralateralen extrapyramidalen Rindenfelder und des homolateralen unzer-
störten Rumpffeldes, das durch ungekreuzte Pyramidenbahnfasern mit den

motorischen Vorderhornzellen der paretischen Rumpfhälfte in Verbindung steht, zu einem weitgehenden Ausgleich der initialen schlaffen Lähmung. Nur bei forciertem Inspirium hinkt zunächst noch die herdkontralaterale Thoraxhälfte hinter der herdgleichseitigen Hälfte in einem mehr oder minder beträchtlichen Ausmaß nach. Beim Aufrichten aus liegender Stellung, bei der willkürlichen Bauchpresse und beim Exspirationsstoß während des Sprechens kontrahieren sich die Bauchmuskeln der Lähmungsseite deutlich weniger als die der gesunden Seite, ebenso erfolgen Neigung und Drehung der Wirbelsäule nach der Lähmungsseite weniger ausgiebig und mit geringerer Kraft. Schließlich gleichen sich auch diese Störungen mehr und mehr aus, was durch die weitgehende bihemisphärale Innervation der Rumpfmuskeln möglich ist. Die bihemisphärale Vertretung jeder der beiden Rumpfhälften gibt auch die Ursache dafür ab, daß bei langsam sich entwickelnden einseitigen Destruktionsprozessen innerhalb der vorderen Zentralwindung oder bei entsprechender Unterbrechung ihrer Stabkranzfasern sich die Rumpfmuskeln kaum an der Lähmung beteiligen.

Die akute Ausschaltung des *Armfeldes* einer vorderen Zentralwindung (s. Abb. 144a) durch einen Krankheitsprozeß oder die akute Unterbrechung seiner efferenten pyramidalen Leitungsfasern hat ebenso wie die akute Zerstörung des Beinfeldes initial eine völlige Aufhebung der willkürlichen Beweglichkeit des kontralateralen Armes, die mit einer Aufhebung der reflektorischen Erregbarkeit der Armmuskeln gepaart ist, also eine schlaffe Lähmung zur Folge.

Die reflektorische Erregbarkeit der Armmuskeln stellt sich meist nach kurzer Zeit wieder ein und nimmt in der Folgezeit über die Norm zu, wodurch sich die initiale schlaffe Lähmung in eine spastische umwandelt. Ebenso wie die nach der akuten Ausschaltung des corticalen Beinfeldes zu beobachtende Aufhebung der willkürlichen Beweglichkeit des Beines sich wieder ausgleicht, so bildet sich auch die nach akuter Zerstörung des Armfeldes einsetzende schlaffe Armlähmung wieder zurück, doch benötigt die Wiederkehr der willkürlichen Beweglichkeit der Armmuskeln längere Zeit als die der Beinmuskeln, was sich besonders schön darin dokumentiert, daß bei der Hemiplegie infolge Läsion der inneren Kapsel die willkürliche Beweglichkeit des Beines im allgemeinen rascher zurückkehrt.

Der wiedergewonnenen willkürlichen Beweglichkeit der Armmuskeln, die auf dem funktionellen Eintreten der extrapyramidalen motorischen Rindenfelder beruht, fehlt naturgemäß die spezifische Funktion des pyramidalen Rindenfeldes, die Fähigkeit, isolierte Bewegungen einzelner Armabschnitte vor allem einzelner Finger auszuführen, während komplexe Bewegungen in Gestalt der Beuge- und Strecksynergie möglich sind. Da eine keineswegs geringe Anzahl von im täglichen Leben wichtigen Einzelbewegungen der oberen Extremität nicht in den Einzelkomponenten der Beuge- und Strecksynergie enthalten sind, können Kranke mit Zerstörung des corticalen Armfeldes mit der herdkontralateralen Hand keine feineren Bewegungen der Finger wie isolierte Beuge- oder Streckbewegungen eines Fingers bei gleichzeitiger Streckung bzw. Beugung der übrigen Finger, Streckung der Finger in den Grundgelenken und gleichzeitige Beugung in den Mittel- und Endgelenken und umgekehrt Beugung der Finger in den Grundgelenken und gleichzeitige Streckung in den Mittel- und Endgelenken, Daumen-Fingerspitzenschluß, Öffnen und Schließen der Finger, sowie isolierte gradlinige Vorführung des Armes nach vorne, isolierte Supination des Armes usw., die zum Trinken, zum Ergreifen eines vor dem Kranken liegenden Gegenstandes, zum Hutziehen, Händegeben usw. erforderlich sind, ausführen. Neben den kontralateralen extrapyramidalen motorischen Rindenfeldern beteiligt sich noch das homolaterale Armfeld an der Restitution, wobei aber die Vertretung der

Armmuskeln in der homolateralen vorderen Zentralwindung geringer ist als die der Beinmuskeln im homolateralen corticalen Beinfeld. Das Eintreten des homolateralen corticalen Armfeldes kann eine Modifikation der nach akuter Ausschaltung des kontralateralen corticalen Armfeldes auftretenden, zunächst unabänderlichen komplexen Bewegungssynergie ermöglichen, und zwar einerseits in der Richtung, daß eine Komponente einer Bewegungssynergie im Verhältnis zu den anderen Komponenten dieser Synergie verstärkt wird und andererseits in der Richtung, daß eine Komponente der einen Synergie mit Komponenten der anderen Synergie kombiniert werden kann. So kann der Oberarm ohne gleichzeitige deutlichere Vorderarmbeugung erhoben werden, wobei sich aber die Pronation der Hand zunächst noch zwangsläufig durchsetzt. Desgleichen unterbleibt bei der Beugung des Unterarmes die abduzierende Wirkung des Oberarmes, während jedoch die gleichzeitige Pronation der Hand zwangsläufig verläuft. Bei der Übungsbehandlung läßt man zunächst die geplante Einzelbewegung auch mit den Fingern der gesunden Hand ausführen, wobei sich die Einzelbewegungen des herdhomolateralen corticalen Armfeldes und die betreffende komplexe Bewegungssynergie der herdkontralateralen extrapyramidalen Rindenfelder einschieben und einzelne Komponenten der letzteren modifizieren. Während zunächst die Einzelbewegungen des paretischen Armes unwillkürliche Mitbewegungen der willkürlichen Bewegung des gesunden Armes darstellen, kehrt sich im Laufe der Zeit dieses Verhalten um und die Bewegung des gesunden Armes wird zur unwillkürlichen Mitbewegung der willkürlichen Bewegung des paretischen Armes. Schließlich gelingt dann die Einzelbewegung der paretischen Armes auch ohne homologe Mitbewegung des gesunden Armes. Die feinen Fingerbewegungen, nämlich isolierte Beugung eines Fingers in den Phalangealgelenken bei gleichzeitiger Streckung im Fingergrundgelenk sind jedoch gewöhnlich stets gestört. Bei diesen Einzelbewegungen lassen sich ebenso wie beim Schließen und Spreizen der Finger Mitbewegungen im Sinne der Streckung und Beugung der Finger nur sehr schwer ausschalten, Der Daumen-Fingerbeerenschluß, der als feiner Greifmechanismus von Daumen und Fingern im täglichen Leben eine sehr wichtige Rolle spielt, fällt in der Regel weg, an seiner Stelle dient die grobe Beugung des Daumens und der Finger, der Faustschluß, als Greifzange. So gut wie stets sind diese feinen Fingerbewegungen einzig und allein im kontralatralen corticalen Fingerfeld verankert, doch gibt es auch von dieser Regel seltene Ausnahmen. Die Restitution des Armfeldes bleibt, wie bereits erwähnt, hinter der des Beinfeldes zurück und hängt im gegebenen Falle von der Zahl der ungekreuzten Pyramidenbahnfasern, die individuell sehr schwankt, vom Lebensalter des Kranken, vom Grad der spastischen Kontrakturen und von der Integrität des homolateralen Armfeldes ab.

Die doppelseitige Zerstörung des corticalen Armfeldes oder seines Stabskranzes, die als Folge angeborener Gehirnprozesse und von Schädeldurchschüssen vorkommt, zieht naturgemäß den völligen Verlust der isolierten Innervierbarkeit einzelner Muskelgruppen beider Arme nach sich. Die willkürliche Beweglichkeit der Arme ist zwar nicht vollkommen aufgehoben, jedoch auf die beiden extrapyramidalen Bewegungssynergien reduziert, die in keiner Weise mehr modifizierbar sind. Zur völligen dauernden Aufhebung der willkürlichen Beweglichkeit der Arme kommt es erst dann, wenn das herdkontralaterale corticale Armfeld und die herdkontralateralen extrapyramidalen Rindenfelder zerstört sind und die entsprechenden Rindenfelder der herdgleichseitigen Hemisphäre, z. B. infolge intrakranieller Druckerhöhung an einem vikariierenden Eintreten verhindert sind. In einem solchen Falle läßt sich aber durch die Entlastungstrepanation eine wesentliche Besserung erzielen.

Nach der akuten operativen oder durch einen Krankheitsprozeß bedingten Ausschaltung des unteren Drittels der vorderen Zentralwindung, in welchem von oben nach unten aufeinanderfolgend die Rindenfelder der Hals- und Nackenmuskeln, des oberen und unteren Facialis, der Zunge, des Kiefers, des Velums, Pharynx und Larynx gelegen sind, oder nach akuter Unterbrechung seiner Stabkranzfasern kommt es zum Ausfall oder wenigstens zur Einschränkung der Drehung und Wendung des Kopfes nach der herdkontralateralen Seite, während eine initiale Deviation des Kopfes nach der Herdseite (der Kranke sieht seinen Herd an) im allgemeinen nicht zu beobachten ist. Anscheinend genügen nach Ausfall des Hals-Nackenfeldes der vorderen Zentralwindung die extrapyramidalen Rindenfelder um diese Deviation nach der Herdseite zu verhüten. In der Regel gleicht sich auch die aus der Ausschaltung des Kopfgebietes der vorderen Zentralwindung resultierende initiale Lähmung der Kopfdreher und -neiger sehr bald wieder weitgehend aus und es verbleibt nur ein geringes Überwiegen der anfangs paretischen Muskeln über die der gesunden Seite bei stärkstem Krafteinsatz. Auch bei der akuten Hemiplegie erholen sich die Kopfwender und -neiger nach der gesunden Seite, wenn sie überhaupt in die Lähmung einbezogen waren, am frühesten. Nur sehr selten kommt es zu einer dauernden Lähmung der Kopfneiger und Kopfdreher oder sogar zu einer spastischen Kontraktur der antagonistischen Muskeln, die dann einen Torticollis spasticus fixatus hervorruft.

Die akute Ausschaltung des nach unten sich anschließenden *Facialisfokus* (s. Abb. 144 a) führt zunächst zu einer Lähmung des unteren Facialis und wenigstens auch zu einer Parese des oberen. Wenn auch eine vollkommene Lähmung des oberen Facialis bei einseitigen Herden nicht zustande kommt, so läßt sich doch häufig beim Stirnrunzeln, beim Hochziehen der Augenbrauen und beim Lidschluß eine gewisse Schwäche auf der gelähmten Seite nachweisen, wobei der Corneal- und Blinzelreflex herabgesetzt sind oder sogar ganz fehlen. Die initiale Parese bildet sich infolge der bihemisphäralen Vertretung des oberen Facialis weitgehend zurück, und zwar besonders für solche Bewegungen, bei denen beide Gesichtshälften symmetrisch innerviert werden, wie z. B. Schließen der Lider beider Augen, während isolierter Lidschluß nur auf der gesunden Seite möglich ist. Auch die initiale totale Lähmung des unteren Facialis geht, soweit sie sich auf bilaterale symmetrische Bewegungen der Lippen, wie Rüsselbildung der Lippen, Backenaufblasen, Lippenschluß und Zähnezeigen bezieht, weitgehend zurück, während einseitige isolierte Innervationen wie Luftausblasen nur aus dem intakten Mundwinkel sowie Verziehen des Mundes nach der gelähmten Seite lange Zeit unausführbar sind. Hieraus geht hervor, daß der homolaterale corticale Fokus für die Gesichtsmuskulatur nur solche willkürliche Bewegungen, welche eine bilateral symmetrische Innervation beider Gesichtshälften erfordern, nach einer gewissen Zeitspanne mehr oder minder vollkommen übernehmen kann, zu einer einseitigen isolierten Innervation der paretischen Gesichtshälfte jedoch nicht in der Lage ist. Anfangs beteiligt sich nach der akuten Ausschaltung des corticalen Facialisfeldes die gelähmte Gesichtshälfte auch nicht an den mimischen Ausdrucksbewegungen, doch stellt sich die mimische Innervation zu einer Zeit, zu welcher die willkürliche Innervation der Gesichtsmuskeln auf der gelähmten Seite noch weitgehend gestört ist, wieder ein, so daß die Facialisparese weder beim Lachen noch beim Weinen irgendwie in Erscheinung tritt. Im Gegensatz zur corticalen und pyramidalen Facialisparese zeigt die pallidäre Facialisstörung gerade Ausfall oder wenigstens Abschwächung der mimischen Innervation der Gesichtsmuskeln, während die willkürliche Innervation entweder gar keine Störung oder höchstens eine Schwäche beim Lidschluß gegen starken Widerstand oder bei maximalem Zähnezeigen erkennen läßt. Während sich die corticopyramidale und die pallidäre Facialislähmung im Initialstadium nicht voneinander unterscheiden, zeigt sich aber bei der Reorganisation, welche spezifische Funktion dem jeweils erhalten gebliebenen dieser beiden Abschnitte des Zentralnervensystems zukommt, nämlich dem Pallidum die mimische, der vorderen Zentralwindung die willkürliche Innervation der Gesichtsmuskeln. Nach der plötzlichen Zerstörung des unteren Drittels der vorderen Zentralwindung oder nach akuter Unterbrechung seiner efferenten Leitungsbahn weicht die *Zunge* beim Vorstrecken nach der gelähmten Seite ab und kann nicht nach der gesunden Seite bewegt werden. Nach einiger Zeit werden aber auch hier wieder diejenigen Leistungen, denen bilateralsymmetrische Bewegungen beider Zungenhälften zugrunde liegen, von dem homolateralen corticalen Zungenfokus übernommen, so daß dann die Zunge ohne Seitenabweichung vorgestreckt werden kann. Das Einführen der Zungenspitze in den Mundwinkel der gesunden Seite, sowie das Abtasten der gesunden Wangenseite mit der Zungenspitze stellen sich aber erst allmählich mehr oder minder vollkommen wieder ein, da anscheinend im Grade der bihemisphäralen Vertretung der Zunge große individuelle Unterschiede herrschen.

Die Ausfallserscheinungen nach akuter Zerstörung des gleichfalls im unteren Drittel der vorderen Zentralwindung gelegenen *Kieferfokus* und nach akuter Unterbrechung seines Stabkranzes dokumentieren sich in einem Abweichen des Unterkiefers beim Öffnen nach der gesunden Seite, während der Kieferschluß in der Regel ohne Seitenabweichung ausgeführt werden kann und nur manchmal bei starkem Zubeißen die Kontraktion der Kieferschließer auf der herdkontralateralen Seite weniger kräftig ist. Schließlich bildet sich aber auch nicht so selten dieses Abweichen des Unterkiefers beim Öffnen nach der gesunden Seite wieder zurück und es gelingt dann dem Kranken lediglich nicht, den Kiefer willkürlich nach der gelähmten Seite zu verschieben, während beim Kauakt der Kiefer ebensogut nach der gesunden wie gelähmten Seite verschoben werden kann, was beweist, daß das Kauen nur an die Unversehrtheit eines der beiden Kieferfoki gebunden ist.

Von seiten des *Velum palatinum* läßt sich nach akuter Ausschaltung des unteren Drittels der vorderen Zentralwindung und seiner efferenten Leitungsbahn vielfach keinerlei Störung nachweisen, die beiden Velumhälften kontrahieren sich beim Würgen und Schlucken beiderseits gleichmäßig. Es finden sich jedoch auch Kranke, bei welchen das Velum der herdkontralateralen Seite herabhängt und sich bei der Phonation nur mangelhaft hebt, wobei die Raphe nach der gesunden Seite abweicht. Die Parese ist aber nie so ausgesprochen, daß beim Schlucken von flüssiger Nahrung diese in den Nasenrachenraum gelangen würde, und gleicht sich nach einer kürzeren Zeitspanne wieder aus.

Weit seltener als die herdkontralateralen Innervationsstörungen des Gaumensegels sind die nach einseitiger Ausschaltung des unteren Drittels der vorderen Zentralwindung und ihrer efferenten Leitungsbahn auftretenden kontralateralen Störungen von seiten des *Rachens*, die sich bei der Phonation und beim Auslösen des Rachenreflexes in einer Verziehung der Raphe der hinteren Rachenwand nach der gesunden Seite dokumentieren, in der Regel aber bald wieder verschwinden, wobei sich auffallenderweise die Ausfallserscheinung beim Auslösen des Rachenreflexes rascher ausgleicht. Innervationsstörungen der *Kehlkopfmuskeln* fehlen nach einseitiger Ausschaltung des unteren Drittels der vorderen Zentralwindung völlig. Die in der Literatur angeführten Ausnahmefälle halten einer strengen Kritik nicht stand.

In krassem Gegensatz zu den nur geringen dauernden Ausfallserscheinungen nach einseitiger Zerstörung des unteren Drittels der vorderen Zentralwindung und ihrer efferenten Leitungsbahn stellen sich nach der entsprechenden doppelseitigen Zerstörung der vorderen Zentralwindung schwere Innervationsausfälle ein, die unter der Bezeichnung „*Pseudobulbärparalyse*" zusammengefaßt werden. Die völlige doppelseitige Ausschaltung des unteren Drittels der vorderen Zentralwindung hat Ausfall der *willkürlichen Beweglichkeit* der Gesichtsmuskeln zur Folge, weshalb die betreffenden Kranken weder die Stirn runzeln noch die Lippen irgendwie willkürlich bewegen können. Im Gegensatz zum Ausfall der willkürlichen Beweglichkeit der Gesichtsmuskulatur steht die *erhöhte reflektorische Erregbarkeit*, die sich beim Gähnen und Niesen in einer krampfhaften Kontraktion der gesunden Gesichtsmuskulatur äußert. Auch das Zwangsweinen und Zwangslachen ohne jeden entsprechenden Anlaß ist auf diese erhöhte reflektorische Erregbarkeit zurückzuführen. Während willkürliche Bewegungen der Zunge in keiner Weise ausgeführt werden können, beteiligt sich die Zungenmuskulatur an den reflektorischen Zwangsbewegungen und führt jeweils auch Leckbewegungen aus. Nach akuter Ausschaltung des unteren Drittels der beiden vorderen Zentralwindungen oder der beiden Pyramidenbahnen sinkt der Unterkiefer der Schwere folgend herab und kann nicht geschlossen werden. Im weiteren Verlauf werden mit dem Einsetzen der erhöhten reflektorischen Erregbarkeit die Kiefer geschlossen gehalten und können nicht geöffnet werden. Umgekehrt kann nach passiver Öffnung kein willkürlicher Kieferschluß ausgeführt werden, wodurch jedes Kauen unmöglich ist. Bei angeborener oder in früher Kindheit erworbener Pseudobulbärparalyse wird zuweilen der Kiefer, der willkürlich nicht bewegt werden kann, beim Annähern eines Gegenstandes an den Mund weit geöffnet und es kommt beim Einführen des Gegenstandes zwischen die Zähne zu Freßbewegungen. Auch das Gaumensegel hängt zunächst beiderseits schlaff herab und hebt sich bei der Intonation nicht. Schlucken ist unmöglich und der Schluckreflex fehlt völlig, was zu künstlicher Ernährung zwingt. Kehrt im weiteren Verlauf der Schluckakt wieder, so kommt es doch infolge mangelhaften Schlusses des Velums zu einem Eindringen der Flüssigkeit in den Nasen-Rachenraum und zum Austritt derselben aus der Nase. Infolge Lähmung der Rachenmuskulatur ist ein Schlucken von festen Speisen völlig unmöglich, diese bleiben in der Mundhöhle liegen. Flüssige oder dünnbreiige Speisen, die anfangs ebenfalls nicht geschluckt werden, können später aufgenommen werden, doch gelangen sie infolge ungenügenden Velumschlusses nicht so selten in den Nasen-Rachenraum und infolge mangelhaften Verschlusses des Larynxeinganges in die Luftwege. Beim Inspirium kommt es zu Erweiterung der Glottis und zu klonischen Kontraktionen der Stimmbandadductoren, beim Exspirium ist dieser Klonus der Stimmbandadductoren weniger ausgesprochen. Bei der Intonation bleibt die Annäherung der Stimmbänder aus, diese vibrieren nur unter klonischen Rucken hin und her. Bei weniger schweren Fällen findet sich nur der für die Lähmung der Mm. cricoarytaenoidei interni typische enge Spalt zwischen den beiden Stimmbändern. Die Artikulation ist bei der Pseudobulbärparalyse stets in Mitleidenschaft gezogen, und zwar finden sich alle Grade der Störung von leicht nasalem Klang der Stimme und geringer Heiserkeit über eine mehr oder weniger schwere Dysarthrie bis zur völligen Anarthrie, während im Rahmen des Zwangslachens und Weinens lautes Lachen, ja sogar Heulen möglich sind.

Auf die verschiedenen auf Einzelabschnitte des Körpers und der Extremitäten sich erstreckenden sog. fokalen Lähmungen kann nicht im einzelnen eingegangen werden, doch sollen wenigstens die wichtigsten kurz Berücksichtigung finden.

Eine bilaterale Zerstörung der Foki für *Blase* und *Mastdarm*, die auf der Innenseite der Hemisphäre im Lobulus paracentralis zu liegen kommen, ist bei parasagittalen Meningeomen nicht so selten zu beobachten und führt zu Störungen

der Blasen- und Mastdarmfunktion. Erstere äußert sich zunächst in einer vollkommenen Retentio urinae, die Katheterismus erforderlich macht. Nach einer
gewissen Zeitspanne stellt sich jedoch wieder eine reflektorische Blasenentleerung
ein, die aber willkürlich weder eingeleitet noch unterbrochen werden kann. Die
initiale völlige Incontinentia urinae steht in der Häufigkeit des Vorkommens weit
hinter der Retentio urinae. Die Störungen von seiten des Mastdarms treten
hinsichtlich ihrer Häufigkeit im Verhältnis zu den Blasenstörungen zurück und
äußern sich, wenn sie überhaupt vorkommen, in einer Incontinentia alvi oder
nur in einer Schwäche des Sphincters, die sich besonders bei Rectaleinläufen
unangenehm bemerkbar macht; doch beobachtet man, wenn auch selten, eine
Lähmung des Defäkationsaktes. Bei einseitiger Zerstörung des Lobulus paracentralis sind die Blasen-Mastdarmstörungen, wenn solche überhaupt auftreten,
nur gering und von kurzem Bestand, aber auch die im Gefolge von bilateraler
Zerstörung des Lobulus paracentralis sich einstellenden Blasen-Mastdarmstörungen bilden sich in der Regel im Laufe der Zeit mehr oder minder völlig
zurück, doch bleibt nicht ganz selten noch jahrelang eine Erschwerung des Wasserlassens zurück. Für eine Lokalisation der corticalen Blasenfoci auf der Konvexität des Großhirns, und zwar in der Hüftregion zwischen Arm- und Beinfeld
oder für das getrennte Vorkommen eines Detrusorfokus im Lobulus paracentralis
und eines Sphincterfokus in der Hüftregion zwischen Arm- und Fußfokus lassen
sich keine stichhaltigen Argumente anführen. Zuweilen sind die Blasen-Mastdarmstörungen mit Lähmungen der Zehen und des Fußes vergesellschaftet, was
auf eine enge Nachbarschaft der Blasen-Mastdarmfoki mit den Foki der Zehen,
des Fußes und sogar des Unterschenkels zurückzuführen ist. Parasagittale
Meningeome der Falx, welche entsprechend ihrer Lage einen Druck auf den
Lobulus paracentralis und den oberen Abschnitt der vorderen Zentralwindung
ausüben, können nacheinander Lähmung der Zehen, des Fußes, des Unter- und
Oberschenkels erzeugen und so das Negativ eines vom Zehenfußfeld des Lobulus
paracentralis ausgehenden Jackson-Anfalls darstellen. Selten beziehen derartige Tumoren auch nach die Foki der Bauchmuskeln ein. Die Kombination
von Blasen-Mastdarmlähmung mit Bein- und Rumpfmuskellähmung ist besonders
für die Verlegung der *Arteria cerebri anterior* charakteristisch, zuweilen sind aber
bei diesem sich rasch entwickelndem Prozeß neben den Foki für Blase-Mastdarm,
Zehen, Fuß, Unter- und Oberschenkel sowie für Rumpf auch noch die Foki für
Schulter und Oberarm in Mitleidenschaft gezogen. Nach eng umgrenzten Läsionen
der vorderen Zentralwindung kann sich die Lähmung auf einen Extremitäten-
oder Rumpfeinzelabschnitt, auf die Finger, Zehen, Fuß, Unter- und Oberschenkel,
Unter- und Oberarm usw., auf einen einzelnen Finger, ja sogar in seltenen Fällen
auf einen Muskel beschränken. Näheres über diese einzelnen Lähmungstypen,
die in dieser kurzen Einführung nicht angeführt werden können, findet der
Interessent im Handbuch der Neurologie von Bumke-Foerster, Bd. 6, Symptomatologie der Erkrankungen des Großhirnabschnitts „*Die fokalen Lähmungen*"
von O. Foerster.

Innerhalb der *Capsula interna* verlaufen die in der vorderen Zentralwindung
entspringenden efferenten motorischen Leitungsbahnen im mittleren Schenkel,
und zwar folgen, wie früher S. 237 schon erwähnt, oral-caudalwärts nacheinander
die Faserbündel für die Augen, Larynx, Pharynx, Velum, Kiefer, Zunge, Gesicht,
Hals, Finger, Vorderarm usw. (s. Abb. 138). Demnach sind die Bahnen der
Augen, des Gesichts und Kopfes im vorderen, die Bahnen der oberen Extremität
im mittleren und die der unteren Extremität im hinteren Abschnitt des mittleren
Schenkels der inneren Kapsel gelegen. Im Gegensatz zu der relativ häufig vorkommenden corticalen und subcorticalen Monoplegie sind Monoplegien nach

umschriebenen Läsionen der inneren Kapsel weit seltener, an ihrer Stelle herrscht vielmehr die Hemiplegie vor. Am häufigsten unter ihnen ist noch die *Monoplegia faciolingualis* bei einem circumscripten Herde im vordersten Abschnitt des mittleren Schenkels der Capsula interna. Sie kommt sowohl einseitig wie doppelseitig unter dem Bilde der *Pseudobulbärparalyse* vor. Eine *Monoplegia brachialis* als Folge eines circumscripten Kapselherdes zählt zu den Seltenheiten und eine sichere *Monoplegia cruralis* gleicher Genese findet sich in der Literatur überhaupt nicht. Natürlich fehlen auf einen Körpereinzelabschnitt sich beschränkende Lähmungen bei Herden im mittleren Schenkel der inneren Kapsel erst recht. Nur isolierte Lähmungen von distalen Extremitätenabschnitten kommen wegen der größeren Vulnerabilität der diese innervierenden Nervenfasern im gesamten Verlauf der Pyramidenbahn bei leichten Schädigungen vor.

Im *Hirnschenkelfuß* nimmt die corticospinale Bahn den mittleren und das corticobulbäre Bündel den inneren Abschnitt des Pes pedunculi ein (s. Abb. 85). Eine umschriebene Läsion des inneren Abschnittes des Hirnschenkelfußes, die eine Monoplegia faciolingualis zur Folge hat, wird nicht so selten beobachtet. Die doppelseitige Zerstörung des inneren Abschnittes des Hirnschenkelfußes erzeugt das Bild der *Pseudobulbärparalyse pedunkulärer Genese*. Da die corticobulbären Faserbündel innerhalb des Mittelhirns, der Brücke und des verlängerten Markes aus der im Fußabschnitt gelegenen corticobulbären Bahn in die Haube abzweigen, um dort in ihre Kerngebiete einzumünden, kommen bei circumscripten Herden in Höhe der motorischen Hirnnervenkerne isolierte supranucleäre Hirnnervenläsionen zustande, während eine isolierte Monoplegia brachialis und cruralis bei Herden im Mittelhirn, in der Brücke und im verlängerten Mark dagegen nicht beobachtet werden, da die Nervenfasern in der corticospinalen Bahn eng beisammen liegen. Innerhalb des Rückenmarkes, besonders im Halsabschnitt, weist das Pyramidenbahnareal eine typische exzentrische somatotopische Gliederung für die einzelnen Rückenmarkssegmente auf, weshalb natürlich sowohl eine Monoplegia brachialis spinalis und cruralis spinalis vorkommt (Näheres siehe Rückenmark, S. 77).

Da sich die im Rückenmark absteigenden Pyramidenbahnfasern nacheinander an die Zellen der motorischen Vorderhorngruppen begeben, erzeugt die Unterbrechung der Pyramidenbahn in einer bestimmten Segmenthöhe ein für diese Segmenthöhe typisches Lähmungsbild. Diese verschiedenen Lähmungsbilder hat O. FOERSTER in seinem Beitrag zum Handbuch der Neurologie von BUMKE-FOERSTER, Bd. 5, Die Symptomatologie der Erkrankungen des Rückenmarks, ausführlich dargestellt, weshalb auf diesen hingewiesen sei.

Wie bereits bei dem spinalen Pyramidenbahnsyndrom dargelegt, soll die in der vorderen Zentralwindung entspringende Pyramidenbahn einerseits efferente corticospinale Fasern führen, welche bahnend auf die spinalen Reflexmechanismen einwirken sollen, und andererseits efferente corticospinale Fasern, welche umgekehrt einen hemmenden Einfluß auf die spinalen Reflexmechanismen entfalten, sog. inhibitorische Fasern.

Der bahnende Einfluß der vorderen Zentralwindung auf die spinale Reflextätigkeit, den die efferenten Pyramidenbahnfasern vermitteln sollen, zeigt sich unmittelbar nach der akuten Ausschaltung der vorderen Zentralwindung und nach der akuten Unterbrechung der Pyramidenbahn in einem Ausfall der spinalen Reflexe. Doch ist hinsichtlich des bahnenden Einflusses eine gewisse Vorsicht am Platze, da sich die initiale Areflexie bzw. schlaffe Lähmung ebenso auch ohne weiteres durch die vorübergehende völlige Desorganisation erklären läßt.

Die Excision oder andersartige akute Ausschaltung des Beinfeldes der vorderen Zentralwindung und seiner efferenten Leitungsbahn durch einen Krankheitsprozeß hat den Ausfall des Patellar-, Achillessehnen-, Fußsohlen- und Muskeldehnungsreflexes zur Folge (s. Rückenmark S. 76).

Infolge Ausfalls seines Dehnungsreflexes setzt der betreffende Muskel der passiven Bewegung des Gliedes, welche mit einer Dehnung des betreffenden Muskels verbunden ist, nicht mehr die reflektorisch bedingte Gegenspannung entgegen, weshalb man von einer schlaffen Lähmung spricht.

Nach akuter Ausschaltung des *Rumpffeldes* fehlen anfangs der Cremasterreflex, und zwar sowohl der cutane wie der tiefe, und die Bauchdeckenreflexe, und zwar ebenfalls die cutanen wie die ossalen.

Die akute Ausschaltung des *Armfeldes* bedingt zunächst Ausfall der Sehnen- und Knochenphänomene an der oberen Extremität, sowie des Dehnungsreflexes der Armmuskeln, wodurch sich die Armlähmung als eine schlaffe dokumentiert. Außerdem kommen die sog. Gelenkreflexe in Wegfall, nämlich der MAYERsche Fingergrundgelenkreflex (bei passiver Beugung des dritten oder vierten Fingers im Grundgelenk erfolgen Opposition und Streckung des Daumens), der LÉRIsche Vorderarmreflex (auf passive Volarflexion der Hand und der Finger folgt Beugung des Unterarmes) und der Palmarstrichreflex (Opposition des Daumens bei Strich über die hohle Hand). Von den drei angeführten Reflexen kommt dem MAYERschen Fingergrundgelenksreflex die größte Bedeutung zu, da er normalerweise meist stets auslösbar ist und bei Pyramidenbahnläsion fehlt, während das LÉRIsche Phänomen und der Palmarstrichreflex auch bei sog. nervengesunden Personen zuweilen fehlen.

Nach akuter Ausschaltung des *Faziolingualfokus* fehlt der Cornealreflex auf der Lähmungsseite zunächst völlig oder ist wenigstens stark abgeschwächt, bei doppelseitiger akuter Ausschaltung fehlt er zunächst stets beiderseits vollkommen. Ebenso zählt das Fehlen bzw. die starke Abschwächung des Cornealreflexes auf der Seite der Lähmung zu den Initialsymptomen der Kapselhemiplegie. Der Blinzelreflex, der sich in Lidschluß auf Lichtreize oder auf plötzliches Eindringen eines Gegenstandes in das Gesichtsfeld äußert, fehlt nach akuter Zerstörung des unteren Drittels der vorderen Zentralwindung auf der Lähmungsseite, wobei die Seite, von welcher der Reiz kommt, keinerlei Rolle spielt; naturgemäß fehlt er bei doppelseitiger Läsion auch beiderseits.

Die akute *Opercularausschaltung* bedingt anfangs den Ausfall des sog. Ohr-Lidschlagreflexes auf der Lähmungsseite, während das Auge der gesunden Seite reagiert (auf Reizung des äußeren Gehörganges erfolgt zuweilen reflektorischer Lidschluß des gleichseitigen Auges), ebenso verhält sich der Nasenschleimhautreflex (auf Reizung des Naseninnern kommt es zu einer reflektorischen Kontraktion der Gesichtsmuskulatur). Die Periostreflexe des Gesichtes, die je nach der Gegend, von welcher aus sie ausgelöst werden, als Glabellar-, Supraorbital-, Nasolabial-, Palpebralreflex usw. bezeichnet werden, fehlen gleichfalls nach der akuten Ausschaltung des corticalen Facialisfokus zunächst vollkommen, doch sind diese Reflexe normalerweise nicht konstant auslösbar. Bei einseitiger akuter Opercularausschaltung fehlt das Masseterenphänomen zuweilen, bei doppelseitiger stets völlig, in gleicher Weise kommt bei einseitiger Opercularausschaltung der Corneo-Mandibularreflex, die Verschiebung des Unterkiefers nach der Gegenseite bei Berührung der Cornea, in Wegfall. Jede doppelseitige akute Opercularschädigung hat zunächst den Ausfall des Rachenwand- und Schluckreflexes zur Folge, aber auch die einseitige akute Läsion des Operculargebietes bedingt in einem Teil der Fälle zunächst Ausfall des Rachenwand- und Schluckreflexes.

Nach akuter Unterbrechung der corticospinalen Bahnen in der inneren Kapsel fehlen in der Regel die Reflexe auf der Lähmungsseite zunächst völlig oder sind wenigstens deutlich herabgesetzt. Das Fehlen des Dehnungsreflexes der gesamten Muskeln auf der gelähmten Seite kennzeichnet die Lähmung als eine schlaffe.

Die *initiale Hypo-* oder *Areflexie* nach der *akuten Ausschaltung der vorderen Zentralwindung* oder nach *der akuten Unterbrechung ihrer efferenten Leitungsbahn,* der Pyramidenbahn, läßt erkennen, daß die *vordere Zentralwindung* an dem *Zustandekommen* der *Reflexe* irgendwie *beteiligt* ist, wenn sie auch für das Zustandekommen der Reflexe nicht von so ausschlaggebender Bedeutung ist, wie etwa die vordere oder hintere Wurzel, mit deren Integrität das Zustandekommen der Reflexe steht und fällt. O. FOERSTER hat besonders immer wieder auf die große Arbeitsgemeinschaft im Dienste der Reflexleistungen des Organismus hingewiesen, welche der spinale Reflexbogen, die supraspinalen subcorticalen Zentren und der Cortex cerebri bilden. Bei plötzlichem Ausscheiden eines Partners aus dieser großen Arbeitsgemeinschaft bricht zunächst der gesamte Arbeitsverband vorübergehend funktionell vollkommen zusammen, selbst wenn die übrigen Verbandspartner strukturell völlig intakt sind. Früher oder später setzt sich aber nach dieser anfänglichen Desorganisation wieder eine Reorganisation durch und die funktionelle Leistungsfähigkeit stellt sich je nach der Bedeutung des ausgefallenen Partners und dem Grade der Integrität der übrigen Partner bald rascher, bald langsamer und mehr oder weniger vollkommen wieder her. So bleibt bei Zerstörung des spinalen Reflexbogens die Areflexie dauernd bestehen, während bei Zerstörung des corticalen Partners die Reflextätigkeit, wenn auch verändert, und zwar sogar gesteigert, nach relativ kurzer Zeitspanne wiederkehrt. Ausschlaggebend für die Frage, ob und nach welcher Zeit die Reflexe wiederkehren, sind die *funktionelle* Bedeutung des ausgefallenen Partners innerhalb der Arbeitsgemeinschaft und der Grad der Integrität der übrigen Partner.

Nach Excision des corticalen Beinfeldes kehrt zunächst der Plantarreflex nach 5—10 Stunden, dann der Achillessehnenreflex nach 8 Stunden, der Patellarsehnenreflex nach 2—3 Tagen, der Muskeldehnungsreflex nach 8 Tagen und später wieder. Aus diesen wenigen Angaben geht hervor, daß sich nach der akuten Ausschaltung der vorderen Zentralwindung nicht sämtliche Reflexe zum gleichen Zeitpunkt einstellen, ja manche Reflexe wie die cutanen Bauchdecken- und Cremasterreflexe kehren im Gegensatz zu den ossalen Bauchdecken- und tiefen Cremasterreflexen überhaupt nicht mehr zurück, was gerade das Pyramidenbahnsyndrom besonders kennzeichnet. Es kann die Auslösbarkeit der cutanen Bauchdeckenreflexe in manchen Fällen nur von der Integrität des spinalen Reflexbogens abhängig sein, während sie in anderen die Mitarbeit des corticalen Reflexfeldes und der Pyramidenbahn nicht entbehren kann. Die Ausschaltung des corticalen Armfeldes oder die Unterbrechung seines Stabkranzes hat den dauernden Ausfall des MAYERschen Fingergrundgelenkreflexes zur Folge, der sich dadurch als typisch corticaler Reflex dokumentiert, der an die Integrität des corticalen Handfeldes der vorderen Zentralwindung und der Pyramidenbahn gebunden ist und gewöhnlich bei deren geringster Schädigung fehlt. Der LÉRIsche Vorderarmreflex fehlt zwar auch nach Ausschaltung des corticalen Armfeldes und seines Stabkranzes in der Mehrzahl der Fälle dauernd, doch kommt ihm nicht die gleiche diagnostische Wichtigkeit wie dem MAYERschen Fingergrundgelenksreflex zu, da er auch bei sog. Nervengesunden keineswegs stets auslösbar ist und umgekehrt bei schwerer Pyramidenbahnläsion auslösbar sein kann.

Hyperreflexie. Die aus der akuten Ausschaltung der vorderen Zentralwindung und der akuten Unterbrechung der Pyramidenbahn resultierende Hypo- bzw. Areflexie bildet sich nach einer mehr oder minder langen Zeitspanne nicht nur wieder zurück, sondern es kommt bei ungestörtem Verlauf einer cortico-pyramidalen Läsion sogar zu einer Steigerung der Reflexe, zur Hyperreflexie, und infolge Steigerung des Muskeldehnungsreflexes zur spastischen Kontraktur, weshalb man diese Art von Lähmung auch als spastische Lähmung bezeichnet. Für die Steigerung der Reflexe nach Ausschaltung der vorderen Zentralwindung oder Unterbrechung der Pyramidenbahn wird nach H. JACKSON der Wegfall des inhibitorischen Einflusses, der normalerweise von den BETZschen Riesenpyramidenzellen in der fünften Schicht der vorderen Zentralwindung auf die spinalen motorischen Vorderhornzellen ausgeübt wird, verantwortlich gemacht (Inhibition H. JACKSONs).

Die *vordere Zentralwindung* enthält demnach unter den *Riesenpyramidenzellen innervatorische* und *inhibitorische Elemente* für jede einzelne Muskelgruppe und für jeden einzelnen Muskel ebenso wie die Pyramidenbahn innervatorische und inhibitorische Fasern führt. In der Hirnrinde liegen die inhibitorischen Elemente nicht mit den innervatorischen derselben Muskelgruppe, sondern mit den innervatorischen Elementen der antagonistischen Muskelgruppe zusammen. Wie SHERRINGTON an Affen nachgewiesen hat, führt die Reizung ein und derselben Rindenstelle zur Kontraktion einer Muskelgruppe und gleichzeitig zur Erschlaffung der antagonistischen Muskelgruppe. Schädigungen der vorderen Zentralwindung und der Pyramidenbahn leichteren Grades bedingen zuweilen nur einen Ausfall der inhibitorischen Elemente und damit Hyperreflexie, während die willkürliche Innervation der Muskeln keinerlei Schaden erleidet, was die *größere Vulnerabilität* der *inhibitorischen Elemente* im *Verhältnis* zu den *innervatorischen* beweist. Langsam chronisch progressiv verlaufende Krankheitsprozesse innerhalb der vorderen Zentralwindung oder im Pyramidenbahnareal beginnen daher häufig mit Hyperreflexie, der erst später eine Störung der willkürlichen Innervation folgt. Die inhibitorischen Elemente weisen innerhalb der vorderen Zentralwindung die gleiche somatotopische Gliederung auf wie die innervatorischen. Die gleiche topische Beziehung zwischen innervatorischen und inhibitorischen Elementen wie in der vorderen Zentralwindung herrscht im Pyramidenbahnareal des Marklagers, der inneren Kapsel und des Hirnstamms, erst im Rückenmark erfolgt eine Umgruppierung der Faserelemente derart, daß sich die innervatorischen und inhibitorischen Fasern vereint an die motorische Vorderhornkernsäule begeben, wobei diese Umgruppierung schon eine ganze Strecke oberhalb des Eintritts dieser Fasern in die Vorderhornkernsäule erfolgt.

Die Kontrakturen. Die akut einsetzende, anfangs schlaffe Hemiplegie geht in ihrem weiteren Verlauf in eine spastische Lähmung über, wobei es völlig gleichgültig ist, ob die Läsion an der vorderen Zentralwindung oder aber an der Pyramidenbahn während ihres Verlaufes durch das Marklager, die innere Kapsel, den Hirnstamm und das Rückenmark angreift. Hat eine akut entstandene Rindenläsion gleich von Anfang an spastischen Charakter, so liegt eine Reizkontraktur vor, die auf einer Dauerreizung motorischer Rindenelemente zurückzuführen ist. Bleibt jedoch umgekehrt eine nach akuter Ausschaltung der vorderen Zentralwindung oder ihrer efferenten Leitungsbahn auftretende Lähmung auf die Dauer schlaff, so muß neben der Schädigung der vorderen Zentralwindung oder ihrer efferenten Leitungsbahn noch eine zusätzliche Schädigung, wie z. B. eine Unterbrechung der entsprechenden hinteren Rückenmarkswurzeln gefordert werden. Ist eine Pyramidenbahnschädigung mit einer Erkrankung von hinteren Wurzeln des Lumbosacralmarkes vergesellschaftet, was im Verlauf einer Tabes lumbosacralis nicht gar so selten vorkommt, so bleibt die Beinlähmung dauernd schlaff, da die Unterbrechung der lumbosacralen Hinterwurzeln zur Aufhebung des Dehnungsreflexes der Beinmuskeln führt und so eine spastische Lähmung nicht aufkommen läßt oder die durch vorherige Pyramidenbahnläsion bedingte Spastizität wieder beseitigt. Gesellt sich zu der Tabes lumbosacralis eine Tabes cervicalis hinzu, so bleiben naturgemäß die Arme auch dauernd schlaff gelähmt. Bei Hirntumoren in Gegend der vorderen Zentralwindung oder der Pyramidenbahn, die mit beträchtlicher intrakranieller Druckerhöhung einhergehen, bleibt, solange der erhöhte Hirndruck besteht, die Lähmung schlaff, um aber ihren Charakter zu wechseln und einen spastischen anzunehmen, sobald durch eine Entlastungstrepanation der schädigende Hirndruck beseitigt wird. Durch den erhöhten Hirndruck kommt es zu einer Schädigung der hinteren Wurzeln an der besonders empfindlichen REDLICH-OBERSTEINERschen Stelle (s. S. 30), an welcher die peripher gebauten Hinterwurzelfasern zentralen Charakter (Fehlen des trichterförmigen Baues, der Corpora amylacea, der SCHWANNschen Begleitzellen, an ihrer Stelle Oligodendrogliazellen) annehmen. Diese Schädigung zeigt sich auf MARCHI-Bildern in einem Auftreten von MARCHI-Schollen und MARCHI-Bändern an eben dieser Stelle. Handelt es sich lediglich um eine akute reine Ausschaltung der vorderen Zentralwindung oder ihrer efferenten Leitungsbahn, so bleibt die initiale schlaffe Lähmung nicht auf die Dauer bestehen, sondern geht nach einer mehr oder minder langen Zeitspanne in eine spastische Lähmung über. Die Dauer dieser Zeitspanne ist vom Alter und allgemeinen Kräftezustand des Kranken abhängig, so erfordert die Umwandlung der schlaffen Lähmung in eine spastische bei alten und marantischen Personen längere Zeit als bei jungen gesunden Menschen. In der Regel entwickeln sich am Bein die Spastizität und die Reflexsteigerung rascher als am Arm.

Die Verteilung der Kontrakturen auf die einzelnen Muskelgruppen ist in erster Linie von der Stellung der Glieder während des initialen Lähmungsstadiums abhängig, so nimmt der Dehnungsreflex derjenigen Muskelgruppe zu, deren Insertionspunkte einander dauernd genähert gehalten werden, während umgekehrt der Dehnungsreflex derjenigen Muskelgruppen, deren Insertionspunkte dauernd voneinander entfernt gehalten werden, eine geringere oder keine Steigerung erfahren. Bringt man das Glied in eine Mittelstellung zwischen den beiden Endstellungen, so resultiert daraus naturgemäß eine ungefähr gleichgradige Steigerung des Dehnungsreflexes in den beiden einander antagonistischen Muskelgruppen. Die für die Verteilung der Kontrakturen verantwortliche Stellung der Glieder nach Läsion der vorderen Zentralwindung oder nach Unterbrechung ihrer efferenten Leitungsbahn kann einerseits durch den Arzt gegeben, andererseits durch die Schwerkraft bestimmt werden. Dazu kommt aber noch als ganz wesentlicher Faktor der stellungsgebende Einfluß der subcorticalen supraspinalen und spinalen Zentren. Das gelähmte Bein wird nach der akuten Ausschaltung der vorderen Zentralwindung oder seiner efferenten Leitungsbahn innerhalb der inneren Kapsel infolge der Schwere gewöhnlich in Streckstellung und Adduktion gehalten, die noch durch die in gleicher Richtung wirkenden subcorticalen supraspinalen Zentren unterstützt wird. In der Regel übertreffen diese beiden auf Streckung gerichteten Einflüsse den auf Beugung gerichteten spinalen Einfluß, weshalb am Bein in der Regel die Kontraktur der Plantarflexoren des Fußes und Zehen, der Strecker des Knies und Oberschenkels und der Adductoren des Oberschenkels vorherrscht. Bei den corticalen Paraplegien steht der auf Adduktion hinzielende Einfluß der subcorticalen supraspinalen Zentren derart im Vordergrund, daß die Beine stark überkreuzt gehalten werden (s. Abb. 58), wobei der Fuß gleichzeitig eine mehr oder weniger deutliche Supinationskontraktur (Kantung des Fußes) aufweist, während die Zehen vor allem die große Zehe in um so stärkerer Dorsalflexion steht, je ausgesprochener die Spitzfußstellung ist. Durch eine lange andauernde Fixierung der Beine in Beugestellung kann die Streckkontraktur sogar in eine Beugekontraktur umgewandelt werden. Die Ausbildung einer Beugekontraktur der unteren Extremität kann auch dadurch bedingt sein, daß der Ausfall des hemmenden Einflusses der Pyramidenbahn unter besonderen Bedingungen zur Entfesselung der spinalen Beugereflexsynergie führt. So kommt es zur Beugekontraktur, wenn sich durch dauernd einwirkende starke Reize von einem Decubitalgeschwür ausgehend die spinale Beugereflexsynergie gegen die streckende Wirkung der Schwerkraft und der subcorticalen supraspinalen Zentren durchsetzt, während aber in der Regel die an der unteren Extremität vorherrschende Streckreflexsynergie sofort wieder einsetzt, sobald der Decubitus zur Abheilung kommt. Ebenso kann sich eine Beugekontraktur an der unteren Extremität ausbilden, wenn infolge einer zu ausgiebigen Tenotomie oder Verlängerung der Achilles- und Quadricepssehne das Übergewicht der Strecker zu sehr geschwächt und das Gegenteil ein Übergewicht der Beuger und damit eine Beugekontraktur erzielt wird oder wenn eine zu ausgedehnte Hinterwurzelresektion den gleichen Effekt erzeugt.

Im Gegensatz zum Bein bildet sich bei den cortico-pyramidalen Lähmungen am *Arm* eine Kontraktur der Beuger, der Finger und des Daumens, der Beuger und Pronatoren der Hand, der Beuger des Unterarms sowie der Adductoren und Innenrotatoren des Oberarms aus. Für die Stellung des Armes ist außer der Schwerkraft der stellungsgebende Einfluß der subcorticalen supraspinalen und spinalen Zentren maßgebend. Sowohl die spinalen wie die subcorticalen supraspinalen Zentren wirken am Arm im Gegensatz zum Bein in Richtung der Beugesynergie und verursachen eine Beugung der Finger, des Daumens, der Hand und des Vorderarmes, sowie Pronation der Hand, während sich am Oberarm die stellungsgebende Wirkung der Schwerkraft geltend macht, welche Adduktion und Innenrotation des Oberarms zur Folge hat. Gar nicht so selten kommt es aber auch am Oberarm zu einem Überwiegen des stellungsgebenden Einflusses der spinalen und subcorticalen supraspinalen Zentren und damit zu einer mehr oder weniger deutlichen Abduktionsstellung des Oberarms. Durch entsprechende künstliche Fixation des Armes im Initialstadium der Lähmung läßt sich zwar eine Abduktions-Außenrotations-Streck-Supinationskontraktion erzeugen, doch überwiegt der stellungsgebende Einfluß der Schwerkraft und der spinalen und subcorticalen supraspinalen Zentren in der Regel rasch, wodurch die Kontraktur wieder den ursprünglichen Charakter der Beugesynergie mit Adduktion und Innenrotation des Oberarms annimmt.

Ein Abweichen von dem WERNICKE-MANNschen Prädilektionstypus (Beugekontraktur am Arm, Streckkontraktur am Bein) beobachtet man bei den angeborenen und in früher Kindheit erworbenen, cerebralen Tetra-, Tri-, Para-, Hemiplegien und auch bei der relativ seltenen Diplegia brachialis. Zunächst zeigen sowohl der Fetus im Uterus, wie das Neugeborene und das Kind in den ersten Lebensmonaten normalerweise eine Beugehaltung der Arme und Beine, die sog. Hockerstellung, da die beugende Wirkung der spinalen und subcorticalen supraspinalen Zentren, die in diesen Altersstufen ebenfalls im Sinne der Beugesynergie einwirken, vorherrscht, sobald der corticale Einfluß wegfällt. Im Laufe der Jahre gewinnt aber der auf Streckung der Beine gerichtete Einfluß der subcorticalen supraspinalen Zentren und der Schwerkraft gegenüber dem beugenden Einfluß der spinalen Zentren mehr und mehr das Übergewicht, wodurch sich die fetale und postnatale Beugehaltung der Beine ganz allmählich in eine Streckhaltung umwandelt, und zwar tritt die Streckhaltung zunächst nur im Wachzustand in Erscheinung, während im Schlafe noch die Beugekontraktur bestehen bleibt. Bei den infantilen Paraplegien überwiegt in der Regel am Oberschenkel die Adduktionskomponente, so daß es nicht selten zu einer starken Überkreuzung der Beine kommt, die noch mit einer ausgesprochenen Spitzfußstellung kombiniert ist. In derartigen Fällen vermengen sich demnach im Laufe der Zeit gewisse Komponenten der ursprünglichen Beugekontraktur mit solchen der später sich entwickelnden Streckkontraktur.

An der *oberen Extremität* herrscht bei den infantilen cerebralen Lähmungen im Gegensatz zu dem der Erwachsenen nicht selten am Oberarm die abduzierende Wirkung der Beugereflexsynergie vor, mit der häufig die Außenrotation des Oberarms verbunden ist. Während die Hand ausgesprochenste Beugestellung aufweist, sind die Finger und der Daumen gestreckt und infolge der relativen Verkürzung der Strecksehnen gar nicht selten in den Phalangealgelenken hyperextendiert. Besonders typisch ist die Stellung des Daumens, dessen Metacarpale flektiert und gegen das 2. Metacarpale adduziert ist, während die beiden Phalangen gestreckt, die Grundphalange sogar überstreckt sind. Im allgemeinen ist die willkürliche Innervierbarkeit der Strecker besser als die der Beuger, doch läßt es sich nicht sicher sagen, worauf die gut erhaltene willkürliche Innervierbarkeit der Strecker im Gegensatz zu der Schwäche der Beuger beruht.

Am *Rumpf* stellt sich bei corticopyramidalen, und zwar besonders bei infantilen Lähmungen zuweilen eine Skoliose der Wirbelsäule mit der Konvexität nach der gelähmten Seite ein, die mit einer Deviation des Kopfes nach der Herdseite (Torticollis spasticus fixatus) kombiniert sein kann. Bei doppelseitigen kongenitalen oder infantilen Pyramidenbahnläsionen dokumentiert sich die Lähmung des Errector trunci in einer Kyphose (runder Rücken), die sich auch im Liegen nicht ausgleichen läßt, während im Bereich der Halswirbelsäule der Kopf in einer mehr oder minder ausgesprochenen Beugestellung fixiert ist.

Reflexsynergien. Die Beuge- wie Streckreflexsynergie der Beine und Arme sind nach Ausschaltung der vorderen Zentralwindung oder nach Unterbrechung ihrer efferenten Leitungsbahn, der Pyramidenbahn, in der inneren Kapsel oder im Hirnstamm gar nicht so selten auslösbar (s. Abb. 145 a und b). Das BABINSKIsche Großzehenphänomen, die wichtigste Komponente der Beugereflexsynergie, zählt bei den akuten corticopyramidalen Läsionen in der Regel zu den am frühesten sich einstellenden Symptomen der pathologischen Reflextätigkeit und ist nach Excision des Beinfeldes schon nach 5—10 Stunden, nach Excision des Fußfeldes bereits nach 4 Stunden auslösbar. Oft läßt sich das BABINSKIsche Großzehenphänomen, welches wohl das feinste Zeichen einer selbst geringen Schädigung der Pyramidenbahn darstellt, bereits unmittelbar nach dem Insult nachweisen, wenn die Sehnenreflexe selbst noch nicht auslösbar sind. Das dauernde Fehlen des BABINSKIschen Großzehenphänomens fordert unbedingt eine zusätzliche Schädigung des spinalen Reflexbogens.

Die Reflexsynergie beschränkt sich zuweilen nicht ausschließlich auf die vom Reiz getroffene Extremität, sondern greift auf sämtliche Körperabschnitte über, deren spinale Reflexzentren durch die corticopyramidale Läsion enthemmt sind. So kann im Falle einer Halbseitenlähmung bei Auslösung der Beugereflexsynergie des Beines auch noch der Arm in Form der Beugereflexsynergie oder einzelner ihrer Komponenten am Reflexerfolg teilnehmen. Das umgekehrte Verhalten, das Übergreifen des Reflexerfolges vom Arm auf das Bein kommt weit seltener vor. Bei den infantilen Hemiplegien erfolgt dieses Übergreifen der Reflexsynergie von einer Extremität auf die andere häufiger als beim Erwachsenen, wobei nicht selten auch eine gekreuzte Strecksynergie vom gesunden auf das gelähmte Bein auslösbar ist. Noch häufiger greift bei kongenitalen und infantilen cerebralen Tetra- und Diplegien der Reflexerfolg vom gereizten Körperabschnitt auf die anderen Körperabschnitte über und äußert sich sowohl in Gestalt der Beugereflexsynergie mit ihren sämtlichen Einzelkomponenten oder wenigstens in Gestalt des gekreuzten BABINSKIschen Großzehenphänomens am gekreuzten Bein. Die bei völliger spinaler Querschnittsunterbrechung zuweilen auftretenden rhythmisch wechselnden Beuge- und Streckreflexe beider Beine, welche eine primitive Gehbewegung darstellen, kommen anscheinend bei subcorticalen, supraspinalen, corticopyramidalen Läsionen nicht vor.

Am weitesten dehnen sich die Reflexsynergien bei den Tetraplegien aus, denen kongenitale oder wenigstens in früher Kindheit erlittene corticopyramidale Läsionen zugrunde liegen. Auf den an einer Extremität angreifenden Reflexreiz reagieren z. B. sämtliche Extremitäten mit Beugesynergie und nicht so selten partizipieren auch noch die Bauchmuskeln an dem Massenreflex, so daß der Rumpf geradezu von der Unterlage emporgerissen und auch der Kopf gebeugt und von der Unterlage abgehoben wird. Sind auch die Gehirnnerven in die Lähmung einbezogen, so beteiligen sich die Gesichtsmuskeln am Reflexerfolg, indem die Stirne gerunzelt, die Augen aufgerissen, der Kiefer weit geöffnet oder im Gegenteil fest geschlossen wird oder indem die Gesichtsmuskeln grimassenhaft verkrampft werden. Die Beteiligung der Zunge äußert sich im Vorstrecken oder Schnalzen, während der Larynx mit Glottiskrampf oder Grunzlauten reagiert (s. Abb. 58).

Die Ausbreitung des Reflexerfolges hängt weitgehend von der Intensität des Reflexreizes ab, so greift bei schwachen, ein Bein treffenden Reizen der Reflexerfolg zunächst nur auf das kontralaterale Bein über, und zwar sowohl in Form der vollständigen Beugesynergie wie zuweilen nur mit einzelnen Komponenten derselben. Bei stärkeren Reizen breitet sich der Reflexerfolg auch auf die übrigen Körperabschnitte, den Rumpf, die Arme und den Kopf aus, und zwar kann unter Umständen der Arm der Reizseite vorauseilen und nur allein am Reflexerfolg teilnehmen oder es beteiligen sich gleich beide Arme am Reflexerfolg. Am leichtesten sind die Massenreflexe von den unteren Extremitäten aus zu erzielen, und zwar eignen sich zu ihrer Auslösung am besten der MARIE-FOIXsche Kunstgriff oder ihm analoge Reize. Hinsichtlich der Reihenfolge, in welcher die einzelnen Körperabschnitte am Reflexerfolge teilnehmen, läßt sich keine Gesetzmäßigkeit aufstellen. Zuweilen lassen sich sogar vom Kopf oder Hals aus die Massenreflexe auslösen.

Die tonischen Halsreflexe auf die Extremitäten. Nach O. FOERSTER ist das Auftreten der tonischen Halsreflexe, die beim Menschen normalerweise nicht auslösbar sind, an eine pyramidale Läsion, und zwar an den Wegfall des inhibitorischen Einflusses der Pyramidenbahn gebunden (s. Abb. 146a und b). In manchen Fällen ist zwar kein kinetischer Reflexerfolg zu erzielen, doch zeigt sich der Einfluß der Kopfdrehung auf die Reflexerregbarkeit der Extremitätenmuskulatur besonders in einer Steigerung des Dehnungsreflexes der Streckerbzw. Beugegruppe. Die tonischen Halsreflexe auf die Extremitäten zählen zu den spinalen Reflexen. Ihre Receptoren liegen in der Halswirbelsäule und ihre afferenten Leitungsfasern strahlen durch die oberen hinteren Halswurzeln in das Rückenmark ein, um an ihr im oberen Halsmark gelegenes Reflexzentrum heranzutreten.

Beim Tier konnte MAGNUS durch Drehung des Kopfes nach einer Seite Beugung des Hinterhauptsarmes und -beines und Streckung des Kieferarmes und -beines erzielen, und zwar bleibt der Reflexerfolg so lange bestehen, als der Reiz andauert (kinetische und statische Phase). Beim Menschen lassen sich die tonischen Halsreflexe auf die Extremitäten vor allem bei Kindern mit ausgedehnten cerebralen Schädigungen nachweisen, wie sie der diffusen Sklerose, der tuberösen Sklerose, der amaurotischen Idiotie, dem Hydrocephalus internus, der kongenitalen und infantilen Tetra- und Diplegie, der infantilen Encephalitis usw. eigen sind. Auch bei Tumoren und vasculären Prozessen des Stirn- und Temporallappens, wenn diese weiter in die Tiefe reichen und die Pyramidenbahn

schädigen, sind die tonischen Halsreflexe auf die Extremitäten nicht selten auslösbar, und zwar beschränkt sich bei einseitigen Prozessen der Reflexerfolg im
allgemeinen auf die gelähmte Körperseite und nur sehr selten kommt es zu einem
geringen kinetischen Reflexerfolg auch am herdgleichen Bein und Arm. Zuweilen
weicht aber beim Menschen der Reflexerfolg von dem Verhalten beim Tier ab.
Es beteiligt sich dann nur das Bein oder der Arm am Reflexerfolg, und zwar
beugt sich der Arm, ganz gleichgültig, ob er Kiefer- oder Hinterhauptsarm ist,
oder das Bein streckt sich, wobei es ebenfalls gleichgültig ist, ob es Kiefer- oder
Hinterhauptsbein ist. Auch ist der Reflexerfolg am Arm und Bein der gleichen
Seite nicht immer derselbe, so kann sich der Kieferarm beugen, während sich das
Kieferbein streckt und umgekehrt auch der Hinterhauptsarm sich beugen, während

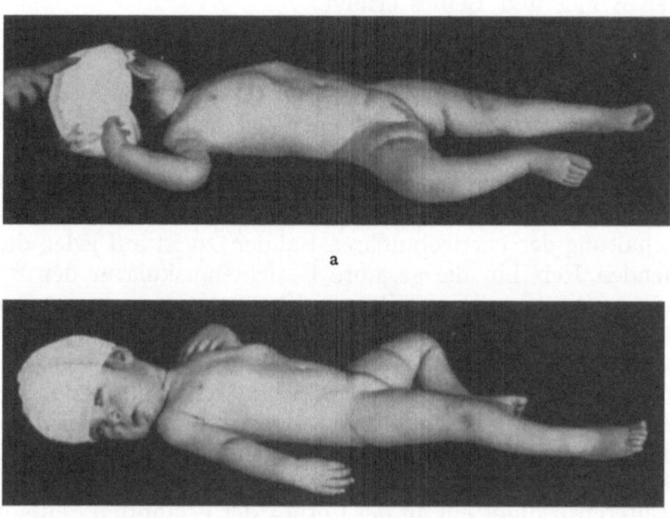

Abb. 146a u. b. Tonische Halsreflexe auf die Extremitäten. a Beugung des Hinterhauptsarmes und -beines, Streckung
des Kieferarmes und -beines. b Streckung des Kieferarmes und -beines, Beugung des Hinterhauptsarmes und -beines.
(Nach O. FOERSTER.)

sich das Hinterhauptsbein streckt. Dieses abweichende Verhalten dürfte auf der
Reflexerregbarkeitssteigerung bestimmter Muskelgruppen beruhen, so weist bei
Beugekontraktur des Armes naturgemäß die Beugegruppe die stärkere Reflexerregbarkeit auf und ein Reflexreiz hat dann eine Beugung statt eine Streckung
des Kieferarmes zur Folge und umgekehrt besteht bei Streckkontraktur des Armes
der Reflexerfolg auch am Hinterhauptsarm in einer Streckung. Ebenfalls zu den
tonischen Halsreflexen auf die Extremitäten zählt das BRUDZINSKIsche Phänomen,
das bei corticalen Paraplegien in einer Beugung der Beine bei Ventralflexion des
Kopfes und bei spastischen Tetraplegien in einer Beugung bzw. Streckung
aller vier Extremitäten bei passiver Ventral- bzw. Dorsalflexion des Kopfes
besteht. Die Reaktionen der Extremitäten auf passive Bewegungen des Kopfes
können sowohl in der Beuge- bzw. Strecksynergie mit ihren sämtlichen Einzelkomponenten wie nur in einigen Komponenten bestehen. Zuweilen kommt es
am Kieferarm und -bein nicht zum Auftreten der Strecksynergie, sondern nur
zu einer Steigerung des Dehnungsreflexes der Streckergruppe und am Hinterhauptsarm und -bein zu einer Steigerung des Dehnungsreflexes der Beugergruppe.
Dreht man daher den Kopf bei einer Hemiplegie nach der Lähmungsseite, so
werden zuweilen die vorher nicht auslösbaren ROSSOLIMO- und MENDEL-BECH-
TEREWsche Reflexe gebahnt und lassen sich auslösen, während umgekehrt das

BABINSKISche, das OPPENHEIMSche und CHADDOCKSche Phänomen, denen eine Steigerung des Dehnungsreflexes der Beugegruppe zugrunde liegt, bei Drehung des Kopfes nach der nicht gelähmten Seite gebahnt und positiv werden. Auch die Mitbewegungen, welche zuweilen bei Halbseitenlähmung auf der gelähmten Seite auftreten, wenn eine kräftige willkürliche Bewegung der gesunden Körperhälfte ausgeführt wird, stehen unter dem Einfluß der Kopfdrehung. So kommt es bei kräftigem Schluß der gesunden Hand auf der gelähmten Körperhälfte zu einer Beugung von Arm und Bein, wenn das Gesicht nach der gesunden Körperseite gedreht wird und die gelähmten Extremitäten Hinterhauptsarm und -bein sind, während umgekehrt bei Drehung des Gesichtes nach der gelähmten Körperhälfte, wenn die gelähmten Extremitäten Kieferarm und -bein sind, Streckung des gelähmten Armes und Beines erfolgt.

Reflexsteigerungen innerhalb der Gehirnnerven. Im Gegensatz zu den Haut- und Schleimhautreflexen (Corneal- und Rachenwandreflex, Nasenschleimhaut- und Ohrlidschlagreflex), die nach akuter Ausschaltung des unteren Abschnittes der vorderen Zentralwindung entweder lange Zeit deutlich abgeschwächt bleiben und bei doppelseitiger akuter Läsion sogar völlig ausfallen können, kehren die Knochen- und Muskelphänomene nicht nur rasch zurück, sondern erweisen sich auch bald deutlich über die Norm gesteigert. Bei akuter, vor allem bei doppelseitiger Ausschaltung der corticobulbären Bahnen zuckt auf jeden den Gesichtsschädel treffenden Reiz hin die gesamte Gesichtsmuskulatur der Reizseite wie auch der Gegenseite (gesteigerte Periostreflexe des Gesichtes). In einzelnen Fällen greift die reflexogene Zone über den Gesichtsschädel hinaus, wobei dann eine reflektorische Kontraktion der Gesichtsmuskulatur auch vom Hinterhauptsbein und sogar vom Schulterblatt oder dem Schlüsselbein aus erzielt werden kann.

Die Ausschaltung der corticobulbären Bahn führt in erster Linie zu einer Steigerung des Kieferphänomens, die schon bei einseitiger Läsion in Erscheinung tritt und bei doppelseitiger lebhaften Kieferklonus und Trismus hervorrufen kann. Des weiteren bedingt ein an der Cornea der gelähmten Seite angreifender Reiz eine Verschiebung des Unterkiefers nach der Gegenseite (Corneo-Mandibularreflex) und es zählt dieser Corneo-Mandibularreflex nach O. FOERSTER mit zu den feinsten Zeichen einer Schädigung des corticalen Kieferfokus oder seiner efferenten Leitungsbahn. Nach doppelseitiger Opercularschädigung werden vor allem bei Kindern der orale Einstellreflex (auf Berühren der Ober- und Unterlippe in der Gegend eines Mundwinkels erfolgt Öffnung des Mundes und Verziehung des Mundwinkels nach der Reizseite, zuweilen auch Drehung des Kopfes nach dieser Seite), der Saug- und Leckreflex, seltener auch der Freßreflex entfesselt. Hyperreflexie der Larynxmuskeln, die sich in einem Klonus der Adductoren der Stimmbänder bei forciertem Inspirium manifestiert, wird bei doppelseitiger Opercularläsion zuweilen beobachtet.

Motorische Ausfallserscheinungen von seiten der inhibitorischen Elemente der Area gigantocellularis agranularis astriata (Area 4). Der Ausfall der inhibitorischen Funktion der Area pyramidalis manifestiert sich, wie bereits erwähnt wurde, außer in einer gesteigerten reflektorischen Erregbarkeit der spinalen Vorderhornkernsäule und der motorischen Hirnnervenkerne in den verschiedenartigsten Mitbewegungen der gelähmten Körperseite bei einer mit ganzer Kraft ausgeführten Bewegung der gesunden Körperhälfte, was darauf beruht, daß in jeder Area pyramidalis beide Körperhälften vertreten sind, wenn auch die Vertretung der kontralateralen Körperhälfte bei weitem überwiegt. Wenn wir unter normalen Verhältnissen imstande sind unsere rechte Hand isoliert zu beugen oder zu strecken, so ist dies nur möglich, weil z. B. die motorischen, die linke Hand innervierenden spinalen Vorderhornzellen von dem zugeordneten kontralateralen Handfokus aus inhibitorische Impulse erhalten. Kommt es aber durch irgendeine Schädigung zur Ausschaltung des rechten Handfokus, so fällt diese Hemmung auf die spinalen motorischen Vorderhornzellen, welche die linke Hand innervieren, weg und diese reagieren auf kraftvolle Beugung der rechten Hand mit einer Mitbeugung der linken Hand. Infolge der Ausschaltung des inhibitorischen Einflusses der Area pyramidalis ist die Erregbarkeit sämtlicher spinaler Vorderhornzellen der zugeordneten gelähmten Seite gesteigert, weshalb bei jeder kraftvollen Bewegung der gesunden Seite neben der Area pyramidalis auch die extrapyramidalen Rindenfelder in lebhafte Miterregung geraten und Impulse nicht nur an die kontralaterale, sondern auch an die homolaterale gelähmte Körperhälfte senden. Da nun aber die spinalen Vorderhornzellen der gelähmten Körperhälfte die ihnen normalerweise zugehenden inhibitorischen Impulse von seiten ihrer zugehörigen Area pyramidalis nicht erhalten und sich sogar im Gegenteil in gesteigerter Erregbarkeit befinden, geben sie die ihnen zugehenden extrapyramidalen Impulse an die Beuge- bzw. Strecksynergisten weiter, wodurch auf der gelähmten Körperseite gewöhnlich die Beugesynergie auftritt, wenn auf der gesunden Körperhälfte eine Beugung ausgeführt wird, und umgekehrt die Strecksynergie, wenn eine Streckung durchgeführt wird. Im allgemeinen lassen sich die Mitbewegungen der gelähmten Körperhälfte durch einen energischen Faustschluß der gesunden Körperhälfte auslösen, wobei sich am gelähmten Arm infolge der stärkeren Erregbarkeitssteigerung der Vorderhornzellen für die Beugergruppe die Beugesynergie, am Bein infolge Überwiegens der Erregbarkeitssteigerung der Vorderhornzellen für die Streckergruppe die Strecksynergie durchsetzt. Auf der größeren Erregbarkeit der Streckergruppe des Beines beruhen auch die Mitbewegungen des gelähmten Beines bei kraftvollen Bewegungen des gesunden Beines, die in einem Auftreten der Strecksynergie am gelähmten Bein bestehen, wenn der Hemiplegiker das gesunde Bein gegen Widerstand erhebt. Die stärkere Erregbarkeit der Beugesynergisten des Armes hat zur Folge, daß die Streckung des paretischen Beines zuweilen nicht mit der Strecksynergie, sondern mit der Beugesynergie des Armes gepaart ist. Umgekehrt gibt die stärkere Erregbarkeit der Vorderhornzellen für die Beinstrecker die Ursache dafür ab, daß die Beugung des paretischen Armes von der Strecksynergie des paretischen Beines begleitet wird.

Funktionelle Unterschiede zwischen Area 4 und Area 6 a α. Wie bereits früher auf S. 255 dargelegt, bestehen zwischen der Area 4 und Area 6 a α, die sich schon in ihrem cyto- und myeloarchitektonischen Aufbau voneinander unterscheiden, auch beim Menschen funktionelle Unterschiede, die sich darin manifestieren, daß die isolierten Eigenbewegungen, welche durch Reizung der Area 6 a α ausgelöst werden, nur durch Übertragung der Erregung vom Feld 6 a α auf das Feld 4 zustande kommen und so strenggenommen dem Feld 4 eigen sind.

Die motorischen Ausfallserscheinungen, welche aus der isolierten Zerstörung des Feldes 4 oder der des Feldes 6 a α resultieren, unterscheiden sich, wie FULTON und seine Mitarbeiter aufzeigen konnten, beim Schimpansen voneinander. Die isolierte Excision der Area 4 führt nach FULTON anfangs zu einer totalen schlaffen, mit starker Hypo- und Areflexie gepaarten Lähmung. Die willkürliche Beweglichkeit stellt sich im Ablauf einer Woche zuerst in den proximalen und später auch in den distalen Extremitätenabschnitten wieder ein, wobei höchstens eine gewisse Schwäche zurückbleibt. Der Muskeldehnungsreflex kann dauernd abgeschwächt bleiben, zu seiner Steigerung und zur Spastizität kommt es nie, wenn auch zuweilen eine leichte Steigerung der Sehnenreflexe beobachtet wird. Der BABINSKISche und CHADDOCKsche Reflex treten schon frühzeitig auf und lassen sich dauernd auslösen, während der ROSSOLIMOsche und MENDEL-BECHTEREWsche

Reflex sowie das Fächerphänomen nicht auslösbar sind. Die isolierte Excision der Area 6 bedingt beim Schimpansen zwar auch eine initiale Lähmung der kontralateralen Extremitäten, doch ist diese von Anfang an spastisch und mit dem ROSSOLIMOSCHEN, MENDEL-BECHTEREWSCHEN Reflex und dem Zehenfächerphänomen, sowie mit dem Greifreflex (forced grasping) gepaart. Die willkürliche Beweglichkeit kehrt zwar in allen Extremitätenabschnitten gleichzeitig wieder, die reinen komplizierteren Bewegungen der Finger und der Hand bleiben jedoch lange, zuweilen sogar dauernd eingeschränkt. Mit ihrer Wiederkehr bilden sich die Spastizität und auch der Greifreflex mehr und mehr zurück. Die kombinierte Ausschaltung der Area 4 und 6 hat zunächst eine schlaffe Lähmung mit Hypo- oder sogar Areflexie zur Folge, doch nimmt diese rasch spastischen Charakter an, wobei das BABINSKISCHE, ROSSOLIMOSCHE, MENDEL-BECHTEREWSCHE und Zehenfächerphänomen meist schon nach wenigen Tagen auslösbar sind.

Der Mensch weicht in seinem Verhalten nach der isolierten Excision der Area 4 zum Teil vom Schimpansen ab, so kommt es beim Menschen im Gegensatz zum Schimpansen eine gewisse Zeitspanne nach der isolierten Ausschaltung des Feldes 4 zur Steigerung des Muskeldehnungsreflexes und zur Spastizität, während in der initialen, totalen, schlaffen, mit Hypo- oder Areflexie gepaarten Lähmung und im Auftreten des BABINSKISCHEN Großzehenphänomens Übereinstimmung zwischen Mensch und Anthropoiden herrscht. Ein wesentlicher Unterschied zwischen Mensch und Schimpansen besteht aber darin, daß beim Menschen das feine Manipulieren mit den Fingern (Schreiben, Knöpfen, feines Greifen usw.) an die Integrität des Finger-Handfokus der Area 4 gebunden ist, während beim Schimpansen nach isolierter Schädigung des Feldes 4 gerade diese feineren Verrichtungen unbeeinflußt bleiben (FULTON und seine Mitarbeiter). Beobachtungen nach isolierter Excision des Feldes 6aα oder 6 liegen für den Menschen so gut wie nicht vor, doch scheint die isolierte Excision des Feldes 6aα keine Spastizität zur Folge zu haben, während aber die Spastizität nach kombinierter Ausschaltung von Feld 4 sowie von 6aα und 6aβ stärker ist als nach alleiniger Ausschaltung der vorderen Zentralwindung oder gar nur des Feldes 4. Darin kommt wenigstens doch ein gewisser inhibitorischer Einfluß der frontalen extrapyramidalen Felder auf den Dehnungsreflex zum Ausdruck.

Zusammenfassend läßt sich demnach sagen, daß nach Excision der Felder 4 und 6 in manchen Punkten eine deutliche Abweichung zwischen den Ergebnissen des Tierexperimentes und der menschlichen Pathologie besteht, in anderen Punkten sich aber die gewonnenen Ergebnisse einander nähern und sogar übereinstimmen.

Nach Zerstörung des Feldes 6aα hat KLEIST eine besondere Form der Apraxie, die er als *gliedkinetische innervatorische Apraxie* bezeichnet, beschrieben, die sich in Verlangsamung und Steifheit der Bewegungen, Erschwerung isolierter und rasch aufeinanderfolgender Bewegungen sowie in einem Verlust der zusammengesetzten Bewegungen manifestiert. Im oberen Drittel des Feldes 6aα, das sich noch etwas auf den Fuß der ersten Stirnwindung erstreckt, sollen die Fertigkeiten der Beine und des Rumpfes verankert sein, sein Ausfall hat eine Störung bzw. Erschwerung der Stand- und Gangleistungen zur Folge, die um so ausgesprochener ist, je differenzierter deren Bewegungstechnik ist. So erscheint das einfache Gehen nur unbeholfen, während Laufen, Tanzen und Springen unter Umständen völlig unmöglich sind. Schon beim Stehen fällt die fehlerhafte Koordination von Rumpf und Beinen in die Augen und beim Aufrichten aus der horizontalen Rückenlage werden die Beine in die Höhe gestreckt. Der mittlere Abschnitt des Feldes 6aα soll den Festigkeiten der oberen Extremität dienen. Die gliedkinetische Apraxie läßt sich jedoch durch die alleinige Läsion des Feldes 4 nicht erklären, sondern beruht auf der Schädigung eines übergeordneten Rindenareals, welches der Verknüpfung und Isolierung von Einzelinnervationen und dem richtigen zeitlichen Ablauf der Innervationen dient, nämlich des Feldes 6aα. Die gliedkinetische Apraxie kann aber auch noch durch leichtere Schädigungen der efferenten corticalen Leitungsbahnen bedingt sein. Leider hat KLEIST seine Lehre von der gliedkinetischen Apraxie nicht durch entsprechende autoptische und bioptische Befunde erhärten können. O. FOERSTER beobachtete nach isolierter Excision des Finger-Handfeldes der Area 6aα anfangs eine völlige schlaffe Lähmung der Finger, die sich so weit zurückbildete, daß Faustöffnung und Faustschluß ausgeführt werden konnten, während sämtliche Fingereinzelbewegungen und feine Fingerverrichtungen zunächst aufgehoben blieben. Die initiale Hypo- oder Areflexie wich bald einer Reflexsteigerung und die Fingerbeuger zeigten ausgesprochene Spastik. Im weiteren Verlauf kehrte zwar die willkürliche Beweglichkeit weitgehend zurück, doch besserte sich die willkürliche Beweglichkeit der Finger nicht mehr als nach der kombinierten Excision von Area 6aα und 4. Es ist daher schwer zu entscheiden, ob die aus der Excision des Finger-Handfeldes der Area 6aα resultierenden Bewegungsstörungen nur der alleinigen Ausschaltung des Fingerfeldes der Area 6aα oder einer unvermeidlichen Mitschädigung des angrenzenden Abschnittes der Area 4 zuzuschreiben sind. O. FOERSTER weist darauf hin, daß sich die von KLEIST beschriebene innervatorische gliedkinetische Hand-Fingerapraxie nicht von der Bewegungsstörung unterscheidet, die nach der Läsion des Hand-Fingerfeldes der vorderen Zentralwindung auftritt. Die Bein-Rumpfataxie, auch Stand-Gangapraxie genannt, hat dagegen nichts mit der Motilitätsstörung zu tun, die aus der Läsion des Beinfeldes der vorderen Zentralwindung resultiert. Jedoch erlaubt nach O. FOERSTER das vorliegende Sektionsgut keine Lokalisation dieser Störung in das Bein-Rumpffeld der Area 6aα. Das gleiche gilt von der innervatorischen Gesichts-Zungenapraxie und der Tonstummheit, die zwar nicht einfach auf eine Schädigung des Fokalgebietes der betreffenden Gehirnnerven in der vorderen Zentralwindung, aber auch nicht auf eine isolierte Läsion des unteren Drittels der Area 6aα zurückgeführt werden können.

Ausfallserscheinungen von seiten der Area 6b. Den Reizerscheinungen des Feldes 6b, die sich, wie früher dargelegt wurde (s. S. 259), in rhythmischen Leck-, Schluck-, Schmeck- und Kaubewegungen sowie in der Hervorbringung von Schmatz-, Schnalz-, Grunz- und Krächzlauten nach CUSHING sogar in echter Stimmgebung manifestieren, hat O. FOERSTER als Ausfallserscheinungen eine *besondere Form der Pseudobulbärparalyse* gegenübergestellt, die in einer schweren Dysarthrie und Anarthrie besteht, wobei die willkürlichen Innervationen des Gesichtes, der Zunge, des Kiefers, des Gaumensegels und der Stimmbänder bei der Phonation keinerlei Abweichungen von der Norm zeigen. Je nach der Schwere der Läsion kommt es zur Dysarthrie bzw. Anarthrie, wobei nach KLEIST die Lautbildung von Konsonanten in der Regel mehr als die von Vokalen gestört ist. Die Laute klingen in schweren Fällen verwaschen, unartikuliert und besondere Schwierigkeiten macht die Bildung mehrerer hintereinanderfolgender Konsonanten. Das morphologische Substrat der Sprachlautbildung soll nach KLEIST gewöhnlich nur in einer Gehirnhälfte vertreten sein, und zwar beim Rechtshänder in der linken und beim Linkshänder in der rechten Großhirnhemisphäre, doch weist der Autor selbst darauf hin, daß die einseitige Läsion des Feldes 6b, bei Rechtshändern des linksseitigen und bei Linkshändern des rechtsseitigen, keine dauernde Dysarthrie oder gar Anarthrie zur Folge hat, sondern für diese eine doppelseitige Schädigung oder eine Mitschädigung der Verbindung zwischen beiden Feldern, Balkenfasern, gefordert werden müsse. Mit Recht betont KLEIST, daß die Dysarthrie und Anarthrie in diesen von der eigentlichen Pseudobulbärparalyse abweichenden Fällen nicht auf einer Schädigung der entsprechenden Hirnnervenfoki des Feldes 4 beruhe, wenn auch zuweilen eine gewisse Schädigung des letzteren vorliege. Nicht so selten sind in diesen Fällen die Dysarthrie und Anarthrie mit einer Tonstummheit oder gliedkinetischen, innervatorischen Gesichts-Zungenapraxie gepaart. O. FOERSTER beobachtete nach der Excision des linksseitigen Gesichts-Zungenfokus des Feldes 6b bei 2 Fällen von Epilepsie, in welchen die Krampfentladungen von diesem Rindengebiet ausgingen, initial eine deutliche Erschwerung des Kau- und Schluckaktes, die aber rasch zurückging und von einer ausgesprochenen Dysarthrie gefolgt war, wobei sich die Sprache als verwaschen und undeutlich erwies und besonders die Bildung von Konsonanten große Schwierigkeiten machte. Ein Kranker vermochte auch keinen Pfeifton hervorzubringen, obwohl er die hierzu nötigen Bewegungen der Lippen usw. auszuführen vermochte. Die Dysarthrie hielt zwar wochenlang an, verschwand aber schließlich auch wieder völlig. Die Frage, ob auch die Ausschaltung des Gesichts-Zungenfokus des rechtsseitigen Feldes 6b zu einer vorübergehenden Dys- oder Anarthrie führt, läßt sich wegen Fehlens einschlägiger Beobachtungen gegenwärtig noch nicht beantworten.

Ausfallserscheinungen von seiten der Area 6aβ und der kranialwärts von ihr gelegenen Stirnhirnfelder. Störungen der willkürlichen Innervation. Entsprechend den Reizerscheinungen bei Reizung des frontalen Extrapyramidalfeldes 6aβ (s. S. 258), die sich in Kopf-, Augen- und Rumpfdrehung nach der Gegenseite und in der Ausführung der Beuge- und Reflexsynergie der kontralateralen Extremitäten manifestieren, äußern sich die unmittelbar nach Ausschaltung des Feldes 6a β auftretenden Ausfallserscheinungen in einer *geringen Schwäche* und *Verlangsamung* sämtlicher *Bewegungen* der *kontralateralen Extremitäten*, die sich besonders in einer mehr oder minder ausgesprochenen Dysdiadochokinese und in einer *Schwäche* und *Verlangsamung* der *Neigung* und *Wendung* des *Kopfes* nach der *Gegenseite* zum Ausdruck kommen, wobei hervorgehoben werden muß, daß im Gegensatz zu den Reizerscheinungen die Ausfallserscheinungen relativ gering und nur vorübergehender Natur sind. Im Gegensatz zu der Läsion des Feldes 4 sind gerade die Einzelbewegungen der einzelnen Extremitätenabschnitte, die Bewegungen der Zehen, der einzelnen Finger und des Daumens bei Schädigung des Feldes 6aβ völlig ungestört, während die zusammengesetzten Bewegungen, welche gerade bei den täglichen Verrichtungen unserer Extremitäten gefordert werden, mehr oder minder deutlich in ihrer Zusammenarbeit gestört sind. Die einzelnen Komponenten werden getrennt ausgeführt und erfolgen nicht gleichzeitig, sondern hintereinander, wobei nicht so selten eine Einzelkomponente ganz ausfallen würde, wenn nicht ein besonderer Innervationspuls gegeben wird. Beim Kniehackentest erhebt ein derartiger Kranker zunächst nur sein Bein, ohne es aber sofort im Kniegelenk zu beugen. Die Kniebeugung erfolgt erst an dem bereits stark erhobenen Bein sekundär und bildet so einen besonderen Willensakt. Die gleiche Zergliederung eines komplexen Bewegungsaktes in einzelne Teilakte kommt bei den verschiedensten kombinierten Bewegungen des Armes, der Hand und der Finger zum Ausdruck. Die entsprechende Durchführung von zusammengesetzten Bewegungen wird durch das Zusammenspiel der extrapyramidalen Rindenfelder und der Area pyramidalis gewährleistet, wobei die ersteren bei der Zusammenarbeit die in ihnen verankerten spezifischen Bewegungssynergien, die Beuge- bzw. Strecksynergie liefern, während die Area pyramidalis Einzelimpulse an die verschiedenen Muskelgruppen abgibt und so die aufgabefremden Komponenten der extrapyramidalen Synergie ausschaltet oder wenigstens eindämmt, wodurch erst die entsprechende Ausführung der Aufgabe ermöglicht wird. Eine geringgradige Mitschädigung der caudal angrenzenden vorderen Zentralwindung infolge postoperativen Ödems könnte zwar gleichfalls die angegebenen Ausfallserscheinungen bedingen, doch finden sich die gleichen Symptome auch nach der Ausschaltung des extrapyramidalen Feldes 22, bei dem eine Nachbarschaftsschädigung des Feldes 4 nicht in Frage kommt, weshalb die angegebene Motilitätsstörung tatsächlich auf die Ausschaltung des Feldes 6aβ zurückzuführen ist. Wie bereits erwähnt, sind die Ausfallserscheinungen nach der Excision des Feldes 6aβ nur vorübergehender Natur und verschwinden sämtlich nach kurzer Zeit restlos, am längsten ist immer die Dysdiadochokinese nachweisbar. Die Flüchtigkeit der Ausfallserscheinungen nach Ausschaltung des Feldes 6aβ erklärt sich damit, daß die im Felde 6aβ verankerten Funktionen auch in anderen motorischen Rindenfeldern, nämlich im Feld 6aα, 3, 1, 2, 5a und b und 22 weitgehend vertreten sind und diese extrapyramidalen Rindenfelder schon nach kurzer Zeit kompensierend eintreten. Die kombinierte Ausschaltung der Area 4 und des Feldes 6aβ schädigt dagegen die willkürlichen Innervationen bedeutend schwerer als die alleinige Ausschaltung des Area 4, besonders die Spastik nimmt bei gleichzeitiger Ausschaltung der Area pyramidalis und mehrerer Areae extrapyramidales sehr an Intensität zu. Außerdem verstärken sich der statische und kinetische Tremor bzw. das statische und kinetische Wackeln, die nach der Ausschaltung einer Kleinhirnhälfte in der homolateralen Körperhälfte auftreten, wesentlich, wenn zu einer primären Kleinhirnausschaltung sekundär beim Schimpansen noch eine Excision des Feldes 6 vorgenommen (FULTON und ARING) und der Rückbildung der cerebellaren Störung entsprechende Zeit gelassen wird. Diese Versuchsergebnisse weisen darauf hin, daß für den kompensatorischen Ausgleich der cerebellaren Koordinationsstörung besonders das Feld 6 in Betracht kommt, das durch die in ihm entspringende fronto-ponto-cerebellare Bahn mit der kontralateralen Kleinhirnhemisphäre in Verbindung steht. Vertritt man die Auffassung, daß mit der phylogenetischen Entwicklung die bei tieferen phylogenetischen Stufen in subcorticalen Zentren verankerten Funktionen in einem mehr oder minder großen Ausmaß von corticalen Stationen übernommen werden, so käme für die Übernahme der Kleinhirnfunktionen durch die Großhirnrinde das Feld 6aβ in Frage. Unter Umständen kann die Übernahme der cerebellaren Funktionen durch das Feld 6aβ bereits so weit gediehen sein, daß sein Ausfall cerebelloiden Intentionstremor zur Folge hat, während die Excision eines dem Feld 6aβ vorgelagerten frontalen Feldes keinerlei Motilitätsstörung verursacht.

Störungen der Gleichgewichtserhaltung. Außer den nur vorübergehenden Störungen der willkürlichen Innervation hat die Excision des Feldes 6aβ eine *Störung der Gleichgewichtserhaltung* zur Folge, die in einer Neigung nach der herdgekreuzten Seite und nach hinten abzuweichen bzw. zu fallen besteht. Diese Störung der Gleichgewichtserhaltung ist in den verschiedenen Fällen sehr wechselnd, teils kaum angedeutet, teils so ausgesprochen, daß Astasie und Abasie auftreten. Im Dienst der Erhaltung des Körpergleichgewichtes steht eine Reihe von Stationen des Nervensystems; neben den verschiedenen subcorticalen Zentren, den Kleinhirn- und Hirnstammzentren beteiligen sich auch der Cortex, und zwar nahezu sämtliche motorische Rindenfelder an der Aufrechterhaltung des Körpergleichgewichtes. Infolgedessen wird eine Störung in der Aufrechterhaltung des Körpergleichgewichtes bedingt durch die Läsion eines dieser motorischen Rindenfelder, so auch des Feldes 6aβ, relativ rasch wieder ausgeglichen.

Das Stirnhirn besitzt durch seinen efferenten Stabkranz Verbindungen mit zahlreichen subcorticalen Zentren, die nachgewiesenermaßen der Erhaltung des Körpergleichgewichtes dienen, so z. B. durch die fronto-ponto-cerebellare Bahn mit der kontralateralen Kleinhirnhemisphäre und durch das fronto-rubrale Bündel mit dem gegenseitigen Nucleus ruber. Die vorwiegend gekreuzte Verbindung zwischen Stirn- und Kleinhirn verursacht bei Ausschaltung einer Stirnhirnhälfte eine Fallneigung nach der herdgekreuzten Seite und nach hinten, da der Ausfall einer Kleinhirnhälfte eine Fallneigung nach hinten und der herdhomolateralen Seite bedingt. Wird das Feld 6aβ beiderseits excidiert, so kommt es lediglich zu einer Fallneigung nach hinten ohne Seitenabweichung, die mit völliger Astasie verbunden sein kann. Die sog. *frontale Ataxie*, welche besonders häufig bei Stirnhirntumoren anzutreffen ist, muß wahrscheinlich zum Teil auf eine Fernschädigung des Hirnstammes, eventuell auch einer solchen des Vestibularis zurückzuführen sein. O. FOERSTER führt als Beweis, daß die frontale Ataxie bei Stirnhirntumoren zuweilen durch Fernschädigungen bedingt ist, eine Beobachtung an, bei der trotz ausgedehnter Stirnhirnresektion, die zur totalen Exstirpation eines Stirnhirntumors notwendig war, die vorher bestehende Fallneigung nach hinten und der herdgekreuzten Seite verschwand. Ebenso hat CLOVIS-VINCENT auf eigene ausgedehnte Excisionen eines Stirnlappens hingewiesen, die von keinerlei Störungen in der Erhaltung des Körpergleichgewichtes gefolgt waren. Damit soll aber keineswegs die Tatsache in Abrede gestellt werden, daß das Feld 6aβ an der Aufrechterhaltung des Körpergleichgewichtes mitbeteiligt ist, sondern die angeführten Beobachtungen zeigen nur, daß noch eine Reihe anderer Rindenfelder der Aufrechterhaltung des Körpergleichgewichtes dient und bei Ausfall des Feldes 6aβ für dieses eintreten können, wodurch sich das völlige Fehlen von frontaler Ataxie in zahlreichen Fällen von sicherer Stirnhirnschädigung erklärt. Die vor dem Feld 6aβ gelegenen Stirnhirnabschnitte sind an der Aufrechterhaltung der Körpergleichgewichtes in keiner Weise beteiligt, denn die Ausschaltung der gesamten vor dem Feld 6aβ gelegenen Stirnhirnteile zeitigt keinerlei Störung des Körpergleichgewichtes.

Richtungsstörungen. Die Ausschaltung des Feldes 6aβ ist in zahlreichen Fällen von einem Vorbeizeigen nach der Herdseite gefolgt und beim Stehen mit geschlossenen Augen weichen die beiden horizontal vorgestreckten Arme nach der Herdseite ab (Beharrungsversuch), wobei der Rumpf und zuweilen auch der Kopf leicht nach der Herdseite zu gedreht werden. Beim proprio- und exteroceptiven Zeigeversuch kommt es zu einem Vorbeizeigen gleichfalls nach der Herdseite, wobei das Vorbeizeigen auf den herdgekreuzten Arm beschränkt oder wenigstens an diesem deutlicher ausgeprägt sein kann. Das Vorbeizeigen kann beim exteroceptiven Zeigeversuch fehlen, während es beim proprioceptiven Zeigeversuch deutlich ausgeprägt ist, doch findet sich auch das völlig umgekehrte Verhalten. Beim Zeigeversuch kann ein deutlicher Fehler auftreten, während ein solcher beim Beharrungsversuch fehlt und umgekehrt. Beim Gang mit geschlossenen Augen kommt es nicht so selten zum Vorbeigehen nach der Herdseite. Das Abweichen, Vorbeizeigen und Vorbeigehen nach der Herdseite erklären sich am ungezwungendsten damit, daß man einen richtenden Einfluß des Feldes 6aβ nach der Gegenseite annimmt, eine Annahme, die noch durch die Resultate der elektrischen Reizung des Feldes 6aβ unterstützt wird. Kommt von den beiden Feldern 6aβ eines in Wegfall, so überwiegt naturgemäß der richtende Einfluß des kontralateralen erhaltenen Feldes 6aβ, was einem Abweichen nach der Herdseite entspricht. Seltener führt die Ausschaltung des Feldes 6aβ nicht zu dem üblichen Abweichen nach der Herdseite, sondern zu einem Vorbeizeigen der beiden Arme nach außen oder auch nach innen. Dieses abweichende Verhalten läßt sich mit einem Reizzustand des Feldes 6aβ, wie mit einer Contrecoupverletzung des gegenüberliegenden Feldes 6aβ bei Integrität des herdgleichen Feldes und vor allem mit der Vertretung der Beuge- und Strecksynergie der Extremitäten im Feld 6aβ erklären, wobei erstere mit einer Abduktion, letztere mit einer Adduktion einhergeht. Bei Verwertung von Ausfallserscheinungen im Gefolge von Hirntumoren, Hirnabscessen und Hirnverletzungen ist wegen der Möglichkeit einer Fernschädigung größte Vorsicht am Platze. Desgleichen erfordert die Beurteilung von Erwärmungs- und Abkühlungsversuchen am Stirnhirn durch vorhandene Schädellücken große Kritik, denn die zur Zeit vorliegenden Versuchsresultate sind noch zu widersprechend, um ein klares Bild von der Funktion des Stirnhirns zu geben.

Reflexstörungen. Im Gegensatz zu den von FULTON und seinen Mitarbeitern am Schimpansen nach Ausschaltung der Area 6 erhobenen Reflexstörungen (Spastizität, ROSSOLIMO, MENDEL-BECHTEREW, Fächerphänomen, Zwangsgreifen) sind beim Menschen nach der Ausschaltung des Feldes 6aβ initial und auch in der weiteren Folge weder eine Herabsetzung noch Erhöhung der reflektorischen Erregbarkeit nachweisbar. Selbst bei ausgedehnteren Resektionen des Stirnlappens lassen sich sämtliche Sehnen- und Knochenphänomene sowie Haut- und Schleimhautreflexe und der Muskeldehnungsreflex ohne jegliche Abweichung auslösen. Dieses unterschiedliche Verhalten von Mensch und Anthropoiden wird wenigstens etwas durch die Tatsache verständlich, daß die kombinierte Zerstörung von vorderer Zentralwindung und Feld 6aβ ausgesprochenere Spastik zur Folge hat als die alleinige Ausschaltung der vorderen Zentralwindung, woraus sich wenigstens ein gewisser hemmender Einfluß des Feldes 6aβ auf den Muskeldehnungsreflex auch beim Menschen ergibt. Eine Reflexstörung, die in einer Steigerung des MAYERschen Fingergrundreflexes an der herdgegenseitigen Hand oder gleichzeitig an beiden Händen besteht, läßt sich nicht so selten bei Ausschaltung des Feldes 6aβ nachweisen. In der Regel ist die Steigerung der herdgleichen Hand nicht so deutlich wie an der herdgegenseitigen. Diese Reflexstörung, zuweilen das einzige Herdsymptom bei Stirnhirnläsion, ist lange Zeit nachweisbar, nicht so selten bleibt sie sogar dauernd bestehen. Die gegenwärtig vorliegenden Befunde sprechen dafür, daß der MAYERsche Fingergrundgelenkreflex, dessen Reflexbogen in den Zentralwindungen geschlossen ist, normalerweise durch das vorgelagerte Feld 6aβ gehemmt und somit durch dessen Ausfall entfesselt wird.

Auftreten von Stützreaktionen (Abb. 147a—h). Über die Beziehungen der Stützreaktionen zum Stirnhirn sind wir keineswegs völlig unterrichtet, sondern im Gegenteil noch so ziemlich in den Anfängen, wenn auch bei Schädigungen des Stirnhirns traumatischer, tumoröser und vasaler Natur nicht so selten Stützreaktionen auslösbar sind, so daß wenigstens die Annahme einer gewissen Abhängigkeit der Stützreaktionen vom Stirnhirn gerechtfertigt erscheint. Man unterscheidet unter den Stützreaktionen eine Beuge- und Streckreaktion, so bedingt die passive Plantarflexion des Fußes und der Zehen eine Beugung des Unter- und Oberschenkels (kinetische Beugereaktion der unteren Extremität), die so lange anhält als der Reiz andauert. Dabei werden der Ober- und Unterschenkel durch intensive Kontraktionen der Beugemuskeln so fest in Flexionsstellung fixiert, daß sie nur mit großer Anstrengung passiv gestreckt werden können (statische Beugereaktion der unteren Extremität). Umgekehrt führt passive Dorsalflexion des Fußes und der Zehen zu einer Streckung des Unter- und Oberschenkels (kinetische Streckreaktion der unteren Extremität), die gleichfalls bestehen bleibt, solange die Fuß- und Zehenstreckung aufrecht erhalten werden und jedem passiven Beugeversuch größten Widerstand entgegensetzt (statische Streckreaktion der unteren Extremität). Passive Volarflexion der

Finger und der Hand verursacht eine Beugung des Armes (kinetische Beugereaktion der oberen Extremität), wobei die Kontraktion der Beuger so lange

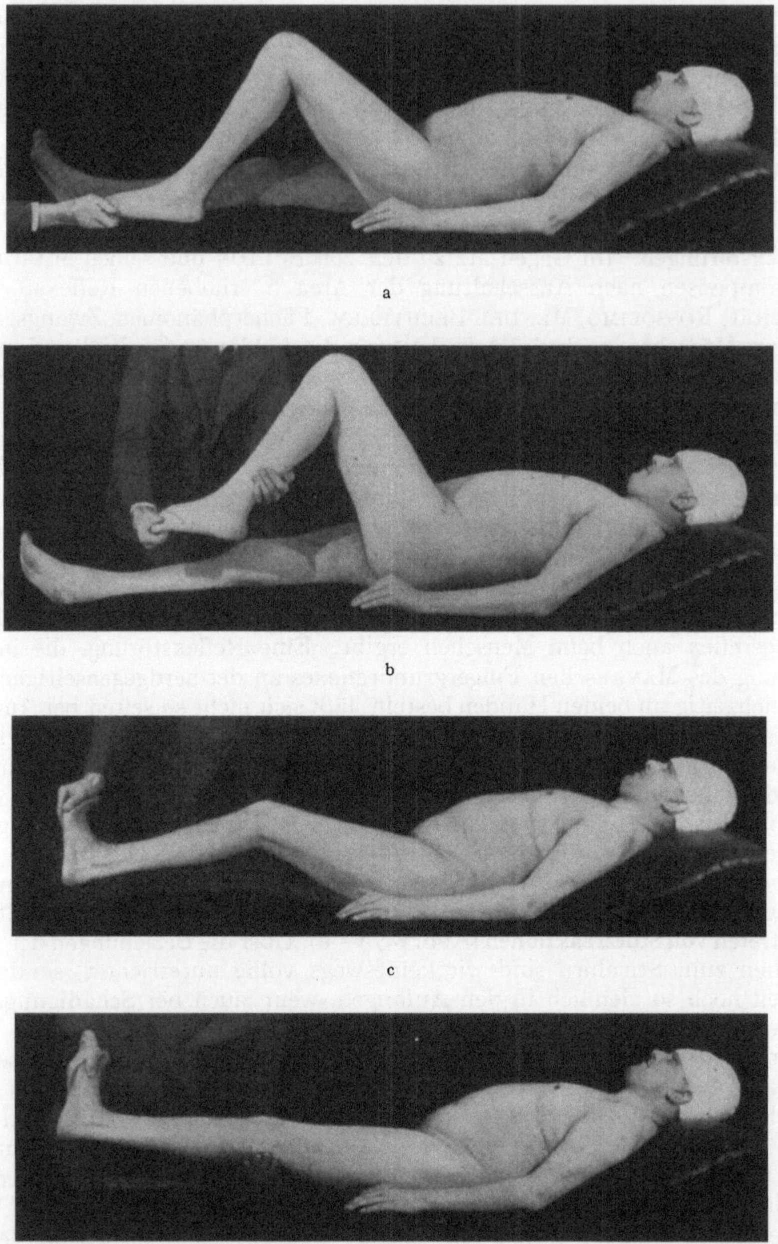

Abb. 147a—d. Stützreaktion in einem Falle von Tumor des rechten Stirnhirns nach O. FOERSTER. a kinetische
b statische Beugereaktion des linken Beines; c kinetische, d statische Streckreaktion des linken Beines.

anhält, als die Finger-Handbeugung fortbesteht, und jeder passiven Armstreckung
großen Widerstand leistet (statische Beugereaktion der oberen Extremität). Die
passive Dorsalflexion der Finger und Hand löst umgekehrt eine Streckung des

Armes aus (kinetische Streckreaktion der oberen Extremität), dabei hält die
Anspannung der Streckmuskeln so lange an als die Streckstellung der Hand und

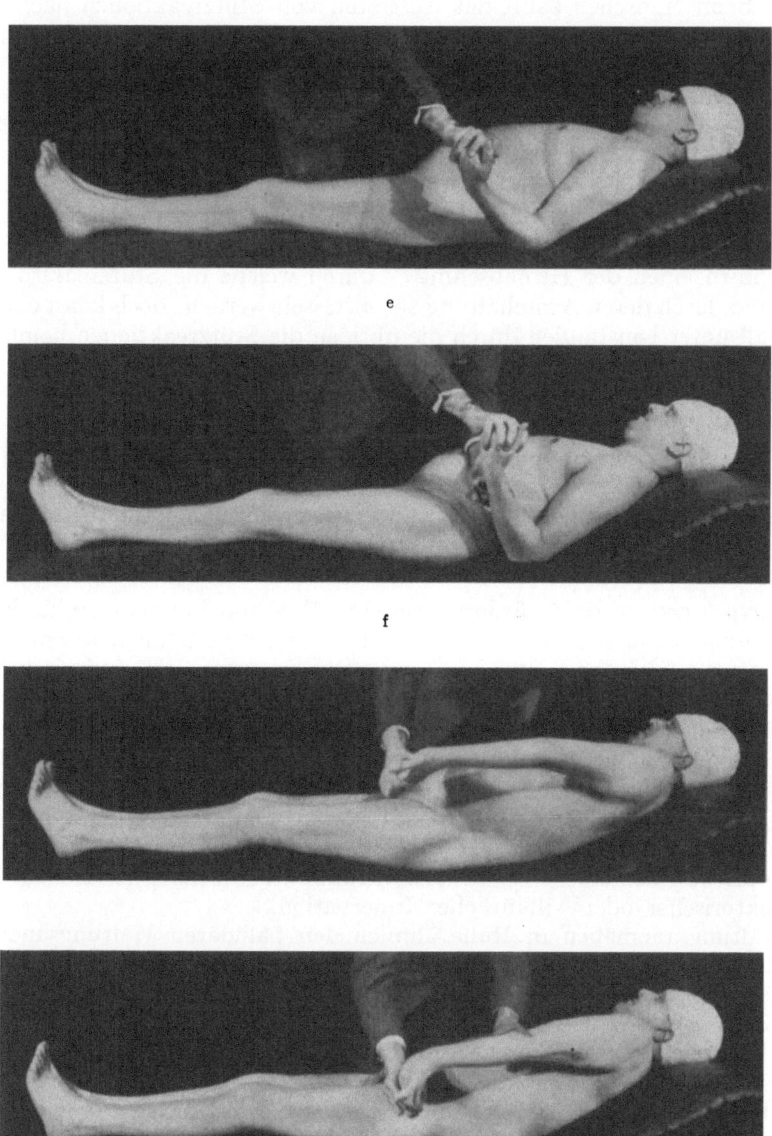

Abb. 147e—h. Stützreaktionen in einem Falle von Tumor des rechten Stirnhirns nach O. FOERSTER. e kinetische,
f statische Beugereaktion des linken Armes; g kinetische, h statische Streckreaktion des linken Armes.

Finger unterhalten wird und macht eine passive Beugung des Armes nahezu
unmöglich (statische Streckreaktion der oberen Extremität).

Von sämtlichen Stützreaktionen ist normalerweise nur die kinetische Beugereaktion der oberen Extremität auslösbar, die als LÉRIsches Hand-Vorderarm-
phänomen bezeichnet wird, aber keineswegs bei allen Individuen zu erzielen ist
Das Zustandekommen der Stützreaktionen wird durch supraspinale, subcorticale

und zwar bulbopontine Reflexbögen gewährleistet, die beim Tier dem hemmenden Einfluß des Kleinhirns unterliegen und durch dessen Ausschaltung entfesselt werden. Beim Menschen zählt das Auftreten von Stützreaktionen nach Kleinhirnläsionen zu den Seltenheiten und tritt in der Häufigkeit des Vorkommens hinter dem bei Stirn-, Temporallappen- und Hirnstammherden zurück. O. FOERSTER weist selbst darauf hin, daß er in keinem einzigen Falle von Excision des Feldes 6aβ oder sogar von noch ausgedehnteren Stirnhirnresektionen die Stützreaktionen auslösen konnte, möchte aber wegen der relativ häufigen Auslösbarkeit der Stützreaktionen bei Erkrankung des Stirnhirns diesem einen über die frontopontinen Bahnen gehenden hemmenden Einfluß auf die Hirnstammzentren, an welche die Stützreaktionen gebunden sind, zuerkennen. Demnach repräsentiert das Stirnhirn einen der Hirnabschnitte, durch welche die Stützreaktionen gehemmt und durch deren Ausschaltung sie entfesselt werden, doch kann der Stirnhirnausfall unter Umständen durch die übrigen die Stützreaktionen hemmenden Rindenfelder völlig kompensiert werden. Eine genauere Lokalisation des Stirnhirnabschnittes, dem eine Hemmung der Stützreaktionen zukommt, kann gegenwärtig innerhalb des Stirnhirnes nicht gegeben werden. Die Frage, inwieweit der Greifreflex, das Festhalten (unwillkürliche tonische Kontraktionsdauer) und Gegenhalten (Widerstand gegen Dehnung) mit dem Stirnhirn irgendwie in Zusammenhang zu bringen sind, läßt sich gegenwärtig nicht beantworten, zur Zeit neigt die Mehrzahl der Autoren dazu, diese Erscheinungen als Hirnstammsymptome (Pallidum) aufzufassen.

Das hypokinetisch-rigide Frontalsyndrom. Das hypokinetisch-rigide Frontalsyndrom umfaßt ähnlich wie das hypokinetisch-rigide Pallidumsyndrom folgende Symptome:

1. Gleichmäßige, wachsartige, nicht federnde Erhöhung des Dehnungswiderstandes der Muskeln vom Charakter des Rigors.

2. Erhöhung des Adaptationsreflexes (Anpassungsreflex der Muskeln), die sich bei passiver Annäherung der Insertionspunkte des Muskels in reflektorischer Anpassungskontraktion und in tonischer Nachdauer derselben (Fixationsspannung) äußert.

3. Tonische Nachdauer der Muskelkontraktion bei faradischer Reizung sowie bei reflektorischer oder willkürlicher Innervation.

4. Haltungsanomalien in Ruhe ähnlich den pallidären Haltungsanomalien, sich jedoch zuweilen durch das stärkere Hervortreten der Finger-Hand-Vorderarmbeugung von dem Bilde der pallidären Störung unterscheidend.

5. Kataleptisches Verhalten der Glieder.

6. Abnahme der Reaktiv- und Ausdruckbewegungen, jedoch ebenfalls weniger ausgesprochen als beim Pallidumsyndrom.

7. Herabsetzung der Initiativbewegungen, verlangsamter Bewegungsbeginn und Ablauf, eingeschränkte Bewegungsexkursion, Ermüdbarkeit und Abschwächung der groben Muskelkraft bei Willkürbewegungen, erschwerte Ausführung von in rascher Folge einander entgegengerichteter Bewegungen (Dysdiadochokinese).

8. Störungen der Gleichgewichtserhaltung beim Stehen und Gehen (Propulsion, Retropulsion und Lateropulsion).

Dieses angeführte Stirnhirnsyndrom wird zwar häufig nur in einigen Komponenten bei den verschiedensten Stirnhirnerkrankungen (Tumoren, Abscesse, Malacie) beobachtet, wobei sich aber in einem Teil der Fälle Fernschädigungen auf die Stammganglien nicht ausschließen lassen. Es ist daher in der Verwertung des hypokinetisch-rigiden Syndroms als Stirnhirnsyndrom große Vorsicht am Platze.

Die von KLEIST angegebene frontale Antriebsschwäche im Gefolge von ausgedehnteren Stirnhirnläsionen, die besonders bei frisch Verletzten beobachtet wird, besteht in einer Aspontaneität der Bewegungen des Stehens und Gehens, in Mangel an Sprachantrieb und Antrieb zum Denken, in Antriebsapraxie (Bewegungen werden mit geringem Kraftaufwand langsam, stockend, unbeholfen und unvollkommen durchgeführt) und in Apraxie der Handlungsfolge. (Nähere Angaben findet der Interessent in der Gehirnpathologie von KLEIST, Leipzig 1934.) Bei der relativ engen Nachbarschaft von Stirnhirn und Diencephalon, dessen Schädigung sehr ausgesprochene Antriebsschwäche zur Folge haben kann, ist naturgemäß die Frage, ob und inwieweit im gegebenen Fall die Antriebsschwäche auf eine Läsion des Stirnhirns oder vielmehr des Diencephalons zu beziehen ist, schwer oder überhaupt nicht zu entscheiden. Von eigenen Fällen von Stirnhirnverletzungen und Tumoren mit ausgesprochener Antriebsschwäche stand mir das Zwischenhirn zur Untersuchung nicht zur Verfügung, da die Kranken erfreulicherweise am Leben blieben. Bei einer Frau mit Oligodendrogliom des linken Stirnlappens mußte das linke Stirnhirn bis an die vordere Grenze der vorderen Zentralwindung entfernt werden, wobei auch, wie die cytoarchitektonische Untersuchung des Excisums ergab, das BROCAsche Feld reseziert worden war. Diese Kranke bot eine geradezu klassische Antriebsschwäche, während sonstige auf das Diencephalon hinweisende Symptome völlig fehlten. Beweisend ist aber leider auch diese Beobachtung nicht, da die histologische Untersuchung des Diencephalons aussteht. Die Stirnhirnresektion lag schon über ein Jahr zurück und die Kranke zeigte eine so ausgesprochene Aspontaneität, daß ihr 6jähriges Kind sie zum Einkaufen führen und zum Reinigen der Zimmer usw. veranlassen mußte. Die Kranke saß meist still in einer Ecke und benötigte, wie sie selbst angab, zur Ausführung der geringsten Handlung ein ungeheures Willensaufgebot. Das geradezu umgekehrte Verhalten bot sich mir bei einem Mann mit Astrocytom des linken Stirnhirns, bei dem ebenfalls eine Excision des linken Stirnlappens bis an die vordere Zentralwindung heran ausgeführt worden war (histologisch verifiziert). Der Kranke zeigte eine sehr ausgesprochen gesteigerte Aktivität, sprach viel und hatte, wie er sagte, einen „ungeheuren Auftrieb". Diese Beobachtung leidet aber gleichfalls an dem Fehlen der histologischen Kontrolle des Hirnstammes. Auf welcher Ursache dieses so unterschiedliche, ja geradezu umgekehrte Verhalten der beiden Individuen beruht, kann ich gegenwärtig nicht angeben, doch möchte ich in diesem Zusammenhang auf das konträre vegetative Verhalten bei so gut wie völlig gleicher Läsion des Hypothalamus hinweisen, welches sowohl das Tierexperiment wie die menschliche Pathologie lehren. Eine bestimmte, hinsichtlich Lokalisation und Ausdehnung weitgehendst gleiche hypothalamische Läsion kann bei dem einen Individuum Fettsucht, bei dem anderen ganz umgekehrt Magersucht hervorrufen. Selbst bei Hunden eines Wurfes kann eine gleiche hypothalamische Läsion bei dem einen Bruder Fettansatz verursachen, während der andere auf ganz genau den gleichen Eingriff mit Magersucht reagiert (s. S. 215). Mit der Annahme von Reiz und Lähmung läßt sich dieses so unterschiedliche Verhalten verschiedener Individuen auf keinen Fall erklären. Nimmt man an, daß die Steuerung der Aktivität außer dem Diencephalon zum Teil wenigstens auch noch dem Stirnhirn unterliegt, so bleibt doch die Frage unbeantwortet, warum bei dem einen Individuum Antriebsschwäche, bei dem anderen dagegen erhöhte Aktivität auftritt.

Temporales, extrapyramidales Feld = Area 22. Die aus der akuten Ausschaltung des Feldes 22 resultierende Motilitätsstörung, welche der Bewegungsstörung nach Ausschaltung des Feldes 6 a β weitgehend gleicht, manifestiert sich in einer anfänglichen, durch die übrigen extrapyramidalen Rindenfelder rasch ausgleichbaren Parese der kontralateralen Extremitäten und in einer Schwäche der Wendung des Kopfes und Rumpfes nach der Gegenseite, während aber jegliche Haltungsanomalie des Kopfes und Rumpfes in der Ruhe fehlt.

Die nach Ausschaltung des Feldes 22 auftretende Gleichgewichtsstörung, die sich gleichfalls in einer Fallneigung nach der gekreuzten Seite und nach hinten dokumentiert, kann ausgesprochener sein als die nach Excision der Area 6aα und auch länger anhalten, wenn sie auch schließlich ebenso restlos zurückgeht. Die Fallneigung nach der Gegenseite erklärt sich durch die gekreuzte Verbindung zwischen Temporallappen und gegenseitiger Kleinhirnhemisphäre auf dem Wege des temporo-ponto-cerebellaren Bündels (temporo-pontiner Abschnitt des Türckschen Bündels). Nicht selten beobachtet man bei Schläfenlappengeschwülsten Fallneigung nach der Gegenseite und hinten, die aber nach der Entfernung des Tumors oder schon lediglich nach der Druckentlastung verschwindet, da durch diese Eingriffe erst das kompensatorische Eintreten der übrigen im Dienste der Gleichgewichtserhaltung stehenden Rindenfelder ermöglicht wird. Nach der Ausschaltung des Feldes 22 fehlt die Zuwendung von Kopf, Augen, Rumpf und Extremitäten nach der Gegenseite auf von dieser Seite kommende akustische Reize hin. So z. B. werden bei einer Schädigung des linken Temporallappens zwar die das linke Ohr treffenden akustischen Reize mit einer prompten Wendung von Kopf, Augen und Rumpf nach links beantwortet, bei von rechts kommenden Geräuschen fehlt aber diese Zuwendung völlig, während es auf taktile Reize, welche die rechte Körperseite treffen, zu einer Wendung von Kopf, Augen und Rumpf nach rechts kommen kann. Hörstörungen oder Zeichen von sensorischer Aphasie waren in keinem Falle nachweisbar. O. Foerster hat für das Feld 22 wegen seiner Funktion Kopf, Augen, Rumpf und Extremitäten nach der Gegenseite einzustellen, den Namen „temporales akustisches Adversivfeld" vorgeschlagen. Nach Ausschaltung des Feldes 22 kommt es aber außer zu der eben geschilderten Einstellung nach der Gegenseite ebenso wie nach Schädigung des Feldes 6aβ zum Vorbeizeigen nach der Herdseite, beim Beharrungsversuch zum Abweichen der vorgestreckten Arme nach der Herdseite sowie beim Gang zum Vorbeigehen nach der Herdseite, doch gleichen sich alle diese Störungen mehr oder minder rasch wieder aus. Im Gegensatz zum Verhalten des Feldes 6aβ läßt sich nach Ausschaltung des Feldes 22 ein Abweichen nach der kontralateralen Seite nur äußerst selten feststellen, was in dem großen Abstand der temporalen Felder voneinander begründet liegt, der eine Mitschädigung des gegenseitigen Feldes vielmehr ausschließt.

Die *Stützreaktionen* und auch der *Greifreflex* sind nach Ausschaltung des Feldes 22 besonders bei Schläfenlappentumoren zuweilen an den herdgegenseitigen Extremitäten auslösbar und auf eine Schädigung der tempero-pontinen Bahnen zu beziehen.

Ausfallserscheinungen von seiten der Regio retrocentralis (Area 3, 1, 2). Die *Ausschaltung der Regio retrocentralis* hat in erster Linie *Anästhesie* der *Haut* und *Tiefengewebe* für *sämtliche Empfindungsqualitäten* an der *herdgegenseitigen Körperhälfte* zur Folge, da die hintere Zentralwindung in erster Linie die wichtigste corticale Endstätte der von den einzelnen Körperabschnitten einströmenden afferenten sensiblen Leitungsbahnen darstellt. Auf diese aus der Ausschaltung des Retrozentralfeldes resultierenden sensiblen Störungen wurde bereits an anderer Stelle (s. S. 242) eingegangen, doch müssen in diesem Zusammenhang die Ausfallsfolgen derjenigen afferenten Erregungen berücksichtigt werden, welche die von der motorischen Rinde abgegebenen Innervationsimpulse zu regulieren haben.

Im Anschluß an die *Excision* der *Retrozentralwindung* kommt es zu einer *totalen Areflexie* an der *kontralateralen Körperhälfte*. Der Muskeldehnungsreflex fehlt entweder vollkommen oder ist wenigstens der Norm gegenüber stark herabgesetzt, woraus eine ausgesprochene Hypotonie folgert. Die Sehnen- und Knochenphänomene sowie die Haut- und Schleimhautreflexe sind ebenso wie nach der Ausschaltung der vorderen Zentralwindung nicht auslösbar, doch fehlt zum Unterschied von der Areflexie bei Ausschaltung der vorderen Zentralwindung die Aufhebung der willkürlichen Innervierbarkeit der betreffenden Muskeln. Sämtliche Bewegungen können unter Kontrolle der Augen ausgeführt werden, doch ist ihr Bewegungsablauf verlangsamt und die grobe Muskelkraft anfangs herabgesetzt. Rasch wechselt jedoch dieses initiale Bild, die Sehnen- und Knochenphänomene kehren ebenso wie nach der Excision der vorderen Zentralwindung nach wenigen Tagen wieder, doch kommt es im Gegensatz zur Ausschaltung der vorderen Zentralwindung nicht zu einer Steigerung der Sehnen- und Knochenphänomene. Der Dehnungsreflex der Muskulatur erweist sich bei isolierter Läsion der Retrozentralwindung lange Zeit sogar deutlich gegenüber der Norm herabgesetzt, ein Verhalten, das jedoch nicht auf eine Mitschädigung der Area 4 zurückzuführen ist, sondern ein sicheres Ausfallssymptom der hinteren Zentralwindung darstellt. Die Wiederkehr des Fußsohlenreflexes erfolgt in der Regel erst längere Zeit nach dem Wiederauftreten der übrigen Sehnenphänomene, doch besteht dann der Reflexerfolg wie normalerweise stets in einer Plantarflexion der Zehen und des Fußes und nie in einer Dorsalflexion der Zehen. Somit ist der normale Ablauf des Fußsohlen-Zehenbeugereflexes nicht an die Integrität eines die hintere Zentralwindung passierenden corticalen Reflexbogens gebunden.

Mit der Zeit tritt an Stelle der initialen Parese mehr und mehr eine ausgesprochene Ataxie, die in ihren einzelnen Komponenten weitgehend der Hinterwurzelataxie gleicht. Diese retrozentrale Ataxie dokumentiert sich ebenso wie die Hinterwurzelataxie in einer Überinnervation der Agonisten und in einer zweckwidrigen Mitinnervation der Antagonisten sowie der kollateralen und rotatorischen Synergisten. So fährt das Bein bei der Erhebung in die Höhe, worauf diese Bewegung durch plötzliche Ausschläge der Antagonisten in der Gegenrichtung gebremst und unterbrochen wird, wobei das Bein nach innen und außen schwankt und um seine Längsachse nach innen und außen rotiert. Unzweckmäßige Mitinnervationen von aufgabefremden Muskeln verhindern ebenso wie bei der Hinterwurzelataxie isolierte Bewegungen der Zehen, des Fußes, der Finger, der Hand usw. Der Gang eines Kranken mit Retrozentralfeldschädigung zeigt den gleichen stampfenden, ausfahrenden und schleudernden Charakter wie der Gang des Tabikers. Ebenso kommt eine weitgehende Besserung der Motilitätsstörung bei Zuhilfenahme der optischen Kontrolle, die den Ausfall der Innervation regulierenden propriozeptiven afferenten Erregungen weitgehend ausgleichen kann, sowohl der retrozentralen wie der Hinterwurzelataxie zu. Besondere Schwierigkeit bereitet diesen Ataktikern das Aufsetzen der Ferse auf das Knie und ihr Entlangführen an der Schienbeinkante (Kniehackentest), da gerade die reibungslose Zusammenordnung der einzelnen Bewegungskomponenten, die zu einer korrekten Ausführung solcher zusammengesetzter Bewegungen in erster Linie notwendig ist, besonders leidet. In gleicher Weise wie die kinetischen sind auch die statischen Leistungen gestört, weshalb ebenso wie bei der tabischen Hinterwurzelataxie das von der Unterlage abgehobene Bein nicht in der einmal angenommenen Stellung ruhig gehalten werden kann, sondern absinkt, wieder emporsteigt, nach innen und außen schwankt und dazu noch rotatorische Bewegungen um seine Längsachse ausführt. Ein weiteres sowohl der Hinterwurzel- wie Retrozentralataxie eigenes Symptom stellt der weitgehende Ausgleich der

Motilitätsstörungen durch systematische Übungsbehandlung dar. Die retrozentralen Koordinationsstörungen der Finger und Hand sowie des Armes betreffen gleichfalls kinetische wie statische Leistungen und gleichen den eben beschriebenen Störungen der unteren Extremität. Versucht ein Kranker mit Läsion der hinteren Zentralwindung bei geschlossenen Augen Finger und Hand ausgestreckt ruhig zu halten, so bewegt sich, da die für zusammengesetzte Bewegungen besonders notwendige reibungslose Zusammenordnung der einzelnen Bewegungskomponenten fehlt, die Hand langsam auf und ab sowie seitlich hin und her, wobei noch die einzelnen Finger in ihren verschiedenen Gelenken langsam nacheinander überstreckt, gebeugt, gespreizt und adduziert werden. Dieses Bewegungsspiel gleicht auf den ersten Blick den athetotischen Bewegungen, von denen es sich aber dadurch unterscheidet, daß die Bewegungen nur bei statischen Leistungen auftreten, während die Bewegungen bei der echten Athetose auch in der Ruhe vorhanden sind. Soll der Unterarm in einem bestimmten Winkel gegen den Oberarm gebeugt oder der gestreckte zur Horizontalen erhobene Arm in dieser Stellung längere Zeit gehalten werden, so kommt es bei Augenschluß zu einer vermehrten Beugung und Streckung bzw. zu einem abwechselnden Abweichen des Armes nach außen und innen, wobei noch Rollungen nach innen und außen ausgeführt werden. Die retrozentrale Ataxie läßt sich sowohl beim extero- wie propriozeptiven Zeigeversuch gut aufzeigen, doch erfolgt im Gegensatz zu den bei Schädigung des frontalen und temporalen Richtfeldes auftretenden Zeigestörungen das Vorbeizeigen in der Regel nicht konstant nach einer bestimmten Seite, der Herd- oder Gegenseite, sondern der Arm weicht bald nach außen, bald nach innen ab. Bei zusammengesetzten Bewegungen beobachtet man eine Zerlegung des Bewegungsgefüges, indem eine Bewegungskomponente hinter der anderen nachhinkt. An der unteren Extremität erfolgt die willkürliche Dorsal- und Plantarflexion unter starker Überinnervation der Agonisten, wobei sich bei der Dorsalflexion der Mangel an Mitinnervation der pronatorisch wirkenden Dorsalflexoren in einer supinatorischen Kantung kundgibt. In gleicher Weise wie die Assoziation von Bewegungen ist auch die Bewegungssukzession gestört, was besonders schön bei rasch hintereinander ausgeführten und entgegengerichteten Bewegungen zutage kommt (Dysdiadochokinese).

Nach Zerstörung des Facio-Lingual-Kiefergebietes der hinteren Zentralwindung erfolgen bei willkürlicher Innervation der Gesichtsmuskulatur, wie z. B. beim Zähnezeigen, Augenschluß usw. auf der herdkontralateralen Gesichtshälfte die Bewegungen heftiger und ausgiebiger als auf der gesunden Hälfte, während umgekehrt in der Ruhe die Nasolabialfalte auf der kontralateralen Gesichtshälfte verstrichen ist und ein geringgradiger Lagophthalmus besteht, weshalb man zunächst glaubt, eine Facialisparese vor sich zu haben.

Ist außer der Retrozentral- auch die Präzentralwindung in den krankhaften Prozeß einbezogen, so resultiert das Bild der spastisch-paretisch-ataktischen Bewegungsstörung, wobei die ataktische Komponente um so mehr in den Hintergrund tritt, je größer die spastisch-paretische Komponente ist.

Nicht immer gleicht die aus der Zerstörung der hinteren Zentralwindung resultierende Ataxie der Hinterwurzelataxie (s. S. 42), sondern häufig findet sich an Stelle der Hinterwurzelataxie eine bei der multiplen Sklerose zuerst beobachtete Koordinationsstörung, die nicht ganz glücklich als Intentionstremor bezeichnet wurde und für Läsionen des cerebellaren Systems, d. h. des Kleinhirns, der Bindearme und der roten Kerne typisch ist. Sie besteht in einem bei statischen und kinetischen Leistungen auftretenden, mehr oder weniger grobschlägigen Tremor, der in völliger Ruhe sistiert. Dieser Tremor stellt sich jedoch nicht nur bei willkürlichen statischen oder kinetischen Leistungen ein, sondern auch beim ruhigen Liegen im Bett wackelt der Kopf und zittern die Hände, was beweist, daß der Tremor auch bei unwillkürlichen statischen Leistungen in Erscheinung tritt. Es ist daher, wie bereits angedeutet, der Name Intentionstremor nicht zutreffend für diesen cerebellaren Tremor, da er auf eine Abhängigkeit des Tremors von intendierten statischen und kinetischen Leistungen hindeutet.

Die bei Läsion der Retrozentralregion auftretenden Koordinationsstörungen besitzen bald mehr das Gepräge der Hinterwurzelataxie, bald mehr das der cerebellaren Ataxie, auch eine Mischung beider Ataxieformen kommt vor. Der cerebellare Typus des Retrozentraltremors läßt aber das für den echten Cerebellartremor typische reziproke, in streng rhythmische Perioden gegliederte Innervationsverhältnis zwischen Agonisten und Antagonisten vermissen, indem die einzelnen Innervationsperioden bald länger, bald kürzer sind und die Reziprozität zwischen Agonisten und Antagonisten weniger ausgesprochen ist.

Die Frage, warum bei Retrozentralläsionen die Koordinationsstörung das eine Mal mehr den Typus der Hinterwurzelataxie, das andere Mal mehr den Charakter des cerebellaren Tremors zeigt, läßt sich zur Zeit noch nicht beantworten.

Da die Retrozentralregion, wie früher ausdrücklich dargelegt wurde (s. S. 240), in erster Linie die corticale Endstätte der afferenten sensiblen Leitungsbahnen darstellt, muß ihre Schädigung oder gar ihre Ausschaltung neben den früher geschilderten Bewegungsstörungen meist auch sensible Störungen zur Folge haben. In diesem Verhalten gleicht die retrozentrale Ataxie der Hinterwurzel-, Hinterstrangs-, Schleifen- und Thalamusataxie, während im Gegensatz zu diesen Ataxieformen die Stirnhirn- und Kleinhirnataxie ohne Sensibilitätsstörungen einhergehen, abgesehen von den vorübergehenden initialen Sensibilitätsstörungen nach akuter Ausschaltung des Kleinhirns und von den keineswegs konstanten Störungen des Kraftsinns im Gefolge der Ausschaltung des Kleinhirns. Die retrozentrale Ataxie läßt sich aber nicht einfach, wie von mancher Seite angenommen wird, auf den Ausfall kinästhetischer Empfindungen zurückführen, denn die afferenten Erregungen, welchen die Regulierung der motorischen Innervationsimpulse bei einer größeren Zahl statischer und kinetischer Leistungen zukommt, üben, ohne zum Bewußtsein zu gelangen, ihren anregenden und hemmenden Einfluß auf die motorischen Rindenelemente aus. Bei anderen statischen und kinetischen Leistungen sind aber afferente Erregungen, denen Empfindungen entsprechen, an der koordinierten Ausführung dieser Leistungen ganz wesentlich beteiligt. Ebensowenig wie bei der Hinterwurzel-, Hinterstrangs- und Thalamusataxie entspricht bei der retrozentralen Ataxie der Grad der Sensibilitätsstörung dem Ausmaß der Ataxie, und zwar können sowohl deutlich ausgeprägte Sensibilitätsstörungen nahezu ohne Ataxie, wie umgekehrt ausgesprochene Ataxie mit nur ganz geringgradigen Sensibilitätsstörungen vorkommen.

Das Auftreten von ausgeprägten Sensibilitätsstörungen ohne Ataxie hat DÉJÉRINE darauf zurückgeführt, daß die Regulation der efferenten Impulse durch afferente Erregungen schon großenteils in spinalen und supraspinalen subcorticalen Stationen des Zentralnervensystems erfolgt und deshalb die afferenten Erregungen die sensiblen Rindenelemente erst gar nicht zu erreichen brauchen. Wenn diese Auffassung auch größtenteils zutrifft, so kann sie doch nicht auf den regulatorischen Einfluß, den die in die Retrozentralwindung einströmenden afferenten Erregungen auf die motorischen Elemente der vorderen Zentralwindung ausüben, Anwendung finden. Aber auch dieser über den Cortex gehende regulatorische Einfluß der afferenten Erregungen vollzieht sich, ohne daß die Bewußtseinsschwelle überschritten wird, und zwar so, daß die afferenten sensiblen Erregungen nur die tiefsten Schichten der hinteren Zentralwindung erreichen und von diesen auf dem Wege der in der Tiefe verlaufenden U-Fasern zur vorderen Zentralwindung gelangen, ohne daß sie die Zellelemente der 4. oder 2. Schicht der hinteren Zentralwindung, welche die entsprechenden morphologischen Substrate für die bewußten Empfindungen darstellen, irgendwie erreichen. Daß die Ausschaltung der oberflächlichen Schichten der Retrozentralwindung lediglich Sensibilitätsstörungen, aber keine Ataxie zur Folge hat, läßt sich durch schichtenweise Elektrokoagulation der hinteren Zentralwindung direkt demonstrieren. Sobald aber auch die tiefsten Schichten in die Läsion einbezogen werden, kommt es sofort zum Auftreten statischer und kinetischer Ataxie. Das umgekehrte Verhalten, nämlich ausgesprochene Ataxie bei nur ganz unbedeutenden oder sogar fehlenden Sensibilitätsstörungen kann zunächst durch eine Läsion zustande kommen, welche die U-Fasern, den Verbindungsweg zwischen hinterer und vorderer Zentralwindung, unterbricht, die hintere Zentralwindung selbst aber intakt läßt. Geringgradige Sensibilitätsdefekte bei ausgesprochener Ataxie können auch darauf zurückzuführen sein, daß bei Ausschaltung der hinteren Zentralwindung zwar der Sensibilitätsausfall durch die Substitutionsleistungen anderer Abschnitte der herdgleichen und gegenseitigen Körperfühlsphäre mehr oder minder völlig ausgeglichen werden kann, die vordere Zentralwindung aber die ihr von der zugehörigen hinteren Zentralwindung normalerweise zuströmenden regulierenden afferenten Erregungen zur Aufrechterhaltung eines koordinierten Bewegungsablaufes nicht entbehren kann. Eine so lokalisierte Läsion kommt in erster Linie für diejenigen Fälle in Betracht, bei denen zunächst sehr ausgesprochene Sensibilitätsdefekte und schwere Koordinationsstörungen vorliegen, von denen sich aber die Sensibilitätsstörungen im weiteren Verlauf bis auf ganz geringe Reste zurückbilden, während die Koordinationsstörung unvermindert fortbesteht. In den Fällen, in denen die retrozentrale Koordinationsstörung das Gepräge des cerebellaren, statischen und kinetischen Aktionstremors aufweist und dabei Sensibilitätsstörungen so gut wie vollkommen vermissen läßt, hat man die Läsion in denjenigen Rindenabschnitten zu suchen, in welchen Verbindungen zwischen Cerebellum und Cortex entspringen oder in solche einmünden, denn die cerebellare Koordinationsstörung geht auch ohne Sensibilitätsstörung einher, ausgenommen die nicht konstante Störung des Kraftsinnes. Da aber die corticalen Endstätten der cerebello-rubro-corticalen Bahnen noch nicht feststehen, läßt sich natürlich über eine corticale Lokalisation der retrozentralen Koordinationsstörung vom Gepräge des cerebellaren, statischen und kinetischen Aktionstremors bei Fehlen von Sensibilitätsstörungen nichts weiter aussagen. Wie bereits dargelegt, geht die initiale retrozentrale Koordinationsstörung, die ebenso wie die Ataxie nach akuten Kleinhirnläsionen zunächst unter dem Bilde der Hinterwurzelataxie verläuft, mit der Zeit in die für das Cerebellarsystem charakteristische Form der Koordinationsstörung über, jedoch nur bei oberflächlicher Betrachtung. Wie ALTENBURGER in genauen elektromyographischen Untersuchungen dartun konnte, zeigt der äußerlich dem Cerebellartremor völlig gleichende corticale Intentionstremor nie in so reiner Form das für den ersteren typische reziproke, in streng rhythmische Perioden gegliederte Innervationsverhältnis zwischen Agonisten und Antagonisten. Die einzelnen Innervationsperioden sowie ihre zeitlichen Abstände voneinander sind viel weniger gleichmäßig, bald länger, bald kürzer und die Reziprozität zwischen Agonisten- und Antagonisteninnervation ist nicht so ausgesprochen. Gar nicht so selten kommen bei der corticalen Ataxie beide Ataxieformen nebeneinander vor, wobei dann bald mehr der cerebellare Tremor, bald mehr die Hinterwurzelataxie überwiegt. Irgendwelche Ursachen, warum die Koordinationsstörung in dem einen Falle von corticaler Ataxie mehr der Hinterwurzelataxie, in dem anderen mehr dem

Bilde des cerebellaren Tremors gleicht, ließen sich bis dato letzten Endes noch nicht erbringen.

Area parietalis superior, Feld 5 a und b. Entsprechend den auf S. 246 angeführten Reizerscheinungen bedingt die Excision des oberen Scheitellappens zunächst eine beträchtliche Herabsetzung der willkürlichen Beweglichkeit der herdgegenseitigen Extremitäten, wobei noch, wie gleichfalls auf Grund der Reizerscheinungen zu erwarten war, die Drehung von Rumpf und Kopf nach der Gegenseite erschwert ist. Der Muskeldehnungsreflex der herdgegenseitigen Extremitäten ist deutlich herabgesetzt, wodurch sich die Lähmung der herdgegenseitigen Extremitäten als schlaffe manifestiert, wenn auch die Sehnen- und Knochenphänomene sowie die sonstigen Reflexe selbst anfänglich nicht herabgesetzt oder gar erloschen sind. Die durch Ausschaltung des oberen Scheitellappens hervorgerufenen Motilitätsstörungen der herdkontralateralen Extremitäten sind bereits initial wesentlich beträchtlicher als die nach der Excision des Feldes 6 aβ oder des Feldes 22, wodurch sich das Feld 5 als ein wichtigeres Glied des motorischen Rindenfelderverbandes dokumentiert. Im gleichen Sinne spricht das weitere Verhalten im Verlaufe der Reorganisation, wobei sich zeigt, daß die Bewegungen der herdkontralateralen Extremitäten weitgehend von der optischen Kontrolle abhängen, jedoch auch unter der Kontrolle der Augen nur langsam und stockend verlaufen. Sieht der Kranke während der Bewegung seine herdkontralateralen Extremitäten nicht an und verfolgt ihren Bewegungsablauf nicht mit den Augen, so können die herdkontralateralen Extremitäten willkürlich entweder überhaupt nicht oder nur sehr schlecht bewegt werden. Beim Gang fällt sofort das schwerfällige Nachschleppen des gelähmten Beines in die Augen, während der Arm dabei schlaff am Rumpfe herabhängt und seine normalen Mitbewegungen vermissen läßt. An bimanuellen Verrichtungen beteiligt sich der herdkontralaterale Arm nur wenig oder gar nicht. Während sich das Hinwenden des Kopfes und Rumpfes nach der Gegenseite im Verlaufe der Erkrankung langsam zurückbildet, fehlt die Zuwendung des Kopfes und der Augen auf sensible Reize lange Zeit.

Auf die nur vorübergehende *parietale Parese*, welche nur ein Übergangsstadium der Restitution darstellt, folgt schließlich die *parietale Ataxie* im herdkontralateralen Arm und Bein, welche bald mehr als Hinterwurzelataxie, bald mehr als Intentionstremor in Erscheinung tritt. O. FOERSTER weist auf eine Besonderheit der parietalen Ataxie hin, welche diese mit der thalamischen Ataxie teilt und darin besteht, daß der Kranke sein Schwungbein im Knie völlig steif hält und wie eine Stelze vorführt, wobei der Fuß eine ausgesprochene supinatorische Kantung aufweist. Das Ausmaß der parietalen Koordinationsstörung wird weitgehend von der optischen Kontrolle bestimmt, so können unter entsprechender Kontrolle der Augen Koordinationsstörungen völlig fehlen, während sie nach Abwendung der Augen sofort in Erscheinung treten. Gleich wie der Hinterwurzelataxie kommt der parietalen Koordinationsstörung eine weitgehende Ausgleichbarkeit durch intensive Übungsbehandlung zu. Von den parietalen Koordinationsstörungen sind das richtungsinkonstante Vorbeizeigen beim proprio- und exterozeptiven Zeigeversuch sowie die Adiadochokinese der Hand und Finger und die Fallneigung nach hinten und der herdgekreuzten Seite am nachhaltigsten.

Corticale Augenbewegungsfelder Area 8 α, β, δ und 19. (6 a α, 6 a β, 3, 1, 2, 5 a und b und 22). Augenbewegungen können von einer ganzen Reihe von Rindenfeldern, nämlich vom frontalen (8 α β δ) und occipitalen Augenfelde (19) sowie von den extrapyramidal-motorischen Feldern 6 a α, 6 a β, 3, 1, 2, 5 a und b und 22 erzielt werden. Während aber das frontale und occipitale Augenfeld auf

Reizung einzig und allein mit Augenbewegungen reagieren, stellt bei den Feldern 6aα, 6aβ, 3, 1, 2, 5a und b und 22 die Augenbewegung nur eine Komponente der zusammengesetzten Massenbewegung dar, indem bei dieser die Augenbewegung nach der Gegenseite mit einer Drehung des Kopfes und Rumpfes nach der Gegenseite sowie mit komplexen Bewegungssynergien der kontralateralen Extremitäten verknüpft ist (s. Abb. 144a und b).

Folge dieser breiten corticalen Vertretung der Augenbewegungen ist, daß der isolierte Ausfall eines einzelnen corticalen Augenbewegungsfeldes keine dauernde Störung der Augenbewegungen mit sich bringt. Der Ausfall der extrapyramidalen Felder 6aα, 6aβ, 3, 1, 2, 5a und b und 22 verursacht keinerlei Störung der Augenbewegung mit Ausnahme einer rasch zurückgehenden Zuwendungsstörung auf akustische Reize nach Schädigung des temporalen Adversivfeldes (22) sowie auf Berührungs- und Schmerzreize auf Läsion des parietalen Adversivfeldes.

Die akute Ausschaltung des frontalen Augenfeldes 8$\alpha\beta\delta$ hat dagegen wenigstens anfänglich einen Ausfall der willkürlichen Augenbewegungen nach der Gegenseite zur Folge, der jedoch rasch wieder zurückgeht und sich auch initial nur auf die spontanen Späh- und Kommandobewegungen nach der herdgekreuzten Seite erstreckt, während die durch ein fixiertes Objekt (Zeigefinger des Untersuchers) geführten Augenbewegungen entweder völlig uneingeschränkt ausgeführt werden können oder höchstens eine geringe Einschränkung erleiden. In der Regel sind aber diese geführten Augenbewegungen von einem mehr oder weniger grobschlägigen nystagmiformen Rucken begleitet. Deviation der Augen nach der Herdseite in der Ruhe und Störungen des optomotorischen Nystagmus hat O. FOERSTER nach Excision des frontalen Augenfeldes nie beobachtet.

Im wesentlichen handelt es sich bei der im Gefolge einer akuten Ausschaltung des frontalen Augenfeldes 8$\alpha\beta\delta$ auftretenden Störung um eine Aufhebung von willkürlichen, nicht durch optische Reize angeregten und geführten Augenbewegungen. Die Störungen der Augenbewegungen nach akuter Ausschaltung des frontalen Augenfeldes sind stets vorübergehend und nur von kurzer Dauer. Am ersten gleichen sich die Einschränkung der Augenbewegungen und der Nystagmus bei geführten Augenbewegungen wieder aus, worauf sich die Kommandobewegungen der Augen wieder einstellen. Die Spähbewegungen der Augen bleiben meist noch längere Zeit aus, und zwar blicken die Kranken spontan gar nicht oder nur äußerst selten und unausgiebig nach der herdgekreuzten Seite, doch schwindet auch dieses letzte Überbleibsel der Augenbewegungsstörung bald früher, bald später vollkommen. Bleiben Augenbewegungsstörungen wie Nystagmus und Schwäche beim Blick nach der· Gegenseite bei Stirnhirnläsionen dauernd bestehen, wie dies bei traumatischen Stirnhirnschädigungen, bei Stirnhirntumoren und Abscessen zuweilen der Fall ist, so hat man mit Fernschädigungen zu rechnen und solche zumindest erst auszuschließen. Die Pupillenstörungen, die sich in Anisokorie, Miosis, Lichtträgheit und Fehlen der Lichtreaktion äußern, sowie die Konvergenzschwäche, welche bei Stirnhirnläsionen ebenfalls vorkommt, sind meist ebenso auf Fernschädigungen zurückzuführen.

Die akute Ausschaltung des occipitalen Augenfeldes 19 hat gleichfalls eine Blicklähmung nach der herdgekreuzten Seite zur Folge, die aber zum Unterschied von der frontalen Blicklähmung auch schon in der Ruhe mit einer mehr oder weniger ausgeprägten, wenn auch nach einigen Tagen wieder verschwindenden Deviation der Bulbi nach der Herdseite verknüpft ist.

Die occipitale Blicklähmung ist zunächst vollkommen, d. h. die Augen können auf keine Weise über die Mittellinie hinaus nach der herdgekreuzten bewegt werden, und zwar weder auf Kommando- oder Spontanbewegung, noch unter

Führung des fixierten Zeigefingers, dazu fehlt der optomotorische Nystagmus. (Der Kranke hat auf eine Trommel aufgezeichnete Striche bei Drehung der Trommel zu verfolgen. Der normalerweise auftretende Nystagmus wird als optomotorischer Nystagmus bezeichnet.) Der optomotorische Nystagmus fehlt auch bei oberflächlichen Rindenläsionen des Feldes 19, welche die Sehstrahlung sicher nicht tangieren. Unter den gleichen Bedingungen erfolgt interessanterweise auf Lichtreize, welche das herdgekreuzte Gesichtsfeld treffen, der Blinzelreflex prompt, während die Einstellung der Bulbi auf den Lichtreiz hin unterbleibt.

Die initiale Blicklähmung nach akuter Ausschaltung des occipitalen Augenfeldes besteht nicht lange, sondern geht ausnahmslos bald völlig zurück. Bei der Reorganisation erfolgen die Augenbewegungen nach der herdgekreuzten Seite zunächst unter nystagmoiden Rucken, das aber schließlich auch noch verschwindet. Zum Unterschied von der frontalen Blicklähmung stellt sich zuweilen, jedoch keineswegs konstant die Kommandobewegung nach der herdgekreuzten Seite früher wieder ein als die geführte Bewegung, doch kommt auch das umgekehrte Verhalten vor. Die spontane Spähbewegung der Augen nach der herdgekreuzten Seite nach akuter Ausschaltung des occipitalen wie frontalen Augenfeldes fehlt noch längere Zeit nach Wiederkehr der Kommandobewegung und der geführten Augenbewegung. Am längsten sistieren bei der occipitalen Blicklähmung die Einstellbewegungen der Augen auf seitliche Lichtreize, auch wenn dabei keinerlei hemianopischer Defekt vorliegt und der Blinzelreflex vom herdgekreuzten Gesichtsfeld aus prompt auslösbar ist, woraus sich ergibt, daß das occipitale Augenbewegungsfeld in erster Linie die durch optische Reize angeregten und geführten Augenbewegungen vermittelt.

Da konjugierte Blicklähmung mit oder ohne Deviation der Bulbi nach der Herdseite bei Läsionen im Gebiete des unteren Scheitellappens schon lange beobachtet wurde, hat man ein corticales Augenbewegungsfeld auch in den unteren Scheitellappen verlegt. In den meisten der als Beweis für ein parietales Augenbewegungsfeld angeführten Fälle läßt sich aber eine Mitschädigung des im Marklager des Scheitellappens verlaufenden Stabkranzes des Hinterhauptslappens nicht ausschließen. KLEIST führt die Augenbewegungsstörung mehr auf eine Schädigung der optomotorischen Bahnen im unteren Scheitellappen als auf eine Läsion des occipitalen Rindengebietes zurück. In der Regel finden sich lediglich Blickschwäche nach einer Seite und nur selten Blickablenkung. Ausnahmen stellen Blicklähmungen nach oben und unten dar. Bilaterale parietale Läsionen können doppelseitige Blickstörungen bedingen, die sich in einer Blickschwäche nach allen Richtungen, in einer Blickverarmung oder sogar in Blickerstarrungen manifestieren, wobei besonders die automatischen Blickeinstellungen auf periphere Reize hin zurücktreten, während sich eine gewisse Flüchtigkeit und Ablenkbarkeit der Blickeinstellungen ausbilden. Auch Abweichungen in der Pupillenweite sowie Ptose kommen vor, deren zentrale Natur sich dadurch dokumentiert, daß sich das Lid, das der Kranke willkürlich nicht heben kann, prompt unwillkürlich erhebt, sobald der Kranke seinen Kiefer weit öffnet.

Auf die Beziehungen zwischen Augenbewegungsstörungen und Störungen der optischen Aufmerksamkeit hat vor allem KLEIST wiederholt hingewiesen. Die optischen Aufmerksamkeitsstörungen bestehen in einer halbseitigen Aufmerksamkeitsschwäche und in einer konzentrischen Einschränkung der Aufmerksamkeit, wobei aber auch meist die zentrale Aufmerksamkeit in Mitleidenschaft gezogen ist. Die optische Aufmerksamkeitsschwäche äußert sich einerseits in einem Verlust der Selbstbeachtung von Sehstörungen, ja sogar von Blindheit,

andererseits in einer optischen Sehstörung. Doppelseitige Läsionen der optomotorischen Rinde oder der optomotorischen Bahnen im Marklager des Hinter-
hauptlappens verursachen Täuschungen in der Lokalisation der Sehdinge,
Ortsblindheit, welche Bewegungsstörungen beim Zeichnen, Schreiben und
Hantieren, optische Ataxie zur Folge haben. O. FOERSTER weist darauf hin,
daß das Vorbeizeigen auch erfolgt, wenn das Objekt vorher fixiert und dann
erst unter Ausschluß der Augen nach ihm gezeigt wird, was sich aber nicht
allein durch das gestörte optische Lokalisationsvermögen erklären läßt.

c) Das cerebrale optische System und seine Rindenfelder.

Anatomie. Das cerebrale optische System beginnt bereits in der Retina,
die einen gestielten Lappen des Diencephalons darstellt und sich aus drei Haupt-
schichten, nämlich 1. dem Sinnesepithel, 2. dem Ganglion retinae, das einem

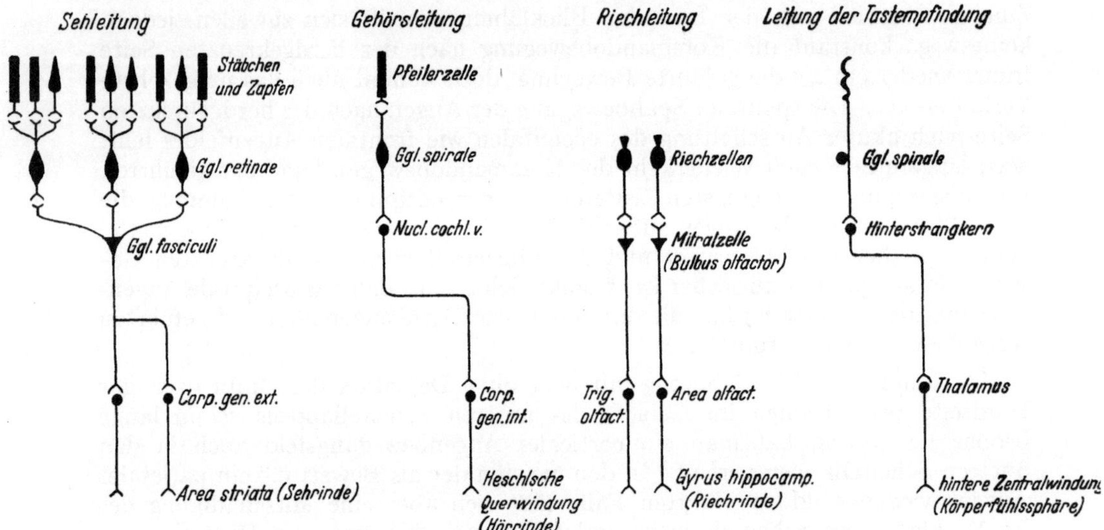

Abb. 148. Schematische Gegenüberstellung von Seh-, Hör-, Riech- und Tastleitung.
Beachte den ungekreuzten Verlauf der Riechleitung, sowie die sich entsprechenden primären Seh-, Hör-, Riech- und
Tastzentren, die in gleicher Höhe gezeichnet, im Ganzlion fasciculi, Nucleus cochlearis ventralis und dorsalis, Bulbus
olfactorius und Hinterstrangkern zu suchen sind. Während die Tastleitung eine Unterbrechung im Thalamus und die
Seh- und Hörleitung eine solche im Metathalamus besitzen, fehlt der Riechleitung eine solche.

Spinalganglion entsprechen würde, und 3. dem Ganglion fasciculi optici, das mit
den Hinterstrangskernen zu vergleichen wäre, zusammensetzt (s. Abb. 148). Die
bipolaren Zellen des Ganglion retinae leiten die Erregungen von mehreren Stäbchen und Zapfen zu den Zellen des Ganglion fasciculi optici, wobei die Fortsätze
von mehreren bipolaren Zellen an eine Ganglienzelle des Ganglion fasciculi optici
herantreten. Eine besonders große Zahl von Opticusfasern dient der Leitung der
in der Macula perzipierten Erregungen, so beträgt die Maculafläche selbst nur
$1/_{300}$ der gesamten Retinafläche, während die Maculafasern allein $1/_3$ der gesamten Opticusfasern ausmacht. Diese ausgedehnten Verbindungen zwischen
Macula und den subcorticalen Sehzentren beleuchten bereits die große Wichtigkeit der Macula für den Sehakt. Die Zellen des Ganglion fasciculi optici senden
ihre marklosen Fasern gegen die Papilla fasciculi optici und durch das Foramen
opticum chorioideae und die Area cribriformis sclerae, wo sie eine Markhülle
erhalten und dann als Fasciculus opticus bezeichnet werden. Der Fasciculus
opticus ist seinem histologischen Aufbau nach nicht zu den peripheren Nerven
zu rechnen, denn seine Markscheiden besitzen nicht die für die peripheren Mark-

fasern charakteristische Struktur, nämlich Trichterbildungen, Schmidt-Lanter-
mannsche Einkerbungen, keine Schwannschen Begleitzellen, sondern Oligodendrogliazellen als Begleitzellen. Des weiteren dokumentiert sich die zentrale
Natur des Fasciculus opticus im Auftreten von Corpora amylacea, weshalb der
Fasciculus opticus richtiger als Hirnteil angesprochen wird. Die Fasciculi optici
verlaufen zunächst vom Bulbus oculi durch die Augenhöhle und das Foramen

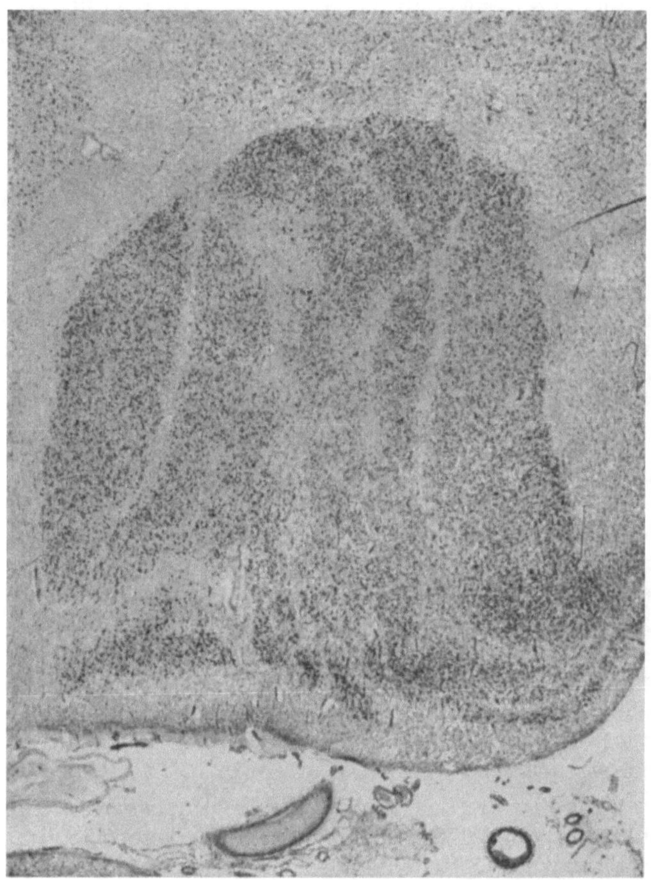

Abb. 149. Corpus geniculatum laterale. (Zellbild nach Nissl.)

opticum in das Schädelinnere, und zwar an die Hirnbasis. Ihr Ende finden sie
an den vorderen Ecken des Chiasma opticum, einer quergestellten viereckigen
Platte (s. Abb. 76). Aus den hinteren Ecken des Chiasma gehen die beiden
Tractus optici hervor, welche zunächst die vordere und seitliche Grenze des
Hypothalamus bilden und dann um die oralen Abschnitte der Hirnschenkel
herumziehen (s. Abb. 76). Schließlich enden die Fasern der Tractus optici an
den subcorticalen Sehzentren, dem Corpus geniculatum laterale (s. Abb. 149), dem
vorderen Vierhügel und Pulvinar thalami, die fälschlich als primäre Sehzentren
bezeichnet werden, während korrekterweise das Ganglion fasciculi optici als
primäres und der äußere Kniehöcker, der vordere Vierhügel und Sehhügel als
sekundäre Sehzentren anzusehen sind (s. Abb. 148). Außerdem ist es nicht
erwiesen, daß die Fasern der Tractus optici im vorderen Vierhügel und Pulvinar

enden, sondern es erscheint wahrscheinlicher, daß sie erst nach einer Synapse im Corpus geniculatum laterale in den vorderen Vierhügel und das Pulvinar einstrahlen. Im Chiasma opticum kreuzen nahezu $^2/_3$ sämtlicher Opticusfasern, während die Maculafasern in beiden Tractus optici vertreten sind. Auf eine Darstellung der Lokalisation der Maculafasern innerhalb des Chiasma opticum und der Tractus optici kann in diesem Zusammenhang verzichtet werden. Interessenten finden nähere Angaben hierüber in dem Anatomiebuch von LUDWIG. Beide Corpora geniculata lateralia stehen über die Tractus optici und das Chiasma miteinander in Verbindung (GUDDENsche Commissur). Über die Funktion der efferenten Opticusfasern, die von den Corpora geniculata lateralia zentrifugal in die Retina ziehen sollen, lassen sich nur Vermutungen aufstellen.

Unter der zentralen Sehleitung versteht man die in den Corpora geniculata lateralia entspringenden, genau genommen nicht sekundären, sondern tertiären Sehfasern, welche als GRATIOLETsche Sehstrahlung durch das Marklager der Hemisphären caudalwärts ziehen und im Occipitallappen, und zwar in der corticalen Sehsphäre enden (s. Abb. 150). Aus den beiden anderen Endstätten der Tractusfasern, den vorderen Vierhügeln und Sehhügeln lassen sich dagegen keine zur corticalen Sehsphäre verlaufenden Fasern der Sehstrahlung feststellen. Diese beiden Ganglienzellenmassen fungieren vielmehr als Zentren für optische Einstellreflexe bei Belichtung eines Auges.

α) Innervation der Pupille.

Das anatomische Substrat der Lichtreaktion der Pupillen ist bisher noch keineswegs geklärt. Es ist nicht einmal sicher, ob innerhalb des Opticus besondere dem Lichtreflex dienende Fasern enthalten sind. Manche Autoren treten energisch für deren Existenz ein, so besonders SVEN INGVAR, welcher die reflektorische Pupillenstarre bei der Tabes dorsalis auf eine isolierte Degeneration der nach ihm in der Randzone des Opticus gelegenen Reflexfasern zurückführt. Mit einer gewissen Reserve kann für die Existenz derartiger besonderer Reflexfasern innerhalb des Fasciculus opticus auch die Tatsache herangezogen werden, daß bei Stauungspapille mit sekundärer Opticusatrophie trotz vollständiger Blindheit die Lichtreaktion der Pupillen erhalten sein kann. Wir haben selbst mehrere derartige Fälle beobachtet.

Die weitere Frage ist die, wie die die Lichtreaktion vermittelnden Opticusfasern zum Sphincterkern des Oculomotorius hingelangen (s. S. 102). Eine ununterbrochene Bahn vom Opticus bis zum Sphincterkern existiert nach unseren mit der MARCHI-Methode angestellten Untersuchungen nicht, worin heute fast alle Autoren übereinstimmen. Ein Teil der maßgebenden Autoren behauptet, daß sämtliche Opticusfasern im Ganglion geniculatum laterale unterbrochen werden und daß die der Lichtreaktion dienenden Fasern als ein Neuron zweiter Ordnung speziell aus der basalen großzelligen Platte des äußeren Kniehöckers entspringen und zum Sphincterkern hinziehen (s. Abb. 149 und 150). Die andere Gruppe von Autoren läßt hingegen einen Teil der Opticusfasern ohne Relaystation innerhalb des äußeren Kniehöckers durch den Verbindungsarm zwischen letzterem und dem vorderen Vierhügel in diesen einstrahlen, daselbst aber im Grau desselben eine Unterbrechung erfahren. Nach RANSON erfolgt diese Unterbrechung nicht im vorderen Vierhügel, sondern etwas oral von diesem im Praetectum. Unsere eigenen Untersuchungen, die aber noch keineswegs abgeschlossen sind, sprechen für die letztere Auffassung. Im gewissen Sinne läßt sich hierfür auch die Tatsache ins Feld führen, daß bei Pinealtumoren, welche von oben her auf das Vierhügeldach drücken, gelegentlich reflektorische Pupillenstarre bei erhaltener Konvergenzreaktion vorkommt.

Das *Pupillenspiel* untersteht sowohl *hormonalen* wie *nervösen Einflüssen*, wobei sich letztere einerseits durch den den *Sphincter* innervierenden *parasympathischen Oculomotorius*, andererseits durch den dem *Dilatator* vorstehenden *Sympathicus* manifestieren.

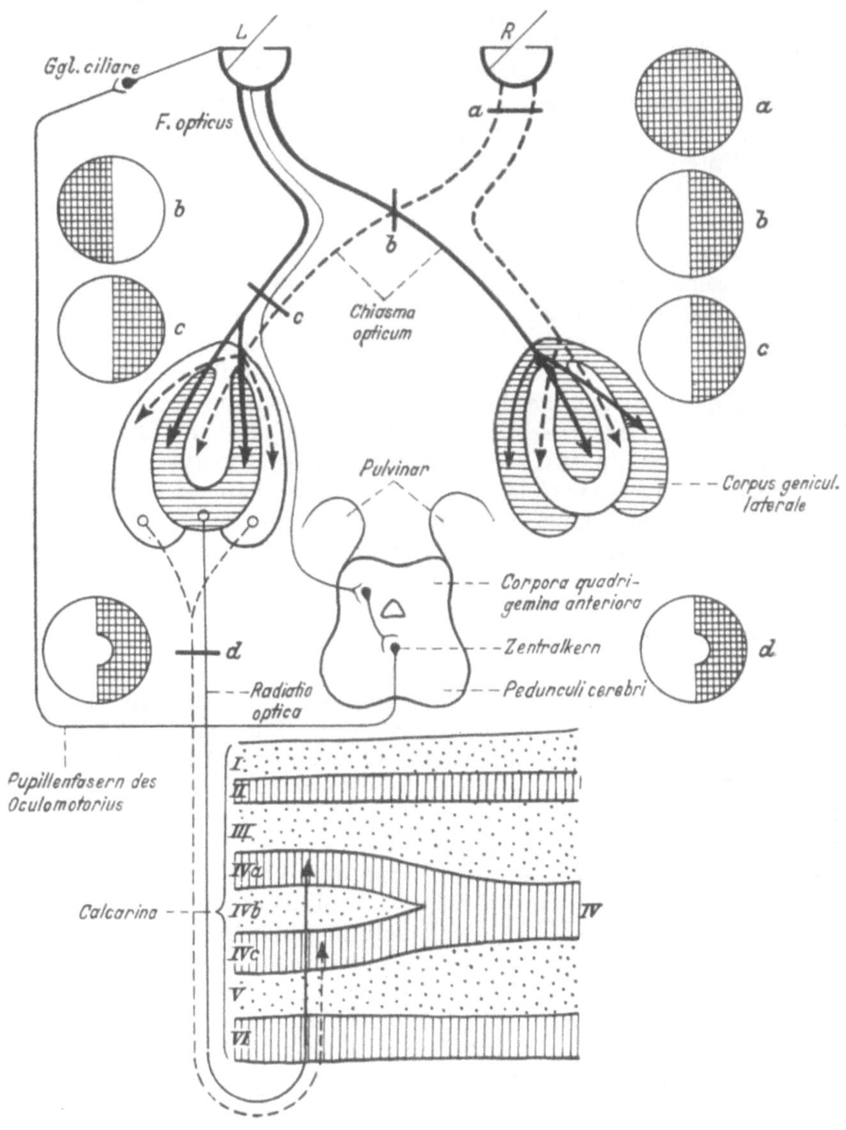

Abb. 150. Schema der Seh- und Pupillenfasern.
a Amaurose des betreffenden Auges nach Durchtrennung des Fasciculus opticus; *b* heteronyme bitemporale Hemianopsie nach Chiasmadurchtrennung; *c* homonyme rechtsseitige Tractushemianopsie mit hemianopischer Pupillenstarre bei Läsion des linken Tractus opticus; *d* homonyme rechtsseitige, zentrale Hemianopsie mit Aussparung der Macula nach Durchtrennung der Sehstrahlung caudal vom Splenium corporis callosi.

Folge der *Unterbrechung* des *N. oculomotorius* ist eine *Mydriasis*, die sich stets gleich bleibt. Nach der isolierten Entfernung des Ganglion ciliare tritt zwar gleichfalls Mydriasis auf, doch wechselt diese in der Folgezeit ihrem Grade nach sehr. Im Gegensatz zur Oculomotoriusdurchschneidung liegt das Bild der sog. schwankenden Pupillenweite vor. Dieses unterschiedliche Verhalten ist nicht weiter auffallend, denn durch die Ausschaltung des Ganglion ciliare werden nicht allein die Sphincterfasern, sondern auch die gleichfalls über das Ganglion ciliare ziehenden sympathischen Dilatatorfasern unterbrochen (s. S. 104).

Nach der Durchtrennung des N. oculomotorius wie nach der Ausschaltung des Ganglion ciliare fehlt die Pupillenverengerung auf Lichteinfall am zugehörigen Auge, und zwar sowohl bei Belichtung dieses Auges selbst, wie auch bei Belichtung des anderen Auges der nichtoperierten Seite. Auffallenderweise fehlt aber auch der Lichtreflex am Auge der nicht operierten Seite bei Belichtung des Auges, dessen Ciliarganglion exstirpiert wurde. Wenn sich dieses höchst auffallende Verhalten gegenwärtig auch nicht völlig erklären läßt, so sei doch darauf hingewiesen, daß Untersuchungen von O. FOERSTER, ALTENBURGER und F. W. KROLL gezeigt haben, daß die Reizschwelle der verschiedensten Receptoren einer Steuerung durch das vegetative Nervensystem unterliegen, und zwar in dem Sinne, daß der Parasympathicus reizschwellenerniedrigend, der Sympathicus dagegen schwellenerhöhend wirkt. Auffallend bleibt an dem geschilderten Verhalten jedoch die Tatsache, daß der Ausfall des Parasympathicus nicht allein zu einer starken Erhöhung der Reizschwelle, sondern sogar zu einer völligen Unansprechbarkeit der Retinalelemente bei Auslösung des Lichtreflexes führt.

Die *Konvergenzreaktion*, welche bei der Unterbrechung des N. oculomotorius ebenso fehlt wie die Lichtreaktion, bleibt dagegen nach der Exstirpation des Ganglion ciliare erhalten, was dafür spricht, daß die Innervation des Sphincter pupillae bei der Konvergenz nicht über das Ganglion ciliare erfolgt. Die Annahme, daß bei der engen Beziehung der Konvergenzreaktion zum Rectus internus die Innervation bei der Konvergenz über Fasern des Rectus internus erfolgt, hat zwar viel für sich, doch läßt sich zur Zeit noch kein entsprechender Beweis hierfür erbringen. Von besonderem Interesse ist das Verhalten der Pupille nach Exstirpation des Ganglion ciliare bei Einwirkung mydriatischer und miotischer Pharmaca. Atropin muß, da es in gleicher Richtung wie die Exstirpation des Ganglion ciliare wirkt, naturgemäß wirkungslos sein. Daß Physostigmin und Eserin keine Wirkung entfalten, lehrt, daß beide Pharmaca nicht an dem Erfolgsorgan, sondern am Nerven angreifen. Acetylcholineinträufelung hat dagegen eine sofort auftretende, sehr ausgesprochene Miosis zur Folge, wodurch bewiesen wird, daß dieses Pharmacon am Erfolgsorgan selbst angreift und nach dessen Deefferentierung eine stark gesteigerte oder überhaupt erst eine Wirksamkeit entfaltet.

Es war bisher strittig, welcher Teil des Oculomotoriuskerngebietes den Sphincterfasern als Ursprung dient. Im allgemeinen hat man dafür bisher den WESTPHAL-EDINGERschen Kern in Anspruch genommen (siehe Abb. 84). GAGEL und MAHONEY haben nachgewiesen, daß hierfür der Zentralkern, der zwischen den beiden Hauptkernen gelegen ist, in Betracht kommt. Sie haben zunächst festgestellt, daß nach der Durchschneidung des N. oculomotorius, die an 10 Affen verschiedener Spezies einschließlich des anthropoiden Schimpansen vorgenommen wurde, außer den Zellen des motorischen Hauptkerns die Zellen des Zentralkerns mit ausgesprochener retrograder Tigrolyse reagieren, während die WESTPHAL-EDINGERschen Kerne vollkommen unberührt bleiben. Danach läßt sich mit ziemlicher Bestimmtheit behaupten, daß der letztere Kern überhaupt keinen im N. oculomotorius verlaufenden Fasern Ursprung verleiht. Da im Zentralkern die Zellen für beide Pupillen eng benachbart und zum Teil miteinander untermischt liegen, findet man naturgemäß nur an einem Teil der Ganglienzellen dieses Kernes die retrograde

Tabelle 8. *Rechtes Ganglion ciliare exstirpiert.*

	Pupillen	
	rechte	linke
Atropin.	0	0
Eserin	0	+
Acetylcholin. . . .	+	0

Reaktion. Darüber hinaus konnte gezeigt werden, daß die gleiche retrograde Reaktion im Zentralkern, und zwar nur in diesem auch nach der isolierten Entfernung des Ganglions ciliare nachweisbar ist. Das beweist also, daß der Zentralkern der Ursprungskern der pupillenverengernden Oculomotoriusfasern ist.

Die Folge der Unterbrechung des N. oculomotorius ist Mydriasis, die sich stets gleich bleibt. Es dürfte von Interesse sein, daß bei der nach der Oculomotoriusdurchschneidung eintretenden Regeneration die quergestreiften Augenmuskeln eine vollkommene Reneurotisation erfahren können, der Sphincter aber gelähmt bleibt. Diese beim Affen gemachte Beobachtung bestätigen wiederholt auch beim Menschen bei reversiblen Oculomotoriuslähmungen gemachte Beobachtungen.

Die *Innervation* des *Dilatator pupillae* erfolgt durch den *Sympathicus*, und zwar haben die in Betracht kommenden Fasern ihren Ursprung im Ganglion cervicale supremum, von dem aus sie ihren Weg durch den Plexus caroticus und die Radix sympathica über das Ciliarganglion und die Nervi ciliares nehmen (Abb. 70). Im Gegensatz zu den parasympathischen Oculomotoriusfasern erfahren die sympathischen Fasern keine Unterbrechung im Ganglion ciliare. Fraglich ist noch, ob ein Teil der sympathischen Dilatatorfasern unter Umgehung des Ciliarganglions mit den Gefäßen zur Iris gelangt.

Elektrische *Reizung* des *Ganglion cervicale supremum* erzeugt ausgesprochene *Mydriasis*, *Exophthalmus* und gleichzeitig heftige *Ciliarneuralgie*, ein Beweis dafür, daß die Schmerzfasern des Auges zum Teil den Halsgrenzstrang passieren. *Excision* des *Ganglion cervicale supremum* ruft den typischen HORNERschen *Symptomenkomplex* hervor. Aus der Klinik ist an dieser Stelle das HORNERsche Syndrom beim endokraniellen Aneurysma der Carotis interna zu erwähnen (s. Abb. 75). Die pharmakologischen Pupillenreaktionen nach Exstirpation des Ganglion cervicale supremum sind kurz gesagt folgende: Das den Parasympathicus lähmende Atropin behält seine Wirksamkeit unverändert bei und erzeugt maximale Mydriasis, das den Parasympathicus erregende Eserin bleibt gleichfalls wirksam, es erzeugt Miosis. Das den Sympathicus sensibilisierende bzw. erregende Cocain verliert seine Wirksamkeit vollkommen, ein Beweis, daß dieses Pharmacon am Nerven angreift. Hingegen erzeugt Adrenalin eine mehr oder weniger ausgesprochene Mydriasis, eine erneute Bestätigung dafür, daß dieses sympathicomimetische Pharmacon auch im menschlichen Auge am Erfolgsorgan selbst angreift und daß seine Wirkung nach der Denervierung des Effektors gesteigert ist (s. folgende Tabelle 9). In diesem speziellen Falle tritt die Wirkung überhaupt erst nach der Deefferentierung des Dilatators in Erscheinung. Es muß aber hervorgehoben werden, daß beim Menschen die totale Exstirpation des Ganglion supremum für das Auftreten der Adrenalinmydriasis Voraussetzung ist. Wenn der obere Pol des Ganglions, der manchmal recht schwer erreichbar ist, an Ort und Stelle belassen wird, fehlt die Adrenalinmydriasis entweder ganz oder ist höchstens gerade angedeutet. Auch nach der Exstirpation des Ganglion ciliare, bei der ja neben den Sphincterfasern auch die sympathischen Dilatatorfasern entfernt werden, ist die Adrenalinwirkung sehr stark ausgesprochen, stärker als bei alleiniger Ausschaltung des Ganglion cervicale supremum, weil bei der Ausschaltung des Ciliarganglions zu der Entfesselung der Muskelfasern des Dilatators noch die Lähmung des Sphincters hinzukommt. Besonders eindrucksvoll ist nach der Exstirpation des Ganglion cervicale supremum oder des Ganglion ciliare die enorme Erweiterung der Pupille der operierten Seite unter dem Einfluß gemütlicher Erregungen. Die durch die Emotion in Gang gesetzte Adrenalinausschüttung in das Blut führt zu einer besonders ausgesprochenen Wirkung an dem seiner sympathischen Innervation beraubten Dilatator pupillae.

Das Ganglion cervicale supremum erhält seine Anregung vom Rückenmark her, und zwar aus dem im 8. Cervicalsegment, 1. und 2. Thorakalsegment gelegenen Centrum cilio-spinale, das der sympathischen Seitenhornkette zugehört (Abb. 59). Die Pupillenbahn passiert die entsprechenden vorderen Wurzeln C_8, Th_1, Th_2. Die präganglionären markhaltigen Fasern ziehen durch die korrespondierenden Rami communicantes albi in den Halsgrenzstrang und in diesem bis zum Ganglion cervicale supremum empor, woselbst sie mit den Zellen des letzteren in Synapse treten und dann als marklose Rami communicantes grisei weiterziehen.

Erwähnt sei der gelegentlich bei Spitzentuberkulose beobachtete HORNER, dem in der Mehrzahl der Fälle eine mechanische Schädigung des über die Pleurakuppe hinziehenden Cervicalplexus zugrunde liegen dürfte. Ob die bei einseitigen Pleuritiden und Pneumonien vorkommende Pupillenerweiterung der Herdseite auf eine mechanische Reizung der präganglionären Dilatatorbahn zu beziehen oder ob hierbei nicht eine einseitige sympathische Pupillenreaktion im Spiele ist, muß offengelassen werden.

Tabelle 9.

	Post-ganglionäres Neuron	Prä-ganglionäres Neuron	Diencephales Neuron
Atropin . .	+	+	+
Cocain . . .	−	−	+ +
Adrenalin . .	+ +	−	−
Schmerz . .	±	±	+ +

Nicht unerwähnt darf ferner bleiben, daß neben den im Halsgrenzstrang aufwärts ziehenden präganglionären sympathischen Dilatatorfasern auch im *periarteriellen Geflecht* der *Carotis pupillenerweiternde Fasern* enthalten sind. Nach der periarteriellen Sympathektomie an der Carotis communis oder an der Carotis interna bei völliger Unversehrtheit des Halsgrenzstranges selbst kommt es zu einer von Fall zu Fall allerdings sehr verschiedengradigen Pupillen- und Lidspaltenverengerung. Dieselbe ist niemals auch nur annähernd so ausgesprochen wie bei Unterbrechung des Halsgrenzstranges selbst, aber in unseren Fällen von Sympathektomie an der Carotis fehlte sie andererseits niemals gänzlich. Ob diese im Carotisgeflecht enthaltenen Pupillenfasern unter Umgehung des Ganglion cervicale supremum mit dem Plexus caroticus internus direkt in die Schädelhöhle eintreten und dann den weiter oben beschriebenen Verlauf nehmen, oder ob sie im obersten Bereiche des Grenzstranges zunächst doch zum Ganglion cervicale supremum abzweigen und dort ihre Synapsenbildung eingehen, ist bisher noch nicht untersucht worden.

Was die pharmakologischen Reaktionen bei der Ausschaltung des präganglionären Neurons — also der Strecke sympathische Seitenhornkette, vordere Wurzeln, Spinalnerven, Halsgrenzstrang, bis zum Ganglion cervicale supremum aufwärts — anlangt, so erweisen sich auch hier Atropin und Eserin wirksam, Cocain ist wirkungslos wie bei Ausschaltung des peripheren postganglionären Neurons, im Gegensatz zur letzteren fehlt aber auch die Adrenalinmydriasis vollkommen (s. Tabelle 9). Auch die sympathische Pupillenreaktion, die Erweiterung der Pupille auf Schmerzreize, fehlt fast immer ganz, doch kommt es auch vor, daß sie in geringem Grade bestehen bleibt. Die auf starke Schmerzreize eintretende Pupillenerweiterung beruht nicht ausschließlich auf einer Innervation des Dilatators, sondern gleichzeitig auf einer Hemmung des Sphinctertonus. Letztere Komponente bleibt bei der Ausschaltung des Sympathicus bestehen.

Dem Zentrum cilio-spinale ist das *diencephale Neuron* übergeordnet. Es ist bisher noch nicht sichergestellt, welches Kerngebiet der Regio hypothalamica den durch den Hirnstamm und das gesamte Halsmark abwärts ziehenden pupillenerweiternden Fasern den Ursprung gibt (Abb. 59). Zahlreiche Experimente lehren jedenfalls, daß bei Reizung des Hypothalamus Pupillenerweiterung neben anderen Effekten in der vegetativen Sphäre auftritt. BEATTIE nimmt an, daß dies ausschließlich bei Reizung des hinteren hypothalamischen Kerngebietes der Fall sein soll. Daß Pupillenstörungen, sei es im Sinne der Pupillenerweiterung als Reizerscheinung, sei es im Sinne der Pupillenverengerung als Ausfallssymptom bei Tumoren und anderen Erkrankungen des Hypothalamus gelegentlich vorkommen, sei erwähnt. Insbesondere sei auf die im Rahmen der sog. diencephalen epileptischen Anfälle vorkommende maximale Mydriasis aufmerksam gemacht.

Wo auch immer im einzelnen das Ursprungsgebiet der diencephalen Pupillenbahn gelegen sein mag, sicher ist, daß die Bahn im Hirnstamm die Haube passiert und im Halsmark den Vorderseitenstrang. Das HORNERsche Syndrom ist bei Haubenerkrankungen sowohl im Bereiche des Mittelhirns, der Brücke, wie der Oblongata des öfteren beobachtet worden (s. S. 135). Bei allen von O. FOERSTER vorgenommenen Durchschneidungen des Vorderseitenstranges im Bereiche des Halsmarkes ist stets ein der Seite der Durchschneidung entsprechender *Horner* festzustellen gewesen. Schon früher hat KOCHER darauf hingewiesen, daß Halbseitenläsionen des Halsmarkes auf der Seite der Unterbrechung eine Pupillenverengerung aufweisen. Die aus der Ausschaltung des diencephalen Neurons resultierende Pupillenstörung hat mit der bei der Unterbrechung des präganglionären und postganglionären Neurons bestehenden Störungen das gemein, daß die Pupille in der Ruhe verengert ist. Im Gegensatz aber zum *Horner* peripheren oder nucleären Ursprungs ist bei der Unterbrechung des diencephalen Neurons *Cocain* nicht nur nicht wirkungslos, sondern im Gegenteil an dem *miotischen Auge stärker wirksam* als am gesunden Auge. Außerdem zeigt sich, daß die sympathische Pupillenreaktion über die Norm erhöht ist, derart, daß unter Umständen schon Reize, die nicht schmerzhaft sind, eine deutliche Pupillenerweiterung auslösen. Wir haben das nicht nur in unseren Fällen von Vorderseitenstrangdurchschneidung feststellen können, sondern besonders auch in mehreren Fällen von Leitungsunterbrechung des Markes im Bereiche der oberen Halssegmente. In diesen Fällen genügte z. B. schon eine einfache passive Erhebung des Armes, um eine deutliche Erweiterung der Pupillen hervorzurufen.

Die letzteren Fälle lehren, daß die sympathische Pupillenreaktion ausschließlich durch den spinalen Reflexmechanismus vermittelt werden kann und daß zu ihrem Zustandekommen das diencephale Neuron entbehrlich ist, ja daß der Reflex nach der Ausschaltung des letzteren eine Steigerung erfährt, die der Steigerung der spinalen Schweiß- und Pilomotorenreflexe nach der Totaltrennung des Rückenmarks an die Seite zu stellen ist. Der gesteigerte Einfluß afferenter Erregungen auf das Centrum cilio-spinale war in unseren Fällen von Vorderseitenstrangdurchschneidung oder Leitungsunterbrechung des Halsmarkes so stark, daß durch periphere Reize, die irgendwo im Bereiche der infraläsionellen Receptoren angriffen, der Lichtreflex zwar nicht ganz aufgehoben wurde, sich aber nur unvollkommen durchzusetzen vermochte. In den Fällen von einseitiger Vorderseitenstrangdurchschneidung war diese Interferenz zwischen Lichtreaktion und sympathischer Pupillenreaktion nur auf der Herdseite feststellbar.

In den Rahmen dieser Phänomene gehört auch die von PIERRE MARIE bei *Läsionen* des *oberen Halsmarkes* beschriebene *Miosis à bascule*. Das wechselnde Spiel der Pupillenweite kommt eben in diesen Fällen durch eine jeweilig wechselnde, dem Zentrum cilio-spinale zufließende afferente Erregung zustande.

Zum Schluß sei noch kurz darauf hingewiesen, daß *Pupillenerweiterung* auch bei Reizung bestimmter motorischer Rindenfelder gelegentlich vorkommt. Wir

haben sie beim Menschen bisher nur bei *Reizung des occipitalen Augenbewegungsfeldes (Feld 19)* beobachtet (s. Abb. 144a). Der Einfluß der menschlichen Großhirnrinde auf die Pupillenweite scheint jedenfalls ein weit geringerer zu sein als
beim Affen, bei dem die Reizung sämtlicher Adversivfelder mit einer Pupillenerweiterung einhergeht. Es ist höchst eindrucksvoll zu sehen, wie bei der Reizung
eines solchen Adversivfeldes sich Augen, Kopf und Ohren des Tieres nach der
Gegenseite richten und gleichzeitig die Pupillen maximal erweitert werden. Die
im epileptischen Anfall so häufig vorhandene Pupillenerweiterung ist bezüglich
ihrer Genese noch ungeklärt.

β) Zentrale Sehstrahlung und Area striata.

Anatomie. Die Neuriten des äußeren Kniehöckers entspringen auf dessen
gesamter Oberfläche mit Ausnahme seiner Basis (s. Abb. 149), wodurch sie
diesem wie eine Kappe aufsitzen. Nach ihrem Austritt wenden sie sich, eine
horizontale Lamella bildend, seitwärts in das dreieckige Feld von WERNICKE,
in dessen caudalem und dorsalem Teil sie mit Fasern der Hörleitung vermischt
sind. Der aus dem äußeren Kniehöcker hervorgehende Stiel der Sehstrahlung
entfaltet sich nach seinem Durchtritt durch den retrolentikulären, d. h. zwischen
dem hinteren Pol des Linsenkernes und dem absteigenden Teil des Schwanzes
des Nucleus caudatus gelegenen Abschnitt der inneren Kapsel fächerförmig. Die
einzelnen Fasern ziehen aber nicht einfach direkt nach hinten, sondern umgreifen
in einem weiten Bogen nach vorne ausladend das im Temporallappen gelegene
Unterhorn, dabei das temporale oder FLECHSIGsche Knie bildend, und gelangen
dann um das im Occipitallappen gelegene Hinterhorn nach oben unten und
innen zu herum zu ihrer corticalen Endstätte in der Rinde des Hinterhauptslappens (s. Abb. 151a und b) oder mit anderen Worten, die Sehstrahlung nimmt
einen beträchtlichen Teil des Marklagers des Temporal-, Parietal- und Occipitallappens ein, so daß bei Erkrankungen dieser Hirnteile mit entsprechenden Sehstörungen gerechnet werden muß.

Die corticale Endstätte der Sehstrahlung, in den Wandungen der Fissura
calcarina gelegen, besitzt entsprechend ihrer besonderen Funktion auch ihre
besondere Cyto- und Myeloarchitektonik. Schon ihr Name „Area striata“ verrät eine ihrer Eigentümlichkeiten, nämlich, daß durch ihr Rindenband ein mit
unbewaffnetem Auge am frischen Gehirn an seinem leuchtenden Weiß erkenn-
barer, parallel zur Rindenoberfläche ziehender schmaler Streifen markhaltiger
Nervenfasern verläuft, der zuerst von dem Italiener GENNARI beschriebene,
jedoch meist nach einem späteren, um seine Erforschung ebenfalls verdienten
Autor VICQ D'AZYR benannte VICQ D'AZYR*sche Markstreifen* (s. Abb. 145 und 152).

Außer durch diesen VICQ D'AZYRschen Streifen imponiert die Area striata
durch ihr *auffallend schmales Rindengrau*. Ein zweites myeloarchitektonisches
Kennzeichen ist die *ungewöhnliche Breite* und *Dichte* ihrer *Tangentialfaserschicht*,
auf die vor allem O. VOGT hingewiesen hat. Ein cytoarchetiktonisches Charakteristikum der Area striata stellen die auffallend *gut entwickelnden Körnerschichten* dar, von welchen die innere, die Schicht 4, durch den erwähnten
VICQ D'AZYRschen Streifen in eine *4a* und *4c* aufgespalten ist. Wegen ihrer
stark entwickelten Körnerschichten ist die Area striata oder das Feld 17 von
C. und O. VOGT dem Coniorcortex von ECONOMO zuzurechnen und als recep-
torisches Feld anzusprechen.

In der Schicht 4c der inneren Körnerschicht sollen die kreuzenden, in der
Schicht 4a dagegen die ungekreuzten Fasern der Sehstrahlung enden. Die
corticale Einmündungsstelle der Sehstrahlung nimmt die Rinde in der Umgebung der Fissura calcarina, die gesamte Schlucht der Furche und außerdem

an der Innenfläche des Großhirns die obere und untere Lippe der Furche ein
(s. Abb. 153a und b).

Caudalwärts greift sie in einem zwar individuell und auch rassenmäßig wechselnden, aber beim Menschen nur geringen Ausmaß über den Occipitalpol hinaus,

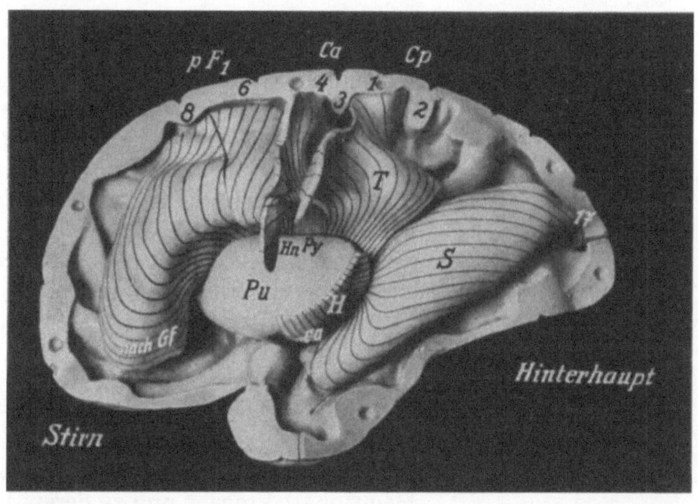

a

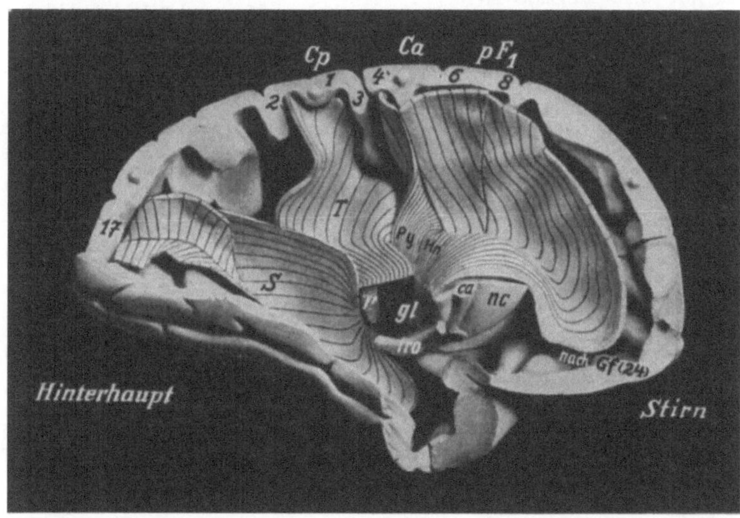

b

Abb. 151a u. b. Halbschematische Darstellung der Marklamellen des menschlichen Gehirns nach R. A. Pfeifer.
a Facies convexa pallii abgetragen; b Facies medialis pallii und Nucleus caudatus abgetragen.
H Hörstrahlung; *S* Sehstrahlung; *T* Taststrahlung; *pF₁* Fuß der ersten Stirnwindung; *Ca* Gyrus centralis anterior:
Cp Gyrus centralis posterior; *1, 2, 3, 4, 6, 8, 17* Brodmannsche Rindenfelder; *Pu* Putamen des Linsenkernes; *Pv*
Pyramidenbahn; *Hn* supranucleare Hirnnervenbahn; *ca* Commissura anterior; *Gf* Gyrus fornicatus; *gl* Globus
pallidus; *tro* Tractus opticus; *nc* Rest des Nucleus caudatus.

auf die Konvexität der Hemisphäre über (s. Abb. 153a und b), während beim
Affen der weitaus größte Teil der Area striata auf der Außenfläche des Occipitallappens gelegen ist und nur der räumlich wesentlich kleinere Bezirk die Innenfläche in der Umgebung der Fissura calcarina einnimmt.

Innerhalb der *Sehstrahlung* und *Area striata einer Hemisphäre* sind die *gleichseitigen homomymen Retinahälften beider Augen* oder mit anderen Worten die *kontralateralen Gesichtsfeldhälften* vertreten (s. Abb. 150). Die *Macula* besitzt dabei eine *sehr ausgedehnte Vertretung* in dem an der Außenseite gelegenen Teil

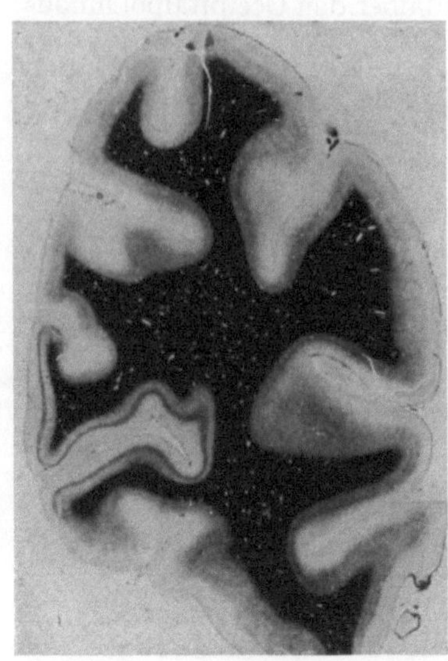

der Area striata, im Occipitalpol, im hinteren Abschnitt der Fissura calcarina, und zwar in der Tiefe der Furche sogar ziemlich weit nach vorne reichend. Die Gesichtsfeldperipherie repräsentiert sich dagegen in den beiden Lippen der Calcarina, wobei die periphersten Kreise des Gesichtsfeldes am weitesten nach vorne an der Stelle des Zusammenflusses der Fissura calcarina und parietooccipitalis zu liegen kommen und dabei eine um so geringere Vertretung besitzen, je peripherer sie in der Netzhaut angeordnet liegen. Außerdem verlaufen die Fasern aus der unteren Netzhauthälfte zur Unterlippe, die aus der oberen zur Oberlippe, oder mit anderen Worten, die *Unterlippe* entspricht den *oberen*, die *Oberlippe* den *unteren Gesichtsfeldquadranten*.

Abb. 152. Frontalschnitt durch den rechten Occipitallappen. Area striata den Sulcus calcarinus umgreifend. (Markscheidenbild.)

Die Maculafasern sollen zum Teil im Splenium corporis callosi in die gegenüberliegende Hemisphäre kreuzen und zu deren Area striata verlaufen, doch wird diese bihemisphärale Vertretung jeder Maculahälfte noch keineswegs allgemein anerkannt (s. Abb. 150). So wird von anderer Seite eine sehr breite Vertretung der Maculafasern im Occipitalpol gefordert, welche die Aussparung der Macula bei der homonymen Hemianopsie erklären soll. Anscheinend ist aber, was bereits O. FOERSTER betont hat, diese

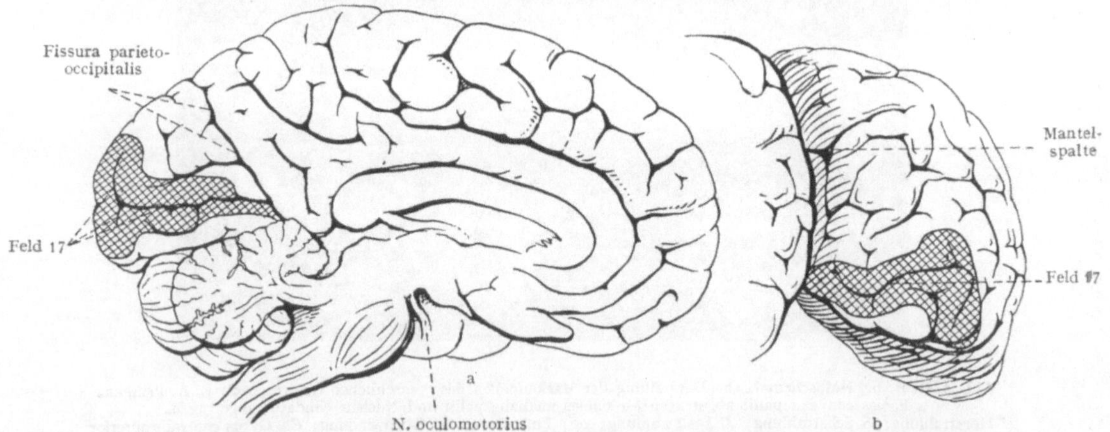

Abb. 153a u. b. Sehrinde, Feld 17 von C. und O. VOGT. a Facies medialis pallii; b Facies convexa pallii.

bihemisphärale Vertretung der Maculafasern den gleichen großen individuellen Schwankungen unterworfen, wie sie uns ja von der bihemisphäralen Vertretung der Körpermuskulatur, der Sensibilität, der Sprache, der Gnosis und Praxis schon lange Zeit wohl bekannt sind. Außer der Area striata oder dem Feld 17 von C. und O. VOGT, einem relativ umschriebenen Rindenbezirk des Hinterhauptslappens, nehmen noch weitere Rindenfelder des Occipitallappens an den

Sehleistungen engeren Anteil, nämlich die *Area occipitalis* oder *Feld 18* und die an dieses unmittelbar angrenzende *Area praeoccipitalis* oder *Feld 19* (siehe Abb. 154a und b).

Diese beiden Felder haben die Netzhautreize, welche ihnen von der Area striata her zugehen, derart zu verarbeiten, daß sie zu denjenigen neurodynamischen Erregungsprozessen werden, welche unserem optischen Wahrnehmungs-, Erkennungs-, Vorstellungs- und Erinnerungsvermögen zugrunde liegen.

Physiologie, Pathophysiologie und Symptomatologie. Die Zerstörung von Netzhautabschnitten führt zu umschriebenen Gesichtsfeldausfällen, Skotome genannt, deren Form den geschädigten Netzhautarealen entspricht. Die vollkommene Unterbrechung der Opticusfasern im Verlaufe des Fasciculus opticus hat *Amaurose* des betreffenden Auges zur Folge (s. Abb. 150a). Eine Pupillenverengung auf Belichtung fehlt natürlich auf dem amaurotischen Auge, doch kommt es zu einer Pupillenverengung auf dem blinden Auge auf Belichtung des normalen Auges (positive konsensuelle Lichtreaktion). Unvollkommene Unterbrechungen der Opticusfasern im Verlaufe des Fasciculus opticus bedingen Störungen des Licht- und Farbensinnes, des Bewegungssehens, des Orts- und Formensinnes (optosensorische Störungen). Teilweise Zerstörungen des Fasciculus opticus, wie sie z. B. durch Tumoren des Fasciculus opticus hervorgerufen werden

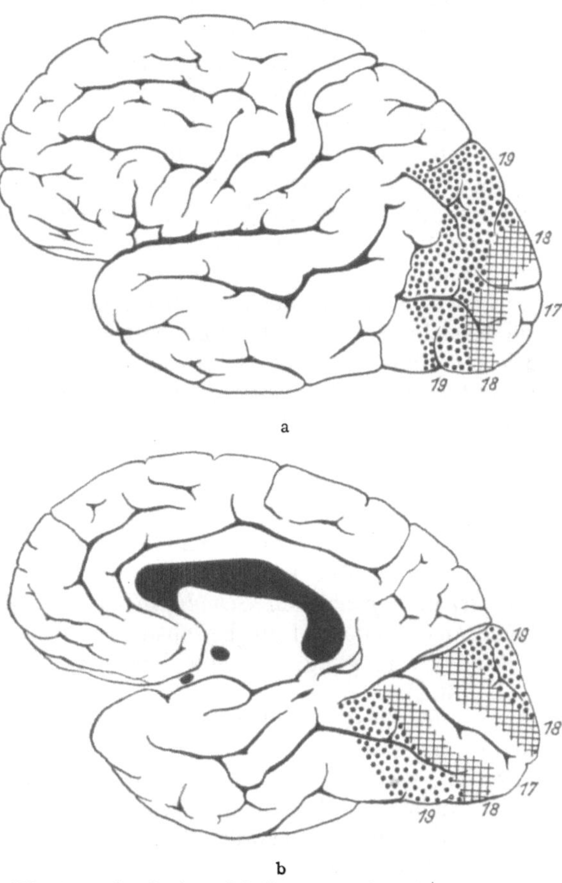

Abb. 154a u. b. Regio occipitalis. a Auf die Facies convexa pallii; b auf die Facies medialis pallii. *17* Area striata; *18* Area occipitalis; *19* Area praeoccipitalis.

(Oligodendrocytome, Retinoblastome, Neuroepitheliome usw.) können zu Beginn des Tumorwachstums ganz unregelmäßig begrenzte Gesichtsfeldausfälle und Skotome ergeben. Bei nicht vollkommener Schädigung des Fasciculus opticus durch Druck kann zunächst, wie bereits erwähnt, nur Ausfall des Farbensehens beobachtet werden (Achromatopsie). Druck auf den inneren Abschnitt des Chiasma opticum, bedingt durch ein Meningeom des Tuberculum sellae (s. Abb. 115), ein Hypophysenadenom, Craniopharyngeom usw., führt schließlich zu einer Atrophie der im Chiasma opticum kreuzenden Opticusfasern, woraus eine *heteronyme bitemporale Hemianopsie*, auch Scheuklappenhemianopsie genannt, resultiert (siehe Abb. 150b), doch kann die Zerstörung durch die angeführten Tumoren auch nur Hemianopsie eines Auges ergeben, während das andere Auge bereits völlig erblindet ist. Bei kleineren Geschwülsten der angeführten Gegend werden zunächst nur die ventralsten Chiasmafasern geschädigt und es kommt dann eine bitemporale obere Quadrantenhemianopsie zustande, der erst später eine untere Quadrantenhemianopsie folgt. Das im lateralen Chiasmawinkel gelegene Aneurysma der Carotis interna (s. Abb. 75), das häufig bilateral auftritt, erzeugt durch Druckatrophie der lateralen ungekreuzten Chiasmafasern das Bild der *heteronymen binasalen Hemianopsie.* Der Hemianopsie für Schwarz-Weiß geht häufiger eine Hemianopsie für Farben (Grün-Rot), *Hemiachromatopsie,* voraus. Während die binasale und bitemporale Hemianopsie ungleichseitig heteronym sind, hat die Unterbrechung der Tractus optici eine gleichseitige, homonyme laterale Hemianopsie zur Folge (s. Abb. 150c). Die Tractushemianopsie erstreckt sich bei Unterbrechung des rechten Tractus opticus auf die linke Gesichtsfeldhälfte und bei Läsion des linken Tractus opticus auf die rechte. Im Gegensatz zur Hemianopsie nach Unterbrechung der Sehstrahlung läßt sich bei der Tractushemianopsie eine hemianopische Pupillenstarre nachweisen, d. h. es erfolgt auf Belichtung der hemianopischen Netzhauthälften keine Pupillenverengung, da die Pupillarfasern, die innerhalb des Tractus opticus verlaufen, mitgeschädigt sind. Der Hemianopische nach Tractusschädigung wird sich zuweilen seines Gesichtsfeldausfalles als „positives Skotom" bewußt, im Gegensatz zum Corticalhemianopischen, der seinen Gesichtsfelddefekt häufig nicht wahrnimmt.

Die Annahme, daß die fehlende Lichtreaktion bei erhaltener Konvergenzreaktion (ARGYLL-ROBERTSON-Phänomen) auf eine Läsion der Reflexkollateralen im Abschnitt zwischen Pulvinar thalami — vordere Vierhügel — vegetativer zentraler Oculomotoriuskern zurückzuführen ist, zählt zu den gebräuchlichsten Theorien der reflektorischen Pupillenstarre, doch ist sie anatomisch nicht bewiesen. Von anderer Seite wird, wie bereits erwähnt, die Meinung vertreten, daß die Pupillenfasern für die Lichtreaktion in der Peripherie der Fasciculi optici verlaufen und deshalb leichter geschädigt werden als die Sehfasern.

Der *Hemianopsie* nach *Schädigung* der *Sehstrahlung fehlt* die *hemianopische Pupillenstarre,* es kommt auf Belichtung des hemianopischen Netzhautabschnittes zur Pupillenverengung, zu einer positiven hemianopischen Pupillenreaktion (s. Abb. 150d).

Ausgiebige Zerstörung beider Occipitalgebiete führt zu dem Bilde der Rindenblindheit, bei welcher aber häufig wenigstens noch ein Rest zentralen Sehens erhalten ist, was für eine ausgedehnte Vertretung der Macula im Occipitalhirn spricht. Nicht vereinbar mit dieser Annahme sind Angaben über zentrale homonyme, hemianopische Ausfälle, die eine umschriebene Lokalisation der Macula nahelegen. Nach O. FOERSTER hat die Läsion der Sehstrahlung oral vom Splenium corporis callosi eine homonyme Hemianopsie zur Folge, bei welcher die Trennungslinie des Gesichtsfeldausfalles durch die Mitte des Gesichtsfeldes verläuft, während nach einer Durchtrennung der Sehstrahlung caudal vom Splenium sich eine Aussparung der Macula nachweisen läßt (s. Abb. 150d). O. FOERSTER konnte bei Operationen im Gebiete der Occipitallappen zeigen, daß Exstirpation eines Occipitallappens eine Hemianopsie mir Aussparung der Macula zur Folge hatte, die sich nach einer weiteren Durchtrennung des Spleniums in eine Hemianopsie umwandelte, die mitten durch das Gesichtsfeld bei fehlender Aussparung der Macula ging. Er schloß aus seiner Beobachtung, daß das Bündel des zentralen Sehens im Splenium corporis callosi zum Teil nach der gegenseitigen Sehstrahlung zieht und so eine Doppelversorgung der Macula gewährleistet.

γ) Ausdehnung der Gesichtsfeldstörungen nach Schädigung der Calcarina.

Die Gesichtsfeldausfälle nach Schädigung der Calcarina sind charakterisiert durch ihre Doppelseitigkeit, durch Hemianopsie mit Verschonung des maculären

Feldes oder Quadrantenhemianopsie, wobei die untere Quadrantenhemianopsie (Hemianopsia horizontalis inferior) bei Schußverletzungen weitgehend überwiegt, weil die Schädigung der unteren Calcarinalippe infolge ihrer Hirnstammnähe häufig den unmittelbaren Tod zur Folge hat. Auf Grund klinischer Beobachtungen ist die Macula im Polgebiet, der temporale Halbmond im oralen Abschnitt der Area 17 vertreten, zwischen beiden lokalisiert sich der intermediäre Gesichtsfeldbezirk. Konzentrische Gesichtsfeldeinschränkungen und Ringskotome sind keineswegs stets psychogener Genese, sondern werden auch bei Allgeminschädigungen der Calcarina beobachtet. Den Störungen des Lichtsinnes entspricht eine Herabsetzung der Empfindung von Helligkeiten und der Diskriminationsfähigkeit für Weiß-Schwarz-Empfindung. Zuweilen kommt es zu Blendungserscheinungen als Zeichen einer Überempfindlichkeit für Helligkeit. Der Farbensinn kann sowohl in umschriebenen Feldern als auch konzentrisch oder im ganzen Gesichtsfeld herabgesetzt bzw. aufgehoben sein.

δ) Art der Gesichtsfeldstörungen.

Der Lichtsinn ist ebenso wie die affektiven Sensibilitätsqualitäten und die Geräuschempfindung Noxen gegenüber am resistentesten, weshalb Störungen des Lichtsinnes ohne Störungen des Farbensehens nur selten vorkommen. Die Farben erscheinen in dunklerer Nuance, während es bei Wiederkehr der Funktion auf der Seite der Lichtsinnstörung zur Blendung kommt. Isolierte Farbensinnstörung tritt bei leichterer Schädigung der Sehrinde oder während der Rückbildungsphase in Erscheinung. Es können entweder sämtliche Farben oder nur ein Farbenpaar (Rot-Grün) ausfallen, doch kann von letzterem auch Grün oder in selteneren Fällen Rot bevorzugt sein. Bei Wiederkehr des Sehvermögens wird zuweilen eine Irradiation von Farben in der Peripherie festgestellt. Die Farbensinnstörungen werden von einem Teil der Autoren auf leichtere Läsionen der beiderseitigen Sehrinde und Sehstrahlung bezogen, von einem anderen Teil auf eine Läsion der linken Sehrinde bzw. Sehstrahlung zurückgeführt. Die Zellen der 4. Schicht in der Calcarina stehen sowohl mit Stäbchen wie Zapfen in Verbindung, und zwar liegen diese Zellen in der 4. Schicht eng vermischt durcheinander. Die Fasern, die den Stäbchen zugehören, dienen nur der Helligkeitsempfindung, während den Zapfenfasern neben der Farbenempfindung auch Helligkeitsempfindung zukommt. Interessanterweise kann bei Farbensinnstörung die Farbe als nicht dem Gegenstand zugehörig, sondern im Raume schwebend gesehen werden.

Das Unterscheidungsvermögen zweier Sehpunkte (Diskrimination), die Formenauffassung und Lokalisation (Ortssinn) sind in die Calcarina und Sehstrahlung zu verlegen, und zwar ist links gegenüber rechts nicht bevorzugt. Während das Formensehen in erster Linie eine Funktion der Macula ist, kommt für das Bewegungssehen vornehmlich die Peripherie der Retina in Frage. Da Formensehen ohne Farbensehen aber auch ohne Störung der Helligkeitsempfindung vorkommt, ist das Formensehen als eigenes Substrat der Calcarina anzusprechen.

Formenauffassung und *Bewegungssehen* sind an beide Gesichtsfeldhälften gebunden. Die entsprechenden corticalen Areale dürften durch Balkenfasern miteinander in Verbindung stehen.

Interessanterweise beobachtet der Kranke zuweilen seine Gesichtsfeldausfälle selbst nicht, sondern ergänzt sie. So fiel einem jungen Manne mit Oligodendrocytom des einen Occipitallappens seine Hemianopsie nicht auf, doch ließ sich diese perimetrisch leicht nachweisen.

Bei *Reizerscheinungen* im Gebiet des *Feldes 17* kommt es zum Auftreten einfacher Licht- und Farbenerscheinungen wie „*Photopsien*". Daneben können aber elektrische und mechanische Irritationen in Gegend der corticalen Sehzentren zu komplexeren Trugwahrnehmungen, zu *Photomen* (Schattenfiguren, Nebelschwaden, Wellenbergen usw.) führen.

Reizt man die operativ freigelegte Area striata des Menschen mit dem elektrischen Strom, so hat der Betreffende eine *Lichtempfindung* von sehr *primitiver Art, einfache Lichterscheinungen, Sterne, Funken* usw., und zwar bei Reizung des *Hinterhauptspols* ein *zentrales positives Skotom*, das in der *Mitte gerade vor ihm still steht*. Hingegen tritt bei *Reizung* der *weiter nach vorn* gelegenen *Bezirke der Area striata* ein *Scotoma scintillans* auf, das von der *Gegenseite, von außen* her sich *nach der Mitte* zu bewegt, hier verschwindet, um alsbald erneut in der Peripherie aufzutauchen und von außen her heranzuflackern. Bei *Reizung* der *Oberlippe* der *Calcarina* kommt das *Scotoma scintillans von unten außen* her, bei Reizung der *Unterlippe von oben außen.*

Reizt man dagegen die der *Calcarina übergeordneten Abschnitte* der *Sehsphäre* an der *Außenfläche* des *Occipitallappens,* so treten wesentlich *komplexere* und *inhaltsvollere optische Erlebnisse* auf. Bei einem Manne, der im Kriege eine Granatsplitterverletzung des linken Hinterhauptslappens erlitten hatte und seitdem an optischen epileptischen Anfällen litt, ergab die faradische Reizung des linken Hinterhauptspols, ebenso wie die Reizung des hinteren Abschnittes der Area striata an der Innenfläche der Hemisphäre ganz einfache Photome, und zwar sah der Kranke bei Reizung des Pols nur ein helles Licht, das gerade vor ihm still stand. Bei Reizung der Außenfläche erschienen ihm dagegen bunte Figuren und schwarze Personen, die von rechts auf ihn zukamen. Eines Tages, als der Kranke mit einem Glas Wasser in der rechten Hand im Zimmer stand und von einem Anfall ergriffen wurde, halluzinierte er plötzlich einen Tisch und setzte das Glas auf dem Phantomtisch, wodurch dieses natürlich zu Boden fiel (O. FOERSTER).

Faradische Reizung, mechanischer oder *Narbenreiz der an die Area striata angrenzenden Rindenfelder* können demnach *optische Halluzinationen,* so auch Fratzen, die einen drohenden Ausdruck annehmen können, Teufelsgestalten, herrlich farbig schillernde Schmetterlinge usw. hervorrufen (O. FOERSTER). Zuweilen bewegen sich die halluzinierten Gestalten nach der Herdseite. *Hemianopische Halluzinationen,* die sich auf die hemianopische Gesichtsfeldhälfte beschränken, werden bei Affektionen im Gebiet der Area striata festgestellt. Auch Halluzinationen als Fernwirkungen, z. B. bei Schläfenlappengeschwülsten, sind beobachtet worden, wobei die Umrisse der halluzinierten Gestalten verzerrt erscheinen *(Metamorphopsie).*

Die Auffassung, daß die der Area striata zugeleiteten optischen Erregungen in den ihr übergeordneten Abschnitten des Hinterhauptslappens zu höheren optischen Leistungen koordiniert werden, findet des weiteren ihre Bestätigung in den Ausfällen auf dem Gebiete optischer Leistungen, bei *Läsionen* der *übergeordneten occipitalen Rindenbezirke* in der *Seelenblindheit,* der *Alexie,* der *Farbenagnosie,* den schweren *Störungen* der *Raumorientierung* und den Störungen des *Rechnens,* welche *bei ausgedehnten destruktiven Prozessen* des *linken Hinterhauptslappens* wiederholt beobachtet worden sind. Bei diesen optisch-gnostischen Leistungen überwiegt ebenso wie auf dem Gebiete der Sprache die linke Hemisphäre zweifellos bei der Mehrzahl der Menschen. Aber ebenso wie auf dem Gebiete der Sprache kommt auch für die optische Gnostik zweifellos dem rechten Occipitalhirn eine nicht zu unterschätzende Bedeutung zu, besonders im Sinne der Unterstützung und des kompensatorischen Ersatzes im Falle des Verlustes des linken Occipitallappens.

Die *Weckbarkeit* von *Farbenvorstellungen*, die *Auffassung* der *Farben* als *Eigenschaften* von *Gegenständen* sowie als *Sammelbegriffe* sind an das bereits erwähnte *Feld 18* gebunden, dessen *Läsion* zur *Farbenagnosie* (Farbenblindheit) führt.

Bei *Seelenblindheit* (optische Agnosie) kann der betreffende Kranke seine Umwelt im Gegensatz zum Rindenblinden zwar wahrnehmen, das *Gesehene* aber *nicht mit früher erworbenen Gesichtsvorstellungen identifizieren*. Die Seelenblinden erkennen die sie umgebenden Gegenstände, Personen und Räume mit dem Gesichtssinn allein nicht, doch werden diese sofort bei der Zuhilfenahme anderer Sinne (Tast-, Gehörs-, Geruchs- und eventuell auch Geschmackssinn) agnosziert. So wird z. B. eine Glocke als solche erkannt, wenn neben dem Gesichtssinn der Cochlearis zur Differenzierung herangezogen werden kann, mit anderen Worten, wenn mit der Glocke geläutet wird. Der Seelenblinde nimmt die Größe, Form, Oberflächenbeschaffenheit und Farbe der nicht erkannten Gegenstände wahr. Die Seelenblindheit findet sich im allgemeinen bei Schädigung beider Hinterhauptslappen oder bei Läsionen des linken Hinterhauptslappens verbunden mit einer Affektion des Splenium corporis callosi.

Die reine *Alexie*, die nicht von motorisch oder sensorisch aphatischen Störungen begleitet ist, wird in eine *literale Alexie*, bei welcher *trotz entsprechender Sehschärfe* und *richtiger Bezeichnung* der *Objekte* die *Buchstaben als solche nicht erkannt werden*, und in eine *verbale Alexie, bei der die Buchstaben nicht zu Worten zusammengestellt werden können*, untergeteilt. Die Störung im Erkennen der Buchstaben bei sonst fehlender Objektagnosie deutet auf eine besonders innige Beziehung des Buchstabenbildes zu dem entsprechenden Klangbild hin. Bei leichterer Schädigung der Assoziationsfasern kommt es zwar zur Erweckung des Klangbildes, jedoch haftet das Klangbild so wenig, daß der erste Buchstabe bereits vergessen ist, wenn der nachfolgende gelesen wird, weshalb der Wortklang nicht vom Buchstabenbild aus hervorgerufen werden kann. Nur besonders eingeübte Worte und Zahlen können zuweilen noch gelesen werden. Auf dem Umweg über die Schreibbewegung läßt sich aber das Finden der Buchstaben ermöglichen. Der rein Alexiekranke schreibt entsprechend, während er selbst sein Geschriebenes nicht lesen kann. Häufig ist die Alexie mit einer Hemianopsie rechts gepaart, was darauf hinweist, daß bei einem großen Teil der Kranken der linke Hinterhauptslappen mit den durch das Splenium corporis callosi verlaufenden Assoziationsbahnen geschädigt ist. Aber auch Veränderungen im Mark des linken Gyrus angularis und des lateralen Occipitallappens lassen sich bei Alexie autoptisch nachweisen. Während die Alexie bei Occipitalaffektionen mit der reinen Alexie übereinstimmt, kommt zu der *parietalen Alexie* noch die *Agraphie* hinzu.

Faradische Reizung oder Narbenreiz des an das Feld 18 sich nach außen anschließenden *Rindenfeldes 19* hat eine Augenbewegung nach der Gegenseite zur Folge, weshalb man von einem *occipitalen Augenfeld* spricht (s. S. 262). Dem Felde kommt ein richtungsgebender Faktor zu, der beim Bewegungssehen eine Rolle spielt. Akute Ausschaltung des occipitalen Augenfeldes hat eine Abweichung der Bulbi nach der Herdseite zur Folge. Bei Rückgang der Lähmung bzw. bei Eintreten des frontalen Blickfeldes ($8\,\alpha,\,\beta,\,\delta$) kommt es zunächst zu nystagmoiden Bewegungen beim Blick nach der Gegenseite und schließlich zu einem völligen Ausgleich.

d) Das cerebrale akustische System und seine Rindenfelder.

Anatomie. Als Aufnahmeorgan für akustische Reize fungiert das CORTISCHE Organ, und zwar wird die Auffassung vertreten, daß die Laut- und Tonreize von den äußeren und die Geräusche von den inneren Pfeilerzellen perzipiert werden (s. Histologiebücher). Die den Spinalganglienzellen der hinteren Wurzeln entsprechenden Zellen des N. cochlearis sind im Ganglion spirale zu suchen, das in unmittelbarer Nachbarschaft des CORTISchen Organs gelegen ist. Die Neuriten der Zellen des Ganglion spirale ziehen im N. cochlearis zur Medulla oblongata und gehen nach ihrem Eintritt in diese mit den Zellen des Nucleus cochlearis ventralis und dorsalis, letzterer auch Tuberculum acusticum genannt, eine Synapse ein (s. Abb. 79). Hernach kreuzt die Mehrzahl der Cochlearisfasern im Corpus trapezoides nach der Gegenseite und nach einer Synapse mit den Zellen der oberen Olive verlaufen die Hörfasern in der *lateralen Schleife (Lemniscus lateralis)* zu den Corpora geniculata interna, den primären, strenggenommen aber sekundären Hörzentren, und nur ein kleinerer Teil der Hörfasern strebt zunächst den hinteren Vierhügeln zu und mündet erst nach einer Synapse in den hinteren Vierhügeln in die inneren Kniehöcker ein. Die eigentlichen primären Hörzentren, die den Hinterstrangskernen der afferenten langen Hinterstrangbahnen entsprechen, sind der Nucleus cochlearis ventralis und dorsalis, ebenso wie die primären Sehzentren, nicht im Corpus geniculatum laterale, sondern im Ganglion fasciculi optici zu suchen sind (s. Abb. 148). Der Teil der Cochlearisfasern, der mit den Zellen des Tuberculum acusticum eine Synapse eingeht, verläuft zunächst am Boden des 4. Ventrikels (Striae acusticae), steigt dann entlang der Raphe in die Tiefe und schließt sich den Cochlearisfasern des Corpus trapezoides an (s. Abb. 79). Im Nucleus lemnisci lateralis ventralis und dorsalis werden die Cochlearisfasern zum geringen Teil unterbrochen. Von den inneren Kniehöckern aus ziehen dann die Hörfasern mit schmalem Stiele, am Corpus geniculatum mediale beginnend und sich allmählich verbreiternd, als corticale Hörstrahlung oder wegen der lamillären Anordnung ihrer Fasern auch als Hörlamelle bezeichnet, durch den retrolenticulären Abschnitt der inneren Kapsel zur HESCHLSchen Querwindung des Temporallappens, wobei sie sich schon gleich nach ihrem Ursprung verbreitert (s. Abb. 148). Bei ihrem Durchtritt durch die innere Kapsel liegen ihre dorsalen Fasern der Tast-, ihre ventralen der Sehstrahlung an. Lateral umkreisen die Hörstrahlen das Putamen, wobei die dorsalen über den caudalen Teil des oberen Putamenrandes hinwegziehen und nach Durchtritt durch die äußere Kapsel in ihrem caudalsten Abschnitt in einem scharfen Bogen um den Winkel zwischen den Sulci superior und inferior insulae in den inneren Teil der HESCHLSchen Querwindung gelangen. Die ventralen Hörfasern verlassen dagegen basal am hinteren Rande des Putamens die innere Kapsel und verlaufen der Sehmarklamelle dorsal anliegend mit dieser nach vorn, unten und außen. Dann umziehen sie von unten her den Sulcus inferior insulae und gelangen im Bogen fast senkrecht und nur wenig nach hinten aufsteigend in die äußeren Abschnitte der Querwindung. Durch das starke Hervortreten der *Körnerschichten,* vor allem der inneren, dokumentiert sich die HESCHLSche Querwindung cytoarchitektonisch als *sensorisches Rindenfeld* (s. Abb. 136 und 139). Im Gegensatz zu ihm treten am Pol der Temporallappen die Körnerzellen zurück, während die großen Pyramidenzellen der inneren Pyramidenschicht vorherrschen, wodurch sich dieses *Feld 28* von C. und O. VOGT als *motorische Area* erweist.

α) Akustisch-sensorische Störungen.

Je nach der Art lassen sich Störungen der *Geräusch-, Ton-* und *Lautwahrnehmungen* abgrenzen. Die Laute umfassen Konsonante und Vokale, die Töne lassen sich nach ihrer Höhenlage, die Geräusche auf Grund ihrer hell-dunklen, voll-dünnen Klangfarbe unterteilen.

Läsionen innerhalb des *Labyrinthes* können *Ausfälle* der *Laut-* und *Tonempfindung* bei *Erhaltensein* der *Geräuschempfindung* zur Folge haben, wenn von einem Prozeß nur die *empfindlicheren äußeren Pfeilerzellen* zerstört wurden. Auch eine *Schädigung* der *Cochlearisfasern* in ihrem *zentralen Verlauf* kann zu einem *Ausfall* der *Laut-* und *Tonempfindung* bei *Intaktheit* der *Geräuschempfindung* führen. Desgleichen kommt es bei einer *Allgemeinschädigung* der HESCHLSchen *Querwindung* zunächst zu einem *Ausfall* der *empfindlichen Ton-* und *Lautempfindung* und dann erst zu einem solchen der rohen Geräuschempfindung, die den affektiven Qualitäten (Schmerz und Temperatur) und auf optischem Gebiete der Schwarz-Weiß-Empfindung entspricht. Derartige Kranke nehmen dann Töne und Laute als unangenehme Geräusche wahr. Nur in seltenen Fällen wird umgekehrt nach Läsionen der HESCHLSchen Querwindung Ausfall der Geräuschempfindung bei Integrität der Ton- und Lautempfindung beobachtet, was für eine getrennte Lokalisation der verschiedenen akustischen Empfindungsqualitäten spricht. Ausgedehntere Zerstörungen der HESCHLSchen Querwindung dokumentieren sich, wenn die Läsion akut einsetzt, zunächst in einer Taubheit auf dem herdgekreuzten Ohr, die sich später zu einer starken Schwerhörigkeit zurückbildet, da, wie bereits erwähnt, die Kreuzung der Hörfasern keine vollständige ist. Auf dem herdgleichseitigen Ohr besteht dabei meist nur eine geringe Schwerhörigkeit. Beiderseitige Zerstörung der HESCHLschen Querwindung hat *Rindentaubheit* zur Folge, die nicht mit der *Seelentaubheit verwechselt* werden darf.

Je nach der Ausdehnung und Lokalisation der Läsion innerhalb der HESCHLschen Querwindung ist naturgemäß der Ausfall der Töne verschieden, so beobachtet man sowohl eine *konzentrische Einengung* der *Töne* wie einen *Ausfall einzelner Tonreihen,* denen auf optischem Gebiete eine konzentrische Einengung bzw. ein herdförmiger Ausfall des Gesichtsfeldes entsprechen würden. Auch bestimmte Vokale können zuweilen nicht wahrgenommen werden, doch stellt die Ausdehnung des Ausfalles kein für die HESCHLsche Querwindung typisches Symptom dar, da ganz die gleiche Ausdehnung des Ausfalles auch Läsionen der Hörbahn und des CORTIschen Organs zukommt. Störungen von seiten des Vestibularisapparates, die bei Schädigungen des Labyrinths nachweisbar sind, ermöglichen viel eher die Abgrenzung zwischen Läsionen der Hörleitung und solchen des CORTIschen Organs. Die *Differentialdiagnose* zwischen einer *Abnahme* des *Hörvermögens* infolge *Schädigung* der *zentralen Hörbahn* und einer solchen infolge Läsion der *Cochlearisfasern* stützt sich nur auf die *Nachbarschaftssymptome.* Tumoren in Nähe der hinteren Vierhügel und der inneren Kniehöcker (Pinealome) können zunächst mit einer Reizung der zentralen Hörfasern bzw. der sog. primären Hörzentren einhergehen, die sich in einem Rauschen, Lokomotivengeräusch usw. äußert. Erst im weiteren Verlauf der Erkrankung kommt es dann zu Ausfallssymptomen, zur Schwerhörigkeit und Ertaubung. Als *Reizerscheinung* der *Regio acustica* ist das *anfallsweise Auftreten* von *Rauschen* im *Schädelinnern* zu deuten, das kombiniert mit kurz dauernder Aphasie als Lokalsymptom des linken Schläfenlappens angeführt wird.

β) Aphasien.

Läsionen im *linken Schläfenlappen,* welche den *hinteren Abschnitt* der *ersten Schläfenwindung unversehrt* lassen, das *tiefe Mark der queren Temporalwindungen* jedoch schädigen, führen zum Bilde der *reinen Worttaubheit* oder *reinen sensorischen Aphasie.* Ein derartiger Kranker nimmt zwar sämtliche Geräusche, Klänge und Töne wahr, ein *Verständnis* für *Wortlaute,* sein *Sprachverständnis,* ist jedoch *völlig aufgehoben.* Die Schädigung liegt entsprechend zwischen a und A (s. Abb. 156). Da wegen Intaktheit des Rindengebietes für die Wortklangerinnerungen und seiner Verbindungen mit der Begriffsbildung A—B (Abb. 155 und 156) die innere Sprache erhalten bleibt, kann der Kranke völlig korrekt spontan sprechen, schreiben und lesen, während er des Nachsprechens und Diktatschreibens verlustig geht. Bei einer großen Anzahl von Kranken mit reiner Worttaubheit kommt es trotz ausgedehnter Herde im linken Schläfenlappen zu weitgehender Restitution, die sich durch Einspringen des rechten Schläfenlappens für das linksseitige sensorische Sprachgebiet erklären läßt. Es finden sich aber auch Fälle, die bei rein linksseitigem Schläfenlappenherd keine Restitution bieten.

Zerstört ein Herd im linken Schläfenlappen den *hinteren Abschnitt der ersten Schläfenwindung* und den angrenzenden Gyrus supramarginalis, also A (s. Abb. 155 und 156), so resultiert zwar normales Hörvermögen, das Gehörte kann aber infolge Wegfalls der Wortklangerinnerungen nicht entsprechend für die Sprache benützt werden *(totale sensorische Aphasie).* Da die Verbindung zwischen Begriffsbildung und motorischem Sprachgebiet B—M—m erhalten ist und meist noch Reste der Schläfenrappenrinde funktionstüchtig sind, kommt es zwar nicht zu einem

Sprachausfall, jedoch infolge Fehlens der Sprachkontrolle durch die Wortklang-erinnerungen A zum Verwechseln von Buchstaben, ja sogar ganzer Worte, zur *literalen* bzw. *verbalen Paraphasie*. Die Paraphasie kann ein solches Ausmaß annehmen, daß die gesamte Sprache nicht mehr zu verstehen ist *(Jargonaphasie)*. Der total Sensorisch-Aphatische fällt nicht selten durch seinen Rededrang auf, wobei er völlig unverständliche Wortreste produziert *(Logorrhoe)* und wodurch der Eindruck von Verworrenheit erweckt werden kann.

In gleicher Weise wie die spontane Sprache ist das Nachsprechen aufgehoben oder schwer gestört.

Ungefähr ein Drittel der total sensorisch Aphatischen hat auch die Fähigkeit, Melodien anzugeben, eingebüßt *(sensorische Amusie)*. Das Leseverständnis ist

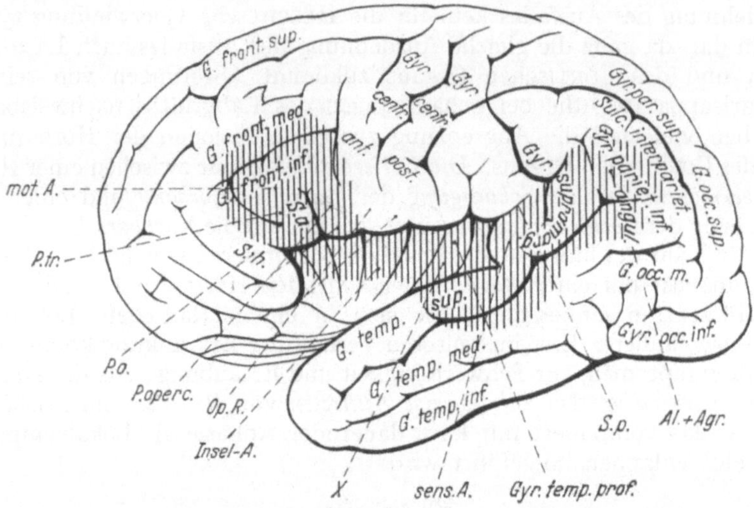

Abb. 155. Die Sprachregion (nach LIEPMANN).
mot. A. motorische Aphasie; *Insel-A.* Inselaphasie; *sens. A.* Sensor-Aphasie; *X* temporale Querwindung, reine Wort-taubheit (?); *Als + Agr.* Alexie und Agraphie; *P. tr.* Pars triangularis; *P. o.* Pars orbitalis; *P. operc.* Pars opercularis; *Op. R.* Operculum Rolandi; *S. h., S. a., S. p.* Ramus horizontalis ascendens, posterior fossae Sylvii.

ebenso wie das Notenverständnis *(musikalische Alexie)* teilweise aufgehoben, zum Teil wenigstens schwer in Mitleidenschaft gezogen. Die Schriftsprache ist gewöhnlich gestört, während das Kopieren ungestört bleibt, da o—O—M—H erhalten ist (s. Abb. 156). Der totalen sensorischen Aphasie liegen meist aus-gedehnte Herde im hinteren Abschnitt der ersten Schläfenwindung zugrunde. Die *totale sensorische Aphasie* ist viel mehr *restitutionsfähig* als die *totale motorische Aphasie*, da der rechte Schläfenlappen weit eher für den linken eintritt.

Für die LICHTHEIM*sche sensorische* oder *subcorticale sensorische Aphasie* wird eine *Unterbrechung* oder wenigstens eine *Schädigung* der *Verbindung zwischen Begriffszentrum* und *sensorischem Sprachgebiet* B—A (s. Abb. 156) in Anspruch genommen, dementsprechend werden die Wortlaute zwar richtig wahrgenommen und nachgesprochen, der Wortsinn wird jedoch nicht erfaßt. Die Spontansprache ist gestört, paraphasisch, ebenso das Spontanschreiben paragraphisch. Nach-gesprochene oder laut gelesene Sätze werden nicht verstanden, das auf Diktat richtig Geschriebene dringt nicht bis zum Verständnis vor. Zuweilen werden gehörte Worte zwangsmäßig nachgesprochen *(Echolalie)*, wobei es dann zu mehr-fachem Wiederholen der Worte kommt *(Perseveration)*. Die LICHTHEIMsche sensorische Aphasie tritt nicht so selten bei der Rückbildung der totalen sensori-schen Aphasie in Erscheinung.

Der *rein motorischen Aphasie* (reine Wortstummheit) wird eine Unterbrechung der Verbindung zwischen dem motorischen Sprachzentrum (s. Abb. 156) und den beiderseitigen Rindenzentren für die Sprachmuskulatur M—m zugrunde gelegt (s. Abb. 156). Demzufolge sind die Spontansprache und das Nachsprechen aufgehoben, während das Schreiben und Lesen im ganzen ungestört bleiben.

Die motorischen (kinästhetischen) Worterinnerungsbilder M sind erhalten und so vermag der Kranke die Zahl der Wortsilben mit den Fingern anzugeben, während er beim Nachsprechen der Worte völlig versagt (DÉJÉRINE-LICHTHEIM-sches Phänomen). Da der motorische Anteil der inneren Sprache weitgehend unversehrt ist und nur die Verbindungen zu den Foki des gleichseitigen linken Operculums und des kontralateralen rechten Operculums durch den Balken zerstört sind oder auch das gleichseitige Operculum und die Bahn zum gegenseitigen in Mitleidenschaft gezogen sind, können Erregungen ungestört zum Handzentrum M—H verlaufen, weshalb das schriftliche Ausdrucksvermögen völlig erhalten bleibt. Dem Syndrom der rein motorischen Aphasie entsprechen anatomisch ausgedehntere Herde im Marklager des hintersten Abschnittes der 3. Stirnwindung und des Operculums bei geringeren Läsionen der Rinde. Die Sprache ist bis auf wenige Wortreste meist bis zum Tode aufgehoben, was beweist, daß in den meisten Fällen die rechte Hemisphäre nicht imstande ist, die Sprachfunktion zu übernehmen.

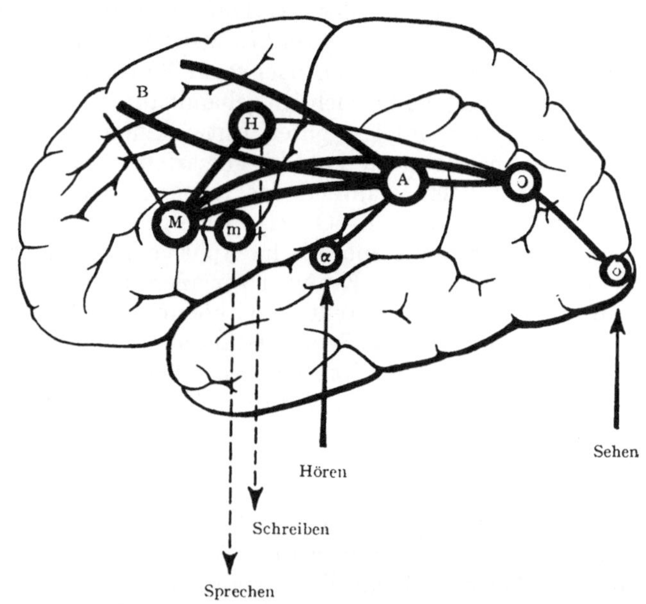

Abb. 156. Schema der Laut- und Schriftsprache.
B Begriffsbildung; A sensorisches Sprachzentrum; O optisches Erkennungszentrum; m corticales motorisches Zentrum für Gesichts-, Zungen- und Kehlkopfmuskeln; M motorisches Sprachzentrum; H motorisches Handzentrum.

Bei der *totalen motorischen Aphasie* (BROCA) (s. Abb. 155 u. 156) gelingt es dem Kranken nicht, Wortlaute in die Bewegungen der opercularen Sprachmuskulatur umzusetzen (Apraxie der Sprachmuskulatur). Demnach ist in schweren Fällen die Sprache völlig verlorengegangen, sowie das Spontan- und Diktatschreiben aufgehoben, während das Wortverständnis völlig intakt ist. Das Lesevermögen ist gewöhnlich gestört, während das Kopieren keinerlei Störung aufweist. Die allgemeine Intelligenz ist völlig normal. Da auch die Lautkomponente des inneren Wortes nicht geweckt werden kann, fehlt das DÉJÉRINE-LICHTHEIMsche Phänomen. Selbst bei den schwersten Fällen sind noch einige Wortreste erhalten, die beim Versuch zu sprechen produziert werden. Daß die Sprachfunktion nicht völlig zerstört, sondern nur in ihrer Erregbarkeit sehr stark herabgesetzt ist, beweist die Tatsache, daß selbst die schwersten total motorischen Aphatiker in großer Erregung manchmal ganze Sätze produzieren, während sie in Ruhe nicht einmal ganz kurze Worte nachsprechen können. Das Aufsagen von Zahlenreihen, sowie von Tages- und Monatsnamen gelingt in der Reihenfolge meist, während dies außer der Reihe nicht möglich ist. Erleichtert wird das Aufsagen von Zahlenreihen, Monats- und Tagesnamen durch gleichzeitiges Taktschlagen. Auch der Umstand, daß total motorisch Aphatische nach Hinzukommen von Schläfenlappenherden wieder zu sprechen beginnen, wenn auch nur Kauder-welsch *(Jargonaphasie)*, weist auf eine nicht vollkommene Zerstörung der Zentren für die Sprachmuskulatur hin. Häufig kann der total motorisch Aphati-sche völlig rein singen und beim Singen sogar den Text reproduzieren, den er nicht zu sprechen vermag. Es kommt aber auch motorische Amusie vor.

Die *Schriftsprache* ist bei *total motorisch Aphatischen* infolge Lähmung des rechten Armes gestört, doch verläuft auch bei fehlender Extremitätenlähmung die *Agraphie* der *Aphasie parallel*. Meist können nur undeutliche Schriftzeichen, seltener wenige Buchstaben oder sogar Worttrümmer geschrieben werden, wobei das Schreibzeug völlig richtig gehandhabt wird. Der Namen und auch die Adresse können infolge guter Entwicklung der kinästhetischen Innervation der Hand häufig noch korrekt geschrieben werden. Das Diktatschreiben ist verloren gegangen, während das Kopieren vor allem in Druckschrift gut aus-geführt werden kann (o—O—H). Eine gewisse Restitution wird auch in Fällen, bei denen die totale motorische Aphasie Wochen und sogar Monate bestand, beobachtet, so daß die Kranken vor allem Substantiva, im geringen Maße auch Infinitiva von Verben produzieren können. Es kommt dann zu einem Sprechen im Telegrammstil. Das Wortverständnis zeigt im allgemeinen keine Störungen, doch fällt bei raschem Sprechen, vor allem von komplizierten Sätzen, doch eine gewisse Erschwerung des Wortverständnisses auf. Das Schriftverständnis ist meist leicht gestört, so daß Geschriebenes im Gegensatz zu Gedrucktem schwer verstanden wird.

Der totalen motorischen Aphasie entspricht meist eine Zerstörung der Pars triangularis und opercularis der dritten Stirnwindung mit Übergreifen des Pro-zesses auf die Insel und weitere Abschnitte des Stirnhirns (s. Abb. 155). Bei jüngeren Personen kann die entsprechende Gegend der kontralateralen Seite für die Sprachfunktion eintreten, während im höheren Alter anscheinend angrenzende Gebiete die Funktion übernehmen. Es läßt sich nicht entscheiden, ob ein motori-sches Sprachzentrum oder mehrere einander übergeordnete Zentren dort zu suchen sind oder ob ein Knotenpunkt von Assoziationsbahnen dort angenommen werden muß. Wahrscheinlich dürfte wegen der phylogenetisch jungen Natur der Sprache mit einer großen Variationsbreite der Sprachzentren zu rechnen sein. Bei Linkshändern beschränkt sich die motorische Sprachregion auf die ent-sprechenden Gebiete der rechten Hemisphäre, während bei Rechtshändern nach Zerstörungen im Fuße der rechten 3. Stirnwindung gewöhnlich nur eine mehr oder minder deutlich ausgeprägte Dysarthrie ohne Störung der inneren Sprache zu beobachten ist.

Der LICHTHEIMschen *motorischen* oder der *transcorticalen motorischen Aphasie* wird eine Unterbrechung der vom Begriffszentrum zu dem motorischen Sprach-zentrum B—M (Abb. 156) ziehenden Verbindung zugrunde gelegt. Dement-sprechend ist die Spontansprache aufgehoben, während das Sprachverständnis und auch das Nachsprechen völlig erhalten bleiben. Das Spontanschreiben ist nahezu vollständig verlorengegangen, das Diktatschreiben und Kopieren bleiben dagegen intakt. Autoptisch finden sich diffuse Rindenprozesse oder Herde im Marklager des Fußes der 3. Stirnwirkung, welche die Assoziationsfasern unter-brechen, eine entsprechende Verbindung des Schläfenlappens und Operculums aber freilassen. Eine spezielle Form der transcorticalen motorischen Aphasie stellt die *amnestische Aphasie* dar, bei der einzelne Worte zwar nicht von selbst gefunden werden, jedoch gut nachgesprochen werden können. Der amnestischen

Aphasie entsprechen senile Rindenveränderungen oder Herde im Mark des Schläfenlappens. Auch in der Restitutionsphase der meisten schweren Aphasieformen wird amnestische Aphasie beobachtet.

Eine Ausdehnung von Inselherden auf Stirn- und Schläfenlappen, wie sie bei Blutungen und Erweichungen nicht selten vorkommt, führt zur *totalen Aphasie*, bei der sowohl die sensorische wie motorische Sprachkomponente in Mitleidenschaft gezogen sind. Dementsprechend sind Sprachverständnis und Sprachvermögen, sowie Lesen unsd Schreiben aufgehoben, wobei fast stets schwere

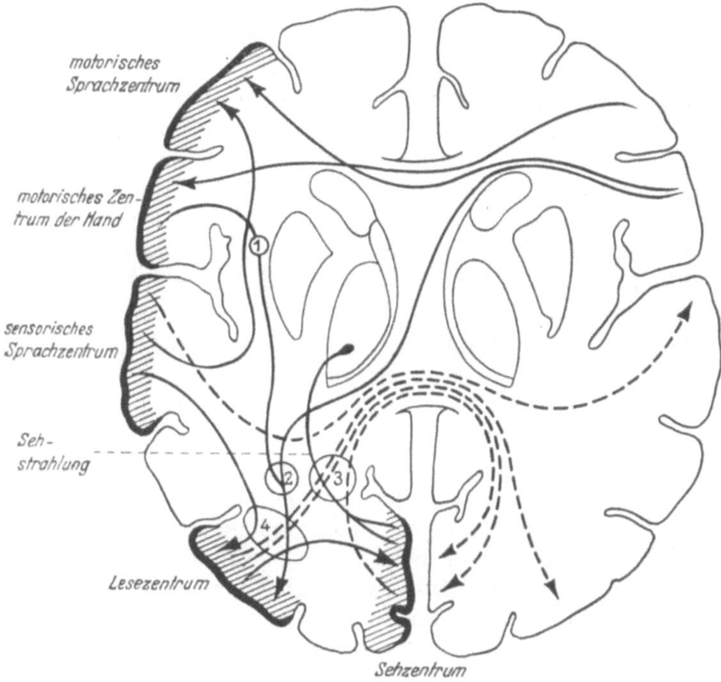

Abb. 157. Schema zur Darstellung der Alexie und Agraphie. Herd 1 reine Agraphie der rechten Hand; Herd 2 reine Agraphie beiderseits; Herd 3 reine Alexie mit Hemianopsie; Herd 4 Alexie und Agraphie.

Intelligenzstörungen beobachtet werden. In der Rückbildungsphase der totalen Aphasie kommt es zum Bilde der totalen motorischen Aphasie.

Der *Leitungsaphasie* WERNICKES (*Inselaphasie*, s. Abb. 155) wird eine Unterbrechung der zwischen dem motorischen und sensorischen Sprachzentrum bestehenden Verbindung M—A (s. Abb. 156) zugrunde gelegt. Infolge der großen Bedeutung dieser Verbindung für das Nachsprechen weisen vor allem das Nachsprechen und Lautlesen, aber auch das Spontansprechen Paraphasien und das Spontan- und Diktatschreiben Paragraphien auf, während die übrigen Sprachfunktionen intakt bleiben. Der Leitungsaphasie entsprechen im allgemeinen Herde in der Inselgegend, bei denen vom Schläfenlappen zum unteren Stirnhirn verlaufende Verbindungen unterbrochen sein dürften.

Alexie. Wie bereits erwähnt, führt die Schädigung der sensorischen und motorischen Sprachkomponente zur Störung des Lesevermögens, doch kommt auch reine Alexie (reine Wortblindheit) nur auf Grund des Ausfalles der optischen Komponente vor (s. Abb. 157). Bei entsprechender Sehschärfe und korrekter Bezeichnung der Gegenstände werden die Buchstaben nicht erfaßt *(literale Alexie)* oder wenigstens nicht zu Worten zusammengefügt *(verbale Alexie)*. Gewöhnlich ist die Alexie mit einer rechtsseitigen Hemianopsie kombiniert (s. Abb. 157, 3). Das Lesezentrum für Buchstabenbilder wird allgemein in den Gyrus angularis lokalisiert, doch spricht das phylogenetisch so kurze Bestehen des Lesevermögens, das bei Naturvölkern noch fehlt, gegen die Existenz eines eigenen Lesezentrums. Die Störung im Erkennen der Buchstaben bei sonst fehlender Seelenblindheit wird durch die besonders ausgesprochene Assoziation des Buchstabenbildes mit dem zugehörigen Klangbild verständlich, wodurch schon jede intensivere Schädigung der entsprechenden Assoziationsbahnen das Erkennen des Buchstabenbildes verhindert. Bei geringerer Schädigung wird zwar das Klangbild des entsprechenden Einzelbuchstabens geweckt, aber dieses haftet so wenig, daß der erste Buchstabe bereits vergessen ist, wenn der zweite gelesen wird, wodurch der Wortklang niemals vom Buchstabenbild geweckt werden kann. Besonders eingeübte Worte, wie vor allem der eigene Vor- und Zuname, die Vornamen nahestehender Personen, der Eltern, Geschwister und Kinder, die eigene Adresse usw. können zuweilen noch gelesen werden, wenn auch sonst eine totale Alexie vorliegt. Der an einer occipitalen Alexie leidende Kranke kann zwar spontan geläufig schreiben, sein Selbstgeschriebenes jedoch nicht lesen. Öfters gelingt es aber noch, durch die entsprechenden Schreibbewegungen die Klangbilder zu erwecken, die über das Buchstabenbild nicht mehr hervorgerufen werden können.

Als morphologisches Substrat der Alexie kommen einerseits Läsionen im Mark des linken Gyrus angularis und der lateralen Occipitalwindungen (s. Abb. 157, 3), andererseits ausgedehntere Herde im medialen Abschnitt des linken Occipitallappens in Betracht (s. Abb. 157, 3), die neben der linksseitigen Sehstrahlung die vom rechten Occipitallappen durch das Splenium corporis callosi zum linken Occipitallappen ziehenden Assoziationsbahnen unterbrechen und denen gewöhnlich Affektionen im Gebiete der linken Arteria cerebri posterior zugrunde liegen. Da dieses Gefäß sämtliche Ventrikelwandungen, ausgenommen die Wände der Seitenventrikelvorderhörner, versorgt, kommen zur Alexie sensorische Aphasie und das Thalamussyndrom hinzu. Während die *parietale Alexie* mit *Agraphie vergesellschaftet* ist (s. Abb. 157, 4), weshalb DÉJÉRINE auch von einer „alexie avec agraphie" spricht, erweist sich die *occipitale Alexie* als *Wortblindheit*.

Agraphie. Die Agraphie, welche im Rahmen der totalen motorischen, der LICHTHEIMschen motorischen, der totalen sensorischen, der totalen und Leitungsaphasie vorkommt, wird auch außerhalb der genannten Aphasien beobachtet, und zwar zunächst als Folge einer Apraxie des rechten Armes (s. Abb. 157, 1). Während ein Teil der Rechtshänder mit Zerstörung des linksseitigen Armzentrums für den rechten Arm links noch richtig schreiben kann, hat der andere Teil diese Fähigkeit eingebüßt und ist beiderseits agraphisch. Für die Existenz eines motorischen Schreibzentrums, das dem motorischen Sprachzentrum entsprechend im Fuße der linken zweiten Stirnwindung dem motorischen Armfeld vorgelagert zu suchen wäre, haben sich bis dato keine überzeugenden Befunde erbringen lassen. Die Unterbrechung der Assoziationsbahn zwischen dem optischen Erkennungszentrum O und der Armregion H kann reine Agraphie hervorrufen (s. Abb. 156). In seltenen Fällen kann bei Schädigung des motorischen Sprachzentrums die Agraphie deutlich ausgeprägt sein, während die motorische Aphasie zurücktritt, was für eine intensive Schädigung, vor allem der Verbindung zwischen dem motorischen Sprachzentrum und dem Handfeld H spricht. Häufiger begegnet man der Agraphie in Kombination mit Alexie und rechtsseitiger Hemianopsie bei ausgedehnteren Herden im Mark des linken Gyrus angularis und der lateralen Occipitalwindungen (s. Abb. 157, 4).

e) Die zentrale Geschmacksleitung und ihre Rindenfelder.

Anatomie. Wie bereits in dem Abschnitt „Hirnnerven" (s. S. 98) zur Genüge dargelegt wurde, beteiligen sich an der peripheren Geschmacksleitung neben dem N. glossopharyngeus noch die Nn. intermedius und trigeminus, deren Neuriten ebenfalls an dem langgestreckten *Nucleus tractus solitarii*, dem eigentlichen *primären Geschmackszentrum*, endigen (s. Abb. 65 und 71). Über den weiteren Verlauf der Geschmacksfasern zentralwärts wissen wir so gut wie nichts und ebenso schlecht ist es um unser Wissen von den sekundären Geschmackszentren bestellt. Naheliegend ist der Schluß, daß die sekundären Geschmackszentren ebenso wie diejenigen für die übrigen Sinnesorgane im Thalamus oder wenigstens in dessen Nähe zu suchen sind. Die zentrale Geschmacksstrahlung dürfte ihren Weg wahrscheinlich gleichfalls durch die innere Kapsel nehmen, wenn sich auch hierfür zur Zeit noch keine Beweise erbringen lassen. Das corticale Geschmackszentrum ist, wofür die folgenden klinischen Tatsachen sprechen, in die Gegend der Gyri uncinatus und hippocampi zu verlegen (s. Abb. 136).

Physiologie und Pathophysiologie. Geschmacksprüfung: Die Prüfung des Geschmackssinnes erstreckt sich im allgemeinen auf sauer, süß, bitter und salzig. Die betreffende Testflüssigkeit wird mit einem Stieltupfer auf verschiedene Zungenabschnitte (vorne, hinten, seitlich usw.) gebracht und der Kranke hat auf einer Tafel, auf welcher die vier in Betracht kommenden Geschmacksqualitäten verzeichnet sind, die Qualität mit dem Finger anzuzeigen, die er wahrgenommen hat. Dabei ist vor allem zu beachten, daß der Kranke vor Angabe der wahrgenommenen Geschmacksqualität nicht seine Zunge zurückzieht, da sonst eine Verteilung der Testflüssigkeit auf die gesamte Zungenoberfläche stattfindet. Außerdem hat der Kranke zwischen den einzelnen Geschmacksprüfungen seinen Mund sorgfältig zu spülen, damit eine Beeinflussung der jeweiligen Geschmacksprüfung durch die vorangegangene Geschmacksprobe unmöglich ist. Natürlich sind für die Geschmacksprüfung keine Stoffe zu verwenden, die auch auf den Olfactorius einwirken, wie stärkere Essigsäure, Mandelöl usw.

Für die Lokalisation des corticalen Geschmackszentrums in die Gyri uncinatus und hippocampi spricht die Beobachtung, daß Läsionen dieser Gegend, wenn auch nur vereinzelt, mit Geschmacksstörungen einhergehen. Außerdem werden die sog. Uncinatusanfälle (uncinate fits), die gleichfalls auf Affektionen der Gyri uncinatus und hippocampi zurückzuführen sind, relativ häufig von Geschmackshalluzinationen begleitet (Geschmack nach Kleister, Blut, fader Geschmack usw.).

Die zentrale Geschmacksstrahlung, deren Verlauf wir, wie bereits erwähnt, so gut wie nicht kennen, dient vegetativen Reflexen als afferenter Schenkel, während als deren Erfolgsorgane Speicheldrüsen und die verschiedenen Abschnitte des Verdauungstractus in Betracht kommen.

Eng verknüpft mit der Geschmacksempfindung ist die Geruchsempfindung, die in noch größerem Ausmaß als erstere vegetative Regulationen beeinflußt. Diese Beziehung des Geruchssinnes zu vegetativen Regulationen dokumentiert sich, wie im Folgenden gezeigt wird, auch in anatomischen Verbindungen durch eine Reihe von mehr oder minder deutlichen Faserbündeln, deren funktionelle Bedeutung leider noch sehr wenig geklärt ist.

f) Die zentrale Geruchsleitung und ihre Rindenfelder.

Als Aufnahmeorgan für Geruchsreize fungieren besondere in der Riechschleimhaut der Nase gelegene Sinneszellen, die sog. Riechzellen, langgestreckte Zellelemente, die an ihrer Oberfläche einen Wimperschopf tragen. Diesem Wimperschopf gegenüber geht von der Zelle ein feiner Fortsatz, der Neurit, ab, ein Verhalten, wie es sonst nur bei wirbellosen Tieren anzutreffen ist und das sich bei höher entwickelten Lebewesen nur auf die Riechregion beschränkt. Die in feinen Bündeln angeordneten Geruchsfasern treten durch die Löcher der Lamina cribriformis ossis ethmoidalis in die basale Fläche des Bulbus olfactorius ein. Der Abschnitt der Geruchsleitung von der Riechschleimhaut bis zum Bulbus olfactorius wird als periphere Riechleitung bezeichnet (s. Abb. 158). Nach einer Synapse mit im Bulbus olfactorius gelegenen Ganglienzellelementen, die ihrer Form entsprechend als Mitral- und Pinselzellen bezeichnet werden, verlaufen die Geruchsfasern in dem Tractus olfactorius in das Trigonum olfactorium, die Area olfactoria und in dieser benachbarte Abschnitte des Septum pellucidum, um mit in diesen Arealen gelegenen Ganglienzellen eine weitere

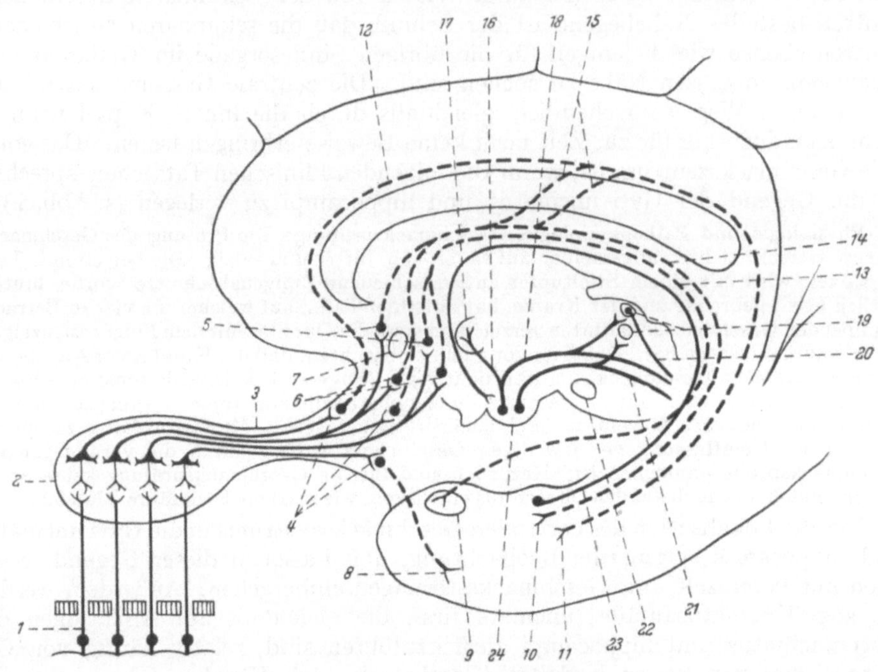

Abb. 158. Die Riechleitung im Schema.

1 Riechzellen mit zentralem Fortsatz (peripheres Neuron); 2 Bulbus olfactorius (Mitralzellen); 3 Tractus olfactorius; 4 Trigonum olfactorium; 5 Septum pellucidum; 6 Area olfactoria; 7 Commissura anterior; 8 orales Ende des Gyrus hippocampi (4—8 Stria olfactoria lateralis); 9 Nucleus amygdalae, 10 Fimbria; 11 Gyrus dentatus; 12 Stria longitudinalis medialis; 13 Taenia semicircularis; 14 Fornix; 15 Fibrae perforantes; 16 Fasciculus mamillothalamicus; 17 Tuberculum rostrale thalami; 18 Tractus mamillotegmentalis; 19 Nucleus dorsalis et profundus tegmenti; 20 Fasciculus longitudinalis dorsalis (Schütz); 21 Pedunculus corporis mamillaris; 22 Nucleus intercruralis; 23 Fimbria; 24 Corpus mamillare.

Synapse einzugehen (s. Abb. 158). Von diesen drei fälschlich als primäre Riechzentren bezeichneten Ganglienzellanhäufungen besitzt die Area olfactoria die größte Ausdehnung. Die beiderseitigen Bulbi, Tractus und Trigona olfactoria, stehen durch den vorderen Abschnitt, die Pars anterior oder olfactoria, der vorderen Commissur miteinander in Verbindung. Die Existenz von Fasern, die von der Gegend der pontinen Trigeminuskerne aus aufsteigend in die sog. primären Riechzentren einstrahlen sollen, dürfte noch zu wenig gesichert sein, um aus ihr funktionelle Rückschlüsse ziehen zu können. Die Verbindung zwischen den sog. primären Riechzentren und der corticalen Endstätte der Geruchsfasern erfolgt im Gegensatz zur Seh- und Gehörsleitung auf mehreren Wegen (s. Abb. 158).

Das eigentliche corticale Riechzentrum, d. h. das sensorische Rindengebiet für die Wahrnehmung von Geruchsreizen, über dessen Lage und Ausdehnung jedoch keine Einigkeit herrscht, wird im allgemeinen in die Gyri hippocampi und uncinatus sowie in den Isthmus gyri fornicati verlegt (s. Abb. 136). Die Geruchsleitung von den sog. primären Riechzentren zu den corticalen Riechzentren erfolgt

1. vom Trigonum olfactorium zum oralen Ende des Gyrus hippocampi durch die Stria olfactoria lateralis (s. Abb. 158);

2. vom Trigonum olfactorium über den Gyrus subcallosus, um das Balkenknie und über die Stria longitudinalis medialis zum Ammonshorn (s. Abb. 158);

3. vom Trigonum olfactorium und der Area olfactoria über das Septum pellucidum, den Fornix und die Fimbria zum Ammonshorngebiet;

4. von der Area olfactoria und vom Septum pellucidum über die Taenia semicircularis zum Nucleus amygdalae (s. Abb. 158).

Von *cortico-fugalen Bahnen der Riechrinde*, die jedoch noch keineswegs sichergestellt sind, sollen wenigstens angeführt werden der *Tractus corticomamillaris*, der von den Pyramidenzellen des Ammonshornes und von den polymorphen Zellen des Gyrus dentatus durch die Crura, Corpora und Columnae fornicis zum Corpus mamillare verlaufen soll, sowie der *Tractus corticohabenularis*, der von den Crura fornicis zur Stria medullaris thalami abzweigt und mit dieser den Nucleus habenulae erreicht. Fasern aus den Striae longitudinales mediales durchbohren in Höhe des Corpus fornicis den Balken und schließen sich als Fibrae perforantes den Fornixfasern an (s. Abb. 158 und 159).

Von den sog. *primären Riechzentren* ziehen auch eine ganze Reihe von mehr oder minder umfangreichen Faserbündeln *direkt* zu den sog. *vegetativen Kerngebieten* des *Hirnstammes*, von welchen an erster Stelle der *Tractus olfactomesencephalicus* oder das WALLENBERGsche basale Riechbündel steht, das vom Tractus olfactorius und der Area olfactoria zu den sog. vegetativen hypothalamischen Kerngebieten der Regio tuberalis verläuft (s. Abb. 159). Zum Teil dringen Fasern des Tractus olfactomesencephalicus weiter caudalwärts bis in das Corpus mamillare, den Nucleus interpeduncularis und in die Formatio reticularis mesencephali et pontis vor, von welchen aus dann die Weiterleitung in das Rückenmark durch kurze Schaltneurone der periventrikulären Faserung erfolgen dürfte (s. Abb. 159).

Außer dem Corpus mamillare besitzt der Nucleus habenulae ausgedehntere Verbindungen zu den Riechzentren, und zwar sowohl zu den corticalen Riechzentren durch den bereits angeführten Tractus corticohabenularis wie zu den sog. primären Riechzentren auf dem Wege über den Tractus olfactohabenularis, der vom Septum pellucidum und der Area olfactoria zum Nucleus habenulae verläuft (s. Abb. 159). Außerdem soll der Nucleus habenulae noch vom Thalamus durch den Tractus thalamohabenularis und vom Nucleus paraventricularis durch den Tractus hypothalamohabenularis Fasern empfangen.

Diese Verbindungen zwischen den sog. primären und corticalen Riechzentren einerseits und dem Corpus mamillare bzw. Nucleus habenulae andererseits finden in den efferenten Bahnen des Corpus mamillare bzw. Nucleus habenulae ihre Fortsetzung. Von den efferenten Bahnen des Corpus mamillare ist vor allem der im medialen Kern des Corpus mamillare entspringende Fasciculus mamillaris princeps zu nennen, der sich in den Tractus mamillothalamicus und mamillotegmentalis teilt (s. Abb. 159). Ersterer stellt eine Verbindung zwischen dem medialen Kern des Corpus mamillare und dem Tuberculum rostrale des vorderen Thalamuskernes her und führt wahrscheinlich nach beiden Richtungen ziehende Fasern, weshalb für ihn sowohl die Bezeichnung Tractus mamillothalamicus wie Tractus thalamomamillaris berechtigt ist. Da der Nucleus rostralis thalami außerdem bei Makrosmatikern besonders gut entwickelt ist, sehen manche Autoren im Nucleus rostralis thalami ein diencephales Riechzentrum. Der Tractus mamillotegmentalis oder das GUDDENsche Haubenbündel des Corpus mamillare zieht größtenteils in den Nucleus profundus tegmenti und nur ein kleiner Teil seiner Fasern erreicht das hintere Längsbündel und die Substantia reticularis pontis (s. Abb. 159).

Vom Nucleus intercalatus corporis mamillaris (s. Abb. 159) zum Nucleus dorsalis tegmenti und diesem benachbarten zentralen Grau verlaufende Fasern werden als Pedunculus corporis mamillaris zusammengefaßt. Vom Nucleus dorsalis tegmenti und der Substantia grisea centralis des Mittelhirns zieht das dorsale Längsbündel von Schütz, auch Fasciculus longitudinalis dorsalis genannt, im Grau des Aquaeductus und am Boden des vierten Ventrikels caudalwärts, um wahrscheinlich im visceralen Vaguskern zu enden, möglicherweise bestehen noch Verbindungen zum lateralen Vestibulariskern. Oralwärts soll sich das Bündel bis in die Gegend des Nucleus paraventricularis verfolgen lassen.

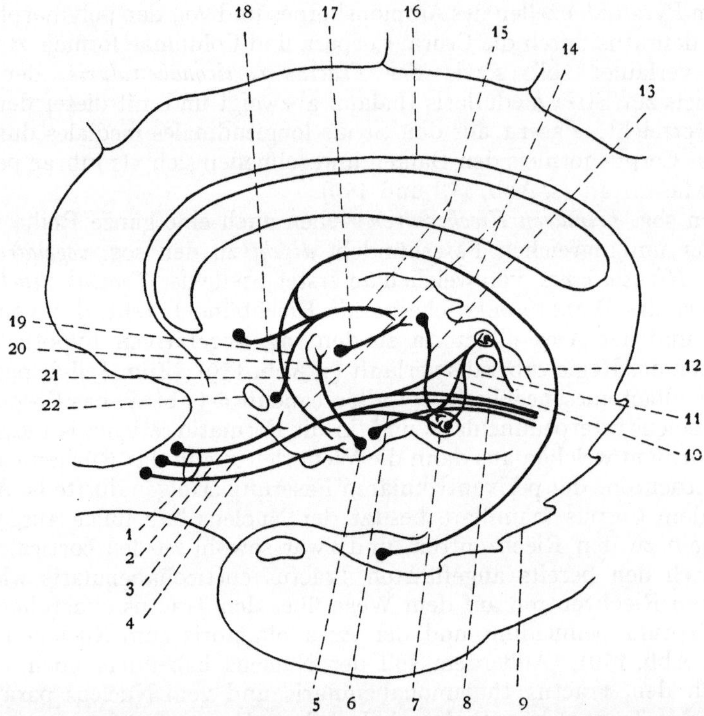

Abb. 159. Schema der Verbindungsbahnen zwischen den sog. primären und corticalen Riechzentren einerseits und den sog. vegetativen Ganglienzellgruppen des Hirnstammes andererseits, sowie deren efferenten Bahnen.
1 Wallenbergsches basales Riechbündel; 2 Tractus olfactotuberalis; 3 Tractus olfactoreticularis; 4 Tractus olfactomamillaris; 5 Corpus mamillare; 6 Tractus olfacto-interpeduncularis; 7 Nucleus interpeduncularis; 8 Pedunculus corporis mamillaris; 9 Gyrus dentatus; 10 Tractus mamillotegmentalis; 11 Haubenbahn des Nucleus intercruralis; 12 Fasciculus longitudinalis dorsalis; 13 Tractus habenulo-intercruralis seu retroflexus; 14 Fornix; 15 Tractus corticohabenularis seu retroflexus; 16 Stria longitudinalis medialis; 17 Tractus thalamohabenularis; 18 u. 19 Tractus olfactohabenularis; 20 Tuberculum rostrale thalami; 21 Fasciculus mamillothalamicus; 22 Commissura anterior.

Der Nucleus habenulae entsendet ventral- und caudalwärts ein Faserbündel, den Tractus habenulointercruralis oder Fasciculus retroflexus Meynert, der nach einer Kreuzung mit dem gegenseitigen Bündel innerhalb der Meynertschen Haubenkreuzung im Nucleus interpeduncularis, einer kurz vor dem oralen Brückenrand gelegenen Ganglienzellanhäufung endet (s. Abb. 159). Da innerhalb dieses Bündels auch in entgegengesetzter Richtung verlaufende Fasern vermutet werden, ist noch die Bezeichnung intercrurohabenularis im Gebrauch. Das Haubenbündel des Nucleus interpeduncularis, das von diesem Kerngebiet in das zentrale Höhlengrau und zu den Nuclei dorsalis et profundus tegmenti zieht, ergibt wieder den Anschluß an das spinalwärts verlaufende dorsale Längsbündel.

Schon diese kurze, nur skizzenhafte, rein anatomische und keineswegs lückenlose Darstellung sowie vor allem die beiden Abbildungen des ausgedehnten

Verbindungsnetzes zwischen dem rhinencephalen System und den sog. vegetativen Ganglienzellgruppen des Hirnstammes dürften zur Genüge dartun, wie groß der Einfluß des olfactorischen Systems auf die sog. vegetativen Kerngruppen des Hirnstammes, vor allem des Hypothalamus sein dürfte. Auf Grund einer rein anatomischen Betrachtungsweise könnte man mit mindestens dem gleichen, wenn nicht noch mit größerem Recht wie von einem Hypophysenhypothalamussystem (s. S. 174) von einem olphactohypothalamischen oder noch besser von einem olfactohypothalamohypophysären System sprechen. Welch bedeutende Rolle dieses Riechzwischenhirnhypophysensystem bei der Aufrechterhaltung des normalen Ablaufes der Lebensvorgänge spielt, dokumentiert sich schon in der so weitgehenden Sicherung der Verbindung zwischen den corticalen und subcorticalen Riechzentren einerseits und dem Zwischenhirnhypophysensystem andererseits sowie in der Bedeutung des Zwischenhirnhypophysensystems für die Regulation einer ganzen Reihe von Stoffwechselvorgängen. Im Gegensatz zur Körperfühlsphäre sowie zu den optischen und akustischen Zentren treten die corticalen und subcorticalen Riechzentren in allererster Linie mit den sog. vegetativen Ganglienzellgruppen des Hirnstammes in Verbindung, während demgegenüber der Connex mit motorischen Hirnnervenkernen und mit dem spinalen Vorderhorngrau zurücktritt.

Physiologie und Pathophysiologie. Prüfung der Geruchsempfindung. Bei der in der Klinik üblichen Geruchsprüfung bedient man sich 6—7 Geruchstests, die zweckmäßig in kleinen Fläschchen mit eingeschliffenem Stöpsel aufbewahrt werden. Als Tests werden im allgemeinen Pfefferminz-, Kümmel-, Terpentin-, Nelkenöl, Vanille und Schwefelwasser- oder Schwefelkohlenstoff benützt, wobei jede Nasenhälfte getrennt geprüft wird.

Für feinere physiologische Untersuchungen wurde ein eigenes Olfactometer angegeben, auf dessen Beschreibung aber, da seine Benützung zur klinischen Untersuchung nicht erforderlich ist, nicht näher eingegangen wird. Außer der normalen Geruchsempfindung unterscheidet man eine Herabsetzung des Geruchsvermögens, Hyposmie, eine Aufhebung derselben, Anosmie, und eine Überempfindlichkeit des Geruchssinnes, Hyperosmie. Abnorme Geruchssensationen werden als Geruchsparästhesien bezeichnet.

Die Geruchsempfindung ist großen individuellen Schwankungen unterworfen, die nicht selten die Beurteilung einer Geruchsstörung sehr erschweren. Im Alter ist eine Abnahme des Geruchsvermögens physiologisch, wobei der Zeitpunkt und die Intensität der Altershyposmie individuell sehr wechselt. Für die Abnahme und den Verlust des Geruchsvermögens, die Hyp- bzw. Anosmie kommen in erster Linie Veränderungen der Nasenschleimhaut in Frage, welche die dort gelegenen Riechzellen mitschädigen. Außerdem beeinträchtigen in der Nachbarschaft des Bulbus und Tractus olfactorius gelegene Geschwülste häufig durch Druck die genannten peripheren rhinencephalen Abschnitte. Die am häufigsten vorkommende Geschwulst dieser Lokalisation stellt das Meningeom der Olfactoriusrinne dar, das sowohl eine einseitige Hyp- wie Anosmie hervorrufen kann. Nimmt der Tumor an Größe zu, so kann er naturgemäß zu einer völligen doppelseitigen Anosmie führen. Das einseitige Meningeom der Olfactoriusrinne äußert sich außer in der einseitigen Anosmie in einer gleichseitigen Opticusatrophie und in einer gegenseitigen Stauungspapille, ein Symptomenkomplex, der als FORSTER-KENNEDY-Syndrom bezeichnet wird. Da der Bulbus und Tractus olfactorius sowie das Trigonum olfactorium dem Stirnlappen eng anliegen, können Tumoren des Frontallappens, wie Astrocytome, Glioblastome, Oligodendrogliome usw. auch auf diese Abschnitte der Riechleitung übergreifen und Hyp- bzw. Anosmie zur Folge haben.

In gleicher Weise wie die Schädigungen der Fila olfactoria, des Bulbus und Tractus olfactorius sowie des Trigonum olfactorium führen Affektionen der primären Riechzentren zu Hyp- und Anosmie, während Unterbrechungen der zentralen Riechbahnen infolge ihrer weitverzweigten Ausbildung seltener Geruchsstörungen nach sich ziehen. Bei Läsionen der corticalen Riechzentren werden dagegen sowohl Reizerscheinungen wie, wenn auch in einem geringeren Ausmaß, Ausfallserscheinungen von seiten der Geruchsempfindung beobachtet. Die fokalen epileptischen Krampfentladungen der Gyri hippocampi und uncinatus, die sog. uncinate fits nach JACKSON, werden nicht selten durch eine olfactorische oder Geruchsaura eingeleitet, welche sich meist in unangenehmen Geruchssensationen, wie Gerüchen nach Heringen, faulen Eiern, Blut, brenzligen Geruch usw. manifestieren. Die Ausfallserscheinungen von seiten der Geruchsempfindung treten gegenüber den Reizerscheinungen zurück und äußern sich gewöhnlich nur in geringradigen Hyposmien. Über die Symptomatologie bei Affektionen der Verbindungsbahnen zwischen den Riechzentren und den sog. vegetativen Ganglienzellgruppen des Hirnstammes sind wir zur Zeit noch wenig unterrichtet, die Reiz- und Ausfallsymptome von seiten der sog. vegetativen Ganglienzellgruppen des Hirnstammes wurden bereits in dem Abschnitt Hypothalamushypophysensystem dargestellt (s. S. 174). Die Leitungswege, die von den sog. vegetativen Kerngruppen des Hirnstammes spinalwärts zu den vegetativen Kerngruppen des Rückenmarkes verlaufen, sind in der Substantia reticularis von Mittelhirn, Brücke und verlängertem Mark und im Rückenmark in einem Streifen an der Grenze zwischen Vorder- und Hinterseitenstrang gelegen.

g) Apraxien.

Unter *Apraxie* versteht man die *Unfähigkeit bestimmt zusammengesetzte Bewegungen* auszuführen, *ohne daß* dabei *tatsächliche Lähmungen* vorliegen. Da sowohl die Sensibilität wie die Motorik der Extremitätenbewegungen ungestört sind, können sämtliche Bewegungen völlig geordnet erscheinen, während sie aber nicht in der beabsichtigten Weise durchgeführt werden können.

Wenn der *Bewegungsplan* selbst zwar *richtig angelegt* wird und nur die *Übertragung* auf die *Muskelzentren* des *betreffenden Gliedes falsch geschieht*, so spricht man von *motorischer Apraxie*; wird dagegen der *Bewegungsplan selbst nicht richtig entworfen*, so kommt es zu *ideatorischer Apraxie*.

Die *motorische Apraxie*, auch als ideokinetische, transcorticale oder ideomotorische Apraxie bezeichnet, läßt sich je nach der Schwere des Zustandsbildes in verschiedene Grade unterteilen. Bei den leichtesten Graden können die üblichen Bewegungen des täglichen Lebens zwar noch richtig ausgeführt werden, doch kann ein solcher Kranker auch derartige Bewegungen ohne Benützung des betreffenden Gegenstandes aus dem Gedächtnis heraus nicht mehr zu Wege bringen. Wenn auch der Beginn der Ausdrucksbewegung noch völlig richtig dargestellt wird, so verläuft sich diese bald oder geht in eine andere Ausdrucksbewegung über. Selbst wenn die Bewegungen vorgezeigt werden, so versagt der Kranke bei ihrer Nachahmung. Wird der Bewegungskomplex in seine einzelnen Komponenten zerlegt, so kann der Apraktiker diese zwar erkennen, ohne sie aber gleich darauf selbst ausführen zu können. Bei schweren Formen der Apraxie fährt der Kranke mit dem betreffenden Arm nur ratlos in der Luft herum, ohne daß die gewünschte Bewegung von dem Untersucher irgendwie erkannt werden kann. Zuweilen kommt es zur Ausführung von zweckentsprechenden Handlungen, wobei die betreffende Hand aber leicht in falsche Bewegungen hineingerät, an welchen sie längere Zeit haftet. Zweckbewegungen mit dem gesunden Arm beweisen uns jedoch klar, daß es sich bei den Kranken um völlig intelligente

Menschen handelt. Meist ist die Apraxie mit einer Parese des betreffenden Armes kombiniert, wodurch naturgemäß eine noch größere Unbeholfenheit des entsprechenden Armes als durch die reine Parese resultiert.

Ausgedehntere Läsionen in der *rechten Großhirnhemisphäre* führen beim *Rechtshänder* zur *Lähmung* und *Apraxie* des *linken Armes*, während der *rechte intakt* bleibt. Häufig ist aber nach *ausgedehnteren linksseitigen Großhirnläsionen nicht nur der rechte Arm* deutlich *apraktisch* und *gelähmt*, sondern auch der *linke Arm* weist eine *leichte Apraxie, Dyspraxie* genannt, auf (s. Abb. 160). Meist dokumentiert sich die Dyspraxie nur in einer Störung der Ausdrucksbewegungen. Wie auch

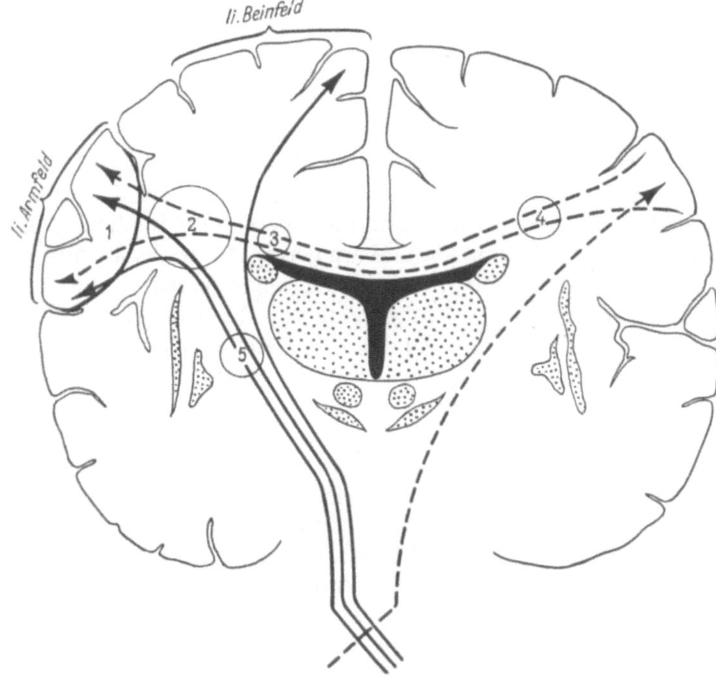

Abb. 160. Frontalschnitt durch das Großhirn in Höhe der Corpora subthalamica im Schema zur Darstellung der apraktischen Störungen. Herd 1 und 2 bedingen Lähmung der rechten und Dyspraxie der linken Hand; Herd 3 und 4 Dyspraxie der linken Hand; Herd 5 Lähmung der rechten Hand.

bei den sonstigen Leistungen des Großhirns bestehen individuelle Verschiedenheiten, in welchem Ausmaß die rechte Großhirnrinde für die linke eintreten kann. Zur *reinen linksseitigen motorischen Dypraxie* führen *Herde* im *vorderen Balkenabschnitt*, was naturgemäß für die *Lokaldiagnose* von *Balkenläsionen* von großer Bedeutung ist. Kommt zu einer rechtsseitigen Hemiplegie eine Dyspraxie des linken Armes hinzu, so deutet dies auf einen corticalen oder subcorticalen Herd in der linksseitigen Extremitätenregion, und zwar vor Abgang der Balkenfasern hin (s. Abb. 160, 1 u. 2). Selten sind Fälle von Linkshändigkeit beobachtet worden, bei denen es nach entsprechend lokalisierten rechtshirnigen Schädigungen zu linksseitiger Hemiplegie mit Dyspraxie des rechten Armes kam.

Bei *ideatorischer Apraxie* können zwar *einfachere Bewegungen* noch *richtig ausgeführt* werden, während *kompliziertere* Bewegungen in *falschen Bahnen* ablaufen. Soll ein derartiger Kranker z. B. einen Nagel in ein Brett einschlagen, so klopft er z. B. mit dem Hammer, den er verkehrt hält, gegen das Brett. Ebensowenig gelingt das Anzünden einer Kerze, wobei der Kranke mit dem nichtbrennenden Streichholz gleich die Kerze anzünden will usw.

Über die Lokalisation der *Apraxie* läßt sich zur Zeit nur sagen, daß Apraxie vor allem bei *ausgedehnten Scheitellappenherden* auftritt. Neben dem Scheitellappen spielt der *Stirnlappen* (HARTMANN) für das Zustandekommen der Apraxie eine Rolle. Ganz allgemein läßt sich sagen, daß die Apraxie um so ausgeprägter ist, je vollkommener die Armregion H durch Herde von den mit ihr durch Assoziationsbahnen in Verbindung stehenden benachbarten Hirnabschnitten (O, A, M) abgetrennt ist, wobei ihre Projektionsbahn, die Pyramidenbahn, erhalten sein muß (s. Abb. 155 und 156).

Unter *gliedkinetischer Apraxie* (Innervationsapraxie) versteht man eine Apraxie, die durch *Schädigung* der *sensomotorischen Rindenzone* der *Extremitätenregion* bedingt ist, und *nicht* auf einer *Lähmung*, sondern auf *Verlust* der *kinästhetischen Erinnerungsbilder* beruht. Der Kranke führt bei diesem Krankheitsbild alle Bewegungen so aus, als wenn er sie erst erlernen müßte, feine Manipulationen sind ihm gar nicht möglich. Am häufigsten beschränkt sich die Apraxie auf die Gesichtsmuskulatur und die oberen Extremitäten, seltener greift sie auch auf die unteren Extremitäten und noch seltener, häufig überhaupt nicht, auf die Rumpfmuskulatur über. Liegt eine Apraxie des gesamten Körpers vor, so ist die Apraxie am stärksten im Gesicht und den oberen Gliedmaßen ausgesprochen, geringer an den unteren Gliedmaßen und am geringsten in der Rumpfmuskulatur, ebenso schreitet der Krankheitsprozeß in der angegebenen Richtung fort. Die Rumpfataxie äußert sich in der Unfähigkeit von der Rückenlage in die Seitenlage überzugehen und umgekehrt. Zu den *apraktischen Störungen* zählen auch die *Apraxie* des *Lidschlusses*, die *apraktische Agraphie* und die schon erwähnte *Apraxie* der *Gesichtsmuskulatur*, die sich in *Amimie* und in einem *Verlust* der *Gebärdensprache* äußert.

Für die richtige Diagnose Apraxie ist es naturgemäß unbedingt notwendig, daß der betreffende Kranke die an ihn gerichteten Aufforderungen entsprechend versteht und die Gegenstände richtig agnosziert.

Kurz sei wenigstens darauf hingewiesen, daß im Schrifttum auch noch andere Theorien über das sich noch im Fluß befindende Apraxieproblem existieren, so führt z. B. v. MONAKOW die Apraxie auf eine Störung des gesamten Zentralnervensystems zurück, die ihrerseits auf einer ausgedehnten lokalen oder allgemeinen Schädigung des Zentralnervensystems beruht.

h) Agnosien.

Unter *Agnosien* im *weiteren Sinne* des Wortes sind *Störungen* im *Erkennen trotz völlig intakter Wahrnehmung* zu verstehen. Wenn das *Nichterkennen Objekte der Umwelt* betrifft, so bezeichnet man diese Störung als *Objektagnosie*, bezieht es sich aber nur auf *akustische, mimische* oder *graphische Laut-* oder *Sprachsymbole*, so liegt eine *Symbolagnosie* vor.

Die *Symbolagnosien* werden entsprechend dem Sinnesorgan, das die Perzeption des Symbolreizes vermittelt, in *akustische* und *optische Symbolagnosien* untergeteilt. Die *akustischen Symbolagnosien* umfassen wiederum die *Wort-* und *Tontaubheit*, von welchen die letztere auch als sensorische Agnosie bezeichnet wird. Die Tontaubheit wird nicht nur im Rahmen der aphatischen Syndrome bei Schläfenlappenherden, sondern auch außerhalb derselben, und zwar in erster Linie bei doppelseitigen, aber auch bei reinen linksseitigen Temporallappenaffektionen beobachtet, wobei im besonderen die WERNICKEsche Stelle für das Auftreten dieser Störung angeschuldigt wird, eine Behauptung, die jedoch noch keineswegs bewiesen ist.

Die *optische Symbolagnosie* schließt die *Alexie*, die *Notenblindheit* oder musikalische Alexie und die *sensorische Amimie*, d. h. den Verlust der Fähigkeit die

Gebärdensprache zu verstehen ein. Die sensorische Amimie stellt nicht so selten eine Komponente der Totalaphasie dar, der eine Zerstörung der gesamten Sprachregion zugrunde liegt. Kranke mit Totalaphasie können sich in keiner Weise mehr mit ihren Mitmenschen verständigen, ein Zustandsbild, das als *Asymbolie* oder *Asemie* bezeichnet wird.

Unter den *Agnosien im engeren Sinne des Wortes* versteht man nur die *Objektagnosien*, die gleichfalls je nach dem Perzeptionsorgan in optische, akustische und taktile Agnosien untergeteilt werden und deren Kombination als Totalagnosie bei sehr weitgehenden Zerstörungen der Occipital-, Parietal- und Temporallappen vorkommt.

Optische Agnosie oder Seelenblindheit. Unter optischer Agnosie oder *Seelenblindheit* verstehen wir nach WILBRAND die *Unfähigkeit, trotz unbeeinträchtigten Sehvermögens Gesehenes mit früher erworbenen Gesichtsvorstellungen zu identifizieren.* Kranke mit optischer Agnosie erkennen ihre täglichen Gebrauchsgegenstände, die Räume und Personen ihrer Umgebung mit dem Gesichtssinn nicht, obwohl sie Form, Länge, Breite, Farbe usw. der nicht erkannten Objekte wahrnehmen und dementsprechend auch gleichartige Gegenstände rein visuell sortieren können, während sie unter Zuhilfenahme der anderen Sinne, wie des Gehörs-, Tastsinnes, eventuell auch Geruchs- und Geschmackssinnes die optisch nicht erkannten Objekte sofort ganz richtig identifizieren. Von der völligen Seelenblindheit bis zu den normalen Verhältnissen kommen sämtliche Übergänge vor, weshalb man in manchen Fällen besser nur von einer optischen Gedächtnisschwäche spricht, bei welcher manche Gesichtseindrücke richtig erkannt werden, während andere wieder völlig unerkannt bleiben. Die Seelenblindheit wird am häufigsten durch doppelseitige Affektionen der Hinterhauptslappen oder der von diesen zu anderen Hirnabschnitten ziehenden Assoziationsbahnen hervorgerufen. Wird die Seelenblindheit durch eine nur einseitige Erkrankung eines Hinterhauptslappens bedingt, so handelt es sich um Geschwülste, die zugleich den gegenseitigen Hinterhauptslappen durch Druck schädigen, wobei häufig durch Mitaffektion der Sehstrahlung noch eine Hemianopsie oder eine Sehstörung in beiden Gesichtshälften hinzukommt. Die Existenz eines visusensorischen und visupsychischen Feldes innerhalb des Hinterhauptslappens, von welchen das letztere in die Konvexität verlegt wurde, ließ sich nicht durch entsprechende Sektionsbefunde erhärten, da die in dieser Richtung geführten pathologisch-anatomischen Untersuchungen mehr diffuse corticale Prozesse ergaben, die zwar die Occipitalrinde etwas bevorzugten.

Es liegt demnach der Schluß nahe, daß die optische Agnosie nicht auf der Schädigung eines Zentrums, sondern vielmehr auf einer assoziativen Störung beruht, welche durch die Affektion oder Blockierung der Verbindungen des Sehzentrums mit den übrigen Sinnessphären bedingt ist, so daß vom Sehen aus psychische Funktionen nicht mehr geweckt werden können. Die Seelenblindheit wird daher häufig nicht durch die Läsion eines Zentrums bedingt sein, sondern lediglich der optische Reiz wird in ein Zentrum, die Area striata, verlegt, während für die Identifizierung dieses optischen Sinneseindruckes die gesamte linke Großhirnhemisphäre beansprucht wird.

Akustische Agnosie oder Seelentaubheit. Als *akustische Agnosie* bezeichnet man die *Unfähigkeit Lebewesen* und *Objekte* der *Umgebung bei erhaltener Hörfähigkeit nur mit Hilfe des Gehörsinnes* zu *erkennen* und mit *dem akustischen Erinnerungsgut* zu *identifizieren.* So können Kranke mit Seelentaubheit bei Ausschaltung des Gesichts- und Tastsinnes eventuell auch Geruchs- und Geschmackssinnes eine Katze nicht am Miauen, einen Hund nicht am Bellen, eine Glocke nicht am Läuten, eine Uhr nicht am Ticken usw. erkennen, während sie die verschiedenen Lebewesen und Objekte mit dem Gesichts-, Tast-, vielleicht auch Geruchs- und Geschmackssinn sofort und ohne weiteres zu identifizieren vermögen. Pathologisch-anatomisch entsprechen der akustischen Agnosie doppelseitige Schläfenlappenherde oder ausgedehntere Zerstörungen im linken Lobus temporalis.

Taktile Agnosie oder Stereoagnosie. Unter *taktiler Agnosie* versteht man die *Unfähigkeit* bei *geschlossenen Augen Getastetes zu erkennen*, trotzdem die *Berührungs-*, *Lage-* und *Bewegungsempfindungen* im wesentlichen *erhalten* sind. Im Gegensatz zur taktilen Agnosie beruht bei der *Stereoanästhesie* das Nichterkennen der Objekte der Umwelt durch Betasten auf einer *Nichtwahrnehmung infolge einer Affektion* der *Rezeptions-* oder *Leitungsorgane* der *Berührungs-*, *Lage-* und *Bewegungsempfindungen*.

Im Rahmen der echten taktilen Agnosie können wiederum zwei Formen unterschieden werden. Der eine Teil der Kranken kann trotz Integrität der Berührungs-, Lage- und Bewegungsempfindungen nicht konstatieren, ob der bei geschlossenen Augen getastete Gegenstand rauh oder glatt, weich oder hart, rund oder eckig, spitz oder stumpf usw. ist, und natürlich auch Namen, Zweck und Gebrauch eines Gegenstandes nicht angeben, während der andere Teil, obwohl er all diese Eigenschaften des betreffenden Objektes allein durch Betasten festzustellen vermag, nicht dessen Namen, Zweck und Gebrauch angeben kann. Nach WERNICKE wird die erste Form der taktilen Agnosie als Störung der primären taktilen Identifikation, die zweite als Störung der sekundären taktilen Identifikation bezeichnet, während LISSAUER von corticaler und transcorticaler Stereoagnosie, BING kurz von primärer und sekundärer Stereoagnosie und VERGER von »Stéréoagnosie de réception bzw. de conductibilité ou d'association« sprechen. Für das Zustandekommen der taktilen Agnosie hat man sowohl diffuse Hirnprozesse, Encephalitis corticalis, diffuse Sklerose, Lues cerebri, Paralyse usw., wie umschriebene Herde, Abscesse, Verletzungen, Geschwülste verantwortlich gemacht, und zwar sollen die ersteren zu primärer taktiler Agnosie, die letzteren mehr zu sekundärer taktiler Agnosie führen. Die Läsionen bevorzugen das mittlere Drittel der hinteren Zentralwindung wie die occipitalwärts von diesem gelegene Hemisphärenabschnitte. Der Gyrus supramarginalis, dem früher große Bedeutung beim Zustandekommen der taktilen Agnosie beigemessen wurde, soll nach neueren Untersuchungen von HEAD der Wahrnehmung der Reizintensität dienen, während das Formerkennen von ihm nur in das mittlere Drittel der hinteren Zentralwindung verlegt wird.

Die *olfactorische Agnosie* und *Geschmacksagnosie* spielen zur Zeit in der Symptomatologie noch keine größere Rolle, weshalb auf ihre Darstellung verzichtet wird.

i) Corticale vegetative Zentren.

Die Annahme von eigenen corticalen vegetativen Zentren, welche den oralen Abschnitt des Gyrus cinguli einnehmen und der Innervation der Gefäß-, Bronchial-, Magen-, Darmmuskulatur, der Schweißsekretion usw. dienen sollen, wird nur von einem kleinen Teil von Autoren anerkannt, während die überwiegende Mehrzahl derselben corticale vegetative Zentren überhaupt ablehnt und nur eine kleine Gruppe corticale vegetative Zentren für die Innervation der Gefäßmuskulatur und Schweißdrüsen in die sensomotorische Region, und zwar im speziellen in die den gelähmten Gliedern zugehörigen Rindenfelder verlegt. Für diese zuletzt angeführte Auffassung sprechen Beobachtungen, daß nämlich im Initialstadium von corticalen und subcorticalen Lähmungen an den gelähmten Körperabschnitten erhöhte Hauttemperaturen, leichte Schwellungen und ver-

mehrte Schweißsekretion festgestellt werden können. Weit seltener sind trophische
Störungen, die sich in frühzeitigen Gelenkversteifungen vor allem des Schulter-
gelenkes und in echten Ulcera trophica äußern können. Zu Verwechslungen
können Gelenkversteifungen Anlaß geben, die durch Ruhigstellung infolge von
Schmerzen meist thalamischer Natur bedingt sind.

Wenn so auch zur Zeit in der Frage nach der Existenz eigener corticaler
vegetativer Zentren noch keine Sicherheit erzielt werden konnte, dürfte an dem
Vorkommen corticaler vegetativer Reflexe kein Zweifel mehr bestehen. Über
den Verlauf der afferenten und efferenten Schenkel dieser corticalen vegetativen
Reflexbögen sind wir jedoch zur Zeit noch ebensowenig unterrichtet wie über
den Sitz der dazugehörigen corticalen vegetativen Reflexzentren. Jedem Leser
dürften aber das häufig schlagartig einsetzende Erröten bzw. Erblassen, die Beschleunigung bzw. Verlangsamung der Herztätigkeit usw. bekannt sein, welche
psychisch labile Menschen beim unvorhergesehenen Anblick von geliebten bzw.
verhaßten Personen bieten.

Der Einfluß aufregender Ereignisse auf die Darmtätigkeit vor allem bei
Kindern dürfte allgemein bekannt sein. Vielleicht kommen auch die Allgemein-
gefühle wie Furcht, Freude, Zorn, Trauer usw. durch corticale vegetative Reflexe
zustande, die je nachdem zu einer Kontraktion bzw. Dilatation der Gefäße des
Herzens, des Gehirnes usw. führen, die wiederum den Reiz für afferente, dem
Thalamus zuströmende Erregungen abgeben, die dort das betreffende Allgemein-
gefühl erzeugen. Schließlich nehmen auch die bedingten Reflexe, von denen
schon früher (s. S. 234) die Rede war, ihren Weg über die Hirnrinde.

Aus diesen kurzen Hinweisen dürfte zur Genüge hervorgehen, daß der Cortex
nicht nur eine Reihe von Projektions- und kinästhetischen Zentren beherbergt,
sondern auch selbst als übergeordnetes Reflexzentrum fungiert. Als solches
wirkt er aber nicht nur fördernd, sondern, wie wir im Verlaufe unserer Ausführungen wiederholt gesehen haben, auch hemmend auf subcorticale, bulbäre
und spinale Reflexzentren ein, z. B. im Sinne einer Reflex-, Tonushemmung usw.

H. Gehirn- und Rückenmarkshäute.

Um das hochorganisierte und auf Grund seiner weichen Konsistenz empfindliche Zentralnervensystem gegen Stoß und Druck zu schützen, liegt es in einem
mit Flüssigkeit angefüllten Bindegewebssack eingebettet, der als Wasserkissen
wirkt.

Gehirn und Rückenmark sind von zwei bindegewebigen Häuten eingehüllt,
nämlich 1. von der äußeren, derbfibrösen harten Hirnhaut, auch Dura mater
oder Pachymeninx genannt, und 2. von der inneren, feinen, membranartigen
weichen Hirnhaut, auch als Pia mater oder Leptomeninx bezeichnet. Zwischen
der Pachy- und Leptomeninx dehnt sich der mit klarer Flüssigkeit, dem Liquor
cerebrospinalis, angefüllte Subduralraum oder das Cavum subdurale aus.

1. Pachymeninx.

Die Pachymeninx oder Dura mater läßt sich in den langen, röhrenförmigen
derbfibrösen, das Rückenmark einhüllenden spinalen Duralsack, die Dura mater
spinalis, und in den zwar ebenso derben, aber ballonförmigen cerbralen Duralsack,
die Dura mater encephali oder cerebri, unterteilen.

Die *Dura mater spinalis* beginnt oral am Rand des Foramen occipitale magnum, mit dem sie fest verwachsen ist, und durchzieht als röhrenförmiger Bindegewebssack den Canalis vertebralis und sacralis, um caudal in das dorsale Periost

des Steißbeines überzugehen. Es läßt sich jedoch bereits in Höhe des 2. und
3. Sacralwirbels kein Sacklumen mehr nachweisen. In Höhe eines jeden Segmentes gehen vom Duralsack kleinere röhrenförmige Äste ab, welche die Spinal-
nervenwurzeln umgeben und an die Foramina intervertebralia heranziehen, wo
sie zum Teil mit dem Periost verlötet sind, zum Teil in das Epineurium übergehen.
Nach außen schließt sich an die Dura mater spinalis das *Cavum extradurale* oder
der *Epiduralraum* an, der mit Fett- und feinem Bindegewebe angefüllt ist, in
das die großen Plexus venosi vertebrales eingelagert sind. Die Außenwand des
Cavum extradurale wird von der periostalen Auskleidung des Wirbelkanals und
den intervertebralen Verbindungen gebildet.

Die *Dura mater encephali seu cerebri* schließt sich im Foramen occipitale
magnum oral an den spinalen Duralsack an und kleidet die gesamte Schädelhöhle
aus, wobei sie mit der Innenfläche der Schädelkapsel fest verwachsen ist und
zugleich deren inneres Periost bildet. Demnach existiert kein eigentliches Spatium
extradurale, sondern an wenigen Stellen ist ein solches nur angedeutet. An den
Austrittsstellen der Hirnnerven und der Blutgefäße geht die Dura mater cerebri
in die Bindegewebsscheide der Hirnnerven bzw. in die Adventitia der Gefäße
über. Über der Sella turcica spannt sie sich als Bindegewebsblatt, *Diaphragma
sellae*, aus und ebenso überbrückt sie die Impression des Ganglion semilunare
trigemini der Felsenbeinpyramide. Der von der Hypophysis cerebri angefüllte
Sellaraum wird durch das Diaphragma sellae, das nur von einem Loch, dem
Foramen diaphragmatis sellae, durch das der Hypophysenstiel verläuft, durchbohrt ist, nach oben abgeschlossen. Seitlich von der Sella turcica liegen zwischen
dem Keilbeinkörper und der Dura die Sinus cavernosi, die oral und caudal von
der Hypophyse durch die Sinus intercavernosi miteinander in Verbindung stehen.
In der Incisura mediana oder Fissura interhemisphaerica (Mantelspalte) zwischen
den beiden Großhirnhemisphären springt in der Medianen des Cranium cerebri
eine Duplikatur der Dura, die *Falx cerebri*, vor, während in dem Spalt zwischen
den Occipitallappen und der dorsalen Kleinhirnoberfläche, eine Duraduplikatur,
das *Tentorium cerebelli* oder Kleinhirnzelt liegt. In die Incisur, welche in der
Mitte durch die beiden seitlich vorspringenden Kleinhirnhemisphären gebildet
wird, ragt die nur kleine *Falx cerebelli* hinein.

Diese Doppelblätter der Dura mater encephali enthalten Venensinus, von
denen wenigstens die wichtigsten kurz angeführt werden sollen. Eine ausführ-
liche Beschreibung derselben findet sich in jedem anatomischen Atlas.

Die Sinus durae matris dienen der Aufnahme der Venen der Leptomeninx.
Der *Sinus sagittalis superior* verläuft in dem konvexen Rand der Falx cerebri
und mündet occipital in den über der Protuberantia occipitalis interna gelegenen
Confluens sinuum. In seinem gesamten Verlauf gibt dieser Sinus kleine seitliche
Ausbuchtungen, Lacunae laterales, ab. Vom Confluens sinuum zieht im äußeren
Rande des Tentorium cerebelli der *Sinus transversus* bis zum Felsenbein, wo er
sich dann in dem *Sinus sigmoideus* fortsetzt. Im freien konkaven Rande der
Falx cerebri erstreckt sich der viel engere *Sinus sagittalis inferior*, um gegen das
Tentorium cerebelli in den *Sinus rectus* einzumünden, der seinerseits wieder dem
Zeltrande der Falx cerebelli entlang zum Confluens sinuum zieht. An seinem
oralen Ende nimmt er die Vena cerebralis magna auf, welche dem Abfluß der
Venae cerebrales internae dient. Die Falx cerebelli enthält schließlich noch
den Sinus occipitalis, welcher den Confluens sinuum mit dem Plexus basalis,
einem um das Foramen occipitale magnum gelegenen Venengeflecht, verbindet.
Auf den Sinus cavernosus, die in der oberen und hinteren Felsenbeinkante
gelegenen Sinus petrosus superior und inferior, auf den Plexus venosus caroticus

internus, ein zartes im Canalis caroticus, und zwar um die Carotis interna gelegenes zartes Venengeflecht, sei nur hingewiesen. Feine, die Schädelwand perforierende Kanäle, die *Emissarien*, welche die Sinus durae matris mit den extrakraniellen Venen verbinden, ermöglichen den Überlauf der Sinus in die extrakraniellen Venen, was bei den starren Wandungen der Sinus durae matris von Bedeutung ist. Das Emissarium mastoideum, condylicum, occipitale und parietale finden sich in den angegebenen Abschnitten des Schädelknochens.

2. Leptomeninx.

Die gefäßreiche Hauptschicht der Leptomeninx, die Pia mater, legt sich nicht allein überall der Membrana gliae superficialis von Rückenmark und Gehirn eng an, sondern zieht sogar mit den intraspinalen und intracerebralen Gefäßen in die Tiefe des Zentralnervensystems, zusammen mit der Glia die Glia-Pia-Membran bildend. Nach außen grenzt die Leptomeninx mit einer zarten, gefäßlosen und durchsichtigen Membran, der Arachnoidea oder Spinnwebenhaut, an die Pachymeninx, wobei sich die Arachnoidea mit ihrer glatten, glänzenden, äußeren Oberfläche der Dura unmittelbar eng anlegt. Auf diese Weise entsteht zwischen Pachymeninx und Arachnoidea nur ein virtueller, von ganz wenig Flüssigkeit erfüllter Spalt, das Cavum oder besser Spatium subdurale. Da das Spatium subdurale keine Lymphe enthält, ist es natürlich nicht angängig, es den Lymphräumen zuzurechnen. Verbindungen zwischen Pachy- und Leptomeninx finden sich nur an den Stellen, in denen Hirn- oder Spinalnerven die Meningen durchbohren.

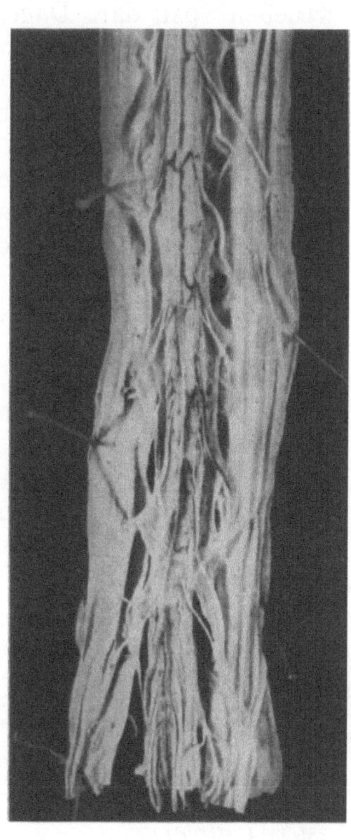

Abb. 161. Brustmarkabschnitt nach Eröffnung der Dura dorsalis. Ligamenta denticulata als zarte dreieckige Membran gut dargestellt.

Leptomeninx spinalis. Die innere Haut der Leptomeninx spinalis, die *Pia mater spinalis*, hüllt in Form einer zarten, gefäßreichen Membran das gesamte Rückenmark ein und dringt in der Fissura mediana ventralis als Septum leptomeningicum spinale bis an die vordere weiße Commissur vor. Auf die Rückenmarksgefäße und spinalen Nervenwurzeln setzt sie sich als dünne Adventitia bzw. als zartes spärliches Epineurium fort. Ein mehrere Millimeter breiter Spaltraum, das *Cavum subarachnoidale*, der mit klarer Flüssigkeit, dem Liquor cerebrospinalis, angefüllt ist, trennt Pia mater und Arachnoidea voneinander. Letztere legt sich als dünne durchsichtige Membran der Innenfläche der Dura spinalis direkt an und besitzt nur in den zarten, frontal gestellten dreieckigen Membranen, welche das Cavum subarachnoidale spinale überbrücken, den *Ligamenta denticulata*, eine Verbindung mit der Pia mater (s. Abb. 161). Während die Ligamenta denticulata am Rückenmark in einer kontinuierlichen Linie, die in der Mitte zwischen Sulcus ventro- und dorsolateralis verläuft, inserieren, ziehen die lateralen Zipfel der dreieckigen Membranen zu den Durchtrittsstellen der Spinalnerven durch Arachnoidea und Dura, wodurch die freien Ränder der dreieckigen Membranen eine gezackte Linie bilden. Im Gebiet des Hals- und oberen Brustmarkes verläuft eine sagittal gestellte Membran vom Sulcus medianus dorsalis zur Arachnoidea, das Septum cervicale medianum.

Leptomeninx encephali. Die Pia mater spinalis setzt sich im Cavum cranii als *Pia mater encephali* fort, die sich von ersterer durch eine infolge ihres Reichtums an wesentlich größeren Gefäßen größere Dicke unterscheidet. Ebenso wie das Cavum subdurale spinale stellt das Cavum subdurale encephali nur einen virtuellen Spalt dar. Dagegen bildet das Spatium subarachnoidale einen reellen, ebenfalls mit Liquor cerebrospinalis erfüllten Spaltraum, der von zahlreichen Bälkchen und Plättchen überbrückt wird, wodurch kein einheitlicher Hohlraum, sondern ein fein gekammertes Hohlraumsystem resultiert. Naturgemäß besitzt das Cavum subarachnoidale encephali auf den Windungshöhen eine geringe Breite, während diese über den Windungstälern und noch mehr über den breiteren und tieferen Fissuren wesentlich zunimmt. Entlang den Gefäßen dringt dieses Hohlraumsystem in Form der die Blutgefäße ringförmig umgebenden VIRCHOW-ROBINschen Räume, die sich zwischen der Pia-Glia-Membran einerseits und der Piagefäßmembran andererseits ausdehnen, in die Tiefe des Zentralnervensystems. An einzelnen, vor allem an der Hirnbasis gelegenen Stellen erweitert sich dieser subarachnoidale Spaltraum und wird dann von nur wenigen Bälkchen überbrückt. Auf diese Weise entstehen relativ große und einheitliche Räume, die als *Cisternae leptomeningicae* kurz als Zisternen bezeichnet werden. Da die Zisternen bei der Luftdarstellung der Gehirnkammern und der Gehirnoberfläche die wiederum bei der Diagnostik von Hirntumoren, Narben usw. eine große Rolle spielt, für die Beurteilung der Bilder von Wichtigkeit sind, müssen sie wenigstens kurz angeführt werden:

1. In dem Winkel zwischen der Unterfläche des Kleinhirns und dem Dache des 4. Ventrikels die *Cisterna cerebellomedullaris* oder auch *Cisterna magna* genannt.

2. Zwischen den Hirnschenkeln die *Cisterna intercruralis* oder *interpeduncularis*.

3. Das Chiasma opticum umgebend die *Cisterna chiasmatis*.

4. Am lateralen Umfang des Mittelhirns zu beiden Seiten emporsteigend die *Cisterna ambiens*.

5. An der konvexen Fläche des Balkens die *Cisterna corporis callosi* oder *interhemisphaerica*.

6. In der Umgebung der Vena cerebralis magna die *Cisterna venae cerebralis magnae*.

I. Gehirnventrikel und Zentralkanal.

Da außer dem Cavum subarachnoidale die Gehirnventrikel und der Zentralkanal des Rückenmarks vom Liquor cerebrospinalis angefüllt sind und erstere bei der Darstellung der Liquorräume durch Luft, die für die Diagnostik der Gehirngeschwülste, Gehirnnarben usw. größte Bedeutung gewann, die Hauptrolle spielen, muß auf deren Lage und Form wenigstens kurz eingegangen werden.

Von den vier Gehirnkammern, Ventriculi cerebri, liegen die beiden Seitenventrikel symmetrisch inmitten der beiden großen Hemisphären. Der mittlere Abschnitt der Seitenventrikel, die *Cella media*, nimmt als ein spitzwinkliger Spalt, dessen Spitze medial- und dessen Bogen lateralwärts sieht, ungefähr das Innere des Scheitellappens ein. Nach oral zu erweitert sich dieser Spalt in Stirnhirn zum Vorderhorn, *Cornu anterius* (s. Abb. 162), während der gegen das Occipitalhirn in einem lateral leicht konvexen Bogen vordringende Hinterhornspalt, das *Cornu posterius*, eine sehr verschiedene Länge besitzt und auch nahezu vollkommen fehlen kann. Die in den Temporallappen ziehende, mit ihrer Konvexität lateralwärts gerichtete Hohlrinne, das Unterhorn oder *Cornu inferius*, nimmt einen widderhornartigen Verlauf (s. Abb. 162).

Die beiden Seitenventrikel stehen in ihrem vorderen Abschnitt durch die Foramina Monroi mit einem in der Medianebene gelegenen sagittal spaltförmigen Hohlraum, dem 3. Ventrikel, in Verbindung. Dieser wiederum setzt sich caudal durch den engen Aquaeductus Sylvii in den rauten- und zeltförmigen 4. Ventrikel fort, der durch zwei in seinen beiden seitlichen Ausziehungen, den Recessus

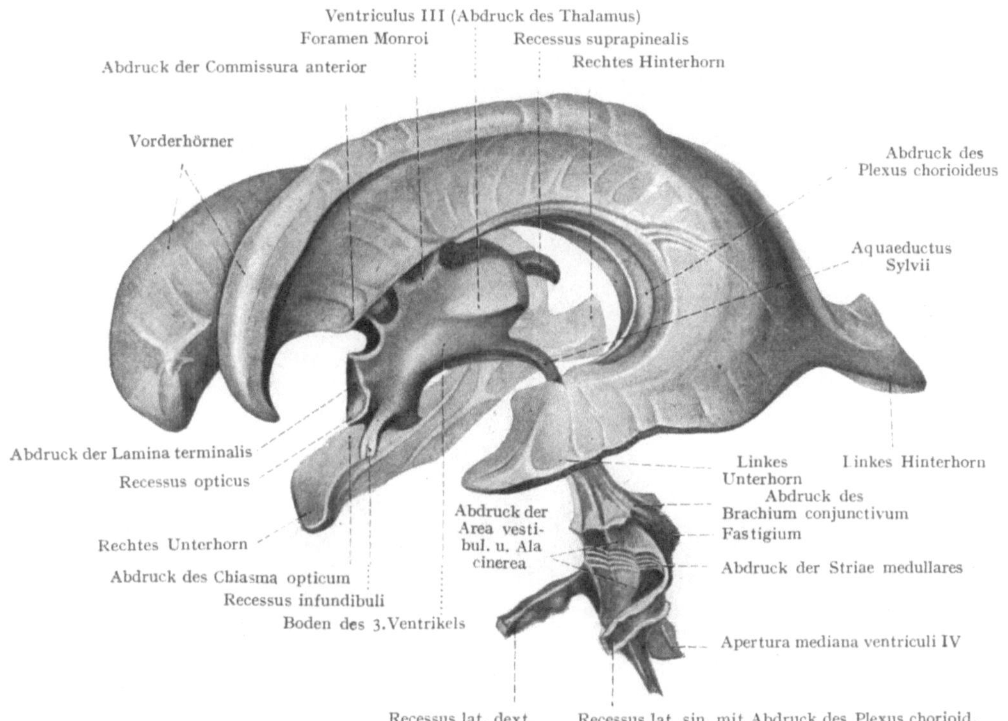

Abb. 162. Das Ventrikelsystem nach einem Metallausguß (nach ELZE).

laterales, gelegenen Öffnungen, den Foramina Luschkae, mit dem Subarachnoidealraum kommuniziert. Die Existenz eines weiteren median im Dach des 4. Ventrikels gelegenen Foramen Magendie ist für den Menschen zur Zeit noch nicht sichergestellt.

Der Zentralkanal des Rückenmarks, der in der grauen Commissur das Rückenmark in seiner ganzen Länge durchzieht, erweitert sich in seinem caudalen Endabschnitt, dem Conus medullaris, zu einem kleinen spindelförmigen Hohlraum, dem Ventriculus terminalis. Da sich aber weder der Zentralkanal noch der Ventriculus terminalis durch Luft oder andere Kontrastmittel zur Darstellung bringen lassen, haben sie keine weitere klinische Bedeutung, dazu kommt noch, daß man bei serienweiser Untersuchung des menschlichen Rückenmarkes in manchen Segmenthöhen an Stelle eines durchgängigen Kanals einen Haufen von Ependymzellen sieht.

K. Die Plexus chorioidei.

Der Plexus chorioideus kommt, wie im Folgenden noch ausführlich aufgezeigt wird, nach dem gegenwärtigen Stand unseres Wissens als *Hauptquelle* des *Liquor cerebrospinalis* in Betracht, weshalb der Schilderung des Liquors wenigstens eine kurze Darstellung der Struktur und Lage des Plexus chorioideus vorausgeschickt werden muß. Die Plexus chorioidei stellen dichte Netzwerke von Pialgefäßen dar,

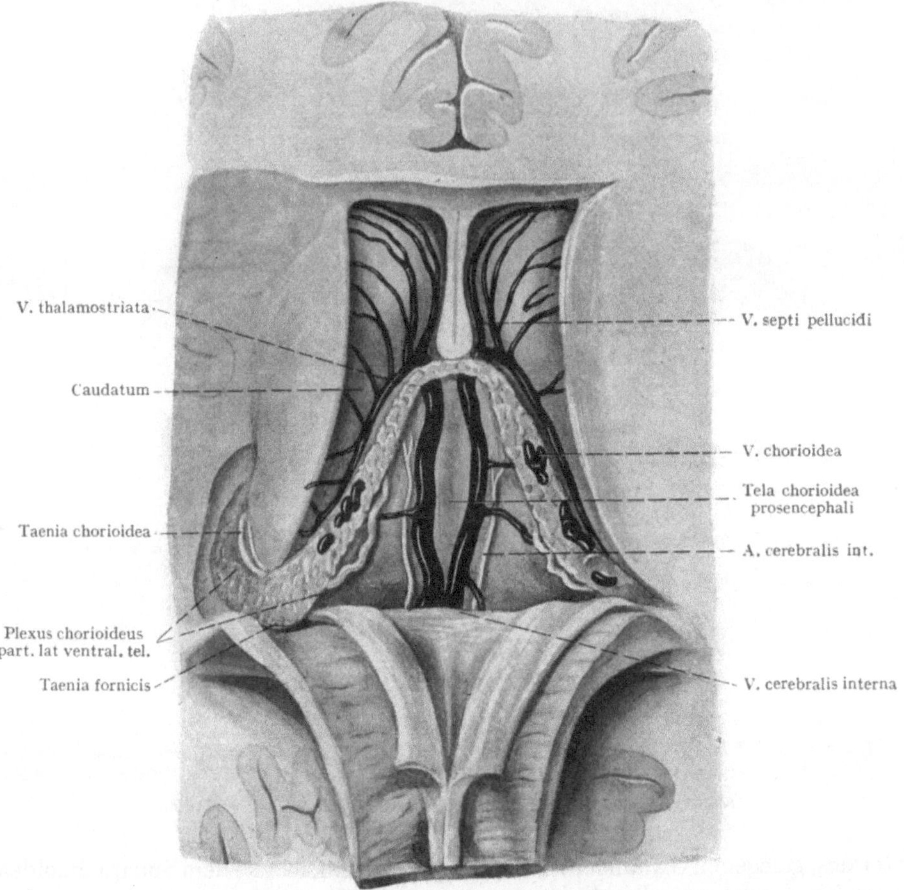

Abb. 163. Schematische Darstellung der Tela chorioidea und des Plexus chorioideus.

welche das dünne epitheliale Dach des 3. und 4. Ventrikels, die Lamina tectoria ventriculi tertii et quarti, sowie die leicht zerreißliche ebenfalls dünne Lamina chorioidea epithelialis der Seitenventrikel einstülpen und in die Hohlräume der Hirnkammern vortreiben (s. Abb. 163). Die Tela chorioidea prosencephali bildet zusammen mit der Lamina epithelialis den Plexus chorioideus der Seitenventrikel, wobei die Laminae epitheliales die dünnen epithelial gebliebenen Abschnitte der Ventrikelwand darstellen.

Die Plexus chorioidei der Seitenventrikel ziehen vom Unterhorn zunächst rückwärts, auf- und medialwärts an den Boden des Corpus ventriculi lateralis, wo sie sich oralwärts zum Foramen interventriculare Monroi fortsetzen und dann durch dieses in den unpaaren Plexus chorioideus des 3. Ventrikels übergehen

Das Dach des 3. Ventrikels, die Lamina tectoria ventriculi tertii, hat ebenso wie das des 4. Ventrikels seine epitheliale Natur bewahrt und ragt auch zusammen mit der ihm dorsal eng anliegenden Leptomeninx als Plexus chorioideus ventriculi tertii in das Lumen des 3. Ventrikels hinein. Die Lamina tectoria ventriculi tertii stellt als Lamina epithelialis plexus chorioidei den ventrikulären ependymalen Übergang des Plexus chorioideus dar, der beiderseits an der Taenia chorioidea thalami fixiert ist. Der gesamte von der Fissura cerebrocerebellaris her unter dem Balken und dem Fornixkörper bis an die Foramina interventricularia Monroi vorgeschobene zungenförmige Fortsatz der Leptomeninx wurde früher als Tela chorioidea ventriculi tertii, jetzt korrekter als Tela chorioidea prosencephali bezeichnet, da der alte Name der gesamten Ausdehnung dieses leptomeningealen Fortsatzes nicht entsprechend Rechnung getragen hat und nur für den über dem Dach des 3. Ventrikels gelegenen Abschnitt der Leptomeninx zutreffend gewesen wäre. Der caudale Abschnitt des Daches des 3. Ventrikels wird nicht durch die vorspringende Commissura habenularis gebildet, sondern durch die dorsal von dieser Commissur caudalwärts ziehende Lamina tectoria ventriculi tertii, die erst an der Dorsalfläche der Epiphyse endet, wodurch zwischen der Commissura habenularis und der Epiphyse einerseits und der Lamina tectoria andererseits der Recessus suprapinealis zustande kommt. Dieser Recessus suprapinealis kann bei einem Hydrocephalus internus occlusus caudal vom Übergang des 3. Ventrikels in den Aquädukt zu einem Sack erweitert werden, der sich bei der Luftfüllung gut darstellt. Im allgemeinen ragt der Plexus chorioideus des 3. Ventrikels mit zwei Faltenreihen in den Raum des 3. Ventrikels hinein.

Am Plexus chorioideus ventriculi quarti läßt sich ein medialer und lateraler Abschnitt unterscheiden, wovon der laterale der längere ist. Er verläuft von vorn medial etwas schräg lateral und rückwärts bis in Höhe der Pars intermedia der Rautengrube, wo er in die Recessus laterales hineinragt. Sein caudales Ende dringt zwischen dem Flocculus, dem Lobulus biventer und der Tonsille in den Subarachnoidealraum vor.

L. Liquor cerebrospinalis.

Quellen des Liquor cerebrospinalis. Als *Hauptquelle* des *Liquor cerebrospinalis* kommt, wie bereits erwähnt, in erster Linie der *Plexus chorioideus* in Betracht, denn einerseits hat die völlige Resektion des Plexus eine ganz wesentliche Herabsetzung der Liquorproduktion zur Folge, andererseits führt die faradische Reizung des Nervus vagus zu einem deutlich vermehrten Hervorquellen von Liquorperlen am freigelegten Plexus chorioideus ventriculi quarti des Menschen (eigene Beobachtung, Operateur Doz. SORGO). Für die gewiß naheliegende Annahme, daß auch die *ependymale Auskleidung* der *Ventrikel* an der Liquorbildung beteiligt ist, hat sich bis dato noch keine beweisende Tatsache erbringen lassen. Mit größerer Berechtigung wird jedoch die *Arachnoidea cerebralis et spinalis* zu den Liquorproduzenten gerechnet, denn ein völliger Abschluß sämtlicher Ventrikel durch Verlegung der im Dach des 4. Ventrikels gelegenen Aperturen verursacht weder eine wesentliche Abnahme des Liquors im Subarachnoidealraum noch eine wesentliche Änderung in der Zusammensetzung der Liquorbestandteile. Hingewiesen muß jedoch darauf werden, daß es sich dabei um keine Liquorbildung unter völlig normalen Bedingungen handelt. Daß auch durch Filtration aus dem Gehirn in die VIRCHOW-ROBINSchen Räume Liquor entstehen kann und von diesen dann in den Subarachnoidealraum gelange, erscheint nicht zutreffend, denn der Liquor müßte dann als eine Art von Organlymphe mehr Stoffwechselschlacken enthalten, was aber unter physiologischen Bedingungen nicht der Fall ist, wohl dagegen unter pathologischen Verhältnissen, wie bei entzündlichen Erkrankungen des Zentralnervensystems und seiner Häute.

Liquorzirkulation. Der Liquor cerebrospinalis tritt aus den Hirnventrikeln durch die Foramina Luschkae zunächst in den das verlängerte Mark umgebenden Subarachnoidealraum aus. Von hier aus nimmt der kleinere Teil des Liquors seinen Weg über die Cisterna magna in den Subarachnoidealraum des Rückenmarks, während der weitaus größere Teil der Flüssigkeit oralwärts in die Cisterna interpeduncularis und von dieser in die Fissura Sylvii und dann weiter im Subarachnoidealraum an die Konvexität beider Großhirnhemisphären gelangt, um schließlich den Sinus sagittalis superior zu erreichen. Dort wird die Cerebrospinalflüssigkeit mit Hilfe der Granula meningica (PACCHIONIsche Granulationen) in das Venensystem des Sinus sagittalis superior und Sinus transversus aufgenommen. Die PACCHIONIschen Granulationen sind beim erwachsenen Menschen blumenkohlartige Ausstülpungen der Arachnoidea, die von einer besonderen Zellschicht überzogen sind und in das Lumen der Sinus hineinragen. Sie bauen sich aus lockerem Bindegewebe mit polyedrischen Zellen auf, zwischen welchen sich die Liquorräume vorschieben. Nach neueren Untersuchungen wurden den PACCHIONIschen Granulationen ähnliche Gebilde nicht allein an den Sinus durae matris, sondern auch an den venösen Netzen in den Knochenlöchern der Schädelbasis, welche den Durchtritt von Nerven dienen, und von den die Rückenmarkswurzeln begleitenden Ausstülpungen des Cavum subarachnoideale spinale in die durch die Foramina intervertebralia verlaufenden Venen hinein, festgestellt. Mikroskopisch kleine, gleichfalls den PACCHIONIschen Granulationen ähnliche Gebilde sollen sich außer in Venen auch in Lymphgefäße vorstülpen. Schließlich kommen noch die Perichorioidealspalten des Auges, die Lymphgefäße der Nase und der perilymphatische Raum des Otolabyrinths für die Liquorresorption in Frage. Um Störungen in der Resorption von im Liquor gelösten Stoffen aufzudecken, hat O. FOERSTER die intraventrikuläre oder intralumbale Injektion von 2 ccm einer 10%igen Jodnatriumlösung angegeben. Bei normaler Resorption läßt sich das Jod nach 1—1$^1/_2$ Stunden im Urin mit der Jodstärkeprobe nachweisen. Die Resorption erfolgt durch das Ventrikelependym und nicht durch den Plexus chorioideus.

Da die zirkulierende Liquorflüssigkeit durch die Plexus chorioidei vom arteriellen Blut ausgeschieden und durch die PACCHIONIschen Granulationen resorbiert in das venöse Blut gelangt, also nicht zu ihrem Ausgangspunkt, den Arterien, zurückkehrt, kann man strenggenommen nicht von einer Zirkulation des Liquors sprechen. Trotzdem wird von mancher Seite das System des Liquors dem Blut- und Lymphgefäßsystem als dritte Zirkulation an die Seite gestellt. Bis zu einem gewissen Grade trifft diese Bezeichnung höchstens für die besonderen Verhältnisse der auf die intravenöse Injektion von hypertonischen Kochsalz- und Traubenzuckerlösungen einsetzenden retrograden Resorption durch die Plexus chorioidei zu.

Funktion des Liquor cerebrospinalis. Der Liquor cerebrospinalis wirkt, wie bereits früher erwähnt, in erster Linie als Wasserkissen und schützt auf diese Weise das empfindliche Gehirn und Rückenmark vor den von außen auf diese einwirkenden Gewalten. Außerdem gibt der Liquor cerebrospinalis das entsprechende umgebende Medium für das weiche Zentralorgan ab. Den Volumenschwankungen von Gehirn und Rückenmark, wie solche durch Gehirn- und Rückenmarkstumoren oder umgekehrt durch Gehirn- und Rückenmarksatrophie bedingt sind, die sich für das empfindliche Zentralorgan infolge der umgebenden starren Schädelkapsel sehr ungünstig auswirken würden, können durch Herabsetzung der Liquorbildung und durch Steigerung seiner Resorption wie umgekehrt durch vermehrte Liquorbildung und Herabsetzung seiner Resorption gut entgegengearbeitet werden. Schließlich werden Stoffwechsel- und sonstige Abbauprodukte des Zentralnervensystems mit dem Liquor abgeführt.

Eigenschaften des normalen Liquor cerebrospinalis. Der Liquor cerebrospinalis stellt normalerweise eine farblose und klare, wäßrige Lösung dar, die annähernd die gleichen anorganischen und organischen Substanzen wie das Blutplasma enthält. Lipoide und Pigmente führt der Liquor nicht, jedoch Spuren von Albumin und Globulin.

Der *normale Liquordruck* beträgt bei horizontaler Seitenlage in einem Glasmanometer von 1 mm Durchmesser 60—180 mm, durchschnittlich 130 mm, und zwar sind bei der Horizontallage der Lumbal-, Zisternen- und Ventrikeldruck gleich. Naturgemäß steigt bei aufrechter Körperhaltung der Lumbaldruck, während der Zisternen- und Ventrikeldruck abnehmen, so daß der Lumbaldruck sich auf ungefähr 400 mm beläuft, während der Ventrikeldruck ungefähr 100 mm und der Zisternendruck einige Millimeter unter den atmosphärischen Druck absinken. Im Lumbalsack muß bei Horizontallage ein Liquordruck unter 60 mm als krankhaft angesprochen werden. Als ursächliche Faktoren dieses im allgemeinen selten feststellbaren Unterdruckes kommen länger anhaltendes Erbrechen, stärkere Durchfälle, übermäßige Schweißbildung, Coma diabeticum, intravenöse Injektionen von hypertonischen Kochsalz- und Traubenzuckerlösungen, starke Blutungen, Vasomotorenkollaps mit Verbluten in die Eingeweidegefäße, Austritt von Liquor durch den Stichkanal der Lumbalpunktion und Rhinorrhoea cerebrospinalis infolge Fraktur der Lamina cribrosa in Betracht.

Umgekehrt hat eine Erhöhung des Liquordruckes im Lumbalsack über 200 mm als pathologisch zu gelten. Die ursächlichen Momente für eine Liquordruckerhöhung, die bedeutend häufiger als der Unterdruck vorkommt, können einerseits in einer vermehrten Liquorbildung, andererseits in einer herabgesetzten Liquorresorption zu suchen sein. Zu den ersteren Faktoren zählen die Erweiterung der Cerebralgefäße und die Hemmung ihres venösen Abflusses. Jegliche Steigerung des Druckes in den intrakraniellen Venen bedingt naturgemäß auch eine Zunahme des Capillardruckes im Plexus chorioideus, aus welchem wiederum eine vermehrte Liquorbildung resultiert. Die Dekompensation des Herzens erhöht den Liquordruck besonders stark dadurch, daß sie zunächst den Druck in den intrakraniellen Venen und in Plexuscapillaren steigert, was zu einer erhöhten Liquorbildung führt, wobei noch dazu die Liquorresorption herabgesetzt ist.

Die unmittelbare Erhöhung des Liquordruckes wird bedingt: 1. durch Verlegung des venösen Abflusses infolge Druckes auf die Venae iugulares internae, Anhalten des Atems, Pressen, Schreien, erhöhte Muskelarbeit; 2. durch Dilatation der intrakraniellen Gefäße infolge Einatmens von Amylnitrit oder größerer Mengen von Kohlendioxyd. Die Erhöhung des intrakraniellen Druckes jedweder Genese setzt dadurch, daß infolge der Steigerung des intrakraniellen Druckes die Venen des Zentralorgans komprimiert werden und infolgedessen der Blutstrom in diesen verlangsamt wird, was wiederum eine Zunahme des Capillardruckes zur Folge hat, einen Circulus vitiosus in Gang, der den intrakraniellen Druck mehr und mehr erhöht. Die Verlangsamung des venösen Blutstromes und die Steigerung des Capillardruckes begünstigen das Auftreten eines Gehirnödems und eine vermehrte Liquorbildung, beides Faktoren, welche wiederum den intrakraniellen Druck auf ein höheres Niveau bringen. Dazu bedingt jede Zunahme des intrakraniellen Liquordruckes, daß die Gehirnrinde gegen die Innenfläche der Schädelkapsel gepreßt wird, denn der intraventrikuläre Liquordruck muß ja höher als der subarachnoideale sein, wenn überhaupt eine Strömung

des Liquors aus den Ventrikeln in den Subarachnoidealraum zustande kommen
soll. Hält man sich diese Faktoren entsprechend vor Augen, so erklären sich
die Progressivität des Hydrocephalus internus und die Tatsache, daß der von
einem erhöhtem Liquordruck begleitete Hydrocephalus im wesentlichen stets
ein Hydrocephalus internus sein muß und daß alle Versuche diesen Hydrocephalus internus in einen Hydrocephalus externus umwandeln zu wollen, fehl-
schlagen müssen.

Die gleichen Überlegungen zusammen mit der Tatsache, daß jegliche irgendwie bedeutendere Verlangsamung der Blutströmung in den cerebralen Gefäßen
zu einer Erweiterung in den cerebralen Arterien und Arteriolen führt, machen es
verständlich, daß die Blutströmung in den Gehirngefäßen nur dann ohne Erhöhung des allgemeinen Blutdruckes aufrecht erhalten werden kann, wenn auch
der intrakranielle Druck den normalen Druck in den Gehirncapillaren und
Venen übertrifft, wie dies beim Hirntumor, Hirntrauma und bei der Meningitis
der Fall sein kann. Mit jeder Erhöhung des intrakraniellen Druckes ist eine
Kompression der Gehirnvenen verbunden, die nicht nur zu einer Verlangsamung
der Blutströmung in den Gehirngefäßen, sondern auch zu einer Erhöhung des
Druckes in den Gehirnvenen, Capillaren, Arteriolen und Arterien führt, und zwar
bis zu einem Niveau, das über dem des neuen intrakraniellen Druckes gelegen ist.
Die Erweiterung der Gehirnarterien und Arteriolen hilft, wie schon früher erwähnt, die Blutströmung aufrecht halten. Bei jeder Steigerung des intrakraniellen
Druckes wiederholt sich dieser Vorgang, bis sich schließlich der intrakranielle
Druck dem diastolischen Blutdruck nähert. Ist dieser erreicht, so ist eine so
ausgesprochene Verlangsamung der Blutströmung in den Gehirngefäßen die Folge,
daß Asphyxie auftritt. Dann würde der Tod folgen, wenn nicht das sog. CUSHING-
sche Phänomen dies verhindern würde. Dieses beruht auf einem peripheren
Vasoconstrictorenreflex, der allein eine Blutströmung innerhalb der intrakraniellen Gefäße auch dann noch ermöglicht, wenn der intrakranielle Liquordruck dem normalen diastolischen Druck gleichkommt oder ihn sogar übertrifft.
Dieser Vasomotorenreflex wird bei Hirntumoren selten, und zwar nur im Endstadium kurz vor dem Koma beobachtet, während er bei Hirntraumen häufiger
feststellbar ist.

Bei der Meningitis tragen verschiedene Faktoren zur Liquordruckerhöhung
bei, von denen zu den wichtigsten die Vasodilatation und die Aufhebung der
Liquorresorption infolge Exsudatbildung zählen, von welchen die letztere die
Liquorzirkulation unterbricht und die PACCHIONIschen Granulationen blockiert.

Menge des Liquor cerebrospinalis. Die Gesamtmenge des Liquor cerebrospinalis beläuft sich auf 90—140 ccm, von welchen ungefähr die Hälfte auf den
spinalen Subarachnoidealraum entfällt. Eine, wenn auch nur grobe Schätzung
der Gesamtliquormenge erlaubt der Abfall der Liquorsäule im Manometer nach
Entnahme einer bestimmten Liquormenge. Wenn nach Entnahme von 20 ccm
Liquor nur ein Druckabfall von 5 cm oder etwas mehr erfolgt, so hat man mit
einer großen Gesamtliquormenge zu rechnen, wie sie z. B. für den Hydrocephalus
communicans typisch ist, während umgekehrt ein Absinken der Liquorsäule um
10 cm oder mehr nach Entnahme von nur 5 ccm Liquor oder noch weniger auf
eine geringe Gesamtliquormenge hinweist, die durch einen Hirntumor, Hirnabsceß oder spinalen subarachnoidealen Block bedingt sein kann. Weitere
komplizientere Methoden, welche eine Feststellung der Gesamtliquormenge ermöglichen, können in dieser kurzen Einführung in die Neurologie nicht berücksichtigt werden.

Natur des Liquor cerebrospinalis. Der Liquor ist mit dem Blutplasma isotonisch
und besitzt ein spezifisches Gewicht von 1007, welches dem des Blutplasmas nach

Abzug des Gesamteiweißes entspricht. Der Liquor enthält 1 % feste Stoffe, bei denen es sich meist um anorganische Salze handelt. Die Gefrierpunktserniedrigung, die Wasserstoffionenkonzentration, der Bicarbonat-, Natrium-, Harnstoff- und Milchsäuregehalt des Liquors ist gleich dem des Blutplasmas. Chloride und Magnesium kommen im Liquor in größeren Mengen als im Blutplasma vor, während Calcium, Kalium, anorganischer Phosphor, Kreatinin, Aminosäuren, Harnsäure und Zucker umgekehrt im Blutplasma wesentlich überwiegen. Die Annahme, daß der Liquor nicht ein Sekretionsprodukt des Plexus chorioideus usw., sondern vielmehr ein Dialysat des Blutplasmas darstelle, dürfte zur Zeit die meisten Anhänger haben. Der Liquor besitzt auch das Hauptcharakteristikum eines Dialysats des Blutplasmas, er ist nämlich mit diesem isotonisch und behält diese Isotonie auch nach Änderung der Zusammensetzung des Blutplasmas bei. Außerdem ließe sich die Rückresorption von Liquor durch den Plexus chorioideus nach intravenösen Gaben von hypertonischen Kochsalz- und Traubenzucker- lösungen mit einer Sekretionstheorie nicht vereinbaren. Neben diesen hydro- statischen Faktoren, die zwar bei der Bildung und Resorption des Liquors die Hauptrolle spielen dürften, müssen aber noch andere Komponenten zur Er- klärung der Liquorbildung und Resorption gefordert werden. Wenn die Plexus-, die Ependym- und Arachnoidealzellen im Ablauf ihres Stoffwechsels irgendeine Substanz an den Liquor abgeben oder umgekehrt eine solche dem Liquor ent- nehmen oder wenn bei der Liquorbildung Energie frei wird, so kann man natürlich nicht mit Berechtigung von einer reinen Dialyse sprechen, sondern man muß für die normale Liquorbildung und Resorption außer der Dialyse, die zwar die Haupt- rolle spielt, noch die Funktion von lebenden Plexus-, Ependym- und Arachnoideal- zellen in Anspruch nehmen.

Der *Zellgehalt* ist unter normalen Bedingungen am niedrigsten im Ventrikel- liquor, etwas höher im Zisternenliquor und am höchsten im Lumballiquor, in welchem er zwischen 0/3 und 9/3 Zellen schwankt, während Zellzahlen über 27/3 auch im Lumballiquor als krankhaft gelten müssen. Wichtig ist es, daß die Zell- zählung sofort im Anschluß an die Punktion ausgeführt wird, da sich infolge Cytolyse die Zellwerte schon innerhalb weniger Stunden ändern, und daß der Liquor vor der Zählung gut durchgeschüttelt wird. Zur Zählung benützt man die FUCHS-ROSENTHALsche Zählkammer, deren Inhalt 3 cmm beträgt, weshalb die Zellzahlen gewöhnlich in Dritteln angegeben werden. Je nach der Steigerung der Zellzahl erscheint der Liquor trüb bis eitrig, in seltenen Fällen nimmt er sogar das Aussehen von dickem Eiter an. Eine Erhöhung der Zellzahl kommt am häufigsten bei entzündlichen Prozessen des Gehirns und Rückenmarks und vor allem ihrer Häute vor. Die Zellen stammen im wesentlichen aus dem Blute und verteilen sich auf polymorphkernige und eosinophile Leukocyten, Lympho- cyten, Plasmazellen und mononucleäre Phagocyten. Die Beteiligung der ver- schiedenen Zelltypen hängt von der Natur und Lokalisation des entzündlichen Prozesses ab. Lymphocyten kommen vor allem im Verlaufe von chronischen Entzündungen, wie der tuberkulösen Meningitis vor, während Plasmazellen bei luischen Prozessen anzutreffen sind. Eosinophile Leukocyten weisen auf Wurmer- krankungen, wie Trichinose, Cysticerkose usw. hin. Seltener sind bei Medulloblas- tomen Medulloblasten, bei Arachnoidealsarkomen Arachnoidealzellen, bei Melano- sarkomen melaninhaltige Zellen oder Melaninpigment festzustellen. Von Der- moiden oder Epidermoiden stammende Cholesterintafeln und von Teratomen oder Dermoiden gebildeter Talg lassen sich ebenfalls, wenn auch selten, im Liquor nachweisen. Enthält ein Liquor mehr als 1000 Zellen im Kubikmillimeter mit einem ausgesprochenen Überwiegen der Polymorphkernigen und lassen sich im Ausstrich Erreger feststellen, so ist mit einer akuten Meningitis zu rechnen, die durch die nachgewiesenen Erreger hervorgerufen ist und eine sofortige Behandlung erfordert. Beläuft sich die Zellzahl auf mehr als 1000 Zellen im Kubikmillimeter und lassen sich keine Erreger nachweisen, so spricht ein Zuckergehalt unter 50 mg-% wahrscheinlich, ein solcher unter 40 mg-% so gut wie sicher für eine akute Meningitis. Mit einer Meningokokkenmeningitis hat man besonders dann zu rechnen, wenn zur Zeit der Untersuchung eine Epidemie von Meningokokkenmeningitis herrscht oder wenn sich eine andersartige Infektion wie eine akute Mastoiditis oder Septicämie ausschließen läßt. Ausschlaggebend für die Art der meningealen Infektion ist und bleibt natürlich stets der Ausfall des Kulturversuches. Verhält sich der Zellgehalt im Liquor wie oben angegeben und lassen sich bei normalem Zuckergehalt keinerlei Erreger nachweisen, so stellt die Liquorveränderung mit größter Wahrscheinlichkeit den Ausdruck einer aseptischen Reaktion dar, bedingt durch einen Infektionsherd in enger Nachbarschaft der Meningen, für welchen ein extraduraler Absceß, eine Sinusthrombose oder auch ein Hirnabsceß in Frage kommen. Es muß daher sorgfältig nach einem solchen Infektionsherd geforscht werden. Gleichartige Liquorveränderungen kommen auch als Ausdruck einer meningealen Reaktion bei einer cerebralen Erweichung oder Blutung, bei einer akuten Blutung in einen Hirntumor oder auch bei einem Hirntumor allein vor, wenn sich dieser unter dem Ventrikelependym oder in unmittelbarer Nachbarschaft des Subarachnoidealraumes lokalisiert, aber nicht in diesen durchgebrochen ist. So ging eines unserer subependymalen Astrocytome am Übergang vom 3. Ventrikel in den Aquädukt mit einer Lymphocytose von 2000 Zellen im Liquor einher und gab, da der Tumor auch zu Störungen von seiten des Oculomotorius führte, vorübergehend zu der Diagnose tuberkulöse Basalmeningitis Anlaß, die sich bekanntlich besonders in der Fossa interpeduncularis lokalisiert und so gleichfalls Erscheinungen von seiten des Oculomotorius macht. Im allgemeinen beschränkt sich zwar die Zellzahl im Liquor bei der tuberkulösen Meningitis auf weniger als 1000 Lymphocyten. So hat man bei einem Zellgehalt des Liquors von weniger als 1000 Zellen, und zwar meist Lymphocyten und Fehlen von Erregern im Ausstrich in erster Linie an eine tuberkulöse oder luische Meningitis, an eine Poliomyelitis und an eine meningeale Reaktion auf einen septischen Herd in Nachbarschaft der Meningen zu denken. Bei der tuberkulösen Meningitis erweisen sich der Zucker- und Chloridgehalt des Liquors herabgesetzt, und zwar ersterer auf 25—40 mg-% und letzterer auf mehr als 650 mg-%. Bei der luischen Meningitis finden sich dagegen sowohl ein normaler oder leicht herabgesetzter Zucker- wie Chloridgehalt im Liquor.

Bakterien und Parasiten. Von pathogenen Keimen, die häufiger im Liquor vorkommen und zu einer Meningitis führen können, wären Pneumokokken, Streptokokken, Tuberkel- und Influenzabacillen sowie der Staphylococcus aureus zu nennen. Der einzige Erreger, welcher eine besondere Prädilektion für die Ventrikelräume und den Subarachnoidealraum besitzt, ist der Meningococcus. Im Sekundärstadium der Lues, seltener bei der Lues parenchymatosa des Zentralnervensystems, läßt sich im Liquor die Spirochaeta pallida nachweisen. Das Virus des Herpes simplex und der Poliomyelitis gehen wahrscheinlich ebenfalls in den Liquor über. Vom Parasiten finden sich im Liquor die Trichinella spiralis, die Taenia echinococcus und das Tripanosoma der afrikanischen Schlafkrankheit.

Eiweißgehalt. Eine Erhöhung des Eiweißgehaltes im Liquor beobachtet man häufig, ja so gut wie bei jeder Änderung der normalen Zusammensetzung des Liquors. Normalerweise beläuft sich der Gehalt des Liquors an Gesamteiweiß auf 20—40 mg-%, woraus hervorgeht, daß das Blutserum mit 7000 mg-% Eiweiß den Liquor an Eiweißgehalt bei weitem übertrifft. Normalerweise soll das Eiweiß aus den Capillaren der Plexus und der Meningen und aus der Substanz des Zentralnervensystems durch das Ventrikelependym in den Liquor gelangen, doch sind diese Annahmen noch keineswegs bewiesen. Unter pathologischen Verhältnissen, wie sie bei der Meningitis und beim Sperrliquor herrschen, stammt das Eiweiß sicher zum Teil aus dem Blute. Eine erhöhte Durchlässigkeit der Meningeal- und Plexuscapillaren, sowie des Ventrikelependyms und der Plexusepithelien kommt unter den angeführten pathologischen Verhältnissen für die vermehrte Bildung des Liquoreiweißes in Betracht. Außerdem kann in besonders gelagerten Fällen das Eiweiß aus einem Tumor in Nachbarschaft der Ventrikelräume und des Subarachnoidealraumes stammen. Zur Bestimmung des Liquoreiweißes bedient man sich gewöhnlich der Ausfällung des Liquors mit ESBACHschem Reagens und Zentrifugieren in besonders graduierten NISSL-Röhrchen. Nach dem Abzentrifugieren läßt sich der Niederschlag und damit auch der Prozentgehalt in Milligramm-Prozent an den Röhrchen ablesen. Zur Bestimmung des Globulingehaltes werden gleiche Teile Liquor und gesättigter Ammonsulfatlösung zusammengebracht und gut durchgeschüttelt (NONNE-APELT-Reaktion Phase I). Der abzentrifugierte Niederschlag kann dann ebenfalls an den besonders graduierten Röhrchen abgelesen werden. Besondere Wichtigkeit für die Differentialdiagnose besitzt der sog. Eiweißquotient, das ist das Verhältnis Globulin/Albumin, der normalerweise durchschnittlich 0,2—0,45 beträgt und bei der Paralyse über 1,0 ansteigt, bei der Meningitis sich unter 1,0 hält. Die pathologische Steigerung des Globulingehaltes im Liquor gibt sich beim Eintropfenlassen von Liquor in eine Carbolsäurelösung durch eine weißliche Trübung des Reagens zu erkennen (PANDYsche Reaktion). Die WEICHBRODTsche Reaktion, die auf Zugabe einer 1 $^0/_{00}$ möglichst reinen und frischen Sublimatlösung eine Trübung des Liquors ergibt, eignet sich für den Globulinnachweis nur in globulinreichen Liquores ohne wesentliche Gesamteiweißvermehrung, da größere Albuminmengen den Ausfall der Reaktion verhindern.

Eine besondere Rolle spielen in der Liquordiagnostik die Kolloidreaktionen auf Eiweißkörper, die Goldsol- und Mastixreaktion, die krankhafte Veränderungen der Eiweißkörper im Liquor sowohl in qualitativer wie quantitativer Hinsicht erkennen lassen und so genauere Differentialdiagnosen ermöglichen. Die Kolloidreaktionen beruhen darauf, daß Liquorverdünnungen in geometrischer Progression mit der gleichbleibenden Menge eines Sols versetzt nach einer bestimmten Zeitspanne eine Ausfällung ergeben, die sich nach dem Grade der Farbänderung oder der Ausflockung in jedem Röhrchen abschätzen läßt. Für die Ausführung der Goldsolreaktion verwendet man 10 Verdünnungsgrade von 1/10, 1/20, 1/40, 1/80, 1/160 bis 1/5000, die einen Farbumschlag vom Purpurrot der Goldsollösung über Rotviolett, Blauviolett, Blau, Hellblau bis Weiß ergeben können, also 7 verschiedene Farbwerte. Als Verdünnungsflüssigkeit des Liquors dient eine physiologische Kochsalzlösung. Für die Normomastixreaktion wählt man 12 Verdünnungen von 1/2, 1/4, 1/8, 1/16 bis 1/2048 und dementsprechend unterscheidet man 12 Ausflockungsgrade. Bei der Mastixreaktion wird der Liquor mit Kochsalzlösung oder noch besser mit Normosal verdünnt (Normomastixreaktion nach KAFKA). Die Mastixlösung flockt weißlich aus.

Normalerweise erweist sich die purpurrote Farbe der Goldsollösung in allen Verdünnungen unverändert und dementsprechend verläuft auch die Goldsolkurve gerade horizontal, nur in den ersten Röhrchen kann es zuweilen zu einem Umschlag in Rotviolett, eventuell bis in Violett kommen, während sich bei der Mastixreaktion im allgemeinen die ersten Röhrchen schon normalerweise etwas trüben. Pathologische Liquores können einen Umschlag des Sols zum Gel bedingen, und zwar entweder in geringen Verdünnungen (linke Hälfte der Kurve) oder in hohen (rechte Hälfte der Kurve). So ist für die Paralysekurve der stärkste Umschlag in den ersten Röhrchen (linke Hälfte der Kurve) charakteristisch, während die Meningitis den stärksten Ausschlag in den letzten Röhren (rechte Hälfte der Kurve) zeigt, weshalb man früher von einem Paralyse- und Meningitistyp sprach, eine Bezeichnung, die aber später durch die allgemeiner gehaltene Bezeichnung Links- und Rechtstyp ersetzt wurde.

Außer Eiweiß findet sich noch eine größere Zahl stickstoffhaltiger Substanzen im Liquor, die normalerweise nur ungefähr 12—20 mg-% ausmachen und bei Reststickstofferhöhung des Blutes ebenfalls ansteigen, wobei der Rest-N im Liquor während einer Urämie Werte bis 282 mg-% erreichen kann. Der Harnstoff und die Harnsäure, deren Werte unter normalen Verhältnissen 6—15 mg-% bzw. 0,3—1,3 mg-% betragen, gehen gleichfalls mit den Blutwerten parallel, doch beobachtet man daneben auch eine von diesen unabhängige Steigerung postparoxysmal bei Epilepsie und bei Paralyse. Kreatin und Kreatinin steigen im Gegensatz zu den beiden oben genannten Substanzen bei Erkrankungen des Nervensystems niemals an, sondern lediglich nur bei Nieren- und Leberaffektionen, besonders bei Urämie. Xanthoprotein findet sich normalerweise in einer Menge von weniger als 10 mg-% im Liquor, doch steigt sein Gehalt bei Urämie ebenso wie der des Indicans ganz wesentlich an. Das Liquorcholesterin, das sich unter normalen Bedingungen auf 0,05—0,22 mg-% beläuft, nimmt bei Erkrankungen, die mit einem Substanzzerfall des Zentralnervensystems einhergehen, z. B. bei der Epilepsie während des Anfalls, bei Paralyse, Hirntumoren, Hirnblutung, Hirnarteriosklerose, Hirnerweichungen usw. sehr zu. Ebenso sind die Phosphatide und Fettsäuren beim Zerfall von Substanz des Zentralnervensystems im Liquor vermehrt.

Zucker. Die Nüchternwerte des Liquorzuckers schwanken bei Indiviuen mit normalen Nüchternblutzuckerwerten zwischen 50 und 80 mg-% und betragen durchschnittlich 65 mg-%. Werte über 80 mg-% können bei vorübergehender Hyperglykämie, aber sonst normalem Blutzuckerstoffwechsel, wie sie bei intrakranieller Druckerhöhung, Kohlenoxydvergiftung und Encephalitis lethargica beobachtet wird, vorkommen. Beim Diabetes mellitus verhält sich der Liquorzucker ebenso wie der Blutzucker. Bei intravenösen Zuckergaben, bei welchen die Blutzuckererhöhung nur passager ist, kommt es zu einer leichten Erhöhung des Liquorzuckers, und zwar erst nach einer kurzen Latenzperiode, während welcher der Blutzucker schon wieder abgefallen sein kann. Liquorzuckerwerte unter 50 mg-% können bei Hypoglykämie vorkommen, doch sind sie im allgemeinen selten. Bei weitem am häufigsten sieht man Unterwerte von Liquorzucker bei der akuten eitrigen Meningitis, bei der tuberkulösen und akut luischen Meningitis. Werte unter 40 mg-% kommen nur bei bakteriellen Prozessen vor, aber auch da nur selten. Die Abnahme des Liquorzuckers bei der Meningitis ist im wesentlichen auf die Stoffwechseltätigkeit der Bakterien und auf Bakterienfermente zurückzuführen und kommt trotz gleichzeitiger Hyperglykämie bei der Meningitis nicht selten vor.

Chlor. Der Chlorgehalt des Liquors beträgt normalerweise 710—740 mg-%, durchschnittlich ungefähr 725 mg-%, während die normalen Chlorwerte im Blutplasma zwischen 570—620 mg-% schwanken bei einem Durchschnittswert von ungefähr 595 mg-%. Im allgemeinen bleibt das Verhältnis von Chlorgehalt im Liquor und Blutplasma sowohl beim gesunden wie beim kranken Menschen aufrecht erhalten, nur wenn der Eiweißgehalt bedeutend ansteigt oder bei Meningitis mit gleichzeitigem subarachnoidealem Block, kann der Chlorgehalt des Blutplasmas dem des Liquors näherkommen. Wenn bei Meningitis eine beträchtliche Abnahme des Chlorgehaltes im Liquor vorkommt, zeigt das Blutplasma ebenfalls eine entsprechende Abnahme an Chlor, die wahrscheinlich sekundär durch die Abnahme des Liquorchlors bedingt ist. Nahezu sämtliche fieberhaften Prozesse gehen mit einer Abnahme des Chlorwertes im Blutplasma einher, die dann sekundär eine Abnahme des Chlorwertes im Liquor verursacht. Am meisten ist bei der Meningitis tuberculosa der Chlorspiegel des Liquors erniedrigt. Eine Abnahme des Chlorgehaltes im Liquor läßt sich außerdem bei Poliomyelitis, Encephalitis, Schädeltraumen und Tumoren des Zentralnervensystems nachweisen, während umgekehrt eine Zunahme ebenfalls bei Tumoren des Zentralnervensystems, bei Encephalitis und Myelitis sowie bei hypochlorämischer Urämie beobachtet wird. Aus dem Angeführten ergibt sich, daß das Absinken des Chlorspiegels im Liquor nur dann für eine Meningitis spricht, wenn keine andere Ursache für diese Chlorabnahme auffindbar ist.

Der *Calcium-* und *Phosphorgehalt* des Liquors nehmen bei Meningitis und andersartigen Prozessen, welche mit einer Steigerung des Liquoreiweißes einhergehen, etwas zu.

Xanthochromie. Eine Xanthochromie des Liquors, d. h. eine Gelbfärbung desselben kann bedingt sein:

1. Durch eine Blutung in die Liquorräume oder durch ein subdurales Hämatom, bei dem es gewöhnlich infolge der leichten Zerreißlichkeit der dünnen Arachnoidea zu einem Durchbruch in den reellen Subarachnoidealraum kommt. Meist ist die Xanthochromie mit einem zwar geringen Ansteigen des Liquoreiweißes verbunden. Die Gelbfärbung blaßt nach 12—24 Stunden ab.

2. Durch Absperrung eines Abschnittes des spinalen Subarachnoidealraumes infolge eines extra- oder intramedullären Tumors oder infolge Abschlusses eines Seitenventrikels durch einen im Foramen interventriculare Monroi gelegenen Tumors (Plexus- oder Choloidcyste), wobei die Xanthochromie neben der Eiweißvermehrung zu den Hauptkennzeichen des NONNE-FROINschen Syndroms zählt. Im abgesperrten Abschnitt wird der Liquor rasch resorbiert und durch Transudation vom Blutserum ersetzt, mit welchem der gelbe Serumfarbstoff übertritt.

3. Beim Acusticusneurinofibrom und bei ventrikelnahen Hirntumoren finden sich verschiedene Grade der Xanthochromie. Eine leichtere Gelbfärbung kommt auch bei Meningitis vor.

Bei länger anhaltendem, schwerem Ikterus, bei akuter gelber Leberatrophie und beim Ikterus neonatorum kann der Liquor Xanthochromie zeigen, die aber innerhalb weniger Stunden abblaßt, wenn der Liquor dem Sonnenlicht ausgesetzt wird.

Organische Säuren, vor allem Milchsäure, deren Normalwert im Liquor 8 bis 15 mg-% beträgt, entstehen bei der Zuckerspaltung und sind daher vor allem bei der Meningitis vermehrt, bei der Bakterien und Leukocyten den Liquorzucker aufspalten. Ebenso spalten die Tumorzellen den Zucker, weshalb der Milchsäuregehalt des Liquors ansteigt, wenn ein Tumor in den Ventrikelräumen oder im Subarachnoidealraum oder wenigstens in deren Wandungen gelegen ist und so direkt an den Liquorraum angrenzt. *Acetonkörper,* die normalerweise im Liquor fehlen, treten bei Diabetes mellitus, Meningitis und noch einigen anderen Erkrankungen des Zentralnervensystems auf.

Hormone und Fermente. Von *Hormonen* werden nur solche der Hypophyse im Liquor nachgewiesen (s. S. 183), während eine ganze Reihe von *Fermenten* im Liquor vorkommt, von welchen aber nur die wichtige Diastase angeführt werden soll.

Immunbiologisches Verhalten des Liquors. Von den immunbiologischen Reaktionen des Liquors besitzt die WASSERMANNsche Reaktion die größte Wichtigkeit, da ihr positiver Ausfall die Diagnose Lues des Zentralnervensystems ganz wesentlich stützt, wobei die Reaktion im Liquor stets in vier Verdünnungsgraden bis zum unverdünnten Liquor auszuführen ist. Eine unspezifische Reaktion beobachtet man bei Framboesie, Lepra, Tripanosomiasis und gelegentlich bei Meningitis und Tumor cerebri. Eine positive Wa.R. im Liquor bei negativem Blut-Wa.R. ist für eine Neurolues beweisend, während eine positive Wa.R. im Blut und Liquor nicht unbedingt eine Neurolues anzeigt, denn bei stark erhöhter Permeabilität z. B. bei Meningitis oder Sperrliquor können, wenn auch selten, die Reagine aus dem Blut in den Liquor übergehen. Außer der Wa.R. spielt noch die Komplementablenkungsreaktion bei Echinokokken- und Cysticercus-Antikörpern im Liquor eine Rolle.

M. Die Technik der Lumbal- und Zisternenpunktion.

Lumbalpunktion. Das für die Lumbalpunktion nötige Instrumentarium besteht aus einer ungefähr 8 cm langen Hohlnadel mit einem Lumen von 0,7—0,8 mm und einem dazu passenden Mandrin, dessen Schliff bei richtiger Stellung, die wiederum durch einen Bajonettverschluß gewährleistet ist, mit dem Schliff der Nadelspitze abschließt und einem ungefähr 30 cm langen Steigerohr aus Glas zur Druckmessung (Glasmanometer). Ein möglichst kurzer Gummischlauch, der zur Verbindung mit der Punktionsnadel an seinem einen Ende einen Metallconus besitzt, hilft die freie Verbindung zwischen der Punktionskanüle und dem Glasmanometer herstellen. Die Höhe der Liquorsäule läßt sich durch Anlegen eines festen Maßstabes bestimmen. Doppelkanülen, welche das Vorschieben einer dünneren Kanüle beim Erreichen des Epiduralraumes ermöglichen und so nur eine kleine Öffnung im Duralsack setzen, können im allgemeinen entbehrt werden. Ihr Vorteil liegt in der Herabsetzung der Gefahr von Liquornachfließen durch das Loch im Duralsack, wodurch die postpunktionellen Beschwerden vermindert werden.

Die Lumbalpunktion selbst stellt zwar in der weitaus überwiegenden Mehrzahl der Fälle einen technisch einfachen und harmlosen Eingriff dar, der jedoch gelegentlich von unangenehmen Kopfschmerzen, Nackensteifigkeit, Schwindel und Übelkeitsgefühl begleitet bzw. gefolgt sein kann. Deshalb hat man sich vor der Vornahme jeder Lumbalpunktion die Frage vorzulegen, welche Untersuchungen berücksichtigt werden müssen, damit nicht etwa die Unterlassung der Druckmessung, der PANDY-Reaktion, der Zellzählung usw. eine Wiederholung der Punktion erfordern. Bei hohem intrakraniellem Druck können schon nach Ablassen einer geringen Liquormenge die Kleinhirntonsillen in das Foramen magnum hineingepreßt werden und so die Oblongata komprimieren, was den unmittelbaren Tod infolge von Atemlähmung nach sich ziehen kann. Es wird daher, wenn eine Stauungspapille vorliegt, am besten von einer Lumbalpunktion ganz abgesehen oder es ist höchstens nur ein ganz geringe Liquormenge abzulassen, wobei der Mandrin nicht völlig herausgezogen werden darf.

Als Stelle für die Punktion des spinalen Subarachnoidealraums wählt man natürlich am zweckmäßigsten eine Höhe der Wirbelsäule, in welcher nicht mehr die Gefahr der Rückenmarksverletzung droht, d. h. mit anderen Worten, man punktiert caudal vom ersten Lendenwirbel, in dessen Höhe das Rückenmark selbst endet und die Cauda equina beginnt. Innerhalb der Lendenwirbelsäule wird man aber wieder eine solche Stelle wählen, an welcher der Abstand zwischen den benachbarten Dornfortsätzen ein möglichst großer ist, was zwischen dem 3. und 4. Lendenwirbel der Fall ist, doch eignen sich ebenso die Abschnitte zwischen dem 1. und 2., sowie zwischen 2. und 3. und zwischen 4. und 5. Lendenwirbel. Zwischen dem 5. Lumbal- und 1. Sacralwirbel zu punktieren ist weniger zweckmäßig, weil in dieser Höhe der Lumbalsack schon konisch ausläuft und die Punktion erschwert. Der Processus spinosus des 4. Lendenwirbels läßt sich leicht auffinden, da er auf der Verbindungslinie der höchsten Punkte beider Darmbeinschaufeln gelegen ist.

Da so gut wie stets neben der Liquorentnahme eine Druckmessung angezeigt sein dürfte, muß die Lumbalpunktion gewöhnlich im Liegen ausgeführt werden. Zu diesem Eingriff wird der Kranke am zweckmäßigsten in Seitenlage auf einen nur mit einer dünnen festen Matratze bedeckten Tisch gebracht, und zwar mit dem Rücken möglichst nahe dem Tischrand, wobei noch besonders darauf zu achten ist, daß die Rückenfläche des Kranken senkrecht zur Tischfläche steht und seine Wirbelsäule nicht durchsackt, d. h. keinen gegen die Tischoberfläche gerichteten konvexen Bogen bildet. Um den Abstand zwischen den einzelnen Dornfortsätzen so viel wie möglich zu vergrößern, läßt man den Kranken seine Knie möglichst nahe an sein Kinn heranbringen. Zur Unterstützung des Kranken hat eine Hilfsperson Nacken und Kniekehlen des Kranken zu umfassen und einander möglichst zu nähern suchen. Vor der Druckmessung muß diese extreme Beugehaltung, welche natürlich eine Erhöhung des Liquordruckes zur Folge haben würde, wieder ausgeglichen werden. Im allgemeinen gelingt bei Einhaltung dieser Vorsichtsmaßnahmen die Lumbalpunktion ohne weiteres, doch können Ungeübte in schwieriger gelagerten Fällen, wenn sie die Punktion in Seitenlage nicht ausführen können, zunächst im Sitzen punktieren und beim Erscheinen eines Liquortropfens den Kranken vorsichtig umlegen, doch ist im allgemeinen dieses Verfahren abzulehnen. Nach richtiger Lagerung reinigt man zunächst, wenn nötig, die Gegend der Lendenwirbelsäule mit Wasser und Seife grob und desinfiziert dann die gewählte Punktionsstelle mit Jodtinktur. Letztere wird nach Beendigung des gesamten Eingriffes zweckmäßig wieder mit Alkohol entfernt, da es sonst bei Kranken mit empfindlicher Haut zu unangenehmen Reizerscheinungen von seiten der Haut kommen kann. Eine Anästhesierung mit 2%iger Novocainlösung erübrigt sich meiner Anschauung nach, doch kann man bei ängstlichen und empfindlichen Kranken und vor allem bei Kindern zur Beruhigung $^1/_2$ Stunde vor der Lumbalpunktion 1 ccm Luminalnatrium subcutan geben. Wenn möglich punktiert man am Morgen nüchtern, damit die Gefahr des Erbrechens gemindert wird. Nachdem man sich nochmals vergewissert hat, daß die Rückenfläche des Kranken tatsächlich senkrecht zur Tischfläche steht und die Wirbelsäule nicht durchsackt, führt man die Nadel mit der rechten Hand in der Medianen parallel zur Tischfläche und etwas kranialwärts gerichtet ein, wobei die linke mit ihrem Rücken fest auf dem Rücken des Kranken aufliegende Hand ungefähr 3—4 cm von der Nadelspitze entfernt unter Bremsung den Einstich kontrolliert, so daß ein zu rasches und vor allem zu weites Vordringen der Nadel verhütet wird. Fühlt man den Widerstand des Ligamentum interspinale, so hat man ganz besonders darauf zu achten, daß die Nadel nicht zu rasch und zu weit vordringt. Meist fühlt man nach der Durchstoßung des Ligamentum interspinale auch den Widerstand der Dura und erst nach dessen Überwindung versucht man durch Entnahme des Mandrins Liquor zu erhalten. Sind die Ligamenta interspinalia stärker verknöchert, so geht man ungefähr 1—2 cm lateral von der Medianen ein und dringt dann in Richtung gegen die Mittellinie so vor, daß die Dura möglichst in der Medianen getroffen wird. Erscheint jedoch nach der Entnahme des Mandrins kein Liquor, so liegt wahrscheinlich entweder eine Rückenmarkswurzel oder eine Arachnoidealmembran vor der Nadelöffnung und verhindert auf diese Weise den Liquorabfluß. Durch kurzes Vorschieben und Zurückziehen der Nadel oder auch durch Drehen des Nadelkopfes läßt sich in der Mehrzahl der Fälle das vorliegende Hindernis leicht entfernen und nur selten ist zur Behebung der Blockade die Injektion weniger Tropfen einer sterilen physiologischen Kochsalzlösung nötig. Der Versuch, durch Anziehen mit einer Spritze Liquor zu erhalten, muß unterbleiben, da man dadurch das vorliegende Hindernis noch mehr an die Nadelspitze ansaugt. Wird nach dem Einstich Schmerz in einem Bein angegeben und erscheint trotz der soeben erwähnten Manipulationen kein Liquor, so ist wahrscheinlich eine hintere Wurzel außerhalb des Duralsackes im Epiduralraum getroffen. Am zweckmäßigsten zieht man dann die Punktionsnadel wieder völlig heraus und geht von neuem ein. Zeigt aber nach langsamer vorsichtiger Entnahme des Mandrins das Erscheinen eines Liquortropfens an, daß sich die Nadelöffnung im Subarachnoidealraum befindet, so setzt man das Manometer an und beruhigt zunächst den Kranken damit, daß man ihm das Gelingen des Eingriffes mitteilt. Darauf läßt man ihn einige tiefe Atemzüge ausführen und eine möglichst bequeme Körperhaltung einnehmen, d. h. die extreme Beugehaltung aufgeben. Erst dann kann der Liquorspiegel am Manometer abgelesen werden, wobei man ein mit dem Herzschlag synchrones Schwanken des Niveaus um 2—5 mm und ein mit dem Inspirium zusammenfallendes um 4—10 mm feststellen kann. Wenn der Flüssigkeitsspiegel längere Zeit still steht, liest man den initialen Liquordruck ab, wobei der Liquordruck, wenn der Kranke nicht völlig entspannt war, oft später noch von 200 auf 160 abfällt. Gewinnt man daher den Eindruck, der Druck sei zu hoch, so muß mindestens noch 5 Min. abgewartet werden, da man sonst zu hohe falsche Werte erhält. Um sich zu vergewissern, daß die Nadelöffnung tatsächlich im Subarachnoidealraum liegt und das Manometerlumen frei mit dem Subarachnoidealraum kommuniziert und daß keine vorliegende Rückenmarkswurzel oder Arachnoidealmembran die freie Kommunikation einschränkt, läßt man eine Hilfsperson mit der Handfläche einen Druck auf die Bauchwand des Kranken ausüben oder den Kranken selbst wie beim Stuhlgang pressen. Bei freier Kommunikation zwischen Manometer- und Lumballiquor erfolgt dann ein promptes Ansteigen der Flüssigkeitssäule im Manometer, wobei sich auch die erwähnten Puls- und Atemoszillationen zeigen. Hat man sich auf diese Weise von der freien Kommunikation zwischen dem Liquor im Manometer und dem im Lumbalsack überzeugt, so übt man mit beiden Händen einen leichten Druck auf die Venae jugulares internae des Patienten aus, und zwar hat dieser so stark zu sein, daß die Venen gerade kollabieren, die Carotiden jedoch nicht, wobei dem Kranken aber nochmals besonders untersagt werden muß, den Atem anzuhalten oder zu pressen. Besteht dann dieser Druck 10 Sek., so kommt es zu einem Druckanstieg von 150 bis 300, und zwar je nach der Stärke des ausgeübten Druckes. Bei Nachlassen des Druckes fällt das Niveau im Glasmanometer innerhalb von 10 Sek. wieder zur Ausgangshöhe oder wenigstens zu einer nur um wenige Millimeter von dieser abweichenden Höhe ab. Um ganz sicher zu gehen, wiederholt man die Kompression, die nach ihrem ersten Beschreiber als QUECKENSTÄDTsches Phänomen bezeichnet wird, mehrmals. In zweifelhaften Fällen hat man noch die weitere Möglichkeit, durch Einatmen von Amylnitrit, das eine Dilatation der Gehirngefäße und dadurch ein promptes Ansteigen des Liquordruckes verursacht, festzustellen, ob im gegebenen Falle eine spinale Blockade vorliegt oder nicht. Ein starkes Absinken des Liquorspiegels im Manometer nach Ablassen einer nur geringen Liquormenge weist auf eine Blockade innerhalb des Subarachnoidealraumes oder auf einen raumfordernden Prozeß im Schädelinnern hin, während umgekehrt ein Absinken des Flüssigkeitsniveaus im Manometer nach Ablassen von sogar größeren Liquormengen bei Fällen von Hydrocephalus, Meningitis und Meningismen kaum beobachtet wird.

Die zu den unbedingt notwendigen Untersuchungen ausreichende Liquormenge beträgt gewöhnlich ungefähr 12—15 ccm. Nach Entfernung der Punktionsnadel wird die Punktionswunde durch einen Hansaplaststreifen verschlossen. Beim kompletten oder partiellen spinalen Block kommt es auf Druck gegen die Bauchwand zum normalen Ansteigen der Liquorsäule im Lumbalmanometer, das bei partiellem Druck größer ist als das Ansteigen nach Jugularvenenkompression. Eine ähnliche Steigerung auf Jugularvenenkompression kann bei Fehlen eines kompletten spinalen subarachnoidealen Blockes vorkommen, wenn der Kranke während der Jugularvenenkompression den Atem anhält oder preßt. In den relativ wenigen Fällen, in denen sogar nach entsprechend ausgeführter Jugularvenen- und Abdominalkompression der Nachweis eines spinalen Blockes mißlingt, wird am besten eine kombinierte Lumbal- und Zisternenpunktion mit Anschluß eines Steigerohres an die Punktionsnadeln vorgenommen und dann das Ansteigen der Liquorsäule in dem Lumbal- und Zisternenmanometer nach exakt nacheinander ausgeführter Jugularvenen- und Abdominalkompression miteinander verglichen. Wenn die Abdominal- und beiderseitige Jugularvenenkompression in dem Lumbal- und Zisternenmanometer einen gleich großen und gleich raschen Ausschlag der Liquorsäule ergibt, so besteht eine freie Kommunikation im gesamten spinalen Subarachnoidealraum und eine spinale Blockade ist damit ausgeschlossen. Liegt dagegen eine spinale Blockade vor, so kommt es zu einem starken und raschen Ansteigen des Liquorspiegels nur im Manometer des Lumbalsackanteiles, auf den sich der Druck direkt auswirkt, d. h. bei Abdominaldruck im Lumbalmanometer und bei Jugularvenendruck im Zisternenmanometer. Besteht keine komplette, sondern eine inkomplette oder partielle spinale Blockade, so erfolgt auf Erhöhung des Liquordruckes ein Ansteigen des Liquorspiegels auch im abgesperrten Liquorraum, doch hinkt das Ansteigen des Liquorniveaus im abgesperrten Liquorraum nach und erreicht nicht die gleiche Höhe, oder mit anderen Worten, bei einem partiellen Block im unteren Abschnitt des Subarachnoidealraumes hat eine Kompression beider Venae jugulares internae zwar ein Ansteigen des Liquorspiegels im Lumbalmanometer zur Folge, doch kommt es zu einem verspäteten und nicht gleich starken Anstieg des Liquorspiegels im Lumbalmanometer im Verhältnis zu dem Anstieg im Zisternenmanometer, während umgekehrt auf Abdominalkompression die Liquorsäule im Zisternenmanometer im Gegensatz zur Liquorsäule im Lumbalmanometer nur verzögert und nicht entsprechend hoch ansteigt. Beim Vorliegen einer spinalen subarachnoidealen Blockade führt außerdem die Entnahme von Liquor zu einem Absinken des Liquorspiegels nur in dem Steigerohr, das sich in dem Abschnitt des Subarachnoidealraumes befindet, aus welchem der Liquor entnommen wurde, während beim Fehlen einer spinalen subarachnoidealen Blockade das Liquorniveau in beiden Manometern gleichmäßig und gleich stark abfällt. Bei einer partiellen spinalen subarachnoidealen Blockade hat die Entnahme von Liquor ein rascheres und stärkeres Absinken des Liquorspiegels in dem Manometer zur Folge, das mit dem Abschnitt des spinalen Subarachnoidealraumes kommuniziert, dem der Liquor entnommen wurde.

Erhält man bei der Lumbalpunktion eitrigen oder spontan gerinnenden Liquor, so hat man so lange Liquor abzulassen, bis die Höhe des Liquorspiegels im Lumbalsteigrohr einem niedrigen Normalwert entspricht; dabei muß der Liquor in sterilen Reagensgläschen aufgefangen werden, die mit sterilen Stöpseln verschlossen sind. Bei Verdacht auf Meningitis kann die Punktionsnadel so lange liegenbleiben, bis die wichtigsten Untersuchungen im Laboratorium ausgeführt sind. Vor allem müssen sofort die Zellzählung und die PANDY-Reaktion vorgenommen werden, da sich, wie bereits erwähnt, die Zellzahl wie die PANDY-

Reaktion beim Stehen des Liquors ändern. Außerdem müssen der Zucker- und Chlorgehalt des Liquors bestimmt werden. Die für die Zellzählung nötige Liquormenge muß mit sterilen Pipetten entnommen werden, da sonst der übrige Liquor durch die Zählpipette verunreinigt wird und für weitere Untersuchungen unbrauchbar ist. Nach Zentrifugieren des Liquors wird das Sediment auf einem Objektträger ausgestrichen und der Ausstrich auf Zellen und Bakterien gefärbt. Ein Reagensrohr mit einer gewissen Liquormenge sollte über Nacht in einem Brutschrank aufbewahrt werden um eine eventuelle Häutchenbildung zu ermöglichen. Ein anderer Teil des Liquors dient dem Anlegen einer Kultur, der Wassermann- und anderen Reaktionen und bei Verdacht auf Tuberkulose der Meerschweinchenimpfung. Enthält ein Liquor mehr als 1000 Zellen in 1 cmm mit Überwiegen der polymorphkernigen Zellen und sind im Ausstrich Bakterien nachweisbar, so liegt eine durch den festgestellten Erreger hervorgerufene akute Meningitis vor, die eine sofortige entsprechende Behandlung erfordert. Überschreitet die Zellzahl im Liquor 1000 pro 1 cmm und sind im Ausstrich keine Erreger feststellbar, so spricht ein Zuckergehalt unter 50 mg-% wahrscheinlich, ein solcher unter 40 mg-% sicher für eine akute Meningitis. Eine Meningokokkenmeningitis wird man besonders dann anzunehmen haben, wenn zur Zeit eine solche Epidemie herrscht und sich sonst kein Anhalt für eine andersartige meningeale Infektion, wie eine akute Mastoiditis oder eine Septicämie auffinden läßt. Letzten Endes bleibt aber für die Art der Meningitis stets der Kulturversuch ausschlaggebend. Verhält sich die Zellzahl im Liquor wie oben und sind im Ausstrich keine Erreger feststellbar und der Zuckergehalt normal, so handelt es sich in der Regel um eine fokale Infektion in Nachbarschaft der Meningen, wie z. B. um einen extraduralen Absceß, eine Sinusthrombose oder einen Hirnabsceß, wonach man stets zu forschen hat. Die gleichen Liquorveränderungen können auch eine meningeale Reaktion auf eine cerebrale Erweichung oder Blutung darstellen, die zwar in Nachbarschaft der Ventrikelräume oder des Subarachnoidealraumes gelegen, nicht aber in diese selbst durchgebrochen ist. In Fällen von Tumorblutung lassen sich die gleichen Liquorveränderungen feststellen. Beläuft sich die Zellzahl auf weniger als 1000 in 1 cmm, und zwar im wesentlichen auf Lymphocyten, und sind im Ausstrich keine Erreger nachweisbar, so kommen eine tuberkulöse oder luische Meningitis, eine Poliomyelitis oder eine meningeale Reaktion auf einen in Nachbarschaft der Meningen gelegenen septischen Herd und eine benigne Lymphocytenmeningitis in Betracht. Für eine tuberkulöse Meningitis ist eine Verminderung des Zuckergehaltes auf 45—25 mg-% und des Chlorgehaltes auf 650 mg-% im Liquor charakteristisch. In den Fällen von Poliomyelitis und meningealer Reaktion auf einen septischen Herd bleibt der Zuckergehalt des Liquors ebenso wie der Chlorgehalt innerhalb normaler Grenzen oder ist nur wenig vermindert. Bei Fällen mit lymphatischer Reaktion ist der Nachweis von Tuberkelbacillen im Häutchen und Ausstrich und das Resultat der Wa.R. oder der Nachweis eines septischen Herdes maßgebend.

Erhält man bei einer Lumbalpunktion blutigen Liquor, so muß vor allen Dingen festgestellt werden, ob die Blutbeimengung auf eine frische Punktionsverletzung zurückzuführen ist oder ob eine alte Blutung in den Liquor vorliegt. Eine Blutbeimengung durch eine frische Punktionsverletzung hat man dann anzunehmen, wenn der Blutgehalt des Liquors im Verlaufe der Punktion abnimmt, und in erster Linie dann, wenn der Liquor, der im ersten Reagensröhrchen aufgefangen wurde, sicher mehr Blut enthält als der im zweiten Röhrchen, wenn der Liquor gerinnt und der Liquordruck niedrig ist. Erscheint die durch Abzentrifugieren gewonnene Liquorflüssigkeit farblos, so ist die Blutbeimengung Folge einer frischen Punktionsverletzung, während Gelbfärbung der abzentrifugierten Liquorflüssigkeit (Xanthochromie) auf eine Beimengung von Blutpigment zurückzuführen ist und dafür spricht, daß mindestens schon einige Stunden Blut im Liquor enthalten ist. Mehr als 100000 Erythrocyten in 1 cmm Liquor deuten auf eine Punktionsblutung hin, selbst wenn der abzentrifugierte Liquor leicht gelb erscheint. Natürlich müssen zu den Untersuchungen trockene Gläser verwandt werden, damit nicht das Wasser eine Hämolyse bedingt. Leukocytenzahlen im Liquor, welche das normalerweise im Blute herrschende Verhältnis von Leukocyten zu Erythrocyten, d. h. 1—2 Leukocyten auf 1000 Erythrocyten übertreffen, sprechen für eine native und nicht artifizielle Blutung in den Liquor. Dieses Verhalten gilt aber nur für solche Liquores, bei denen die Blutung schon 1—2 Tage zurückliegt und es bereits zu einer reaktiven Leukocytose gekommen ist.

Suboccipital- oder Zisternenpunktion. Zur Gewinnung von Liquor cerebrospinalis wurde die Suboccipitalpunktion zum ersten Male 1920 von AYER ausgeführt. Bei der Suboccipitalpunktion bringt man den Kranken in Seitenlage, wobei seine Rückenfläche senkrecht zur Unterlage zu stehen hat und der Kopf leicht ventralwärts gebeugt wird. Die Suboccipitalgegend wird zunächst rasiert und auf die gleiche Weise wie bei der Lumbalpunktion desinfiziert. Für die Suboccipitalpunktion genügt eine kürzere Punktionsnadel als für die Lumbalpunktion, doch läßt sich auch eine Lumbalpunktionsnadel verwenden, die aber zweckmäßig bei 7,5 cm eine Marke zu tragen hat. Man geht bei der Vornahme der Suboccipitalpunktion in der Medianen und etwas oral vom Dornfortsatz des Atlas ein und führt bei entsprechender Seitenlage des Kranken die Punktionsnadel parallel zur Unterlage und etwas kranialwärts gerichtet langsam in die Tiefe, bis sie auf die Basis der Hinterhauptsschuppe auftrifft. Dann wird die Nadel einige Millimeter zurückgezogen und leicht so weit gesenkt, daß die Dura gerade an der Basis der Hinterhauptsschuppe durchstochen wird. Da bei der Suboccipitalpunktion die Druckmessung nicht von so großer Wichtigkeit ist wie bei der Lumbalpunktion, kann erstere auch im Sitzen ausgeführt werden. Der Kranke sitzt dabei am besten umgekehrt auf einem Stuhl mit Lehne, wobei sein Kopf an der Stuhllehne eine Stütze hat und beugt den Kopf ventralwärts. Der Abstand von der Haut zur Cisterna magna beläuft sich gewöhnlich auf 4—6 cm und höchstenfalls auf 6—7,5 cm. Besondere Bedeutung besitzt, wie bereits früher angeführt, die Suboccipitalpunktion in Kombination mit der Lumbalpunktion zum Nachweis eines spinalen subarachnoidealen Blockes und für das Einbringen von absteigendem Jodöl bei der Myelographie und von Meningokokkenserum zu therapeutischen Zwecken in den Subarachnoidealraum. Nach Beendigung der Suboccipitalpunktion schützt man die Punktionsstelle gleichfalls durch einen Hansaplastverband.

N. Indikationen und Kontraindikationen zur Lumbalpunktion.

Indikationen zur Lumbalpunktion. Angezeigt ist die Lumbalpunktion in Fällen von meningealen Reizerscheinungen und in all den Fällen, in welchen eine Liquoruntersuchung die Differentialdiagnose erleichtert oder klärt oder die Therapie eine solche erfordert. Besondere Wichtigkeit besitzt die Lumbalpunktion

1. für die Diagnose und Behandlung von akuten und chronischen Meningitiden,
2. für die Diagnose und Behandlung des Meningismus,
3. für die Differentialdiagnose von solchen Erkrankungen des Zentralnervensystems, deren klinische Symptome allein keine sichere Diagnose zulassen,
4. zur Behandlung der Lues.

Kontraindikationen. Kontraindiziert ist die Lumbalpunktion in Fällen, in welchen eine Infektion der Haut oder des Unterhautbindegewebes der Punktionsstelle oder eine hochgradige Stauungspapille vorliegen oder in denen die Diagnose schon gesichert ist und keine Notwendigkeit für die Behandlung besteht.

O. Liquorsyndrome.

Blutiger Liquor kann, wie bereits auf S. 356 dargelegt wurde, sowohl die Folge einer früheren Blutung wie einer frischen Punktionsverletzung sein. Auf Grund welcher Kennzeichen sich die beiden Blutbeimengungen des Liquors voneinander abgrenzen lassen, wurde bereits gleichfalls ebendort ausgeführt und so ist jetzt nur noch eine Darstellung der verschiedenen Prozesse notwendig, welche zu einer nativen Blutbeimengung im Liquor Anlaß geben können. Diese sind:

1. Traumatische Blutungen des Gehirns und Rückenmarkes;

2. Ruptur eines Aneurysmas einer basalen Gehirnarterie, das bei jüngeren Individuen durch eine kongenitale Wandschwäche (s. Abb. 75) bedingt ist, während es bei älteren Personen auf eine arteriosklerotische oder luische Gefäßwanderkrankung zurückzuführen ist;

3. Pachymeningitis haemorrhagica interna, bei der es entweder infolge Zerreißung der dünnen feinen Arachnoidea oder infolge Diapedese durch die Arachnoidea zu einem Blutübertritt in den subarachnoidealen Liquorraum kommt;

4. eine Gehirn- oder Rückenmarksblutung mit Durchbruch in einen Ventrikelraum oder in den Subarachnoidealraum;

5. gelegentlich auch hämorrhagische Diathese;

6. die Purpura cerebri bei Insolation, bei unspezifischen Encephalitiden, bei Tuberkulose, Influenza und Sinusthrombose;

7. die Milzbrandmeningitis;

8. eine Tumorblutung (Kavernom, Aneurysma arteriovenosum, Hämangioblastom, Glioblastom usw.), wenn sich die Geschwulst in engster Nachbarschaft eines Ventrikel- oder Subarachnoidealraumes etabliert.

Sperrliquor. Ist ein Abschnitt des spinalen Subarachnoidealraumes durch einen Tumor, eine Fraktur oder Luxation eines Wirbels usw. von den Bildungsstätten des Liquors, den Plexus chorioidei, völlig oder nur teilweise abgeschnürt, so zeigt der abgesperrte Liquor ganz bestimmte Veränderungen, die nach ihren ersten Beschreibern als NONNE-FROINsches Syndrom zusammengefaßt werden. Zu den Hauptmerkmalen des NONNE-FROINschen Syndroms zählt eine erhebliche Vermehrung des Eiweißgehaltes im Liquor, während die Zellzahl gleich bleibt oder nur ganz unbedeutend ansteigt, wodurch das Bild der »dissociation albuminocytologique« zustande kommt. Die starke Eiweißvermehrung beruht darauf, daß Eiweiß aus dem Blutserum in den abgesperrten Liquorraum übertritt. Im Gesamteiweiß überwiegen die Albumine ganz wesentlich über die Globuline, wodurch der Eiweißquotient unter 1 bleibt. Da auch Fibroglobuline aus dem Blute in den Sperrliquor gelangen, gerinnt bei stärkerer Veränderung der Liquor spontan. Die Kolloidreaktionen ergeben eine charakteristische Zacke im Endteil der Kurve. Außer der erheblichen Eiweißvermehrung zeigt der Sperrliquor bei stärkeren Graden der Absperrung Xanthochromie, wobei das Gesamteiweiß zum Unterschied von der Xanthochromie nach Blutung wesentlich mehr erhöht ist. Das NONNE-FROINsche Sperrliquorsyndrom erweist sich um so ausgeprägter, je caudaler die spinale Blockade sitzt. So ist es bei Halsmarkprozessen nur angedeutet, während es bei Abschnürungen im Lumbal- und Sacralabschnitt am deutlichsten in Erscheinung tritt. In dem kranial von der spinalen Kompressionsstelle gelegenen Subarachnoidealraumabschnitt kann man wenigstens in dem in

der Nähe der Blockierungsstelle entnommenen Liquor eine Andeutung des
NONNE-FROINschen Syndroms feststellen. Sonst läßt sich eine »dissociation
albumino-cytologique« noch bei funikulärer Myelose, bei Radiculitis und andersartigen degenerativen Erkrankungen des Zentralnervensystems nachweisen, doch
erlaubt der Vergleich des Lumbal- mit dem Zisternenliquor so gut wie stets eine
Abgrenzung, da bei einer Blockade im spinalen Subarachnoidealraum im allgemeinen nur der Lumballiquor das NONNE-FROINsche Syndrom zeigt, während
der Zisternenliquor sich normal verhält. Außerdem erlaubt das Verhalten des
Liquorspiegels im Lumbal- und Zisternenmanometer auf Kompression der
Jugularvenen oder Einatmen von Amylnitrit die Differentialdiagnose zwischen
einer spinalen Kompression und einer andersartigen Erkrankung des Zentralnervensystems (s. S. 355).

Luischer Liquor. Der luische Liquor ist durch den positiven Ausfall der
Wa.R. gekennzeichnet, zumal wenn dieses Resultat noch durch eine Kontroll-
reaktion (KAHN) gestützt wird. Die positive Liquorreaktion beweist zwar so gut
wie in allen Fällen das Vorliegen einer luischen Infektion, jedoch nicht das einer
Neurolues. Schon im Primärstadium der Lues läßt sich zuweilen eine positive
Wa.R. feststellen, selbst wenn die Blut-Wa.R. noch negativ ist. Am häufigsten
findet sich neben der positiven Wa.R. eine leichte Pleocytose. Im Sekundärstadium lassen 40—70% eine positive Wa.R. und geringe Pleocytose im Liquor
erkennen, doch verschwinden die beiden Symptome später wieder. Eine positive
Globulinreaktion, eine Zunahme des Gesamteiweißes und eine Zacke im Anfangs-
und mittleren Abschnitt der Goldsolkurve finden sich auch in solchen Fällen,
die sonst keinen Anhalt für eine Erkrankung des Zentralnervensystems bieten.

Lues cerebrospinalis. Die *akuten luischen Meningitiden* gehen gewöhnlich
mit einer Erhöhung des Liquordruckes auf durchschnittlich 200 mm und der
Zellzahl auf 500 Zellen in 1 cmm einher, wobei die Lymphocyten überwiegen. Der
Liquor selbst erscheint leicht gelblich gefärbt. Der Gesamteiweißgehalt schwankt
zwischen 25 und 280 mg-%, während der Zucker- und Chlorgehalt des Liquors
normal oder vermindert sind. Die Wa.R. im Liquor erweist sich in 85% der Fälle,
die im Blute in 65% positiv. Die Goldsolkurve zeigt in 40% der Fälle eine Zacke
im Anfangsteil und in 50% eine solche im mittleren Abschnitt der Kurve. Spiro-
chäten sind zuweilen im Dunkelfeld nachweisbar und lassen sich durch Kaninchen-
überimpfung feststellen. Die Liquorveränderungen bei der Meningitis luetica
gleichen somit weitgehend denen bei der Tuberkulosemeningitis, doch lassen
sich die ersteren durch den positiven Ausfall der Wa.R., das Verhalten der
Goldsolkurve sowie durch einen normalen oder nur wenig herabgesetzten Chlorgehalt im Liquor von den letzteren abgrenzen. Für die *spezifische Pachymeningitis
cervicalis hypertrophicans* ist neben einem mehr oder minder ausgeprägten NONNE-
FROINschen Sperrliquorsyndrom die im allgemeinen positive Wa.R. charakteristisch.

Die *Gummen* gehen als raumfordende Prozesse im Schädelinnern mit den
gleichen Liquorveränderungen einher wie die Tumoren des Zentralnervensystems
(leichte Pleocytose, vermehrter Eiweißgehalt usw.). Sitzt ein Gumma im spinalen
Subarachnoidealraum, so zeigt der unterhalb der Kompressionsstelle entnommene
Liquor das NONNE-FROINsche Syndrom, wobei die Wa.R. in diesem Sperrliquor
negativ sein kann. Auffallenderweise findet sich beim Gumma relativ häufig
eine positive Wa.R. im Blutserum, während die Wa.R. im Liquor einen negativen
Ausfall ergibt. Bei der *luischen Meningomyelitis* erweist sich der Liquordruck
normal oder leicht erhöht, der Zellwert schwankt zwischen einigen und einigen
hundert Zellen mit starkem Überwiegen der Lymphocyten. Der Zucker- und

Chlorgehalt im Liquor erweisen sich gewöhnlich normal und auch die Goldsolkurve kann nichts Charakteristisches bieten, doch läßt sich im allgemeinen eine Zacke im Anfangs- oder mittleren Teil der Goldsolkurve feststellen. Die Liquorveränderungen bei der *luischen Endarteriitis des Zentralnervensystems* werden im wesentlichen von dem Ausmaß der diese Gefäßerkrankung begleitenden Meningitis bestimmt. Erhöhte Zellwerte und Liquordruck kommen ebenso wie ein vermehrter Gesamteiweiß- und Globulingehalt bei einem Teil der Fälle vor. Die Goldsolreaktion läßt in über 60% der Fälle Abweichungen erkennen und die Wa.R. ist in 80% der Fälle im Blut und in 60% im Liquor positiv.

Metalues. Tabes dorsalis. Die Liquorbefunde bei der Tabes dorsalis sind außerordentlich wechselnd. In unbehandelten Frühfällen kommt eine deutliche meningeale Reaktion vor, die sehr der bei der progressiven Paralyse ähnelt, doch sind die Pleocytose und die Erhöhung des Gesamteiweißgehaltes im allgemeinen weniger ausgesprochen. Die Kolloidkurven lassen meist die typische Lueszacke im mittleren Abschnitt erkennen, doch findet sich gelegentlich auch ein Linkstyp. Die Wa.R. ist im allgemeinen im Blut und Liquor positiv, aber selten in Verdünnungen unter 0,5 ccm. In alten stationären Fällen von Tabes dorsalis, bei denen es infolge der Behandlung oder auch schon spontan zu einem Stillstand der Erkrankung gekommen ist, kann der Liquor nur ein geringes Abweichen von seinem normalen Verhalten zeigen und nicht ganz selten erweist er sich als völlig normal. Ein normaler Liquor findet sich gewöhnlich in Fällen, die mit lanzierenden und Gürtelschmerzen, gastrischen Krisen, trophischen Ulcera usw. einhergehen und auf eine Mitbeteiligung des vegetativen Nervensystems zurückzuführen sind.

Progressive Paralyse. Die progressive Paralyse zeigt konstante, charakteristische Liquorveränderungen. Der Liquordruck erweist sich als normal oder leicht erhöht (100—300 mm), die Zellzahl schwankt zwischen 20/3 und 400/3 Zellen, unter denen gewöhnlich bei einer deutlichen Lymphocytose einige Plasmazellen nachweisbar sind, während polymorphkernige nur selten vorkommen. Das Gesamteiweiß ist vermehrt, und zwar um das 2—4fache, wobei die Globulinreaktion stark positiv ausfällt und der Eiweißquotient über 1,0 ansteigt. Die Kolloide fallen am meisten in den ersten Röhrchen aus (Anfangs- oder Linkstyp). Die Wa.R. im Liquor ist in unbehandelten Fällen stets deutlich positiv und gewöhnlich sogar noch in Verdünnungen von 0,1 und 0,05 ccm. Ein abweichendes Verhalten zählt zu den größten Seltenheiten. Im Blute ist die Wa.R. in 90% der Fälle positiv. Der Zuckergehalt im Liquor erweist sich als normal oder nur gering erhöht, während der Chlorgehalt leicht herabgesetzt oder normal ist.

Lues latens. In dem Zeitraum, der zwischen den Sekundärsymptomen und den Tertiärmanifestationen der Lues verstreicht, kann sich der Liquor sowohl völlig normal verhalten, wie auch die verschiedensten Veränderungen einschließlich der für die Paralyse typischen Befunde aufweisen. Wenn der Liquor während dieses Zeitabschnittes verändert ist, so besteht begründeter Verdacht für die Annahme, daß sich schließlich doch noch die klinischen Symptome einer Lues des Zentralnervensystems einstellen. Verhält sich dagegen der Liquor während dieser Zeitspanne völlig normal, so ist es zumindestens unwahrscheinlich, daß sich noch die klinischen Symptome einer Lues des Zentralnervensystems entwickeln, doch schließt ein normaler Liquorbefund während der Latenzperiode die Möglichkeit nicht aus, daß doch noch eine Lues des Zentralnervensystems auftritt.

Der Meningitisliquor. Die für eine Meningitis charakteristischen Veränderungen des Liquors bestehen in

1. einer Erhöhung des Liquordruckes;

2. einer Pleocytose, die je nach der Art der Meningitis mit einem Überwiegen der Leukocyten oder Lymphocyten einhergeht;

3. einer Eiweißvermehrung mit eventueller Bildung eines Spinnwebengerinnsels (bei Vorhandensein eines spinalen Blockes Auftreten des NONNE-FROINschen Syndroms);

4. einer Ausfällung bei höheren Verdünnungsgraden der Kolloidreaktion (Rechts-, End- oder Meningitiskurve).

Auf die für die einzelnen Meningitisformen typischen Liquorveränderungen kann in diesem Zusammenhang nicht eingegangen werden.

Der Tumorliquor. Der Liquorbefund spielt sowohl bei der grundlegenden Allgemeinfrage, ob überhaupt ein Gehirntumor vorliegt oder nicht, wie bei der nach der Lokalisation eines nachgewiesenen Tumors mit die Hauptrolle. Die große lokaldiagnostische Bedeutung des Liquorbefundes beruht auf dem Vergleich der im Lumbal- und Ventrikelliquor erhobenen Befunde, unter Umständen erfordert aber die Lokaldiagnose sogar noch einen Vergleich, der in jedem einzelnen Seitenventrikel getrennt festgestellten Liquorbefunde mit den Werten des Lumballiquors, wozu natürlich die gesonderte Punktion eines jeden Seitenventrikels und die Untersuchung der entnommenen Liquores notwendig sind. Große Wichtigkeit kommt der Bestimmung des Liquordruckes zu, auf die man nicht genug Sorgfalt verwenden kann, da die Liquordruckerhöhung mit zu den Kardinalsymptomen des Hirntumors zählt. Eine Druckerhöhung über 150 mm in Seitenlage spricht, wenn sich eine Meningitis ausschließen läßt, schon für das Vorliegen eines Hirntumors. Ein stark erhöhter Liquordruck weist auf einen Tumor der hinteren Schädelgrube (echter Kleinhirntumor, Kleinhirnbrückenwinkeltumor, Tumoren der Hirnhäute, des Schädelknochens und Knorpels, der hinteren Schädelgrube, Tumoren des 4. Ventrikels wie Ependymome, Plexuspapillome, Astrocytome), des Aquäduktes, des 3. Ventrikels, des Hirnstammes und Balkens hin, während umgekehrt kleine Geschwülste der vorderen Schädelgrube wie Hypophysenadenome und Hirnstammgeschwülste auch ohne eine wesentliche Erhöhung des Liquordruckes verlaufen können. Schließlich können auch degenerative Veränderungen in einem Hirntumor die Erhöhung des Liquordruckes hinausschieben, während umgekehrt Blutungen in die Geschwulst häufiger einen erhöhten Liquordruck bedingen. Im höheren Alter über 50 Jahren wird eine Steigerung des Liquordruckes beim Hirntumor eher vermißt als im jugendlichen Alter. Beim Kleinkinde aber, bei welchem die Knochennähte noch nicht geschlossen sind, können das Klaffen der Nähte (Nahtdehiszenz) und die Zunahme des Schädelumfanges die Erhöhung des Liquordrucks ausgleichen. Rasch wachsende Hirntumoren verursachen ganz naturgemäß viel konstanter eine Liquordruckerhöhung als langsam wachsende. Sehr verdächtig auf einen Hirntumor ist das rasche Absinken des Liquordruckes im Lumbalsack auf die Entnahme einiger weniger Kubikzentimeter Liquor hin, wobei es noch zum Opisthotonus, zu vom Hinterhaupte gegen die Schultern und Arme ausstrahlenden Schmerzen und zu einem Durchstrecken der Extremitäten kommt. Dieses Einklemmungssyndrom wird durch das Hineinpressen der Kleinhirntonsillen in das Foramen magnum hervorgerufen, das eine Kompression der Oblongata verursacht und damit die Gefahr des Atemstillstandes und plötzlichen Todes heraufbeschwört. Natürlich hat beim Auftreten dieses Einklemmungssyndroms jede weitere Liquorentnahme augenblicklich zu unterbleiben und zweckmäßigerweise ersetzt man noch die bereits entnommene Liquormenge durch physiologische Kochsalzlösung.

In ungefähr 35% der Fälle erscheint der Liquor leicht gelblich oder xanthochrom, wobei die Xanthochromie meist mit einer Erhöhung des Eiweißgehaltes vergesellschaftet ist. Der Zellwert ist im allgemeinen wenig erhöht und nur in

20% der Fälle findet sich eine mehr oder weniger deutliche Pleocytose, wobei aber die Zellzahlen gewöhnlich 100 nicht erreichen und die Zellen im wesentlichen aus Lymphocyten bestehen. Höhere Zellzahlen von 1000 und mehr beobachtet man nur bei Tumoren in den Ventrikelwandungen, die direkt mit der Liquorflüssigkeit in Berührung kommen. Der Eiweißwert ist in ungefähr 70% der Fälle nur leicht erhöht, doch kann er in seltenen Fällen hohe Werte von über 1000 mg-% erreichen. Die Geschwülste der vorderen und mittleren Schädelgrube zeigen meist normale Eiweißwerte, ausgenommen die Geschwülste des 3. Ventrikels, Balkens und der Hemisphären, die direkt an einen Ventrikelraum oder an den Subarachnoidealraum heranreichen. Von den subtentoriellen Tumoren besitzen die Geschwülste des Kleinhirns und 4. Ventrikels normale oder nur leicht erhöhte Eiweißwerte, während für die Acusticusneurinofibrome gewöhnlich hohe Gesamteiweißwerte charakteristisch sind. Der Vergleich des Gesamteiweißgehaltes im Liquor eines jeden Seitenventrikels kann unter Umständen bei einseitiger deutlicher Erhöhung die Seitendiagnose eines Tumors ermöglichen. Bei der Diagnose eines Tumors der hinteren Schädelgrube kann der Vergleich des Ausschlages im Ventrikel- und Lumbalmanometer auf Kompression der Venae jugulares von wesentlicher Bedeutung sein, da wenigstens partielle Blocks bei Tumoren der hinteren Schädelgrube relativ oft vorkommen.

Eiweißgehalt. Ist der Eiweißwert im Lumballiquor völlig normal, so erweisen sich auch die Eiweißwerte in beiden Seitenventrikeln als normal, während bei erhöhtem Eiweißgehalt des Lumballiquors die Eiweißwerte der Seitenventrikelliquores Aufschluß über die Ursache der Eiweißvermehrung im Lumballiquor geben und damit die Lokaldiagnose ermöglichen können. Bei hohem Eiweißgehalt im Liquor bestehen folgende Möglichkeiten:

1. Beide Seitenventrikelliquores besitzen normalen Eiweißgehalt. Die Geschwulst liegt in der hinteren Schädelgrube und der erhöhte Eiweißgehalt des Lumballiquors ist Folge eines Blockes oder der Liquorstagnation im Lumbalsack, und wahrscheinlich auf die Durchlässigkeit von Gefäßen in der Nachbarschaft des Tumors oder in diesem selbst zurückzuführen.

2. Beide Seitenventrikelliquores können einen hohen Eiweißgehalt besitzen, wie dies beim Tumor des 3. Ventrikels und Balkens sowie bei multiplen metastatischen Tumoren der Fall ist. Die Tumoren des 3. Ventrikels verursachen eine Erhöhung des Eiweißgehaltes in beiden Seitenventrikeln, und zwar kann diese Erhöhung von der mangelhaften Zirkulation des Liquors durch die Foramina Monroi oder von dem Tumor selbst herrühren.

3. Kann nur in einem Seitenventrikel der Eiweißgehalt stark erhöht sein, während er im anderen normale Werte aufweist. In diesem Falle lokalisiert sich der Tumor auf die Seite mit dem hohen Eiweißgehalt und liegt entweder in den Wandungen des betreffenden Seitenventrikels oder in diesem selbst. Die Goldsolreaktion ist in ungefähr $^1/_3$ der Fälle positiv und zeigt zumeist nur eine lila Farbe. Einen Links- und Rechtstyp der Kurve beobachtet man in 4 bzw. 3% der Fälle, während eine Zacke im mittleren Kurvenabschnitt in ungefähr $^1/_3$ der Fälle vorkommt. Leicht positive Wa.R. werden gelegentlich angegeben, doch ist diesen Angaben gegenüber eine gewisse Vorsicht angezeigt, ausgenommen natürlich in Fällen, in denen eine Kombination von Hirntumor und Lues vorliegt.

Der Rückenmarkstumor. Die Liquorveränderungen beim Rückenmarkstumor hängen nicht von der intramedullären, extramedullären, intraduralen oder extraduralen Lage des Tumors, sondern von dem Verengungsgrade des spinalen Subarachnoidealraumes ab. Je nach der Intensität und Dauer der spinalen subarachnoidealen Blockade kann das Aussehen des Liquors sämtliche Grade der Veränderung aufweisen von einer farblosen Flüssigkeit mit normalem Zell- und

Eiweißgehalt bis zu einer spontan gerinnenden gelblichen Flüssigkeit mit sehr hohem Eiweißgehalt. Eine gewisse Rolle dürften dabei aber auch die Lage und Art der Geschwulst spielen. Der Liquordruck verhält sich in dem Abschnitt des Lumbalsackes, der distal von der komprimierenden Geschwulst gelegen ist, gewöhnlich normal oder zeigt nur geringe Unterwerte, doch kann er in seltenen Fällen auch leicht erhöht sein. Im allgemeinen sinkt aber der Liquordruck nach Entnahme einer nur geringen Liquormenge rasch ab. Gewöhnlich läßt sich der spinale Block schon in dem Lumbalmanometer allein nachweisen, doch kann in zweifelhaften Fällen eine kombinierte Lumbal- und Zisternenpunktion mit Druckmessung eine wesentliche Hilfe bei der Diagnosenstellung bedeuten. Der Vergleich des Ausschlages im Lumbal- und Zisternenmanometer auf Kompression der Venae jugulares und der Bauchwand, auf Pressen, auf Inhalation von Amylnitrit und auf Entnahme von Liquor aus dem Liquorabschnitt ober- und unterhalb des Blockes kann das Vorliegen oder Fehlen eines Blockes entscheiden. Außerdem kann die Injektion von absteigendem Jodipin in die Cisterna magna und die Bestimmung des Stoppes gelegentlich das Vorliegen oder Fehlen einer spinalen Blockade beweisen. Der Hauptwert der Jodipinfüllung liegt jedoch in der Möglichkeit der Höhendiagnose eines spinalen Blockes zu stellen, wenn die klinischen Symptome für eine solche nicht ausreichen. Das Hängenbleiben von Jodipintropfen kann sich aber in Fällen, in denen die kombinierte Lumbal- und Suboccipitalpunktion keinen Anhalt für das Vorliegen eines spinalen Blockes liefern, eher irreführend als die Diagnose stützend erweisen. In nahezu $^2/_3$ der Fälle erscheint der Liquor xanthochrom, wobei der Grad der Xanthochromie im allgemeinen vom Eiweißgehalt des Liquors abhängt. Bei hochsitzenden Halsmarktumoren kann auch der Zisternenliquor leicht gelblich gefärbt sein. Die Zellzahl des Liquors erweist sich in 70% normal, während in ungefähr 20% der Fälle eine Pleocytose von 25—100 Zellen in 1 cmm Liquor vorkommt, wobei die Lymphocyten überwiegen. Bei Geschwülsten der Hirnhäute finden sich in seltenen Fällen auch Tumorzellen im Liquor. In 85% der Fälle ist die Globulinreaktion positiv und der Eiweißgehalt beträgt über 45 mg-%, während Eiweißwerte unter 35 mg-% bei sicher nachgewiesenen Rückenmarkstumoren zu den Seltenheiten zählen. Ungefähr $^2/_3$ der Fälle zeigen Eiweißwerte über 100 mg-% und sogar Werte von 3500 mg-% finden sich im Schrifttum. Die Kolloidreaktionen bieten nichts Charakteristisches, normale oder leicht veränderte Kurven werden in einem Drittel bis Hälfte der Fälle beobachtet, die restlichen Fälle zeigen gewöhnlich eine Rechtskurve oder eine Zacke in der Mitte, wobei erstere besonders bei hohem Eweißgehalt beobachtet wird. Die Zuckerwerte erweisen sich als normal oder leicht erhöht, während die Chlorwerte normal oder leicht herabgesetzt sind; letzteres Verhalten besonders bei Fällen mit hohem Eiweißgehalt. Die Liquorbefunde beim Rückenmarkstumor werden durch den spinalen Block bestimmt und lassen keinen Schluß auf die Art oder die genaue Höhe des Tumors zu. Der Grad der Xanthochromie oder Eiweißvermehrung steht ebenfalls in keiner Beziehung zur Art und Höhenlokalisation des Tumors, sondern ist von dem Grade der Blockade und der Stagnation des Liquors im Lumbalsack abhängig. Die Art des Tumors kann aber insofern eine gewisse Rolle spielen, als manche Tumoren Serum in den Subarachnoidealraum abgeben und so eine Erhöhung des Liquoreiweißes bedingen. Wahrscheinlich trifft dieses Verhalten auf die Neurinofibrome zu, die mit einem hohen Eiweißgehalt im Liquor einhergehen. Auf die gleiche Weise würde sich auch die Erhöhung des Eiweißes im Zisternen-, sowie im Brust- und Halsteilliquor oberhalb von solchen Tumoren erklären, ebenso wie die Tatsache, daß die Acusticusneurinofibrome einen höheren Eiweißgehalt im Lumballiquor aufweisen als die Gliome des Kleinhirns.

Caudatumor. Eine spinale Blockade beim Caudatumor läßt sich nur dann im Liquor nachweisen, wenn eine Punktion unterhalb der Geschwulst möglich ist. In diesen Fällen zeigt der distal von der Geschwulst entnommene Liquor gewöhnlich eine leicht gelbe Farbe und eine leichte oder meist starke Erhöhung seines Eiweißgehaltes. Die Differentialdiagnose zwischen einem entzündlichen und tumorösen Caudaprozeß läßt sich auf Grund des Liquorbefundes nur dann stellen, wenn eine Blockade vorliegt. In Fällen, in denen eine solche fehlt, stellt die Jodipinfüllung das differentialdiagnostische Verfahren der Wahl dar. Eine Radiculitis, die mit Verklebungen einhergeht, kann natürlich ebenfalls einen Stopp und das NONNE-FROINsche Syndrom verursachen, doch läßt sich zuweilen noch auf Grund der Form des Stoppes die Differentialdiagnose durchführen.

Die subarachnoideale Blutung. Wird an den beiden ersten Tagen nach der Blutung punktiert, so erweist sich der Liquordruck so gut wie stets erhöht, und zwar gewöhnlich auf 200—500 mm. Der Liquor selbst erscheint gleichmäßig blutig und gerinnt nicht, die abzentrifugierte Liquorflüssigkeit zeigt einen leicht gelblichen Farbton. 1 cmm Liquor enthält 1000—3 500 000 Erythrocyten und die entsprechende Zahl Leukocyten. Das Gesamteiweiß ist erhöht, und zwar gewöhnlich auf 100—1000 mg-%. Der Zuckerwert erweist sich im allgemeinen als normal oder erhöht, aber gelegentlich kann er auch leicht und in seltenen Fällen sogar stark vermindert sein. Der Chlorgehalt ist normal oder leicht herabgesetzt. Die Goldsolkurve kann einen normalen Verlauf oder aber auch jede uncharakteristische Abweichung einschließlich eines deutlichen Linkstyps zeigen. Nach wiederholten Punktionen fällt der Liquordruck zur Norm ab, während sich die Gelbfärbung des Liquors vom 1.—10. Tag nach der Blutung verstärkt, um nach diesem Zeitpunkt schrittweise abzunehmen. Im Verlauf von 21 Tagen nach der Blutung wird der Liquor klar und farblos. Die Erythrocytenzahl des Liquors läßt mit jeder weiteren Punktion eine fortschreitende Abnahme erkennen, ebenso verhalten sich in der Mehrzahl der Fälle die Leukocytenwerte und das Gesamteiweiß. Kommt es zu einer stärkeren meningealen Reaktion, so steigen naturgemäß dei Leukocytenwerte und das Gesamteiweiß in den ersten Wochen an. Die Wa.R. ist negativ, ausgenommen eine subarachnoideale Hämorrhagie bei einem Luetiker, doch stellt die Hämorrhagie eine seltene Komplikation der Lues dar.

Die Gehirnblutung. Die Gehirnblutung geht gewöhnlich mit einer Erhöhung des Liquordruckes einher, die in über der Hälfte der Fälle 200 mm, in einem Drittel der Fälle 300 mm überschreitet, ja es können sogar Drucksteigerungen bis 1100 mm beobachtet werden. Im allgemeinen erscheint der Liquor blutig oder xanthochrom, und zwar in über 70% der Fälle rein blutig, während 20% der Fälle einen klaren Liquor aufweisen. Ebenso wie bei der subarachnoidealen Blutung besitzt der rein blutige Liquor hohe Erythrocytenwerte von 5000 bis 500000 und die entsprechende Menge Leukocyten. Der Liquor gerinnt nicht und die Liquorflüssigkeit erscheint nach dem Zentrifugieren xanthochrom. Eine Erhöhung der Leukocytenwerte ist der Ausdruck einer meningealen Reaktion auf die Blutung hin. Im xanthochromen, aber klaren Liquor kommen entweder keine Erythrocyten oder doch nur wenige vor, während Leukocyten in größerer Zahl nachweisbar sein können. Das Vorkommen von Leukocyten ist der Ausdruck einer meningealen Reaktion auf das Zugrundegehen von Gewebe in Nachbarschaft der Ventrikel. Der Eiweißgehalt des Blutes im Liquor ist gewöhnlich hoch und auf übergetretenes Blutserum zurückzuführen. Die Goldsolkurve verhält sich ebenso wie bei der oben erwähnten subarachnoidealen Blutung. Die Wa.R. ist bei nichtluischen Kranken negativ und nur in ganz seltenen Fällen, die durch eine starke Blutdruckerhöhung und Arteriosklerose kompliziert sind, kann man eine positive Wa.R. erhalten.

Poliomyelitis. Der Liquordruck erweist sich meist als normal oder leicht erhöht, ein feines Fibringerinnsel findet sich bei längerem Stehen. Die Zellzahl ist nicht selten erhöht, und zwar am meisten im präparalytischen Stadium, während sie im paralytischen Stadium rasch zur Norm abfällt. Ebenso zeigt das Gesamteiweiß während der 2. und 3. Erkrankungswoche eine Erhöhung, während die Goldsolreaktion stets normale Kurven ergibt.

Encephalitis epidemica. Der Druck sowie der Eiweiß- und Chlorgehalt des Liquors weichen gewöhnlich nicht von der Norm ab und auch die Zellzahl und Goldsolreaktion lassen nur geringe Abweichungen erkennen, während der Zuckerwert meist etwas über der Norm liegt.

Multiple Sklerose. Für die multiple Sklerose typische Liquorveränderungen kommen nicht vor, wenn solche auch nicht so selten angenommen werden. Ein Linkstyp oder eine Zacke im mittleren Abschnitt der Goldsolkurve mit oder ohne leichte Pleocytose und erhöhtem Eiweißwert sind noch am ehesten auf eine multiple Sklerose verdächtig.

Genuine Epilepsie. Der Liquor verhält sich im allgemeinen normal, eine leichte Druckerhöhung und Vermehrung des Gesamteiweißes zählen zu den häufigsten Veränderungen.

Neuritis. Die Liquorveränderungen sind im allgemeinen nur gering und beschränken sich auf die Diphtherie-, luischen und tuberkulösen Neuritiden sowie auf die mit einer Diplegia facialis kombinierten Polyneuritiden. Der Liquor selbst erscheint klar und farblos, nur in einem Viertel der Fälle finden sich Xanthochromie und gelegentlich spontane Gerinnung. Die Zellzahl schwankt zwischen 0—150 Zellen, wobei die Lymphocyten überwiegen. Eine leichte Pleocytose und ein geringes Abweichen der Goldsolkurve kommen in der Hälfte der Fälle vor, und zwar sowohl bei der luischen wie nichtluischen Neuritis.

Rückenmarksverletzung. In Fällen, bei denen infolge Luxation oder Fraktur eines Wirbels ein Kompressionssyndrom besteht, findet sich das NONNE-FROINsche Liquorsyndrom. Die Liquorflüssigkeit ist gewöhnlich klar oder leicht gelb und das Gesamteiweiß zeigt eine Erhöhung. Bei Fällen, die mit einer Blutung einhergehen, erscheint der Liquor blutig. In seltenen Fällen kann die Schwellung des Rückenmarks sogar so stark sein, daß sie eine inkomplette Blockade des spinalen Suparachnoidealraumes bedingt.

Jodipin- und Luftfüllung. Nach suboccipitaler Jodipininjektion kann man eine Pleocytose von 300—10000 Erythrocyten und von 500—2000 Leukocyten mit einem Überwiegen der Polymorphkernigen in 1 cmm Liquor und eine Vermehrung des Gesamteiweißes und Zuckerwertes beobachten. Nach lumbaler Luftfüllung kann es zu einer Pleocytose von 300—10000 Erythrocyten und von 100—5000 Leukocyten mit einem Überwiegen der Polymorphkernigen und zu einem Ansteigen des Gesamteiweißes kommen, wobei der Liquor selbst xanthochrom erscheint, während sich die Zucker- und Chlorwerte normal verhalten.

P. Darstellung der Liquorräume mit Hilfe von Kontrastmitteln und Luft.

Zur Darstellung von Form und Lage der Liquorräume bedient man sich schattengebender Substanzen (Kontrastmittel), von welchen sich gewisse Jodöle und die Luft als besonders geeignet erwiesen haben.

1. Jodipin (Myelographie).

Eine 40%-Verbindung von Jod und Mohnöl, das *Lipiodol*, gebrauchten als erste SICARD und FORESTIER im Jahre 1922 zum Nachweis einer spinalen Kompression. Sie führten das Lipiodol, das ein höheres spezifisches Gewicht als der Liquor besitzt, in die Cisterna magna ein und kontrollierten dann vor dem Röntgenschirm das Absinken des Öles, wobei der Kranke natürlich stets eine aufrechte Haltung seines Oberkörpers einzunehmen hatte. Neben dem Lipiodol ist vor allem in Deutschland das Jodipin, eine 40%-Jodverbindung mit Sesamöl, in Gebrauch, das als descendierendes und ascendierendes Jodipin in den Handel kommt, wobei das erstere ein höheres, das letztere ein niedrigeres spezifisches Gewicht als der Liquor besitzt. Bei normal weitem Subarachnoidealraum gleitet das descendierende Jodipin, wenn der Kranke eine aufrechte Haltung seines Oberkörpers innehält, bis zum konisch auslaufenden Ende des Lumbalsackes herab und lagert sich dort in Kegel- oder Rübenform entsprechend der Gestalt des Duralsackendes ab. Findet sich aber im Verlaufe des spinalen Subarachnoidealraumes ein Hindernis, so wird das Öl in dieser Höhe zunächst gestoppt, um bei komplettem Verschluß dort liegen zu bleiben, bei inkomplettem Abschluß aber nach Stunden langsam tropfenweise abzugleiten und noch in das Duralsackende zu gelangen. Dieses Verhalten gibt uns die Möglichkeit, die Höhe einer Verengung des spinalen Subarachnoidealraumes festzustellen, wodurch die Höhendiagnose von intramedullären, extramedullären intraduralen und extraduralen Tumoren sowie von Wirbelfrakturen und Luxationen usw. erleichtert oder sogar erst ermöglicht wird.

Um auch nur geringe partielle Verengungen des spinalen Subarachnoidealraumes zur Darstellung bringen zu können, lagert man den Kranken auf einen kippbaren Tisch mit verschiebbarer Untertischröhre, die das abgleitende Kontrastmittel auf den Durchleuchtungsschirm oder auf einen an dessen Stelle einsetzbaren Film wirft. Mit diesem Röntgengerät, das sich am besten bewährt hat, kann man das Jodöl auch mehrmals an die verdächtige Stelle heranbringen und an ihr vorbeigleiten lassen und die Aufnahmen in Schrägstellung vornehmen. Zur Not kommt man aber auch mit der Durchleuchtung und Aufnahme am stehenden oder aufrecht sitzenden Kranken aus. Zweckmäßigerweise nimmt man die erste Aufnahme gleich im Anschluß an das Einbringen des Öles vor, um bei Verdacht auf einen Stopp die suspekte Höhe nach 12—24 Stunden nochmals aufzunehmen. Natürlich hat der Kranke in der Zeit zwischen der ersten und zweiten Aufnahme eine aufrechte Körperstellung einzunehmen oder muß zumindest mit möglichst erhöhtem Oberkörper liegen. Um die Höhe des Stopps, die man im allgemeinen nach dem entsprechenden Wirbel angibt, gut zur Darstellung zu bringen, werden eine Anterior-posterior- und eine Seitenaufnahme der Wirbelsäule benötigt (s. Abb. 164). Bleibt das Jodöl in der Cisterna magna stecken, so kann daraus nicht auf einen hohen raumfordernden Halsmarkprozeß geschlossen werden. Zur Lokaldiagnose einer hochsitzenden Halsmarkkompression eignet sich die Myelographie mit absteigendem Jodipin nicht, sondern an ihrer Stelle käme die Myelographie mit aufsteigenden (ascendierenden) Jodipin in Betracht, die aber nur dann ausgeführt werden sollte, wenn mit großer Wahrscheinlichkeit ein kompletter Verschluß des spinalen Subarachnoidealraumes in dieser Höhe anzunehmen ist, da das aufsteigende Jodipin bei freier Kommunikation des spinalen mit dem encephalen Subarachnoidealraum und den Ventrikeln in den 3. Ventrikel emporsteigt und an dessen Boden liegenbleibt, wobei es gar nicht so selten zu unangenehmen Reizerscheinungen von seiten des Hypothalamus Anlaß geben kann. Eigene Beobachtungen, deren Zahl sich jedoch nur auf 3 beläuft und demnach viel zu gering ist, um irgendwelche allgemeinere Schlüsse daraus ziehen zu können, ergaben zwar keine so alarmierenden Reizerscheinungen, wie sie sich im Schrifttum finden, doch ist bei der Anwendung von ascendierendem Jodipin sicher große Vorsicht angezeigt und am besten versucht man ohne dieses auszukommen, was auch so gut wie stets gelingt. Bei komplettem Abschluß des spinalen Subarachnoidealraumes hat man, um auch die Größe des Rückenmarktumors zur Darstellung zu bringen, früher der suboccipitalen Injektion von absteigendem Jodipin noch eine lumbale Injektion von aufsteigendem Jodipin angeschlossen. Man erkennt dann zwar sehr schön die Ausdehnung des Tumors zwischen den beiden Jodipinschatten, die wie zwei Finger auf den Tumor hinzeigen, doch liefert die zusätzliche lumbale Injektion von ascendierendem Jodipin meist keine neuen Tatsachen, welche das weitere operative Handeln beeinflussen könnten, weshalb man auf letztere, wenn sie auch meist keinen besonderen Schaden nach sich zieht, doch am besten verzichtet. Wichtig ist dagegen, daß man der Jodipinfüllung möglichst die operative Intervention folgen läßt, denn das Jodöl macht an Ort und Stelle Reizerscheinungen und nicht so selten entwickelt sich aus dem vor der Jodipinfüllung inkompletten Querschnittssyndrom ein komplettes Querschnittssyndrom mit unangenehmen Reizerscheinungen von seiten der in Höhe der Kompression vom Rückenmark abgehenden Spinalwurzeln. Bei der Operation entfernt man, um weiteren Reizerscheinungen vorzubeugen, das in den Arachnoidealmaschen gelegene Öl möglichst sorgfältig. Wurde zum Zwecke der Druckmessung, des Nachweises eines Stopps, der Liquoruntersuchung usw. bereits früher eine Lumbalpunktion vorgenommen, so hat man mit der Myelographie so lange zu warten, bis eine Zeitspanne von ungefähr

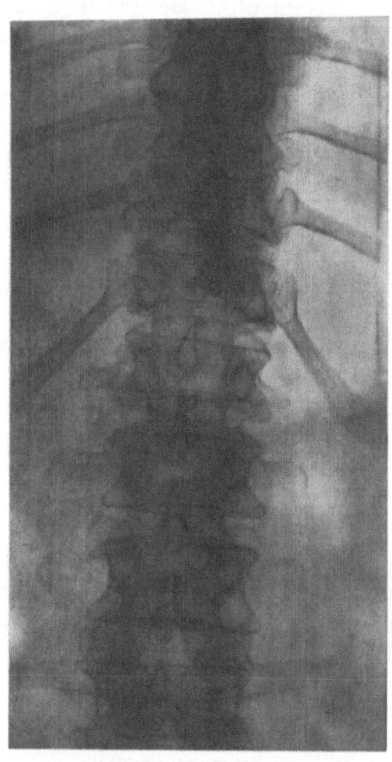

Abb. 164. Myelogramm eines extramedullären intraduralen Tumors (Meningeom) mit deutlichem Stopp in Höhe des 12. Brustwirbels. Aufnahme 24 Stunden nach der suboccipitalen Füllung mit descendierendem Jodipin.

10 Tagen verstrichen ist, da sich sonst der Liquor noch nicht völlig regeneriert haben kann und das Öl irgendwo in dem nicht völlig mit Liquor aufgefüllten spinalen Subarachnoidealraum hängen bleiben kann. Aus einem temporären Stopp in Höhe von Th 4, der physiologischen Enge des Spinalkanals, kann kein weiterer Schluß gezogen werden.

Gefahren der Myelographie. Da das an der Kompressionsstelle liegengebliebene Jodöl, wie bereits angeführt, das klinische Kompressionssyndrom vermehrt und außerdem ein mehr oder minder ausgesprochener Meningismus mit Nackensteifigkeit, mit positivem Kernig, Temperatursteigerung, Pleocytose und Eiweißvermehrung im Liquor hinzukommt, sollte man sich nur in solchen Fällen zu einer Myelographie entschließen, in denen auf Grund des Manometerverfahrens (s. S. 354) und des sorgfältig erhobenen klinischen Befundes der sichere Nachweis eines spinalen Blockes und dessen Höhendiagnose nicht gelingen. Dazu kommt noch, daß das Jodöl nur äußerst langsam resorbiert wird und noch nach einer ganzen Reihe von Jahren im Duralsackende nachweisbar sein kann, wo es zu unangenehmen Reizerscheinungen von seiten der Cauda equina Anlaß geben kann. Vor allem wird man erst dann zur Myelographie schreiten, wenn man das schriftliche Einverständnis zur Vornahme der Operation in Händen hat. In den letzten Jahren wird von Amerika aus über ein resorbierbares Kontrastmittel „Pantopaque" berichtet, das einen großen Fortschritt in der Myelographie bedeuten würde, da durch dieses die unangenehmen Reizerscheinungen in Wegfall kämen. Die Myelographie könnte dann auch von einem chirurgisch weniger geschulten Internisten ohne Bedenken ausgeführt werden.

Die Bedeutung der Myelographie für die Höhendiagnose eines raumfordernden spinalen Prozesses. Naturgemäß bevorzugt vor allem der Operateur die Myelographie als diagnostisches Hilfsmittel, denn das Myelogramm zeigt auch dem neurologisch nicht so erfahrenen Operateur die genaue Höhe des Tumors an, die er in Beziehung zur Wirbelhöhe bringen und die er sich bei der Durchleuchtung mit einem Hautstift genau anzeichnen kann. Es muß aber in diesem Zusammenhang auf die beiden Täuschungsmöglichkeiten, die bei der Bestimmung des Tumorniveaus unterlaufen können, hingewiesen werden, nämlich, daß sich 1. in Höhe des Stopps kein Hindernis befindet und 2. umgekehrt ein raumfordernder spinaler Prozeß keinen Stopp macht. Der zuletzt angeführte Irrtum läßt sich natürlich am ehesten dadurch vermeiden, daß man das Herabgleiten des Jodöls auf einem schräggestellten Tisch genau und womöglich mehrmals beobachtet, wobei man das Tempo des Herabgleitens durch Änderung der Schrägstellung des Tisches entsprechend beeinflußt. Auf diese Weise wird sich auch noch eine partielle Blockade nachweisen lassen, die nur einen temporären Stopp verursacht. Die erstgenannte Täuschungsmöglichkeit, daß der Stelle des Stopps kein Tumor entspricht, sondern der Stopp durch eine Arachnopathie mit Verklebungen verursacht ist, wird sich am besten dadurch ausschließen lassen, daß man die Grenze des Jodschattens gegen den Tumor gut zur Darstellung bringt und dabei vor allem das Verhalten dieses Niveaus nach dem Zurücklaufen- und erneutem Herabgleitenlassen des Jodöls genau studiert. Das Zurücklaufen des Jodöls läßt sich durch Kippen des Tisches mit Tieflagerung des Kopfes ohne weiteres erzielen. Man versucht ein möglichst glattes unteres Niveau der Jodsäule zu erhalten, was natürlich bei einer Arachnopathie nie so gelingen wird wie bei einem Tumor. Erschwert wird die Beurteilung bei manchen Tumoren dadurch, daß es in der Umgebung des Tumors nicht so selten zu einer Arachnopathie mit Verklebungen kommt. Eine weitere Durchleuchtung mit Aufnahme nach 24 Stunden zeigt jedoch meist die Änderung der unteren Begrenzung des Stopps. Die begleitende Arachnopathie ist auch nicht selten der Anlaß, daß extramedulläre Rückenmarkstumoren auf Grund des klinischen Kompressionssyndroms zu hoch lokalisiert werden. Die Fehlerquellen in der Höhendiagnose bei intra- und extramedullären Tumoren, die durch die Lage des Tumors inner- und außerhalb des Rückenmarkes verursacht sind, s. S. 51.

Beim intramedullären Tumor gleitet das Jodöl bei der anterio-posterialen Durchleuchtung in zwei dünnen nach unten konvergierenden Streifen zu beiden Seiten des Rückenmarks herab, die sich bei entsprechender Schrägstellung des Tisches auch auf der Platte feststellen lassen. Der extramedulläre Tumor läßt gewöhnlich ein mehr oder minder klares horizontales Niveau erkennen, das je nach der Form des oberen Tumorpoles gewölbt ist, so daß die Konvexität des Schattens im allgemeinen nach auf- und nur selten nach abwärts sieht. Große Wichtigkeit kommt der Myelographie mit Jodöl vor allem bei der Diagnose des Caudatumors zu, denn dieser sitzt nicht selten so tief, daß eine Punktion des unterhalb des Tumors gelegenen Lumbalsackraumes nur sehr schwer oder überhaupt nicht möglich ist. Auch die multiplen Neurinofibrome, die bei der Neurinofibromatose Recklinghausen nicht so selten perlschnurartig aneinandergereiht an den Caudawurzeln vorkommen, lassen sich durch die Kontrastfüllung mit Jodöl darstellen.

2. Luft (Ventrikulographie, lumbale und suboccipitale Encephalographie).

Darstellung der Liquorräume durch Luftfüllung. Die Darstellung der Liquorräume des Schädels durch Luftfüllung hat als erster DANDY, und zwar die

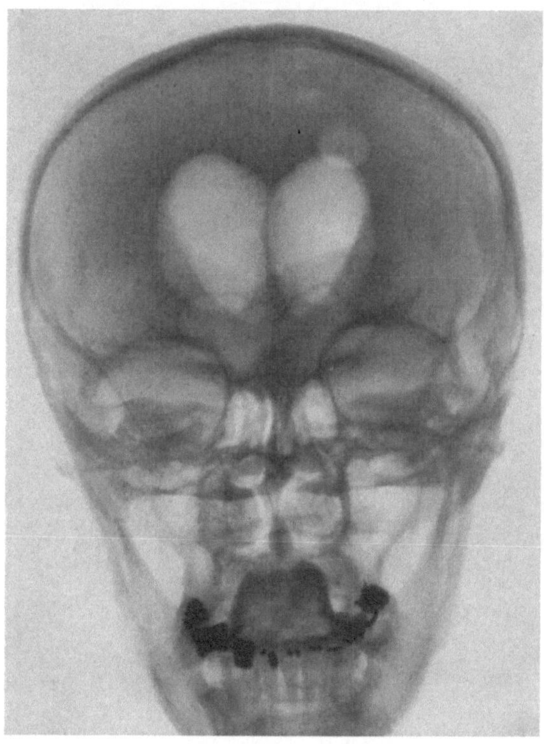

Abb. 165a. Ventrikulogramm. a. p.-Aufnahme. Beide deutlich erweiterte Seitenventrikel gut mit Luft gefüllt, der 3. Ventrikel jedoch nicht dargestellt. In Gegend der Foramina Monroi deutlicher Schatten. Da sich beide Seitenventrikel von einem Seitenventrikel aus gefüllt haben, ohne daß sich der 3. Ventrikel füllte, muß eine Kommunikation zwischen den beiden Seitenventrikeln bestehen, die aber nicht durch das Foramina Monroi über den 3. Ventrikel führt, da sonst auch der 3. Ventrikel gefüllt wäre.

Ventrikulographie, bei welcher die Luft durch Punktion eines Vorderhornes direkt in den betreffenden Seitenventrikel eingeführt wird, 1918 und die Encephalographie, bei welcher der Liquor auf lumbalem Wege ersetzt wird, 1919. Zu diesen beiden Verfahren kam später noch die Luftfüllung auf suboccipitalem oder zisternalem Wege hinzu, die infolge geringerer postpunktioneller Beschwerden, der Notwendigkeit von geringeren Luftmengen und der besseren Füllung der Hirnventrikel dem lumbalen Wege gegenüber gewisse Vorzüge bietet und die auch von einem Nichtchirurgen ausgeführt werden kann.

Ventrikulographie. Der Ersatz des Ventrikelliquors durch Luft wurde bei der Ventrikulographie zunächst durch direkte Punktion des Vorderhornes eines

Seitenventrikels erreicht: Später hat man an Stelle des Vorderhornes das Hinterhorn anpunktiert und dort die Luft eingeführt. Der Hauptwert der Ventrikulographie, welche die Form und Lage der Seitenventrikel sowie des 3. und 4. Ventrikels am schönsten zur Darstellung bringt, liegt in der Diagnose von raumfordernden Prozessen im Schädelinnern sowie in der Festlegung ihrer Lokalisation (s. Abb. 165a und b). Sie erweist sich gegenüber den beiden anderen Verfahren am schonendsten, weshalb man sie gerade bei Tumoren anwendet, bei welchen

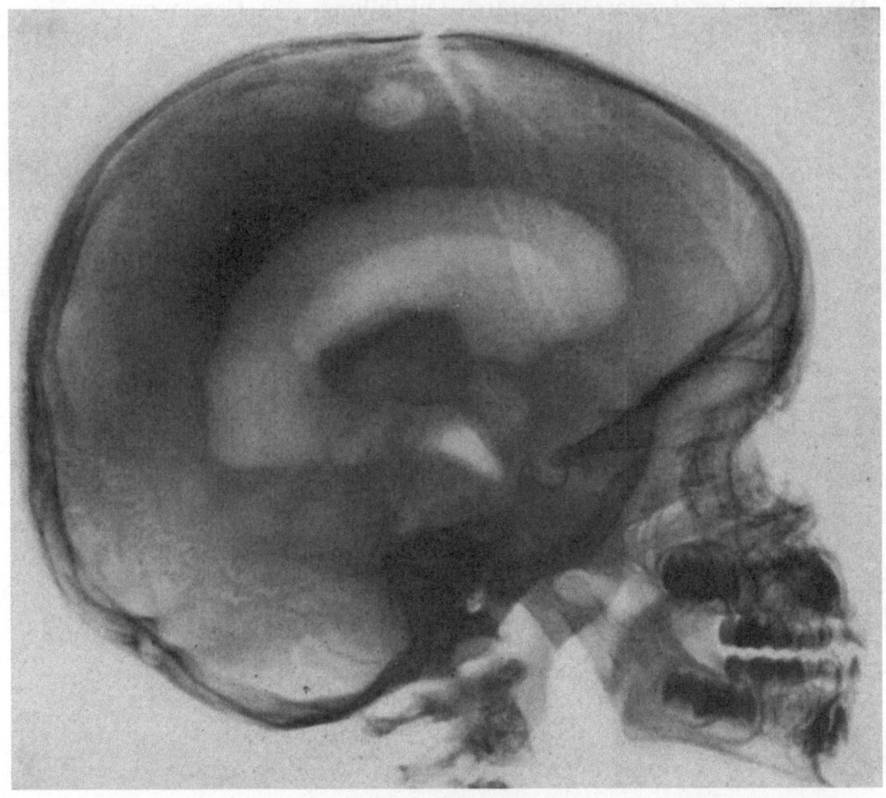

Abb. 165b. Die Seitenaufnahme zeigt ebenfalls die beiden erweiterten Seitenventrikel, während der 3. Ventrikel nicht gefüllt ist. Es liegt demnach ein Verschluß beider Foramina Monroi durch eine Kolloidcyste (Foramen-Monroi-Cyste) vor; daneben besteht aber eine bei Verschluß beider Foramina Monroi öfter beobachteten Verbindung durch Einrisse der Septa pellucida.

das Gehirn am meisten in Mitleidenschaft gezogen wird. Wie schon bei der Lumbalpunktion S. 358 ausgeführt wurde, verbietet das Vorliegen einer Stauungspapille vor allem einer solchen höheren Grades überhaupt jede Lumbalpunktion. Dazu kommt, daß sich raumfordernde Prozesse der hinteren Schädelgrube, die nicht selten mit dem Abschluß des 4. Ventrikels oder des Aquäduktes einhergehen, weder durch eine lumbale noch durch eine suboccipitale Encephalographie darstellen lassen. Ebenso erfordert der Verschluß eines oder beider Foramina interventricularia Monroi durch eine Foramen-Monroi-Cyste ein Ependymom oder Astrocytom sogar die getrennte Füllung beider Seitenventrikel.

Die Ausführung der Ventrikulographie erfordert eine entsprechende chirurgische und röntgenologische Schulung, da sich die Deutung der Ventrikulogramme oft als schwierig erweist. Der Eingriff selbst ist mit einer gewissen Lebensgefahr verbunden und sollte daher nur in einer chirurgischen Klinik ausgeführt werden, in der die Möglichkeit eines sofortigen operativen Eingriffes gegeben ist. Längeres Verweilen der Luft in den Ventrikelräumen ist zuweilen so schädlich, daß der Kranke noch Tage nach dem Eingriff den Operationsfolgen erliegen kann. Es sollte daher die Ventrikulographie nur in solchen Fällen vorgenommen werden, in denen die Diagnose Hirntumor zwar weitgehend gesichert ist, die Lokaldiagnose

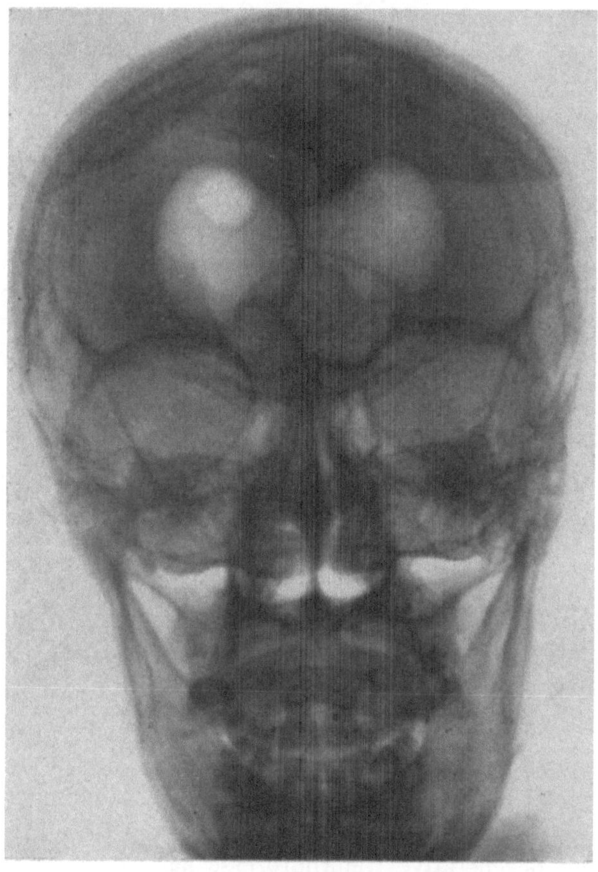

Abb. 166a. Ventrikulogramm a.p.-Aufnahme. Die beiden erweiterten Seitenventrikel sind in ihrem ventralen vorderen Abschnitt nicht dargestellt und außerdem auseinandergedrängt. Kugeliger tumoröser Schatten ventral.

aber durch eine sorgfältige Untersuchung nicht gestellt werden kann. Aber auch in manchen derartig gelagerten Fällen kann noch auf eine Luftfüllung verzichtet werden, wenn der Eiweißgehalt des Liquors von jedem Seitenventrikel getrennt bestimmt wird.

Encephalographie auf lumbalem Wege. Die lumbale Encephalographie eignet sich besonders zur Darstellung von Veränderungen des encephalen Subarachnoidealraumes und der Hirnrinde, doch lassen sich auch die Ventrikelräume ganz gut darstellen. Nicht so selten können auch raumfordernde spinale Prozesse durch die lumbale Encephalographie so gut nachgewiesen werden, daß sich eine Myelographie mit Jodöl erübrigt, was in der gegenwärtigen Zeit des Jodmangels eine gewisse Bedeutung hat. Einen Ersatz für die Ventrikulographie bildet die Encephalographie auf lumbalem und suboccipitalem Wege im allgemeinen nicht, da sie bei Fällen mit erhöhtem intrakraniellem Druck gerade nicht ausgeführt werden darf. Für die übrigen Fälle eignet sich die lumbale Encephalographie besonders, da sie keinen größeren chirurgischen Eingriff darstellt und auch vom Internisten ausgeführt werden kann.

Die Folgeerscheinungen nach der Encephalographie, die sich in Kopfschmerz, Übelkeitsgefühl, Nackensteifigkeit, Erbrechen usw. dokumentieren, sind intensiver als nach der Ventrikulographie, dazu müssen größere Luftmengen (80 bis 100 ccm) eingeführt werden. Dagegen lassen sich Erweiterungen des Subarachnoidealraumes, die auf eine Atrophie des Gehirnes, auf Gehirnschädigungen,

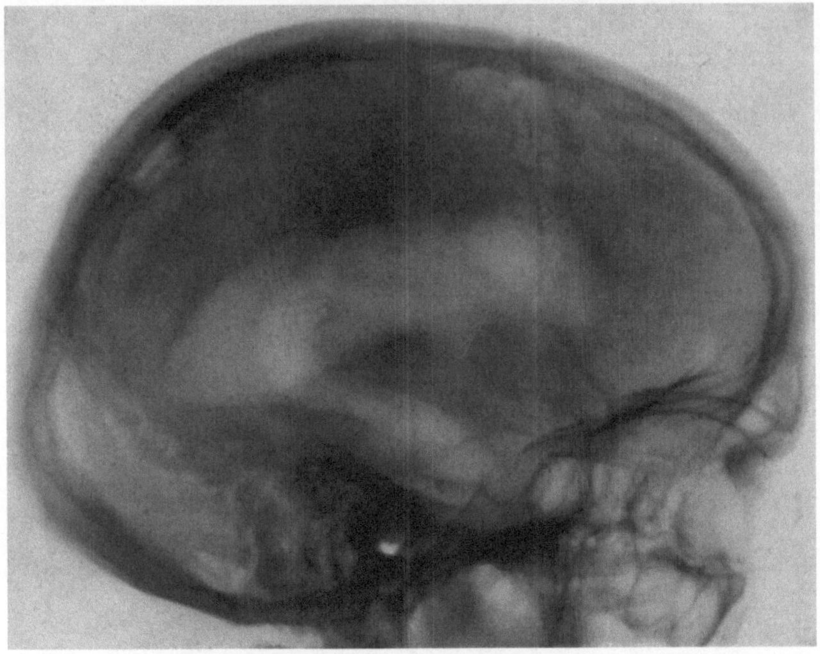

Abb. 166b. Die Seitenaufnahme läßt ebenfalls das Fehlen der ventralen Abschnitte der Vorderhörner erkennen, der 3. Ventrikel ist nicht dargestellt.

Kopftraumen und degenerative Gehirnprozesse zurückzuführen sind, gut darstellen (s. Abb. 169a, b, c).

Luftfüllung auf suboccipitalem oder zisternalem Wege. Die Luftfüllung auf suboccipitalem Wege erfordert gegenüber einer solchen auf lumbalem Wege eine geringere Luftmenge (30—60 ccm) und kann deshalb auch bei geringerer intrakranieller Druckerhöhung ohne Bedenken ausgeführt werden. In manchen Fällen kommt man sogar mit noch geringerer Luftmenge von 10—20 ccm aus. Recht gute Bilder erhält man auch in manchen Fällen, wenn man beim aufrechtsitzenden Kranken 10 ccm Liquor entnimmt und dann einfach nach Absetzen der Injektionsspritze Luft durch die Nadel bis zum Ausgleich einströmen läßt, wobei die postpunktionellen Beschwerden bedeutend geringer sind als bei der lumbalen Encephalographie. Im allgemeinen sind die a.p.-Bilder am besten, aber auch die mit entsprechender Sorgfalt durchgeführten Seitenaufnahmen ergeben oft erstaunlich gute Bilder, wenn man den Kopf zur Darstellung des Vorderhorns leicht dorsal, des Hinterhorns leicht ventral flektiert, doch können diese Bilder niemals einen vollen Ersatz der Ventrikelfüllung bilden, da sich besonders der 3. Ventrikel nicht entsprechend füllen läßt. In Fällen, in denen man aus therapeutischen Gründen wie bei Epilepsie und arachnoidealen

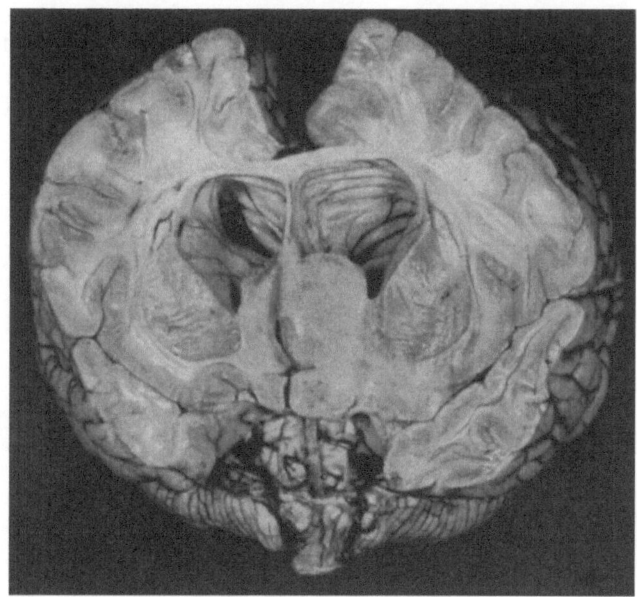

Abb. 166 c.

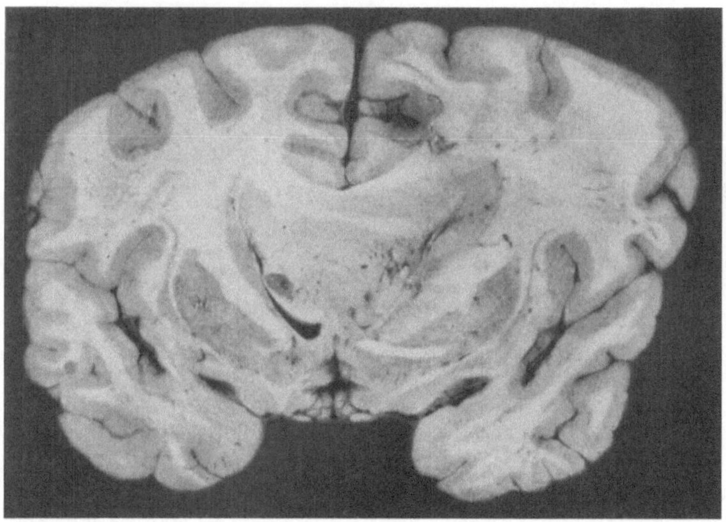

Abb. 166 d.

Abb. 166c u. d. Die beiden Abbildungen zeigen den vom Septum pellucidum links ausgehenden Tumor, der die erweiterten Vorderhörner weitgehend ausfüllt und die Foramina Monroi verlegt.

Verklebungen die Lufteinblasung ausführt, erzielt man mit der suboccipitalen Luftfüllung oft sehr gute Resultate.

Die Darstellung des spinalen Subarachnoidealraumes bei einem kompletten Abschluß gelingt mit der lumbalen Encephalographie oft erstaunlich gut, so daß ich dieses Verfahren für solche Fälle gerade in einer Zeit, in der das Jodöl mangelt, empfehlen möchte.

Eine große Schwierigkeit bereitet im gegebenen Falle nicht selten die Beantwortung der Frage, welche Liquormenge bei der lumbalen Encephalographie entnommen und mit welchem Quantum Luft diese ersetzt werden soll. Die bereits angegebenen Luftmengen können natürlich nur ungefähre Anhaltspunkte geben, denn ein Hydrocephalus wird naturgemäß eine entsprechend größere, ein

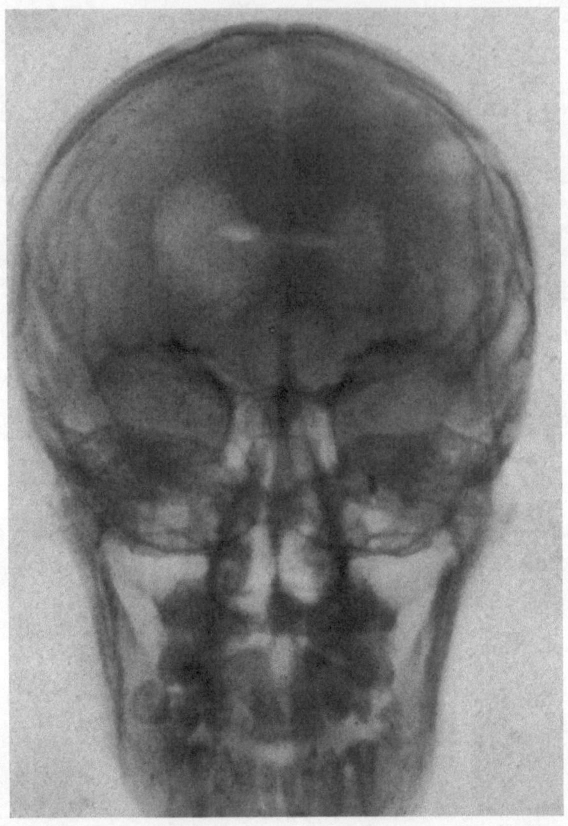

Abb. 167a. Ventrikulogramm. a. p.-Aufnahme. Beide Seitenventrikel erweitert und auseinandergedrängt. Unterhalb des Balkens zieht ein schmales luftgefülltes Querband von einem zum anderen Seitenventrikel.

raumfordernder Prozeß im Schädelinnern eine entsprechend geringere Luftmenge zur völligen Darstellung der Liquorräume erfordern. Natürlich werden die Bilder um so klarer, je vollkommener der Liquor durch Luft ersetzt wird, doch nehmen die Beschwerden von einer bestimmten Luftmenge ab sehr rapide an Intensität zu, wobei der einzelne Kranke eine verschieden große Toleranz besitzt und außerdem die Art des Krankheitsprozesses noch eine gewisse Rolle spielt. Im allgemeinen darf man sich aber durch die Klagen des Kranken, auf die sogleich noch näher eingegangen wird, nicht zu ängstlich machen lassen, wenn man gute Bilder erzielen will. Während wir früher zunächst 10 ccm Liquor mit 7 ccm Luft ersetzten, sind wir später zu einem Verhältnis von 1 : 2 von Luft : Liquor übergegangen. So wird man bei der suboccipitalen Luftfüllung 100 ccm Liquor mit 50 ccm Luft ersetzen, um der Ausdehnung der Luft durch die Körpertemperatur

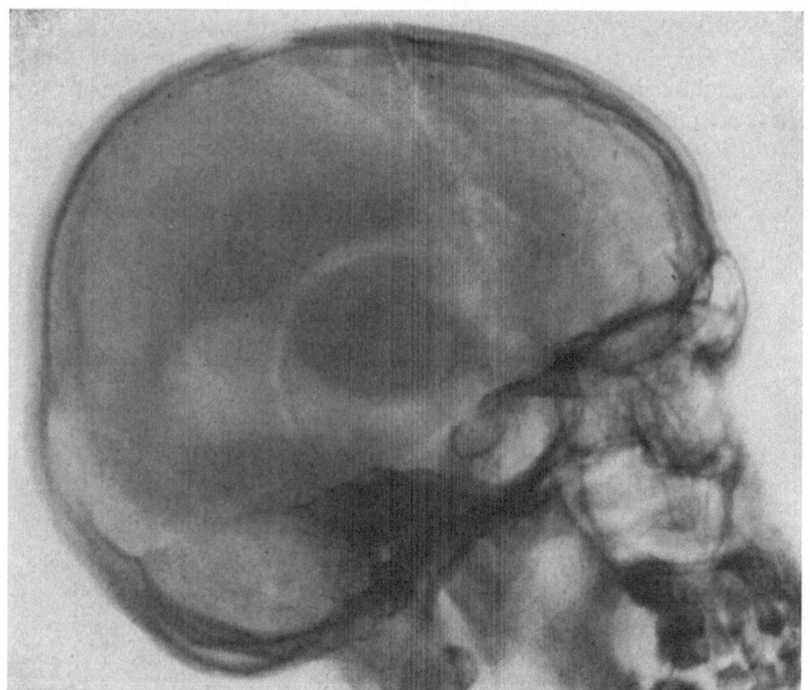

Abb. 167 b. Seitenaufnahme zeigt einen luftgefüllten halbkreisförmigen Spalt, der eine kugelige Masse von dichterer Schattengebung umgreift.

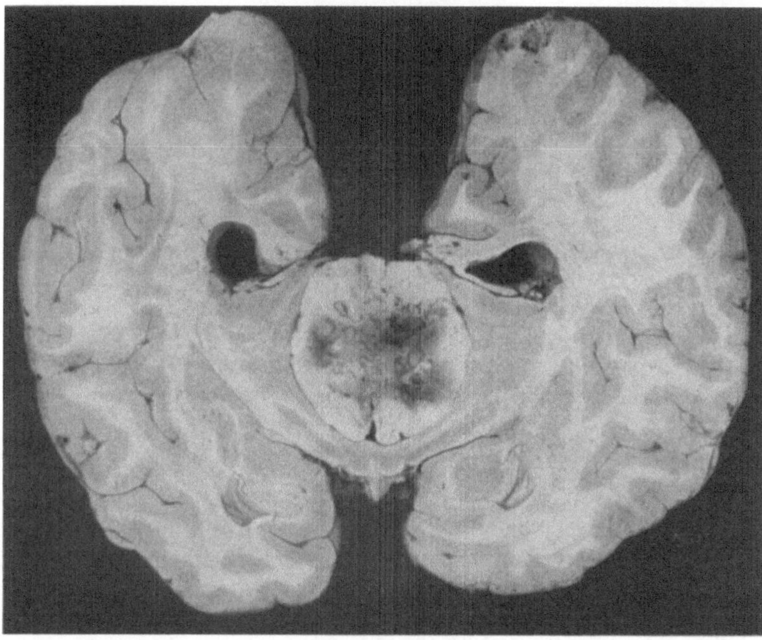

Abb. 167 c. Zum besseren Verständnis der Röntgenbilder sei ein Frontalschnitt durch das Gehirn und den Tumor in Höhe der Corpora mamillaria wiedergegeben, der ein ausgedehntes Ependymom des 3. Ventrikels darstellt, welches diesen erweitert und bis auf seinen vordersten Abschnitt ausgefüllt hat, wobei noch beide Thalami optici stark auseinandergedrängt und ihre medialen oberen Flächen ausgebuchtet wurden. Der vordere Abschnitt des 3. Ventrikels sowie die Foramina Monroi sind frei von Tumormassen geblieben und ließen die Luft von einem zum anderen Seitenventrikel hinüber passieren. Das Dach des 3. Ventrikels, die Tela chorioidea, fehlt völlig und die Oberfläche des Tumors ragt frei aus dem Ventrikel nach oben hinaus. Zwischen ihr und dem Fornixkörper findet sich ein schmaler Spalt, der sich röntgenologisch gut darstellt.

entsprechend Rechnung zu tragen. Zunächst läßt man am zweckmäßigsten 15—20 ccm Liquor ab und ersetzt dann weiterhin immer 8 ccm Liquor mit 5 ccm Luft. Perlt aber die Luft durch die Nadel wieder aus und läßt sich auch durch Beuge- und Streckbewegungen des Kopfes kein Liquorabgang mehr erzielen, so muß die Füllung als genügend erachtet werden.

Die Luftfüllung selbst wird von den verschiedenen Kranken sehr verschieden vertragen, doch geben nahezu sämtliche Kranke bei dem Einblasen der Luft

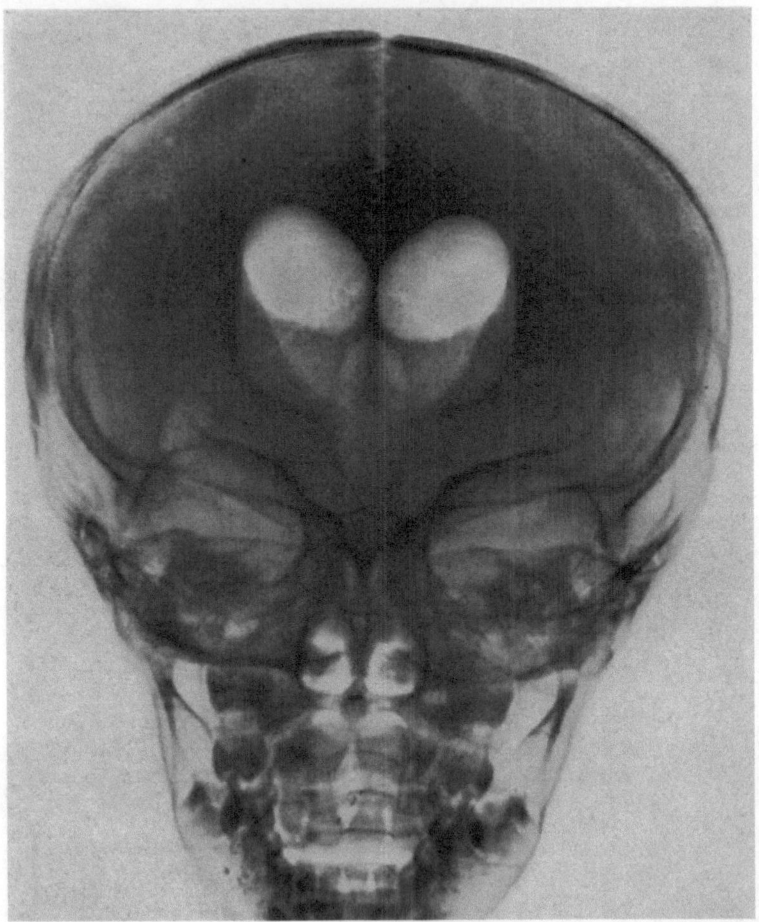

Abb. 168a. Encephalogramm. a. p.-Aufnahme. Deutlicher Hydrocephalus in e.nus beiaer Seiten- und des 3. Ventrikels.

Schmerz an. Wie schon früher betont, ist die Luftfüllung bei fast sämtlichen Kranken mit Übelkeitsgefühl und meist auch mit Erbrechen verbunden, weshalb man die Encephalographie nur an nüchternen Patienten ausführen sollte. Außer über mehr oder minder starke radikuläre Schmerzen beim Aufsteigen der Luft wird vor allem über Stirn- und Nackenkopfschmerzen geklagt, die im weiteren Verlauf der Encephalographie noch an Intensität zunehmen. Objektiv beobachtet man mehr oder minder ausgesprochene Blässe der Haut, Schweißausbruch und Tachykardie, die mit kleinem, weichem Puls verbunden ist. Selbst das Auftreten eines Kollapses bedeutet kein bedrohliches Anzeichen, das ein Abbrechen der

Füllung fordern würde. Gewöhnlich erholt sich der Kranke, wenn man ihn flach legt, auffallend rasch. Im allgemeinen sollte man versuchen, bei der Encephalo-

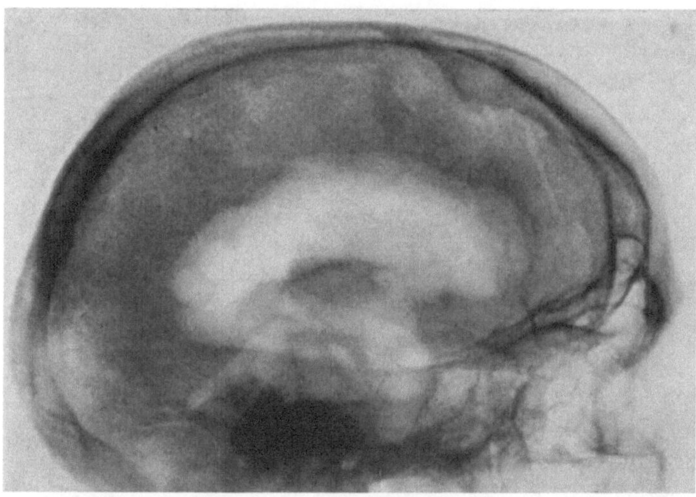

Abb. 168b. Seitenaufnahme bei Linkslagerung zeigt den vorderen Abschnitt des 4. Ventrikels und Aquäduktes erweitert und einen nach oral konkaven Tumorschatten im hinteren Abschnitt des 4. Ventrikels.

graphie ohne ein Narkoticum oder Mittel aus der Reihe der Barbitursäure aus-zukommen, da die Luftfüllung an und für sich schon narkotisch wirkt und die zusätzliche Verabreichung eines Narkoticums nicht ganz unbedenklich ist.

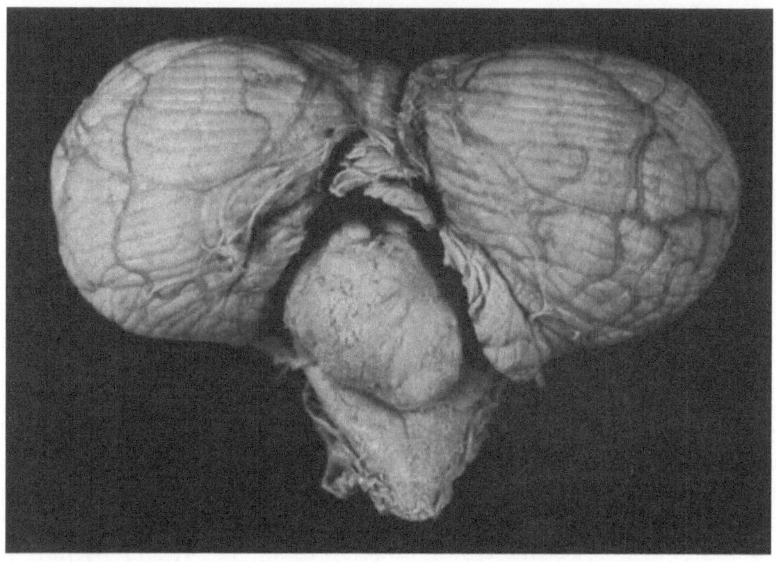

Abb. 168c. Ein dem Boden des 4. Ventrikels aufsitzendes Plexuspapillom im caudalen Abschnitt, das dem Schatten der Seitenaufnahme entspricht.

Dagegen besteht keinerlei Bedenken gegen die Verabreichung eines Analgeticums, wie z. B. eines Pyramidon suppos. usw. Bei Kindern, die gewöhnlich die Luft-füllung besser vertragen, haben wir zur Beruhigung der kleinen Patienten zuweilen 1 ccm Luminalnatrium subcutan injiziert. Die Beschwerden nach der Encephalographie sind meist erträglich und erfordern keine besondere Nachbehandlung. Gewöhnlich läßt man den Kranken bis zur Resorption der Luft, die normalerweise 2—3 Tage erfordert, Bettruhe einhalten. Zuweilen empfinden manche Kranke während der ersten Tage das Plätschergeräusch, das bei abrupten Bewegungen des Kopfes auftritt, als unangenehm.

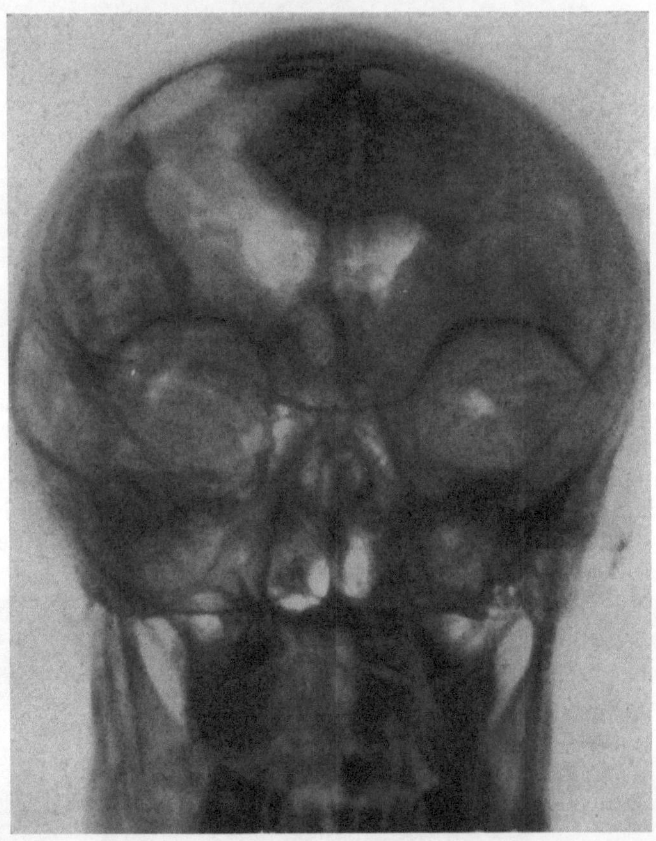

Abb. 169a. Encephalogramm. Aufnahme in anteroposteriorer Richtung, Hinterkopf auf Platte. Beide Seitenventrikel und 3. Ventrikel stark dilatiert und nach rechts, nach dem Knochendefekt zu verzogen; der 3. Ventrikel deutlich schräg gestellt, findet sich ganz innerhalb der rechten Schädelhälfte. An den an sich schon enorm dilatierten rechten Seitenventrikel ist eine cystische Kammer angeschlossen, welche bis hart an den Knochendefekt heranreicht.

So gut wie stets folgt auf die Encephalographie eine 2—3 Tage anhaltende Steigerung der Körpertemperatur von 38—38,5°, die ohne nennenswerte Tachykardie und Tachypnoe sowie ohne Fiebergefühl, aber mit einer kalten, blassen und trockenen Haut einhergeht. Demnach beruht die Temperatursteigerung auf dem Schluß sämtlicher Pforten der physikalischen Wärmeabgabe, wobei das Allgemeinbefinden des Kranken nur äußerst wenig in Mitleidenschaft gezogen ist, und besitzt so alle Charakteristika der zentralnervösen Temperatursteigerung. Das Verhalten des weißen Blutbildes ist kein einheitliches, neben einer deutlichen Leukocytose mit Linksverschiebung kommen sowohl normale Werte wie sogar Leukopenie vor. Die Leukocytose kann sowohl der Ausdruck der begleitenden sterilen Meningitis wie einer nervösen Reizung sein, doch läßt sich aus dem vorliegenden Beobachtungsmaterial kein lokalisatorischer Schluß auf ein

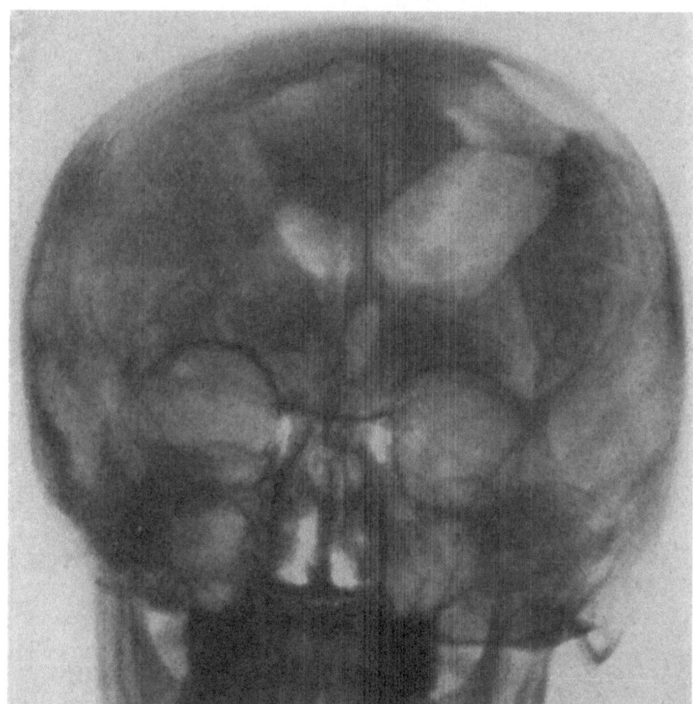

Abb. 169b. Encephalogramm. Aufnahme in postero-anteriorer Richtung, Stirn auf Platte. Beide Seitenventrikel und 3. Ventrikel sehr dilatiert und nach rechts zum Defekt herübergezogen. Der rechte Seitenventrikel reicht mit der an ihn angeschlossenen cystischen Kammer im Bereiche des Knochendefektes bis hart an die Hirnoberfläche heran.

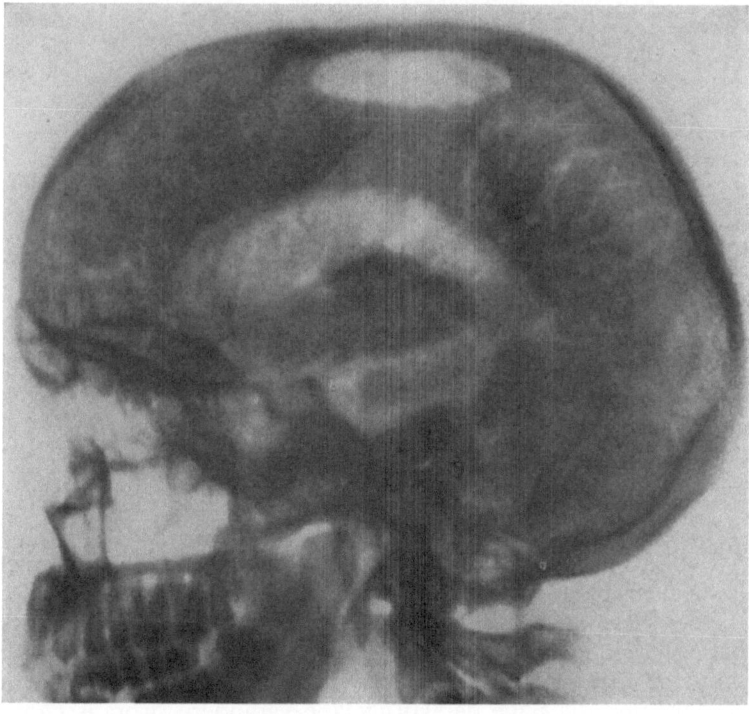

Abb. 169c. Encephalogramm. Seitenaufnahme. Das Dach des schwächer sichtbaren rechten Seitenventrikels erscheint im Bereiche des Knochendefektes fast bis an diesen herangezogen.

diencephales oder hypothalamisches Temperaturregulationszentrum ziehen. Im allgemeinen klingen all die angeführten Erscheinungen nach einigen Tagen ohne jede Behandlung ab und eine Nachbehandlung erübrigt sich. Kann beim Vorliegen eines raumfordernden Prozesses im Schädelinneren aus irgendeinem Grunde die Operation nicht ausgeführt werden, so müssen, wenn der intrakranielle Druck nach der Luftfüllung stark zunimmt und lebensbedrohliche Erscheinungen auftreten, Luft und Liquor durch direkte Ventrikelpunktion abgelassen werden.

Q. Darstellung der cerebralen Blutgefäße durch Kontrastmittel (Angiographie).

In besonders gelagerten Fällen, auf die sogleich noch näher eingegangen werden soll, erweist sich die 1927 von MONIZ angegebene Darstellung der Arterien,

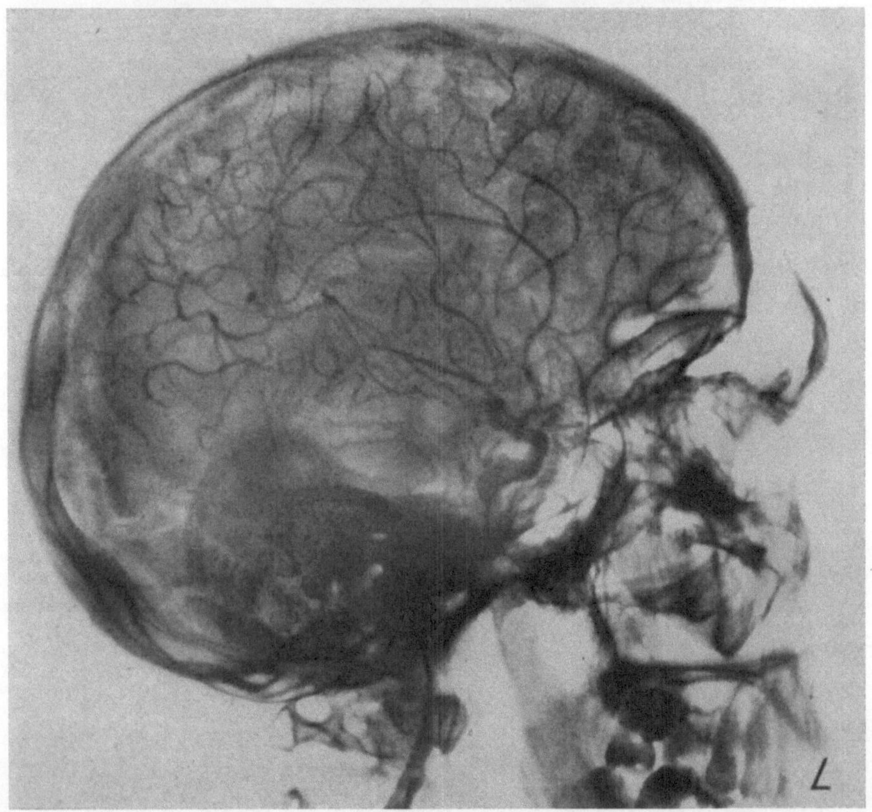

Abb. 170. Normales Arteriogramm. Seitenaufnahme zeigt die Ausbreitungsgebiete der Arteria cerebri media und anterior.

Venen und Gehirnsinus durch Injektion eines Kontrastmittels, Thorotrast, in die Carotis (Angiographie) sowohl der Encephalo- wie Ventrikulographie gegenüber überlegen. Diese auch bei intrakranieller Druckerhöhung ohne Bedenken durchführbare Methode beruht darauf, daß vor allem raumfordernde Prozesse im Schädelinneren nicht nur die Lage und Form der Ventrikelräume, sondern auch den Verlauf und die Lage der Hirngefäße verändern, woraus dann Rückschlüsse auf die Lokalisation der Geschwulst gezogen werden können. Aber

nicht allein auf die Lokal-, sondern auch auf die Artdiagnose lassen sich, wie
sogleich gezeigt wird, in besonderen Fällen Rückschlüsse ziehen. Naturgemäß

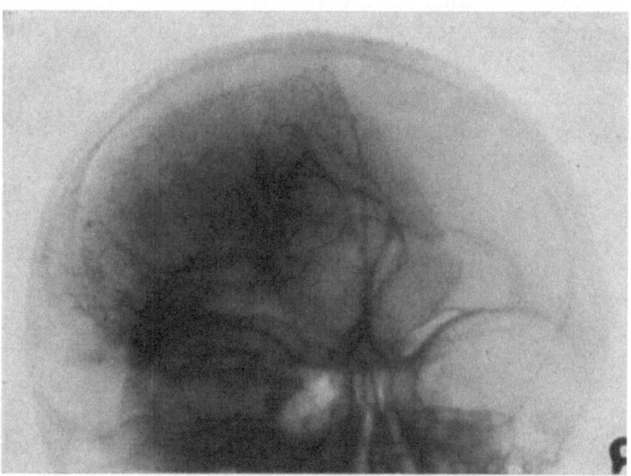

Abb. 171a. Arteriogramm. a. p.-Aufnahme, läßt die Verdrängung der Arteria cerebri ant. und Arteria corporis callosi nach der Gegenseite durch einen Tumor erkennen.

haben bei der Angiographie die Röntgenaufnahmen sehr rasch auf die Injektion
des Kontrastmittels zu folgen, eine Forderung, die eine besondere Aufnahme-
apperatur notwendig macht. Durch entsprechende Abstufung der Zeitspanne

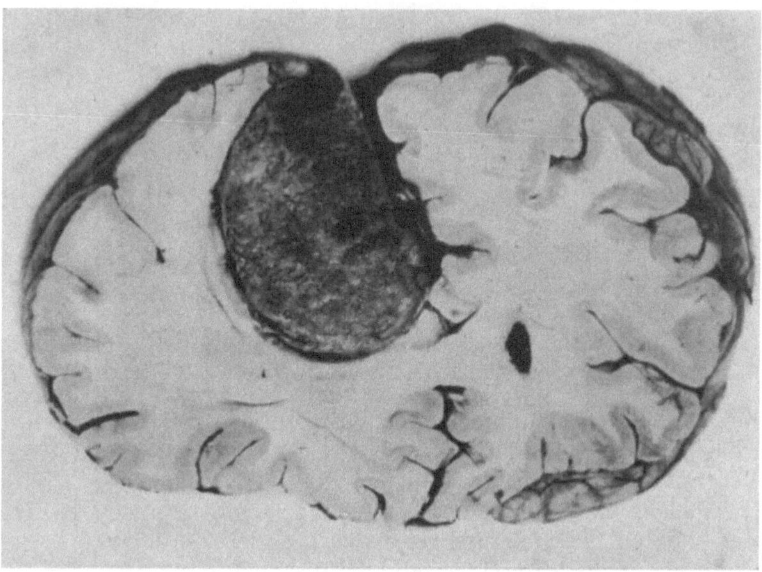

Abb. 171b. Frontalschnitt durch den Frontallappen in Höhe des Balkenknies zeigt den Causa peccans, ein Meningiom der Olfactoriusrinne.

zwischen der Injektion und Aufnahme gelingt es, das Kontrastmittel bei der
Durchströmung der Arterien und etwas später bei der der Venen auf der Platte
festzuhalten. Je nachdem die Arterien oder Venen dargestellt sind, spricht man
von Arterio- bzw. Phlebographie.

1. Arteriographie.

Während man zunächst zum Zwecke der Injektion des Kontrastmittels die Carotis operativ freilegte und in die freigelegte Carotis das Kontrastmittel injizierte, führte man später die Injektion durch die Haut aus. Wird das Kontrastmittel in die Carotis injiziert, so werden naturgemäß nur die Gehirngefäße dargestellt, die von der Carotis ausgehen, nämlich die Arteria cerebri anterior und media (s. Abb. 170). Es eignet sich daher die Arteriographie nach Füllung von

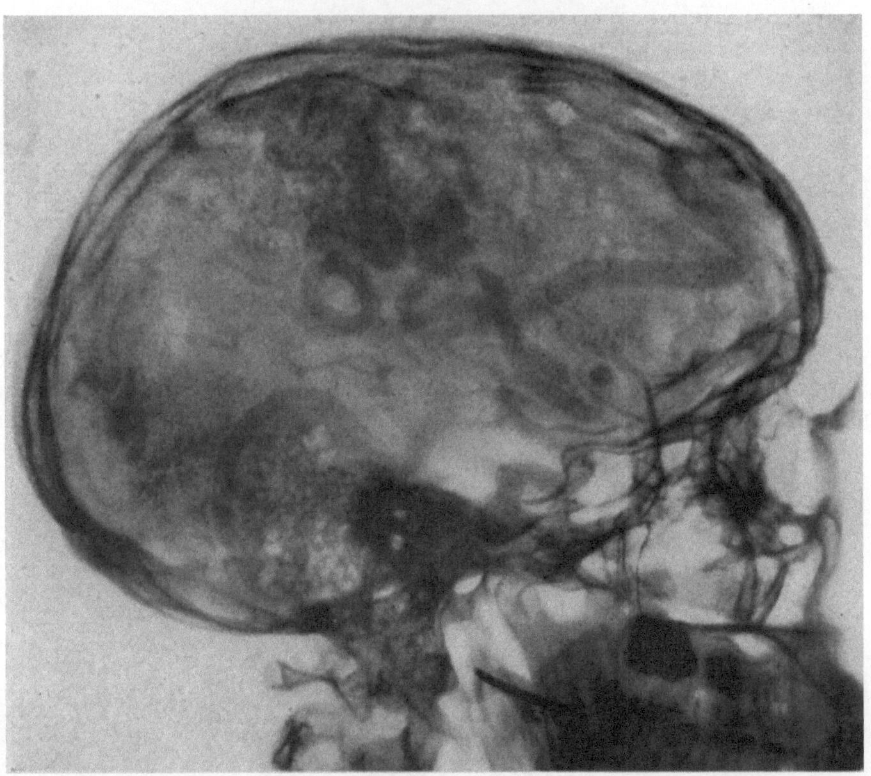

Abb. 172a. Die Seitenaufnahme zeigt das Kontrastmittel noch zum Teil in den Arterien, wo es eine angiomatöse Bildung erkennen läßt.

der Carotis aus nur für raumfordernde Prozesse, die in der vorderen und mittleren Schädelgrube gelegen sind (s. Abb. 171a und b), sowie für Veränderungen des 3. Ventrikels und der Seitenventrikel, während entsprechende Prozesse der hinteren Schädelgrube natürlich der Darstellung entgehen müssen. Die Darstellung der in der hinteren Schädelgrube gelegenen Gefäße erfordert die Injektion des Kontrastmittels in die Arteria vertebralis, die auch ohne operative Freilegung möglich ist. Auf technische Einzelheiten kann in dieser kurzen Einführung nicht eingegangen werden. Besser als viele Worte lassen die Abbildungen den großen Wert der Arteriographie für die Lokaldiagnose eines Hirntumors erkennen. Aber die Arteriographie erlaubt nicht nur lokalisatorische Rückschlüsse, sondern ermöglicht bei gefäßreichen Prozessen wie bei echten Gefäßgeschwülsten, bei Gefäßmißbildungen, beim Aneurysma der Carotis interna (s. S. 114), bei gefäßreichen Meningeomen usw. sogar die Artdiagnose, während natürlich für die

Darstellung von venösen Gefäßgeschwülsten und Mißbildungen die Phlebographie in Betracht kommt. Selbst die äußerst wichtige Differentialdiagnose zwischen einem malignen Glioblastom und dem gutartigeren Astrocytom und Spongioblastom usw. soll auf Grund von kleinen aneurysmatischen, aber arteriographisch darstellbaren Erweiterungen möglich gemacht werden, die nach TÖNNIS für das Glioblastoma malignum charakteristisch sind.

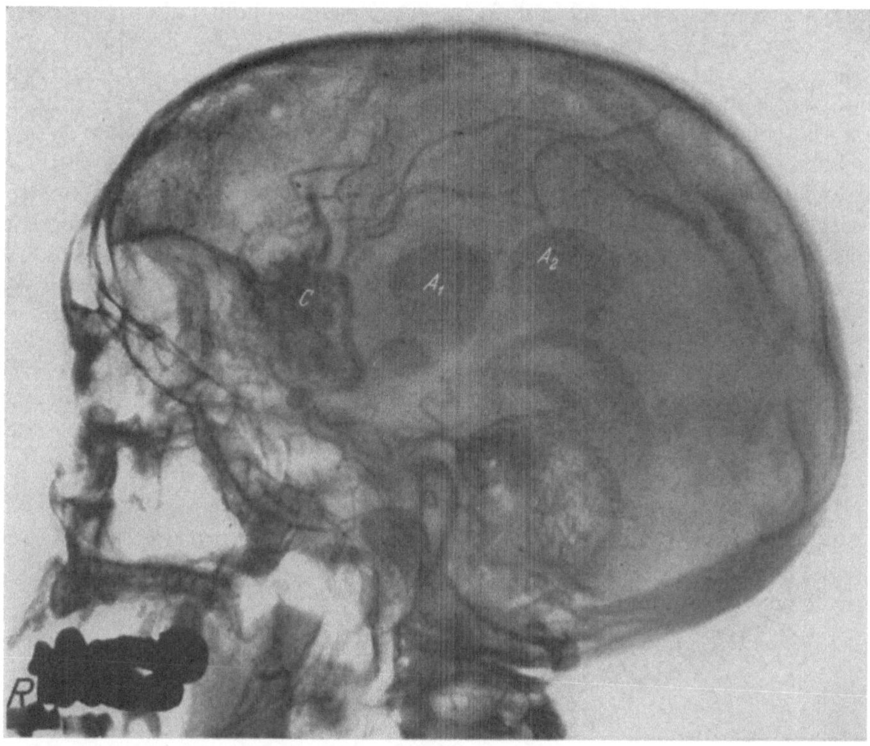

Abb. 172b. Das Kontrastmittel zum größten Teil in den Venen. Die schon auf der vorhergehenden Abbildung gefüllten sackförmigen Erweiterungen noch deutlicher dargestellt. Zwischen diesen beiden venösen Aneurysmen eine auffallend voluminöse Verbindungsvene. — Demnach handelt es **sich** um eine tumoröse arteriovenöse Mißbildung, die in das große Gebiet der arteriovenösen Aneurysmen zu rechnen ist.

2. Phlebographie.

Die Bedeutung der Phlebographie beruht in erster Linie auf der Möglichkeit venöse Gefäßgeschwülste und Mißbildungen darzustellen, was auf eine andere Weise nicht möglich ist, sonst tritt ihr Anwendungsbereich hinter dem der Arteriographie zurück (s. Abb. 172a und b).

Lesern, die sich für Einzelheiten interessieren, sei der Beitrag von MONIZ zum Handbuch der Neurologie von O. BUMKE und O. FOERSTER empfohlen, der als eigener Nachtrag erschienen ist und an Hand von zahlreichen Bildern genauen Aufschluß über den Wert der Angiographie gibt.

R. Elektrencephalographie.

In dem letzten Jahrzehnt hat man auch die von BERGER-Jena angegebene Elektrencephalographie in den Dienst der Lokaldiagnostik von Hirntumoren zu stellen gesucht. Sie beruht auf der Darstellung des Aktionsstrombildes eines umschriebenen Hirnabschnittes, das sich naturgemäß schon in der Umgebung, vor allem aber innerhalb des Hirntumors selbst verändern muß. Auf diese Weise haben schon O. FOERSTER und H. ALTENBURGER die Lokaldiagnose von Hirntumoren zu stützen versucht, doch erwiesen sich die Verhältnisse nicht so klar wie man erwartet hatte. Durch entsprechende Verbesserungen der Technik werden sich aber wahrscheinlich noch manche Mängel beheben lassen, so daß sich die Elektrencephalographie noch zu einem wertvollen lokaldiagnostischen Hilfsmittel entwickeln kann. O. VOGT hat in Zusammenarbeit mit M. KORNMÜLLER nachzuweisen versucht, daß der scharfen morphologischen Begrenzung des einzelnen Rindenareale ein ebenso plötzlich sich änderndes Encephalogramm entspricht. Für die Area 17 der Calcarina konnte M. KORNMÜLLER bereits auf diesem Wege eine mit der cyto- und myeloarchitektonischen Begrenzung zusammenfallende Änderung im Elektrencephalogramm nachweisen. Ein amerikanischer Forscher GÉRARD will sogar den Verlauf von Gehirnbahnen mit Hilfe der Elektrencephalographie bestimmt haben, und zwar hat er sich dabei an Stelle der kurvenmäßigen Aufzeichnung der akustischen Methode (Abhören durch ein Mikrophon) bedient. (Mündliche Mitteilung des Autors.) So verspricht die Elektrencephalographie sich zu einer wertvollen Ergänzung der Reiz- und Ausschaltungsmethoden bei der Abgrenzung funktioneller Einheiten innerhalb des Zentralnervensystems zu entwickeln. Vor allem dürfte sie bei der genauen Festlegung der Grenzen funktionell einheitlicher Zonen und Bahnen den übrigen Forschungsmethoden überlegen sein, doch wird sie erst in Zukunft ihren wahren Wert unter Beweis zu stellen haben.

Sachverzeichnis.